Schriftsteller und ihre Erkrankungen

Theodor Junginger • Petra Plättner •
Monika Seibert-Grafe
Hrsg.

Schriftsteller und ihre Erkrankungen

„Allerlei Siecherei und nicht gelinde Panik"

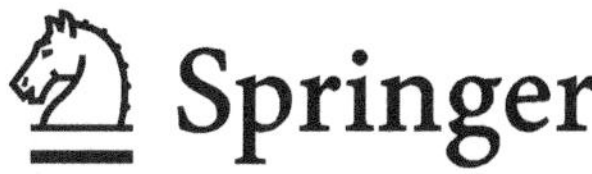

Hrsg.
Theodor Junginger
ehem. Klinik für Allgemein- und Abdominalchirurgie
Universitätsmedizin Mainz
Mainz, Deutschland

Petra Plättner
Akademie der Wissenschaften und der Literatur
Mainz, Deutschland

Monika Seibert-Grafe
ehem. Universitätsmedizin Mainz
Mainz, Deutschland

ISBN 978-3-662-71464-5 ISBN 978-3-662-71465-2 (eBook)
https://doi.org/10.1007/978-3-662-71465-2

Die Deutsche Nationalbibliothek verzeichnet diese Publikation in der Deutschen Nationalbibliografie; detaillierte bibliografische Daten sind im Internet über https://portal.dnb.de abrufbar.

Springer ist ein Imprint der eingetragenen Gesellschaft Springer-Verlag GmbH, DE und ist ein Teil von Springer Nature.
Die Anschrift der Gesellschaft ist: Heidelberger Platz 3, 14197 Berlin, Germany

„…obwohl mich Herrn Johnsons Hiersein in eine kurze Euphorie von Wohlbefinden und Optimismus versetzt hat, bröckelt unter allerlei Siecherei und nicht gelinder Panik vieles zusammen. Das Wasser steht mir bis zum Hals.“

—Ingeborg Bachmann an 4. März 1966 an Hans Magnus Enzensberger

Vorwort

Prominente Persönlichkeiten prägen ihre Zeit, ihr Wirken bleibt in Erinnerung und mit ihren Werken sind sie gegenwärtig. Weniger bekannt sind die Lebensumstände und Krankheiten, die manchmal das Schaffen behinderten, verzögerten oder auch beflügelten. Dies gab Anlass zu einer interdisziplinären Vortragsserie der Medizinischen Gesellschaft Mainz, aus der dieses Buch entstanden ist. Es soll einen Überblick über Leben, Werk und Erkrankungen von Schriftstellern vor allem des 20. Jahrhunderts geben.

Leben und Werk können aufschlussreich für das Krankheitsbild sein. Daher ist jeweils eine zusammenfassende Darstellung des literarischen Schaffens, für die erfreulicherweise namhafte Experten gewonnen werden konnten, vorangestellt. Im Anschluss werden, soweit nach Quellenlage möglich, die Erkrankungen, die das Leben des Schriftstellers begleiteten, nachgezeichnet. Der ergänzende Kommentar versucht die Krankheitserscheinungen diagnostisch einzuordnen, differente Interpretationen zu diskutieren und auch die heutigen Behandlungsmöglichkeiten anzudeuten. Am Ende fasst eine Chronik die wesentlichen Punkte der jeweiligen Biografie zusammen. Sie erhebt keinen Anspruch auf Vollständigkeit, sondern soll dem Überblick dienen.

Wir hofften, aussagekräftige Krankenunterlagen vorzufinden. Nach Ablauf der gesetzlich vorgeschriebenen Aufbewahrungsfrist fanden sich aber zum überwiegenden Teil keine Akten mehr in den Krankenblattarchiven. Die vorliegenden Ausführungen beziehen sich daher in der Mehrzahl auf autobiografische Notizen, auf Tagebücher und Korrespondenzen. Im Vordergrund steht damit die Beschreibung der Beschwerden, wie sie der Schriftsteller empfunden hat, wobei die Wahrheit sich hinter poetischen Formulierungen verbergen, eine gewisse Selbstinszenierung eine Rolle spielen kann und – wie bei den Briefen aus dem Krieg von Heinrich Böll – die bestehende Zensur zu bedenken ist. Besonders wertvoll für eine gewisse Objektivierung waren Unterlagen und Aussagen von Nachkommen. Das Fehlen aussagekräftiger Quellen führt zu Spekulationen und veranlasste uns, einige Schriftsteller nicht zu berücksichtigen. Andererseits wurden Autoren des 19. Jahrhunderts aufgenommen, wenn deren Krankheitsverlauf gut dokumentiert ist (Heinrich Heine, Georg Büchner, Oscar Wilde).

Insgesamt kann es sich nur um eine Annäherung an die Krankheiten der ausgewählten Schriftsteller handeln. Unser Ziel war weder eine Analyse der Persönlichkeit noch eine kritische Auseinandersetzung zum Einfluss der Erkrankungen auf das literarische Werk, dies wäre weit über den Rahmen dieses Buchs hinausgegangen

Die vorliegenden Kasuistiken sind medizinhistorische Schlaglichter. Nach bedeutenden Fortschritten der Medizin im 19. Jahrhundert nahm nach dem 2. Weltkrieg das Spektrum diagnostischer und therapeutischer Möglichkeiten rasant zu. Für die Mehrzahl der aufgeführten Schriftsteller standen diese Optionen nicht zur Verfügung. Es grenzt an ein Wunder, dass Thomas Mann die Operation eines Bronchialkarzinoms 1946 komplikationslos überstanden hat und bis zu seinem Tod 1955 rezidivfrei blieb. Dies ist dem sich anbahnenden Fortschritt in der Thoraxchirurgie in den USA zu verdanken. Bei anderen Diagnosen war die Medizin noch machtlos, wie bei Infektions- und Blutkrankheiten oder auch chronischen Erkrankungen wie der Polyarthritis. Viele dieser Krankheiten können mittlerweile geheilt, zumindest wirksam behandelt werden, sodass beispielsweise Spätfolgen einer Syphilis oder Lungentuberkulose nicht mehr beobachtet werden. Daneben stehen Erkrankungen, die nach wie vor nicht heilbar sind, wie Suchtkrankheiten, und unverändert führen Risikofaktoren wie Rauchen und Übergewicht zu Folgeerkrankungen und einer Einschränkung der Lebenserwartung.

Unser Dank gilt den Autoren für ihre Beiträge, aber auch für wertvolle Informationen und Hinweise, die das Konzept der Buchs beeinflussten. Wir danken den Nachkommen, Erbengemeinschaften, Nachlassverwaltern und Archiven für die Bereitstellung von Unterlagen, Abbildungen und Genehmigungen und den ärztlichen Fachkollegen für Nachbefundungen und die zeitgeschichtliche Würdigung von Krankheitsbildern. Schließlich gilt unser besonderer Dank Frau Dr. Astrid Horlacher, die auch dieses Buch mit großem Engagement, Einfühlungsvermögen und Zuverlässigkeit begleitet und gestaltet hat.

Wir hoffen, dass die Ausführungen den Blick auf die dargestellten Persönlichkeiten weiten, zur Vertiefung in ihr Werk anregen und die Schilderungen der Krankheitsbilder eine Bereicherung auch für den heutigen Mediziner darstellen.

Mainz, Deutschland
April 2025

Theodor Junginger
Petra Plättner
Monika Seibert-Grafe

Inhaltsverzeichnis

Herausgeber- und Autorenverzeichnis

Herausgeber und Herausgeberinnen

Prof. Dr. med. Theodor Junginger ehem. Klinik für Allgemein- und Abdominalchirurgie, Universitätsmedizin Mainz, Mainz, Deutschland

Petra Plättner Akademie der Wissenschaften und der Literatur, Mainz, Deutschland

Prof. Dr. med. Monika Seibert-Grafe ehem. Universitätsmedizin Mainz, Mainz, Deutschland

Autoren und Autorinnen

Prof. Dr. med. Matthias Bormuth Institut für Philosophie, Carl von Ossietzky Universität Oldenburg, Oldenburg, Deutschland

Dr. phil. Helmut Böttiger, Berlin, Deutschland

Dr. phil. Ulrich von Bülow Leiter der Handschriften-Abteilung im Deutschen Literaturarchiv Marbach, Marbach am Neckar, Deutschland

Prof. Dr. phil. Burghard Dedner ehem. Forschungsstelle Georg Büchner, Universität Marburg, Marburg, Deutschland

Dr. med. Alexander Desuki III Medizinische Klinik und Poliklinik, Universitätsmedizin Mainz, Mainz, Deutschland

Prof. Dr. phil. Rainer Emig Johannes Gutenberg-Universität Mainz, Mainz, Deutschland

Dr. phil. Gabriele Ewenz Heinrich-Böll-Archiv, Köln, Deutschland

Dr. phil. Holger Hof, Berlin, Deutschland

PD Dr. phil. Christoph auf der Horst Heinrich-Heine-Universität Düsseldorf, Düsseldorf, Deutschland

Prof. Dr. med. Theodor Junginger ehem. Klinik für Allgemein- und Abdominalchirurgie, Universitätsmedizin Mainz, Mainz, Deutschland

Prof. Dr. phil. Jan Knopf Arbeitsstelle Bertolt Brecht (ABB), Institut für Technologie, Karlsruhe, Deutschland

Dr. phil. Stefan Knüppel Hans-Fallada-Museum Carwitz, Feldberger Seenlandschaft, Deutschland

Dr. med., Dipl.-Biol. Karin Kolbe ehem. III. Medizinische Klinik, Universitätsmedizin Mainz, Mainz, Deutschland

Dr. h.c. Peter Krawietz Kulturdezernent a.D. Stadt Mainz, Mainz, Deutschland

PD Dr. med. Friederike von Loewenich Institut für Virologie, Universitätsmedizin Mainz, Mainz, Deutschland

PD Dr. phil. Katrin Max Institut für Germanistik Universität Leipzig, Leipzig, Deutschland

Prof. Dr. med. Hans-Jürgen von Mengden ehem. GPR Klinikum – Rüsselsheim, Rüsselsheim, Deutschland

Dr. h.c. Volker Michels Hermann Hesse-Editionsarchiv, Offenbach, Deutschland

Dr. phil. Reiner Stach, Berlin, Deutschland

Dr. phil. Vincent von Wroblewsky Sartre Gesellschaft in Deutschland, Berlin, Deutschland

Teil I
Ingeborg Bachmann

Ingeborg Bachmann (1926–1973)

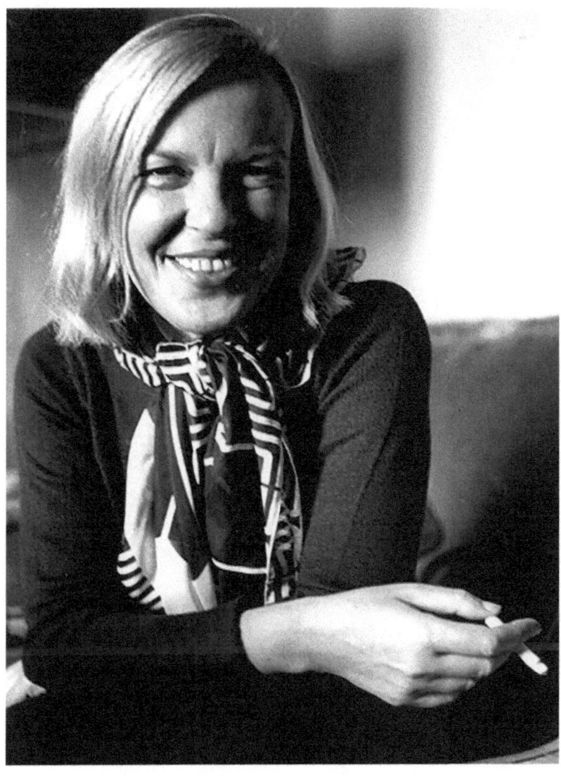

Ingeborg Bachmann undatiert (Ingeborg Bachmann Fotoarchiv)

Ingeborg Bachmann – Leben und Werk

1

Helmut Böttiger

Ingeborg Bachmann eignete sich schon sehr früh für alle möglichen Projektionen. Es gibt höchst unterschiedliche Charakteristiken und Porträts von ihr, und sie widersprechen sich oft.

Sie trat im Alter von 26 Jahren schlagartig ins Rampenlicht der Öffentlichkeit, als sie für ihre existenziell abgründigen, von Liebe und Verlust handelnden Gedichte den Preis der Gruppe 47 bekam. Das Titelbild des Magazins *Der Spiegel* beförderte 1954 ihren Ruf einer lyrischen Diva, die immer rätselhaft erschien und nie eindeutig zu fassen war. Die Gedichtbände *Die gestundete Zeit* von 1953 und *Anrufung des Großen Bären* von 1956 zählen bis heute unbestritten zum Kanon der Literatur des 20. Jahrhunderts – eine selbstbewusste weibliche Stimme, die sich auf sehr charakteristische Weise zwischen Tradition und Moderne bewegte und deren Freiheitsbestrebungen auf enge gesellschaftliche Grenzen stießen.

Eine zweite Rezeptionswelle Bachmanns wurde 1971 ausgelöst: Durch ihren einzigen vollendeten Roman *Malina* wurde sie für viele zu einer charismatischen feministischen Leitfigur. Doch nach ihrem frühen Tod 1973 wechselten auch ihre Attribute häufig. Sie starb, nachdem sie mit einer brennenden Zigarette in der Hand eingeschlafen war, danach im Krankenhaus durch die falsch behandelte Tablettensucht. Für manche Journalisten gilt sie mittlerweile vor allem als eine haltlose, drogenabhängige Frau. Der Reiz aller verschiedenen biografischen Spekulationen scheint jedes Mal darin zu liegen, dass man letztlich ziemlich wenig weiß, es aber gleichwohl viele Hinweise gibt.

H. Böttiger (✉)
Berlin, Deutschland
E-Mail: Helmut.boettiger@libri.berlin

T. Junginger et al. (Hrsg.), *Schriftsteller und ihre Erkrankungen*,
https://doi.org/10.1007/978-3-662-71465-2_1

Malina, dieser große, vieldeutige Roman, ist offenkundig eine Konsequenz der verschiedenen Lebenserfahrungen Ingeborg Bachmanns. Worin diese allerdings genauer bestehen, ist schon weitaus schwieriger zu benennen. Es gibt aus Anlass der Veröffentlichung dieses Romans verblüffenderweise einige Interviews mit ihr, ganz im Gegensatz zu früheren Phasen ihrer Autorschaft. Aber ihre Gesprächssätze vermitteln vor allem den Eindruck, dass Bachmann auch in diesem Genre ihre künstlerischen Selbstvergewisserungen fortsetzen wollte. Sie macht ihre Biografie nie eindeutig kenntlich, sondern spielt mit Versatzstücken und erstellt daraus eine ganz eigene, schillernde ästhetische Existenz. Eine ihrer am häufigsten zitierten Äußerungen aus der *Malina*-Zeit ist zum Beispiel die Definition, was sich für das weibliche Ich dieses Buches „in den entscheidenden Jahren zwischen 18 und 25 ereignet" habe: nämlich „die Zerstörung ihrer Person". Hier liegt zweifellos ein Schlüssel für Bachmanns Werk insgesamt, und es ist naheliegend, diesen Satz mit ihren konkreten biografischen Daten zusammenzulesen.

1.1 Schlüssel zum Werk – Biografische Daten

1.1.1 Die frühen Jahre

Eines der wenigen aussagekräftigen Dokumente aus den frühen Jahren der Autorin sind sechs Tagebuchblätter, die in ihrem Nachlass aus der Zeit kurz vor und kurz nach dem Kriegsende 1945 gefunden wurden. Dabei fällt eine kurze Passage besonders auf, sie wirft ein bezeichnendes Licht auf das Innenleben der 18-, 19-jährigen Frau. Obwohl Nachbarn durch Bombenabwürfe getötet wurden, flüchtete sie nicht mehr in den Bunker, wo sie es wegen der schlechten Luft und der „stumpfen, stummen Massen" kaum aushielt. Sie stellte sich einen Sessel in den Garten und las dort wie besessen die Bücher der Klassiker und der Moderne: „Ich habe mir fest vorgenommen, weiterzulesen, wenn die Bomben kommen."

Die Literatur war für sie ein existenzieller Gegenentwurf ihres Lebens, dafür gibt es einige Zeugnisse. Früh zeigte sich, dass Bachmann aus ihrer provinziellen Umgebung ausbrechen wollte. Die Metropole Wien war von Anfang an ihr großer Sehnsuchtsraum, da, wo das literarische Leben, so wie es ihr vorschwebte, einen konkreten Ort hatte. Dabei deutet nichts darauf hin, dass die Kindheit Ingeborg Bachmanns besonders unglücklich gewesen wäre oder dass sie ein schwieriges Verhältnis zu ihrer Familie gehabt hätte. Das Gailtal, mit den Orten Hermagor und Obervellach, wo die Familie ihre Ferien verbrachte und im Krieg Zuflucht suchte, erscheint später in ihren Texten immer wieder wie eine beschirmende Kindheitsvision. Die Briefe der Studentin Ingeborg Bachmann an ihre Eltern aus Wien künden von einem Vertrauensverhältnis, und es liegt nahe, dass ihr unverkennbarer Ehrgeiz und ihr Bildungsstreben etwas mit der Erziehung in ihrem Elternhaus und dem Lehrerberuf ihres Vaters zu tun hatten. Dazu passen auch die frühen ekstatischen Gedichtentwürfe der *Briefe an Felician*, die zumindest mittelbar mit dem Kärntner Lokalschriftsteller und ihrem Lehrer an der Klagenfurter Lehrerfortbildungsanstalt Josef Friedrich Perkonig (1890–1959) zusammenhingen.

Ingeborg Bachmanns Obsessionen lagen in der Literatur. Wenn sie als noch nicht einmal 20-Jährige die Vision eines trunkenen Dichters entwarf, ist das der unmittelbarste Ausdruck ihrer Wünsche: „In meiner Trunkenheit kann ich nur maßlos sein / und trinken und nehmen und dauern." Diese Form von Maßlosigkeit war in Kärnten allerdings nicht zu haben. Ihre Parole direkt nach Kriegsende lautete deswegen „Freisein", und Freisein hieß für sie zunächst die Möglichkeit, nach Wien zu gelangen. Mit diesem Wort wandte sie sich dann auch konkret von Jack Hamesh (geb. 1920) ab, einem britischen Besatzungsoffizier, der sich in die 19-Jährige verliebt hatte und mit dem sie lange Gespräche über Literatur führen konnte. Die Sehnsucht nach „Freisein" ist etwas, was Ingeborg Bachmann in dieser Zeit von vergleichbaren jungen Frauen unterschied. Als eine Freundin sich in einen dieser englischen Besatzungssoldaten verliebte und ihn heiraten wollte, schrieb Bachmann: „Natürlich will ich fort, aber damit ich studieren kann, und ich will überhaupt nicht heiraten, auch keinen Engländer wegen ein paar Konserven und Seidenstrümpfen." Das änderte sich auch durch den literaturinteressierten Jack Hamesh nicht: „Ich werde studieren, arbeiten, schreiben! Ich lebe ja, ich lebe."

Der unbändige Wunsch nach Freiheit, den sie hier bekundete, ließ sich jedoch in der Realität nicht genau konturieren. Die Freiheit einer selbstständig lebenden Frau war in den Vierziger- und Fünfzigerjahren gesellschaftlich nicht vorgesehen. Auf diesen Widerspruch stieß Ingeborg Bachmann zwangsläufig immer wieder, und das macht das spezifisch Flirrende ihrer Lebensführung und ihrer Äußerungen aus. Erstaunlich viele ihrer Texte lassen erkennen, dass sie mit ihnen unterschiedliche Selbstbilder ausprobierte.

1.1.2 Unterschiedliche Selbstbilder

Sie war, das zeigen bereits ihre ersten erhaltenen Texte, schon früh eine *Spielerin,* sie spielte mit Erfahrungen und Erlebnissen aus ihrer Biografie und später dann umso intensiver mit den Erwartungshaltungen der Öffentlichkeit. Sie spielte mit sich selbst um die Einzelheiten ihres Lebens und setzte sie immer wieder neu zusammen. Wohl bereits als 16-Jährige verfasste sie ein Drama mit fünf Aufzügen, dessen Schauplatz im Sommer 1808 hauptsächlich Saragossa zur Zeit der napoleonischen Besatzung ist – in Szene gesetzt wird eine Kaufmannstochter, zerrissen zwischen dem Kampf um die spanische Freiheit und der Liebe zu einem feindlichen Offizier. 1943, als 17-Jährige, schrieb sie *Das Honditschkreuz,* mit dem Untertitel *Erzählung aus dem Jahre 1813* – wieder ein historischer Stoff also, ein Hineintauchen in die Geschichte, doch es ist erkennbar, dass hier der diktatorischen Gegenwart ein Spiegel vorgehalten werden soll. Es geht um den Aufstand gegen die napoleonischen Truppen im Gailtal, in Obervellach und Hermagor, ihrer Kindheitslandschaft.

Ab dem Wintersemester 1946/47 studierte sie in Wien und setzte ihre literarischen Versuche fort. Sie erkannte schnell, dass der am ehesten Erfolg versprechende Weg dabei über den umtriebigen Literaten und Strippenzieher Hans Weigel führte. Wie zielstrebig sie dabei vorging, ist bemerkenswert. Am 5. September 1947 fand die Premiere der von Weigel verantworteten Revue *Seitensprünge* im Theater in der Josephstadt statt. Vor der Aufführung, das hat Weigel selbst so beschrieben, bat ihn eine schüchtern wirkende, aus Kärnten stammende und sich als Journalistin ausgebende Studentin um ein Interview. Dieses Interview ist nie erschienen. Doch es war der Beginn der intimen Beziehung zwischen Weigel und Ingeborg Bachmann.

In den Briefen an Hans Weigel spielte Bachmann, äußerlich zumindest sehr selbstsicher, gekonnt die tradierte Rolle des Wiener „süßen Mädels". Und auch der kokette Brief, den sie an ihre Eltern nach der Bekanntschaft mit dem noch völlig unbekannten, aber anscheinend charismatischen Dichter Paul Celan schrieb, hat diesen Ton. Sie war sich offenkundig ihrer Wirkung und ihrer Möglichkeiten bewusst (Abb. 1.1). Aus heutiger Sicht noch aufschlussreicher ist aber ein Brief, den Joseph McVeigh in seiner Monografie über Bachmanns frühe Wiener Jahre zitiert. Sie schrieb den Brief an den um 18 Jahre älteren Weigel, als dieser sich mit einem mehrmonatigen Stipendium in New York aufhielt, im August 1948: „Ich krieg schon wieder ‚Nachlassangst'. Irgend so ein windiger, wichtigtuerischer Dissertant schreibt dann: ‚Um das vierzigste Lebensjahr erlahmte die schöpferische Kraft des Dichters zusehends. Heute sind wir imstande, die Wurzel dieser unwiederbringlich verlorenen Jahre zu finden: ein zweiundzwanzigjähriges, völlig amoralisches, minderwertiges Geschöpf, deren unerquickliche, schamlose Affären aus dem Briefwechsel Mai bis August 1948 hervorgehen, dessen Herausgabe vom zuständigen Minister untersagt wurde, deren Inhalt aber dem Biografen zugänglich gemacht wurde, zog den in seiner vollen Schaffenskraft Stehenden in seine Fänge, in einen wahren Abgrund …' Weiter mag ich garnicht denken, ach und wehe über uns."

Abb. 1.1 Ingeborg Bachmann 1952. (Foto: Wolfgang Kudrnofsky, Archiv Nachlass Wolfgang Kudrnofsky)

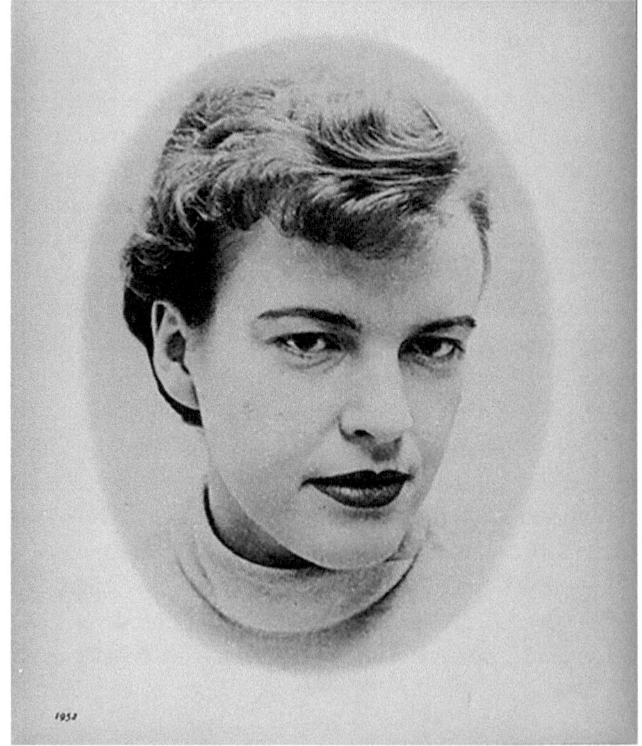

Ingeborg Bachmann denkt hier als Dichterin schon an die Nachwelt, schlüpft dafür aber in das *männliche Selbstverständnis* des weitaus älteren Schriftstellers. Es geht ihr sicher nicht nur um Weigel, sondern in vertrackter Weise auch um sie selbst. In einem Brief an ihre Eltern schreibt sie einige Jahre später, im Oktober 1959, dass sie sich, was ihren „Beruf" angehe, mehr „zu den Männern" zähle. In ihren Texten fällt tatsächlich auf, dass die Protagonisten größtenteils männlich sind. So, wie sie zu leben versucht, kann es eigentlich nur ein Mann tun – an dieser Erkenntnis arbeitet sie sich zeitlebens ab.

Die mädchenhaft-verrucht wirkende Pose in den Briefen an Hans Weigel entspricht dem Spiel, das sie zu spielen und mitzuspielen versuchte. Ihre Gedichte, die sie in derselben Zeit schrieb, künden jedoch von etwas vollkommen Anderem: ein schwerblütiger, vergänglichkeitstrunkener Ton, im hofmannsthalschen Gestus des wissenden Jünglings. Bereits früh probierte sie sich in verschiedenen Rollen aus, und das wurde durch ihren rasch eintretenden Ruhm noch befeuert. Ihre zwei schnell aufeinanderfolgenden Gedichtbände 1953 und 1956 (*Die gestundete Zeit* und *Anrufung des Großen Bären*) wurden hymnisch besprochen. Ihr Hörspiel *Der gute Gott von Manhattan* galt 1958, in einer Zeit, als diese Gattung ihre größte literarische und gesellschaftliche Bedeutung hatte, als ein herausragendes Ereignis. Bachmann erhielt viele Preise, u. a. 1959 den Hörspielpreis der Kriegsblinden (Abb. 1.2), 1964 den Büchner-Preis und 1968 den großen Österreichischen Staatspreis für Literatur.

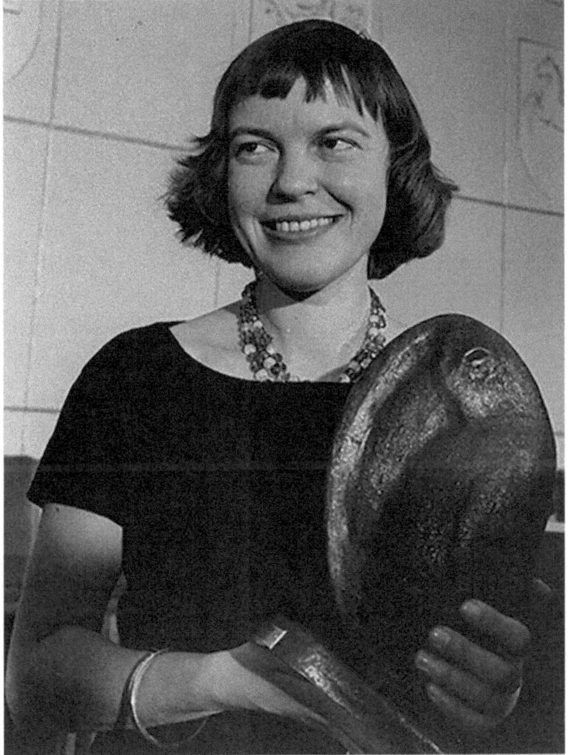

Abb. 1.2 Ingeborg Bachmann bei der Verleihung des Hörspielpreises der Kriegsblinden (1959). (Ingeborg Bachmann Fotoarchiv)

Eine Fotocollage, die der Wiener Künstler Wolfgang Kudrnofsky (1927–2010) 1953 erstellt hat, zeigt sie bereits als weibliche Kulturikone: Da tauchen aus der Donau, neben einem romantischen Ruderboot und vor dem Hintergrund der Uferböschungen und einer modernen Brücke, neun verschiedene Gesichter der jungen Ingeborg Bachmann auf – lächelnd, nachdenklich oder selbstbewusst, eine Wassernixe. Kurz danach schrieb sie an ihre Freundin Ilse Aichinger, mit der sie jahrelang im 3. Wiener Bezirk um die Häuser gezogen war und die gerade ihr erstes Kind zur Welt gebracht hatte:

> „Manchmal ist meine Sehnsucht größer nach der kleinen Krebsigkeit als nach Euch, und das versteht Ihr hoffentlich auch – nach den Fingerln und nach dem Schreien und allem, was rosig ist. Ich möchte es ganz vehement und zart halten und nur anschauen. Und manchmal könnt ich auch heulen, weil ich das Gefühl hab, dass ich nie eins haben werd und weil am Horizont absolut kein Licht auftaucht – dass es anders werden könnte mit dem Alleinsein und seiner Fatalität."

Bachmann treibt das Gefühl um, dass sie „nie" ein Kind haben würde – sie war zu diesem Zeitpunkt 28 Jahre alt und hatte ein Problem damit, sich selbst zu beschreiben. Sie war in der literarischen Öffentlichkeit äußerst berühmt, wusste aber nicht, wie sie damit am besten umgehen könnte. Sie führte das Leben einer emanzipierten Frau, ohne das Wort dafür zu kennen und eine konkrete Vorstellung davon zu haben. Dass es nie zu einer dauerhaften Beziehung zu einem ebenbürtigen Mann kam, scheint darin eine Erklärung zu finden. Ihre zentralen literarischen Texte – die beiden Gedichtbände, das Hörspiel *Der gute Gott von Manhattan* sowie der Prosazyklus *Todesarten*, von dem nur der Roman *Malina* vollendet wurde – umkreisen immer wieder dasselbe Problem: das Changieren zwischen der Sehnsucht nach Bindung und dem Willen zum „Freisein". Dies ist der Punkt, an dem jede nähere Beschreibung Bachmanns anzusetzen hat. Das machte die Wirkung ihrer Texte aus, es zeigt aber auch die Verbindung zu ihrer konkreten Biografie.

1.1.3 Sehnsucht nach Bindung – Willen zum Freisein

Bachmanns Beziehungen zu Männern haben zu den unterschiedlichsten Mutmaßungen und boulevardesken Ausschweifungen Anlass gegeben, das fängt bei Paul Celan oder Hans Magnus Enzensberger (1929–2022) an und verzettelt sich bis hin zu anscheinend geheimnisvollen Unbekannten wie dem französischen Journalisten Pierre Evrard. Eine wichtige Rolle nahm für Bachmann ab 1953 auch der bekennende homosexuelle Komponist Hans Werner Henze (1926–2012) ein, mit dem sie in Italien rauschhafte Momente mit durchaus erotischen Konnotationen erlebte (Abb. 1.3). Ein Vergleich drängt sich dabei auf: Es ist verblüffend, dass die diversen Affären des älteren Herrn Gottfried Benn zur selben Zeit seine Reputation für die Nachwelt eher noch zu erhöhen scheinen – welch ein Filou, dieser radikal ausgenüchterte lustvolle Zyniker! –, während man bei Ingeborg Bachmann mittlerweile, nach der feministischen Hochphase, verblüffend oft Nymphomanie und Selbstzerstörung assoziiert. Dabei hat sie ihre verschiedenen Selbstbilder in ihrer Literatur

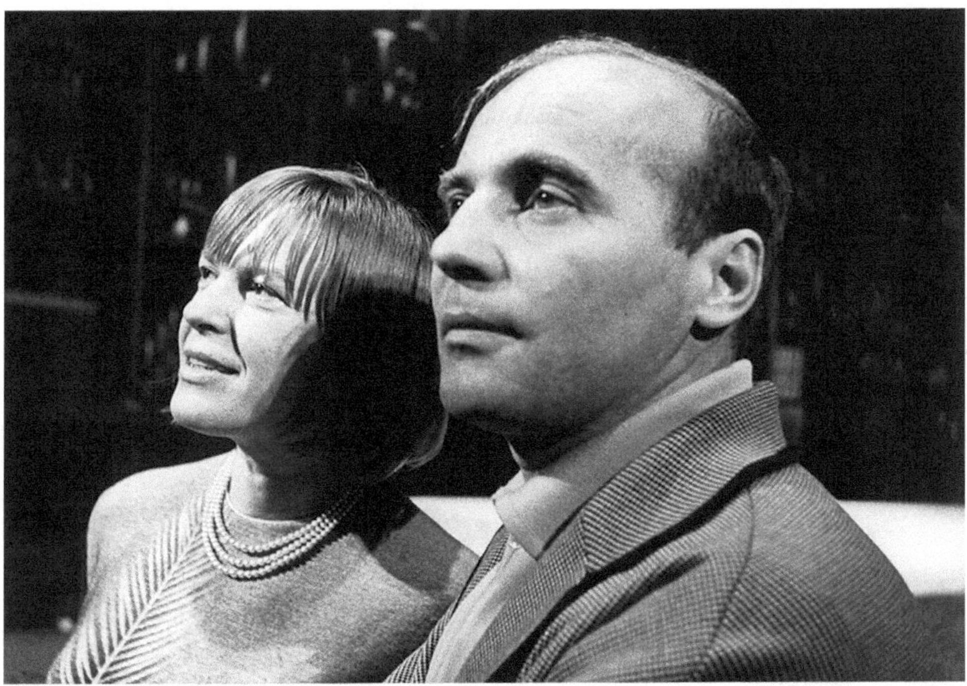

Abb. 1.3 Ingeborg Bachmann und Hans Werner Henze am 7. April 1965 bei der Uraufführung der Oper *Der Junge Lord* an der Deutschen Oper Berlin. (Archiv Ilse Buhs/Jürgen Remmler, Deutsches Theatermuseum München)

selbst vorgeführt und sich darüber klar zu werden versucht. Ihre eigenen Texte, von den berühmten frühen Gedichten angefangen, geben am besten Aufschluss über die Problematik, in die diese Autorin hineingeriet und die sie offenkundig langsam nicht mehr zu überblicken begann.

Die wichtigste Zäsur in Bachmanns Biografie geschah Ende 1962. Max Frisch (1911–1991) war der letzte Mann, mit dem sie ein Zusammenleben versucht hatte, in turbulenten Phasen zwischen 1958 und 1961/62 (Abb. 1.4). Die Trennung von ihm löste bei ihr eine große Lebenskrise aus, offenbar mit einem Selbstmordversuch, mehreren Operationen und psychiatrischen Behandlungen. Am 4. Februar 1963 rief sie, immer noch aus Zürich, wo sie mit Max Frisch die meiste Zeit gelebt hatte, Hans Werner Henze um Hilfe. Henze holte sie ab, fuhr mit ihr durch Italien und gab ihr einen gewissen Halt. Es war der Keim gelegt zu Bachmanns groß angelegtem *Todesarten*-Projekt, an dem sie von nun an arbeitete. Am Anfang stand dabei die Büchner-Preis-Rede, die sie 1964 hielt und an der sie in Berlin geschrieben hatte: „Ein Ort für Zufälle“. Bachmann war in die westliche Teilstadt durch ein Stipendium der amerikanischen Ford-Foundation gekommen. Ihre literarisch genau durchgearbeitete Dankesrede für den bedeutendsten deutschen Literaturpreis bezieht Berlin, den Ort ihres schwierigen vorübergehenden Exils, und ihre eigene psychische Situation aufeinander.

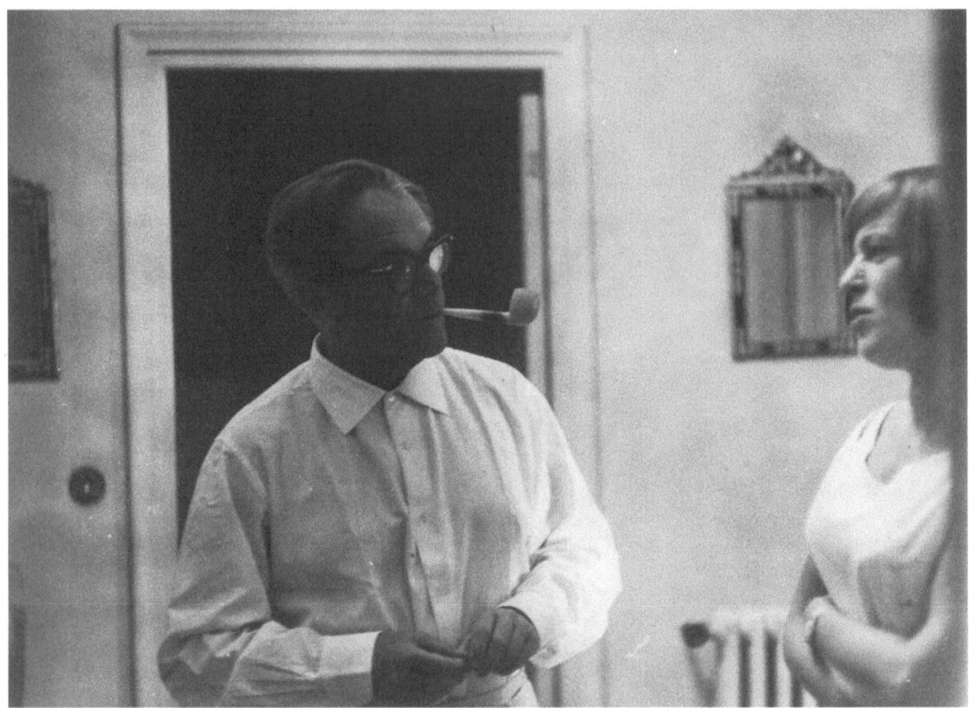

Abb. 1.4 Max Frisch und Ingeborg Bachmann 1962 in Rom. (Foto Mario Dondero, Max Frisch-Archiv)

1.1.4 Die Büchner-Preis-Rede

Bereits das Motto der Buchausgabe dieser Rede in den legendären schwarzen „Quartheften" des soeben gegründeten Verlags Klaus Wagenbach zielt mitten ins Zentrum. Es stammt aus Büchners *Lenz*: „Er jagte mit rasender Schnelligkeit sein Leben durch, und dann sagte er: ‚Konsequent, konsequent'; wenn jemand was sprach: ‚Inkonsequent, inkonsequent'; - es war die Kluft unrettbaren Wahnsinns …"

Ingeborg Bachmann spricht hier auch von sich. Anlass sind ihre Krankenhausaufenthalte in Berlin, einer Stadt, die immer noch sehr stark von der Vergangenheit des Nationalsozialismus sowie den äußeren und inneren Zerstörungen des Krieges gezeichnet war. Ein Riss ging durch diese Stadt, sie war geteilt zwischen Ost und West, und Bachmann evoziert Korrespondenzen dieses Risses mit einem solchen in ihr selbst. Gleich zu Beginn ihrer Büchner-Preis-Rede wird dieses Thema angeschlagen, da zitiert sie den „Riss", „der für Lenz durch die Welt ging". Der Titel ihrer Rede, „Ein Ort für Zufälle", greift das auf und bezieht sich auf das „merkwürdige Wort, mit dem Büchner die Lenzsche Krankheit behaftet": Die Wahnzustände der Lenz-Figur heißen hier „Zufälle". Für die Autorin werden derlei „Zufälle" zum Grundmotiv: „Es muss also, wenn es um Zufälle geht, etwas weit zurückliegen, intermittieren, konsequent aber wiederkommen mit neuen Zufällen." Und sie kommt auf die „Beschädigung von Berlin" zu sprechen, „deren geschichtliche Voraussetzungen bekannt" seien. Die „variablen Krankheitsbilder", die sich daraus entwickelten, haben auch mit ihr selbst zu tun, und die literarische Identifikation mit der Lenz-Figur verweist in Berlin auf geschichtliche und gesellschaftliche Zerrüttungen:

> „Diese Einstellung kann jemand nötigen, auf dem Kopf zu gehen, damit von dem Ort, von dem sich leicht Hunderterlei berichten ließe, dem aber schwer beizukommen ist, Kunde gegeben werden kann."

1.1.5 Das Großprojekt *Todesarten*

Die berühmte lenzsche Wendung, „auf dem Kopf zu gehen", wird hier für Ingeborg Bachmann zur Definition literarischer Erkenntnis. Ihre Büchner-Preis-Rede ist für die Entwicklung ihrer Ästhetik zentral und bildete den Anstoß für das Großprojekt, das sie in den folgenden Jahren entwickelte und dem sie schon sehr früh den Namen „Todesarten" gab. Sie versuchte darin den Gedanken zu entfalten, was es mit jenem „Auf-dem-Kopf-Gehen" auf sich hat. Es entstand ein anspielungsreiches Netz von Figuren und Motiven, das die verschiedensten sprachlichen Formen aufnahm: Perspektivwechsel, das unmerkliche Hinübergleiten zwischen der ersten und der dritten Person, das Hin- und Herschalten zwischen mehreren Zeitschichten. Nach langen Anläufen mit Tausenden von Manuskriptseiten ging daraus erst in einem letzten Arbeitsgang der Roman *Malina* hervor. Als Fragmente, wenn auch mit langen, in sich geschlossenen Prosapassagen, hinterließ sie daneben die Romanvorhaben *Das Buch Franza* und *Das Buch Goldmann*. Sie spricht darin von Krankheit, von gesellschaftlichen Zurichtungen und Verbrechen, von faschistischen Entwicklungen – und zugleich von zeitgenössischen, die diesen entsprechen, aber andere Formen angenommen haben. Im *Fanny Goldmann*-Fragment geht es dezidiert auch um den Literaturbetrieb als einer ganz spezifischen Todesart, in *Malina* wird dieses Motiv im Interview mit „Herrn Mühlbauer" von der „Wiener Nachtausgabe" wieder aufgenommen.

Es ist unverkennbar, dass die Art und Weise, wie die Beziehung zu Max Frisch verlief und endete, der Auslöser für die neuen Schreibbewegungen Ingeborg Bachmanns wurde. In seinem Roman *Mein Name sei Gantenbein* beschrieb Max Frisch 1964 in zum Teil sehr konkreten Details sein Zusammenleben mit ihr. Ingeborg Bachmann war für Eingeweihte unschwer als Hintergrundfolie seiner „Lila"-Figur zu erkennen. Diese literarische Verwertung intimer Gefühle empfand Bachmann, die eine völlig entgegengesetzte Vorstellung vom künstlerischen Schaffensprozess hatte, als tiefgehende Verletzung und „Zerstörung" ihrer Person. Im *Fanny Goldmann*-Fragment gibt es einen Handlungsstrang, in dem ein junger Schriftsteller seine Affäre mit der berühmten Schauspielerin Fanny Goldmann für Karrierezwecke einsetzt: „Er hatte sie ausgeweidet, hatte aus ihr Blutwurst und Braten und alles gemacht, er hatte sie geschlachtet, sie war geschlachtet auf 386 Seiten in einem Buch."

Die Ich-Figur der Schriftstellerin in *Malina* ist deutlich von derlei Medien- und Schlachterlebnissen gezeichnet. Doch sie werden nie direkt 1:1 aus dem Leben der Autorin Ingeborg Bachmann übersetzt, eher im Gegenteil. Sie brauchte lange, bis sie zur Romankonstruktion von *Malina* vordrang, es ist ein aufwendiges ästhetisches Ver-

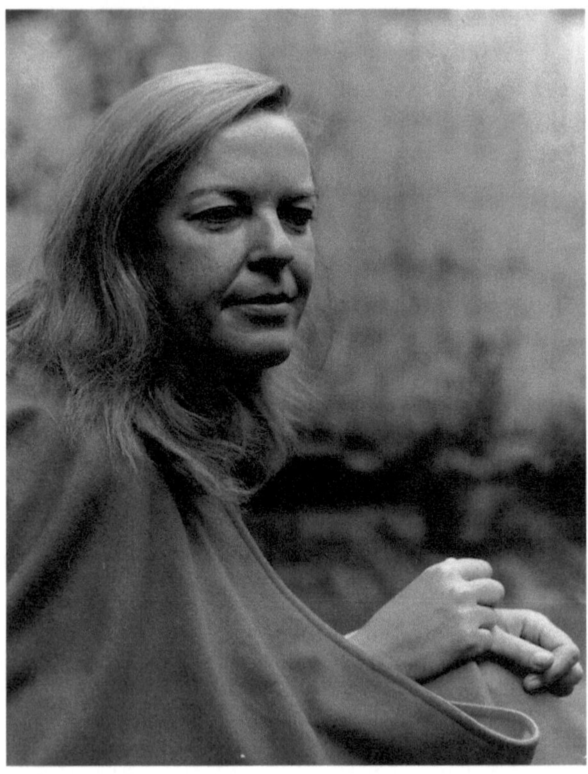

Abb. 1.5 Ingeborg Bachmann vermutlich um 1970. (Ingeborg Bachmann Fotoarchiv)

dichtungsverfahren, das ursprüngliche Muster in neue Zusammenhänge überführt und alle autobiografischen Spuren unkenntlich zu machen versucht. Besonders eindrucksvoll ist das im oft äußerst spekulativ rezipierten Alptraumkapitel „Der dritte Mann“, in dem die Figur des „Vaters“ symbolisch sämtliche gesellschaftlichen Unterdrückungsmechanismen in sich vereint (Abb. 1.5).

1.1.6 Unbewiesene Spekulationen

Die erste feministische Lektüre in den Siebzigerjahren nahm dies zum Anlass, zwei Axiome zu formulieren, die seitdem von den Vorstellungen über Ingeborg Bachmanns Biografie nicht mehr zu lösen sind: Da ist zum einen das Bild von Ingeborg Bachmanns Vater als überzeugtem Nazitäter, und zum anderen, ausgehend von konkreten Horrorvisionen im *Malina*-Kapitel, die Vermutung, die Autorin sei in ihrer Kindheit von ihrem Vater sexuell missbraucht worden. Diese Erzählung, die sich auf nichts anderes als das betreffende *Malina*-Kapitel berufen kann, scheint angesichts ihrer plakativen Schlüssigkeit sowie bestimmter Strukturen in Bachmanns Männerbeziehungen so suggestiv zu sein, dass der Hinweis auf fehlende Beweise vermeintlich leicht übergangen werden kann. Es existieren keinerlei Indizien dafür, dass Ingeborg Bachmanns Vater ein besonders auffälliger Nationalsozialist gewesen wäre – seine Parteimitgliedschaft in der NSDAP als Lehrer in Kärnten ist als eine Art provinzieller Angepasstheit zu interpretieren, 90 % aller Lehrer Kärntens waren bereits früh in dieser Partei. Ihrer Freundin Toni Kienlechner (1919–2010) gegenüber deutete Ingeborg Bachmann an, dass ihr Vater sich bereits Ende der Dreißigerjahre eher distanziert zu den Nazis geäußert habe. Und auch den Spekulationen um einen angeblichen Missbrauch durch den Vater fehlt jegliche nachprüfbare Grundlage. Mittlerweile sind Ingeborg Bachmanns Traumnotate aus ihrer psychotherapeutischen Behandlung Mitte der Sechzigerjahre veröffentlicht worden, aus denen eindeutig hervorgeht, dass das Urbild der Vaterfigur im *Malina*-Roman Max Frisch war.

1.1.7 Der *Malina*-Roman

Wie bei allen Texten, die Literatur als eine Kunstform begreifen, gibt eine Inhaltsangabe von *Malina* nur wenig von dem wieder, was wirklich geschieht. Im Mittelpunkt steht eine weibliche Ich-Figur, die augenscheinlich eine Dichterin ist. Sie hat ein Liebesverhältnis zu Ivan drei Häuser weiter, doch es gibt noch einen anderen Mann, mit dem sie auf vertrackte Weise zusammenwohnt. Er heißt Malina und ist in diesem komplexen Textgewebe eine schillernde Figur, ein männlicher Anteil des weiblichen Ich, der zum Überleben, zum Dichten und Denken notwendig ist und den sie von sich abspaltet – ein Korrektiv für ihre Gefühle, ein rationales Moment.

Zum Schluss bleibt nur noch Malina in der gemeinsamen Wohnung übrig. Die weibliche Figur verschwindet in einer magischen Szene in einem Spalt, der sich in der Wand auftut. Gegenüber dem männlichen Prinzip, das herrscht, in der „universellen Prostitution", ist das weibliche Ich nicht überlebensfähig und lässt als letzten Satz des Romans eine Erklärung zurück, die in den nächsten Jahren eine Schlüsselrolle in der feministischen Rezeption spielen sollte: „Es war Mord."

Die üblichen Formen eines Prosarealismus gelten in *Malina* nicht. Es gibt mehrere Erzählstränge, die mit völlig anderen Tonlagen in die Dreieckskonstruktion der dargestellten Figuren eingelagert sind und die Komposition des Textes genauso bestimmen. Zum einen sind es die bedrängenden Traum- und Albtraumsequenzen des Ich im Kapitel „Der dritte Mann", zum anderen eine poetische Märchenerzählung mit dem Titel „Die Geheimnisse der Prinzessin von Kagran", in der die nur in kurzen Phasen gelebte Liebesgeschichte Bachmanns mit Paul Celan aufscheint und mit der die Ivan-Geschichte eine zusätzliche Dimension bekommt.

Malina dreht sich, wie in einer immer enger werdenden Spirale, um die Frage, wie man dem weiblichen Ich überhaupt eine Stimme geben könnte. Dass sie so eindringlich gestellt wird, empfanden viele zeitgenössische Rezipienten als eine Provokation. In einem ihrer Interviews zu *Malina* sagte Ingeborg Bachmann, dass sie „immer gewusst habe: ich werde dieses eine Buch schreiben". Sie habe „immerzu nach dieser Hauptperson gesucht", also nach der Malina-Figur, sie habe gewusst, „dass ich nur von einer männlichen Position aus erzählen kann", und sich „immer wieder gefragt", warum das eigentlich so gewesen sei. Dieser Frage, die sich für die Autorin ja erstaunlich konkret schon ihrer Frühzeit mit Hans Weigel gestellt hatte, geht *Malina* bis in die letzten Verästelungen nach.

Im Laufe des Romans werden die Herrschaftstechniken der Gesellschaft durchdekliniert, denen die weibliche Ich-Figur zum Opfer fällt – die Macht der Ökonomie, der Politik, der Religion, der Medien und die des Mannes. Vor allem in den langen Traumsequenzen des Mittelteils steht die große, symbolische Figur des „Vaters" für die gesellschaftlichen Unterdrückungsmechanismen an sich (Abb. 1.5).

1.1.8 Musikalisches Leitmotiv von Arnold Schönberg (1874–1951)

Mit *Malina* hat Ingeborg Bachmann eine Lösung dafür gefunden, das intellektuelle weibliche Ich nicht als Opfer zu inszenieren. Gleichzeitig aber lotet sie die Aporien einer schöpferischen Existenz aus. Es ist für die Ästhetik von *Malina* äußerst aufschlussreich, dass die Autorin von Anfang an ein musikalisches Leitmotiv einsetzt. An verschiedenen Stellen wird Arnold Schönbergs „Pierrot Lunaire" für Sprechstimme und Kammerensemble nicht nur mit Textpassagen, sondern auch mit Noten zitiert. Schönberg hatte auf einen französischen Gedichtzyklus von Albert Giraud (1860–1929) zurückgegriffen, und die Gliederung dieses Zyklus in drei Teile entspricht der Gliederung des Romans *Malina*. Überhaupt gibt es hier verblüffende inhaltliche Parallelen, die man sehr ernst nehmen sollte. Vor allem eine sticht heraus: Die von Bachmann wiederholt zitierte Anrufung „O alter Duft aus Märchenzeit" ist im „Pierrot Lunaire" das Schlussstück und steht – für Schönberg, der zum Zeitpunkt seiner Komposition bereits auf dem Weg zur Zwölftonmusik war, sehr ungewöhnlich – in fast reiner Tonalität.

Diese musikalische Strukturierung des Textes wirkt gegenläufig zum Konstatieren eines „Mordes" am Schluss. Der künstlerische Anspruch, der hier erhoben wird, besteht in allererster Linie darin, die Extreme auszuhalten. Es ist kein Zufall, dass der wohl emphatischste Text, den Ingeborg Bachmann als ästhetisches Bekenntnis geschrieben hat – es geht um die Operndiva Maria Callas –, auch als eine geheime Selbstvision gelesen werden kann. Die Callas habe „auf der Rasierklinge gelebt", schreibt Bachmann in diesem nachgelassenen Fragment, sie sei „das letzte Märchen" gewesen, „die letzte Wirklichkeit". Und sie schließt mit den Worten: „Die Callas – ja, wann hat sie gelebt, wann wird sie sterben? – ist groß, ist ein Mensch, ist unvertraut in einer Welt der Mediokrität und der Perfektion." Damit ist der Kreis geschlossen: von ihren frühen Gedichten aus der *Gestundeten Zeit* über das große Liebes- und Vergeblichkeitsdrama im Hörspiel *Der gute Gott von Manhattan* bis zu dem ungeheuren Form- und Lebensexperiment des Zyklus *Todesarten*. Bachmann hatte Leben und Kunst als einen Tanz auf der Rasierklinge zusammengedacht.

Verwendete Literatur

1. Böttiger H (2017) Wir sagen uns Dunkles. Die Liebesgeschichte zwischen Ingeborg Bachmann und Paul Celan. DVA, München
2. Böttiger H (2021) Die Jahre der wahren Empfindung. Die 70er – eine wilde Blütezeit der deutschen Literatur. Wallstein, Göttingen
3. Höller H (1999) Ingeborg Bachmann. Rowohlt, Reinbek bei Hamburg
4. McVeigh J (2016) Ingeborg Bachmanns Wien 1946–1953. Suhrkamp, Berlin
5. Weigel S (1999) Ingeborg Bachmann. Hinterlassenschaften unter Wahrung des Briefgeheimnisses. Zsolnay, Wien

Ingeborg Bachmann – Erkrankungen

2

Theodor Junginger

Der folgende chronologische Abriss nähert sich den Erkrankungen von Ingeborg Bachmann auf Grundlage der veröffentlichten Korrespondenzen [1, 2, 3], ihrer Notizen [4, 5], von Reiseberichten [6] sowie Biografien [7, 8, 9] und dem Bachmann Handbuch [5]. Originalunterlagen wurden nicht eingesehen.

Zu ihrer Kindheit sagte Ingeborg Bachmann: „... ich war ein ganz gewöhnliches Kind, mit einer normalen Entwicklung, in einer normalen Familie" ([4], S. 44). Den Einmarsch der Hitler-Truppen in Klagenfurt am 15. März 1938, ein tiefer, traumatisierender Einschnitt in ihrem Leben, hat sie wahrscheinlich nicht aus der Nähe erlebt. Nach Angaben der Mutter lag Bachmann in dieser Zeit wegen einer Diphterie wochenlang im Krankenhaus ([8], S. 29), laut Äußerungen der Geschwister war sie mit ihnen beim Skifahren, wobei allerdings der Bruder noch gar nicht geboren war ([9], S. 50).

2.1 1945 bis März 1963

Der Wegzug aus Klagenfurt 1945 zum Studium in Innsbruck war wohl belastend. Die innere Zerrissenheit, Unrast und Angst in dieser Zeit schlägt sich in ihren Schriften nieder. Angst ist der Titel eines ihrer damaligen Gedichte, an anderer Stelle heißt es „Innsbruck wird mich schwer gesund machen" und: „Ich bin sehr oft einer trostlosen Depression frei preisgegeben. Das ist eine Hoffnungslosigkeit, ein Abstieg in eine uferlose Verzweiflung. Ob ich doch noch einmal diese Sonne schaue ... einziger Freund, die Kunst ist eine harte Herrin" ([7], S. 32).

T. Junginger (✉)
ehem. Klinik für Allgemein- und Abdominalchirurgie, Universitätsmedizin Mainz, Mainz, Deutschland
E-Mail: Junginger@uni-mainz.de

T. Junginger et al. (Hrsg.), *Schriftsteller und ihre Erkrankungen*,
https://doi.org/10.1007/978-3-662-71465-2_2

Das Studium wurde in Graz und Wien fortgesetzt. Nach dem Abschluss im März 1950 kam es im September zu einem „Nervenkollaps mit allen Begleiterscheinungen". Den Eltern gegenüber wurde ein völliger Zusammenbruch mit Lähmungserscheinungen geschildert, die Behandlung übernahm der Wiener Neurologe und Psychiater Victor Frankl (1905–1997), bei dem Bachmann Vorlesungen gehört hatte ([10], S. 6). Ihre Reaktion auf Belastungen zeigte sich bei der Tagung der Gruppe 47 in Niendorf 1952, wo sie ihre Gedichte nur flüsternd und stockend vorgetragen habe, dem Ersticken nahe gewesen sein und einen Ohnmachtsanfall erlitten haben soll ([11], S. 65). Als freie Schriftstellerin ab 1953 in Neapel und Rom tätig, hatte sie rasch Erfolg, ihre finanzielle Lage war jedoch prekär. Ängste, Panik und Depressionen bestanden, wie Marie Luise Kaschnitz (1901–1974), mit der sie eine lange Freundschaft verband, in ihrem Notizbuch vermerkte ([10], S. 8). Kaschnitz sorgte sich um ihre Einsamkeit und notierte am 12. Juli 1954: „… ich besuchte Ingeborg, die ganz zusammengebrochen, Gefäßkrämpfe, fast kein Puls mehr, wahnsinnige Untertemperatur" (zit. nach [9], S. 165).

Eine erste längere Erkrankung trat nach ihrer Teilnahme an einem internationalen Seminar in den USA im Juli 1955 auf. Aus Klagenfurt schrieb sie am 19. und 20. Oktober 1955 an Hans Werner Henze: „… ich darf nicht mehr rauchen oder muss es doch so einschränken, dass man von »Rauchen« schon nicht mehr reden kann. Und anstelle des Weins ist der Nebel das tägliche Trinkgetränk geworden" und in einem Postskriptum „Ich bin krank und mache eine Kur, man sticht mich jeden Tag mit Nadeln, die bald Nr. 1, bald Nr. 5 oder sowie gerufen werden. 2 Monate wird diese Zumutung dauern" ([1], Brief 32). Das Rauchen wird auch in einem weiteren Brief vom 7. März 1956 an Henze während einer Vortragsreise aus Bremen erwähnt: „… ich stehe jetzt mit größerer Freude und weniger Zigaretten auf … Ich habe an Dich gedacht und an alles, dann habe ich viel getrunken und bin so spät zu Bett gegangen, dass ich meinen Zug nach Frankfurt verpasste" ([1], Brief 51). Im August 1956 war Bachmann erneut wegen einer Erkrankung in Klagenfurt ([1], S. 422). Statt einer zunächst angedachten Operation wird unter stationären Bedingungen eine Behandlung mit Radioisotopen erwähnt ([1], Brief 72 und 74), sodass sie nicht zur Uraufführung von Henzes Oper *König Hirsch* am 23. September nach Berlin kommen konnte ([1], S. 470).

Auf einer Besuchsreise in Deutschland trat im Juni 1957 eine Blinddarmentzündung mit Operation in München ([10], S. 10; [1], Brief 98) auf. München sollte von September 1957 bis Mai 1958 ihr nächster Wohnort sein, ehe sie im November 1958 nach Zürich bzw. im März 1959 nach Uetikon am See (Zürichsee) in die Wohnung von Max Frisch zog.

Wie sich die beruflichen Belastungen auf ihre Gesundheit auswirkten, schildert sie Hans Magnus Enzensberger am 2. Dezember 1959 in Vorbereitung der Poetikvorlesungen an der Universität Frankfurt im Wintersemester 1959/60:

> „Es geht mir schlecht, ich schlaf zu wenig, mühe mich ohne Ergebnis ab für dieses Frankfurt und fühle mich schuldig … die Nächte durch tippen und zwischendurch Saridon[R] ([Schmerzmittel] schlucken, damit mir der Kopf nicht zerplatzt" ([2], Brief 37)

und am 29. Januar 1960:

> „Es geht mir nicht gut, obwohl meine Grippe sich in bescheidenen Ausmassen hält … Ich komme vor lauter Schlaflosigkeit, undefinierbaren ‚Zuständen', Herzsprüngen, Schwindel ganz aus dem Gleichgewicht." ([2], Brief 42)

Über Schlaflosigkeit „trotz aller Tabletten" klagte sie auch Max Frisch (Brief 105 vom 18. November 1960) und bat Dr. Fred Auer in St. Moritz um Medikamente ([3], Brief 106 vom 21. November 1960). Fred Auer war mit Max Frisch befreundet, betrieb mit seiner Frau Heidi Auer-Fassbind ein Kurhotel in St. Moritz und versorgte Bachmann bis kurz vor ihrem Tode mit Psychopharmaka bzw. Rezepten dafür ([3], Kommentar S. 732).

Die gesundheitlichen Probleme, die mit dem Rauchen einhergingen, beschrieb sie in einem Brief vom 18. Oktober 1960:

> „Seit heute Morgen (seit 3 Stunden) bin ich Nichtraucher, weiß aber nicht, ob ich es heute Abend noch sein werde. Ich möchte mir so gern diese Raucherei abgewöhnen, bin schon ganz vergiftet, durchverseucht, abends schlaflos und morgens steinmüde." ([2], Brief 60)

Ein Romaufenthalt im Februar 1962 brachte keine Besserung der gesundheitlichen Probleme: „Rom war, offen gestanden, ganz nett langweilig in den letzten Monaten und das war nicht einmal heilsam für meine zerrütteten Nerven", berichtet sie Hans-Magnus Enzensberger ([2], Brief 79), der im April antwortete „Ich ängstige mich um Deinen Kopf" und um ein Zeichen alle paar Wochen bittet, damit er sehe, es sind nur Träume und keine Krankheit ([2], Brief 81).

Die dramatische Wende im Leben von Ingeborg Bachmann vollzog sich am 1. August 1962, als Max Frisch ihr seine Beziehung zu Marianne Oellers, seiner späteren Ehefrau, mitteilte ([4], S. 197). Die Folgen der hierdurch ausgelösten extremen Lebenskrise hat sie nie mehr überwunden. Sie lebte nun allein in Uetikon und notierte am 6. August 1962 in ihr Tagebuch „… seit 5 Tagen bin ich allein in Uetikon, um anzufangen, um ein Ende zu machen mit diesen vier Jahren oder soll ich sagen, eineinhalb Jahren, denn seit dieser Zeit war es offensichtlich ganz aus" ([5], S. 51) und ergänzt „Ich war am Untergehen, Auslöschen, Krankwerden und, wie um es zu beschleunigen, dieses Trinken, viel zu viel Alkohol" ([5], S. 52).

Bachmann verharrte monatelang in der Vorstellung, sie und Frisch seien immer noch ein Paar ([2], S. 290], und fuhr mit ihm Ende August 1962 ins Engadin ([2], Brief 85). Eine gynäkologische Untersuchung Mitte September 1962 ergab keine Krankheit, „allerdings ist da eine Merkwürdigkeit, die noch beobachtet werden muss …". Der Arzt riet zur Kontrolle und zu einer späteren Operation ([3], Brief 165 vom 17./18. September 1962 an Max Frisch). Die anschließenden beiden Monate hat Bachmann rückblickend als selbstmörderisch bezeichnet, in denen sie in ein totales Schweigen verfallen sei und Zuflucht zu Tabletten sucht, von denen sie loskommen will: „Ich bin so heruntergekommen, dass ich plötzlich das Alarmzeichen gehört habe und von einem Tag auf den anderen aufgehört habe, die Pillen einzunehmen, und ich will versuchen ohne Betäubung und Täuschung durchzukommen, das muss doch gehen. Und eines Tages sollte man doch auch wieder arbeiten können, auch wenn man es nicht mehr glaubt" ([2], Brief 89; Brief vom 1. Dezember 1962). Auch Max Frisch, der ihr am 18. November 1962 Beruhigungsmittel schickte ([3], Brief 184], schrieb sie am gleichen Tag von ihrem abrupten Verzicht ([3], Brief 188). In diese Zeit fällt offenbar ein Selbstmordversuch, der sie dann veranlasste, die Bircher-Benner-Klinik in Zürich aufzusuchen ([9], S. 248) und den sie gegenüber Hans Werner Henze (4. Januar [vermutlich aber am 4. Februar] 1963; [1], Brief 151) und in einem Redeentwurf ([4], S. 88) erwähnt. Denkbar ist auch, dass das plötzliche Absetzen der Beruhigungsmittel einen Zusammenbruch auslöste ([3], Kommentar S 824) und zur Klinikeinweisung führte.

Bachmann war vom 10. Dezember 1962 bis 14. Januar 1963 in der Dr. Bircher-Benner Klinik in Zürich ([4], S. 105 und [8], S. 174). Am Vortag informierte sie Uwe Johnson (1934–1984) von dem für 4 Wochen geplanten Klinikaufenthalt ([2], S. 294). Sie ließ sich dort vermutlich wegen des erhöhten Konsums von Alkohol, Tabletten und Beruhigungsmitteln behandeln und für die anstehende Gebärmutterentfernung vorbereiten ([4], S. 88). Am 15. Dezember schrieb sie an Max Frisch:

> „Zu Deiner Beruhigung schon im voraus: ein großer Teil meiner Angst und Misere hat gestern, überraschend, sein Ende gefunden, freilich keines mit Aufatmen, sondern ein trauriges Ende, aber immerhin eines, mit dem ein vernünftiger Mensch mit der Zeit zurechtkommt da einem Gewissheit lieber ist als Ungewissheit." ([3], Brief 193)

Dies könnte auf das Ende einer Schwangerschaft hinweisen, wie auch eine Anmerkung kurz vor der Operation, wonach sie „... kein Gegenstand von Sorgen sein muß, weil ich alles schon im Dezember durchlebt habe ..." ([3], Brief 207 an Max Frisch vom 21./22. Februar 1963).

Am 25. Januar 1963 wurde Ingeborg Bachmann in der Klinik Hirslanden in Zürich aufgenommen zur Entfernung der Gebärmutter am Folgetag, „um zu verhindern, dass infolge einer Schwangerschaft oder anderer Umstände schwere Blutungen auftreten" ([3], Brief 208; Heidi Auer-Fassbind an Max Frisch, 23 Januar 1963). Nach der Operation wurde sie ins Krankenhaus vom Roten Kreuz Zürich verlegt, wo sie bis Ende Januar 1963 blieb ([4], S. 199; [10], S. 14). Wenige Tage nach der Operation, am 28. Februar 1963, schrieb sie an Max Frisch:

> „... die Ärzte übertreiben immer alles zum Rosigen. Ich dachte, ich könnte gleich schreiben, aber das war unmöglich, – entweder man hat Morphium in sich, dann geht [es] gar nicht, oder man hat keines in sich, dann geht es erst recht nicht, dazu Infusionen (was du kennst) und Exfusion [Wunddrainage], ein ganzes Netz von Künstlichkeit, in dem man sich nicht rühren kann ... Sonst stimmt die Prognose sicher, es wird circa 14 Tage dauern, und der Verlauf ist ganz normal. Ärgerlich [ist] wirklich nur, dass sie zuerst so lügen und sagen, dass es schmerzlos ist, und dabei wissen sie ganz genau, wie es ist, und in jedem Detail lügen sie Dich zuerst an, um dann schon am 1. Tag zuzugeben, ja, das, das ist doch natürlich und immer so, und Du merkst auch sofort, dass Du nur hereingefallen bist." ([3], Brief 214)

Später (vermutlich 1966) empfand sie: „Die Operation ist vorbildlich, alles gelungen, der Patient zwar nicht tot, aber in einer irrsinnigen Aufregung, Weinkrämpfe, Schreie, Verzweiflung. Der erste Psychiater wird zugezogen …" ([4], S. 83, 84). Vermutlich am 4. Februar 1963 schrieb Bachmann an Hans Werner Henze:

> „… ich musste vor 2 Monaten in die Klinik, weil ich versucht habe, mich umzubringen, aber das werde ich nie wieder tun, es war eine Verrücktheit, und ich schwöre Dir, dass ich das nie wieder tun werde. Außerdem gibt es jetzt diese Operation, die auch sehr schwer für mich war, mehr psychisch, aber auch physisch schwerer. Jetzt bin ich aus dem Krankenhaus und stehe auf meinen eigenen Füßen und beginne ein wenig zu hoffen, ich weiss zwar nicht genau worauf, aber ich hoffe einfach, dass es noch etwas gibt, Arbeit, Luft, Meer, ab und zu, später, ein bisschen Fröhlichkeit …
>
> … Tatsache ist, dass ich tödlich verletzt bin und dass diese Trennung die größtmögliche Niederlage meines Lebens bedeutet. Ich kann mir nichts Schrecklicheres vorstellen als das, was ich durchgemacht habe und was mich bis heute verfolgt, auch wenn ich heute anfange mir zu sagen, dass ich weitermachen muss, dass ich an eine Zukunft denken muss, an ein neues Leben." ([2], Brief 151]

Auf ihre Bitte fuhr Henze sie im Februar nach Mailand und wieder zurück (s. Kapitel *1, Leben und Werk*). Sie merkte keinen Fortschritt in ihrem Befinden, konnte nur wenige Minuten stehen oder gehen und die Schmerzen waren nicht verschwunden ([3], Brief 229 vom 24. Februar aus Mailand an Max Frisch] (Abb. 2.1).

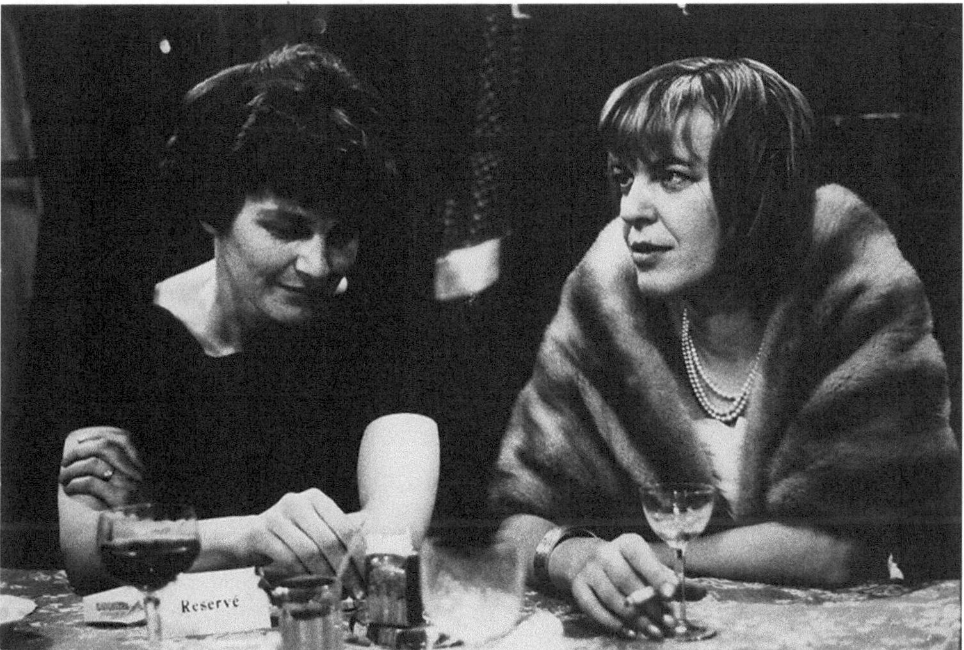

Abb. 2.1 Ingeborg Bachmann am 20. März 1963 in der Kronenhalle in Zürich nach der Uraufführung von Friedrich Dürrenmatts Stück *Herkules und der Stall des Agias* im Schauspielhaus Zürich. (Foto Stefan Moses, Stadtmuseum München, Datierung nach ([3], S. 1034)

2.2 Berlin – April 1963 bis September 1965

Anfang April 1963 zog Ingeborg Bachmann nach Berlin, wo sie ab Mai ein Stipendium der Ford Foundation antrat und bis Ende 1965 blieb ([2], S. 446). Der Aufenthalt fällt mit einer der schwierigsten und dunkelsten Zeiten ihres Lebens zusammen ([12], S. 117):

> „Ich habe schon meine zweite Berlin-Krise, wollte gestern abreisen und das Stipendium hinschmeißen, was natürlich ein Wahnsinn wäre, weil ich nichts andres habe und noch astronomische Krankenrechnungen bezahlen muss … Ach Mang, es ist zwar ein wirklicher Schritt und ein heilsamer, wenn man sich entschließt und weggeht, aber wenn man nicht freiwillig geht, ist Gehen eben doch nicht Gehen, man findet sich bloß ab und fragt sich, wo es neue Flügel zu kaufen gibt, und die hat es noch nie zu kaufen gegeben. Ob einem noch welche nachwachsen – ich weiß es nicht, ich trau mich nicht mehr zu hoffen." (24. April 1963; ([2], Brief 91)

Die erwähnten Krisen könnten plötzlich aufgetretene Krämpfe gewesen sein, die sie am ganzen Körper schüttelten und vorübergehend ins Bett zwangen, wie ein Besucher in Berlin beobachtete (zit. nach ([12], S. 117). Am 25. Mai 1963 bat sie Max Frisch, ihr express das Psychopharmakon Persequil-Lepetit zu schicken, da sie dieses in Berlin nicht bekommen könne ([3] Brief 240). Mitte Juni erlitt sie in Obervellach, dem Ferienort der Eltern, einen Kollaps, „der beinahe alle meine Qualen beendet hätte". Ihr Zustand hatte sich in den letzten zwei Wochen verschlechtert, *sie reiste „wegen Arztnähe" weiter nach Rom.* ([3], Brief 243 vom 17. Juni 1963 an Max Frisch).

Am 19. Juni kam es in Rom zu Aussprachen mit Max Frisch ([3, Kommentar S. 890], wohl die Ursache für einen Nervenzusammenbruch nach ihrer Rückkehr ([3], Brief 256 an Max Frisch), sodass Bachmann ab 14. Juli 1963 mehrere Wochen im Martin-Luther-Krankenhaus Berlin Grunewald verbringen musste ([2], S. 302). Uwe Johnson führte die Erkrankung auf psychische Belastung zurück und beschrieb den Verlauf:

> ([Bachmann] „ist öfters nicht bei Bewusstsein, muss bei Krämpfen im Bett festgehalten werden, wird auch unablässig unter Betäubungsmittel gehalten. Sie ist auf einer Station für Internmedizin, die erst einmal eine Gesamtuntersuchung anstellt, aber bisher noch keine neurologische, auf die es wohl ankäme. Zu den Ärzten hat sie nicht das nötige Vertrauen." (Brief vom 21. Juli 1963; ([4], S. 110, 111)

In einem späteren Brief berichtet er, dass sie den Entzug der Medikamente gut überstanden habe.

> „Tatsächlich hat sie ohne großen Widerspruch sich ihren Krankheitsaufenthalt verlängern lassen, Woche für Woche, so sehr er inzwischen dem in einem Hotel ähnlich ähnelt, weil sie selbst bemerkt, wie sehr zwei normale Stunden außerhalb sie erschöpfen." (19. August 1963; ([2], S. 302)

Der Zustand scheint sich später soweit gebessert zu haben, dass Bachmann am 1. September 1963 eine neue Wohnung in Berlin beziehen konnte ([2], S. 306); im November reiste sie nach Rom zu Hans Werner Henze und kehrte im Dezember nach Berlin zurück ([10], S. 16). Von dort blickte sie am 14. Dezember 1963 auf die letzten Monate zurück:

> „... ich habe ein halbes Jahr lang so gut wie keinen Brief geschrieben, es war mir unmöglich, so wie mir Lesen und noch einiges andere schwer ist nach diesen Torturen ... Jetzt lebe ich noch so vorsichtig und verlangsamt wie man nur kann und mache mir Hoffnung, dass es im nächsten Jahr schon besser aussehen wird." ([4], S. 111)

Aber die Krise bestand fort, wie sie Enzensberger am 29. Dezember 1963 beschreibt:

> „Ich erhoffe alles von dem neuen Jahr, als könnte die Verwandlung von 63 auf 64 etwas bewirken. Ich bin immer noch zu sehr verwundet, und es gibt keine Wundärzte mehr und Zauberer, die Hölzer abbrennen und Kräuter und die einen besprechen. Die Einsamkeit ist so mörderisch, das Alleinsein, die Nächte, die Ängste und rundherum sieht man alle und alle, wie sie sich zurechtfinden und abhelfen ..." ([2], Brief 94)

Das neue Jahr brachte Lichtblicke. Mit den Schriftstellerkollegen Uwe Johnson und Hans Werner Richter (1908–1993) wurde ein Fahrradclub für gemeinsame Unternehmungen gegründet ([10], S. 16) und mit dem Wiener Schriftsteller Adolf Opel (1935–2018) unternahm Ingeborg Bachmann zwei Reisen nach Prag (16.–23. Januar und 27. Februar bis 4. März 1964; ([10], S. 16). Das Hotelzimmer wurde dort nur selten verlassen. „Ihr angegriffener Zustand ließ ein schwindelfreies Gehen – und sei es nur für die Länge eines Häuserblocks – bereits als bescheidenen Triumph über ein sie immer wieder einholendes Verhängnis werten"; zum Einschlafen half Valium^{R} ([6], S. 39 und 43). Einmal musste sie in der Nacht wegen einer gesundheitlichen Krise eine Poliklinik aufsuchen. Sie hat diesen Besuch in ihrem Redeentwurf an die Ärzteschaft eindrucksvoll beschrieben:

> damals hat man mir zum ersten Mal gesagt, was mit mir ist, an der Poliklinik. Man meint, das sei ein Schock für einen Menschen, aber für mich war es eine große Erleichterung. Es war das Ende eines zweijährigen Betrugs. Ich bin gefasst zurückgefahren und ich verdanke diesem Prager Neurologen, der der einzige unfreundliche Arzt war, alles. Er hat mir nach 2 Stunden Untersuchung die Wahrheit gesagt, sie notiert in englischer Sprache, mir gesagt, dass er mich nicht behandeln könne, und dass ich gefälligst sofort in den Westen zurück reisen solle. Ich hoffe, Sie verstehen einen armen Wurm. Von diesem Moment an war ich wieder ein Mensch. Ich wusste plötzlich alles, ich war froh darüber. Es war mir sofort klar, dass er Recht hatte ....
>
> Eine sozialistiche Poliklinik ist kein Vergnügen, das ist eine saison en enfer ([Hölle], aber die Wahrheit verträgt ein Patient sehr gut. Er verträgt sie besser als Medikamente und Liebenswürdigkeiten, die Medikamente, die unverantwortlich machen, und immer wenn ich heute etwas tun muss, um heraus zu kommen, denke ich an Prag und an diesen Arzt, dessen Namen ich vergessen habe. Seit damals habe ich noch viele Wege machen müssen, ich habe einige Ärzte verschlissen, ich bin durch viele Behandlungen gegangen, aber die erste richtige Diagnose ist eine Erlösung." ([4], S. 92 f.)

Adolf Opel hat in seinen Erinnerungen diesen Vorfall nicht erwähnt, aber 2015 geschildert, dass Bachmann kaum mehr ansprechbar in die Notfallambulanz gebracht werden musste, der etwas Deutsch sprechende Arzt ihr mehrere Medikamente mitgegeben habe und sich die Beschwerden im Hotelzimmer besserten. In Berlin habe sie dann vergeblich versucht, diese tschechischen Medikamente wiederzufinden, die ihrer Überzeugung nach um ein Vielfaches wirksamer waren als alles, was ihr deutsche Ärzte je verschrieben hatten ([4], S. 117 f.).

Bachmann erlebte die Reise als Wunder, da sie wieder zu leben und zu schreiben begonnen habe. „Es kommt mir zum ersten Mal vor, dass ich die Vergangenheit überwinden kann, denn wenn Prag auch ein Wunder war, so wirken doch Wunder nicht immer gleich", schrieb sie am 12. Februar 1964 an Adolf Opel und ergänzte vor der Reise nach Ägypten, dass er recht habe und sie es auch fühle, dass sie diesmal aus der Misere herauskommen und sich alles ändern werde ([5], S. 46). Die Abreise nach Athen verzögerte sich – „j' étais tres malade" –, wie sie an Opel telegrafierte ([6], S. 82), und führte vom 20. April bis 11. Juni 1964 nach Ägypten und in den Sudan [6]. Die Vergangenheit holte sie zeitweise ein, Schwindelattacken traten auf, Tabletten wurden genommen ([6], S. 138 und 160), dennoch hatte sie nach der Ägyptenreise das Gefühl, gerettet zu sein. „In jeden zweiten Augenblick sage ich mir vor, ich lebe, ich lebe wieder" ([12], S. 124).

Den Juli 1964 verbrachte Bachmann in Wien, traf Adolf Opel ([10], S. 17) und suchte den Wiener Psychiater Professor Hans Strotzka (1917–1994) zu einer Konsultation auf ([4], S. 119). Ihr Befinden beschrieb sie in einem Brief vom 3. August 1964 an Hans Magnus Enzensberger:

> „Jetzt kann ich schreiben, denn ich werde gesund, inwendig bin ich es schon zu einem großen Teil, und was auswendig weitergeht, das soll noch vergehen, wird in dem halben Jahr wahrscheinlich verschwunden sein. Was ich noch nicht kann: nach Schweden ([zur 28. Tagung der Gruppe 47; ([2], S. 308) hineinreisen in 120 Personen, mich aussetzen 8 Tage lang. Einen Abend ginge es, acht Tage lang wird es nicht gehen und der Arzt sagt nein zu dem Unternehmen, nicht weil es bergab, sondern weil es bergauf geht, weil das Bergaufgehen so kostbar ist, dass man es nicht mutwillig gefährden soll ... Es geht mir gut, ach so gut, damit meine ich nichts Besonderes, ein anderer würde vielleicht bloss sagen, es geht eben, aber für mich ist alles ein rechtes Wunder seit kurzem, ein sehr zerbrechliches, über das ich manchmal strahlen kann als hätte ich das große Los gewonnen. Ich kann mich begeistern dafür, dass ich eine Stunde um den Grunewaldsee laufen kann, ohne umzufallen, dass ich abends ausgehen kann, ohne dass mir sterbensübel wird, dass ich schlafen kann als wäre schlafen keine Schwierigkeit bis acht Uhr früh, dass ich aufstehen kann als wäre Aufstehen eine Selbstverständlichkeit. Vor wenigen Tagen bin ich aus Wien zurückgekommen von einer Behandlung ([bei Professor Hans Strotzka], die wahrscheinlich die letzte war und seither arbeite ich, jeden Tag als wäre Arbeiten eine Selbstverständlichkeit. Ich bin närrisch froh darüber ..." ([2], Brief 97)

Aber es ging nicht weiter bergauf. Mit dem Erscheinen von Max Frischs Roman *Mein Name sei Gantenbein* im Herbst 1964 und damit der Veröffentlichung ihrer Trennung fühlte Bachmann sich als Studienobjekt missbraucht ([6], S. 193). Am 1. September 1964 schrieb sie vom Kurhotel Dr. Auer in St. Moritz, wo sie sich bis 20. September 1964 aufhielt, an Adolf Opel, sie sei immer noch nicht über den Berg gekommen und in eine Gletscherspalte gefallen ([2], S. 448 und [5], S. 46), und am 4. September erzählte sie von einer 10- oder 12-stündigen Rosskur:

> „Geschehen tut den ganzen Tag etwas mit mir, das ‚Analysieren‘ nimmt dabei den geringsten Raum ein, das ist ganz gut, einen großen hingegen die Körpertorturen, weil ich eben von den ganzen Medikamentenzeiten, Krankenhauszeiten etc. so geschwächt bin, dass die psychischen Belastungen es leicht haben. Von Resultaten kann man natürlich noch nicht sprechen, aber ich könnte mir denken, dass ich mit der Zeit widerstandsfähiger werde.“ ([4], S. 121)

Die geschilderte Therapie könnte auf Dr. Helmut Schulze (1912–1988) zurückgehen, dessen Behandlung u. a. darin bestand, durch „Grenzsituationserlebnisse“, wie herausfordernde sportliche Unternehmungen in Extremsituationen, eine Konzentrierung und Potenzierung der Lebenskräfte und eine Angstdesensibilisierung zu erzielen ([4], S. 121 f.).

Der Aufenthalt in St. Moritz scheint eine gewisse Besserung gebracht zu haben ([7], S. 174). Im Oktober wurde ihr der Georg-Büchner-Preis verliehen, in ihrer Rede verknüpfte sie die eigene Zerrissenheit mit der der Stadt Berlin. Hans Werner Henze wurde aus der Lektüre klar, wie schlecht es ihr gehe. Es lässt ihn an das Schlimmste denken, „aber das geht nicht, Du darfst nicht sterben“ ([1], Brief 158 vom 31. Oktober 1964). Im Dezember reiste Bachmann nach Sizilien, dort kam es – ausgelöst durch eine taktlose Bemerkung „zur alten Sache“ – zu einem schweren Rückfall, sodass sie die Rückreise nach Berlin nur mit äußerster Anstrengung bewältigen konnte ([6], S. 137). Am 29. Dezember 1964 schrieb sie an Adolf Opel,

> „... dass ich krank bin, dass es wieder sehr arg ist ... Am Weihnachtsabend habe ich mir eine Spritze geben lassen und bin kurz zu Freunden zum Abendessen gegangen, und so wird es wohl auch am Silvesterabend sein. Ich tu‘s, weil so ein Abend allein schwer zu ertragen ist, auch wenn man sich sagt, dass es schließlich gleichgültig ist, ob man auch an diesem Abend daliegt und die Wände anstarrt ... Ich werde nicht mehr klug aus mir, nicht ganz jedenfalls. Aber vor allem fang ich zum ersten Mal an, mich mit der Vorstellung zu befreunden, dass es nicht heilbar ist, dass ich nicht mehr ausgehen und leben kann wie bisher etc., dass ich mich langsam anders ausrichten muss. Ich bin so schwach, dass ich an manchen Tagen gedacht habe, ich sei am Auslöschen ... Denn es geht auch mit den Medikamenten nicht mehr, früher konnte ich mich meistens stundenlang über Wasser halten.“ ([13], S. 138)

Bemerkenswert ist die Einsicht, „dass es nicht heilbar“ ist. Am 18. Januar 1965 schrieb sie: „... ich war vier Wochen im Bett und bin eben erst aufgestanden“ ([7], S. 174). Adolf Opel erinnerte sie daran, „sich wirklich ernsthaft mit der Möglichkeit Dr. Strotzka zu befassen, um nicht immer wieder diesen großen Schwankungen und plötzlichen Zusammenbrüchen ausgesetzt zu sein“. Er kommt auf die Einschätzung des Arztes zurück, dass sie sich „am besten selber helfen“ könnte „durch das Buch“ und dass damals aufgrund ihrer dringenden Rückreise nach Berlin nicht genug Zeit für eine richtige Behandlung gewesen wäre (23. Januar 1965; ([4], S. 119). Die Behandlung bei dem Wiener Psychiater wurde nicht wieder aufgenommen, stattdessen ließ sie sich nach einem erneuten schweren Rückfall Anfang Februar 1965 zu Dr. Schulze nach Baden-Baden bringen. „Ich konnte auch Sie nicht mehr verständigen Anfang Feber [österr. für Februar], es ging so rasch, ich musste innerhalb weniger Stunden aus Berlin abtransportiert werden“ ([4], S. 124), schrieb sie an ihren Verleger Klaus Piper, bezeichnete ihre Therapie Adolf Opel gegenüber als eine „Tortur“, äußerte sich aber dennoch optimistisch und hoffnungsvoll (25. Februar 1965, ([4],

S. 124). Und Uwe Johnson gegenüber bemerkte sie, wie ihr durch einen Flug im Segelflugzeug „die letzten Ängste ausgetrieben werden“ (19. März 1965, ([4], S. 125). „Ich tue jetzt alles, was man mir aufgetragen hat, gehe immer zu spazieren, Schwimmen im eiskalten See, der Alkohol ist gestrichen, die Zigaretten sind es auch. Beinahe, aber noch nicht ganz, und dass ich trotzdem zum Schreiben komme, das wundert mich, weil die Askese so anstrengend ist“, so an Adolf Opel am 10. April 1965 ([4], S. 125 f.). Am 20. Mai 1965 berichtete sie Dr. Schulze, dass es ihr gut gehe und sie nur mehr selten an die Misere denke. Allerdings spricht sie von der Angst vor Rückfällen, die sie dazu führe, dass sie diesmal wirklich jeden Tag alles mache, was ihr aufgetragen wurde ([4], S. 59 f.). Von einer Urlaubsreise nach Frankreich berichtete sie Hans Werner Henze, dass sie wie eine Wilde lebe und in einem Frieden, „der auch meine Nerven bearbeitet, es macht mir alles Mögliche wieder Spaß, sogar die Unbequemlichkeit ...“ ([1], Brief 163).

2.3 Rom – Oktober 1965 bis 1966

Im Oktober 1965 erlitt Bachmann bei der Wohnungssuche in Rom bei einem Unfall eine Gehirnerschütterung ([10], S. 17), zu der sie später meinte: „Die Gehirnerschütterung ist jetzt abgeklungen, das Leben ohne diese wahnwitzigen Schmerzen eine Wohltat, aber 6 Wochen Schonzeit muss ich wieder dranhängen, für den Schädel“ ([14], Brief an Hans Werner Richter vom 16. November 1972, Kommentar S. 292). Im November wurde sie zum zweiten Mal in Baden-Baden behandelt ([1], S. 215). Darauf nimmt sie vermutlich in ihrem Brief vom 1. Dezember 1965 an Adolf Opel Bezug: „... ich wollte Ihnen auch die längste Zeit nicht schreiben, weil ich (hab‘s vermutlich am Telefon nicht gesagt) wieder in Baden-Baden war, ebenfalls nach einem Unfall“ ([4], S. 207). Im November übersiedelte sie dann nach Rom. Unzufriedenheit mit dieser Entscheidung und die Belastungen des Umzugs führten ab Ende Januar 1966 zu einem Aufenthalt in der Schweiz, vermutlich zunächst in St. Moritz ([4], S. 215), dann in Uetikon ([4], S. 211) vor einer ab März 1966 geplanten Lesereise durch Deutschland ([10], S. 18). Die Vorbereitungen dazu stellten wohl eine erhebliche Belastung dar. „... obwohl mich Herrn Johnsons Hiersein in eine kurze Euphorie von Wohlbefinden und Optimismus versetzt hat, bröckelt unter allerlei Siecherei und nicht gelinder Panik vieles zusammen. Das Wasser steht mir bis zum Hals“ [2]. Sie weist auch auf die Notwendigkeit von viel Schlaf und langen Fußmärschen hin, weil sie ohne stundenlanges Laufen ihren Kreislauf im nächsten Spital abgeben könne ([2], Brief 106 vom 4. März 1966). Nach der Lesereise begab sich Ingeborg Bachmann im April zu ihrer Familie nach Klagenfurt und zog sich bei einem Sturz eine Kniegelenksverletzung zu ([9], S. 293; ([4], S. 73), ging bis Ende Mai zur dritten Behandlung nach Baden-Baden ([4], S. 219) und kehrte dann nach Rom zurück. Am 8. Juni 1966 schrieb ihr Adolf Opel: „Es tut mir so leid, dass Sie wieder krank waren und ich denke immer wieder daran, ob Sie es nicht doch wieder bei Strotzka versuchen sollten. Sie hatten ja selber den Eindruck, dass er Sie versteht und Ihnen helfen kann“ ([4], S. 212).

An ihrem 40. Geburtstag am 25. Juni 1966 blickte Bachmann auf die vergangenen Jahre zurück: „... nachgedacht habe ich nicht sehr viel an dem Tag, aber froh war ich, mein schlimmstes Jahrzehnt zu den Akten legen zu können. Ich habe nur Grund, froh zu sein, dass es vorbei ist" ([2], S. 323). Auf ein Geburtstagstelegramm von Dr. Schulze antwortete sie, dass das Bein schon ganz in Ordnung gekommen und die Stimmung gut sei, schildert aber auch eine Panikattacke:

> „... beim Essen kam ich durch einen Gang ins Restaurant zurück und kehrte um, weil ein aufgeregter Haufen von Italienern eine Frau, der schlecht geworden war und die entsetzlich stöhnte und gehalten wurde von zwei Männern, mir den Weg versperrte. Dann ging es plötzlich zu Ende mit mir, ich brachte kein Wort mehr heraus, bedeutete Pierre ([ihr Begleiter Pierre Evrard], er solle nicht mit mir reden und mich allein lassen. Ich ging rasch an den Strand und rannte eine Stunde lang herum bis mir besser wurde und schwamm, aber man darf mich nicht ansprechen darauf hin ..." ([4], S. 73)

Die Erkrankung meldete sich wieder und so kündigte sie dem Lektor des Piper Verlags, Otto F. Best, am 3. September 1966 den mittlerweile vierten Aufenthalt in Baden-Baden an: „... ich war heute so verlegen am Telefon, aus Feigheit, ich wollte nicht sagen, dass ich morgen nach Baden-Baden muss. Für zwei Wochen. Es geht leider nicht anders (denn die maladie hängt mir zum Hals heraus. Ich kann nicht mehr drüber reden, aber das bringt sie nicht zum Verschwinden)" ([4], S. 220). Vermutlich während dieses Aufenthalts beschrieb sie eine Panikattacke in einem Restaurant:

> „Nach kurzer Zeit fang ich an zu zittern, kann Herrn B. ([Begleiter] nicht mehr zuhören, fahre mit den Händen hysterisch über die Tischdecke, lasse mir ein Glas Wasser kommen, stöbere die Handtasche durch, finde eine Tablette (die eiserne Reserve, zufällig bei mir). Ich versuche zu antworten, merke, dass ich nicht mehr reden kann. Ich höre nämlich deutlich zwei Männerstimmen, schaue herum es sind aber nur der Herr und die Dame. Eine unbeschreibliche Panik, ich glaube eine Sinnestäuschung zu haben, meine verrückt zu werden ..."

Die Frau war zu ihrer Überraschung ein Transvestit und hatte unverkennbar eine Männerstimme.

> „Nun hätte mich das beruhigen müssen. Die unerwartete Bestätigung hätte mich ruhig machen müssen, aber die Übelkeit wird immer schlimmer, es ist eben die Lawine, die schon ([im] Rollen ist. Ich bitte Herrn B. mit mir weg zu gehen, in einen anderen Raum und er ist so klug oder aufmerksam, nichts zu fragen, wir wechseln den Tisch, reden dann darüber, ich versuche zu erklären, dass mich daran nichts schockiere etc., und wir reden eine Weile über solche Leute, und die Tablette tut ein übriges, nach einer Weile finde ich das Gleichgewicht wieder." ([4], S. 75 f.)

2.4 Rom – 1967 bis 1968

In der ersten Februarhälfte 1967 hielt sich Bachmann im Kurhotel von Dr. Auer in St. Moritz auf. im März war sie aus gesundheitlichen Gründen nochmals in Zürich ([10], S. 19). Heidi Auer-Fassbind dankte sie am 30. September 1967 für ihren „Brief und seine

Beilagen … über die andere, namens Seresta war ich überglücklich – … Auch die internationale Apotheke hat das Zeug nicht, ich soll es jetzt noch im Vatikan versuchen. Könntest Du mir für alle Fälle in einem (sic) Briefkuvert ein paar Brosamen tun und Eure Sekretärin damit zur Post fliegen lassen." Am 11.Oktober 1967 bedankte sie sich für die Überbringung des Medikaments ([15], S. 14).

Indiskretionen – vermutlich zu Ihrem Gesundheitszustand – gaben Anlass zu einem Brief an Dr. Schulze am 17. März 1968 aus Rom:

> „Um es kurz zu machen, mir fehlt gar nichts …[…]… In den letzten eineinhalb Jahren habe ich mir hier wirklich eine Basis geschaffen, ohne jede Hilfe, ich habe trotz vieler unvermeidlicher Sorgen, immens viel gearbeitet. Außerdem habe ich erlernt, mit den Resten dieses malessere [schlechtes Befinden] selber fertig zu werden, denn natürlich geht es nicht immer so wie ich es mir zuerst erträumt habe, – so stabil und gesund wie vorher wird man wohl nie mehr danach …
>
> Ich will damit nur sagen, dass das, was ich erreichen will, und ein noch ferneres Ziel, das so hoch überhaupt nicht sein kann, mich unempfindlich machen müssen, in nebensächlichen Dingen, denn sonst werde ich mir nicht genug sein, sonst hätte es auch für mich wenig Sinn, diese ungeheuerlichen Anstrengungen gemacht zu haben, aus der Finsternis heraus zu kommen." ([4], S. 79–81)

Dr. Schulze schloss in seiner Antwort jede Indiskretion aus und schlug einen therapeutischen Aufenthalt im Engadin vor ([4], S. 222).

Insgesamt scheint sich in diesen Jahren in Rom eine Stabilisierung ihres Befindens eingestellt zu haben. Neben literarischen Aktivitäten bestanden vielfältige Verbindungen zu Intellektuellen, Diplomaten, Schriftstellern, Geschäftsleuten und dem römischen Adel. Bachmann, amüsant, geistreich und attraktiv, war ein gern gesehener Gast im römischen Gesellschaftsleben und genoss abendliche Verabredungen mit Freunden, Dinnerpartys und elegante Empfänge ([9], S. 296 f.).

2.5 Rom – 1969 bis 1973

Für die Jahre 1969 bis 1973 liegen nur wenige Informationen zum Gesundheitszustand vor. Nach 1968 sind keine Briefe von Hans Magnus Enzensberger an Bachmann veröffentlicht und die wenige Korrespondenz mit Hans Werner Henze enthält kaum Hinweise zu ihrer Gesundheit, die zunehmend labiler geworden zu sein scheint. Freunde erzählen von Anfällen von Panik, Nervenschmerzen, Migräne und Schlaflosigkeit ([9], S. 303). Im März 1969 hielt sich Bachmann wieder zur Erholung in St. Moritz auf und führte dort Gespräche mit ihrem Verleger Siegfried Unseld, insbesondere zum *Todesarten*-Zyklus und dem Roman *Malina* ([9], S. 314). Danach folgten intensive Arbeitsmonate, in denen sie sich aus ihren literarischen Freundschaften und gesellschaftlichen Zerstreuungen mehr und mehr zurückzog ([9], S. 315). 1970 ging sie auf Reisen und besuchte im Januar 1970 – vermutlich wegen gesundheitlicher Probleme – wieder St. Moritz ([10], S. 20). Anfang 1970 schrieb sie aus Klagenfurt: „Bisher war ich immer des Glaubens, ich hätte eine ideale

Veranlagung zum Alleinsein … Ich habe schon alles versucht, Spaziergänge, Gymnastik, Diät, Hagebuttentee, andere Askesen eingeschlossen, aber die Wirkung will und will nicht edificante werden.“ ([1], Brief 186). Ihren labilen Gesundheitszustand und auch den exzessiven Umgang mit Tabletten erlebte bis zu ihrem Umzug im Oktober 1971 der in ihrer Nachbarschaft wohnende Musiker und Komponist Luigi Bonino ([9], S. 316).

An ihrem Roman *Malina* arbeitete Bachmann in der Schlussphase – behindert durch eine Schlüsselbeinverletzung ([10], S. 20) – bis zu 18 Stunden täglich, vermutlich aufgeputscht durch Medikamente ([11], S. 142). Nach der Fertigstellung schrieb sie „Nach dieser irrsinnigen Arbeit weiß ich so gar nichts anzufangen mit mir, heute habe ich kurz einen sehr lieben Freund gesehen, aber nach einer Stunde schon habe ich bemerkt, dass es mit Menschen noch nicht geht, es ist einfach zu viel und zu ungewohnt für mich nach diesen Wochen“ und fügte hinzu: „… Gestern war ich wirklich ein paar Stunden lang glücklich, da hält ich's gern der ganzen Welt gesagt, aber die ist dann natürlich nicht da“ ([1], Brief 188).

Der Tod ihres Vaters am 14. März 1973 traf Ingeborg Bachmann schwer. Gleichwohl unternahm sie trotz offensichtlich schlechter körperlicher und seelischer Verfassung im Mai auf Einladung des österreichischen Kulturinstitutes Warschau eine 10-tägige Reise nach Polen mit Besuch der Konzentrationslager Auschwitz und Birkenau und mehreren Lesungen ([10], S. 21; [11], S. 150). Wenig später, im Juli 1973, feierten sie und Hans Werner Henze ihre nahe beieinander liegenden Geburtstage gemeinsam auf Henzes Anwesen in Marino (Italien), wobei ihm auffiel, wie gedankenabwesend sie war und wie schwer es ihr fiel, einen Satz zu Ende zu sprechen oder jemandem zuzuhören ([11], S. 150).

2.6 Tod in Rom

Die letzten drei Augustwochen verbrachte Ingeborg Bachmann im Hilton Hotel auf Malta ([5], S. 332). Bei einem letzten Zusammentreffen auf Malta hatte Heidi Auer-Fassbind ihr große Mengen Serestra^{R} übergeben. „Es war als ob sie stirbt, wenn sie es nicht hatte“, sollte später ein Freund sagen [15]. Bachmann war mit dem Manager des Hotels, Alfred Grisel, seit seiner Tätigkeit in Rom befreundet. Er war zutiefst

> „erschrocken über das Ausmaß ihrer Tablettensucht. Es müssen an die 100 Stück pro Tag gewesen sein, der Mülleimer ging über von leeren Schachteln. Sie hat schlecht ausgesehen, war wachsbleich. Und am ganzen Körper voller Flecken. Ich rätselte, was es sein konnte. Dann, als ich sah, wie ihr die Gauloise, die sie rauchte, aus der Hand glitt und auf dem Arm ausbrannte, wußte ich's: Brandwunden, verursacht von herabfallenden Zigaretten. Die vielen Tabletten hatten ihren Körper schmerzunempfindlich gemacht. Zum ersten Mal hatte ich den Mut, mit ihr darüber zu sprechen, und sie ging auch darauf ein: die Ärzte hatten ihr gesagt, man könne eine Entziehungskur versuchen – 2 Jahre Dauer, 5 % Erfolgschance. Wozu also dann überhaupt?“

Trotzdem sei nichts von Lebensmüdigkeit an ihr zu beobachten gewesen: „… ich habe ein Herz wie ein Pferd“ soll sie gesagt haben [16].

Nach einer Magenverstimmung [16] erlitt Bachmann in der Nacht vom 25. auf den 26. September Brandverletzungen und rief am Morgen ihre Haushälterin. Auf dem Boden fanden sich ein verbrannter wollener Bettschal, im Bad verkohlte Reste des Nachthemds. Vermutlich war sie im Bad ohnmächtig geworden mit einer Zigarette, die das Nachthemd entzündete. Bachmann wurde mit Verbrennungen 2. und 3. Grades, d. h. Brandblasen und Hautzerstörungen im Ausmaß von 36 % der Körperoberfläche, in die Klinik Sant´Eugenio gebracht [15] und konnte an diesem Tag über eine Sprechanlage noch mit ihrer Freundin, der Lyrikerin Christine Koschel, kommunizieren, verlor dann aber das Bewusstsein. In den folgenden Tagen traten Konvulsionen (Krampfanfälle) auf, deren Ursache eine Epilepsie, aber auch Entzugserscheinungen hätten sein können. Zunächst war den behandelnden Ärzten nur bekannt, dass sie Medomin^{R}, ein Schlafmittel, eingenommen habe, am 15. Oktober teilte Heidi Auer mit, dass Bachmann sich durch Mischen von Medomin^{R} und Alkohol aufgeputscht habe. Am nächsten Tag erklärte das Ehepaar Auer, dass Bachmann des Öfteren als Gast in ihrer Klinik zu Entziehungs- und Aufbaukuren gewesen sei, und erst am Abend dieses Tages übermittelte ein Freund aus Malta die regelmäßige Einnahme des Psychopharmakons Seresta^{R}. Die Tablettensucht sollte der Öffentlichkeit verborgen bleiben. Bachmann starb am 17. Oktober 1973 in der Klinik.

Auf Betreiben des Ehepaars Auer erstatteten Freunde von Ingeborg Bachmann bei der römischen Staatsanwaltschaft Mordanzeige gegen Unbekannt. Die Untersuchungen kamen zum Schluss, dass Bachmann von Schlaftabletten und Sedativa, von Mogadan^{R}, Medomin^{R} und Seresta^{R} abhängig war ([7], S. 139 und 157), dass sie an den Folgen der schweren Verbrennungen, die sie sich durch Unfall zugezogen habe, gestorben und dass niemandem eine strafrechtliche Verantwortung zur Last zu legen sei. Daraufhin wurde das Verfahren am 11. September 1974 eingestellt [15].

2.7 Kommentar

Die folgenden Einschätzungen der Gesundheitsstörungen von Ingeborg Bachmann beschränken sich auf die zitierten Briefe und Kommentare, ohne die komplexe Persönlichkeit und die tieferen Verschränkungen zu beleuchten.

Bei den organischen Erkrankungen (Appendizitis und Appendektomie 1957, Gehirnerschütterung 1965, Knieverletzung 1966, Schlüsselbeinverletzung 1971) bleiben die Erkrankung 1955, bei der eine zweimonatigen Behandlung mit Spritzen erfolgte, sowie die Erkrankung im Herbst 1956 unklar. Bachmann schrieb dazu an Henze, dass statt einer Operation Radioisotopen eingesetzt würden, und dieser hoffte auf die Wirkung der Strahlen ([1], Brief 74 vom 13. November 1956). Ein Brief von Ilse Aichinger lässt an eine gynäkologische Erkrankung und Radiumbehandlung denken ([17], Brief 55 vom 26. September 1956 Kommentar S. 241). In dem Brief von Bachmann vom 17./18. September 1962, in dem sie Max Frisch von der gynäkologischen Untersuchung und dem Rat zur Operation berichtet, erwähnt sie auch, dass „das, was in Wien [1956?] gemacht wurde, nicht sehr gut war" ([3], Brief 165). Nach ihrer Operation im Januar 1963 sprach sie im

Vergleich zu den Schwestern in der Züricher Klinik von „Wiener Sadistinnen, die einen haben brüllen lassen“ ([3], Brief 214 vom 28. Januar 1963).

Die psychische Katastrophe war die Trennung von Max Frisch, die zu einem „totalen, fast tödlichen Zusammenbruch“ ([1], Brief 151), zu einer monatelangen „Agonie“ führte. Medikamente wurden eingenommen, wieder abgesetzt, offenbar zu einem Selbstmordversuch verwendet, bis schließlich ein Krankenhausaufenthalt in Zürich folgte, vermutlich auch zur Entwöhnung von Beruhigungsmitteln und Alkohol. Die Gründe für die Gebärmutterentfernung sind bislang unklar, die psychische Belastung eines derartigen Eingriffs war bei Bachmann offensichtlich. Mit dem Umzug nach Berlin war die Traumatisierung nicht überwunden. Krisen traten auf und nach der Aussprache mit Max Frisch im Juni 1963 folgte ein weiterer mehrwöchiger stationärer Aufenthalt, bei dem Krämpfe, Betäubungsmittel und ein Medikamentenentzug erwähnt werden. Ein Ortswechsel, die Reisen nach Prag, Ägypten und in den Sudan brachten zumindest eine zeitweilige Besserung, vor allem die Wiedergewinnung ihres Schreibens. Frischs Veröffentlichung von *Mein Name sei Gantenbein* verschlimmerte die Situation wieder. Bachmann fühlte sich durch die Darstellung der Trennung als Studienobjekt missbraucht, ausgeschlachtet und gedemütigt ([6], S. 193). Schlaflosigkeit, Schwindelattacken, Ekel und Übelkeit haben sich wohl nach einer psychiatrischen Konsultation in Wien gebessert, verschwanden jedoch nicht. Immer wieder wechselten sich Phasen der Besserung und Hoffnung ab mit Rückfällen und Krankheitsphasen unterschiedlicher Dauer. Zunehmend bestanden Angst und Panikattacken. Bachmann empfand das Alleinsein als mörderisch und hatte gleichzeitig Angst vor Menschen und Menschenansammlungen, Angst ermordet zu werden, aber auch vor Ärzten und Krankenanstalten.

Die Bezeichnungen ihrer Krankheiten als vegetative Dystonie oder endogene Depression wurden ihrer Meinung nach dem empfundenen Leid nicht gerecht:

> „Es ist nicht zu regeln, man steht davor, und im besten Fall kann man sagen, dass es zum Himmel schreit, weil dagegen kein Kraut gewachsen ist, gegen so viel Leid, gegen so viel Trennung und da hilft keine ‚Einfühlung‘, da hilft nichts. So habe ich zum ersten Mal eine endogene Depression erlebt und seither bleibt mir das Wort im Mund stecken, wenn ich von jemand oder von mir sage ich sei deprimiert, denn wir machen uns keine Vorstellung von der Krankheit, die mit Recht diesen Namen trägt.“ (Briefentwurf an Uwe Johnson; ([4], S. 112)

Über zwei Jahre wurde psychiatrische Hilfe durch jeweils mehrwöchige Sanatoriumsaufenthalte in Anspruch genommen. Neben Traumdeutungen sollte vor allem durch körperliche Aktivität, Disziplin, Askese und Erleben von Extremsituationen eine Besserung erreicht werden ([4], S. 117). Bachmann ist diesem Konzept auch nach Abschluss der Behandlung weiter gefolgt und unternahm beispielsweise stundenlange Spaziergänge ([4], S. 126).

Zu ihrem Verhältnis zu den Ärzten resümiert Bachmann, die Psychologie studiert und sich in das Gebiet der Psychiatrie eingearbeitet hatte, Ende 1963: „Ich bin immer noch zu sehr verwundet, und es gibt keine Wundärzte mehr“ ([2], Brief 94). In ihren Redeentwürfen an die Ärzteschaft, vermutlich 1966, beschreibt sie ihre Erfahrungen mit der Psychiatrie und ihren tiefen Schmerz, den die Ärzte nicht kennen, weil sie nicht zuhören, nicht danach fragen und weil auch die Patienten nicht die Wahrheit sagen. Alle Untersuchungen und Behandlungsvorschläge laufen damit ins Leere und überlassen den Patienten seinem Leid. Als sie in der Prager Poliklinik die nach ihrer Meinung richtige Diagnose erfuhr, empfand sie dies als Erlösung und fordert von den Ärzten mehr Mut zur Wahrheit, denn diese vertrage ein Patient sehr gut. ([4], S. 82–93).

Eine wichtige und in Kombination mit dem Alkohol- und Nikotinabusus unheilvolle Rolle spielten Medikamente. Alle Versuche der Entwöhnung blieben erfolglos. Medikamente ermöglichten ihr das Schreiben, das für sie existenzielle Bedeutung besaß, und in ihrem lebenslangen Ringen darum kam Bachmann bis an ihr Lebensende von Medikamenten, Alkohol und Nikotin nicht mehr los. Spätestens 1959 begann der Konsum von Schlaf- und Beruhigungsmitteln, der zur Abhängigkeit führte ([3], Kommentar S 731). Tabletten gehörten zur eisernen Reserve in ihrer Handtasche zur Bewältigung von Panikattacken. Serestra^{R} wurde 1967 in Briefen verlangt und war auch später bei den Umständen, die zu ihrem Tod führten, von großer Bedeutung. Es gehört wie Valium^{R} und Mogadan^{R} zur Gruppe der Benzodiazepine, Psychopharmaka, die angstlösende und beruhigende Eigenschaften, aber ein hohes Risiko der Gewöhnung und Toleranz besitzen, sodass Dosissteigerungen erforderlich werden, um die erwünsche Wirkung aufrechtzuerhalten. Damit nehmen auch die Nebenwirkungen und die Gefahr der Abhängigkeit, der Sucht, zu. Der Entzug führt zu Schlaflosigkeit, Unruhe, Kopfweh, epilepsieähnlichen Krämpfen und in schweren Fällen zum Delir (Bewusstlosigkeit). Oft ist die Angst vor Entzugssymptomen Hauptgrund für die weitere Einnahme. Eingenommen wurde auch Medomin^{R}, ein Barbiturat und Schlafmittel, das mit Alkohol vermischt als Aufputschmittel diente. Bis in die letzten Lebensjahre gelang es Bachmann, die Medikamente zu besorgen und die Folgen der Alkohol- und Medikamentenabhängigkeit vor der Öffentlichkeit weitgehend zu verbergen ([7], S. 139), literarisch hat sie die Problematik vielfach verwendet ([4], S. 220).

Die immer größer werdende Abhängigkeit führte schließlich in den Tod. Bei einer Ausdehnung der Verbrennung von 36 % der Körperoberfläche war die Prognose ernst, aber nicht aussichtslos. Entzugserscheinungen komplizierten den Verlauf. Ob der Tod bei früherer Kenntnis der Medikamentenabhängigkeit und Gabe eines Gegenmittels hätte verhindert werden können, muss offenbleiben.

Trotz der schweren gesundheitlichen Krisen und Abhängigkeiten war das letzte Lebensjahrzehnt von Bachmann in den Phasen, in denen es ihr gut ging, eine Zeit konzentrierter literarischer Arbeit ([5], S. 61), in der sie einen eigenen Weg fand, ihr Kranksein zu verarbeiten und damit auch das tiefe Trauma zu kompensieren, ohne es je überwunden zu haben.

Dank
Für die sorgfältige Durchsicht und wesentliche Hinweise sei Herrn Dr. Helmut Böttiger gedankt.

2.8 Überblick Leben und Werk

Ingeborg Bachmann

1926	*25. Juni* geboren in Klagenfurt. Vater: Matthias Bachmann, Volksschullehrer (1895–1973); Mutter: Olga, geb. Haas (1901–1998)
1928	Geburt der Schwester Isolde
1932	Einschulung in Klagenfurt
1936	Bundesrealgymnasium in Klagenfurt
1939	Geburt des Bruders Heinz
1943	Novelle „Das Honditschkreuz“
1944	*Februar* Matura
1945	Studium der Philosophie, Psychologie, Germanistik und Rechtswissenschaften an den Universitäten Innsbruck, Graz und Wien (bis 1950)
1946	Erzählung „Die Fähre“
1950	*März* Promotion über Martin Heidegger · *September* „Nervenzusammenbruch“
1951	Gelegenheitsarbeiten, Redakteurin und Lektorin beim Radiosender ‚Rot-Weiß-Rot‘ in Wien (bis Juli 1953)
1953	*Mai* Literaturpreis der Gruppe 47 · *Oktober* Reise nach Ischia · *Dezember* Umzug nach Rom (bis 1957) · Hörspiel „Ein Geschäft mit Träumen“ · Gedichtband „Die gestundete Zeit“
1955	*Mai* Förderpreis des Kulturkreises der deutschen Wirtschaft im BDI e.V. · *Juli* Erste USA-Reise: Harvard Summer School Cambridge Massachusetts · *Oktober* Stationäre Behandlung in Klagenfurt
1956	*August/September* Stationäre Behandlung mit Radioisotopen · Erstsendung des Hörspiels „Die Zikaden“ mit Musik von Hans Werner Henze · Gedichtband „Anrufung des Großen Bären“
1957	*Januar* Literaturpreis der Stadt Bremen · *Juni* Lesereise durch Deutschland · Appendektomie in München · *September* Umzug nach München, Dramaturgin beim Bayerischen Rundfunk (bis Mai 1958) · *Oktober* Mitglied der Deutschen Akademie für Sprache und Dichtung in Darmstadt
1958	*Mai* Hörspiel „Der gute Gott von Manhattan“ · *Juli* Begegnung mit Max Frisch · *November* Umzug nach Zürich
1959	*Februar* Umzug zu Max Frisch · *März* Hörspielpreis der Kriegsblinden; Dankesrede „Die Wahrheit ist dem Menschen zumutbar“ · *WS 59/60* Frankfurter Poetikvorlesungen
1960	*Dezember* Bezug einer Wohnung in Rom mit Max Frisch (bis 1965) · Libretto zu „Der Prinz von Homburg“ (Musik: Hans Werner Henze)
1961	*Juni* Erzählband „Das dreißigste Jahr“ · *November* Literaturpreis des Verbandes der deutschen Kritiker
1962	Zweite USA-Reise · *August* Ende der Beziehung zu Max Frisch · Körperliche und seelische Zerrüttung, Versuch des Freitods · *10. Dezember bis 14. Januar 1963* Bircher-Benner Klinik Zürich

1963	*24. bis Ende Januar* Schwesternschule und Krankenhaus vom Roten Kreuz Zürich · *April* Stipendium der Ford Foundation · Umzug nach Berlin · Ab *14. Juli* für mehrere Wochen Martin Luther Krankenhaus Berlin-Grunewald · *November* Reise nach Rom u. a. zu Hans Werner Henze
1964	*Januar/Februar* Reisen nach Prag · *April bis Juni* Reise nach Nordafrika · *1. bis 20. September* Sport- und Kurhotel Dr. Auer (Schweiz) · *Oktober* Georg-Büchner-Preis, Dankesrede „Ein Ort der Zufälle", *Dezember* Reise nach Sizilien
1965	*Februar* Sanatorium Baden-Baden · *November* Sanatorium Baden-Baden · Übersiedlung von Berlin und Zürich nach Rom · Libretto zu „Der junge Lord" (Musik: Hans Werner Henze)
1966	*April* Knieverletzung · *Mai und September* Sanatorium Baden-Baden · Späte Gedichte · Erzählung „Der Fall Franza"
1967	*Februar* Sport- und Kurhotel Dr. Auer (Schweiz)
1968	*November* Großer Österreichischer Staatspreis für Literatur
1969	*März* Sport- und Kurhotel Dr. Auer (Schweiz)
1970	*Januar* Sport- und Kurhotel Dr. Auer (Schweiz)
1971	*März* Schlüsselbeinbuch · Ausgedehnte Lesereise · *Oktober* Umzug innerhalb Roms · Lesereise in Deutschland · Roman „Malina"
1972	*Mai* Anton Wildgans-Preis · *September* Erzählband „Simultan"
1973	*Mai* Reise nach Polen · *25. Juni* Brandverletzungen, Behandlung in der Klinik Sant'Eugenio Rom · *17. Oktober* Tod in Rom
Die Grabstätte befindet sich auf dem Zentralfriedhof Annabichl in Klagenfurt.	

Literatur

1. Bachmann I, Henze HW (2004) In: Höller H (Hrsg) Briefe einer Freundschaft, 2. Aufl. Piper, München
2. Bachmann I, Enzensberger HM (2018) In: Lengauer H (Hrsg) „Schreib alles was wahr ist auf". Der Briefwechsel. Piper/Suhrkamp, München/Berlin
3. Bachmann I, Frisch M (2022) Wir haben es nicht gut gemacht. In: Höller H, Langer R, Strässle T, Wiedemann B (Hrsg) Der Briefwechsel. Piper, Suhrkamp, München, Berlin, Zürich
4. Bachmann I (2017) Male Oscuro. In: Schiffermüller I, Pelloni G (Hrsg) Aufzeichnungen aus der Zeit der Krankheit: Traumnotate, Briefe, Brief- und Redeentwürfe. Piper/Suhrkamp, München/Berlin
5. Höller H, Larcati A (2016) Ingeborg Bachmanns Winterreise nach Prag. Die Geschichte von „Böhmen liegt am Meer". Piper, München
6. Opel A (2001) Wo mir das Lachen zurückgekommen ist … Auf Reisen mit Ingeborg Bachmann. Langen Müller, München
7. Bachmann I (1999) dargestellt von Hans Höller. Rowohlt Taschenbuchverlag, Reinbek bei Hamburg
8. Beicken P (1992) Ingeborg Bachmann. C.H. Beck, München
9. Stoll A (2013) Ingeborg Bachmann. Der dunkle Glanz der Freiheit. C Bertelsmann, München

10. Bachmann-Handbuch (2020) In: Albrecht M, Göttsche D (Hrsg) Leben – Werk – Wirkung, 2. Aufl. J.B Metzler im Springer Verlag, Berlin
11. Hoell J (2001) Ingeborg Bachmann. dtv, München
12. Hapkemeyer A (1990) Ingeborg Bachmann. Entwicklungen in Werk und Leben. Verlag der Österreichischen Akademie der Wissenschaften, Wien
13. Bankl H (2005) Viele Wegen führen in die Ewigkeit. Schicksal und Ende außergewöhnlicher Menschen. Wilhelm Maudrich, Wien, München, Bern
14. Bachmann I (2024) In: von Schiffermüller I, Pelloni G, Bengesser S (Hrsg) „Senza casa" Autobiographische Skizzen, Notate und Tagebucheintragungen. Piper/Suhrkamp, München/Berlin/Zürich
15. Bachmann I (1980) Tod ein Unfall. Protokoll der Umstände ihres Sterbens. Süddeutsche Zeitung 301:14
16. Grieser D (1983) Römisches Trauma. In: Börsenblatt des Deutschen Buchhandels, MVB GmbH, Frankfurt/Mainz S 1816–1818
17. Bachmann I (2021) In: von Fußl I, Berbig R (Hrsg) Ilse Aichinger und Günter Eich: „halten wir einander fest und halten wir alles fest" Der Briefwechsel. Piper/Suhrkamp, München/Berlin/Zürich

Teil II

Gottfried Benn

Gottfried Benn (1886–1956)

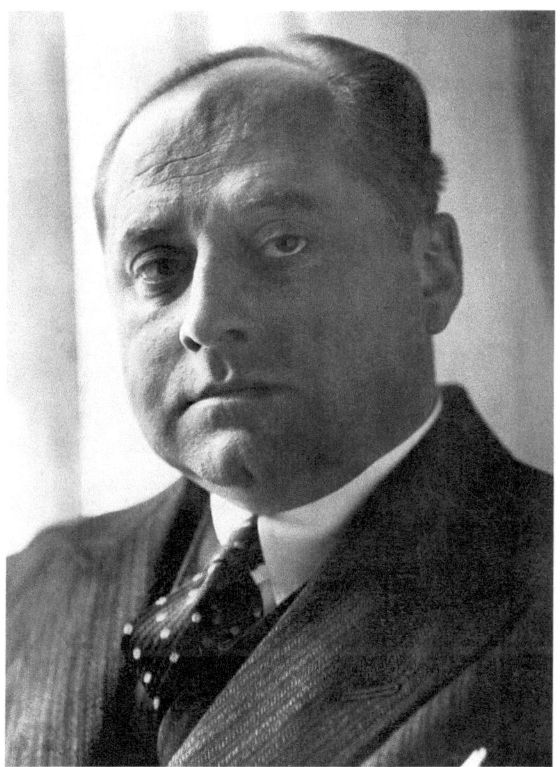

Gottfried Benn 1931 (Bundesarchiv, Bild 183-R907 10)

Gottfried Benn – Leben und Werk 3

Holger Hof

3.1 Der Lyriker des Jahrhunderts

Auf die Frage „Wo stehen wir heute?“ antwortete Gottfried Benn 1952 im Rahmen einer Matinee aus Anlass der Berliner Festwochen: „Es steht jeder wo anders u wenn man sie alle zusammen übersieht, kommt man auch zu keinem Resultat.“ Wie soll man nun einem Dichter begegnen (möglicherweise zum ersten Mal), den Standpunkte im Allgemeinen überhaupt nicht, den im Grunde nur sein eigener Standpunkt als Künstler interessierte? Aber auch der wurde ihm, je älter er wurde, immer fragwürdiger.

Benn setzte von Anfang an alles auf die Kunstkarte, weil er fest davon überzeugt war, dass es nach zweieinhalb Millionen Jahren Menschheits- und nach 2000 Jahren abendländischer Geschichte der Künstler als Individuum sei, dem als Letztem noch möglich wäre, Botschaften aus Reichen zu überbringen, die uns heute noch ferner sind, als sie es vor 70 Jahren bereits waren. Er nannte dies mit Bezug auf Friedrich Nietzsche „Artistenevangelium“ oder „Fanatismus zur Transzendenz“. Dem Bewusstsein, das sich an diesem Auftrag abarbeitete, erschuf er gar eine eigene Welt, die „Ausdruckswelt“, aber all das muss uns heute als historisch geworden und überholt erscheinen.

„Welches ist nun der Standpunkt des Ich?“, fragte er. „Es hat keinen“, war die lapidare Antwort. Das war sein Credo, so sah er sich – er war „Dualist“, „Antisynthetiker“, „Prismatiker“, „Isolationist“, er war „für Vacuum“, weder „für noch gegen“, sondern „außerhalb“. Aus allem hielt sich Gottfried Benn freilich nicht heraus. Kurzzeitig schien er ein überzeugter Anhänger des Nationalsozialismus zu sein, aber nachdem der Versuch gescheitert war, innerhalb der „Bewegung“ einen Platz zu finden, zog er sich systematisch

H. Hof (✉)
Berlin, Deutschland

T. Junginger et al. (Hrsg.), *Schriftsteller und ihre Erkrankungen*,
https://doi.org/10.1007/978-3-662-71465-2_3

wieder zurück. Dabei entwickelte er eine Poetik der „Statik", die im Kern ein Rückzug auf Maß und Form war und in den zwischen 1935 und 1947 entstandenen und 1948 sein literarisches Comeback einleitenden *Statischen Gedichten* ihren Höhepunkt erfuhr. Die „Helden" seiner irritierend als „Roman" oder als „Novelle" betitelten späten Prosa blieben konsequenterweise ebenfalls unbeweglich – ihre Aktionen beschränkten sich auf das Denken (*Roman des Phänotyp*, 1944); sie drehten Scheiben und wurden gedreht – sie waren „*Ptolemäer*" (1947) oder sie übten sich „in *radardenken*" (1949); nur: Mit dieser Methode zu denken, waren psychologische und auf Erkenntnis zielende Zusammenhänge nicht mehr herstellbar.

Wie also lässt sich diesem Dichter begegnen, dessen Relativismus am Ende seines Lebens derart ausgeprägt war, dass er seine Fähigkeit, sich selbst zu beobachten, darauf zurückführte, dass er sich so nebensächlich sei, dass er es kann? Auch wir leben im Zeitalter der Selbstbeobachtung, oder soll man sagen: im Zeitalter der Selbsttäuschung. Der Hang dazu hat heute ganz andere Dimensionen erreicht. Vielleicht liegt ja hierin einer der Schlüssel der fortwährenden Strahlkraft, die das literarische Werk Gottfried Benns besitzt – wir staunen darüber, dass aus dem existenziellen Bewusstsein der Reduktion, die bis hin zum endgültigen Verlust reicht, eine poetische Kraft sich erhebt, die auf nichts mehr besteht als auf sich selbst, und eine Literatur erschuf, von der Benn selbst sagte, sie liege „außerhalb von Raum und Zeit, ins Imaginäre gebaut, ins Momentane gelegt".

Bereits seit den 1920er-Jahren wurde Benn mit Rilke und George in einem Atemzug genannt. In der „Hitliste" deutscher Jahrhundertlyriker rangiert er auf Platz eins vor Paul Celan und Bert Brecht. In den Universitäten werden Seminare und Vorlesungen über ihn gehalten, seine Gedichte begegnen den Schülerinnen und Schülern nicht erst in den Abiturprüfungen, und trotz seines umfassenden Nihilismus lassen sich junge Lyrikerinnen und Lyriker Generation für Generation von seinem schmalen Werk inspirieren. Zur Zeit seiner expressionistischen Anfänge galt er als lyrischer Avantgardist, der – wenn auch nur im kleinen Kreis von Kennern geschätzt – in der heute für den Expressionismus maßgeblichen Anthologie von Kurt Pinthus *Menschheitsdämmerung* (1920) der Dichter war, der mit der größten Anzahl von Gedichten vertreten war. Nach seinem sensationellen Comeback in den Jahren 1949/50 verfasste er mit seinem Vortrag „Probleme der Lyrik" (1951) die „Ars poetica" der jungen Bundesrepublik und wurde damit zum unumstrittenen Vorbild der nachwachsenden Lyrikergenerationen.

3.2 Die frühen Jahre

Benn, aufgewachsen im wilhelminischen Deutschland als Pfarrerssohn in der Neumark, führte ein Leben an den Rändern, wo, wie er sich ausdrückte, „das Dasein fällt und das Ich beginnt". Sozial war er zwischen Landarbeiterkindern und der Nachkommenschaft adliger Großgrundbesitzer kaum bis gar nicht verwurzelt, sondern abgehängt und fern einer geistigen Heimat. Früh wurde ihm bewusst, dass ihm die seine ganze Jugend bestimmende Sphäre des Religiösen nicht genügte. Als Siebzehnjähriger beschloss er, nicht wie sein Vater Seelen, sondern Körper zu heilen; nicht das Wort zu deuten, sondern es zu gestalten.

Gegen dessen Willen erkämpfte er sich das Medizinstudium, das er 1905 aus finanziellen Gründen an der Kaiser-Wilhelms-Akademie für das militärärztliche Bildungswesen in Berlin begann. Die Approbation und die sich anschließende Promotion erfolgten Anfang 1912. Seine Spezialgebiete bis dahin waren die Psychologie und die Pathologie.

Während früheste Publikationen Benns lyrische Versuche als weitestgehend epigonal erscheinen lassen, zeigen Prosatexte aus dieser Zeit, dass er auf poetologischer Standortsuche war. Durch die Bereicherung der dichterischen Sprache mittels eines naturwissenschaftlichen Wortschatzes glaubte er der vor allem von Nietzsche und Hofmannsthal diagnostizierten Sprach- und Erkenntniskrise entkommen zu können.

3.3 Die Gedichtsammlung *Morgue* – erster Erfolg

Mit der die wenigen damaligen Leser auf einmalige Weise provozierenden und schockierenden Gedichtsammlung *Morgue* (1912) war Benn aus heutiger Sicht – etwa zur selben Zeit, zu der er auch seine Approbation erhielt – der fulminante Eintritt in die Welt der europäischen Literatur gelungen. Die Sprache dieser Verse ist zynisch, ihre Thematik stammt aus der Sphäre der Pathologie. Insgesamt knüpfen sie an die Tradition der „Ästhetik des Hässlichen" an. Dass es sich hierbei, wie Benn rückblickend stilisierte, um Gedichte handelte, „die alle in der gleichen Stunde aufstiegen, sich heraufwarfen, da waren", darf heute bezweifelt werden, ebenso wie die Vorstellung, dass sie Gottfried Benn als Dichter schlagartig bekannt gemacht hätten. Im Gegenteil: Einem Kommilitonen schrieb er kurz nach der Veröffentlichung der *Morgue*, dass er „hart an den verschiedensten Abgründen" lebe. Der Welt der Krankenhäuser, der Leichenhäuser, der Kasernen (und last but not least seiner Vorgesetzten) war er zunehmend überdrüssig geworden, sodass in ihm der Entschluss reifte, Berlin zu verlassen. Unschlüssig über seinen weiteren Berufs- und Lebensweg, wurde ihm am 1. August 1914 eine Entscheidung abgenommen. Der Erste Weltkrieg begann, tags zuvor heiratete er noch die Schauspielerin Edith Brosin geborene Osterloh, und im Jahr darauf kam Nele, sein einziges Kind, auf die Welt, die im Alter von sieben Jahren, nach dem Tod ihrer Mutter, von der dänischen Sängerin Ellen Overgaard, der damaligen Geliebten Benns, aufgenommen und mit nach Kopenhagen genommen wurde.

3.4 Erster Weltkrieg – Rönne-Novellen

In den Kriegsjahren verschlug es Benn in die Brüsseler Etappe, was sich künstlerisch für ihn als Glücksfall erwies. Nicht nur lebte in Brüssel eine deutsche Kolonie von Künstlern, sondern hier entstand mit den „Rönne-Novellen" eine Reihe von Texten, die heute zu den bedeutendsten deutschsprachigen Prosawerken der Moderne gehören. Bereits drei Jahre später konnte er sich in Berlin als Arzt für Haut- und Geschlechtskrankheiten niederlassen, zu einer Zeit, als an allen Fronten eines ihn krank machenden Krieges noch gekämpft wurde. Im dritten Jahr kriegsuntüchtig geworden, war er aus Gründen, die allerdings im Dunkeln liegen, aus der Armee entlassen und nach Berlin zurückgeschickt worden.

3.5 Aufstieg an die Spitze der deutschen Literatur

Die meist achtreihigen, gereimten Strophen, die Gottfried Benn in den Zwanzigerjahren verfasste, sind voller Sarkasmus und in ihrem Substantiv an Substantiv reihenden Stakkatostil, der sich vor Fremdworten und der Sprache der Wissenschaft nicht scheute, nur schwer verständlich (Abb. 3.1). Mit dem Erscheinen der *Gesammelten Gedichte* im Mai 1927 setzte dann eine Entwicklung ein, die ihn in die Reihe der etablierten Autoren aufrücken ließ und binnen fünf Jahren kontinuierlich an die Spitze der deutschen Literatur führte. 1927 sollte das Jahr werden, in dem er Brücken in Richtung Öffentlichkeit schlug. Dem notorischen Einzelgänger gelangen Schritte, die das Außenseitertum des „unentwegten Maniaken" und den Stempel des „halluzinativen Egoisten" nicht nur relativieren, sondern teilweise sogar korrigieren sollten. Es folgten Lesungen und zahlreiche Auftritte im Rundfunk, in Tageszeitungen äußerte er sich zu aktuellen Themen. Benn schrieb das Libretto zu Paul Hindemiths Oratorium *Das Unaufhörliche* (1931). Er wurde redaktioneller Berater der internationalen Avantgardezeitschrift *Bifur* und ständiger Mitarbeiter der ebenfalls in Paris erscheinenden englischsprachigen Zeitschrift *transition*. Den Höhepunkt und gleichzeitig das Ende dieses rapiden Aufstiegs markierte im Januar 1932 die Aufnahme in die Sektion Dichtkunst der renommierten Preußischen Akademie der Künste und die Veröffentlichung seines berühmt gewordenen Aufsatzes „Goethe und die Naturwissenschaften" in der *Neuen Rundschau* anlässlich Goethes 100. Todestag.

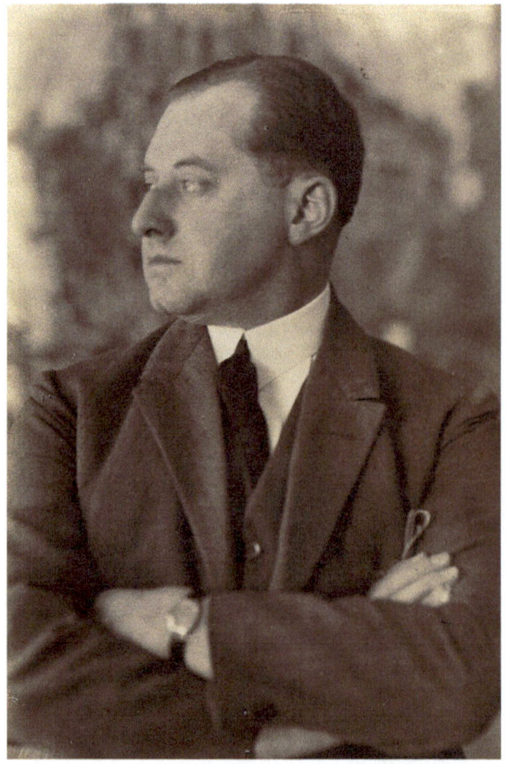

Abb. 3.1 Gottfried Benn um 1924. (Foto Franz Pfemfert, DLA Marbach)

3.6 Die Jahre des Nationalsozialismus und Zweiter Weltkrieg

In dem Maß, wie Benns literarische Karriere an Fahrt aufgenommen hatte und ihn an die Schwelle des Weltruhmes führte, verschlechterte sich die wirtschaftliche Lage in Deutschland nicht nur im Allgemeinen, sondern auch die seiner als Haupt- und Brotberuf geführten Praxis für Haut- und Geschlechtskrankheiten, bis er sich schließlich unter dem Druck der lang anhaltenden ökonomischen Krise und der kulturpolitischen Veränderungen der aufstrebenden nationalsozialistischen Bewegung 1935 um den Wiedereintritt ins Militär bemühte. Art und Ausmaß der Verstrickungen Benns in den NS-Ideologieapparat der Jahre von der sogenannten Machtergreifung bis dahin stellen die Literaturwissenschaft noch heute vor eine der großen Fragestellungen im Leben des ehemaligen Expressionisten und Individualisten, der sich scheinbar ohne Not den kollektivistischen Theorien der neuen Machthaber andiente.

Was war passiert? Im Zuge des Ende 1932 beginnenden Streits der Mitglieder der Sektion Dichtkunst um die völkische Literaturgeschichte Paul Fechters, vor der in einer Resolution der Akademie gewarnt werden sollte, kam es zu einer Vielzahl von Entwürfen und Überarbeitungen. Benns Version endete mit den Sätzen:

> „... dass ein Volk sich nicht durch Aufbringung von Macht und Waffen, nicht durch Klassendiktatur, auch nicht durch züchterische Rassenmassnahmen entwickelt und trägt, sondern ausschliesslich durch die immanente geistige Kraft, durch die produktive seelische Substanz ... Dieser weite Raum der menschlichen Geschichte, an deren Aufgang und Erschliessung für die deutsche Dichtung die Namen Herder und Schiller stehn – –: das ist unser drittes Reich."

Gerade war Hitler zum Reichskanzler ernannt worden, da mussten der Sektionsvorsitzende Heinrich Mann und Käthe Kollwitz am 15. Februar 1933 auf Druck des kommissarischen Leiters des Preußischen Kultusministeriums Rust aus der Akademie austreten, da sie einen Appell des „Internationalen Sozialistischen Kampfbundes" unterschrieben hatten, eine linke Einheitsfront zu bilden. Weitere drei Wochen später verlas Benn in einer Akademiesitzung eine von ihm verfasste Erklärung, die die Bereitschaft aller Mitglieder einforderte, sich „unter Anerkennung der veränderten geschichtlichen Lage" für die Akademie „zur Verfügung zu stellen", wobei eine Bejahung der Frage jegliche politische Betätigung gegen die neue Regierung ausschließen sollte und zugleich eine Verpflichtung „zu einer loyalen Mitarbeit" mit sich bringe. Die meisten antworteten mit „ja", andere, unter ihnen Thomas Mann, Alfred Döblin und Ricarda Huch, erklärten ihren Austritt aus der Akademie, wieder andere wurden ausgeschlossen, obwohl sie mit „ja" gestimmt hatten, und dann durch national-konservative Schriftsteller wie Börries von Münchhausen oder Hans Grimm ersetzt.

„Wenn der, wie du, sich irrte, / ist nie Verzeihn", heißt es im Gedicht *Am Brückenwehr* (1934). Gleich in mehrfacher Hinsicht stellt dieses Gedicht einen Wendepunkt und Abschied dar. Kunst und Macht, Geist und Leben, „Leier und Schwert", „Gegenglück" und „niederer Wahn" gingen von nun an getrennte Wege und führten ein „Doppelleben": Der Arzt emigrierte nach Hannover in die Sphäre des Schutz versprechenden Militärs, der Dichter ging ins Exil der unantastbaren Formen (Abb. 3.2).

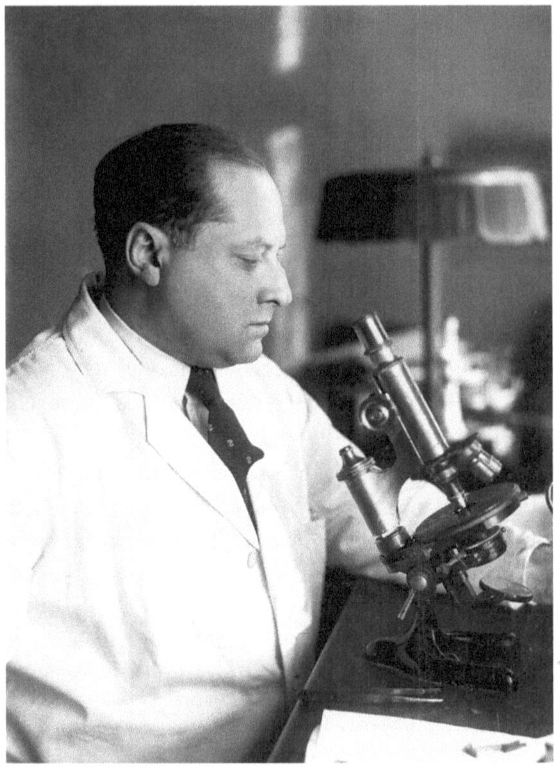

Abb. 3.2 Gottfried Benn in seiner Praxis, 1934. (Bundesarchiv, Bild 183-R97432)

Im April 1935 hatte Benn wieder einmal alles hinter sich gelassen. Schuld daran waren nicht zuletzt die Attacken des Balladendichters Börries von Münchhausen, der ihn als „jüdischen Mischling" diffamiert hatte. Benn sah sich und seine Stellung als frei praktizierender Arzt als gefährdet an. Er beschloss, sich als Sanitätsoffizier reaktivieren zu lassen, und wurde als Leiter einer Abteilung der Wehrersatzinspektion in Hannover als Oberstabsarzt in die Reichswehr aufgenommen. Doch auch jetzt hörten die Anfeindungen, denen er sich gegenübersah, nicht auf. Nachdem zu Benns 50. Geburtstag dessen *Ausgewählte Gedichte* erschienen waren, druckte die SS-Wochenzeitung *Das Schwarze Korps* eine bösartige Schmähkritik, woraufhin in der zweiten Ausgabe der *Ausgewählten Gedichte* einige von offizieller Seite beanstandete Gedichte ersetzt werden mussten und der Band nur noch stillschweigend und ohne Bezug auf den Nationalsozialismus vertrieben werden durfte. Am Ende der öffentlichen Auseinandersetzungen um den Dichter Gottfried Benn stand im März 1938 sein Ausschluss aus der Reichsschrifttumskammer und damit ein generelles Publikationsverbot.

Als eine der wenigen Konstanten in dieser Zeit erwies sich die im Jahr 1932 begonnene Brieffreundschaft mit dem Bremer Kaufmann Friedrich Wilhelm Oelze. Die beiden führten bis zu Benns Tod eine bemerkenswerte Korrespondenz, die sich vor allem um die Literatur und dabei natürlich um das Werk Benns selbst drehte und heute vier dicke Bände füllt. Je isolierter Benn vom Literaturbetrieb war, desto wichtiger wurde Oelze, den Benn in Hinsicht auf die Bedeutung für sein Werk als „Auftragsgeber u. Produktionsleiter“ oder auch als „Diskussions- u Krisenzentrale“ bezeichnete.

Eine weitere Konstante in den Jahren 1935 bis 1937, die Benn in Hannover verbrachte, ist das beinahe ein Jahrzehnt währende amouröse „Doppelleben“ mit den beiden ungleichen Schauspielerinnen Elinor Büller und Tilly Wedekind, das Benn unter dem von ihm geprägten Motto „Gute Regie ist besser als Treue“ fern seiner Berliner Heimat und ohne die geringsten Selbstzweifel führte. Weder die eine noch die andere – beide übrigens fast auf den Tag genauso alt wie ihr gemeinsamer Freund – wussten in all den Jahren nichts voneinander, auch nicht zum Zeitpunkt der Trennung, als er beiden per Brief mitteilte, dass er beabsichtige, zu heiraten und nach Berlin zurückzukehren.

In Hannover entstanden das Prosastück *Weinhaus Wolf* und die sogenannten Stadthallengedichte, darunter *Anemone*, *Einsamer nie*, *Wer allein ist*, *Astern* oder *Tag, der den Sommer endet* – gereimte Gedichte, die oftmals thematisch um Tod, Leid und Einsamkeit kreisen, Gedichte, ohne die sich die Lyrikanthologien des vergangenen Jahrhunderts schlicht nicht vorstellen lassen.

Kurz nachdem Benn nach Berlin zurückgekehrt war, folgte ihm Herta von Wedemeyer, wegen der er den beiden Geliebten den Laufpass gegeben hatte und die er bald darauf im Januar 1938 heiratete. Mit Beginn des Zweiten Weltkrieges wurde Benn im September 1939 zum Oberfeldarzt befördert. Sein Büro war von nun an „im Bendlerblock, zwischen Tirpitzufer und Tiergartenstrasse“ untergebracht. Hier – so schrieb er in seiner Autobiografie *Doppelleben* (1950) –

„kehrte ich gelegentlich zur Lyrik zurück. Ich veröffentlichte im folgenden einige Verse, die ich in der berühmten Straße, in der Keitel, Fromm, Canaris ihre Dienststellen hatten, verfaßte und die in keine der neueren Gedichtsammlungen von mir übernommen sind. Sie zeigen, wie ich damals, auf der Höhe der Siege, dachte. Ich publizierte sie in einem kleinen Gedichtheft, das ich im August 1943 auf eigene Kosten drucken ließ unter dem Titel „22 Gedichte“ und das ich an meine Bekannten verschickte.“

Benns erzwungenes Schweigen, sein Isoliertsein während des Zweiten Weltkriegs führte dazu, dass er sich auf radikal ästhetische Positionen zurückzog, die an seine expressionistischen Anfänge erinnern. Sein Abtauchen in die „Ausdruckswelt“ wurde dadurch begünstigt, dass seine Dienststelle im August 1943 nach Landsberg an der Warthe verlegt wurde. So wie er schon einmal in den Jahren 1914 bis 1917 Brüssel geradezu als idyllischen Ort erlebt hatte, erging es ihm wieder. „Nichts Träumerischeres als eine Kaserne!“, so hebt das eindrucksvolle Stück Prosa *Block II. Zimmer 66* (1943/44) an, das Benn einige Jahre später in *Doppelleben* integrierte. In einem Brief an Oelze, in dem er von den dortigen Lebensbedingungen berichtet, heißt es:

> „Ich merke, dass es doch für die eigenen Gedanken ganz wesentlich fördernder ist, nicht 8–10 Stunden am Tag erst abarbeiten zu müssen, bevor man zu seinen Reflexionen kommt. Hier kann ich fast ununterbrochen bereit sein, zu denken und zu kritzeln; habe ganz streng innegehaltene kurze Zeitpunkte, an denen man mich stören darf (ich arbeite in meinen Wohn-Zimmern, die zugleich mein Büro sind) u. bin ausserhalb dieser nicht zu sehen u. nicht zu sprechen. Ja, es ist ein Fesselballon oder eine Klausur.“

Die seit dem Jahr 1944 beinahe lückenlos im Deutschen Literaturarchiv Marbach überlieferten Tageskalender Benns geben gerade für die Entstehung des *Roman des Phänotyp* (1944) eindrucksvoll Aufschluss darüber, in welchem Ausmaß und mit welcher Leidenschaft und Konsequenz Benn beinahe im Tagesrhythmus aus den Landsberger Bibliotheken scheinbar wahllos Bücher entlieh, seien es aktuell erschienene Romane, Biografien, Memoiren, Reiseberichte, historische und philosophische Untersuchungen, Lexika oder ganze Jahrgangsbände von Zeitschriften, die ihn interessierten, sie auf verwertbares Wortmaterial hin untersuchend durchstöberte und anschließend in „absolute Prosa" verwandelte.

3.7 Comeback als Lyriker

Die Monate nach Beendigung der Kriegshandlungen waren für Benn Monate der tiefen Depression und Isolation. Seine Praxis in der Bozener Straße lag in Schutt und Asche und musste wiederaufgebaut werden. Und während am 7. September 1945 Tausende von russischen, amerikanischen, englischen und französischen Soldaten vor dem Brandenburger Tor im Stechschritt die Gewehre präsentierten und an ihren militärischen Führern vorbei paradierten und Fähnchen schwingend auf den Panzern und Militärfahrzeugen sitzend vorbeifuhren, schritt er still am Friedhofsbrunnen vorbei an das Grab seiner Ehefrau Herta. Vor nicht mal zwei Monaten hatte sie sich, von ihm nach Neuhaus an der Elbe evakuiert, aus Angst vor Übergriffen sowjetischer Truppen das Leben genommen.

Bereits ein gutes Jahr später war er mit der benachbarten Zahnärztin Ilse Kaul liiert. Seit ihrer Heirat im Dezember 1946 blieben Benn und „der Mensch, dem ich meinen Namen übergebe u hinterlassen will", zehn Jahre verheiratet (Abb. 3.3). Sie praktizierten in der Wohnung, in der sie auch lebten. Sie verbrachten die Tage gemeinsam, teilten den nichtberuflichen Alltag und gingen nach getaner Arbeit oft gemeinsam in eine von Benns nahegelegenen Lieblingskneipen. Die Ehe war Krisen unterworfen, aber sie war ebenfalls die stabilste Beziehung in Benns Leben überhaupt.

Benns beispielloses Comeback nach dem Ende des Zweiten Weltkriegs, das ihn zum Mitglied in drei Akademien und 1951 zum ersten Büchner-Preisträger werden ließ, nahm passenderweise außerhalb der Grenzen Deutschlands seinen Anfang. Nachdem ein erster Versuch des Berliner Henssel-Verlags, ein Wiedererscheinen mit den *Statischen Gedichten* zu ermöglichen, daran gescheitert war, dass zwei seiner Bücher auf Listen „auszusondernder Literatur" standen, gelang es dem Zürcher Verlag der Arche im August 1948, den Bann zu brechen. Zur gleichen Zeit gab Benn dem Werben des Wiesbadener Verlegers und Branchenneulings Max Niedermayer nach, sein Werk in Zukunft zu betreuen – eine Entscheidung, die er nicht bereuen sollte: Im Laufe nur weniger Jahre verkaufte der Limes Verlag zu Lebzeiten Benns etwa 50.000 Exemplare von insgesamt achtzehn Einzelbänden.

Mit der Veröffentlichung der *Statischen Gedichte* war für Benn eine Phase der Lyrikproduktion abgeschlossen, die bereits im Jahr 1935 begonnen hatte. Nach der Veröffentlichung der *Morgue*-Gedichte stellt sie den zweiten Höhepunkt in seiner Entwicklung als Lyriker dar. Die Gedichte sind geprägt von einem ästhetischen Klassizismus und machten

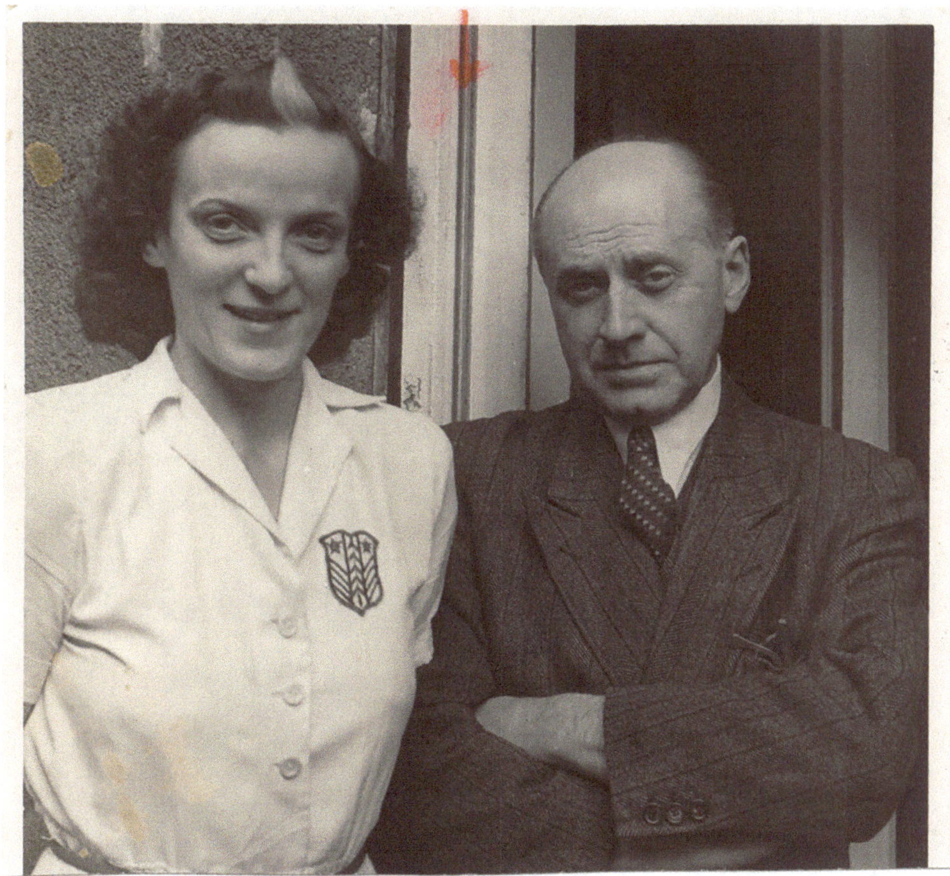

Abb. 3.3 Gottfried und Ilse Benn (vormals Kaul), 1947. (Gottfried-Benn-Gesellschaft e. V., DLA Marbach)

damit der literarisch interessierten, vom Krieg erschöpften Öffentlichkeit ein ideales Angebot gleichermaßen der Identifikation wie des Trostes. Aus heutiger Sicht versammelt der Band nicht nur Benns mit Abstand beliebteste Gedichte – zu nennen wären *Quartär*, *Chopin*, *Orpheus' Tod*, *Gedichte*, *Welle der Nacht*, *Tag, der den Sommer endet*, *Astern*, *Ein Wort*, *Verlorenes Ich*, *Einsamer nie* – oder *Wer allein ist* –: Bei Kritik und Publikum machten sie Gottfried Benn zu einem der bekanntesten Dichter der jungen Bundesrepublik.

3.8 Altern und Krankheit

Das Altern stellte Benn sowohl in künstlerischer als auch in alltäglicher Hinsicht vor nur schwer zu lösende Probleme: Bereits mit dem ersten neuen Lyrikbändchen *Fragmente* (1951), ihm folgten *Destillationen* (1953) und *Aprèslude* (1955), wagte Benn den Versuch,

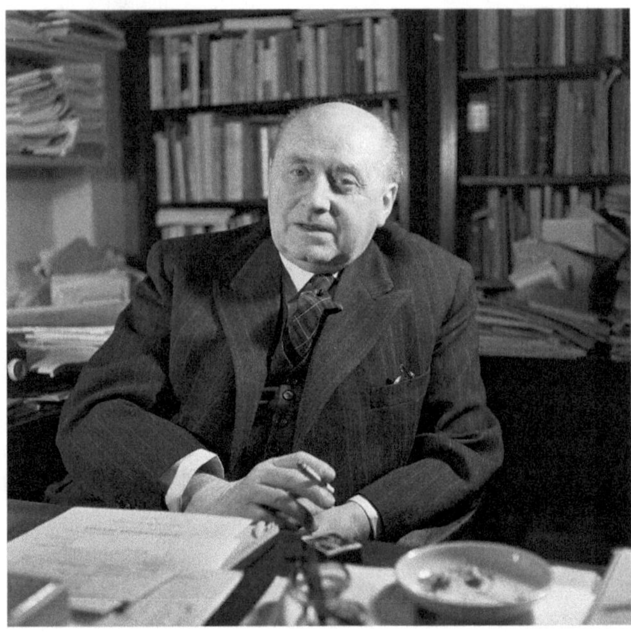

Abb. 3.4 Gottfried Benn, 1956. (Foto Fritz Eschen, Deutsche Fotothek)

einen bis dahin in Deutschland unbekannten Ton anzuschlagen, der heute unter dem Begriff Parlando-Lyrik zusammengefasst wird und von größtem Einfluss etwa für die Lyrik Peter Rühmkorfs oder Hans Magnus Enzensbergers wurde. Wieder einmal konnte er den Ast absägen, auf dem er saß. Seine bislang geübte Praxis des Dichtens wurde ihm zunehmend fragwürdiger. „Nichts wird stofflich-psychologisch mehr verflochten, alles angeschlagen, nichts durchgeführt. Alles bleibt offen." Dem „Nicht-Gedicht" war er auf der Spur, das dem Journalismus näher stand als der Bibel, den Zeitungen nahe und nahe dem Schlager. Nichts weniger als die zweite Phase des Expressionismus sollte eingeleitet werden. Im Rahmen eines Rundfunkgesprächs fasst er für sich zusammen: „Ich bin seit einiger Zeit etwas gegen den Reim eingenommen, … er schließt Dinge ab, die gar nicht abschließbar sind. … Außerdem sind ja Strömungen in der Lyrik anderer Länder, die man als journalistische Lyrik bezeichnen könnte, die finde ich sehr viel interessanter" (Abb. 3.4).

Wenige Wochen vor seinem Tod schrieb Benn in einem Brief an Ernst Jünger:

> „Bis in das 70. Jahr konnte ich mit meinem Körper machen, was ich wollte, er parierte u. tat alles, was mir gefiel, plötzlich grosse Baisse u. die albernen Worte „allergisch" u. „neurovegetativ" nützen mir auch nichts, helfen mir auch nicht weiter. Aber, wie gesagt, wenn es so lange prima funktionierte, muss man jetzt den Mund halten u zufrieden sein."

Die „große Baisse" hatte zu Beginn des Jahres 1956 eingesetzt. Wegen eines Zwölffingerdarmgeschwürs musste er ins Krankenhaus. Am Abend zuvor hielt er es nicht für ausgeschlossen, dass er es nicht mehr verlassen und in dem Bett, in das er sich legen würde, sterben könnte. Er nahm seine Kladde, notierte das Datum – Tag der Erscheinung des Herrn –, nahm so auch den fernsten aller möglichen Horizonte in den Blick und schrieb:

> Kann keine Trauer sein
> In jenem kleinen Bett, fast Kinderbett, starb die Droste
> (zu sehn in ihrem Museum in Meersburg),
> auf diesem Sofa Hölderlin im Turm bei einem Schreiner,
> Rilke, George wohl in Schweizer Hospitalbetten,
> in Weimar lagen die grossen schwarzen Augen
> Nietzsches auf einem weissen Kissen
> bis zum letzten Blick –
> alles Gerümpel jetzt oder garnicht mehr vorhanden,
> unbestimmbar, wesenlos
> im schmerzlos ewigen Zerfall.
>
> Wir tragen in uns Keime aller Götter,
> das Gen des Todes und das Gen der Lust,
> wer trennte sie: die Worte und die Dinge,
> wer mischte sie: die Qualen und die Statt,
> auf der sie enden, Holz mit Tränenbächen –
> für kurze Stunden ein erbärmlich Heim.
>
> Kann keine Trauer sein. Zu fern, zu weit,
> unberührbar Bett u Tränen,
> kein Nein, kein Ja
> Geburt u. Körperschmerz u. Glauben
> ein Wallen, namenlos, ein Huschen,
> ein Überirdisches, im Schlaf sich regend,
> bewegte Bett u Tränen –
> schlafe ein!

„Lungenkrebs, Herzschlag, Leberzirrhose – u das Ganze nennt sich der Liebe Gott", notierte Gottfried Benn als Lesefrucht in sein aktuelles Notizheft – ziemlich genau acht Monate, bevor er starb. Es fällt auf, dass er Krankheiten aufzählt, an denen man in der Regel stirbt. Mit „das Ganze" ist wohl das „Leben" gemeint, und das Sterben gehört dazu. Im Übrigen eine Überzeugung, für die man, um sie zu teilen, kein Arzt sein musste. Es war spöttisch gemeint. Zum Leben: da brauchte er nach eigenem Bekunden nur eine Kneipe und eine Apotheke. Das ist natürlich eine ironisch-ernst gemeinte Anspielung auf seinen enormen Medikamenten- und regelmäßigen Alkoholkonsum, der ihm das Leben erleichterte, das er trotz häufiger Migräneattacken und trotz – oder sollte man sagen wegen – intensiver Stimmungsschwankungen nicht ungern lebte.

Am Samstagmorgen des 7. Juli 1956, um 8 Uhr 5, starb nach schwerem Krebsleiden im Dahlemer Oskar-Helene-Heim Gottfried Benn. Der 1,69 m kleine, am Ende seines Lebens knapp über 80 kg wiegende Berliner Sanitätsoffizier zweier Weltkriege, Dermatologe und, nach eigenen Aussagen, Dichter zweier Phasen des Expressionismus, der so unendlich bedauerte, die Höhe des Blutdrucks von Goethe und Hölderlin nicht gewusst zu haben, „ob sie pyknisch waren u. zur Dicke neigten, ob sie Durst hatten, ob sie Bier oder Wein tranken, ob sie gut schliefen“, hatte am Ende seines siebzig Jahre währenden Lebens einen Blutdruck von 130/80 mmHg. Das Blutbild wies einen an der oberen Norm befindlichen Wert von 10.000 Leukozyten pro Mikroliter auf. Die letzte Blutsenkung war mit 34/64 mm deutlich erhöht. Der „große Überlebende“ war tot.

Verwendete Literatur

1. Benn G (1986–2003) Sämtliche Werke. Stuttgarter Ausgabe. In: Verbindung mit Ilse Benn hrsg. von Gerhard Schuster (Bde. I–V) u. Holger Hof (Bde. VI–VII/2). Klett-Cotta, Stuttgart
2. von Bürger J (Hrsg) (2003) Ich bin nicht innerlich (Annäherungen an Gottfried Benn). Klett-Cotta, Stuttgart
3. Lethen H (2006) Der Sound der Väter. Rowohlt Berlin, Berlin
4. Schärf C (2006) Der Unberührbare. Aisthesis, Bielefeld
5. Benn (2007) Sein Leben in Bildern und Texten. Zusammengestellt von Holger Hof. Klett-Cotta, Stuttgart
6. Hof H (2011) Gottfried Benn. Der Mann ohne Gedächtnis. Eine Biographie. Klett-Cotta, Stuttgart
7. Benn G, Oelze FW (2016) In: von Steinhagen H, Kraft S, Hof H (Hrsg) Briefwechsel 1932–1956, Bd 4. Wallstein/Klett-Cotta, Göttingen/Stuttgart
8. von Hanna CM, Reents F (Hrsg) (2016) Benn-Handbuch (Leben – Werk – Wirkung). J.B. Metzler, Stuttgart

Gottfried Benn – Erkrankungen

4

Theodor Junginger und Alexander Desuki

Geprägt vom protestantischen Vater und der Kaiser-Wilhelms-Akademie für das militärische Bildungswesen in Berlin, führte Benn ein höchst diszipliniertes Leben, zu dem Pünktlichkeit, Zeiteinteilung und Organisation gehörten [1], aber auch das Führen von Tageskalendern. Die folgende Darstellung bezieht sich auf die Biografie von Holger Hof und die dafür ausgewerteten Tageskalender [2], den Briefwechsel mit F.W. Oelze, mit dem Benn seit 1932 korrespondierte [3], seine Autobiografie *Doppelleben* [4], die Erinnerungen seiner Tochter Nele Poul Soerensen [5] sowie Biografien von Werner Rübe [6] und Wolfgang Emmerich [7] und das *Benn-Handbuch* [8].

Die Darstellung erhebt keinen Anspruch auf Vollständigkeit, die Sekundärquellen mussten aufgrund der Fülle des Materials eingegrenzt werden, zudem fehlen Originalunterlagen zu den Erkrankungen. Auch ist zu bedenken, dass alle zitierten Äußerungen von Benn, insbesondere zu seinen Gemütszuständen, in einem gewissen Sinn auch der Selbstinszenierung dienten.

Benn war – so schreibt er in seiner Autobiografie als über 60-Jähriger – „immer so gesund", dass er „als Arzt sein Geld schlecht und recht verdienen konnte" ([4], S. 204). Dabei blieb er nicht von Gesundheitsstörungen verschont. Seine Einstellung zum Kranksein wird in einem Brief an F.W. Oelze vom 11. Dezember 1938 deutlich:

T. Junginger (✉)
ehem. Klinik für Allgemein- und Abdominalchirurgie, Universitätsmedizin Mainz, Mainz, Deutschland
E-Mail: Junginger@uni-mainz.de

A. Desuki
III Medizinische Klinik und Poliklinik, Universitätsmedizin Mainz, Mainz, Deutschland
E-Mail: alexander.desuki@unimedizin-mainz.de

T. Junginger et al. (Hrsg.), *Schriftsteller und ihre Erkrankungen*,
https://doi.org/10.1007/978-3-662-71465-2_4

„Warum waren Sie schon wieder krank? Krank sind wir doch täglich und stündlich; es giebt doch keinen Augenblick, der ohne schauerliche körperliche Qual u. ohne die grauenvolle körperliche Problematik wäre, die unsere Existenz bedeutet ...“ ([3], Bd. 1, Brief 246)

4.1 Ekzem

Benn litt lebenslang an Ekzemen. Seine Tochter erinnerte sich:

„Eines der ersten Worte, die mich mein Vater lehrte – oder vielleicht war es das Leben –, war Ekzem. Mein Vater litt darunter und ich hatte Ekzem von klein auf. Das Prurigo Besnier haben viele Benns, und obgleich mein Vater ja Dermatologe war, konnte er weder sein eigenes noch mein Ekzem je heilen.“ ([5], S. 17)

Synonyme für Prurigo Besnier sind Neurodermitis, atopische Dermatitis und endogenes Ekzem, eine multifaktorielle Erkrankung mit erblicher Disposition, die nicht heilbar ist, vor allem im Kindesalter auftritt und sich im Erwachsenenalter verlieren kann. Dies war bei Benn nicht der Fall. Möglicherweise hat die Erkrankung seine Entscheidung, Dermatologe zu werden, beeinflusst. Inwieweit eine 1927 erlittene Furunkulose mit dem Leiden zusammenhängt ([2], S. 231), muss offenbleiben.

4.2 Wanderniere

Ein „angeborener Schaden“, der sich 1912 während einer Korpsübung, bei der er den ganzen Tag im Sattel sitzen musste, herausstellte und ihn sowohl feld- wie garnisonsunfähig machte, war nach Benns eigenen Angaben der Grund, dass er schon im ersten Jahr seines Dienstes als Militärarzt wieder ausscheiden musste ([4], S. 46). In einem Lebenslauf aus späterer Zeit ist von einer Wanderniere die Rede ([8], S. 413), die zeitlebens keine Beschwerden verursacht habe. Sie war auch kein Hinderungsgrund für seine Einberufung zum 3. Pionierbataillon nach Kriegsausbruch 1914.

4.3 Migräne

Als „mütterliches Erbteil“ begleitete ihn lebenslang eine Migräne, die er vornehmlich mit Pyramidon behandelte ([3], Bd. 2, Brief 447, Bd. 3, Brief 703). So liest man bereits in einem Brief an Tilly Wedekind vom 22. Juli 1935: „… schwere Migräne u. kein Pyramidon da. Elend“ ([9], S. 75). „Ich bin ein Pyramidonophage“, schrieb er 1946 an Oelze ([3], Bd. 2, Brief 447). Ilse Benn berichtete am 14. Januar 1949: „Er sagt ja nie etwas. Ich sehe nur, wie er immer Pyramidon schluckt“ ([2], S. 347). Am 8. März 1949 findet sich in seinem Kalender der Eintrag: „... nachts 4 1/2 schwerster Migräneanfall mit Schwitzen und Kreislaufkrise. Länger im Bett geblieben“ ([3], Bd. 3, S. 404), und in diesem Zusammenhang heißt es am 23. März 1949, dass er eine Serie außerordentlicher Migräneanfälle hatte, die ihn völlig lähmte und jede Tätigkeit ausschloss. Er fährt fort:

> „Überhaupt: die Vorsicht, mit der ich leben muss, um meine Existenz aufrechtzuerhalten, ist deprimierend – ein zu spät eingenommenes Abendbrod, eine Erkältung, eine geistige Überanstrengung – und für Tage ist alles in Unordnung u. nur täglich 8–10 Tabletten ermöglichen es mir, Praxis u. Leben durchzuführen. Z.Z. ist der Anfall wieder überwunden." ([3], Bd. 3, Brief 642)

1950 klagte er über Schlaflosigkeit und Migräne und eine deprimierte Stimmung ([3], Bd. 3, Brief 809) und auch am 14. März 1956 schrieb er in seinen Kalender: „Rheuma, Migräne" ([3], Bd. 4, S. 565), um nur einige wenige Beispiele aus den letzten Lebensjahren zu nennen.

4.4 Übergewicht, Rauchen, hoher Blutdruck

Benn war am Ende seines Lebens 169 cm groß und über 80 kg schwer ([2], S. 11). Der kriegsbedingte Gewichtsverlust von 40–50 Pfund ([3], Bd. 2, Brief 518) hatte sich mit der Verbesserung der Ernährungssituation in der Nachkriegszeit wieder ausgeglichen. Nach einem Ferienaufenthalt im August 1955 wog Benn 86 kg ([2], S. 415), neigte also zur Übergewichtigkeit. Dies war neben konstitutionellen Gründen vermutlich auch Folge des Biertrinkens, das Benn als Student in Berlin begann und auf das er niemals mehr verzichtete ([2], S. 80), ebenso wenig wie auf das Rauchen. Auf Fotos aus dem Jahr 1906 sieht man ihn Zigarette rauchend und Bowle trinkend ([2], S. 87). Die nach Kriegsende wieder aufgenommene Praxistätigkeit diente auch dazu, „die Basis für Kaffee und Zigaretten zu beschaffen", acht amerikanische Zigaretten aus den zahlreichen Benn zugeschickten CARE-Paketen wurden am Vormittag geraucht ([3], Bd. 2, Brief 447 vom 19. Juli 1946). 1950 räumte er ein, zu viel zu rauchen ([3], Bd. 3, Brief 791), abends außer Haus:

> „… ich habe abends meistens Durst u. Unruhe u. gehe in eine Kneipe, da distanziert sich das Leben von mir u. wirft sich als Figuren an die Wände; ein Beruf, den man in seiner Wohnung verrichtet, ist kein guter Beruf, man muss abends müde nach Hause kommen und zu Hause bleiben. Das ist für die Frau angenehmer und für den Mann billiger." ([3], Bd. 3, Brief 889)

Im Sommer 1953 begann Benn mit einer Arbeit über das „Altern als Problem der Künstler" „wie immer mit wenig Kaffee zur Bekämpfung der körperlichen Müdigkeit, 15 Zigaretten, abends etwas Alkohol, Musik, mittlere und schlechte, anregend …" ([2], S. 393). Versuche, sich das Rauchen abzugewöhnen, scheiterten immer wieder. Ein Foto vom 16. April 1956, also wenige Wochen vor seinem Tod, zeigt ihn Zigarette rauchend am Schreibtisch ([2], S. 416 f.). Dass Zigarren kaum seinen Gefallen fanden, schreibt er am 30. April 1937 an Ellinor Büller: „… ich fange ja immer mal wieder an, Zigarren zu rauchen, schmeckt mir großartig, besser als Zigaretten, bekommt mir immer gleich schlecht u. nach einigen Tagen lasse ich es wieder" ([10], S. 213).

Möglicherweise sind die in seiner Korrespondenz häufig erwähnten „Erkältungen“, zumindest soweit sie Symptome einer Bronchitis zeigten, auch auf das Rauchen zurückzuführen, Käthe von Porada gegenüber beschreibt er sie im Brief vom 14. September 1933: „Ich war so über alle Maßen erkältet, hatte Fieber, Husten, – zum ersten Mal in meinem Leben habe ich gehustet u. gleich sehr gründlich“ ([11], S. 138).

Nach einer Grippe im Februar 1937 ([3], Bd. 1, Brief 200) wartet er, dass ein „fürchterlicher, tiefer unstillbarer Husten“, der mit den Hustenmitteln Paracodin und Beatin behandelt wurde, vorübergeht ([3], Bd. 1, Brief 203). 1938 war Benn mehrere Wochen malade, hatte Grippe, Halsschmerzen und Fieber ([3], Bd. 1, Brief 239), auch 1940 lag er „mit etwas Grippe zu Bett“ ([3], Bd. 1, Brief 287). Ähnliches wird 1945 ([3], Bd. 2, Brief 401) und 1947 berichtet: „Auch mich schlug vergangene Woche eine reguläre Grippe nieder, die mich einen Tag lang an den Rand des Verderbens brachte, aber dann unter Sulfonamid wich. Noch jetzt liege ich im Bett und habe die Praxis zu“ ([3], Bd. 2, Brief 481). 1949 beendete er einen Brief mit den Worten: „Herzlich (u. verdüstert und heiser u. bronchitisch, innerlich u. äußerlich angefault)“ ([3], Bd. 3, Brief 753).

Ein seit 30 Jahren erhöhter Blutdruck wurde bei der stationären Aufnahme am 7. Januar 1956 notiert [12], wobei Schwankungen bestanden haben dürften. Untersucht anlässlich eines schweren Nasenblutens am 3. Juli 1953 ([3], Bd. 4, S. 489), waren Blutdruck, Nieren, Elektrokardiogramm in Ordnung ([3], Bd. 4, Brief 1134). Im Juni 1955 kam es zu Schwindelanfällen bei „reichlich hohem Blutdruck“, was zur Empfehlung führte, die Lebensgewohnheiten zu ändern: „Ich rauche nicht mehr, trinke kein Bier mehr, keinen Schnaps, keinen Café, esse wenig – kurz, ich werde ein feiner Mann (à la Oelze) oder versuche es zu werden“ ([3], Bd. 4, Brief 1287). Ein gewisser Erfolg scheint sich eingestellt zu haben: „Mir geht es, wenn ich mein Regime in Bezug auf Essen und Trinken durchführe, ganz leidlich“ ([3], 14.Juli 1955, Bd. 4, Brief 1290).

4.5 Verletzungen und Gelenkbeschwerden

Bei einer Famulatur in Kassel 1910 hatte Benn sich infiziert und eine „Eiterbeule“ bekommen, die er eigenhändig spaltete ([2], S. 100). Am Heiligabend 1931 stürzte er bei Glatteis vom Autobus, verletzte sich an der rechten Hand und lag über die Feiertage mit einem „cigarrenkistengroßen Bluterguss“ am Rücken im Bett ([2], S. 256). 1943 erlitt er am linken Kniegelenk eine Meniskusverletzung ([3], Bd. 2, Brief 376; Bd. [3], S. 424). Nach seinem 65. Geburtstag im Juli 1951 zog er sich eine Entzündung im Kniegelenk zu, reiste jedoch dennoch, am Stock gehend, zur Feier nach Wiesbaden. Ilse Benn hatte die Schmerzen auf eine Herdinfektion eines wurzelgefüllten Zahns zurückgeführt und diesen gezogen ([2], S. 377). Es scheint geholfen zu haben ([3], Bd. 4, Brief 971). 1955 kam es nach einem Sturz zu einer Verletzung des linken Arms ([3], Bd. 4, Brief 1305).

4.6 Verstimmungen

Mehr noch als von organischen Erkrankungen war Benn vermutlich von Missstimmungen, Melancholie, Resignation, Depressionen und Schlafstörungen beeinträchtigt. Oelze benannte er seine Stimmungslagen am 3. Februar 1949: „Wer wie ich alle Scalen von Missstimmungen, inneren und äusseren Dyspepsien, Verfallslagen, Gebrochenheiten, tiefsten Depressionen, unsagbaren Zerstörtheiten kennt (und sie vor einer so viel jüngeren Gattin verborgen halten muss, um sie nicht zu erschrecken), der kann mitfühlen, glauben Sie mir!“ ([3], Bd. 3, Brief 627). In seiner Autobiografie deutete er eine sein Leben beherrschende Müdigkeit und Gehirnschwere an:

> „Unterhaltich bin ich kein Matador, ging nie auf Feten, nicht aus Ablehnung, sondern aus einem physiologischen Grunde, der mein ganzes Leben beherrschte, dass ich ihn erwähne; eine Müdigkeit von hohem Grade, eine Gehirnschwere innerer und äußerer Art, die ich geradezu als Widerstand gegen Eindrücke bezeichnen muss …“ ([4], S. 208)

Holger Hof sieht einen deutlichen Zusammenhang zwischen schweren Schicksalsschlägen, die Benn zeitlebens trafen, und einer direkten Reaktion mit psychischen und körperlichen Zusammenbrüchen ([2], S. 12). Bereits nach Abschluss des Studiums scheint es bei seiner Tätigkeit in der Psychiatrischen Klinik der Charité zu psychischen Alterationen, von Benn als Depersonalisation bezeichnet ([2], S. 106), gekommen zu sein.

Anlässlich des 60. Geburtstags von Heinrich Mann, dem Vorsitzenden der Sektion für Dichtkunst der Preußischen Akademie der Künste, hielt Benn am 28. März 1931 eine Tischrede, die massive Kritik sowohl von den Nationalsozialisten als auch von seinen linksgerichteten Kollegen hervorrief, die ihn als Geistesgenossen Hitlers diffamierten. Er wehrte sich zwar, gesundheitlich waren die Anfeindungen jedoch nicht ohne Folgen. Benn brach körperlich und psychisch zusammen mit der Folge einer Depression ([2], S. 255). „Ich stehe in Behandlung bei Fleischmann wegen meines Herzens u. er verlangt von mir, dass ich in ein Sanatorium gehe“, berichtete Benn am 15. August 1931 an Gertrud und Paul Hindemith, für den er das Libretto zu dem Oratorium *Das Unaufhörliche* schrieb ([2], S. 249). Prof. Dr. Paul Fleischmann, Direktor der Inneren Abteilung des Hindenburg-Krankenhauses Berlin ([6], S. 257), behandelte mit Theominal, einem Kombinationspräparat aus Theobromin (Stimulans) und Luminal (Beruhigungsmittel), das bei Angina pectoris und Unruhezuständen angewendet wurde. Benn ging nicht ins Sanatorium, sondern unternahm für eine Woche Ausflüge im Thüringer Wald ([2], S. 250). Im März 1933 traten erneut Herzprobleme auf ([2], S. 267).

Am 6. Februar 1936 berichtete er – während seiner Zeit als Sanitätsoffizier in Hannover – von einer unsäglichen Melancholie, Gallenschmerzen und Missstimmung ([3], Bd. 1, Brief 83), „z.Zt. fleisch- und alkohollos lebend“ ([3], Bd. 1, Brief 86), und zwei Monate später schrieb er an Oelze:

> „… bin abgearbeitet u. nicht gut dran. Alter u. Verbrauchtheit; immer 2 Berufe betrieben u. ausgefüllt, in beiden immer Sorgen u. Kämpfe. Schlafe schlecht, liege stundenlang wach, habe Schmerzen, weine im Traum. Mag nicht mehr, weder Leben noch Arbeit, alles durchgemacht u zu Ende.“ ([3], Bd. 1, Brief 103)

Zu seinem 50. Geburtstag erschienen im Mai 1936 *Ausgewählte Gedichte*, der Anlass zu Diffamierungen in der SS-Zeitung *Das Schwarze Korps*. Dazu heißt es am 11. August 1936 an Ewald Wasmuth: „mit dem Tage meines 50. Geburtstages begann eine Welle von Angriffen gegen mich …, die mich innerlich sehr mitnahm u. äußerlich mit enormen Schreibereien, Eingaben, Erwiderungen in Anspruch nahmen" ([2], S. 306).

Nach Fertigstellung des Gedichts *Monolog*, einer verschlüsselten Abrechnung mit dem Nationalsozialismus ([8], S. 421), ging es Benn vier Tage später, am 24. April 1941,

> „… körperlich so mässig, dass ich kaum noch leben kann. Das Altern, das Herz, die Schlaflosigkeit und die Depressionen, die völlige Isoliertheit, die ununterbrochene innere Spannung, sich zu halten, auch sich zu verbergen, alles dies zusammen ist kaum erträglich." ([3], Bd. 1, Brief 300)

Benn meldete sich krank ([3], Bd. 1, Brief 305) und wurde zu einer sechswöchigen Kur nach Friedrichroda im Thüringer Wald geschickt ([8], S. 433). Oelze schilderte er wenige Tage vor der Abreise, am 22. Juni, seine tiefe Erschöpfung: „… ich habe eine regelrechte klinische Depression, wohl auf arteriosklerotischer Grundlage. Ich bin mir völlig klar darüber, dass ich am Ausgang meines Lebens stehe, aber seien Sie sicher, dass ich das mit großer Fassung tue" ([3], Bd. 1, Brief 306).

Auch 1942 ging es ihm gesundheitlich nicht gut: „Eine schwere Verbrauchtheit im Kopf, Schmerzen im Zwischenhirn, Schund u. Schmutz an den Centralorganen" ([3], Bd. 2, Brief 342).

Nach seiner Flucht vor den sowjetischen Truppen im Januar 1945 aus Landsberg a.d. W. nach Berlin, den Bombenangriffen und Zerstörungen und der Kapitulation Deutschlands am 8. Mai 1945 fasste Benn die trostlose Zeit am 27. Februar 1946 zusammen:

> „Meine Depression war grenzenlos, meine Hoffnungslosigkeit zu tief, dass ich keinen Gedanken mehr fassen konnte … . Je länger man lebt, umso fremder werden die Jahre. Nur eine Hülle ist es noch, was am Schlusse fällt. Diesem Fallen der Hülle fühle ich mich sehr nahe." ([3], Bd. 2, Brief 429)

Am 18. Dezember 1946 heiratete Benn die Zahnärztin Ilse Kaul – seine zweite Frau Herta hatte sich am 2. Juli 1945 aus Angst vor den sowjetischen Truppen das Leben genommen. Ilse verlegte im April 1947 ihre Zahnarztpraxis zu ihm in die Bozener Straße 20 ([8], S. 434). Doch er hat sich

> „…immer mehr ... in den letzten Wochen von allem Zeitlichen distanziert; eine teils schmerzliche, teils aber auch sich leicht tragende Müdigkeit ist über mich gekommen. Ich will sie nicht als Wert u. Fortschritt für mich betrachten, aber sie erleichtert mir den Abschied von der Gegenwart … es ist auch sehr viel körperliche Erschöpfung dabei, Monotonie des Lebens, Arbeiten, um den Betrieb zu halten und nicht mehr wissen, warum u wozu –, kurz: es wird das Alter sein …". (13. Juli 1947, [3], Bd. 2, Brief 502)

Auch Anfang 1949 litt er, wie er Oelze am 3. Februar berichtete:

> „Nebenbei geht es mir seit einigen Monaten gesundheitlich schlecht, ich weiss nicht was los ist, aber wohl etwas Gutes nicht. Das Leben hier ist ja auch ganz unerträglich in seiner Aussichtslosigkeit und seinem materiellen Stumpfsinn (ab 6 Uhr abends keine Bahn mehr, keine Strassenbeleuchtung, kein Café, kein Restaurant, nur Trümmer und Armut und Räuber." ([3], Bd. 3, Brief 627)

Im Mai 1950 lässt Benn Oelze wissen, dass er zum Mitglied der Bayerischen Akademie der Schönen Künste in München gewählt wurde und damit Mitglied von drei Akademien wäre (neben der Berliner Akademie der Künste und der Deutschen Akademie für Sprache und Dichtung):

> „... ich weiß nicht, ob noch ein anderer deutscher Schriftsteller das ist. Also eigentlich brauchte ich nicht elegisch zu sein, aber umso schwerwiegender ist die tatsächlich vorliegende Depression, die eine endogene sein muss – wie ich sie allerdings schon aus früheren Epochen meines Lebens kenne." ([3], Bd. 3, Brief 809)

Ende Juni 1953 gab Benn seine Kassenpraxis auf und begann mit der Arbeit am Vortrag „Altern als Problem für Künstler". Am 30. Oktober 1953 schrieb er an Oelze:

> „Ich bat den ‚Merkur', einen Aufsatz über meine Gedichte *nicht* zu bringen, ich mag nicht mehr, es sagt mir alles nichts mehr; ich kann kaum noch einen Schritt gehn vor Müdigkeit u: anderen körperlichen Missständen, schon rasieren ist mir zu viel, waschen, umziehn, – aber dasitzen u. verfaulen kann ich auch nicht, also was tun – schrecklich, schrecklich." ([3], Bd. 4, Brief 1154)

Am Jahresende resümierte er: „Das Jahr 1953 war alles in Allem ein depressives Jahr für mich u dem neuen traue ich auch nicht sehr" ([3], Bd. 4, Brief 1167).

Die Problematik des Alterns beschäftigte Benn auch im darauffolgenden Jahr und er bemühte bei einem Vergleich den Vortrag von Paul Hindemith über Johann Sebastian Bach:

> „Mit allem, was diese Größen geschaffen haben, schließen sie sich gleichzeitig von diesem Allem aus, da sie es nun nicht mehr schaffen können, sie schufen für andere das Vollkommene und bleiben selber zurück in Melancholie und Trauer, in »auswegloser Situation«." ([2], S. 395)

Erneut zeichnete sich eine Depression ab und führte vermutlich auch zu somatischen Beschwerden, wenn er am 17. März 1954 in seinem Kalender „Stein- und Starrbauch" festhielt ([2], S. 395).

Über die Behandlung dieser Stimmungsschwankungen ist wenig bekannt. Ob die Einnahme von Kokain während der Zeit in Brüssel ([6], S. 133) damit zusammenhing, lässt sich nicht klären. Gegen die Schlaflosigkeit nahm Benn Phanodorm ([3], Bd. 2, Brief 417) oder Quadronox ([3], Bd. 3, S. 443), ansonsten folgte er „... ja meinen Dumpfheiten immer sehr u. bekämpfe sie nicht, lasse sie verweilen u. sich ausbreiten, in der Hoffnung auf eine dialectische Natur" ([3], Bd. 3, Brief 805).

4.7 Das letzte Jahr

Ab dem 3. Januar 1956 bemerkte Benn teerfarbenen Stuhl (Hinweis auf eine Blutung im Magen-Darm-Trakt) und wurde daraufhin vom 7. bis 21. Januar im Sankt Gertrauden-Krankenhaus in Berlin-Wilmersdorf behandelt. Nach der Abschrift des Entlassungsbriefs [12] war der 69-jährige Patient bei seiner Aufnahme beschwerdefrei, gab einen seit 30 Jahren erhöhten Blutdruck sowie zuletzt vermehrt Herzbeschwerden an und war bei gutem Ernährungs- und körperlichem Zustand. Der Blutdruck war mit 180/110, später 150/90, erhöht, das Blutbild wurde mit „HB 83 %" bestimmt, die Blutsenkung war gering erhöht (15/34), die übrigen Laborwerde waren normal. Die Röntgenuntersuchung des Magens ergab in dem stark deformierten Anfangsteil des Zwölffingerdarms (Bulbus duodeni) eine noch aktive Nische entsprechend einem Geschwür. Die abschließende Diagnose lautete Blutung aus einem kleinen Ulcus duodeni (Zwölffingerdarmgeshwür) bei Narbenbulbus.

Zur Behandlung wurden Diät, feuchte Wärme, krampflösende Zäpfchen und eine Rollkur verordnet. Eine Blutung trat nicht mehr auf, der „HBwert zeigte steigende Tendenz. Der Lokalbefund blieb gut und der Patient erholte sich und wurde deutlich frischer". Magen und Blutsenkung sollten kontrolliert werden.

Oelze erhielt nach der Entlassung einen Bericht vom 28. Januar 1956:

> „... ich bin wieder im Lande, ausgestreckt im Hinterzimmer u schreibe im Stehn (Das soll ich bis auf weiteres tun.) ... Eine Krankheit ist ja etwas sehr Merkwürdiges ... keineswegs nur etwas Negatives, selbst nicht, wenn man Milch trinken muss, was ich seit 60 Jahren nicht tat. Nun muss man also wieder weiter, hilft nichts, weiter sehn u machen. Bin für Besuche u. Unterhaltungen noch zu müde." ([3], Bd. 4, Brief 1321)

Am 4. Februar notierte Benn im Kalender: „Irgapyrin 2 Tabl., da Polyneurit. Komplex, re. Nierengegend" und zwei Tage später: „Schlechte Senkung" [13].

Am 14. März 1956 erfolgte eine radiologische Kontrolluntersuchung, die Benn in seinem Tageskalender festgehalten hat: „10 h Röntgen/ Schlecht geschlafen. Rheuma. Migräne. / Dr. Schmitz: kein Malignom" ([3], Bd. 4, S. 565); Oelze konnte er berichten,

> „... dass die heutige Röntgenuntersuchung nichts Malignes ergeben hat; zwar sehr verworrene irreparierbare Verhältnisse am Duodenum, aber keine Notwendigkeit zu operieren. Das ist natürlich ein sehr, sehr angenehmes Resultat, das lohnt die peinliche u. quälende halbe Stunde, in der man da in den modernen Apparaten gerollt, auf den Kopf gestellt u zu Tode gedrückt wird." ([3], Bd. 4, Brief 1328)

Am 24. März ist „Starkes Rheuma re. Rücken" festgehalten [13].

Während der Vorbereitungen zu seinem 70. Geburtstag am 2. Mai 1956 beschrieb Benn am 3. April ein „handtellergrosses Ekzem am Hals u den Unterarmen, das so infam juckt", dass er nicht reisen könne ([3], Bd. 4, Briefe 1330 und 1332), und notierte am 19. April: „Ekzem schlecht, Allgemeinbefinden schlecht. Schlecht geschlafen" ([3], Bd. 4, S. 567). Und was mag seine Tochter Nele bei diesem Bericht des Vaters empfunden haben: „... ich denke in diesen Tagen so viel an Dich, weil ich ein fürchterliches Ekzem habe, das mich ganz verrückt macht vor Jucken. ... Eine ekelhafte Sache. Jucken ist wohl das erniedrigendste Körpergefühl, das es gibt!" Ein 80-jähriger Dermatologe sei konsultiert worden, ohne Erfolg ([5], S. 18 f.). Mit Rückenschmerzen ([5], S. 122) beging Benn seinen Geburtstag, wurde mit einer Feierstunde durch den Senat von Berlin geehrt und feierte privat im kleineren Kreis. Eine für wenige Tage später geplante Reise kam wegen der Beschwerden nicht zustande: „Kommt mir auch alles so erschreckend anstrengend vor. Ich fürchte ich kann nur noch in meinem Hinterzimmer mich hinbringen, die vielen schlimmen u die ganz wenigen einigermassen erträglichen Stunden" ([3], Bd. 4, Brief 1342).

Kurze Zeit später hat sich die gesundheitliche Situation deutlich verschlechtert:

> „Liege seit 8 Tagen fest im Bett, der Rheumatismus in re Rücken u Schulter ist völlig unerträglich. Man empfahl mir Masseur. Sowas Brutales war mir neu. Der zerreisst einem den Rücken, geht wie ein Trecker über den Rücken, stösst u hämmert auf Wirbel u Knochen, sogenannte ‚Bindegewebsmassage', ich würde es ja aushalten, aber leider nützt es bis jetzt (4 Massagen) nichts. Kann nicht mehr sitzen, kann nicht mehr schreiben. Reise Anfang Juni mit meiner Frau nach *Schlangenbad*, nennt sich *Rheuma*bad, wolln sehn." ([3], Bd. 4, Brief 1345 vom 23. Mai 1956)

Die Massagen erfolgten am 14., 17. („Lichtbogen! gräulich"), 19. („grausig zerschlagen") und 27. Mai 1956 ([3], Bd. 4, S. 570).

Ilse Benn nahm eine Fokussanierung durch Zahnextraktion vor ([6], S. 432) und Röntgenaufnahmen der Wirbelsäule wurden angefertigt, für die sich Benn am 26. Mai bedankte ([6], S. 432). Als Schmerzmittel nahm er Irgapyrin, Butazolidin, Eukodal und am 28. Mai erstmals ein Opioid [13]:

> „Hier werde ich süchtig, nehme Polamidon, so jetzt, daher kann ich Ihnen schreiben, stopfe mich zur Reise am 4 VI mit Drogen voll, u wenn ich in Schlangenbad bin und die Schmerzen nicht loswerde, haue ich ab. Meine Blutsenkung ist z.Z 47/82, also durchaus beunruhigend".

Er war sich seines Zustandes bewusst: „Kämpfe um mein Leben, bin ganz desolat" ([3], Bd. 4, Brief 1347).

Vom 4. bis 27. Juni hielt er sich, wie Oelze angekündigt, im Staatlichen Kurhotel Schlangenbad auf, das ihm sein Verleger Max Niedermayer empfohlen hatte. Von dort diktierte er am 15. Juni seiner Frau einen Brief an F.W. Oelze:

> „Ich liege seit der Stunde meines Hierseins fest im Bett u. kann an Unterhaltungen überhaupt nicht denken. Meine Schmerzen sind sehr gross. Aufstehen, Anziehen, Ausziehen machen mir Qualen. Da ich nach Ansicht der Badeärzte hier 4 Wochen zu früh gekommen bin, nämlich während der schwere akute Anfall noch im Gange ist u. die Blutsenkung so enorm hoch ist, werde ich zu der eigentlichen Bäderbehandlung noch gar nicht zugelassen. Ich bekomme jeden Tag eine Injektion, die aber völlig gar nichts nützen. Dazu nehme ich Tabletten, von denen ein Gläschen 38.– Dm. kostet. (Cortison.). Das alles aber ist, wie gesagt, für die Katz. Ich warte noch eine Woche, dann werfe ich mich vor einen der grossen Reiseomnibusse und dann wird die Neuritis sich ja beruhigen. Den rechten Arm kann ich kaum noch bewegen." ([3], Bd. 4, Brief 1348)

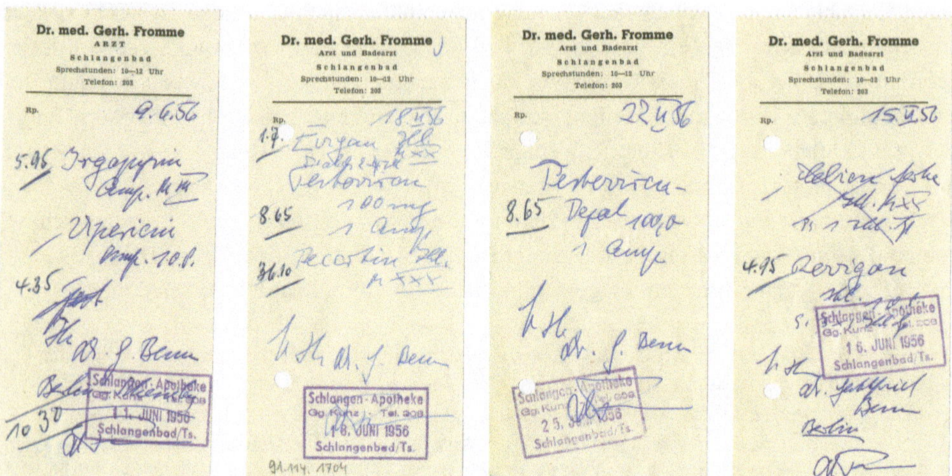

Dr. med. Gerh. Fromme
ARZT
Schlangenbad
Sprechstunden: 10–12 Uhr
Telefon: 203

Schlangen-Apotheke
11. JUNI 1956
Schlangenbad/Ts.

Dr. med. Gerh. Fromme
Arzt und Badearzt
Schlangenbad
Sprechstunden: 10–12 Uhr
Telefon: 203

Schlangen-Apotheke
Tel. 208
18. JUNI 1956
Schlangenbad/Ts.

Dr. med. Gerh. Fromme
Arzt und Badearzt
Schlangenbad
Sprechstunden: 10–12 Uhr
Telefon: 203

Schlangen-Apotheke

Dr. med. Gerh. Fromme
Arzt und Badearzt
Schlangenbad
Sprechstunden: 10–12 Uhr
Telefon: 203

Schlangen-Apotheke
16. JUNI 1956
Schlangenbad/Ts.

Abb. 4.1 Rezepte für Gottfried Benn, ausgestellt zwischen dem 9. und 22. Juni 1956 im Staatlichen Kurhotel Schlangenbad. (DLA Marbach)

Ilse Benn fügte hinzu: „Wir hoffen noch immer, dass eines Tages *plötzlich* die Schmerzen weg sind. Jetzt ist es schlimmer als zuletzt in Berlin."

Es wurden u. a. Irgapyrin (Antirheumatikum und Analgetikum) und Testosteron injiziert und als Tabletten Decortin (Nebennierenhormon), Vitamine und Evipan (Schlafmittel) verabreicht (Abb. 4.1). Der Behandlungserfolg blieb aus, das Ehepaar Benn flog vorzeitig am 27. Juni nach Berlin zurück.

Nachdem der Direktor der Orthopädischen Universitätsklinik im Oskar-Helene-Heim in Berlin-Dahlem, Prof. Dr. Alfred Nikolaus Witt, Benn zu Hause untersucht hatte, wurde er am Mittwoch, den 4. Juli in dieser Klinik aufgenommen mit „Schmerzen im Rücken, gürtelartige Ausstrahlung, jedoch auch in die Beine. Das Gefühl der sens. Herabsetzung in beiden Beinen. Kann nicht mehr wegen Kraftlosigkeit in bd. Beinen stehen" [14].

Als Aufnahmebefund ist festgehalten: „70-jähriger Patient mit dem Ausdruck allgemein schweren Krankseins. Jede Untersuchung und jedes Bewegen des Patienten löst starke Schmerzen aus. Die Beine können bewegt werden, jedoch fehlt es an Kraft" [14]. Die Blutsenkung war mit 86/123 weiter angestiegen, im Blutbild fanden sich Entzündungszeichen, die Temperatur stieg auf über 38 °C.

Auf mitgebrachten Röntgenaufnahmen der mittleren Brustwirbelsäule zeigten sich eine schwere generalisierte Spondylarthrose und Osteoporose. Der 9. Brustwirbelkörper (BWK) war höhengemindert und zeigte eine „auffällige streifige Struktur". Die neu angefertigten Röntgenaufnahmen bestätigten diesen Befund, jedoch war auch der 5. BWK „in beiden Ebenen ausgeplattet". Röntgenschichtaufnahmen der Wirbelsäule am 6. Juli 1956 erbrachten keine weitere Klärung; die Verlegung in das Sankt Gertrauden-Krankenhaus war für den nächsten Tag geplant.

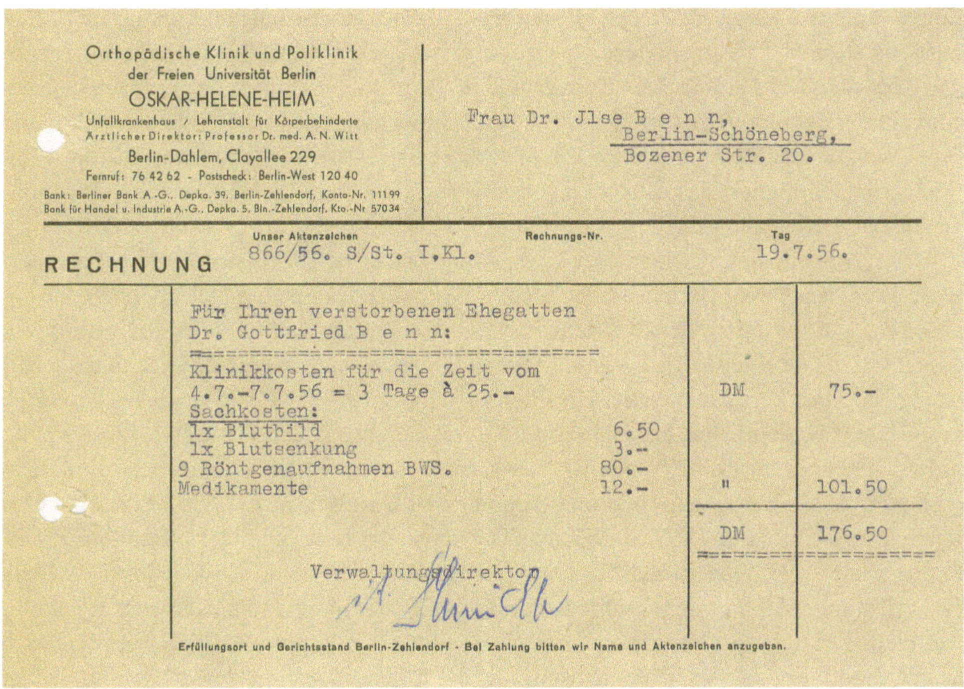

Orthopädische Klinik und Poliklinik
der Freien Universität Berlin
OSKAR-HELENE-HEIM
Unfallkrankenhaus / Lehranstalt für Körperbehinderte
Ärztlicher Direktor: Professor Dr. med. A. N. Witt
Berlin-Dahlem, Clayallee 229
Fernruf: 76 42 62 - Postscheck: Berlin-West 120 40
Bank: Berliner Bank A.-G., Depka. 39, Berlin-Zehlendorf, Konto-Nr. 11199
Bank für Handel u. Industrie A.-G., Depka. 5, Bln.-Zehlendorf, Kto.-Nr 57034

Frau Dr. Jlse B e n n,
Berlin-Schöneberg,
Bozener Str. 20.

RECHNUNG

Unser Aktenzeichen	Rechnungs-Nr.	Tag
866/56. S/St. I,Kl.		19.7.56.

Für Ihren verstorbenen Ehegatten
Dr. Gottfried B e n n:

Klinikkosten für die Zeit vom 4.7.-7.7.56 = 3 Tage à 25.-		DM	75.-
Sachkosten:			
1x Blutbild	6.50		
1x Blutsenkung	3.-		
9 Röntgenaufnahmen BWS.	80.-		
Medikamente	12.-	"	101.50
		DM	176.50

Verwaltungsdirektor
i.A. [Unterschrift]

Erfüllungsort und Gerichtsstand Berlin-Zehlendorf - Bei Zahlung bitten wir Name und Aktenzeichen anzugeben.

Abb. 4.2 Rechnung über den letzten stationären Aufenthalt von Gottfried Benn vom 4. bis 7. Juli 1956. (DLA Marbach)

Der Zustand verschlechterte sich im Verlauf von Stunden, „der Unterkörper wurde langsam gelähmt“ ([5], S. 131), es kam zu „Insuffizienzzeichen an Herz und Kreislauf“, wogegen Strophantin (Herzmittel) verordnet wurde. Am 7. Juli 1956, 8:05 Uhr, verstarb Gottfried Benn unter dem klinischen Bild einer „Urämie. Lungenödem“ [14].

Die abschließende Diagnose lautete: „Herzinsuffizienz, Verdacht auf Malignomen [vermutlich: Malignom im] Magen- und Darmtrakt“. Eine Sektion wurde nicht durchgeführt (Abb. 4.2).

4.8 Kommentar

Ernstlich erkrankt ist Gottfried Benn in seinem letzten Lebensjahr, nachdem im Januar 1956 Teerstuhl als Hinweis auf eine Blutungsquelle im Magen-Darm-Trakt auftrat. Ursache war ein Geschwür im Zwölffingerdarm, wobei die nachgewiesene Deformierung des Bulbus duodeni für bereits früher wiederholt aufgetretene Zwölffingerdarmgeschwüre spricht, die möglicherweise im Zusammenhang mit der häufigen Einnahme von Schmerzmitteln gegen Migräne stehen. Das Zwölffingerdarmgeschwür, das dann bei der Kontrolluntersuchung nicht mehr beschrieben wurde und wohl abgeheilt war, trat vermutlich unabhängig von der späteren Erkrankung auf. Erste Hinweise darauf könnten die leicht erhöhte Blutsenkung, die sich bei den Folgemessungen immer mehr verschlechterte, die

Empfehlung der Ärzte, im Stehen zu schreiben, sowie die erstmals im Februar und März 1956 als „Rheuma“ festgehaltenen Beschwerden gewesen sein. Im Mai kam es dann zu massiven Schmerzen im rechten Rücken und in der rechten Schulter, die nur nach Opioideinnahme (Polamidon) erträglich waren. Die Schmerzen breiteten sich später auch in die Beine aus, der rechte Arm konnte kaum noch bewegt werden, Gehen war nur noch mit fremder Hilfe möglich, das Allgemeinbefinden verschlechterte sich und es traten Lähmungen an den Beinen auf.

Die Aussagen zur Ursache dieser Erkrankung sind in den vorliegenden Krankenunterlagen vage. Nach dem Bericht seiner Tochter wurde Ilse Benn vom behandelnden Orthopäden nach Anfertigung der Röntgenschichtaufnahmen am Tag vor dem Tod informiert, dass ihr Mann an einem weit fortgeschrittenen Krebs in der Wirbelsäule leide und die Bilder „ganz große Zerstörungen der Knochen aufwiesen“ ([5], S. 129). Ähnliches beschrieb sein Biograf Werner Rübe, ein Radiologe, der mit dem behandelnden Arzt, Professor Witt, gesprochen hat ([6], S. 447), allerdings waren nach seiner Darstellung nicht die Brustwirbelkörper IX und V, sondern X und – stärker – VI betroffen ([6], S. 439). Eine definitive Klärung ist nicht möglich, da trotz intensiver Suche die Röntgenbilder bislang nicht auffindbar waren. Mit aller Einschränkung könnte man die Erkrankung von Gottfried Benn einem Tumorleiden mit unbekanntem Primärtumor (Carcinoma unknwon primary, CUP) zuordnen. Die Schmerzen im Rücken und in den Beinen und deren Lähmung erklären sich aus der Infiltration der Knochenmetastasen in das Rückenmark und dessen Nerven; unklar bleiben die Schmerzen und Bewegungseinschränkung am rechten Arm. Eine Röntgenaufnahme der Schulter wurde vermutlich nicht angefertigt.

Bei einem CUP ist ein eindeutiger Primärtumor nicht nachweisbar. Aktuell trifft dies bei 1–3 % aller Tumordiagnosen zu. Da aufgrund der häufig weit fortgeschrittenen Erkrankung die Beschwerden durch die Metastasen im Vordergrund stehen, gibt es keine typischen Leitsymptome. Eher wird über unspezifische Symptome wie Nachtschweiß, Gewichtsverlust und Schmerzen geklagt [15].

Der mittlerweile nur geringe Anteil an allen Tumordiagnosen erklärt sich durch die Fortschritte in der Diagnostik über die letzten Jahrzehnte: Zunehmend präzisere Bildgebungen sowie Techniken der pathologischen Befundung (z. B. Immunhistochemie) lassen immer häufiger Rückschlüsse auf den (möglicherweise sehr kleinen) Primärtumor zu und helfen so die Therapiekonzepte spezifischer zu gestalten mit besseren Ergebnissen. Dies führte zu einem Rückgang der CUP-Diagnosen über die letzten Jahrzehnte [16]. Weitere moderne Molekularanalysen, wie die DNA-Methylierungsanalyse, erreichten in einer retrospektiven Studie sogar in 86 % aller Fälle die Zuordnung zu einem ontogenetischen Primärtumor [17]. Daneben tritt der interdisziplinäre Behandlungscharakter bei dieser Diagnose in den Vordergrund.

Die aktuelle Behandlung des CUP-Syndroms beinhaltet vor allem systemtherapeutische palliative Therapieansätze mit dem Ziel, die Krankheit zu kontrollieren und die Lebensqualität zu erhalten. Zum Einsatz kommen hier breit wirksame Chemotherapeutika (Platinderivate). Trotz dieser Ansätze ist nach wie vor die Prognose ungünstig mit einer mittleren

Überlebenszeit von 6–10 Monaten nach Diagnosestellung [15] und damit erheblich schlechter als bei vielen anderen Tumorerkrankungen. Dies verdeutlicht, wie relevant eine präzise initiale Diagnostik und Aufarbeitung ist, um die Behandlung spezifisch anzupassen und somit die Prognose zu verbessern.

Für Gottfried Benn lassen sich aus der oben geschilderten Krankheitsgeschichte und den unspezifischen Beschwerden keine Rückschlüsse auf einen möglichen Primärtumor ziehen, was typisch für das CUP-Syndrom ist. Im Vordergrund standen Beschwerden durch den ausgeprägten Tumorbefall der Knochen. Diese Konstellation ist nicht untypisch, so liegen Knochenmetastasen in 25–35 % aller CUP-Syndrome vor [15]. Zwar wurden anfangs gastrointestinale Beschwerden in der Krankheitsgeschichte beschrieben, in der Röntgendiagnostik ergab sich jedoch kein Tumornachweis und erneute gastrointestinale Beschwerden wurden nicht geäußert, sodass die Diagnose „Malignom im Magen- und Darmtrakt" [14] unklar bleibt. Ein Lungenkarzinom wäre aufgrund der Tumorerkrankungshäufigkeit, des Zigarettenkonsums sowie der Knochenmetastasen (häufig bei Lungenkarzinom) zwar ebenfalls denkbar, klinisch ergaben sich jedoch ebenfalls keine spezifischen Symptome oder Hinweise bei der Röntgenuntersuchung des Magens, bei der immer auch Anteile der Lunge mituntersucht werden. So bleibt retrospektiv weiterhin nur die Diagnose eines CUP-Syndroms, weniger aufgrund der unspezifischen Krankheitspräsentation, sondern eher aufgrund der eingeschränkten Diagnostikmöglichkeiten im Jahre 1956.

Dank
Herrn Dr. Holger Hof sei für die kritische Durchsicht und wichtige Hinweise gedankt.

4.9 Überblick Leben und Werk

Gottfried Benn

1886	*2. Mai* geboren in Mansfeld bei Pritzwalk (Brandenburg); Vater: Gustav (1857–1939), protestantischer Pfarrer; Mutter: Caroline, geb. Jequier (1858–1912)
1897–1903	Königliches Friedrichs-Gymnasium in Frankfurt/Oder
1903/1904	Studium der Evangelischen Theologie und Philologie an der Universität Marburg
1904/1905	Fortsetzung des Studiums an der Friedrich-Wilhelms-Universität Berlin
1905–1910	Studium der Medizin an der Kaiser Wilhelms-Akademie in Berlin
1906	*April bis September* Militärdienst in Berlin
1909	*September* Famulatur in Lungenklinik in Gommern bei Magdeburg
1910	*März* Famulatur in Treysa bei Kassel · *August* Preis der Medizinischen Fakultät der Universität Berlin für „Die Ätiologie der Pubertätsepilepsie" · *Oktober* Unterarzt bei einem Infanterieregiment in Prenzlau; abkommandiert zum prakt. Jahr an die Psychiatrische Klinik Charité, Berlin

1912	*Februar* Approbation und Promotion. Titel der Dissertation: „Über die Häufigkeit des Diabetes mellitus im Heer" · *März* „Morgue und andere Gedichte" · *April* Dienst bei der Truppe in Prenzlau. Tod der Mutter · *Mai* Beförderung zum Assistenzarzt · *Sommer* Beendigung des Militärdienstes · *Oktober* Assistent in der Pathologie im Krankenhaus Westend, Berlin
1913	*Oktober* „Söhne. Neue Gedichte" · *November* Leiter des Pathologischen Instituts der Frauenklinik des Städtischen Bürgerhaus-Hospitals, Berlin
1914	*März* „Ithaka" · *April* Schiffsarzt von Hamburg nach New York und zurück · *Juni/Juli* Vertretungen · *Juli* Hochzeit mit Edith Brosin (1878–1922) · *August* Einzug als Oberarzt zum 3. Pionier-Bataillon Spandau. Teilnahme als Truppenarzt bei der Eroberung Antwerpens · *November* Eisernes Kreuz 2. Klasse. Versetzung in das Generalgouvernement Brüssel
1915	*8. September* Geburt der Tochter Nele (gest. 2002)
1916	*Januar* Prostituiertenkrankenhaus St. Gilles in Brüssel · *Herbst* Versetzung in das Kriegslazarett IV für Haut- und Geschlechtskranke in Brüssel · *Oktober* „Gehirne. Novellen"
1917	*März* „Fleisch: Gesammelte Lyrik" · *November* Entlassung aus dem Militärdienst. Beginn Facharztausbildung in der Charité, Berlin. Eröffnung einer Spezialpraxis für Haut und Geschlechtskranke in der Belle-Alliance-Str., Berlin- Kreuzberg
1919	*April* „Der Vermessungsdirigent"
1921	*August* „Die Ansteckung mit Syphilis in der Krankenpflege" (Aufsatz)
1922	*Mai* „Die Gesammelten Schriften" · *19. November* Tod der Ehefrau nach einer Gallenblasenoperation
1924	*Februar* „Schutt"
1925	*März* „Spaltung. Neue Gedichte"
1927	*April* Zulassung zur Kassenpraxis als Facharzt für Haut- und Geschlechtskrankheiten · *Mai* „Gesammelte Gedichte"
1928	*November* „Gesammelte Prosa"
1930	*November* „Fazit der Perspektiven"
1931	*März* Tischrede zum 60. Geburtstag von Heinrich Mann · *November* Uraufführung des Oratoriums „Das Unaufhörliche" (Musik: Paul Hindemith; Libretto: Gottfried Benn)
1932	*Januar* Aufnahme in die Preußische Akademie der Künste, Berlin · *April* Sein Aufsatz „Goethe und die Naturwissenschaften" erscheint in der „Neuen Rundschau" anlässlich des 100. Todestages von Goethe · *Dezember* „Nach dem Nihilismus"
1933	*März* Ernennung zum kommissarischen Vorsitzenden der Abt. Dichtung der Akademie der Künste, Berlin, nach dem erzwungenen Rücktritt von Heinrich Mann · *Mai* Rundfunkrede und Offener Brief: „Antwort an die literarischen Emigranten" · *Juli* „Der neue Staat und die Intellektuellen" · *Dezember* Mitglied der Reichsschrifttumskammer
1933/1934	Nach wiederholten Verleumdungen als „jüdischer Schriftsteller" und dem Röhm-Putsch Abkehr vom Nationalsozialismus

1934	*Februar* Vizepräsident der Union nationaler Schriftsteller · *Oktober* „Kunst und Macht"
1935	*April* Beendigung der Kassenpraxis und Dienstantritt als Sanitätsoffizier in der Wehrersatzinspektion Hannover
1936	*April* „Ausgewählte Gedichte 1911–1936" · *Mai* Angriffe im „Schwarzen Korps" und im „Völkischen Beobachter"
1937	*Juli* Versetzung zum Stab des Generalkommandos III. Armeekorps Berlin
1938	*Januar* Hochzeit mit Herta von Wedemeyer (1907–1945) · *März* Eröffnung einer Praxis für Privatpatienten in Berlin, Bozener Straße 20. Ausschluss aus der Reichsschrifttumskammer
1939	*Oktober* Beförderung zum Oberfeldarzt. Versetzung in den Bendlerblock · Tod des Vaters
1940	*Dezember* „Über Selbstmord im Heer" (Aufsatz)
1941	*August* Versetzung zum stellv. Generalkommando des III. Armeekorps, Berlin
1942	*März* Beförderung zum Oberstarzt
1943	*August* Verlegung der Einheit nach Landsberg an der Warthe. „Zweiundzwanzig Gedichte (1936–1943)" (Privatdruck)
1945	*Januar* Flucht aus Landsberg a.d.W. nach Berlin · *2. Juli* Freitod von Herta Benn in Neuhaus an der Elbe · *Dezember* Zulassung zur Kassenpraxis · Mitarbeit in einer Beratungsstelle für Geschlechtskranke
1946	„Statische Gedichte" (zunächst als Privatdruck) · *Dezember* Hochzeit mit Ilse Kaul (1913–1995)
1948	„Statische Gedichte" (Buchausgabe) · *Dezember* „Drei alte Männer. Zwei Gespräche"
1949	*Februar* „Der Ptolemäer" (enthält: „Weinhaus Wolf", „Roman des Phänotyp", „Der Ptolemäer") · *Juni* „Ausdruckswelt. Essays und Aphorismen" · *November* „Trunkene Flut. Ausgewählte Gedichte"
1950	Mitglied der Akademie der Künste, Berlin, der Deutschen Akademie für Sprache und Dichtung, Frankfurt / M., und der Bayerischen Akademie der Schönen Künste, München · *Februar* „Doppelleben. Zwei Selbstdarstellungen" · *November* „Frühe Prosa und Reden"
1951	*Juli* „Fragmente. Neue Gedichte" · *August* „Probleme der Lyrik" (Vortrag in Marburg) · *21. Oktober* Georg Büchner-Preis · *November* „Essays"
1952	*März* „Die Stimme hinter dem Vorhang" (Hörspiel) · *September* Teilnehmer an der Biennale Internationale de Poésie in Knokke (Belgien) im Auftrag des bundesdeutschen Außenministeriums · *November* „Frühe Lyrik und Dramen"
1953	*Januar* Verdienstkreuz des Verdienstordens der Bundesrepublik Deutschland · *März* „Destillationen. Neue Gedichte" · *Juni* Ende der Kassenpraxis · *September* Mitglied der Jury für den Europäischen Buchpreis in Genf
1954	*März* „Altern als Problem für Künstler" (Vortrag in Stuttgart und München)

1955	*August* „Aprèslude. Gedichte 1955“
1956	*Januar* Aufenthalt im Sankt Gertrauden-Krankenhaus, Berlin (Blutung aus Zwölffingerdarmgeschwür). Letztes Gedicht: „Kann keine Trauer sein“ · *April* „Gesammelte Gedichte“ · *Juni* Aufenthalt im Staatlichen Kurhotel Schlangenbad (Rheumabehandlung) · *Juli* Orthopädische Universitätsklinik Oskar-Helene-Heim, Berlin (Destruktion von Wirbelkörpern). *7. Juli* Tod
Die Grabstätte befindet sich auf dem Waldfriedhof Berlin-Dahlem.	

Literatur

1. Benn I (1976) Mein Mann Gottfried Benn. Die Waage. Zeitschrift der Chemie Grünenthal 15:208–212
2. Hof H (2011) Gottfried Benn. Der Mann ohne Gedächtnis. Klett-Cotta, Stuttgart
3. Benn G, Oelze FW (2016) In: von Steinhagen H, Kraft S, Hof H (Hrsg) Briefwechsel in 4 Bänden. Wallstein/Klett-Cotta, Göttingen/Stuttgart
4. Benn G (2011) Doppelleben. Zwei Selbstdarstellungen. Klett-Cotta, Stuttgart
5. Soerensen NP (1975) Mein Vater Gottfried Benn. Deutscher Taschenbuchverlag, München
6. Rübe W (1993) Provoziertes Leben. Gottfried Benn. Klett-Cotta, Stuttgart
7. Emmerich W (2006) Gottfried Benn. Rowohlt Taschenbuch Verlag, Reinbek bei Hamburg
8. von Hanna CM, Reents F (Hrsg) (2016) Benn-Handbuch (Leben – Werk – Wirken). J.B. Metzler, Stuttgart
9. Benn G (1986) Briefe an Tilly Wedekind 1939–1955. Hrsg. und mit einem Nachwort von Marguerite Valerie Schlüter. Klett-Cotta, Stuttgart
10. Benn G (1992) Briefe an Ellinor Büller 1930–1937. Hrsg. und mit einem Nachwort von Marguerite Valerie Schlüter. Klett-Cotta, Stuttgart
11. Benn G (1966) In: von Raabe P, Niedermayer M (Hrsg) Den Traum alleine tragen. Neue Texte, Briefe, Dokumente. Wiesbaden, Limes
12. Für die Überlassung einer Kopie des Berichts im St. Gertrauden-Krankenhaus vom 7. bis 21. Januar 1956 sei Herrn Dr. Holger Hof gedankt.
13. Tageskalender Gottfried Benn 22a. Deutsches Literaturarchiv Marbach
14. Abschlussbericht der Klinik und Poliklinik für Orthopädie Oskar-Helene-Heim Berlin. (Für die Überlassung dieser Kopie des Abschlussberichts sei Herrn Dr. Holger Hof gedankt.)
15. Hübner G et al (2023) CUP Syndrom. Krebserkrankungen mit unbekanntem Primärtumor. Onkopedia Leitlinie (Stand Juni 2023). www.onkopedia.de
16. Kolling S, Vetre F, Geuna E et al (2020) „Metastatic Cancer of Unknown Primary“ or „Primary Metastatic Cancer?“. Front Oncol 9:1546
17. Moran S, Martínez-Cardús A, Sayols S et al (2016) Epigenetic profiling to classify cancer of unknown primary: a multicentre, retrospective analysis. Lancet Oncol 17:1386–1395

Teil III

Heinrich Böll

Heinrich Böll (1917–1985)

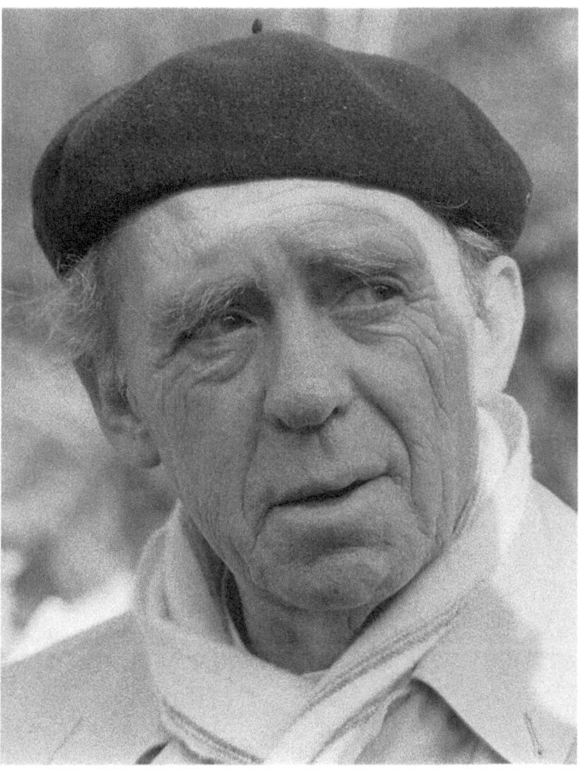

Heinrich Böll am 21.10.1983 (Foto: Sven Simon/Süddeutsche Zeitung Photo)

Heinrich Böll – Leben und Werk

5

Gabriele Ewenz

Heinrich Böll wurde am 21. Dezember 1917 in Köln als jüngstes von fünf Geschwistern zu einer Zeit geboren, die von den katastrophalen Auswirkungen des Ersten Weltkriegs und den sozialen und politischen Umwälzungen der Weimarer Republik bestimmt war. Diese historische Konstellation bildete den Ausgangspunkt für das Leben und Werk eines Autors, dessen Schaffen die Herausforderungen und Spannungen des 20. Jahrhunderts reflektiert und mitgestaltet hat. Aufgewachsen in einer Gesellschaft, die von Krieg, politischer Instabilität und dem Streben nach gesellschaftlicher Neuordnung geprägt war, entwickelte Böll literarische Ausdrucksformen, die sowohl die existenziellen Fragestellungen des menschlichen Daseins als auch die komplexen sozialen Strukturen seiner Zeit thematisierten. Seine Werke, die von einer tiefen Auseinandersetzung mit den psychologischen und philosophischen Dimensionen des Lebens zeugen, bieten einen vielschichtigen Zugang zur deutschen und europäischen Literatur des 20. Jahrhunderts, insbesondere in Hinblick auf die Auswirkungen historischer Traumata und die Auseinandersetzung mit der eigenen Identität.

Heinrich Bölls Eltern waren der aus Essen stammende Schreinermeister und Holzbildhauer Viktor Böll (1876–1960) und dessen zweite Frau Maria (1877–1944), geb. Hermanns, die als Zwanzigjährige von Düren kommend in Köln als Wirtschafterin arbeitete. Gemeinsam mit Wilhelm Polls (1866–1950) eröffnet der Vater bereits vor der Jahrhundertwende 1898 in der südlichen Kölner Neustadt ein florierendes „Atelier für kirchliche Kunst". Viktor Böll galt als sehr ehrgeizig, in Köln strebte er vor allem nach wirtschaftlichem Aufstieg und bürgerlicher Anerkennung, in Abendkursen bildete er sich besonders in Kunstgeschichte weiter und besuchte mit seinen Kindern die Kölner Museen mit ihren hervorragenden Kunstwerken. Für den jungen Heinrich waren diese Exkursionen prägend

G. Ewenz (✉)
Heinrich-Böll-Archiv, Köln, Deutschland
E-Mail: ewenz@stbib-koeln.de

T. Junginger et al. (Hrsg.), *Schriftsteller und ihre Erkrankungen*,
https://doi.org/10.1007/978-3-662-71465-2_5

für seine lebenslange Auseinandersetzung mit der Bildenden Kunst: „Mein Vater ist immer mit uns in die Museen gegangen, hat uns alles erklärt; die ganze Entwicklung der Malerei, verschiedene Schulen vom Mittelalter, ich möchte sagen, bis Picasso, den es auch schon in Museen gab, …" [1].

Aufschlussreich in diesem Zusammenhang ist der Versuch des jungen Böll, das Gesehene auch literarisch fassen zu wollen: Belegt ist ein nicht erhaltenes Gedicht mit der durchgestrichenen Überschrift *Bild im Wallraf Richartz Museum*. Später betonte Böll, dass auch Elemente seines Schreibens wie die Satire, der Humor oder auch die Opposition gegen vorgesetzte Obrigkeiten ihre Wurzeln in der frühkindlichen Auseinandersetzung mit den Kunstschätzen seiner Heimatstadt haben [2].

Die Firma „Böll & Polls" entwickelte sich zu einem erfolgreichen Betrieb. Die Herstellung von Beichtstühlen, Orgelbrüstungen, Orgelgehäusen, Kirchbänken und Altären in einigen Kölner Kirchen hielt den wirtschaftlichen Erfolg aufrecht, sodass die Wohnung in der Kölner Südstadt bald gegen ein neu gebautes Einfamilienhaus im damals ländlichen Vorort Raderberg, in dessen Umfeld sowohl Arbeiter als auch „Bürgerliche" wohnten, eingetauscht werden konnte. Allen Erinnerungen und Lebenszeugnissen zufolge verbrachte Böll in den ersten Jahren in Raderberg die wohl unbeschwerteste Phase seiner Kindheit und ersten Schulzeit, die 1924 mit dem Besuch der Katholischen Volksschule begann. Durch die Inflation 1923 und noch mehr durch die Wirtschaftskrise nach 1929 erlitt die Familie Böll herbe wirtschaftliche Verluste. Viktor Böll musste schließlich das Haus im Grünen wieder veräußern und die Familie bezog abermals häufig wechselnde Mietwohnungen in der Kölner Innenstadt. Um die eigenen Mietlasten zu verringern, wurden meist Zimmer an Untermieter vermietet und nicht selten kamen Gerichtsvollzieher, um das Geld ausstehender Rechnungen einzutreiben. Trotz der einsetzenden „Verarmung" der bis dahin recht wohlhabenden Familie legte Viktor Böll Wert darauf, seinen Kindern eine gute Ausbildung zu ermöglichen. So konnte der junge Böll von 1928 bis 1937 das Kaiser-Wilhelm-Gymnasium in der Kölner Innenstadt besuchen.

5.1 Frühwerk

Als die Familie wieder zurück in die Stadt zog, verließ Böll also nicht allein eine unbeschwerte, sondern auch eine von sich widersprechenden Erfahrungen bestimmte Welt. Einerseits erlebte er ein leichtes, spielerisch erkundendes Umfeld, das durch unbegrenzte Bewegungsmöglichkeiten als idyllisch und freundlich wahrgenommen wurde. Andererseits offenbarte sich ihm eine Realität, die als bedrohlich und verunsichernd empfunden wurde, geprägt von Verlusten mit tiefgreifenden Auswirkungen auf das individuelle Erleben. In diesem Sinne legten die hier verbrachten Jahre das Fundament sowohl für einen der Wirklichkeit, der gesellschaftlichen Ordnung gegenüber stets aufrechterhaltenen skeptischen Blick als auch für eine Autorschaft, die in ihrer Poetik die Perspektive auf das Erlebte und Erfahrene des Menschen ausrichtet: „Der Zerfall der bürgerlichen Gesellschaft. Ein Urthema der Literatur. Ein Zerfall, der eben in den zwanziger und dreißiger Jahren so sichtbar war, daß er für mich ohne große ideologische Vorbereitungen zum Thema wurde, zum Stoff [3].“ Dem jungen Böll vermittelte diese von Melancholie, Verzweiflung, Einsamkeit und Fremdheit bestimmte Atmosphäre jedenfalls die Themen für seine ersten literarischen Versuche, wie u. a. die Texte *Jugend, Sommerliche Episode* und *Am Rande der Kirche* bezeugen. In diesen frühen Texten zeigt sich ebenso Bölls Auseinandersetzung mit einem strengen katholischen Glauben, in dem noch seine Eltern erzogen wurden. Die religiöse Erziehung und die katholischen Traditionen beeinflussten nicht nur Bölls persönliche Überzeugungen, sondern auch sein literarisches Werk. In vielen seiner Geschichten und Romane thematisiert er Fragen des Glaubens, der Moral und der menschlichen Existenz, oft im Kontext von Schuld und Sühne. Der Katholizismus wurde dabei häufig als ein kultureller Hintergrund dargestellt, der sowohl Konflikte als auch Identität stiftete. Böll selbst entwickelte ein ambivalentes Verhältnis zur Kirche und zum Glauben. Während er die moralischen Fragestellungen schätzte, kritisierte er die dogmatischen Strukturen und die Institutionalisierung des Glaubens. Diese Spannungen spiegeln sich in vielen seiner späteren Werke wider, in denen er immer wieder die Komplexität des menschlichen Lebens und die Herausforderungen des Glaubens thematisierte.

Die unmittelbaren politischen Vorgänge fanden zunächst beim jungen Böll wenig Beachtung. So blieben die ersten Anzeichen einer politischen Radikalisierung ab 1929 in diesen frühen Texten außen vor, ganz anders als in späteren Schriften. Die Einschätzung, dass das Dritte Reich rasch erledigt sein würde, dass Hitler „sich nicht lange halten wird“, hatte wie bei einem Großteil der deutschen Bevölkerung auch die Vorstellungen der Familie Böll bestimmt, deren politisch-ideologische Auseinandersetzung mit der NSDAP offenbar erst ab 1933 einsetzte. Alle Rückblicke und Erinnerungen Bölls knüpften erst an diese, als „erschreckendes Erlebnis“ bezeichnete politische Situation des 30. Januar 1933 als Initial der zeitgeschichtlichen Beobachtung an: „Die politische Entwicklung von 1933 an habe ich, obwohl ich sehr jung war, sehr bewußt verfolgt. Das ergab sich durch Gespräche mit meinen Eltern, Geschwistern, Freunden, wir hatten sehr viel Betrieb zu Hause, viel Besuch [4].“ Nach dem Verbot der katholischen Verbände und Jugendgruppen fanden mitunter Zusammenkünfte jener Gruppierungen in der elterlichen Wohnung statt, an denen der junge Böll teilnehmen durfte. In dieser Zeit setzte sich Böll vor allem mit dem Werk von Fjodor M. Dostojewski und den französischen Autoren Léon Bloy, Georges Bernanos und Paul Claudel auseinander. Die britischen Konvertiten Evelyn Waugh und Gilbert Keith Chesterton ergänzten den französisch-katholischen Einfluss. – Am 1. Mai 1933 sah Böll den ersten großen Aufmarsch der Nationalsozialisten in Köln:

> „Ich habe ein Gemisch aus Schrecken und Lächerlichkeit empfunden. Es war eine blutige Lächerlichkeit in diesem Aufmarsch. … was da alles so zusammengekommen war an Straßenbahnern, an SA-Leuten, Arbeitsfront. … Schrecklich, aber gleichzeitig auch etwas Absurdes. Ich hab’ mir das genau angesehen [5].“

Böll versuchte sich weitgehend den Vereinnahmungen durch die Nationalsozialisten, gegen die auch seine gesamte Familie feindlich eingestellt war, zu entziehen. Im Schreiben fand er fortan eine Ausdruckmöglichkeit, um die politische und gesellschaftliche Situation zu verarbeiten. Ab 1936 lässt sich bei ihm eine vermehrte Produktion literarischer Texte, vor allem Gedichte, erkennen. Es sind erste Schreibübungen und literarische Experimente, die eine Suche nach neuen Ausdrucksformen kennzeichnet. Leidenschaftliche Schreibprozesse, wie sie aus der ersten Nachkriegszeit, aber auch aus späteren Werkphasen bekannt sind, erfüllten schon den Jugendlichen. Böll strebte offensichtlich danach, ein Lebensgefühl in sprachliche Bilder zu fassen, um sich durch diese Transformation Klarheit über die Wirklichkeit zu verschaffen und neue Erkenntnisse zu gewinnen. Diese Sprachbilder fungieren nicht nur als Reflexion über den Zustand des Menschen, sondern auch als Mittel zur Aufklärung über die damit verbundenen Unsicherheiten im Verhältnis zwischen dem Ich und seiner Umwelt. Sie thematisieren Bölls Ausgeliefertsein der eigenen Existenz an gesellschaftliche Gegebenheiten und Umstände. Anders gesagt: Literatur dient der Beobachtung, während das Schreiben Eindrücke und Erfahrungen in konkrete sprachliche Formen verwandelt und somit einen Raum für neue Wahrnehmungen, Einsichten und Erlebnisse ermöglicht.

Nach dem Abitur (März 1937) begann Böll eine Buchhändlerlehre in der Bonner Buchhandlung Lempertz, die er jedoch nach wenigen Monaten wieder abbrach. Zwischenzeitlich arbeitete er im väterlichen Betrieb und verdingte sich als Hilfsarbeiter, bis er 1938 zum Reichsarbeitsdienst in Kassel einberufen wurde. Im Anschluss daran immatrikulierte sich Böll zum Sommersemester 1939 an der Universität zu Köln, wo er Germanistik und Klassische Philologie belegte. Parallel dazu verfasste er literarische Texte, die er auch zu veröffentlichen suchte, wie zum Beispiel die Erzählung *Das Mädchen mit den gediegenen Ansichten*, deren Manuskript er der Wiener Zeitschrift *Die Pause* anbot. Im Mai 1939 begann Böll die Arbeit an einem Roman mit dem Titel *Am Rande der Kirche. Tagebuch eines Sünders*. Es waren die letzten Wochen in Freiheit, Ende August erhielt er den Einberufungsbescheid der Deutschen Wehrmacht, der er bis Kriegsende 1945 angehörte. Seine Grundausbildung als Infanterist und Fernmelder leistete er in Osnabrück, von dort aus wurde Böll nach Polen verlegt und anschließend nach Frankreich, wo er die längste Zeit als Besatzungssoldat war. In der Picardie erkrankte er schwer an Ruhr, sodass er nach Deutschland verlegt wurde und für ein Jahr in verschiedenen Kasernen zwischen Köln und Bielefeld stationiert war. 1942 erfolgte erneut der Abmarschbefehl nach Frankreich. Während eines Urlaubs heiratete er im März des Jahres die aus Pilsen stammende Lehrerin Annemarie Čech (1910–2004), eine Freundin seiner Schwester Mechthild. Mir ihr führte Böll in den folgenden Jahren einen regen Briefwechsel. Seine Kriegsbriefe und das Kriegstagebuch gehören zu den eindringlichsten Dokumenten über die Sinnlosigkeit des Krieges. Sie sind ein literarisches Vermächtnis und zugleich ein Schlüssel für das Verständnis des Schriftstellers Heinrich Böll, der er nach 1945 werden sollte. An die Stelle des Hoffens auf eine Zukunft literarischer Produktivität trat die Klage über die verlorene eigene Lebenszeit; das Schreiben der Feldpostbriefe wurde zur literarischen Ersatzproduktion. 1944 wurde Böll nach Russland abkommandiert. Durch selbst verursachte Erkrankungen versuchte er dem Wehrdienst zu entkommen. Mehrfach verwundet, kehrte er Ende 1944 – nach verschiedenen Lazarettaufenthalten – wieder nach Deutschland zurück. Im April 1945 geriet Böll schließlich in amerikanische Kriegsgefangenschaft, aus der er im September desselben Jahres entlassen wurde. Anschließend suchte er seine Frau an ihrem Evakuierungsort im Bergischen Land auf, wo ihr erster Sohn, Christoph, im Juli geboren worden war. Tragischerweise verstarb dieser nach kurzer Lebensphase im Oktober 1945.

5.2 Trümmerliteratur

Nachdem die Familie Böll 1946 nach Köln zurückgekehrt war, richtete sie sich in einem halb zerstörten Haus in Köln-Bayenthal ein:

> „Ich kam also Ende Oktober oder Anfang November 1945 nach Hause, und war zunächst einmal für zwei Jahre ein kranker Mensch. Nicht nur wegen des Hungers und der Bedingungen in den Gefangenenlagern, auch wegen der Krankheiten, die ich im Krieg gehabt hatte [6]."

Um eine Lebensmittelkarte zu erhalten, immatrikuliert sich Böll erneut an der Kölner Universität und arbeitet als Hilfsarbeiter in der Schreinerwerkstatt seines Bruders Alois. Die Lebensgrundlage der bald fünfköpfigen Familie sicherte in diesen ersten Nachkriegsjahren Annemarie Bölls Anstellung als Englischlehrerin, die sie zugunsten ihrer literarischen Übersetzungstätigkeit jedoch 1948 nach der Geburt des Sohnes René aufgab. Schon im August 1947 hatte sich Böll vom Studium beurlauben lassen, um sich ganz „freien schriftstellerischen Arbeiten" widmen zu können. Es folgte eine Phase intensiver literarischer Produktivität. Böll beginnt mit dem in der Vor- und Kriegszeit angesiedelten Roman *Kreuz ohne Liebe*, den er nach Abschluss als Beitrag eines Preisausschreibens einreichte. Eine Publikation unterblieb. Des Weiteren wurde die Arbeit an einer Vielzahl kleinerer Erzählwerke abgeschlossen, mit denen er die „ersten Schritte an die Öffentlichkeit wagte" [7]. Alle in dieser Phase entstandenen Texte sind geprägt von einer intensiven Auseinandersetzung mit der nationalsozialistischen Herrschaft, dem Krieg sowie der unmittelbaren Nachkriegszeit. In diesem Kontext entwickelte sich der für Böll in dieser Periode charakteristische Typus der Kriegs-, Heimkehr- und Trümmerliteratur. Es war die Suche nach einem Neuanfang, auch sprachlich. Beeinflusst durch die Lektüre amerikanischer Kurzgeschichten u. a. von Ernest Hemingway, J. D. Salinger und William Falkner fokussierte sich Böll in dieser Anfangsphase seines literarischen Schaffens vor allem auf diese Gattung. Auch die Zeitsituation und deren Umstände wie Papierknappheit und Unterhaltungsbedürfnis begünstigte diesen Schreibprozess.

Im März 1947 verschickte Böll seine ersten Kurzgeschichten an verschiedene Zeitungen und Zeitschriften. Eine Erzählung, *Vor der Eskaladierwand*, erschien im Mai stark gekürzt unter dem Titel „Aus der Vorzeit" im *Rheinischen Merkur*. Bölls erstes Honorar betrug 80 Reichsmark. Es folgten Abdrucke kleinerer Texte in Literaturzeitschriften wie der *Rheinischer Merkur, Karussell* oder in den *Frankfurter Heften*. Erste Anerkennung als junger Autor erfährt Böll durch die Publikation der Kurzgeschichte *An der Brücke* (1949) in der von Hans Werner Richter und Alfred Andersch begründeten Zeitschrift *Der Ruf*, die zu dieser Zeit eines der bedeutenden Publikationsforen der jungen deutschen Literatur darstellte. Parallel zu diesen Arbeiten versuchte Böll gemeinsam mit seiner Frau Annemarie als Übersetzer englischsprachiger Literatur tätig zu werden, so entstand der erste Kontakt zu dem in Opladen neu gegründeten Friedrich Middelhauve Verlag. Im November 1948 reichten sie dort den von ihnen ins Deutsche übertragenen Essay von Stephen Spender mit dem Titel *W.H. Auden and the Poets of the Thirties* ein.

Der „Zwang zu schreiben“, den Böll seit seiner Jugend verspürt, wie er 1953 in einem Gespräch mit Paul Schallück äußerte, und die anschließende Bemerkung, dass sich dieser Zwang im Laufe der Zeit „konkretisiert“ habe und von den „Grundthemen der menschlichen Existenz“ [8] geprägt werde, führte in der ersten Jahreshälfte 1948 zur Entstehung zweier weiterer umfangreicher Arbeiten. Besonders hervorzuheben ist der im April begonnene Text mit dem Titel *Zwischen Lemberg und Czernowitz*, der als Kriegserzählung konzipiert wurde. In diesem Werk versuchte Böll, die fortwährende Enteignung der individuellen Existenz des Menschen sichtbar zu machen, die zunächst durch den Krieg und später seiner Ansicht nach durch jede Form von Verwaltung bestimmt wird. Noch bevor dieser Text, der später unter dem Titel *Der Zug war pünktlich* (1949) veröffentlicht wurde, abgeschlossen war, begann Böll mit der Niederschrift einer weiteren Erzählung: *Das Vermächtnis*. Diese korrespondiert biografisch mit seiner Zeit als Besatzungssoldat in Frankreich und thematisiert den gesellschaftlichen Umgang mit einer als verbrecherisch erkannten Vergangenheit in einer sich davon ablösenden Gegenwart. Die finanzielle Lage der Familie blieb jedoch weiterhin angespannt. Auf der Suche nach einer festen Anstellung bewarb sich Böll erfolglos bei Verlagen und beim Rundfunk und überlegte ernsthaft, die Schriftstellerei aufzugeben: „Meiner Familie gegenüber kann ich jedenfalls eine andere Lebensweise nicht länger verantworten“, heißt es in einem Brief an seinen Lektor Paul Schaaf, „und obwohl ich manchmal (sekundenweise!) glaube, eine Aufgabe zu haben, so ist mir die Literatur doch im Grunde genommen keine unglückliche Stunde meiner Frau oder meiner Kinder wert“ [9]. Durch Vermittlung des Verlegers Friedrich Middelhauve wurde Böll von der Stadt Köln für die Volkszählung 1950 als Aushilfsangestellter bei der Gebäude- und Wohnungszählung eingesetzt.

Ein erster, jedoch entscheidender Schritt zur Etablierung als Autor wurde durch die Ausstrahlung seiner Kurzgeschichte *Über die Brücke* im Hessischen Rundfunk vollzogen. Auf der Suche nach Anschluss im literarischen Betrieb nahm Böll an den Treffen der „Gruppe junger Autoren“ teil, die sich als Gegenpol zur „Gruppe 47“ verstand. Unterschiedliche Interessen führten ihn jedoch nach kurzer Zeit wieder von der Gruppe weg. 1949 wandte sich Böll an Alfred Andersch mit der Bitte um Vermittlung von Kontakten zu anderen Schriftstellern. Und in der Tat ergaben sich daraus für Böll zwei wegweisende Verbindungen: zum einen zu Hans Werner Richter, dem Initiator der „Gruppe 47“, und zum Verlag Kiepenheuer & Witsch in Köln. 1950 erschien noch im Middelhauve Verlag ein Band mit Erzählungen, *Wanderer, kommst du nach Spa ...*, und 1951 die Kriegsgeschichte *Wo warst du, Adam?*.

Beim Treffen der „Gruppe 47“ in Bad Dürkheim gewann Böll für die satirische Erzählung *Die schwarzen Schafe* 1951 den ersten Preis, was ihm vor allem bei den Rundfunkanstalten größere Aufmerksamkeit einbrachte. Mit den gesellschaftlichen Wandlungen nach der Währungsreform und der Gründung der Bundesrepublik Deutschland hatten sich auch Thematik und Stil der Kurzgeschichten Bölls gewandelt. Nach der erfolgreichen, öffentlich diskutierten Weihnachtssatire *Nicht nur zur Weihnachtszeit* (1952) schrieb Böll eine Reihe weiterer Satiren, von denen *Doktor Murkes gesammeltes Schweigen* (1955) bis heute zu den erfolgreichsten zählt. Eine bedeutende finanzielle Einnahmequelle stellte für ihn der Rundfunk dar, insbesondere die Kölner Rundfunkanstalten, die sich zu einem wesentlichen Auftraggeber für viele Autoren und Autorinnen in jener Zeit entwickelten. Darüber hinaus erschienen zahlreiche Buchbesprechungen von Böll – eine Arbeit die in den folgenden Jahren zu einem spezifischen Teil seiner schriftstellerischen Tätigkeit wurde. Zu Bölls Publikationserfolgen gesellten sich 1953 die ersten Auszeichnungen: der „Erzählerpreis des Süddeutschen Rundfunks", der „Literaturpreis des Verbandes deutscher Kritiker" sowie die „Ehrengabe des Kulturkreises im Bundesverband der Deutschen Industrie". Zudem wurde er in die „Deutsche Akademie für Sprache und Dichtung" aufgenommen. Darüber hinaus erschien die erste größere Übersetzungsarbeit von Annemarie und Heinrich Böll: Kay Cicellis *Kein Name bei den Leuten.* Gut 30 Jahre später wird die Veröffentlichungsliste über 70 aus der englischen Sprache übersetzte Bücher umfassen.

Durch Vermittlung von Andersch knüpfte Böll, der sich bei Middelhauve verlegerisch nur schlecht betreut fühlte, erste Kontakte zu Kiepenheuer & Witsch. Ausschlaggebend für den Wechsel war ebenso, dass der von Middelhauve angekündigte Roman *Der Engel schwieg* (1951) kurzfristig vom Programm abgesetzt wurde. Die in ihm verarbeitete Thematik entsprach nicht mehr dem sich der Darstellung von Krieg und Zerstörung entziehenden Publikumsgeschmack. Mehrere Verlage, darunter Rowohlt, die Frankfurter Verlagsanstalt und der Kurt Desch Verlag, bemühten sich, Böll als Autor zu gewinnen. Den Durchbruch als etablierter Autor erzielte er jedoch erst 1953 mit seinem Roman *Und sagte kein einziges Wort* sowie 1954 mit H*aus ohne Hüter.* Im Jahr 1954 reiste Böll erstmals nach Irland; seine Erlebnisse und Eindrücke von Land und Bevölkerung hielt er in tagebuchartigen Aufzeichnungen fest, die zuerst in der *Frankfurter Allgemeinen Zeitung* als Fortsetzung erschienen.

In den folgenden Jahren avancierte Böll als Autor von Kurzgeschichten, Erzählungen, Hörspielen und Romanen zum meistgelesenen und bekanntesten, aber stets auch kontrovers diskutierten deutschen Schriftsteller. Innerhalb weniger Jahre nahm sein fiktionales Werk ein beachtliches Ausmaß an: vier Romane, dazu große Erzählungen wie *Das Brot der frühen Jahre* (1955) und *Im Tal der donnernden Hufe* (1957), *Irisches Tagebuch* (1957), Satiren sowie eine Vielzahl an Kurzgeschichten und Rezensionen begründeten Bölls Ruhm der 1950er-Jahre. Am Ende des Jahrzehnts beendete Böll sein, durch mehrfache Schreibpausen allerdings nur diskontinuierlich betriebenes, komplexes Projekt *Billard um halb zehn.* Das ist Bölls erster in einer Romankonzeption angelegter Versuch, die Gegenwart der Bundesrepublik als Fortsetzung und Ergebnis der deutschen Geschichte der vergangenen 50 Jahre einzuordnen. Als der Roman im Herbst 1959 ausgeliefert wurde, nahezu gleichzeitig mit den Romanen *Die Blechtrommel* von Günter Grass und *Mutmaßungen über Jakob* von Uwe Johnson, feierte die Kritik deren Erscheinen als „Höhepunkt" der Nachkriegsliteratur, mit denen der deutschen Literatur der Anschluss an die Weltliteratur gelungen sei (Abb. 5.1).

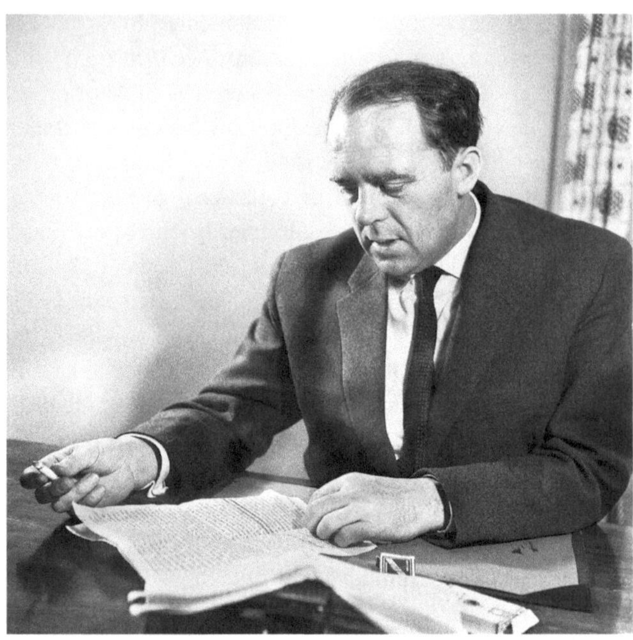

Abb. 5.1 Heinrich Böll, 1959. (Foto: Fritz Eschen (Deutsche Fotothek))

5.3 Späte Schaffensperiode und politisches Engagement

Parallel zu seiner schriftstellerischen Arbeit intensivierte sich Bölls gesellschaftlich-politisches Engagement ab den 1950er-Jahren zunehmend. Die Debatte über die Wiederaufrüstung Deutschlands und der damit verbundene Umgang mit der nationalsozialistischen Vergangenheit bildeten hierbei die Grundlage seines Engagements. Folgerichtig zählte er dann auch zu den Mitgliedern des „Grünwalder Kreises". Seine erste öffentliche Rede, *Wo ist dein Bruder?,* hielt Böll 1956 im Rahmen der „Woche der Brüderlichkeit" in Bonn. Bölls Auseinandersetzung mit der katholischen Kirche, insbesondere deren Rolle während des Nationalsozialismus, manifestierte sich in dem Essay *Brief an einen jungen Katholiken* (1958). Kurz vor der Erstaussendung des Textes im Südwestfunk wurde die Ausstrahlung durch den Intendanten untersagt. Im Mai 1955 war Böll als Mitglied in das P.E.N.-Zentrum der Bundesrepublik Deutschland gewählt worden, 1959 wurde er als korrespondierendes Mitglied in die Akademie der Wissenschaften und der Literatur, Mainz, aufgenommen.

Im Jahr 1960 zog sich Böll für nahezu fünf Monate mit seiner Familie nach Irland zurück, um sich den Ereignissen in der Bundesrepublik zu entziehen. In dieser Zeit entstand der Dokumentarfilm *Irland und seine Kinder*, zu dem er das Drehbuch verfasst hatte. Der Film wurde als deutscher Beitrag für den „Prix Italia" in der Kategorie Dokumentarsendung nominiert. Wenige Jahre später war Böll mit seinem Film über Dostojewski ähnlich erfolgreich. Er experimentierte auch literarisch mit neuen Gattungen, so entstanden einige Theaterstücke, u. a. das Drama *Ein Schluck Erde,* das im Dezember 1961 am

Düsseldorfer Schauspielhaus unter der Regie von Karl-Heinz Stroux erfolglos uraufgeführt wurde. Es war Böll nicht gelungen, die Fabel des Stückes, das im Jahr 2500 nach einer Atomkatastrophe spielen soll, von ihrer Abstraktion zu lösen und in eine ansprechende dramatische Handlung umzusetzen. Insgesamt muss man seine Versuche, sich als Dramatiker zu etablieren, als gescheitert betrachten.

Auf Einladung des Auswahlausschusses des Bundesinnenministeriums hielt sich Böll mit seiner Familie 1961 als Ehrengast der Deutschen Akademie in der Villa Massimo in Rom auf. Unter dem Titel *Ansichten eines Clowns* erschien 1963 ein weiterer bedeutender und zeitkritischer Roman des Autors, in dem Böll seine Kritik an der katholischen Kirche, insbesondere im Hinblick auf ihren Einfluss auf die Öffentlichkeit und die Kultur, viel deutlicher als in früheren Romanen formulierte. Zusammen mit Rolf Hochhuths Theaterstück *Der Stellvertreter* (1962) und Carl Amerys kirchenkritischem Essayband *Die Kapitulation oder Deutscher Katholizismus heute* (1963) trug Bölls Roman zur Intensivierung der Auseinandersetzung kritischer Intellektueller mit der katholischen Kirche bei. In diesem Kontext verfassten die deutschen Bischöfe einen Hirtenbrief, in dem sie den katholischen Literaten und Publizisten eine „zersetzende Kritik“ sowie eine „eigentümliche Neigung zum Pessimismus“ vorwarfen.

Im Rahmen des deutsch-sowjetischen Kulturabkommens bereiste er im Herbst 1962 mit Rudolf Hagelstange (1912–1984) und Richard Gerlach (1899–1973) erstmals die Sowjetunion, wo Bölls Werke bekannt und weit verbreitet waren. Mit dieser Reise erwiderten sie als Mitglieder der „Deutschen Akademie für Sprache und Dichtung“ in Darmstadt den Besuch einer Delegation sowjetrussischer Schriftsteller im November 1961 in der Bundesrepublik. In Moskau lernte Böll u. a. auch Alexander Solschenizyn und Lew Kopelew, zwei der bekanntesten russischen Dissidenten, kennen. Nach deren Ausbürgerung 1974 bzw. 1981 aus der Sowjetunion fanden beide Autoren erste Zuflucht und Aufnahme bei den Bölls in Köln und in Langenbroich. Im Rahmen der 12. internationalen Berliner Festspiele wurde die Verfilmung von *Brot der frühen Jahre* ausgezeichnet. Böll hatte bei der Dialogbearbeitung mitgewirkt.

Fragen der Literatur, des Verhältnisses von Wirklichkeit und Fiktion in literarischen Texten, die Verortung und das Selbstverständnis des Schriftstellers und Autors zwischen künstlerischer Autonomie und gesellschaftlicher Verantwortung von Kunst und Literatur – diesen Fragen widmete sich Böll im Rahmen von vier Poetikvorlesungen, die er von Mai bis Juni 1964 auf Einladung Theodor W. Adornos an der Frankfurter Johann Wolfgang Goethe-Universität hielt. Darin entwickelte er anhand des von ihm gewählten Leitmotivs einer „Ästhetik des Humanen“ Grundzüge seiner Autorenpoetik. 1966 konnte Böll seine umfangreiche Erzählung *Ende einer Dienstfahrt* beenden. Noch vor Erscheinen der Buchausgabe hielt Böll zur Eröffnung des Wuppertaler Schauspielhauses im September 1966 seine berühmte Rede *Die Freiheit der Kunst*, in der er sich kritisch über das Verhältnis von Kunst und Künstlern und deren Verhältnis zum Staat und zur Gesellschaft äußerte. Ein Jahr später wurde er mit dem Georg-Büchner-Preis ausgezeichnet. In seiner Dankesrede bezog sich der Preisträger auf die Ermordung Benno Ohnesorgs am 2. Juni 1967 bei einer Demonstration in Berlin und den Beginn der Radikalisierung der Studentenbewegung. Vor seinem 50. Geburtstag musste sich Böll mit privaten Rückschlägen auseinandersetzen, als bei ihm eine schwere Erkrankung an Hepatitis und Diabetes diagnostiziert wurde, die fortan seine weiteren Lebensjahre bestimmten. Nach seiner vorläufigen Genesung setzte er sich engagiert und aktiv wieder für gesellschaftliche Belange ein und beteiligte sich im Mai 1968 an den Protestaktionen gegen die Notstandsgesetze in Bonn. Eine Einladung des Tschechoslowakischen Schriftstellerverbandes führten Böll und seine Familie, zusammen mit den französischen Schriftstellern Louis Aragon und Jean-Paul Sartre, im gleichen Jahre in die CSSR. In Prag wurde Böll Augenzeuge der Invasion der Truppen des Warschauer Paktes. Unter dem Titel *Der Panzer zielte auf Kafka* erschien sein Bericht über das Ende des ersten Demokratisierungsversuches eines Ostblocklandes im *Spiegel*.

Das Jahr 1969 stellte einen signifikanten Wendepunkt für die BRD dar, da erstmals eine sozialliberale Koalition unter der Führung Willy Brandts gebildet wurde. Heinrich Böll begrüßte diese politische Veränderung und unterstützte die SPD insbesondere aufgrund von Brandts Politik der Aussöhnung mit dem Osten. Gleichzeitig hegte er jedoch erhebliche Vorbehalte gegenüber dem Radikalenerlass der Bundesländer vom 28. Januar 1972, der die Ausschlusskriterien für Mitglieder und Sympathisanten radikaler Gruppen im öffentlichen Dienst festlegte und somit in seinen Augen eine problematische Einschränkung der politischen Freiheit darstellte.

Am 8. Juni 1969 hielt Böll anlässlich der Gründung des „Verbandes deutscher Schriftsteller" (VDS) im Kölner Gürzenich eine Rede, in der er das *Ende der Bescheidenheit* der Schriftsteller gegenüber Verlegern und dem Staat proklamierte. Im Jahr 1970 wurde er zum Präsidenten des P.E.N.-Zentrums der Bundesrepublik gewählt, und im darauffolgenden Jahr übernahm er sogar das Amt des Präsidenten des Internationalen P.E.N. Diese Positionen, die ihm ein gesteigertes Ansehen, insbesondere in den Medien, einbrachten, übte er mit großem Engagement aus und setzte sich besonders erfolgreich für die Belange von Dissidenten in der ganzen Welt ein. – Literarische Erfolge konnte Böll 1971 mit seinem Roman *Gruppenbild mit Dame* verbuchen, der nach Erscheinen auf den 1. Platz der Bestsellerlisten rückte. Trotz der divergierenden Beurteilungen des Romans herrschte unter den Literaturkritikern Einigkeit über einen zentralen Aspekt: Der Roman entfaltet ein vielschichtiges Panorama deutscher Zeitgeschichte. Durch die gezielte Auswahl seiner Figuren und die sorgfältige Berücksichtigung zeitgeschichtlicher Elemente gelang es Böll, seine humanistischen, aufklärerischen und politischen Absichten auf literarisch hochambitionierte Weise eindrucksvoll zu vermitteln.

In den 1970er-Jahren wurde die innenpolitische Situation der BRD zunehmend durch die Auseinandersetzung mit dem Terrorismus geprägt. Diese Entwicklung war maßgeblich durch die Radikalisierung der „Rote Armee Fraktion" (RAF) unter Andreas Baader und Ulrike Meinhof bedingt. In der Folge nahmen gewalttätige Aktionen zu, die sich in Form von Brand- und Sprengstoffanschlägen, Banküberfällen und Attentaten manifestierten. Die vom terroristischen Untergrund verübten Gewalttaten lösten staatliche Reaktionen aus, die vor allem in der Verschärfung gesetzlicher Rahmenbedingungen und der verstärkten Konsolidierung der Polizeikräfte bestanden, um den terroristischen Angriffen entgegenzuwirken. Ins Visier gerieten vor allem auch Intellektuelle, die zunehmend für die Entstehung des Terrorismus, vor allem von der CDU/CSU und rechtskonservativen Presseorganen, verantwortlich gemacht wurden. Als einer der bekanntesten Schriftsteller seiner Zeit nahm Böll hier eine exponierte Stellung ein. Als am 23. Dezember 1971 die Zeitung *BILD* mit der Schlagzeile „Baader-Meinhof-Bande mordet weiter. Bankraub: Polizist erschossen" in die Öffentlichkeit trat, obwohl eine Beteiligung der Baader-Meinhof-Gruppe an einem Bankraub in Kaiserslautern zu diesem Zeitpunkt nicht nachgewiesen werden konnte, prangerte Böll diese Art von unseriöser Berichterstattung in seinem Artikel *Will Ulrike Gnade oder freies Geleit?* in scharfer Form an. Durch das Erscheinen seines Textes im *Spiegel* wurde Böll in den folgenden Jahren immer wieder Gegenstand von öffentlichen Diffamierungen, Denunziationen und Hetzkampagnen, in die zunehmend auch seine Familie hineingezogen wurde. Polizeirazzien bei seinen Söhnen und deren Familien sind nur ein Beispiel für diese Übergriffe auf die Privatsphäre des Autors. Einen Höhepunkt erreichten diese Anfeindungen im „Deutschen Herbst" 1977.

Internationale Anerkennung erfuhr Böll Anfang der 1970er-Jahre: *Gruppenbild mit Dame* wurde in den USA zum Buch des Monats gewählt. Unter dem Titel *A Plea for Meddling (Einmischung erwünscht)*, 1973) erschien ein Essay in der *New York Times*, in dem er angesichts der zunehmenden Verfolgung von Schriftstellern und Intellektuellen in aller Welt für eine politische Solidarität als Ausdruck des Humanen plädierte, die vor keiner Grenze Halt machen dürfe. Er forderte von Politikern in Ost und West, das Gebot der Nichteinmischung in die inneren Angelegenheiten anderer Staaten zu durchbrechen.

Die Wahl Heinrich Bölls zum Präsidenten des Internationalen P.E.N. wurde bereits als ein politisches Signal der Normalisierung in den Beziehungen zu anderen europäischen Ländern interpretiert. Die Verleihung des Nobelpreises für Literatur 1972 stellte darüber hinaus eine Anerkennung der literarischen Verdienste Bölls dar, der den Preis für seinen Roman *Gruppenbild mit Dame* erhielt (Abb. 5.2) und – neben Günter Grass – als einer der politisch prominentesten Vertreter der Nachkriegsliteratur galt.

Seine eigenen negativen Erfahrungen mit der Springer-Presse und öffentlicher Diffamierung nahm Böll zum Anlass, 1974 die Arbeit an der fiktiven Geschichte einer unbedeutenden Hausangestellten zu beginnen. In der Erzählung *Die verlorene Ehre der Katharina Blum oder: Wie Gewalt entstehen und wohin sie führen kann* wird die Geschichte einer jungen Frau erzählt, deren Leben durch eine flüchtige Beziehung zu einem mutmaßlichen Terroristen aus den Fugen gerät. Die mediale Hetze sowie die gesellschaftliche Stigmatisierung, die sie infolgedessen erfährt, führen zu einem dramatischen Verlust ihrer Ehre und ihrer Identität.

1976 traten Annemarie und Heinrich Böll aus der katholischen Kirche aus. Böll blieb mit einigen anderen Schriftstellern und Schriftstellerinnen ein engagierter Zeitgenosse und setzte sich auch weiterhin für verfolgte Autoren wie zum Beispiel Wolf Biermann ein. Gemeinsam mit Günter Grass und Carola Stern gab Böll die Zeitschrift *L'76,* die 1980 als *L'80* fortgesetzt wurde, heraus. Die Herausgeber wollten Autoren, die sich zum demokratischen Sozialismus äußern wollten, ein Forum verschaffen.

Wie wenig erfolgreich die Bekämpfung des Terrorismus in den Vorjahren war, zeigte eine Folge von Anschlägen durch die RAF. Trotz aller Maßnahmen wurden im April 1977 Generalbundesanwalt Siegfried Buback und sein Fahrer Wolfgang Göbel sowie im Juli der Vorstandsvorsitzende der Dresdner Bank Jürgen Ponto erschossen. Im September des Jah-

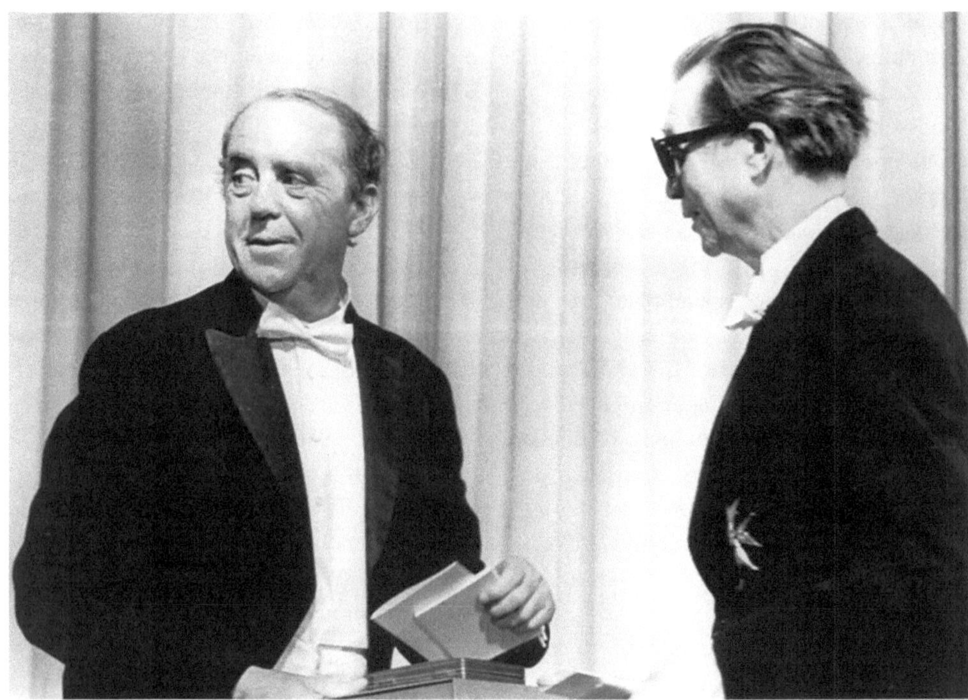

Abb. 5.2 Heinrich Böll bei der Verleihung des Nobelpreises für Literatur mit dem Sekretär der Schwedischen Akademie, Stockholm, 10. Dezember 1972. (Süddeutsche Zeitung Foto)

res wurde der Präsident des Bundesverbandes der Deutschen Arbeitgeberverbände, Hanns Martin Schleyer, in Köln entführt und später ermordet, nachdem die Versuche der Entführer, die Freiheit von elf Häftlingen zu erpressen, gescheitert waren und die RAF-Terroristen Andreas Baader, Gudrun Ensslin und Jan Carl Raspe in Stuttgart-Stammheim Selbstmord verübt hatten. Die unmittelbar nach der Entführung Schleyers vehement einsetzende öffentliche Auseinandersetzung mit dem Thema Terrorismus führte erneut zu innenpolitischen Verwerfungen, und die deutschen Intellektuellen, allen voran Böll, gerieten abermals ins Visier der Presse und in den Sog der Diffamierungen. Die öffentlichen Anfeindungen erreichten ein solches Ausmaß, dass in Würzburg eine geplante Aufführung der Theateradaption von *Katharina Blum,* in einer Inszenierung von Margarethe von Trotta, verschoben werden musste und an einer Münchener Schule die Lektüre der Erzählung vorzeitig abgebrochen wurde. In Bayern wurde sogar darüber diskutiert, ob die Bücher von Heinrich Böll und Günter Grass weiterhin als geeignete Schullektüre empfohlen werden könnten (Abb. 5.3).

Im Jahr 1979 initiierte der Journalist Rupert Neudeck die Gründung der privaten Hilfsorganisation „Ein Schiff für Vietnam", einer humanitären Initiative, die sich zum Ziel gesetzt hatte, in Seenot geratene Flüchtlinge aus Vietnam zu retten. Böll, der als prominenter Schriftsteller und engagierter Bürger bekannt war, schloss sich dieser Organisation an und

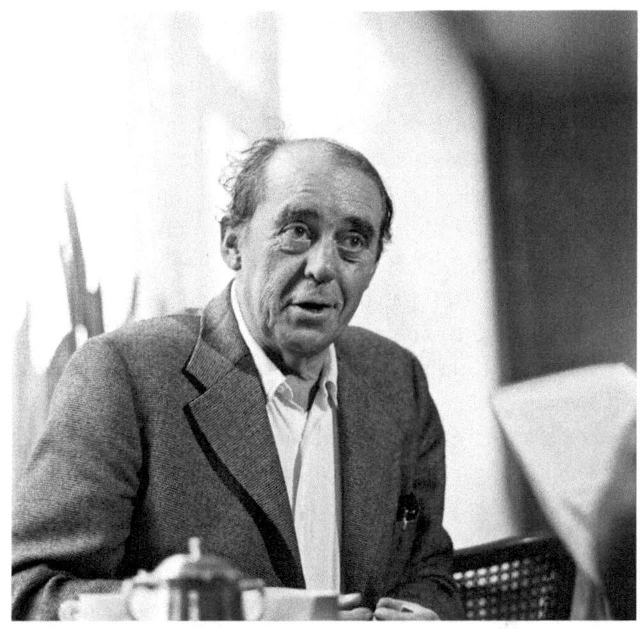

Abb. 5.3 Heinrich Böll, 1976. (Foto: Brigitte Friedrich (Süddeutsche Zeitung Foto))

unterstützte aktiv Neudecks Bemühungen, um den Geflüchteten eine sichere Zuflucht zu bieten. Diese Aktion reflektiert nicht nur das Engagement Bölls für humanitäre Belange, sondern auch die gesellschaftliche Verantwortung von Intellektuellen in Krisenzeiten.

Sein Roman *Fürsorgliche Belagerung*, in dem die Themen von Überwachungen und Bespitzelungen von Personen erneut aufgegriffen wurden, konnte im Herbst 1979 erscheinen. Im Dezember des Jahres reiste Böll mit seiner Frau zu einem Familientreffen nach Ecuador, dort traten bei ihm jedoch ernsthafte gesundheitliche Schwierigkeiten auf. Der klimatische Wechsel führte zu Problemen mit den durch jahrelangen Diabetes geschädigten Gefäßen des rechten Beins, was eine sofortige Operation in Quito erforderlich machte. Infolgedessen konnten Annemarie und Heinrich Böll erst Anfang Januar 1980 in die Bundesrepublik zurückkehren. Zudem war eine erneute Operation erforderlich, monatelange Klinikaufenthalte folgten.

Angeregt durch Marcel Reich-Ranicki schrieb Böll nach seiner Genesung einen Essay über seine Schulzeit von 1933 bis 1937, der 1981 unter dem Titel *Was soll aus dem Jungen bloß werden? Oder: Irgendwas mit Büchern* im Verlag seines Sohnes René Böll erschien. Es ist sein erster größerer autobiografischer Text. Zu Beginn der 1980er-Jahre war die politische Lage in der BRD von mehreren Entwicklungen gekennzeichnet. Die geopolitische Situation war stark vom „Kalten Krieg“ geprägt. Der NATO-Doppelbeschluss von 1979, der die Stationierung neuer atomarer Mittelstreckenraketen in Westeuropa vorsah, führte zu intensiven Debatten und Protesten in der BRD. Auf dieser Basis entwickelte sich eine Zunahme von Protestbewegungen, die eine Abkehr von militärischen Aufrüstungsmaßnahmen und ein stärkeres Engagement für soziale Gerechtigkeit forderten.

Unter dem Eindruck eines „Rüstungswahnsinns" bildete sich in der Bundesrepublik die „Friedensbewegung" als ein Zusammenschluss verschiedener Friedensinitiativen, die für den 10. Oktober 1981 eine Protestkundgebung in Bonn organisierten. Es wurde die größte Demonstration in der Geschichte der Bundesrepublik. Bei der Kundgebung traten vor allem Redner und Rednerinnen unterschiedlicher Gruppierungen auf: u. a. der Friedensforscher Robert Jungk, die Theologin Uta Ranke-Heinemann und zwei Politiker, Erhard Eppler und Petra Kelly. Böll hielt vor 300.000 Menschen, die auf der Bonner Hofgartenwiese versammelt waren, seine Rede *Gegen die atomare Bedrohung gemeinsam vorgehen.*

Die Familie Böll gab die Stadtwohnung in Köln auf und zog 1982 in den kleinen zwischen Köln und Bonn gelegenen Ort Bornheim-Merten. In seiner Geburtsstadt verlieh der Rat der Stadt Köln nach einigen Querelen Böll das Ehrenbürgerrecht, die höchste von der Stadt zu vergebende Auszeichnung. Trotz seiner angeschlagenen Gesundheit beteiligte sich Böll an der Blockade einer amerikanischen Kaserne in Baden-Württemberg. Die Proteste richteten sich gegen die Stationierung von US-amerikanischen Pershing-II-Raketen in der Nähe des schwäbischen Dorfes Mutlangen, die Teil des NATO-Doppelbeschlusses war. Die Protestaktionen von Mutlangen waren ein bedeutendes Ereignis innerhalb der Friedensbewegung der1980er-Jahre in Deutschland. Sie trug zur politischen Mobilisierung gegen die atomare Aufrüstung bei und beeinflusste letztlich auch die öffentliche Meinung sowie politische Entscheidungen hinsichtlich der Aufrüstung (Abb. 5.4).

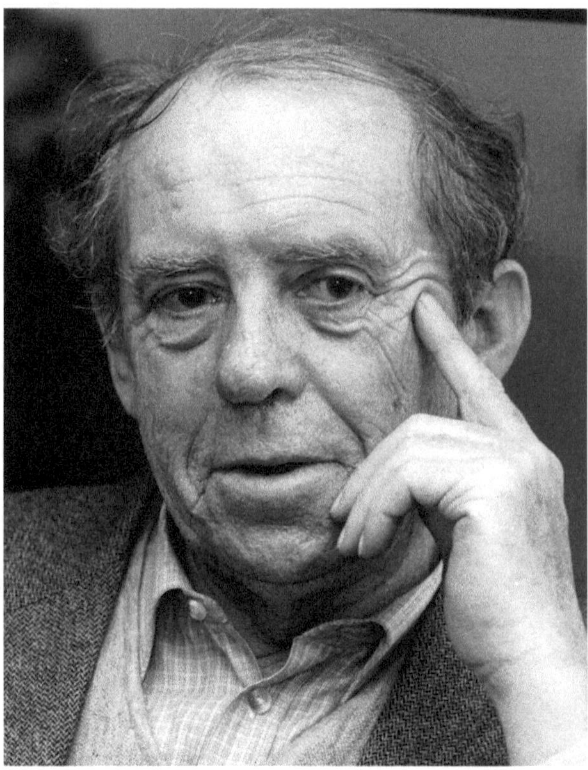

Abb. 5.4 Heinrich Böll, 1985. (Foto: Sven Simon (Süddeutsche Zeitung Foto))

Aus Anlass des 40. Jahrestags der Kapitulation der deutschen Wehrmacht erschien 1985 als ein weiterer biografischer Text Bölls *Brief an meine Söhne oder vier Fahrräder*, in dem er über seine Erlebnisse am Ende des Krieges berichtet. Parallel dazu beendete er nach drei Jahren die Arbeit an seinem letzten in Dialogen und Monologen konzipierten Roman *Frauen vor Flußlandschaft*, der jedoch erst posthum erscheinen konnte. Im Juli 1985 musste Böll erneut für eine Operation ins Krankenhaus und wurde am 15. Juli wieder entlassen, um sich auf einen weiteren Eingriff vorzubereiten. Am Morgen des 16. Juli 1985 starb Heinrich Böll in seinem Haus in dem Eifelort Langenbroich. Unter großer Anteilnahme der Bevölkerung, von Kollegen und Politikern, unter ihnen auch Bundespräsident Richard von Weizsäcker, Christa Wolf, Günter Grass und Lew Kopelew, wurde Böll am 19. Juli 1985 in Bornheim-Merten, seinem letzten Wohnort, beigesetzt. Die Reaktionen der nationalen und internationalen Presse waren einhellig. Mit Böll, so der Tenor, sei ein Autor gestorben, der wie kein zweiter „das literarische Gewissen des wiedergeborenen Deutschlands" verkörperte und durch seine moralische Integrität wie kein anderer vermocht hätte, die Position des „unabhängigen Intellektuellen" im Deutschland der Nachkriegszeit auszufüllen und so das „Gewissen der Nation" zu werden. Eine Zuschreibung, gegen die sich Böll zeitlebens mit unermüdlicher Entschlossenheit zur Wehr setzte.

Literatur

1. Heinrich Böll: Eine deutsche Erinnerung. Gespräch mit René Wintzen (1978). In: Ders.: Werke. Kölner Ausgabe. Bd. 25. Interviews II. 1976–1979. Hrsg. v. Robert C. Conard u. Werner Jung. Köln 2010, S. 292–465, hier: S. 321. [Zitate aus der Kölner Ausgabe werden nachfolgend mit KA unter Angabe der Band- und Seitenzählung abgekürzt]
2. Weil die Stadt so fremd geworden ist. Gespräch mit Heinrich Vormweg (1977). In: KA, Bd. 25, S. 207–218, hier: S. 212
3. Drei Tage im März. Gespräch mit Christian Linder (1975). In: KA, Bd. 24, S.461–547, hier: S. 493
4. Im Gespräch: mit Heinz Ludwig Arnold (1971). In: KA, 24, S. 267–311, hier: S. 270
5. Köln gibt's schon, aber es ist ein Traum. Gespräch mit Werner Koch (1979). In: KA, Bd. 25, S. 602–628, hier: S. 610
6. Vgl. Anmerkung 1, S. 434 f.
7. Böll H (1994) Die Hoffnung ist wie ein wildes Tier: Briefwechsel mit Ernst-Adolf Kunz 1945–1953. Köln:28
8. Gespräch mit Paul Schallück (1953). In: KA, Bd. 24, S. 9–13, hier: S. 9
9. Brief von Heinrich Böll an Paul Schaaf, 1949, Heinrich-Böll-Archiv Köln

6 Heinrich Böll – Erkrankungen

Theodor Junginger

Die folgenden Angaben beziehen sich auf Heinrich Bölls Erinnerungen an seine Schulzeit [1], die Briefe aus dem Krieg [2, 3], den Briefwechsel mit Ernst-Adolf Kunz [4], die Biografien von Jochen Schubert und Heinrich Vormweg [5, 6], die literarische Skizze von Dieter Kühn zu Annemarie Böll [7] und das 1975 von René Wintzen geführte Interview mit Heinrich Böll [8].

6.1 Schulzeit und Arbeitsdienst

Im Rückblick auf seine Gymnasialzeit (1928–1937), die auch von der dramatischen politischen Entwicklung geprägt war, berichtete Heinrich Böll, dass er an ungezählten Tagen nicht in die Schule ging, sondern durch die Kölner Altstadt strolchte ([1], S. 10). Sein Alibi für das Schulschwänzen war eine chronische Stirnhöhlenvereiterung, die ihn jahrelang quälte und bei der geringsten Bückbewegung Kopfschmerzen und Übelkeit verursachte. Diese Krankheit blieb auch während seiner Zeit beim Arbeitsdienst und bei der Wehrmacht, verlor sich aber dann ([1], S. 60). Am 30. Januar 1933, dem Tag der Machtergreifung Hitlers, war Böll an einer schweren Grippe erkrankt [(1, S. 13]. 1935 musste er wegen einer eitrigen Mittelohrentzündung (Labyrinthitis) mehrere Wochen das Bett hüten ([1], S. 86; [2, Brief 446). Vor diesem Hintergrund ist die Beurteilung im Abiturzeugnis vom 6. Februar 1937 zu verstehen: „… wenig leistungsfähig, durch häufiges Kranksein; vom Turnen aufgrund eines ärztlichen Attests befreit und in seiner körperlichen Beschaffenheit stark ge-

T. Junginger (✉)
ehem. Klinik für Allgemein- und Abdominalchirurgie, Universitätsmedizin Mainz, Mainz, Deutschland
E-Mail: Junginger@uni-mainz.de

T. Junginger et al. (Hrsg.), *Schriftsteller und ihre Erkrankungen*,
https://doi.org/10.1007/978-3-662-71465-2_6

hemmt … Dass seine Leistungen nicht durchweg gut sind, ist wohl auf Krankheit und häufiges Fehlen zurückzuführen" ([3], S. 1498 f.).Dennoch hatte Böll, der viel mit dem Fahrrad unterwegs war, zum Schwimmen ging ([1], S. 55) und Schlagball spielte ([1], S. 64) die Kondition, den körperlich und psychisch extrem belastenden Reichsarbeitsdienst vom 1. November 1938 bis 31. März 1939 hinter sich zu bringen, unterbrochen durch einen Krankenhausaufenthalt in Kassel, für den der Grund nicht bekannt ist ([2], Brief 121).

6.2 Kriegsdienst 1939–1945

Heinrich Böll wurde einen Tag nach Kriegsbeginn, am 2. September 1939 als kriegsverwendungsfähig (k.v.) eingestuft, zum Militärdienst nach Osnabrück eingezogen und der Infanterie zugewiesen ([2], Brief 3). Die unglaublichen körperlichen Strapazen und psychischen Qualen hat er in seinen *Briefen aus dem Krieg* beschrieben [2, 3]. Die tägliche Korrespondenz mit seiner Familie half ihm ebenso wie sein tiefer Glaube, den Kriegsdienst und die Kriegserlebnisse zu ertragen. Zumindest in den Anfangsjahren half auch das Weckamin Pervitin, das er zunächst rezeptfrei schon als Schüler ausprobierte ([1], S. 98)und sich an die Front schicken ließ ([2], Briefe 4, 8, 13, 48, 47, 71, 127) - später kam er davon wieder los - ([1], S. 99) und es half Nikotin. Schon als Schüler rauchte er verbotenerweise Zigaretten ([1], S. 14, 22), während des Krieges war Tabak für ihn und die meisten anderen Soldaten unverzichtbar.

Als Infanterist waren Exerzieren und lange Fußmärsche mit vollem Gepäck, Gewehr, Gasmaske und Stahlhelm zu absolvieren. Die „erbärmlichen Füße" bereiteten große Schwierigkeiten. Einlagen verschafften seinem „anormalen Hohlfuß" mehr oder weniger Abhilfe ([2], Brief 45 und 57; [3], Brief 761).

Grippe

Ende März 1940 wurde Böll wegen einer Grippe, möglicherweise auch einer Lungenentzündung ins Lazarett Osnabrück eingeliefert ([2], Brief 31, 35). Durch die Behandlung nahm er wieder an Gewicht zu (von 73 kg auf 79 kg) und bat um Zigaretten und Streichhölzer, „um das zehn Tage entbehrte Rauchen wieder aufzunehmen" ([2], Brief 34).

Verdacht auf Ruhr

Wegen Durchfall und des Verdachts auf Ruhr lag er vom 26. August bis 27. September 1940 im Kriegslazarett Dury bei Amiens ([3], S. 1501; Abb. 6.1). Während des Aufenthalts kam es zu einem Furunkel am Hinterkopf ([2], Brief 82). Da Restsymptome der Erkrankung fortbestanden, wurden am 6. November 1940 neben einer sehr strengen Diät Opiumtabletten verschrieben ([2], Brief 91), und weil er die Truppenkost nicht vertrug, durfte Böll außerhalb der Kaserne essen ([2], Brief 117).

Die Darmbeschwerden scheinen immer wieder aufgetreten zu sein. Dem Truppenarzt gegenüber beklagte er sich am 14. Februar 1942, dass er nun schon eineinhalb Jahre krank, ihm nie geholfen und er nie wirklich untersucht worden sei ([2], Brief 215). Vom 17. bis 21. Februar 1942 wurde er dann in einem Reservelazarett in Köln Nippes ([2, S. 1271) und an-

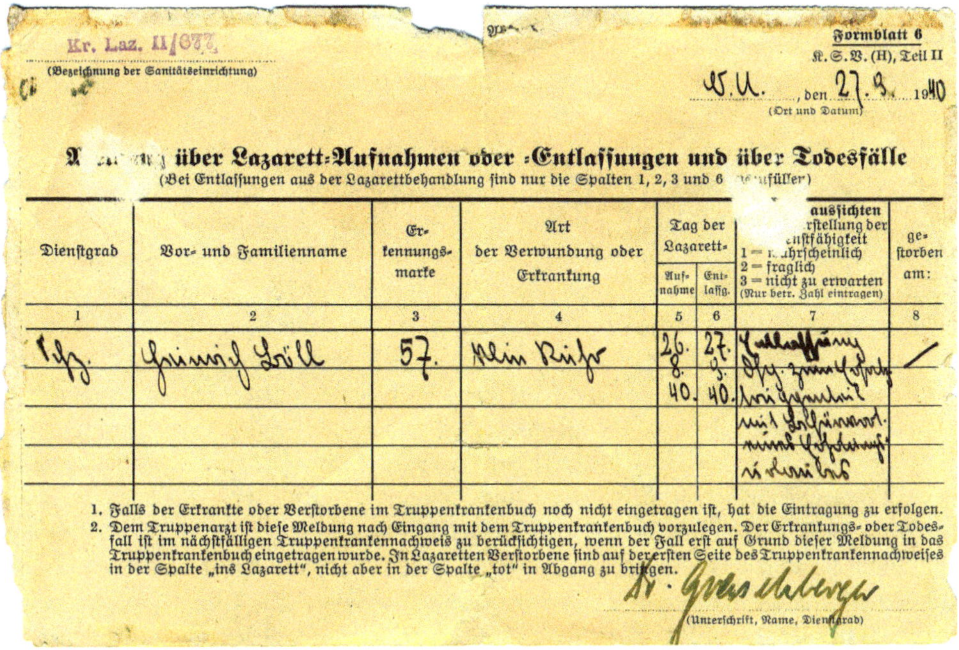
Kr. Laz. II/677

(Bezeichnung der Sanitätseinrichtung)

Formblatt 6

K.S.V. (H), Teil II

W.U., den 27.9. 1940

(Ort und Datum)

über Lazarett-Aufnahmen oder -Entlassungen und über Todesfälle

(Bei Entlassungen aus der Lazarettbehandlung sind nur die Spalten 1, 2, 3 und 6 auszufüllen)

Dienstgrad	Vor- und Familienname	Erkennungsmarke	Art der Verwundung oder Erkrankung	Tag der Lazarett- Aufnahme	Tag der Lazarett- Entlassg.	…aussichten …rstellung der …nstfähigkeit 1 = wahrscheinlich 2 = fraglich 3 = nicht zu erwarten (Nur betr. Zahl eintragen)	gestorben am:
1	2	3	4	5	6	7	8
Schtz.	Heinrich Böll	57.	klin. Ruhr	26. 8. 40.	27. 9. 40.	[illegible]	/

1. Falls der Erkrankte oder Verstorbene im Truppenkrankenbuch noch nicht eingetragen ist, hat die Eintragung zu erfolgen.
2. Dem Truppenarzt ist diese Meldung nach Eingang mit dem Truppenkrankenbuch vorzulegen. Der Erkrankungs- oder Todesfall ist im nächstfälligen Truppenkrankennachweis zu berücksichtigen, wenn der Fall erst auf Grund dieser Meldung in das Truppenkrankenbuch eingetragen wurde. In Lazaretten Verstorbene sind auf der ersten Seite des Truppenkrankennachweises in der Spalte „ins Lazarett", nicht aber in der Spalte „tot" in Abgang zu bringen.

Dr. [illegible]

(Unterschrift, Name, Dienstgrad)

Abb. 6.1 Bescheinigung über den Lazarettaufenthalt von Heinrich Böll wegen „klin. Ruhr" vom 26. August bis 27. September 1940. (Archiv der Erbengemeinschaft Heinrich Böll)

schließend im (Kranken-)Revier weiter ambulant behandelt, bekam Schonkost und wurde in regelmäßigen Abständen gewogen. Dennoch hatte er „wieder ganz plötzlich und ohne jede ersichtliche Ursache eine wüste Attacke meines alten Übels auszustehen; es scheint wirklich als ob ich Zeit meines Lebens darunter werde zu leiden haben" ([2], Brief 217).

Am 17. Mai 1942 schrieb er, inzwischen nach Frankreich verlegt, „seit vier oder fünf Tagen habe ich übrigens wieder einen tollen Durchfall, sehr häufig und immer sehr plötzlich, sodass ich mich heute gezwungen sah, einmal zu fasten und Opium zu schlucken; das hat mir gut getan" und „das Rauchen ist das einzige, was ich noch habe, lesen kann ich nicht, schreiben erst recht nicht, und Saufen ist meinem augenblicklichen Zustand nicht gemäß, denn seit einigen Tagen habe ich wieder mit meiner alten Frankreich-Krankheit zu tun, nicht gerade Ruhr, aber immerhin wüst genug, doch durch Opium und Fasten habe es schon etwas eingedämmt" ([2], Brief 239 f.; Brief 49]

Augenzittern und Kopfschmerz

Unter starkem Augenzittern berichtete Böll erstmals aus Bromberg/Polen: „Sonderbarerweise habe jetzt sehr starke Beschwerden mit meinem Augenzittern. … Die Augen zittern jetzt auch schon, wenn ich sie geschlossen halte; sie schmerzen auch. Schießen kann ich ja nun damit überhaupt nicht mehr …". (20. April 1940, [2], Brief 49)

Ähnliches schrieb er 1943 aus Frankreich: „Da meine Augen und mein Kopf mich andauernd ganz fürchterlich schmerzen und auch meine Füße wieder toll anfangen, sich zu melden, habe ich mich heute krankgemeldet und bin vom Arzt zur Spezialuntersuchung nach Amiens (ins Lazarett) überwiesen worden, vor allem wegen der Augen, an denen sich übrigens eine eiternde Bindehautentzündung gebildet hat. Das Zittern der Augen ist ja auch eine Abnormität, die mich jetzt übrigens oft ungewollt überfällt; vor allem ganz wüste Kopfschmerzen; ich bin gespannt, was man im Lazarett sagen wird …" ([2], Brief 428).

Vom 30. Januar bis 19. Februar 1943 war Böll wieder im gleichen Lazarett in Dury bei Amiens wie 1940, unterbrochen von einer zweitägigen Reise nach Paris, wo er für den Stabsarzt Noten einkaufen und in der Apotheke „allerhand interessante Medikamente" abholen sollte ([2, Brief 438]. Die Untersuchungen durch Augen-, HNO- und Nervenarzt ergaben keinen krankhaften Befund ([2], Brief 441). „Da ich keinen Stahlhelm und keine Gasmaske mehr zu tragen brauche und außerdem jede Nacht meinen vollen Schlaf habe, geht es mir auch wieder erträglich" ([2], Brief 438). Die Kopf- und Augenschmerzen besserten sich, es blieb das Zittern der Augen, „das allen Ärzten ein Problem bleibt; aber ich werde wohl nicht mehr schießen brauchen und von allen damit zusammenhängenden Unannehmlichkeiten durch die Vorgesetzten befreit sein; ich selbst bin davon überzeugt, dass es irgendwie mit den Nerven zusammenhängt, dieses spontane Augenzittern" ([2], Brief 449). Nachdem auch eine Nachuntersuchung im Lazarett in Amiens keinen Befund erbrachte ([2], Brief 473), erfolgte eine Untersuchung bei einem Ophthalmologen in Paris, der gleichfalls nichts an den Augen feststellen konnte und einen Psychiater als zuständig empfahl ([2], Briefe 494, 506). Dazu schrieb Böll am 3. Mai 1943: „Zum Arzt werde ich bei günstiger Gelegenheit gehen. Ich will von dieser mehr als unheimlichen Krankheit befreit werden! Sonst geht es mir gesundheitlich wirklich gut. Bestimmt, ich sehe gut aus und fühle mich auch ganz gesund, rauche allerdings wahnsinnig viel. Dafür trinke ich keinen Tropfen, nur selten einmal!" ([2], Brief 537). Ob eine psychiatrische Untersuchung stattfand, ist unklar.

Verletzungen bei Attentat in Frankreich

Am 29. Oktober 1943 wurde Bölls Einheit von Frankreich nach Russland verlegt:

> „… gerade eine halbe Stunde Reise nach Russland hinter uns, als ein ganz schreckliches Attentat auf unseren Zug verübt wurde; wie durch ein Wunder - ein Wunder allein - bin ich zwischen drei völlig zerquetschen Waggons, zwischen Toten und Verwundeten herausgezogen worden, nur eine kleine Prellung an der Schulter und an einer Hand eine Schramme, das ist alles. Ich werde Dir noch schreiben wie grauenhaft das war." ([3], Brief 669)

Die Nacht verbrachten sie

> „ein paar Stunden sehr elend in einer Scheune. … Meine Knochen tun mir doch sehr weh, es war ein unsagbar gefährliches Abenteuer, und ich habe an allen Ecken und Kanten meines Körpers Wunden und Beulen. Aber ich lebe und bin gesund." ([3], Brief 670)

Auch zwei Tage später sitzt ihnen „der Schrecken des Unglücks … noch in den Gliedern, aber wir sind ja so müde, stur und gleichgültig" ([3], Brief 671). Später schwoll die Verletzung an der Hand an und begann zu eitern ([3], Brief 672); es war kein Hindernis für den sofortigen Einsatz nach der Ankunft auf der Krim.

Verwundungen an der Front auf der Krim

„Wir kauern wie Tiere in unseren Erdlöchern und lauern, lauern auf das Feuer, das uns oft mit schweren Kaliber fast zudeckt. … ich bin wunderbarerweise immer noch völlig gesund bis auf einige kleine Splitterschrammen an Händen und Füßen“, schrieb er am 19. November 1943 ([3], Brief 688). Zwei Wochen später, am 2. Dezember, erlitt er eine weitere Verwundung durch einen Granatsplitter an der Kopfschwarte neben dem linken Ohr mit kurzzeitiger Bewusstlosigkeit. Der Abtransport dauerte vier Tage, bevor er mit einer „Ju“ nach Odessa geflogen wurde und ihm im dortigen Lazarett am 8. Dezember in einer Operation Restsplitter entfernt wurden. Die weitere Behandlung der zunächst eiternden und schmerzenden Wunde erfolgte in mehreren Lazaretten ([3], Briefe 703, 697, 699, 700). Am 23. Februar 1944 wurde er aus dem Kriegslazarett Stanislau (Westukraine) in die Genesendenkompanie Saint-Avold (Frankreich) entlassen. ([3], S. 1595, Brief 806)

Verwundung an der Front in Rumänien

Verlegt an die Ostfront in Rumänien, kam es am 30. Mai 1944 zu einer weiteren Verwundung:

> „… morgens um 6 Uhr am Mittwoch nach Pfingsten bin ich beim letzten Angriff 20 m vor den russischen Linien verwundet worden. Diesmal habe ich buchstäblich „Eisen ins Kreuz“ bekommen, in die linke Schulter drei veritable Splitter, eine recht unangenehme Sache, weil ich mich nicht recht legen und auch nicht sitzen kann. … Die letzten Tage waren wirklich grauenhaft. Es war ganz irrsinnig heiß die ganzen Tage, furchtbar staubig und es gab keinen Tropfen zu trinken und nichts zu essen, so sind wir von einer kahlen Höhle zur anderen vorgegangen, immer im schweren Feuer; es war wirklich die Hölle. Als es dann Abend wurde, zum zweiten Mal, mussten wir wieder Schanzen, anstatt zu ruhen. Morgens ging dann gleich der entscheidende Angriff vor, den ich bis zuletzt mitmachte. Als ich eben verwundet und notdürftig verbunden war, brachen russische Panzer ein und wir mussten laufen gehen; gleichzeitig wurde es 50 m vor uns schwarz vor russische Infanterie! Das war dann das Schlimmste, diese Flucht, aber Gott hat mich errettet und erhalten und ich danke Gott aus vollem Herzen … Hände und Füße sind unverletzt, ich konnte sogar laufen, sonst wäre ich bestimmt verloren gewesen.“ (2. Juni 1944; [3].Brief 806).

Er wurde dann in fünftägiger Fahrt mit dem Zug in ein Lazarett nach Sinftu Gheorge (Rumänien) gebracht, seine Verletzungen beschrieb er in einem Brief vom 9. Juni:

> „… meine Wunde sieht doch erschreckend aus; die größte ist genauso groß wie ein Lindenblatt, dort wo der größte Splitter hineingegangen ist, darüber ist dann noch eine Wunde von zwei kleineren Splittern, etwa so groß wie eine Pflaume; es schmerzt fast gar nicht und ist auch vollkommen ungefährlich, aber man erschrickt doch, wenn man sich so zerstört sieht; der Krieg ist doch Irrsinn!“ ([3], Brief 813)

Am 15. Juni wurde er nach dreitägiger Reise ins Kriegslazarett Debrecen (Ungarn) verlegt ([3], S. 1506), zuvor musste er aber erst entlaust werden und auch sonst schien sein hygienischer Zustand beklagenswert:

> „… es ist wirklich paradox, dass ich ohne Läuse von der Front gekommen bin und nun nach Passieren von mehreren Sanitäts-Einrichtungen vollkommen hoffnungslos verlaust bin. Meine Wäsche sieht ganz grausig aus, sie ist noch die selbe, die ich in Bitsch [vor dem Einsatz an der Front] anhatte …“ (19. Juni 1944; [3], Brief 819)

Es kam zu intermittierendem Fieber, dessen Ursache zunächst unklar war, und zu starken Kopfschmerzen, die mit Pyramidon behandelt wurden. Später wurden als Fieberursache das Wolhynische Fieber angenommen und Chinidintabletten verabreicht. Die Wunden heilten zusehends ([3], Brief 829], sodass nach Verlegung in das Lazarett von Szentes (Ungarn) schließlich am 31. Juli 1944 die Entlassung nach Metz zum Ersatztruppenteil des 212. Infanterieregiments erfolgte ([3], S. 1506.

Es folgten weitere, teilweise selbst herbeigeführte Fieberschübe ([9], S. 242 und 246) mit Aufnahmen in verschiedenen Lazaretten (Abb. 6.2), ehe Böll erneut an die Front musste. Am 9. April 1945 wurde er gefangen genommen und am 15. September 1945 aus der französischen Kriegsgefangenschaft entlassen.

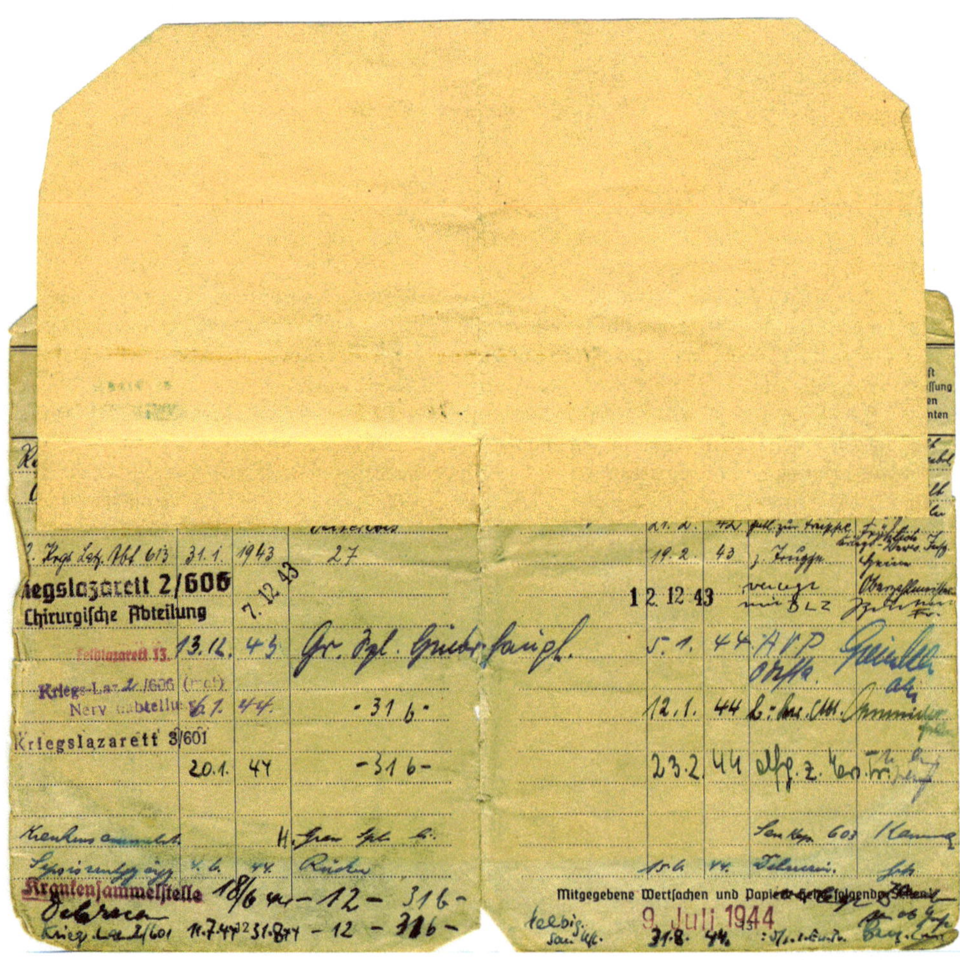

Abb. 6.2 Diagnosen der Lazarettaufenthalte von Heinrich Böll: Kennziffer „27" Augenleiden, „31b" Verwundung, „12" andere ansteckende Krankheit. (Archiv der Erbengemeinschaft Heinrich Böll)

6.3 1945–1953

Die Dinge, die es Heinrich Böll erlaubten, dem Irrsinn des Krieges zumindest für Momente zu entfliehen – Tabak und Alkohol –, spielten auch in der Not der Nachkriegsjahre eine Rolle. „Was uns unglücklich macht, uns alte Soldaten, das ist der Mangel an Nikotin und Alkohol; wir sind in den Jahren unseres harten Soldatenlebens eben daran gewöhnt worden" ([4], Brief 9). Das Rauchen gab Böll bis zum Lebensende nicht mehr auf. In Mengen konsumierter Alkohol gehörte zu den Treffen mit Ernst-Adolf Kunz. Auch rezeptpflichtige koffeinhaltige Medikamente wie Optalidon und Saridon sowie Pervitin erbat er über diesen Freund von dessen Vater, einem Arzt. Es sollte vermutlich die depressive Stimmung lindern, aber auch bei Gesprächen mit Verlagen „die Brüder faszinieren" ([4], Brief 112).

Wenige Tage nach seiner Entlassung aus der Kriegsgefangenschaft wurde ein „schwerer Herzfehler" festgestellt: „Ich bin so schwach und krank wie ein alter Mann, hoffe aber hier zu Kräften zu kommen. … Die Arbeit im Geschäft meines Bruders … wäre physisch untragbar für mich …" ([4], Brief 2). Die medizinische Abschlussuntersuchung aus der Gefangenschaft vom 8. September 1945 führte neben Fieber und einer Granatsplitterverletzung am Hinterkopf auch Herzbeschwerden auf, die eine „klinische Begutachtung erforderlich machten" ([4], S. 430).

Schon zwei Monate später hatte sich Böll offensichtlich etwas erholt:

> „Meine Frau und ich haben uns in Köln in ein tolles Arbeitsgewühle gestürzt; wir bauen hier ein tolles Haus für unsere ganze Familie; ist ein irrsinniges Beginnen bei Mangel an Material und geschulten Facharbeitern, aber es geht doch vorwärts und das macht uns Freude; wir arbeiten bis spätabends; es macht trotz aller Quälerei Spaß. … Ich werde wahrscheinlich bei meinem Bruder bleiben, mit dem ich mich glänzend verstehe und in dessen Dienste ich auch jetzt beim Ausbau unserer zukünftigen Wohnung stehe; weißt Du, wir bilden so mehr eine brüderliche Tabak- und Arbeitsgemeinschaft …" ([4], Brief 5)

Am 19. Februar 1947 wurde der zweite Sohn Raimund geboren. Böll pflegte seine Frau im Wochenbett und war anschließend wegen einer schauderhaften Grippe drei Wochen zu Bett und bei seiner Frau in Pflege ([4], Brief 15). Auch Ende 1947 war er gründlich erkältet „als Folge nächtlicher Barfuß-Unternehmungen zur Beruhigung des Sohnes". In diesem Zusammenhang bat er Kunz um Optalidon und Saridon: „Es ist das einzige was mir hilft" ([4], Brief 32). Optalidon traf auch ein und Böll bedankte sich auch im Namen seiner Frau: „Sie ist ganz begeistert von dieser Droge, es hilft ihr nicht nur gegen ihre Kopfschmerzen, auch angeblich gegen aufkommende Erkältungen. Hoffentlich wird sie nicht süchtig …" ([4], Brief 35).

Die Erkrankungen der folgenden Jahre sind vor dem Hintergrund der extrem schlechten Lebensbedingungen in der ersten Nachkriegszeit zu sehen. Im Januar 1948 hatte Böll eine „lästige Bindehautentzündung und ärgerte sich mit einer Augenklappe herum" ([4], Brief 38], im März hatte er sich eine „nette Grippe" geholt und lag vier Tage mit hohem Fieber ([4], Brief 41], im Mai klagte er über eine „ekelhafte Zahnfleischentzündung" ([4],

Brief 57) und im Juni 1948 musste er seine Schreibarbeiten wegen „Rheuma, entzündete[r] Augen und Kopfschmerzen unterbrechen" ([4], Brief 64). Auch im Juli 1948 war er von einer „scheußlichen Generalerkältung" geplagt ([4], Brief 74). Am 27. August 1948 schrieb er, dass er

> „zwei Tage ziemlich hilflos zu Bett lag, nichts tun konnte und nichts hörte: Herzneurose: ich muss – glaube ich – das Rauchen aufgeben. Furchtbarer Zustand, den ich noch nicht kannte: Fast etwas wie Lähmung, ich wagte kaum meinen Arm zu heben, Husten versetzte mich schon [in] Angst. Jetzt ist alles wieder gut, ich arbeite wieder und genieße sehr skeptisch ab und zu eine schwache Zigarette ..." ([4], Brief 86)

Im November 1948 war er wegen einer Erkältung ziemlich krank ([4], Brief 103).

Auch 1949 stand unter keinem guten Stern. Im Januar hatte Böll sich „die Augen verdorben, sie sind dick und rot, schmerzen und schwellen wegen allzu ausgiebigen nächtlichen Lesens und Arbeitens. Ich laufe den ganzen Tag mit einer Sonnenbrille herum, weil jeder Lichtstrahl Schmerzen verursacht." In den weiteren Monaten quälten ihn Zahnfleischentzündungen, „die Schmerzen sind durch Bestrahlung, Heizkissen und Medikamente weg, auch sind die beiden Abszesse fast verheilt ..., aber die Grundursache, diese paradentoseartige Erscheinung wandert nun von Zahngruppe zu Zahngruppe und beunruhigt mich ..." ([4], Brief 112, 113). Im April schien Besserung eingetreten, aber schon im nächsten Monat berichtete er von einer ausgewachsenen Parodontose, zu deren Behandlung er alle drei Tage Injektionen ins Zahnfleisch bekomme ([4], Brief 133). Dies schien erfolgreich, zumindest finden sich in den späteren Briefen an Kunz keine weiteren Hinweise.

Im November 1949 lag Böll „10 Tage mit auf- und abschwellenden hohem Fieber, Kopf-, Brust- und Gliederschmerzen nahe an der Grenze der Pneumonie" und die akuten schmerzhaften Hustenanfälle waren auch „mit Schnaps nicht totzukriegen" ([4], Brief 161 und 162).

Der Gewinn des „Preises der Gruppe 47" für die Erzählung „Die schwarzen Schafe" in Bad Dürkheim 1951 änderte die Situation des Schriftstellers entscheidend, auch die finanzielle Lage besserte sich und die Gesundheit schien sich zu stabilisieren. Trotz enormer Arbeitsbelastung finden sich in den folgenden Jahren bis auf Ischiasbeschwerden 1952 ([4], Brief 213) und 1953 die Entfernung eines „dicken Weisheitszahns" ([4], Brief 301) keine Hinweise auf ernste Erkrankungen.

6.4 1964–1985

Die Sechzigerjahre waren für Böll eine Phase intensiver Arbeit, der Unruhe und Rastlosigkeit, brachten aber auch Erschöpfung und Krankheit. Die vorgesehene Poetikdozentur an der Universität Frankfurt verschob er um ein Jahr auf das Sommersemester 1964, da ihm der Arzt Erholung verordnet habe. Nach der vierten Vorlesung brach Böll „angegriffen vom Universitätsprinzip" ab und zog sich nach Irland zurück ([5], S. 170). Das wiederholte sich im Juni 1967, er war „in einer Weise erschöpft", dass seine Ärzte sich dazu veranlasst sahen, ihm ein halbes bis ein Jahr absolutes Stillhalten zu verordnen ([5], S. 191).

Ende 1967 wurden dann eine schwere Leberentzündung (Hepatitis) und ein Diabetes mellitus festgestellt. Böll war über sechs Wochen bettlägerig ([5], S. 192). Die Behandlung des Diabetes erfolgte zunächst mit entsprechender Diät ([7], S. 499), später mit Insulin ([6], S. 373). Nachdem die Leberentzündung – ambulant mit Spritzen behandelt ([7], S. 490) – abgeklungen war, reiste das Ehepaar Böll am 24. Januar 1968 nach Monte Grotto, später nach Meran ([5], S. 192). Von dort berichtet er am 30. Januar: „Mir geht's „chemisch" besser, fast gut, aber die psychischen und spirituellen Folgen einer, dieser solange nicht erkannten (über ein Jahr!) Krankheit werde ich wohl für 1–2 Jahre nicht los, wenn überhaupt!" ([5], S. 192). Und ein halbes Jahr später, am 23. Juli resümierte er: „… ich denke mir, dass meine schwere Erkrankung auch eine Art Lebenserschöpfung war. Nun geht's mir besser, es kommen nur Tage und Wochen dazwischen, in denen ich völlig apathisch bin und mich morgens kaum aufrappeln kann" ([5], S. 193).

Ab 1976 reiste er mehrmals jährlich in die Schweiz, um seinen Gesundheitszustand zu stabilisieren ([6], S. 373).

Im Dezember 1979 unternahmen Annemarie und Heinrich Böll eine Reise nach Ecuador, um sich dort mit ihren Söhnen René und Vincent und deren Familien zu treffen. Dort kam es zu einer akuten Durchblutungsstörung des rechten Beins, bedingt durch einen Verschluss der rechten Beckenarterie. Da auch die linke Beckenstrombahn arteriosklerotische Verengungen aufwies, wurde am 21. Dezember in Quito die Durchblutung der Beckenarterien durch eine Gefäßprothese von der Bauchaorta zu beiden Leistenarterien wieder hergestellt [9].

Wieder in Köln, wurde Böll vom 13. Januar bis 5. Mai 1980 in der Landesklinik für Gefäßleiden, der Aggertalklinik in Engelskirchen, weiter behandelt. Wegen einer abgekapselten Blutung aus der Gefäßnaht in der rechten Leiste („Wühlblutung", Aneurysma spurium) war am 15. Januar eine Nachoperation erforderlich. Da die Zehen nach dem akuten Gefäßverschluss nicht mehr durchblutet waren, musste am 25. März der rechte Vorfuß amputiert werden. Danach kam es wohl zu Wundheilungsstörungen. Böll berichtete von der Qual der täglichen Entfernung des maroden Fußgewebes ([7], S. 521). Gestützt auf Unterarmgehstützen unternahm er tägliche Spaziergänge, um eine Amputation des Beins zu vermeiden. Das Rauchen gab er nicht auf. Gleichwohl erholte er sich langsam, „man dürfe nur nicht auf sein Bein sehen" ([6], S. 381–383).

Mit Krücken oder einem Gehstock und versorgt mit orthopädischem Schuhwerk leicht humpelnd ([6], S. 391] trat Böll in den nächsten Jahren wieder in der Öffentlichkeit auf, so auf der großen Friedensdemonstration im Bonner Hofgarten am 10. Oktober 1981 und auch bei der „Prominentenblockade" 1983 in Mutlangen (Abb. 6.3). Ende Juni 1985 begab er sich erneut in die Gefäßklinik zur Untersuchung. Es hatte sich nun in der linken Leiste ein Aneurysma spurium gebildet, das operativ versorgt wurde. Vor einer geplanten weiteren Operation vier Wochen später sollte sich Böll zunächst zu Hause erholen und wurde am 15. Juli 1985 entlassen. Als Diagnosen sind arterielle Verschlusskrankheit der Beine im Stadium IIb, Diabetes mellitus, insulinpflichtig, und eine chronische Emphysembronchitis festgehalten [9]. Böll fuhr mit seiner Frau in das Anwesen in Langenbroich und verstarb dort unerwartet am Morgen des darauffolgenden Tages, dem 16. Juli 1985. Die Beerdigung fand am 19. Juli auf dem Friedhof Bornheim-Merten statt ([6], S. 391).

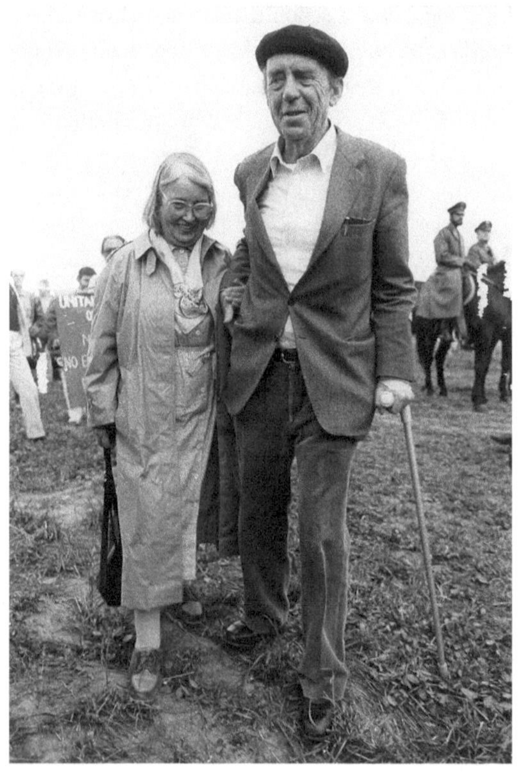

Abb. 6.3 Heinrich Böll mit Ehefrau Annemarie bei der sog. Prominentenblockade des US-Militärstützpunkts in Mutlangen, 30. August 1983. (ullstein bild – Pflaum)

6.5 Kommentar

Die Zeit im Arbeitsdienst und als Soldat war für Heinrich Böll eine nahezu unerträgliche Qual, der er immer wieder zu entkommen versuchte, auch indem er Krankheiten vortäuschte, wie in dem Brief an seine Söhne ([10], S. 242) und später im Interview mit René Wintzen berichtet ([8], S. 132). Die nur teilweise publizierten Briefe aus dem Krieg, die zudem der Zensur unterlagen, und fehlende Originalkrankenunterlagen schränken Aussagen zu seinem Gesundheitszustand in dieser Zeit erheblich ein.

Während des Kriegseinsatzes in Frankreich wird vor allem von einer Durchfallerkrankung, von Augenzittern und von Kopfschmerzen berichtet.

1940 wurde Böll wegen krampfartiger Durchfälle unter dem Verdacht einer Ruhrerkrankung eingewiesen, die bakteriell durch verschiedene Typen von Shigellen verursacht werden kann. Sie werden bei Erkrankten über den Darm ausgeschieden. Die Übertragung erfolgt durch direkten Händekontakt oder durch kontaminierte Nahrungsmittel und Trinkwasser. Infolge der eingeschränkten hygienischen Bedingungen im Krieg sind Ruhrinfektionen bei Soldaten häufig. Typisch sind krampfartige schleimig-wässrige, teilweise blutige Durchfälle. Die Diagnose ergibt sich aus dem mikroskopischen Erregernachweis im Stuhl, zur Therapie dienen Antibiotika.

Die Diagnose auf dem Entlassungsschein aus dem Lazarett lautete „klin. Ruhr" (Abb. 6.1). Ob der bakterielle Nachweis erbracht wurde, ist offen. Zur Behandlung berichtet Böll von Diät und Opiumtropfen. Antibiotika standen vermutlich nicht zur Verfügung. Auch die Ursache der später erneut auftretenden Durchfallattacken ist unklar.

Das Augenzittern (Nystagmus) konnte Böll bewusst hervorrufen und nutzte dies, um mit Erfolg eine Augenkrankheit vorzutäuschen ([8], S. 132) und dem Truppendasein zu entkommen, bis im Mai 1944 ein Augenarzt sein Simulieren herausfand und ihm riet, keinen Gebrauch mehr von den komischen Krankheiten zu machen ([8], S. 135). Die gleichzeitig geklagten Kopfschmerzen hatten sich während des Lazarettaufenthalts ohne Stahlhelm und Gasmaske gebessert.

Dreimal wurde Böll an der Front verwundet. Glücklicherweise waren die Splitterverletzungen nicht sehr tief. Er versuchte den Aufenthalt im Lazarett durch Konsum von Alkohol zu verlängern, nachdem ihm ein Arzt verraten hatte, dass sich die Wundheilung dann verzögere, was bei Böll dann auch eintrat ([8], S. 137).

Eine Folge der verschiedenen Lazarettaufenthalte war seine Verlausung, die wiederum zu Fieberschüben und zur Diagnose Wolhynisches Fieber führte. Diese durch Läuse übertragene bakterielle Infektionskrankheit (sog. Fünf-Tage-Fieber) wurde erstmals als „Soldatenkrankheit" in Wolhynien in der Ukraine im 1. Weltkrieg nachgewiesen. In Kenntnis dieses Krankheitsbilds stellten die Ärzte wahrscheinlich die Diagnose, ob allerdings die heutzutage zur Verfügung stehenden diagnostischen Maßnahmen, wie eine Blutkultur, zur Anwendung kamen, ist fraglich. Auch fehlten wirksame Antibiotika, sodass symptomatisch mit Pyramidon und Chinidin behandelt wurde, was erneute Fieberschübe nicht verhinderte. Die Unkenntnis der Medizin war Böll bewusst, als er am 24. Juni 1944 schrieb: „Die ärztliche Wissenschaft ist ja überhaupt ziemlich schwach, wenn es sich nicht umso konkrete Dinge wie Kopfschuss oder Eisen im Kreuz handelt" ([2], Brief 823).

Wie beim Augenzittern nutzte er diese Unkenntnis treffsicher aus. Mithilfe eines Arztes induzierte er bei sich Fieber ([10], S. 242). Die Diagnose lautete jeweils „12" (andere ansteckende Krankheiten) (Abb. 6.2). Ein mit seinem Bruder befreundeter Arzt aus Köln hatte ihm gezeigt, wie man durch Spritzen eines Mittels gegen Geschlechtskrankheiten in die Vene Fieber hervorgerufen konnte ([11], S. 73). Vermutlich handelte es sich um Salvarsan, das von Paul Ehrlich 1906 entdeckt und bis zur allgemeinen Verfügbarkeit von Penicillin ab 1949 zur Behandlung der Syphilis eingesetzt wurde.

Nach dem Krieg absolvierte Heinrich Böll zeitlebens ein intensives Arbeitspensum. In den Sechzigerjahren kam es zu Erschöpfungszuständen, die vermutlich durch den 1967 festgestellten, aber bereits länger bestehenden Diabetes mellitus (Typ 2) bedingt waren. Gleichzeitig bestand eine schwere Leberentzündung (Hepatitis), deren Ursache unklar ist und die ihn über Wochen ans Bett fesselte. Der Diabetes wurde zunächst mit entsprechender Diät, später zusätzlich mit Insulin und mit regelmäßigen Kuraufenthalten in der Schweiz behandelt.

1979 kam es zu einer akuten Minderdurchblutung des rechten Beins. Langzeitfolgen sowohl des Diabetes mellitus wie auch des Nikotinabusus können sich am Gefäßsystem manifestieren und potenzieren und zu Gefäßverkalkungen und Verengungen führen (Makro- und Mikroangiopathie). Bei Heinrich Böll bestand eine ausgeprägte Arteriosklerose der Becken- und Beinarterien, insbesondere rechts. Akut hatte eine Thrombose, die sich an einer arteriosklerotischen Engstelle der rechten Beckenarterie bildete, die Minderdurchblutung des rechten Beins verursacht. Es lagen aber auch multiple Verschlüsse der Beinarterien vor, sodass sowohl der Zustrom von Blut zum Bein in die Leiste wie auch von der Leiste in das Bein vermindert war. Der Zustrom in die Leisten wurde durch die Gefäßprothese wiederhergestellt, der Abstrom war jedoch durch die Engstellen der Beinarterien weiterhin gestört. Als Folge des akuten Gefäßverschlusses kam es zum Absterben der Zehen, sodass eine Vorfußamputation erforderlich wurde. Abhängig vom Ausmaß der Minderdurchblutung und des Sauerstoffmangels in der Muskulatur treten Schmerzen beim Gehen auf, die zum Stehenbleiben zwingen (sog. intermittierendes Hinken, „Schaufensterkrankheit"). Dieses Symptom bestand bereits vor der Reise nach Ecuador und schränkte auch nach der Operation mit einer schmerzfreien Gehstrecke von weniger als 200 m (Stadium IIb) die Bewegungsfreiheit erheblich ein; andererseits ist bemerkenswert, dass eine Amputation über all die Jahre vermieden werden konnte.

Dank
Renè Böll sei für die vielfältige Hilfe und die kritische Durchsicht gedankt.

6.6 Überblick Leben und Werk

Heinrich Böll

1917	*21. Dezember* geboren in Köln; Vater Viktor Böll, Schreinermeister und Holzbildhauer (1876-1960); Mutter Maria, geb. Hermanns (1877–1944)
1922	Umzug der Familie in den ländlichen Bezirk Köln-Raderberg
1924	Besuch der katholischen Volksschule in Köln-Raderthal (bis 1928)
1928	Besuch des staatlichen humanistischen Kaiser-Wilhelm-Gymnasiums in Köln (bis 1937)
1930	*Herbst* Die Familie zieht in eine Mietwohnung in die Kölner Südstadt
1935	Erste Schreibversuche: Gedichte und kurze Erzählungen
1937	*März* Abitur, Beginn einer Lehre als Buchhändler in Bonn, die er nach wenigen Monaten wieder abricht
1938	*November* Reichsarbeitsdienst, Wolfshagen bei Kassel (bis März 1939)
1939	*April* Immatrikulation an der Universität zu Köln (Germanistik und Klassische Philologie) · *Mai-Juli* Bölls erster Roman „Am Rande der Kirche" entsteht · *August* Einberufung zur Wehrmacht nach Osnabrück
1940	Verlegung nach Polen (Bromberg) und Frankreich (Amiens); nach einer Ruhrerkrankung Verlegung zum Ersatztruppenteil nach Mülheim an der Ruhr, anschließend nach Bielefeld, dann nach Lüdenscheid
1941	In verschiedenen Kasernen in Köln stationiert (bis 1942)
1942	*März* Heirat mit der Lehrerin Annemarie Čech (1910–2004) · *Mai* Verlegung nach Frankreich an die Kanalküste

1943	Einsatz auf der Krim-Halbinsel. Böll wird mehrfach verwundet. Aufenthalt in verschiedenen Lazaretten · Verlegung nach St. Avold bei Saarbrücken
1944	Einsatz in Jassy. Nach Verwundung an der Schulter erneute Lazarettaufenthalte und Rückkehr nach Deutschland · Ab Ende des Jahres hält er sich durch mitunter selbst künstlich verlängerte Krankheitszeiten sowie durch Manipulation eines Urlaubsscheins bis Anfang 1945 bei seiner Familie in der Nähe Kölns auf.
1945	*April* Gefangennahme im Bergischen Land, Überführung in ein amerikanisches Lager in Attichy (bis September) · *Juli* Geburt des Sohnes Christoph, der im Oktober stirbt
1946	Rückkehr nach Köln · Instandsetzung und Umzug in ein Haus im Kölner Süden · Wiederaufnahme des Studiums (bis April 1947) · Tätigkeiten als Hilfsarbeiter in der Schreinerei seines Bruders · Beginn der literarischen Arbeit in der Nachkriegszeit · Neben vorwiegend kürzeren Texten entsteht der Roman „Kreuz ohne Liebe“
1947	*Februar* Geburt des Sohnes Raimund · *Mai* Bölls erste Veröffentlichung „Aus der Vorzeit“ erscheint im „Rheinischen Merkur“
1948	*Juli* Geburt des Sohnes René
1949	Erster Verlagsvertrag und Buchveröffentlichung im Friedrich Middelhauve Verlag: „Der Zug war pünktlich“
1950	Geburt des Sohnes Vincent · *Juni* Aushilfsangestellter des Statistischen Amtes der Stadt Köln (bis April 1951) · „Wanderer, kommst du nach Spa …“
1951	*Mai* Erste Teilnahme an einem Treffen der „Gruppe 47“ in Bad Dürkheim. Böll gewinnt den Preis der Gruppe mit seiner Erzählung „Die schwarzen Schafe“ · „Wo warst du, Adam?“
1952	Wechsel zum Verlag Kiepenheuer & Witsch · „Bekenntnis zur Trümmerliteratur“ · „Nicht nur zur Weihnachtszeit“
1953	Mitglied der Deutschen Akademie für Sprache und Dichtung · „Und sagte kein einziges Wort“
1954	Umzug der Familie in ein eigenes Haus in Köln-Müngersdorf · *Oktober* Erste Reise nach Irland (Dublin) · „Haus ohne Hüter“
1955	Wahl zum Mitglied des P.E.N.-Zentrums der Bundesrepublik Deutschland · „Das Brot der frühen Jahre“ · „Doktor Murkes gesammeltes Schweigen“
1956	Böll tritt erstmals öffentlich als Redner anlässlich der „Woche der Brüderlichkeit“ in Bonn auf · Engagement im „Grünwalder Kreis“
1957	„Das Irische Tagebuch“ · „Im Tal der donnernden Hufe“
1958	Im Rundfunk darf der Beitrag „Brief an einen jungen Katholiken“ wegen der darin enthaltenen Kritik am deutschen Nachkriegskatholizismus nicht gesendet werden
1959	Gründungsmitglied der Bibliothek zum deutschsprachigen Judentum „Germania Judaica“ · Mitglied der Akademie der Wissenschaften und der Literatur, Mainz · „Billard um halb zehn“
1960	Mitherausgeber der Zeitschrift „Labyrinth“
1961	Ehrengast in der Villa Massimo, Rom · Der in München neu gegründete Deutsche Taschenbuch Verlag (dtv) bringt als Nr. 1 das „Irische Tagebuch“ heraus · „Erzählungen, Hörspiele, Aufsätze“
1962	Erste Reise in die Sowjetunion · „Als der Krieg zu Ende war“

1963	„Ansichten eines Clowns“
1964	Im Sommersemester hält Böll an der Johann Wolfgang Goethe-Universität zu Frankfurt vier Poetikvorlesungen („Frankfurter Vorlesungen“) · „Entfernung von der Truppe“
1966	Die Familie erwirbt in Langenbroich bei Düren ein älteres bäuerliches Anwesen · Zur Eröffnung des Wuppertaler Schauspielhauses hält Böll seine Rede „Die Freiheit der Kunst“, in der er über das Verhältnis von Kunst und Künstlern zu Staat und Gesellschaft spricht · „Ende einer Dienstfahrt“
1967	Erkrankung an Hepatitis und Diabetes mellitus · Georg-Büchner-Preis der Deutschen Akademie für Sprache und Dichtung
1968	Reise nach Prag; Böll wird Zeuge des Einmarsches der Truppen des Warschauer Paktes und erlebt das Ende des sogenannten „Prager Frühlings“
1969	Rede zur Gründungsversammlung des „Verbandes deutscher Schriftsteller“ in Köln: „Ende der Bescheidenheit“
1970	Wahl zum Präsidenten des P.E.N.-Zentrums der Bundesrepublik Deutschland (bis 1972)
1971	Wahl zum Präsidenten des Internationalen P.E.N. (bis 1974) · „Gruppenbild mit Dame“
1972	Nobelpreispreis für Literatur · Im „Spiegel“ erscheint sein Artikel „Will Ulrike Gnade oder freies Geleit?“, der eine monatelange Hetzkampagne gegen Böll und seine Familie auslöst.
1974	Alexander Solschenizyn wird in die BRD abgeschoben und findet bei der Familie Böll in Langenbroich eine erste Zuflucht · Auszeichnung mit der Carl-von-Ossietzky-Medaille der Liga für Menschenrechte · „Die verlorene Ehre der Katharina Blum oder: Wie Gewalt entstehen und wohin sie führen kann“
1976	Gemeinsam mit seiner Frau Annemarie tritt Böll aus der katholischen Kirche aus
1979	Ablehnung des Bundesverdienstkreuzes · Reise nach Ecuador · Operation eines Verschlusses der rechten Beckenarterie · Übergabe seines Teilnachlasses an die Stadt Köln · Gründung des Heinrich-Böll-Archivs · „Fürsorgliche Belagerung“
1981	Redner bei der Friedensdemonstration im Bonner Hofgarten · „Was soll aus dem Jungen bloß werden? Oder: Irgendwas mit Büchern“
1982	Die Familie zieht in den zwischen Köln und Bonn gelegenen Ort Bornheim-Merten · Tod des Sohnes Raimund
1983	Böll beteiligt sich an der Blockade einer US-amerikanischen Kaserne in Mutlangen · Verleihung der Ehrenbürgerwürde der Stadt Köln
1984	Die Stadt Köln erwirbt den Nachlass Bölls
1985	*16. Juli* Böll stirbt in seinem Haus in Langenbroich · „Frauen vor Flußlandschaft“
Die Grabstätte befindet sich auf dem Friedhof Merten (Bornheim).	

Literatur

1. Böll H (1981) Was soll aus dem Jungen bloß werden? Oder: irgendetwas mit Büchern. Lamuv, Bornheim
2. Böll H (2001) Briefe aus dem Krieg 1939–1945 Bd. 1. Hrsg. und kommentiert von Jochen Schubert. Kiepenheuer und Witsch, Köln
3. Böll H (2001) Briefe aus dem Krieg 1939–1945, Bd. 2. Hrsg. und kommentiert von Jochen Schubert. Köln, Kiepenheuer und Witsch
4. Die Hoffnung ist wie ein wildes Tier. Der Briefwechsel zwischen Heinrich Böll und Ernst-Adolf Kunz 1945–1953. Hrsg. Herbert Hoven. Köln: Kiepenheuer und Witsch 1994
5. Schubert J (2017) Heinrich Böll. Biographie. Hrsg. von der Heinrich-Böll-Stiftung, Theiss, Darmstadt
6. Vormweg H (2000) Der andere Deutsche (Heinrich Böll – eine Biografie). Kiepenheuer und Witsch, Köln
7. Kühn D (2006) Portraitstudien schwarz auf weiß. Fischer Taschenbuch, Frankfurt am Main
8. Böll H (1979) Eine deutsche Erinnerung (Interview mit René Wintzen). Kiepenheuer und Witsch, Köln
9. Renè Böll sei für die Dokumente und die genauen Informationen, die viele Unklarheiten beseitigten, herzlich gedankt
10. Böll H (2006) Brief an meine Söhne oder vier Fahrräder [1985]. In: Bernhard v HJ, Bernhard K-P (Hrsg) Heinrich Böll: Werke. Kölner Ausgabe, Bd 23. Kiepenheuer und Witsch, Köln, S 239–264
11. Hoffmann G (1991) Heinrich Böll Leben und Werk. Wilhelm Heyne Verlag, München

Teil IV

Bertolt Brecht

Bertolt Brecht (1898–1956)

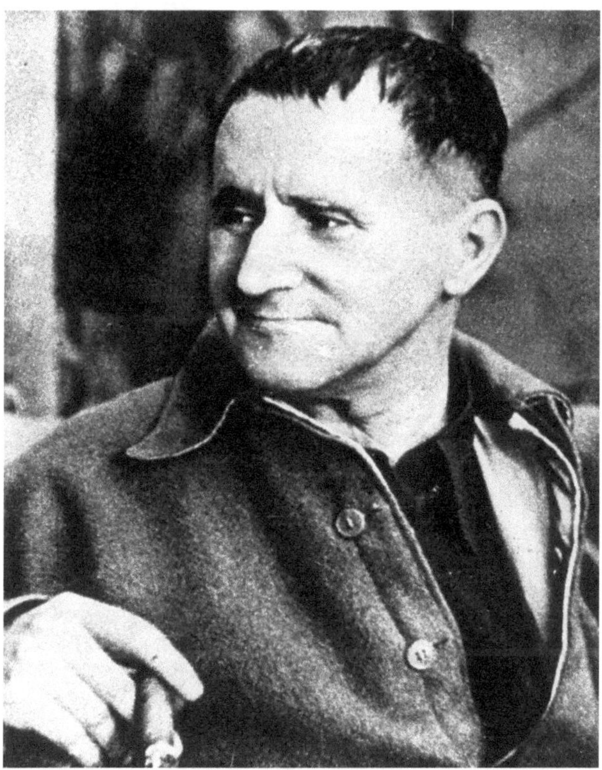

Bertolt Brecht 1945 (Süddeutsche Zeitung Photo)

Bertolt Brecht – Leben und Werk

7

Jan Knopf

7.1 Präambel: Widersprüchliche Einheit

„Erst kommt das Fressen, dann kommt die Moral", dieser Satz werde bleiben, auch wenn niemand mehr wüsste, von wem er stammt. Bertolt Brecht war der erste moderne Dichter von Weltgeltung, dessen Werk zum Medium der Zeitgeschichte wurde und in dessen Leben sich die Chronik des Weltgeschehens spiegelte: zwei Weltkriege, fünf Staatsformen, fünfzehn Jahre Exil, deutsche Teilung, ohne Heimat: öfter als die Schuhe die Länder wechselnd. Leben und Werk Brechts bilden mit den finsteren Zeiten, die Brecht ein Leben gegen seine Wünsche aufzwangen und ihm ein Werk abverlangten, das der Barbarei standhalten musste, eine widersprüchliche Einheit.

7.2 Anfänge als Songwriter (1913–1917)

Eugen Berthold Brecht wurde am 10. Februar 1898 in Augsburg in kleinbürgerlichen Verhältnissen geboren, genoss aber, da der Vater in den Haindl'schen Papierfabriken vom Commiss zum Personaldirektor aufstieg, eine gutbürgerliche Erziehung. Das Kind war schmächtig, scheu, zurückhaltend und kränklich. In seiner Schulzeit versäumte Brecht viel Unterricht, musste sich Badekuren unterziehen und war häufig auf sich selbst gestellt. Zudem war die Mutter todkrank und konnte sich nur eingeschränkt um ihn und seinen jüngeren Bruder Walter kümmern.

J. Knopf (✉)
Arbeitsstelle Bertolt Brecht (ABB), Institut für Technologie, Karlsruhe, Deutschland
E-Mail: jan.knopf@partner.kit.edu

T. Junginger et al. (Hrsg.), *Schriftsteller und ihre Erkrankungen*,
https://doi.org/10.1007/978-3-662-71465-2_7

Für Brecht waren von Beginn an die sozialen Einflüsse maßgeblich. Die Krankheit der Mutter schloss ein gewöhnliches Familienleben aus. Der Vater kümmerte sich um sein Fortkommen und um seine gesellschaftlichen Bindungen. Dadurch, dass dieser als Pflegekraft der Mutter seine Geliebte ins Haus holte, machte er seinen Sohn mit der Doppelmoral des katholischen Augsburg bekannt. Auch überließ Brecht sen., scheinbar großzügig, der protestantischen Ehefrau die Religionszuordnung der Söhne. Die Geliebte verdrängte den älteren Sohn aus dem Familienleben in eine Mansarde bei eigenem Zugang. So blieb er isoliert, langweilte sich häufig, las viel – die Klassiker, auch der Antike, ebenso wie die aktuelle Literatur – und spielte auf seinem, wie er es nannte, „Klampfentier" und sang dazu.

Die Gitarre hatte er sich vom Vater ausbedungen, damit er nicht, wie es bei damaliger Hausmusik üblich war, ans Zimmer gefesselt blieb, sondern beim Musizieren mobil blieb. Sie wurde sein ständiger Begleiter, mit dem Brecht in der Öffentlichkeit oder im Schülerkreis Geselligkeit spontan herstellen konnte. Für sich selbst fand Brecht im Instrument das Vehikel für seine Dichtungen. Er spielte und sang populäre Lieder nach und formte ihre Texte satirisch um, um dann seinen eigenen Ton sowohl sprachlich als auch kompositorisch auszubilden. Daraus resultierte schon 1913 die selbstbewusste Diagnose: „Ich muß immer dichten".

Um seinem Eigensinn zu genügen, übte sich Eugen im Handwerk des Dichtens. Er erfasste die Gegebenheiten wie Schule, den öden Religionsunterricht, das Siechtum der Mutter, die Heucheleien des Vaters, den offenen Militarismus seiner Lehrer, die Gewissenlosigkeit seiner Gesellschaft als Chance für ergiebigen Lernstoff und entschloss sich, das Erlebte und Erfahrene mit Dichtung zu konterkarieren und die Widersprüche zwischen Sein und Schein herauszutreiben. Auch das Alltägliche müsste für Poesie zu erschließen sein.

Der Gottesdienst in der Barfüßerkirche machte ihn mit den biblischen Mythen, der lutherischen Sprache sowie den Kirchengesängen vertraut. Er nutzte den Lateinunterricht, um sich in komplexen Satzkonstruktionen zu üben und eines seiner sprachlichen Merkmale, das Partizip Präsens, als Stilmittel zu perfektionieren. Aus der häuslichen Ausquartierung baute er sich einen eigenen „Kraal". Den Mangel einer gut ausgestatteten häuslichen Bibliothek glich er mit der Leihbücherei aus, in der es auch die verbotene „Schmutz- und Schundliteratur" gab.

7.3 Das Ende der Persönlichkeit im Verbrauch: *Baal* (1917/18)

Das erste handfeste Ergebnis war der „Baal" von 1918. Brecht wählte einen Poeten zum Protagonisten, damit er seine Lieder im Stück unterbringen und so eine offene, unterhaltsame Dramenform schaffen konnte. Die lyrische Biografie des genialischen Songwriters beginnt mit dessen literarischem Erfolg, der ihn gesellschaftlich zu vereinnahmen droht. Er provoziert Skandale, zieht als Barde durch die Kabaretts und Bars und bedient sich der Frauen wie der Freunde, als wären sie Gebrauchsartikel. Das Vagabundieren kulminiert im Mord am besten Freund, vertreibt ihn in die Wälder, wo er einsam verreckt, währenddessen die Holzfäller die Wälder zugunsten der großen Städte niederlegen, der Citys, die bereits „ihre Gelenke über die alte Landschaft“ ausstrecken.

Brecht wechselte 1917 nach dem Notabitur und Militärdienst als Krankenwärter nach München zum Studium, um nicht zu studieren. Augsburg war ihm zu provinziell. Es gelang ihm schnell, den bekannten Schriftsteller Lion Feuchtwanger für sich zu gewinnen. Dieser vermittelte Brecht die notwendigen Kontakte und sorgte, selbst nie in Geldnöten, mit für den Lebensunterhalt des vom Vater kurzgehaltenen Jungdichters.

7.4 Dichtung für Städtebewohner: *Trommeln in der Nacht; Im Dickicht* (1919–1924)

Brechts Gesellschaftskritik setzte parallel zum *Baal* mit *Spartakus* ein (1918/19), das durch Feuchtwanger den Titel *Trommeln in der Nacht* erhielt. Mit dem Stück erfolgte der Zugriff auf die unmittelbaren Zeitereignisse, verbunden mit dem Angriff auf die traditionelle Bühne. Der Kriegsheimkehrer Kragler feiert sein falsches Happy Ending mit der „beschädigten“ Braut, die einen Bastard erwartet, indem er die Bühnendekoration demoliert und als den schönen Schein enttarnt, hinter dem die Fleischbank lauert. Er beschließt, sich auf die Seite der Metzger zu schlagen. Das Theater hat als moralische Anstalt ausgespielt. Mit den Granaten in den Schützengräbern des ersten Maschinenweltkriegs, der „Urkatastrophe der Moderne“, war auch die verbriefte Würde des Menschen zerplatzt. Konsequent wählt Kragler das gemachte Bett und ruft „Glotzt nicht so romantisch!“ auf zerstörter Bühne dem Publikum zum Abschied zu.

Die Premiere von *Trommeln in der Nacht* am 29. September 1922 an den Münchner Kammerspielen veränderte „das dichterische Antlitz Deutschlands über Nacht“. Das behauptete der „linke“ Kritiker Herbert Jhering. Zugleich sorgte Jhering dafür, dass Brecht im November 1922 für seine Stücke *Baal*, *Trommeln* und *Im Dickicht* den begehrten Kleist-Preis erhielt. Für Brecht war dies ein früher, ungeahnter Erfolg, und für Jhering ergab sich daraus eine Art Verpflichtung, das frühe Lob Stück für Stück zu beglaubigen. Sein Antipode, der Kritikerpapst Alfred Kerr, sah sich entsprechend herausgefordert und sorgte regelmäßig für Verrisse. Beide trugen entschieden zu Brechts früher Popularität bei.

In der jungen Sowjetunion, von der viele Intellektuelle eine Alternative erhofften, sah er nur, wie er 1920 notierte, „Allgemeine Dienstpflicht, Lebensmittelrationierung, Kontrolle, Durchstecherei, Günstlingswirtschaft“ am Werk und erklärte sich gegenüber der USPD (der unabhängigen Sozialisten), die in Augsburg eine Räterepublik errichten wollten, zum „unabhängigen Unabhängigen“ oder zum „pazifistischen Bolschewisten“.

Sein Interesse galt der Kultur in der Sowjetunion vor Stalins „Säuberungen“, die sich künstlerisch in einem ungeahnten Aufschwung bewegte, mit der Filmkunst von Sergej Eisenstein und mit dem neuen Kollektiv-Theater, das Sergej Tretjakow mit dem Künstler El Lissitzky entwarf. Persönliche Verbindungen zu ihnen hatte Brecht über Asja Lacis, die als Regisseurin 1922 nach Deutschland kam. Eisensteins *Panzerkreuzer Potemkin* (1925) setzte – neben Chaplins „mechanisierter“ Filmartistik – Maßstäbe für die moderne

Filmkunst in der ästhetischen Umsetzung von Massenszenen und in der sozialen Schärfe der Figurendarstellung. Sergej Tretjakow brachte als Stückeschreiber und Erfinder neuer Erzählformen wie des kollektiven Romans und des Biointerviews die bisher Sprachlosen und Analphabeten in die Literatur ein und mit *Brülle, China!* (1926) auf die Bühnen der Welt.

Stücke, deren Handlungen Brecht scheinbar fernab ansiedelte, setzten die Gesellschaftskritik der aktuellen Verhältnisse fort. Das Historienstück *Leben Eduards des Zweiten von England* spielt in einem Zeitraum von 1307 bis 1326. Brecht schrieb es 1923/24 zusammen mit Lion Feuchtwanger. Es portraitierte an einem Beispiel aus der britischen Geschichte den Typus des Triebherrschers, den Psychopathen, genau zu der Zeit, als Hitler sich mit seinem Putschversuch erstmals in der Weimarer Öffentlichkeit als Terrorist meldete (November 1923). Im Stück ruiniert „der Führer" zugunsten seiner homosexuellen Liebe das gesamte Staatswesen.

Das Gegenwartsstück *Im Dickicht* (später *Im Dickicht der Städte*) von 1922/23 spielt im Chinesenviertel von Chicago und huldigt vordergründig mit der Wahl des Schauplatzes dem Amerikanismus, der in Form der Dawes-Anleihe als „Dollarsonne" über Deutschland aufging. Das Drama thematisiert im Kampf zweier Männer die Veräußerlichung und Anonymisierung der menschlichen Beziehungen. Je näher die Menschen in den Einheitsbauten der Riesenstädte zusammenrücken, desto brutaler werden ihre humanen Bindungen zerstört. Brecht gab in Anspielung auf die Syphilis der neuen „Menschengeschlechtskrankheit" den Namen „Civilis". Ihre Ursachen blieben nicht nur im Stück dunkel. Beide Stücke hinterließen entsprechend bei der Kritik Ratlosigkeit, forderten jedoch das Publikum heraus. Hier geschah Ungewöhnliches. Brecht setzte auf Skandale; sie kamen regelmäßig und sorgten für Publicity.

Dass ausgerechnet Thomas Mann Brechts neue Ästhetik mit dem nachhaltigen Etikett „bolschewistische Kunst" belegte, kann als Treppenwitz der Geschichte verbucht werden. Der bürgerliche Schriftsteller verstand die Zertrümmerung der klassischen Formen und die poetisch gewendete Alltagssprache nicht. Diese Abkehr teilte Brecht zwar mit seinen expressionistischen Zeitgenossen, neu jedoch war die Form der Nummernfolge in Anlehnung an die amerikanischen und französischen Revuen sowie die vielen Gesangseinlagen sowie die eingängige Sprachgebung zwischen Jargon und erhaben-satirischem Stil.

7.5 Geschäfte als fortgesetzte Kriege: *Mann ist Mann; Die Dreigroschenoper* (1925–1928)

Krieg sei nur die Fortsetzung der Politik mit anderen Mitteln, behauptete der deutsche Imperialismus seit Beginn des 19. Jahrhunderts. Bertolt Brecht behauptete: Kapitalistische Geschäfte sind bereits Krieg, auch dann, wenn sie (noch) nicht offen mit Waffen geführt werden. Dafür steht das Schlüsselstück für die Weimarer Republik *Mann ist Mann*. Das „Lustmordspiel" der vier clownesken Soldaten und ihres sexbesessenen Sergeanten spielt in Indien während der britischen Kolonialherrschaft. Nach dem 1. Weltkrieg ist der

Imperialismus zum Kampf um das „flüssige Gold" übergegangen, zum Krieg zwischen Standard Oil, vertreten durch die USA, und Royal Dutch Shell, vertreten durch den Imperialismus des Britischen Empires. Europa benötigte das Petroleum, um das neue Massenvehikel Auto anzutreiben, das nur so lange mobil ist, wie das Öl fließt. Die „sterbende Kohle", eine Bezeichnung von 1925, reichte für den technischen Fortschritt des „Fordismus", den Brecht nach seinem Promotor Henry Ford als „Fordschritt" schrieb, nicht mehr aus. Die Märkte lagen im Osten. Brecht reagierte ästhetisch: „Die fünf Akte sträuben sich gegen das Petroleum".

Brecht wählte die Militärklamotte. Militärische Disziplin beruht auf Untertanengeist, dessen Fortwirken die Mehrheit der Deutschen mit der Wahl Hindenburgs zum Reichspräsidenten 1925 unter Beweis stellten. Die Rangordnung, gleichgültig, wie sie begründet ist, verlangt Respekt. Dieser wird national mit Vaterlandsliebe und christlich mit Moral abgefedert. Brecht reduzierte die Komödie auf ihre Urform: aufs untätige Herumlümmeln, auf Fressen und Saufen sowie auf das inhaltlose Geschwätz von Menschen, die nicht wissen, wer sie sind. Über allem hängt drohend eine Wolke dumpfer Sexualität, die nicht regnen darf, weil sonst das Chaos ausbricht.

Die Kritik verstand, dass Kilkoa in Deutschland liegt und Galy Gay nur als „Kanonenfutter für die Interessen der Petroleumkönige stand": „Bei beiden, dem Packer wie der Petroleumkompagnie, steht am Anfang aller Dinge der Hunger … Wer nicht frißt, wird gefressen." Die Inszenierung an der Berliner Volksbühne Silvester 1927 mit aktualisiertem Untertitel gab den politischen Tendenzen der Zeit ihr Gesicht: dem Verlust des mit sich selbst identischen Individuums, das sich als Masse neu formierte, ab 1927 in den braunen Hemden der SA die Straßen beherrschte und bald auch uniformiert ins republikanische Parlament einzog.

Brecht setzte auf die Darstellung der eigentlichen Geschäfte in Wort und Bild und benutzte dafür mit Bedacht das bürgerlich-feudale Theater mit seinem Publikum. Mit der Technisierung war die Realität der Massengesellschaft in den großen Städten „in die Funktionale gerutscht". Wie das Funktionieren der Technik in den Gebäuden hinter Gips und Beton verschwand, so wurden die Funktionsgesetze der Wirtschaft mehr und mehr unsichtbar. Brecht legte sie auf der Bühne offen. Publikum und bürgerliche Presse reagierten empört. Die Zeit der schönen Künste war endgültig vorbei.

Mit dem Ulk des falschen Elefanten und seines Verkaufs demonstrierte Brecht in *Mann ist Mann* erstmals die mit dem Fordismus neue Form des Kapitalismus in Europa eingeführte Geldwirtschaft der „Konsumfinanzierung", damit sich die Käufer die neuen technischen Geräte der Zeit, allen voran das Auto, anschaffen konnten. Ob das Gekaufte auch seinem Wert entsprach, stellte sich erst im Gebrauch heraus. War das Prinzip erkannt, ging es nur noch darum, die Konsumenten, in die die Massen zu verwandeln waren, über Reklame dazu zu bewegen, sich auch Sachen zu kaufen, die nicht sie, sondern lediglich die Verkäufer für ihre Gewinne benötigten.

Historisch zeigt das Stück den Umbruch der Zeit an, für das sich Brechts Poesie – übrigens auch in seinen Gedichten, zum Beispiel im „Lesebuch für Städtebewohner" – als das einzigartige und bis heute nicht erkannte Medium anbot. Die Technisierung entlastete den Arbeiter zwar körperlich, unterwarf ihn aber der Maschine. Die Arbeit verlor den Sinn, sich mit ihr als persönlicher Leistung identifizieren zu können. Die Konsumfinanzierung und bessere Löhne ließen die Arbeiter stattdessen an einem bescheidenen Wohlstand teilhaben, und sie vermochten über das, was sie sich leisteten, ihren sozialen Status neu zu bestimmen.

Brecht befand sich zwischen den Jahren 1924 und 1928 in einem Dilemma. Wollte er seine gesellschaftskritische Kunst durchsetzen, musste er sich auch als Künstler den gültigen Markgesetzen anpassen und ihre Institutionen bzw. Apparate bedienen, die andere Absichten als er verfolgten. Der Kompromiss war: die Apparate benutzen und ihre Bestimmung subversiv drehen. Konkret hieß das, die Skandale so im Voraus zu planen, dass die Besitzer oder Betreiber der Institutionen erst mit dem Ergebnis konfrontiert wurden und nicht mehr eingreifen konnten. Das konnte gutgehen, wie im Fall der *Dreigroschenoper*, oder schieflaufen, wie 1931 mit der Berliner Inszenierung von *Mann ist Mann*, die so massiv gestört wurde, dass die Intendanz sie absetzen musste. Der nicht vorhersehbare Erfolg der *Dreigroschenoper*, die die Stimmung der Zeit traf, bediente den Tanz auf dem Vulkan kurz vor dessen Ausbruch und war selbst ein solcher Tanz. Dieser Erfolg erwies sich für die beiden Künstler Kurt Weill und Brecht als geradezu unverschämter Glücksfall. Mit 28 und 30 Jahren waren sie – dann buchstäblich über Nacht – Weltstars.

Seinen Geschäftssinn bewies Brecht im Poker mit den Verlagen, denen er Verträge aufschwatzte, die genau dem Modell des falschen Elefanten entsprachen. Die Verlage zahlten Vorschüsse auf Produkte, die sie nicht kannten und die Brecht dann auch nicht immer lieferte. So verzögerte er das Herauskommen der *Hauspostille* über Jahre beim Kiepenheuer-Verlag, um sie dann nochmals an den konservativen Ullstein-Konzern zu verkaufen, der die Gedicht- und Liedersammlung zum Bestseller machte. Seine wichtigste Mitarbeiterin Elisabeth Hauptmann ließ er Ende 1924 vom Kiepenheuer-Verlag in Berlin anstellen, beschäftigte sie aber als seine Privatsekretärin. Ebenfalls 1924 im September sicherte er sich am Deutschen Theater in Berlin eine Stelle als Dramaturg, benutzte den Brotberuf aber hauptsächlich dazu, seine eigenen Stücke an einem der führenden Theater in der Metropole unterzubringen.

7.6 Der Tanz auf dem Vulkan: *Mahagonny – Die Dreigroschenoper* (1928–1930)

Die Wahl Berlins als Zentrum seiner künstlerischen Tätigkeiten entsprang der Einsicht, dass seine Obsession, immer dichten zu müssen, nur in der rasant aufstrebenden deutschen Metropole erfolgreich sein konnte. Er nistete sich bei der Ausnahmeschauspielerin Helene Weigel ein, sorgte 1924 mit ihr für das dritte Brecht-Kind, den Sohn Stefan, nachdem er in Augsburg bereits mit seiner Jugendliebe Paula Banholzer das erste Kind Frank und dann mit der Sängerin Marianne Zoff die Tochter Hanne gezeugt hatte. Die bürgerliche Ehe verhinderten zunächst Paulas Eltern, die einen Dichter für die Arztfamilie als nicht würdig genug befanden; die zweite Möglichkeit verhinderte Marianne, die erst nach der Heirat

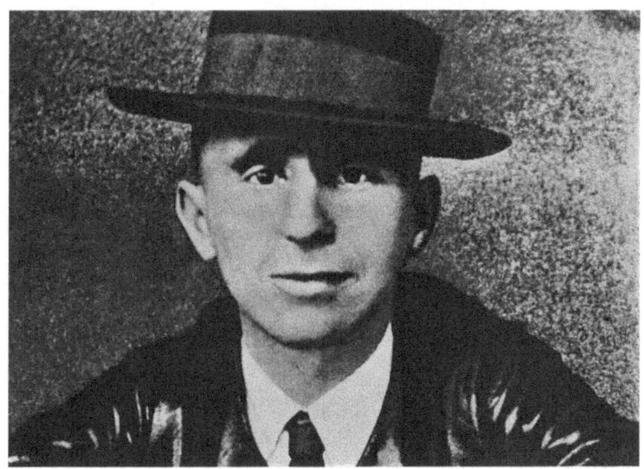

Abb. 7.1 Bertolt Brecht 1929

mit Brecht (1922) bemerkte, dass ihr ein reicher Liebhaber ein angenehmeres Leben versprach als der arme Poet. Schließlich verhinderte die Vertreibung aus Deutschland jedes ordentliche Familienleben, auch wenn Brecht nach der Scheidung von Marianne Zoff 1927 Helene Weigel heiratete und 1930 um die gemeinsame Tochter Barbara die Brecht-Familie erweiterte (Abb. 7.1).

Dazu gesellte sich alsbald eine neue Mitarbeiterin und später auch Geliebte, Margarete Steffin, die, aus dem Arbeitermilieu stammend, sich gegen alle äußeren Widerstände autodidaktisch zur Dichterin ausgebildet und der KPD angeschlossen hatte. Sie wurde die Mitarbeiterin, die maßgeblich an Brechts Texten, so am *Dreigroschenroman* (1934), mitgeschrieben hat.

Als Dichter ohne feste Einkünfte war Brechts „Vielweiberei" und sein Motto „Lasst sie wachsen, die kleinen Brechts" mehr als waghalsig, zeigte aber sowohl seinen Optimismus wie auch den durchaus irrationalen Entschluss an, sich auf sein Glück zu verlassen. Als Talisman wählte er einen kleinen, dicken chinesischen Glücksgott und plante später eine Art Oper *Die Reisen des Glücksgotts*, mit der Pointe, dass alle Versuche, ihn zu beseitigen, scheitern. Das Glück lässt sich nicht umbringen.

Die neuen Medien nutzte Brecht in der Zusammenarbeit mit den besten Komponisten der Zeit, mit Kurt Weill und Paul Hindemith. Weill war bei Brecht über die „Mahagonny-Gesänge" eingestiegen, die in der *Hauspostille* mit Brechts Noten für ein Songspiel bereitlagen. Weill stellte es zusammen und arrangierte die Musik neu. Im Mai 1927 begann in Baden-Baden auf dem Kammermusikfest, das Paul Hindemith leitete, die neue Ära der avantgardistischen Revuemusik, die Anspruch mit hohem Unterhaltungswert verband und den neuen Industriezweig der Schallplatten und ihren Schlagern auslöste.

Die gemeinsame Arbeit an der Oper *Aufstieg und Fall der Stadt Mahagonny* mussten Weill und Brecht unterbrechen, weil der neue Besitzer des Berliner Theaters am Schiffbauerdamm ein Eröffnungsstück benötigte und Brecht ihm eine Zuhälteroper aufgeschwatzt hatte. Elisabeth Hauptmann übersetzte John Gays *Beggar's Opera* (1728),

Brecht bearbeitete den Text in seinem Gassenjargon, Kurt Weill verstand es, die Songs von Brecht aufreizend zu „verjazzen", und komponierte schwungvoll-freche, eingängige Aktschlüsse hinzu. Der Erfolg ist bekannt. Die Ohrwürmer saßen fest. In Berlin brach ein *Dreigroschen*-Fieber" aus und verwandelte die deutsche Metropole buchstäblich in ein Riesenbordell. Die Berliner Gesellschaft fand es toll, wenigstens in der Nacht, die „Sau rauszulassen".

Die *Dreigroschenoper* traf den sogenannten Tanz auf dem Vulkan im Kern – unmittelbar vor der Katastrophe des Börsenkrachs vom Oktober 1929. Das neue System der Konsumfinanzierung brach erstmals zusammen. Die Gier nach Energie in allen technischen Formen und mit allen Mitteln der Ausbeutung um die benötigten Rohstoffe bahnte den Weg in den 2. Weltkrieg. In der *Dreigroschenoper* waren diese ökonomischen Hintergründe vor der rasanten Räuberliebesgeschichte mit dem aufgesetzten Happy End untergegangen. Die Handlung dieser Oper, die keine Oper mehr war, blieb an der Oberfläche der beliebten Abenteuerromantik mit dem Sieg des männlichen Helden. Er wird am Ende begnadigt, führt seine Braut, auch wenn es inzwischen mehrere Bräute waren, heim, und christliche Sexualmoral war (oder schien) endgültig erledigt.

Die Oper *Aufstieg und Fall der Stadt Mahagonny*, die 1929/30 folgte, steigerte den Konsumrausch und sorgte mit drastischen Bildern dafür, dass den Fressern die unmäßigen Happen sichtbar im Halse steckenblieben und sie daran verreckten. Die Musik Weills arbeitete mit Dissonanzen und schrägen Versatzstücken der großen Oper. Brechts Texte gestalteten die Banalitäten des menschenverachtenden Geschäftetreibens auf eine Weise, dass sie jede humane Verständigung vernichteten. Am Ende steht nicht der Sieg des Helden, sondern seine brutale Hinrichtung, weil er seine Schulden nicht zurückzahlen kann.

Die *Mahagonny*-Oper, die als Höhepunkt der Zusammenarbeit Weill–Brecht gilt, und ihre verhinderte Durchsetzung auf der Bühne leitete das Ende ihrer künstlerischen Möglichkeiten in Deutschland ein. Im März 1930 randalierte im ehrwürdigen Opernhaus von Leipzig das bestellte deutsch-nationale Publikum gegen „den Hohn auf den Begriff Kunst". Das Bestreben, über den Stadtrat von Leipzig weitere Aufführungen zu verbieten, führte zu – bereits vereinbarten – Kündigungen der Verträge mit anderen Bühnen: Brecht war endgültig ein politischer Fall geworden. Nach dem Leipziger Skandal lief kein Stück, kein Liederabend mehr ohne Störungen durch, wie auch die Verfilmung der *Dreigroschenoper* (1931) als „jüdisches Schmutzstück" politisch verfolgt und aus einem Großteil der deutschen Kinos verbannt wurde. Es war nicht erst der Januar 1933 nötig, als der Terror in Deutschland auf die Straßen ging sowie in die Theater und Kinos eindrang, um die Kultur zu vernichten.

7.7 Die Börse als Fleischbank: *Die heilige Johanna der Schlachthöfe* (1930–1933)

Einen letzten Anlauf startete Brecht mit der *Heiligen Johanna der Schlachthöfe*. Schauplatz, der sich der Poesie und ihrer Anschaulichkeit verdankt, sind die blutigen Schlachthöfe von Chicago. Um die Preise stabil zu halten, werden im Fall von Überproduktion dem Markt die lebensnotwendigen Waren wie Weizen, Petroleum, Kohle entzogen: Hungersnöte, Kälteeinbrüche, Mangelversorgungen sind die Folge. Die Ökonomie belegt diesen Coup mit dem Begriff „Corner", in die Ecke stellen bzw. den Massen ihre existenzielle Basis entziehen. Die Preise werden künstlich in die Höhe getrieben, die Arbeiter verlieren ihre Arbeitsplätze, die Wirtschaftskrise bewirkt die Staatskrise und die Staatskrise spült politische Ver-Führer als vermeintliche Retter nach oben. Die sozialen Gegenkräfte versagen, weil sie die Geschäfte nicht verstehen und hinter den Fassaden die Fleischbank nicht sehen und vor allem nicht sehen wollen.

Als am 1. Mai 1929 auch die SPD bereit war, mit Gewalt gegen die Kommunisten und die Reste der „Arbeiterklasse", die der Fordismus übrigließ, vorzugehen, bestand keine Aussicht mehr, die Weimarer Republik auf parlamentarischem Weg vor dem Zugriff der Nazis zu retten. Brecht verband die Legende der Jeanne d'Arc mit den aktuellen Ereignissen, wählte die klassische Form und die hohe Sprache, um mit ihnen zu demonstrieren, dass ihre Erhabenheit verbirgt, was sich an Blutbädern zu ihren Vers-Füßen abspielt. Am Ende steht, wie es bereits in den *Trommeln* hieß, „die Fleischbank, die allein ist leibhaftig".

Selbst Brechts Flucht aus Deutschland dokumentiert einen denkwürdigen Zusammenfall eines der schwerwiegenden Ereignisse für die deutsche Geschichte mit dem Leben eines Dichters, der sich erfolgreich als poetisches Medium der Zeitereignisse einen internationalen Namen gemacht hatte. Der Reichstagsbrand, an dessen Tag Brecht die Flucht antrat, galt den Nazis als Grund dafür, ihre Terrorherrschaft schon einen Monat nach der legalen Machtübergabe gesetzlich zu verankern. Brecht war, von wem und wie auch immer, unterrichtet und bereitete seine Flucht exakt vor, abgestimmt auf das Datum des 27. Februar 1933, als gegen 21 Uhr das Gebäude des Reichstags in Flammen aufging. Er schaffte die Kinder auf getrennten Wegen nach Wien. Er verkürzte seinen notwendigen Klinikaufenthalt aufs Nötigste und spannte seinen Freund Peter Suhrkamp ein, ihn am Tag des Brands zu beherbergen, um in der Frühe des kommenden Tags – die Fahrkarten waren besorgt – mit Helene Weigel unbemerkt über Prag und Wien Deutschland zu verlassen.

Die Wege des anschließenden 15-jährigen Exils führten über Wien nach Paris und von dort nach Dänemark. Als Domizil wählten die Brechts „Dänisch-Sibirien", den kleinen Ort Svendborg auf der Insel Fünen (ab Juni 1933). Margarete Steffin, die sich zur Kur in Lugano aufhielt, wurde nachgeholt. Sie war sowohl wegen ihrer Tuberkulose wie auch als Kommunistin gefährdet und kehrte nicht mehr nach Deutschland zurück. Sie gehörte von da an zum „Tross" der Brecht-Familie im Exil, zu dem sich bald noch die Dänin Ruth Berlau, Schriftstellerin, Schauspielerin und Regisseurin, gesellte. Die Gesellschaftskritik von Brecht passte der überzeugten Kommunistin in ihr ideologisches Konzept.

Mit Ruth Berlau verband sich eine Arbeits- und Liebesbeziehung, die mit allen nur denkbaren Höhen und Tiefen bis zu Brechts Tod andauerte. Dadurch, dass Hans Bunge ihre Erinnerungen als „Brechts Lai-tu" im Genre eines Biointerviews aufzeichnete, wurde Berlau eine internationale Berühmtheit, obwohl sie kein haltbares Werk hinterließ. Sie repräsentierte den Typus einer emanzipierten Künstlerin und Abenteurerin, die das Pech hatte, als Dänin in die Folgen des deutschen Terrors und dann noch an die Seite eines exilierten Dichters zu geraten. Über ihre Geschichten „Jedes Tier kann es" kamen Brecht und

Berlau thematisch zusammen, indem sie hofften, die Verbindung von Liebe (plus Sex) und künstlerischer Produktion miteinander leben zu können, um dann zu erfahren, dass die finsteren Zeiten alle Entwürfe zerschlugen. Als „Aufschreiberin" setzte sie mächtige Impulse für Brechts Werk, und es resultierte daraus haltbare Poesie über den Verfall der Liebe.

Im Gedicht „Schlechte Zeit für Lyrik" formulierte Brecht das Dilemma von Poeten, die verborgenen, aber geschichtsmächtigen Zeitereignisse zu sehen, aber aufgrund ihrer existenziellen Not feststellen müssen, dass die Versuche, die unsichtbaren Gewalten in Szene zu setzen, nichts nutzten. Spätestens mit dem Exil schien die Zeit gekommen, sich herauszuhalten und zu den allgemein-menschlichen, zeitlosen Themen der Poesie zurückzukehren: Liebe und Tod. Dieses Dilemma nistete sich als Ärgernis auf Dauer ein und demonstrierte dem Verbannten seine Machtlosigkeit, wenn er angesichts der Schlächtereien daran dachte, wie in solchen Zeiten Verse zu bauen oder Szenen zu erfinden wären. Wenn er sich nicht aktiv in den antifaschistischen Kampf stürzen wollte – Gelegenheit dazu bot sich immer wieder –, blieb nur die Aporie: schweigen oder sie zum Thema seiner Dichtung zu machen: „In den finsteren Zeiten/Wird da auch gesungen werden?/Da wird auch gesungen werden/Von den finsteren Zeiten."

7.8 Um die Welt gejagt, vertrieben aus Deutschland (1933–1947)

Für einen Songwriter, der schon 1927 als „Volkssänger im Zeitalter der Wolkenkratzer" gefeiert wurde, und für den Dramatiker bedeutete der Verlust des Publikums den nachhaltigsten Einbruch, und für Helene Weigel hieß (fremdsprachiges) Exil nichts anderes als Berufsverbot. Brecht musste sein Schaffen auf das Buch, auf Presse und Radio sowie, wie etwa im Fall des „Saarlieds" (1934), auf Flugblätter oder Liederbücher umstellen. Die große Schauspielerin musste sich mit der Rolle der Hausfrau begnügen und zusehen, wie sich ihr Ehemann mit Mitarbeiterinnen umgab, die ihm beim Schreiben helfen konnten und zugleich seine Geliebten waren.

So entstand 1933/34 aus der Not der *Dreigroschenroman*, eine Gemeinschaftsproduktion mit Margarete Steffin. Sie erhielt Brechts Ausarbeitungen während einer Kur, tippte sie ab und baute dabei ihre Korrekturen und Vorschläge ein. Der Roman erschien 1934 in ausgesucht schönem Satz in Amsterdam und hatte international so großen Erfolg, dass die „blutige Satire" international als Brechts Hauptwerk gefeiert wurde. Mit *Lieder, Gedichte, Chöre*, der antifaschistischen Liedersammlung (1934), bemühte er sich mit Hanns Eisler zusammen, über anonyme mündliche Tradierung in Nazideutschland zur Wiederherstellung der Wahrheit beizutragen, indem sie die Pariser Buchausgabe illegal ins „III. Reich" schleusen ließen. Zudem entwarf Brecht die Kurz-Szenen von *Furcht und Elend des III. Reiches* über den aktuellen deutschen Alltag (1937/38), die Laien ohne große Anstrengungen einzuüben und politisch umzusetzen vermochten. Abschriften oder Zeitungsdrucke gingen nach Deutschland.

7.9 Erste Station Dänemark: *Die Rundköpfe und die Spitzköpfe; Mutter Courage* (1933–1939)

Einen Plan aus Berlin von 1931/32, Shakespeares *Maß für Maß* zu bearbeiten, nahm Brecht wieder auf, als er über Berlau 1936 die Chance erhielt, ein Stück in Kopenhagen aufführen zu lassen. Er verband den Stoff mit der Rassenhetze der Nazis, um zu zeigen, wie über die Ideologie traditioneller – christlich-religiös begründeter – Verfolgung Andersdenkender Vorstellungen entstehen, die real in Massenmord und Massenkrieg umschlagen. Brecht kannte zu viele „Juden", um zu wissen, dass die meisten in Deutschland noch nicht einmal Religionszugehörige waren oder sein wollten. Folglich stellte „der Jude" ein barbarisches Phantom von Psychopathen dar, das für jeden Menschen mit Vernunft im wahren Sinn des Worts indiskutabel war. Der Titel des Stücks, *Die Rundköpfe und die Spitzköpfe oder Reich und reich gesellt sich gern. Ein Greuelmärchen*, enthält bereits die Antwort auf die Lügengeschichten, die dann so blutig Geschichte machen sollten.

Als Brecht, der sich über die täglichen Radioberichte auf dem Laufenden hielt, von den Versuchen der deutschen und amerikanischen Kernforschung hörte, stieß er auf eine weitere verborgene Realität: die kriegstechnische Ausschlachtung der wissenschaftlichen Ergebnisse und die Beteiligung der als „frei" geltenden Forschung durch die Politik. Der historische Paradefall war Galileo Galilei. Er unterwarf sich nach außen hin den Machthabern, um seine Wissenschaft weiter betreiben zu können, verfasste im Verborgenen sein Hauptwerk und ließ es über das Ausland verbreiten. Galilei schien eine mögliche Haltung für die Wissenschaftler im Nazireich zu verkörpern: Sieg durch scheinbare Unterwerfung, Annehmen der kleinsten Größe, um den Sturm zu überstehen.

Die Fassung von *Leben des Galilei*, die Brecht 1938 schrieb, ließ die Frage noch offen, ob diese List Erfolg haben und die Wissenschaft vor dem Zugriff der politischen Machthaber bewahren könnte. Die Atombomben von Hiroshima und Nagasaki 1945 bewiesen das Gegenteil. Persönliche Verantwortung und Gewissen waren anachronistisch geworden. Die Kriegsindustrie arbeitete arbeitsteilig; niemand wurde informiert. Die Sekretäre der skrupellosen Machthaber verwalteten am Schreibtisch die Tragödien, die sich in das laufende Fleischband der Vernichtungsfabriken verwandelt hatten. Wie andere Konsumartikel liefen die Kriegswaffen massenweise vom Fließband und die Wissenschaftler lieferten ihre Erkenntnis, degradiert zum „Geschlecht erfinderischer Zwerge", an die Schlächter ab: Mann ist Mann.

Mit *Mutter Courage und ihre Kinder* thematisierte Brecht 1939 am Beispiel einer Familie ohne „Oberhaupt", aber mit „internationalen" Erzeugern der drei Kinder, wie sich unbeteiligt Beteiligte im 30-jährigen Krieg durch die Schlachten schlagen, um ihren Lebensunterhalt durch Handel im und am Krieg zu verdienen. Brecht griff auf Grimmelshausens „Courasche-Figur" zurück, die am Ende nicht – wie der Simplicissimus – aufgrund ihrer schlechten Lebenserfahrungen der Welt abschwört, vielmehr beschließt, ihr Lotterleben weiterzuführen und der Religion den Kampf anzusagen:

„Laßt euch nicht verführen!/Zu Fron und Ausgezehr!/…/Ihr sterbt mit allen Tieren/Und es kommt nichts nachher.“

Brechts Umdeutung der kinderlosen Vagabundin Grimmelshausens in eine Mutter, die durch ihre Geschäfte ihre Kinder „verliert“, verdeutlichte einmal mehr das Ineinander von Geschäft und Krieg. Brechts ästhetischer Trick war, das Stück mitten im Krieg enden zu lassen mit der illusionären Aussicht der Mutter, dass wenigstens noch ein Kind lebt. Das Stück überlässt den tragischen Schluss der Fantasie des Publikums, das weiß, dass der Courage noch zwölf Jahre Krieg bevorstehen und sie schon alles verloren hat. In der Berliner Aufführung von 1949 spannte sich die Courage, gespielt von Helene Weigel, vor ihren leeren Wagen und lief gebückt wie ein Tier auf der Drehbühne im Kreis bzw. ins Leere.

Bereits der erste Maschinenkrieg von 1914–1918 hatte sich psychisch wie physisch so in die Körper hineingeschlagen, dass lebendiges Schauspiel jeglicher Nachahmung auf der Bühne Hohn sprach. Auch die visuellen Medien versagten vor dem Grauen des Kriegs, das in den verstümmelten Gesichtern zur Fratze gerann und in den Körpern der Kriegszitterer jedem aufrechten Gang die Basis entzog. Brecht legte rückblickend Wert auf die Feststellung, er habe *Mutter Courage und ihre Kinder* vor dem Beginn des 2. Weltkriegs im Exil begonnen.

Wichtigster Besucher in Svendborg war 1934 und 1938 Walter Benjamin, der seine Schriften den kärglichen materiellen Umständen regelrecht abringen musste, darunter die Aufsätze über Brechts episches Theater sowie seine Analysen der *Svendborger Gedichte*. Für ihre Ausgabe hatte Ruth Berlau gesorgt und mit ihr die wichtigste politische Lyrikanthologie Deutschlands möglich gemacht. Die Sammlung umfasst nicht nur die vielfältigsten Formen der Lyrik und von Liedern, sondern erschloss auch die verborgenen Hintergründe der aktuellen politischen Ereignisse – wie die *Deutsche Kriegsfibel* die Kriegsvorbereitung in Deutschland 1936 zur Zeit der Olympiade – und verband sie mit persönlicher Betroffenheit, dass ihr Autor so wenig gegen die vor aller Welt sichtbaren Verbrechen unternehmen konnte.

Brecht entwickelte parallel in seinen „philosophischen Schriften“, die als *Buch der Wendungen* zusammengefasst sind, das „eingreifende Denken“. Er verstand es nicht als Aktionismus: Eine kritische Theorie der herrschenden Zustände, ob diskursiv oder poetisch formuliert, bildet die Voraussetzung, um überhaupt mit Aussicht auf Erfolg praktisch eingreifen zu können. Alles andere wäre reiner Idealismus ohne Realitätssinn.

7.10 Zweite Station Schweden: *Das Verhör des Lukullus* (1939/40)

Spätestens mit dem Münchner Abkommen Ende September 1938 war für Brecht klar, dass die Kriegsvorbereitungen der Nazis bedrohliche Züge annahmen und Dänisch-Sibirien nah am deutschen „Reich“ lag. 1935 und 1937 waren erst Brecht und dann seine Familie staatenlos geworden, das heißt, sie hatten keine gültigen Pässe mehr und mussten mit allen

Tricks arbeiten, um Visa zu erhalten, die wenigstens einen Besuchsstatus im fremden Land gewährten. Besonders schwierig gestaltete sich die Krankheit von Margarete Steffin, deren Tuberkulose nicht zu verschweigen und zugleich ansteckend war. Mit einer Vortragseinladung verschaffte sich Brecht Anfang April 1939 den Grenzübertritt nach Schweden. Auf der Insel Lidingö vor Stockholm erwarb er ein Holzhaus, das für kaum ein Jahr das nächste Domizil bilden sollte. Durch das Radio musste ein weiterer Ausweg zu finden sein, eine Hörerschaft in der Ferne zu erreichen.

Die Themen dazu lieferten die ständige Propaganda der Nazis, die am 1. September 1939 mit dem verbrecherischen Überfall auf Polen ihren „Friedenswillen" unter Beweis stellten. Wie wäre es, wenn die Geschichtsschreibung sich besänne, nur noch das der Überlieferung für wert zu halten, was zum Wohlergehen der Völker beitrug? Und dagegen alles und alle „ins Nichts" stieße, was mit Krieg, Mord und Ausbeutung in Verbindung stand? So wäre auch eine neue Historiografie denkbar. Brecht setzte solche Gedanken in Dichtung um, ehe das erneute Schlachten begann. *Das Verhör des Lukullus* ließ sich – Lukullus muss vor einem Totengericht seine Taten rechtfertigen – in die Technik des Rundfunks einbringen, wenngleich auszuloten war, auf welchen Wegen diese Exilkunst in das terrorisierte Deutschland zu schleusen wäre.

7.11 Dritte Station Finnland: *Herr Puntila und sein Knecht Matti* (1940/41)

Im April 1940 besetzten die Nazitruppen Dänemark und fielen in Norwegen ein. Schweden flüchtete sich in eine Art von „Neutralität", die einen Aufenthalt für Nazigegner und Vertriebene im Land gefährlich werden ließ. Ein möglicher Weg öffnete sich nurmehr nach Finnland. Freunde besorgten für die Brecht-Familie und Steffin eine Einladung der finnischen Nationaldichterin Hella Wuolijoki und damit den nächsten Exilort: Helsinki. Zunächst in Helsinki ab April 1940, dann im Sommer auf Gut Marlebäck waren die Brechts deren Gäste. Hella Wuolijoki hatte für ein Preisausschreiben eine Konversationskomödie verfasst. Brecht eignete sich ihr Stück mit ihrem Einverständnis als *Herr Puntila und sein Knecht Matti* durch eingreifende Bearbeitung an, und beide zeichneten dann zusammen als Urheber. Die unvermutete Naturidylle von Marlebäck, die dort ansässigen Flüchtlinge aus Karelien und die großartigen finnischen Geschichten der Hausherrin forderten heraus, zu überprüfen, inwieweit die „folkloristischen Ursprünge" Finnlands den herrschenden Weltereignissen noch standzuhalten vermochten.

Herr Puntila, von der Sorte eines reichen Feudalbauern durch Waldbesitz, beginnt jeden seiner Tage mit einem deftigen Alkoholfrühstück und beendet ihn – es sei denn, er macht gleich „durch" – im exzessiven Alkoholrausch. Der Rausch versetzt ihn, der gewöhnlich ein ausbeuterisches Regiment auf seinem Hof führt, in menschenfreundliche Stimmung: Er biedert sich als ungeliebter Patron beim „Gesinde" an. Ist der Rausch verflogen, ist er wieder der alte Widerling.

Im Gegensatz zu Wuolijokis „Klassenversöhnung" am Ende – der Knecht stellt sich als getarnter Aristokrat heraus – demonstriert Brechts Bearbeitung an den Figuren auf humorvolle Weise die Internalisierung gesellschaftlicher Zwänge, die den Knecht zum Spielobjekt seines besoffenen Herrn degradieren. Die „Civilis" hatte auch von den finnischen Wäldern Besitz ergriffen. Der Wald ist verwertbares Holz geworden, die Besitzer benötigen seine „ganze Schönheit" nur noch als Propaganda für sich und als Reklame für einen gewinnbringenden Verkauf. Der sterbende Baal bei den Holzfällern lässt grüßen. Der Knecht weiß keine Alternative als die der Verweigerung und „wendet Puntila den Rücken". Auf der Bühne gibt es keine Lösung der Probleme: „Der Vorhang zu und alle Fragen offen."

Finnland war nur als Zwischenstation in Richtung USA geplant. Die Freunde dort, allen voran Lion Feuchtwanger, der aus einem französischen KZ fliehen konnte, hatten für die Visa gesorgt und großzügig Geld bereitgestellt. Der kürzeste Weg führte über die „kleine Tür/Dem nördlichen Eismeer zu" – gemeint war Petsamo an den Ausläufern des Golfstroms –, aber der russisch-finnische Winterkrieg verhinderte dies. Das ausbleibende Visum für die inzwischen todkranke Steffin, die kein Staat haben wollte, verlängerte den Aufenthalt unerträglich. Die deutschen Truppen marschierten inzwischen durch Finnland für ihren Eroberungskrieg Richtung Norwegen. In Helsinki wehte das Hakenkreuz.

Durch einen Trick Wuolijokis erhielt Steffin wenigstens ein Besuchervisum für die USA. Im Mai 1941 ging der Brecht-Tross, das Ehepaar, die zwei Kinder, die zwei Mitarbeiterinnen Steffin und Berlau, auf die Reise über Leningrad und Moskau, um in Wladiwostok über den Pazifik in die USA auszureisen. Ende Mai 1941 brach Margarete Steffin in Moskau zusammen; die besten Ärzte, die Brecht mithilfe des Politkommissars Michail Apletin auftreiben konnte, retteten sie nicht mehr. Am 4. Juni starb sie. Brecht erhielt die Nachricht in der Transsibirischen Eisenbahn, kurz vor dem Abzweig, der in den Gulag führte.

Wie schon die gut geplante Flucht aus Berlin 1933 bleiben auch die Umstände ungeklärt, wie es möglich sein konnte, dass Brecht mit allen Angehörigen unbehelligt, genauer: mithilfe der Behörden, durch die Sowjetunion nach den USA ausreisen konnte. Die „eigenen" Genossen Julius Hay, Gustav von Wangenheim, Ernst Ottwalt, Willi Bredel hatten Brecht und seine „Clique" als Hort „miesesten Defaitismus" in Moskau denunziert. Darauf stand in der Regel Lager, Folter, Tod, wenn nicht gleich standrechtlich exekutiert wurde. Wilhelm Pieck und Walter Ulbricht, die späteren DDR-„Repräsentanten", sorgten mit ihren deutschen Genossen in Moskau für „Säuberung".

7.12 Vierte Station USA: *Der aufhaltsame Aufstieg des Arturo Ui; Galileo* (1941–1947)

Noch in Finnland hatte Brecht begonnen, sich mit dem Stück *Der aufhaltsame Aufstieg des Arturo Ui* eine Art Eingangsbillett als Künstler für die USA zu verschaffen (Ende Juli 1941). Als alter Kinogänger kannte er alle einschlägigen amerikanischen Gangsterfilme und meinte, in der Gangsterkarriere von Al Capone den Aufstieg Hitlers so spiegeln zu können, dass einerseits die Parallelen im Personal und andererseits die Verknüpfung von Politik, Ökonomie und Verbrechen in einer überschaubaren Handlung deutlich würden. Eingeblendete Tafeln sollten wie im Stummfilm die Bezüge zu den entsprechenden historischen bzw. noch aktuellen Ereignissen herstellen.

Niemand in Hollywood interessierte sich für den Stoff und schon gar nicht für die politischen Zusammenhänge. Ihre „Heroes", und seien sie auch Gangster, ließen sich die Amerikaner nicht madig machen, wenn Brecht vorschlug, die „großen Verbrecher" bloß als „Verüber großer Verbrechen" anzusehen und sie als solche der Lächerlichkeit preiszugeben. Seine Ästhetik des gesellschaftlichen „Modells" war neu und fremd. Charles Chaplin hatte 1940 mit dem *Großen Diktator* vorgemacht, wie so etwas in den USA funktionierte: Politik in eine überschaubare Liebesgeschichte mit viel Romantik und Sentimentalität verpackt.

Da New York teuer und „das Schauhaus des easy going" nah waren, mietete sich Brecht in Santa Monica ein, um sich auf dem Markt, auf dem Lügen gekauft werden, als Verkäufer einzureihen mit mehr Erfolg, als ihm nachgesagt wurde. Es war in Hollywood üblich, dass die Produktionsfirmen Treatments, Erzählungen verfilmbarer Stoffe, kauften, um sie nicht zu verfilmen oder für bessere Gelegenheiten auf Eis zu legen. Noch im ersten USA-Jahr schrieb Brecht intensiv an solchen Geschichten, die alle nicht verfilmt wurden, aber das nötige Geld einbrachten, um die finanziellen Hilfen von Willem Dieterle oder Lion Feuchtwanger nicht zu stark zu strapazieren. Brecht wohnte bis 1947 in Santa Monica.

1942 konnte er mit Fritz Lang erfolgreich die Verfilmung von *Hangmen Also Die*, den Geiselfilm über die Ermordung des Nazistatthalters Heydrich in Prag als aktuellen Fall politischen Widerstands durchsetzen. Da Brecht als Staatenloser offiziell keine Arbeitserlaubnis hatte und zudem einen Muttersprachler zur Ausarbeitung des amerikanischen Drehbuchs benötigte, gelang es dem in der „To-sell-Gesellschaft" versierten Filmeschreiber John Wexley, sich das Drehbuch als Urheber anzueignen und den Anspruch vor Gericht durchzusetzen. Erst 1998 wurde das Original aufgefunden und Brecht als Verfasser bestätigt.

Es war ein Glücksfall, dass Brecht unter den vielen exilierten Freunden auf die alteingesessenen Charles Chaplin und Charles Laughton stieß. Laughton fand sich bereit, neben seinen Filmrollen, die ihn zum internationalen Star gemacht hatten, eine amerikanische Bearbeitung von *Leben des Galilei* von 1938, jetzt nur *Galileo* überschrieben, in Angriff zu nehmen. Die gemeinsame Arbeit zog sich von 1945 bis 1947 hin. In sie platzte buchstäblich die Atombombe von Hiroshima am 6. August 1945 hinein, der „Superfurz", der alle Siegesglocken übertönte, wie Brecht in sein „Journal" schrieb.

Die Atombombe veranlasste Brecht, den Widerruf Galileis als feigen Verrat an der Wissenschaft neu zu begründen und jede Rechtfertigung auszuschließen.

Der Probenprozess, in dessen Verlauf der gültige Text für die Inszenierung entstand, bildete ein Musterbeispiel für eine internationale Gemeinschaftsarbeit. Brechts Englisch war nicht so schlecht wie sein Ruf, er benötigte jedoch den Native Speaker Laughton, um haltbares Bühnenenglisch zu „generieren". Jeder Satz, jedes Wort wurde zunächst mündlich und im Probespiel auf Genauigkeit, Verständlichkeit und poetische Kraft überprüft, ehe es dann niedergeschrieben, auf der nächsten Probe nochmals untersucht, korrigiert und dann erst für gut befunden wurde. Ruth Berlau, die eine Fotografenausbildung gemacht hatte, zeichnete in „Modellbüchern" den Probenablauf fotografisch nach, versah sie mit „Brückenversen" als Inhaltsangaben und fixierte die Figurenkonstellation wie auch das Bühnenbild. So entstand 1947/48 *Aufbau einer Rolle. Laughtons Galilei.*

Die Atombombe hatte zwar nach Deutschlands Kapitulation am 8. Mai 1945 den 2. Weltkrieg endgültig beendet, die Kriege, ob als Stellvertreterkriege wie in China und Korea oder als scheinbar friedliche Auseinandersetzung um die zukünftige Macht- und Rohstoffverteilung, gingen weiter. Auch die ideologischen Kämpfe setzten sich fort, vor allem der Antikommunismus, der nach dem Kriegsende in den USA absurde Formen annahm und ins besiegte Deutschland, genauer in die Westzonen und dann in die Bundesrepublik, exportiert wurde. Brechts angeblicher Kommunismus hatte ihn schon am Beginn seines Exils in Kalifornien eingeholt, und das FBI, allen voran sein Chef Edgar Hoover, ließ ihn rund um die Uhr beschatten.

Obwohl ihm Hoover all die Jahre keine aktive Beteiligung an staatsgefährdenden Umtrieben hatte nachweisen können, gehörte auch Brecht zu den Verdächtigen, die 1947 vor dem Ausschuss über unamerikanische Aktivitäten (HUAC) aussagen mussten. Brecht verstand es mit einer schauspielerischen Meisterleistung, sich den Weg freizuschaufeln und, wieder gut vorbereitet, den Fluchtweg fortzusetzen. Von New York ging es über Paris nach Zürich (Abb. 7.2).

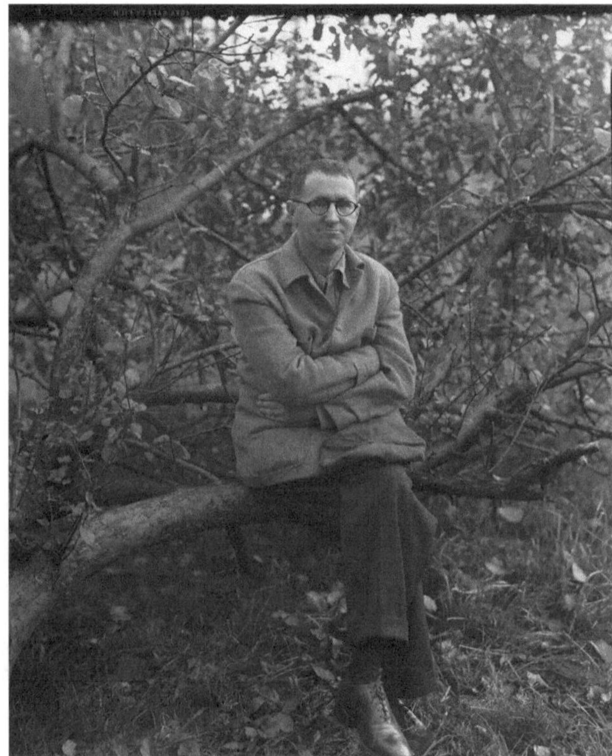

Abb. 7.2 Bertolt Brecht, USA, 1946. (Bertold-Brecht-Archiv, AdK Berlin)

7.13 Fünfte Station Schweiz: *Die Antigone des Sophokles* (1947–1949)

Das hieß jedoch nicht, dass er nun endlich „frei" gewesen wäre. Er blieb staatenlos, ihm fehlte, wie er in den „Flüchtlingssprächen" formulierte, „der edelste Teil von einem Menschen", der Pass. Der lange Arm des FBI sorgte zudem dafür, dass er nicht in die Westzonen einreisen durfte. Brecht beschloss, „eine residence außerhalb von Deutschland" zu suchen. Die Schweiz bot sich an, und Brecht begann sofort in Chur mit der Bearbeitung der *Antigone* des Sophokles in der Übersetzung Hölderlins. Über dessen ausgesucht schwierigem Deutsch sollte dem Publikum nach den Brüllorgien der Sprachvernichtung durch die Nazis wieder ein wenig Sprachgefühl und Denkvermögen vermittelt werden. Helene Weigel konnte endlich wieder spielen, und der wiedergefundene alte Freund Caspar Neher baute das Bühnenbild als Schädelstätte: Den zwölf Jahren der Barbarei des „Tausendjährigen Reichs", in Staub zerfallen und ohne vorzeigbare Überreste, setzte Brecht 2000 Jahre Kultur mit einem barbarischen Thema entgegen, vorzeigbar, haltbar.

Über den österreichischen Komponisten Gottfried von Einem, der künstlerischer Leiter der Salzburger Festspiele war, erwarb sich Brecht einen österreichischen Pass mit Datum des 12. April 1950. Die geplante Zusammenarbeit in Salzburg, Brecht womöglich als künstlerischer Leiter des Schauspiels an der Seite von Einems, scheiterte am Protest der Politik, als seine Einbürgerung publik wurde. Die Schlagzeile der *Salzburger Nachrichten* vom 2. Oktober 1951 lautete: „Kulturbolschewistische Atombombe über Österreich abgeworfen", scheinbar viel Ehre für einen Dichter.

7.14 Sechste Station Berlin (Ost)/SBZ: „*Courage*-Modell" (1949)

Brecht hatte sich inzwischen notgedrungen in Richtung Berlin orientiert, dort war ihm nur der sowjetisch besetzte Teil als Domizil zugänglich; die Einreise nach Westdeutschland in die amerikanische Besatzungszone wurde ihm untersagt. Sofort schlug ihm der „stinkende Atem der Provinz" entgegen, als er im Januar 1949 in Berlin (Ost) versuchte, den Oberbürgermeister Friedrich Ebert jun. für sein Berliner Ensemble (BE) zu gewinnen. Auch hier erwartete ihn niemand. Mit Mühe und nur dank seiner nun wieder einsatzfreudigen Ehefrau konnte er am Deutschen Theater eine Notunterkunft für das schon in Zürich mit internationaler Besetzung gegründete BE durchsetzen. Helene Weigel, die als Intendantin zeichnete, konfrontierte die neue SED-Clique mit vollendeten Tatsachen, zumal die erste Produktion von *Mutter Courage und ihre Kinder* am 11. Januar 1949, noch von Zürich aus arrangiert, einen sensationellen Erfolg in allen Zonen des besiegten Deutschlands hatte. Die Inszenierung von Erich Engel setzte künstlerische Maßstäbe, die nicht mehr zu ignorieren waren. (Abb. 7.3)

Die wenigen Jahre, die Brecht blieben – die alten Nierenbeschwerden erzwangen ab 1949 mehrere Krankenhausaufenthalte –, bestimmten die Kämpfe um ein eigenes Haus

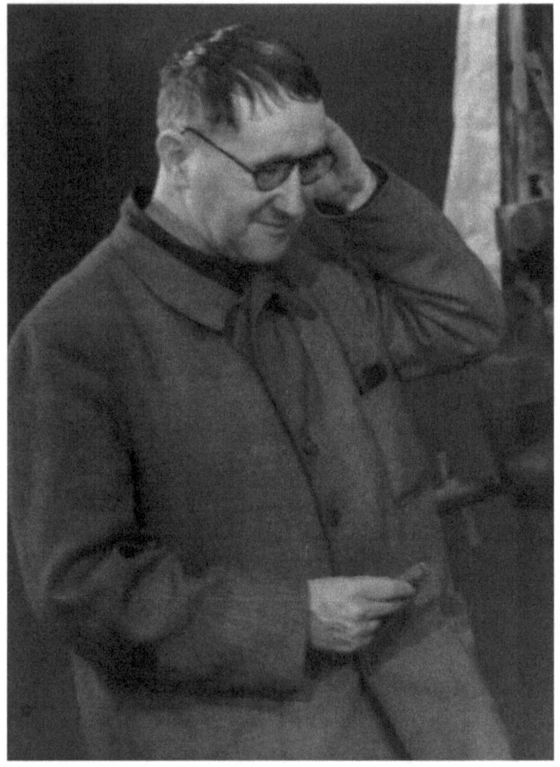

Abb. 7.3 Bertolt Brecht bei der Neueinstudierung von *Mutter Courage und ihre Kinder* am Deutschen Theater in Berlin, 11. September 1951. (Bertolt-Brecht-Archiv, AdK Berlin)

sowie das vergebliche Bemühen, mit seiner erfolgreichen Theaterproduktion auch ein neues kritisches Kunstverständnis durchzusetzen. Die Verwüstungen an der Kunst, vor allem der Schauspielkunst, seien fürchterlicher als die an den Gebäuden. Für diese benötigten die alliierten Bomber nur Tage. Um die Sprach- und Spielkunst zu ruinieren, hatten die Nazis mit Vorlauf mindestens fünfzehn Jahre Zeit. Die Goebbels-Zentrale randalierte noch mindestens bis zur Fußballweltmeisterschaft von Bern 1954 lautstark im Radio. Ehe an neue Experimente zu denken war, musste wenigstens der vor dem Krieg erreichte Standard wiederhergestellt werden.

Die „Mühen der Ebenen", die folgten, nachdem er einmal um den Globus gejagt worden war, standen im Zentrum der Arbeit. Helene Weigel organisierte sie mit Umsicht, Talent und Menschenfreundlichkeit, mit Tugenden, die nötig waren, um die Truppe mit problematischem Gastrecht in Berlin und aufgezwungenen Gastspielen durch die DDR zusammen- und zu Höchstleistungen anzuhalten. Brecht, der begann, systematisch Schülerinnen und Schüler aufzubauen, verbrachte die meiste Zeit mit Theaterarbeit, deren Ergebnisse er für die Ausbildung der epischen Schauspiel- und Zuschaukunst in Dokumentationen, so 1955 der Band *Theaterarbeit*, in Wort und Bild sammeln ließ.

7.15 Erledigung der Vergangenheit: *Hofmeister; Urfaust; Die Tage der Kommune* (1949–1956)

Thematisch dominierte die Aufarbeitung – er nannte sie „Erledigung der Vergangenheit" – der „deutschen Misere", des Untertanengeists, der mangelnden Sinnenfreude sowie des Idealismus, der Ideen folgte, die als Wahnvisionen von vornherein zum Scheitern verurteilt waren. Hinzu kamen die „Revolutionen", die keine Erneuerung brachten und in ihr Gegenteil umschlugen. Dem neudeutschen Idealismus der DDR-Oberen, die das klassische deutsche Erbe beschworen und als Antifaschisten meinten, man müsse nun das „gute" Deutschland, das in der DDR-Hymne „aus Ruinen auferstanden" war, zum Vorbild erheben, setzte Brecht die deutschen Untiefen entgegen: den *Hofmeister* von Lenz, der, mit seiner Sinnlichkeit nicht klarkommend, sich selbst kastriert (1950), den *Urfaust* von Goethe, der die deutsche, realitätsfremde Buchgelehrsamkeit satirisch auseinandernimmt und den Protagonisten als geilen Bock entlarvt, der über Leichen geht (1952), oder zusammen mit seinem Freund Hanns Eisler den scheiternden Versuch einer *Faustus*-Oper, die das faustische Streben als Verrat am eigenen Volk darstellen sollte (1953).

Das einzige Stück, das als „Originalstück" zu bezeichnen wäre und weitgehend ohne erhebliche Anteile seiner Schüler entstand, war *Die Tage der Kommune*, das 1949 begonnen und von der SED 1953 als untauglich für eine Aufführung abgelehnt wurde. Am historischen Fall der Pariser Commune 1870/71 exerzierte das Stück die Möglichkeit vor, wie das einige Volk von Paris, einschließlich und vor allem der Frauen, die herrschende Gewalt ins Wanken zu bringen vermochte. Es bedurfte erst einer Allianz der „Erbfeinde" Frankreich und Deutschland und ihrer modernen Waffentechnik, um eine Revolution, die aus dem Volk kam, brutal niederzuschlagen: Machtgier als Verrat am eigenen Volk. Der DDR-Regierung empfahl Brecht gleichzeitig, sich doch ein anderes Volk zu wählen, wenn das eigene nicht genehm sein sollte (Abb. 7.4).

Im Frühsommer 1953 beschloss das Politbüro der SED, das dem BE versprochene Theater am Schiffbauerdamm dem Ensemble der „Kasernierten Volkspolizei" (= verkappte DDR-Armee) zu übergeben. Helene Weigel intervenierte und drohte mit dem Ende des BE in der DDR. Das konnte sich der auf Kultur pochende Staat angesichts des internationalen Aushängeschilds nicht mehr leisten und revidierte den Beschluss. Um ein Zeichen zu setzen, eröffnete Brecht im März 1954 die neue und alte Bühne provokativ „undeutsch" mit dem *Don Juan* von Molière. Sowohl das Stück als auch die Inszenierung präsentierten Weigel und Brecht ausdrücklich als Ergebnis ihres Kollektivs und setzten dem Hammer-und-Sichel-Symbol der DDR gut sichtbar die Friedenstaube Pablo Picassos entgegen.

Mit dem 17. Juni 1953 geriet Brecht schließlich auch noch zwischen die Fronten Ost–West. Seine Kritik am Kapitalismus fand im Westen wenig Freunde; dieser begann mit fremder Hilfe, jetzt „Gastarbeiter" genannt, das „Wirtschaftswunder" aufzubauen und sich wieder der alten Konsumgesellschaft zu verschreiben. Brechts Zustimmung zum Aufbau eines, wie er betonte, „befohlenen" Sozialismus von oben missverstand der

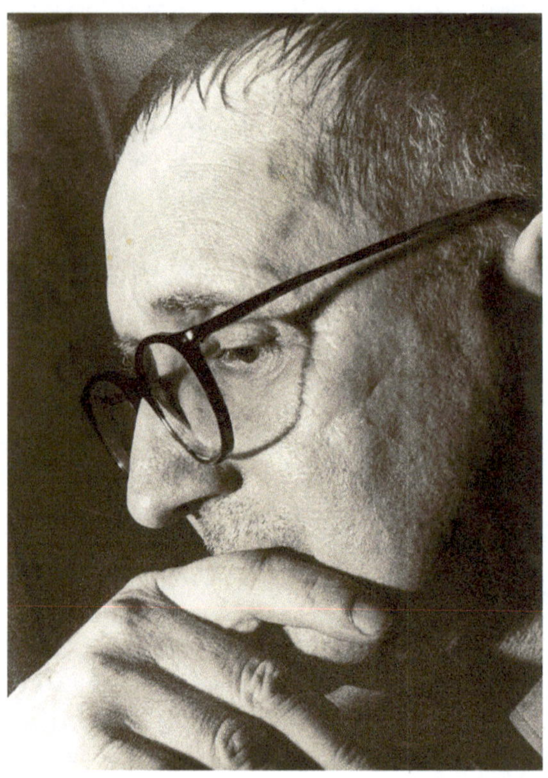

Abb. 7.4 Bertolt Brecht 1953 mit Narbe an der linken Wange von Verkehrsunfall im Mai 1929. (DLA Marbach)

Osten als Bekenntnis zum Funktionärsstaat und seiner zunehmend diktatorischen Tendenz. Brechts Poesie geriet in den Verdacht der engagierten Literatur, die nach westlichem Standard soviel bedeutete, wie keine wirkliche Dichtung, sondern nur interessant verpacktes Vehikel für kommunistische Lehren zu sein. Dabei hatte Brecht in seinem Brief an Ulbricht einen Sozialismus von unten angemahnt und vor allem auch die mangelnde Erledigung der Nazivergangenheit kritisiert; der „alte Naziapparat" sei auch in der DDR noch am Werk.

Brecht fühlte sich in den eigenen Kreisen am Theater unsicher, zog sich auf den Landsitz in Buckow zurück und sah die Existenz als „verfremdet" an, im Sinn des epischen Theaters als Fremder im eigenen Haus, in dem auf nichts mehr Verlass war. Trotz der internationalen Erfolge des BE mit seinen Gastspielen in Paris 1953 und 1954, trotz der „révolution brechtienne", die die französische Avantgarde angestoßen und über die Bühnen in ganz Europa ausgebreitet hatte, versuchten die bornierten SED-Oberen alles, um Brecht und seinem Theater zu schaden. Brechts letzte Lebensjahre waren von Krankheit, Resignation und mangelnder Produktivität gezeichnet. In seinen Gedichten nisteten sich Todesahnungen ein und ihr Ton wurde für sein Alter auf merkwürdige Art weise. Seine Mattigkeit war in den wenigen Auftritten in der Öffentlichkeit kaum zu übersehen. Aber niemand nahm sie ernst.

Es wird ungeklärt bleiben, wieso trotz der fortwährenden Nierenbeschwerden keine ordentliche ärztliche Versorgung in der DDR erfolgte, und zwar so, dass Brecht noch an seinem Todestag, dem 14. August 1956, daran dachte, sich in München einem Heilpraktiker anzuvertrauen.

Brecht wurde im Stahlsarg ohne öffentliches Zeremoniell, wie er gewünscht hatte, beigesetzt. Die Wahl auf das haltbare Gehäuse fiel nicht aus Angst vor Zersetzung durch Würmer oder wegen einer befürchteten Auferstehung, die zu verhindern wäre, sondern als gezielte Erinnerung an die „Hetzer im Zinksarg", an jene Opfer des Naziterrors, deren verstümmelte Leichen in wiederverwendbaren, aber nicht einsehbaren Stahlgehäusen transportiert wurden, um sie als Zeugen der Barbarei endgültig im Massengrab zu beseitigen. Brecht widmete ihnen 1933 das Gedicht „Begräbnis des Hetzers im Zinksarg": „Das da in dem Zink/Hat euch zu vielerlei verhetzt:/Zum Sattessen/Und zum Trockenwohnen/Und zum Diekinderfüttern/Und zum Aufdempfennigbestehen/Und zur Solidarität mit allen/Unterdrückten euresgleichen und/Zum Denken."

7.16 Was hält „sich"?

Der Regisseur Harry Buckwitz (1904–1987), der in den Zeiten der Brecht-Boykotte zu seinem Dramatiker stand, sah Brechts nachhaltige Bedeutung allein mit seinem Personal gegeben; sie seien Archetypen, die die Zeiten überdauerten: Puntila, Mackie Messer, Mutter Courage, Azdak – gleich wie der biblische Hiob, Homers Odysseus oder Shakespeares Ophelia. Tatsächlich blieb Brecht bis heute hinter Shakespeare – von den Moden abgesehen – nachhaltig der Autor, dessen Stücke in Deutschland am meisten auf die Bühne kamen und nach wie vor über den gesamten Globus durch jährliche Neuinszenierungen verbreitet sind, einschließlich China, wo die *Dreigroschenoper* in die Bejing-Oper einzog, einschließlich Japan, wo es in Osaka eine „Arbeitsstelle Bertolt Brecht" gibt, die auf Musik und Medien spezialisiert ist, oder Südkorea, wo in Miryang ein Freilichttheater nach antikem Muster gebaut wurde, das ein Brecht-Zentrum beherbergt und Brecht spielt.

Seine „Lehrstücke" wie *Der Jasager* oder *Die Maßnahme* von 1930 dienen als Übungsstücke für die Schauspielausbildung, als Versuche, im Kollektiv Widersprüche zu lösen, oder einfach als freie Spielformen zum Lernen und Lehren und sind, weil sie in dieser Form keine Zustimmung der Rechteinhaber benötigen, die wohl am meisten international genutzten Brecht-Stücke überhaupt. Mit dem Radiolehrstück *Der Flug der Lindberghs* (1931; nicht identisch mit der Fassung von 1929) schrieb sich Brecht sogar als Erfinder des Internets ein, weil er die Verwandlung des Distributionsapparats Rundfunk in einen Kommunikationsapparat gefordert hatte. Der Zuhörer sollte nicht nur hören, sondern „auch sprechen gemacht" werden.

Bleiben wird die neue Dramenform des „Modells", das – mit dem Fachterminus „Parabel" belegt – durch die gängige Definition des Genres missverständlich ist. „Modell" meint in Parallele zum naturwissenschaftlichen Experiment einen auf das Wesentliche konzentrierten Versuchsaufbau mit offenem Schluss, dessen „Lösung" oder Anwendung dem Publikum überlassen wird. Das zwischenmenschliche Modell ahmt in unterhaltsamer Form gesellschaftliche Realität nach, bedarf dazu jedoch der Fantasie und der Kunst, das Unsichtbare sichtbar zu machen, und einer neuen Sprache, um die Figuren zu ihrer spezifischen Rede zu bringen. In Modellbüchern hielt Brecht seine Inszenierungen fest, nicht damit sie sklavisch nachgeahmt würden, sondern den Standard festlegten, hinter den nicht zurückzufallen war.

Das nachhaltigste Modell ist *Der gute Mensch von Sezuan* mit der berühmten Schlusswendung ans Publikum „Der Vorhang zu und alle Fragen offen". Wird das Stück als Komödie, das es durch die Hosenrolle ist, inszeniert, führt es mit allen ästhetischen Mitteln und Tricks des Theaters vor, wie „man" „vor-führt" im buchstäblichen Sinn: sowohl das Personal des Stücks wie auch das Publikum. Das Spiel im Spiel des Spiels ist die hohe Kunst, die Brecht mit Shakespeare teilt und deshalb bei den ausübenden Künstlern so beliebt ist, weil sie ihnen weite Spielräume eröffnet.

Seine Gedichte und Lieder wurden zum Fanal des Aufbruchs in der Studentenbewegung und bildeten das Fundament zur „Veränderung der Lyrik", die sich mit der amerikanischen Szene von „Acid" vereinigte und die neuen Popformen des Poetry Slam ermöglichten. Bob Dylan, der Nobelpreisträger für Literatur von 2017, entdeckte das Songwriting über den „Brecht of the Juke Box" 1961 in New York mit der „Seeräuber-Jenny". Sein bekanntestes Lied, dessen Melodie Brecht nach einem bayerischen Volkslied parodierte und die Kurt Weill für die *Dreigroschenoper* „verjazzte", die „Moritat von Mackie Messer", wurde der wohl am meisten interpretierte Popsong überhaupt: Ihn sangen Louis Armstrong, Ella Fitzgerald, Sting, Frank Sinatra, Milva, Ute Lemper und so weiter bis zu Robbie Williams und Max Raabe.

Den Begriff „Song" führte Brecht 1920 mit seinen „Civilis-Songs" in die deutsche Sprache ein und verbreitete ihn vor allem über den Kunstnamen „Mahagonny", mit dessen „Arien" und Chören Brecht sowohl die Popkultur der Golden Twenties aufmischte als auch mit Kurt Weill die erste und bleibende Popoper entwarf. Dieses Opus magnum verschmolz, nachdem Weill den brechtschen Ton getroffen hatte, Musik und Poesie zu einem einzigartigen Klangerlebnis, dessen eigener Ton nicht aus dem Gefühl, sondern aus dem Denken kam. 1999/2000 zur Jahrtausendwende nahm Brechts Tochter Hanne Hiob „Mahagonny" zum ästhetischen Anlass, in einem Leichenzug über Münchens Silvestermeile in Schwabing den Konsumkapitalismus und seinen „Fordschritt" als Totentanz zu Grabe zu tragen.

Brecht schrieb 48 Stücke (Shakespeare 37), über 2300 Gedichte (Goethe 3000), mehr als 200 Erzählungen (Thomas Mann 32, allerdings meist längere) sowie drei Romane (Kafka ebenfalls drei), und er füllte sechs Bände mit theoretischen, kritischen und philosophischen Schriften. An Schriftgut ist dies für 58 Jahre, davon 15 Jahre Exil und anschließend neun Jahre ohne wiedergefundene „Heimat", beachtlich. Kommen seine Theaterarbeit, seine Auftritte als Sänger und Regisseur sowie nicht zuletzt die realen und fiktiven Gespräche hinzu, so hätte er auch dann, wäre er ins Alter eines Goethe geraten, beruhigt auf ein haltbares und reichhaltiges Werk der Weltliteratur zurückblicken können.

Verwendete Literatur

1. Brecht B (1988-2000) In: Hecht W, Knopf J, Mittenzwei W, Müller K-D (Hrsg) Werke. Große kommentierte Berliner und Frankfurter Ausgabe in 30 Bänden (33 Teilbände). Suhrkamp und DDR/Aufbau, Frankfurt a. M/Berlin/Weimar
2. Hecht W (1997) Brecht-Chronik. Suhrkamp, Frankfurt a.M.
3. Knopf J (Hrsg) (2001–2003) Brecht-Handbuch in fünf Bänden. Metzler, Stuttgart/Weimar

Bertolt Brecht – Erkrankungen

8

Theodor Junginger

Aufgrund der Exiljahre und dauernden Ortswechsel gibt es zu Brechts Erkrankungen nur wenige Unterlagen aus den letzten Lebensjahren in Berlin, sodass sich die folgenden Angaben auf die im Brecht-Archiv vorhandenen Dokumente und vor allem auf seine Aufzeichnungen in den Briefen und Tagebüchern [2, 3] sowie auf die Brecht-Chronik und deren Ergänzungen stützen [4, 5].

8.1 Kindheit und Jugend

Eugen Berthold (später Bertolt) Friedrich Brecht wurde am 10. Februar 1898 in Augsburg geboren. Sein Vater Berthold Friedrich (1869–1939) war Prokurist einer Papierfabrik in Augsburg und verstarb im Alter von 69 Jahren nach einer Gallenoperation ([4] , S. 89). Die Mutter Wilhelmine Friederike Sofie (1871–1920) verstarb mit 48 Jahren an den Folgen eines rezidivierten Mammakarzinoms ([4], S. 577).

Zu den Krankheiten in der Kindheit schreibt der zwei Jahre jüngere Bruder Walter Brecht (1900–1986):

> „Kinderkrankheiten gab es viele, von Ausschlägen angefangen, über Mumps, Halsentzündung, Keuchhusten. Mit oft hartnäckigen Wiederholungen brachten Eugen und ich die meisten dieser Krankheiten hinter uns, von Scharlach und Diphtherie blieben wir verschont, überhaupt war alles nicht zu schwer, wir konnten daheim bleiben, Mama und Marie ([Marie Miller war etwa seit 1905 Dienstmädchen im Haushalt Brecht] betreuten uns." ([6], S. 82]

T. Junginger (✉)
ehem. Klinik für Allgemein- und Abdominalchirurgie, Universitätsmedizin Mainz, Mainz, Deutschland
E-Mail: Junginger@uni-mainz.de

T. Junginger et al. (Hrsg.), *Schriftsteller und ihre Erkrankungen*,
https://doi.org/10.1007/978-3-662-71465-2_8

Nach der Erinnerung von Walter Brecht war sein Bruder ein nervöses Kind mit einer über Jahre bestehenden zuckenden linken Gesichtshälfte, die ihm eine Grimasse abzwang, bis es sich von selbst verlor ([6], S. 210), jedoch auch später beobachtet wurde. In den Schülerbögen der Volksschule der Klasse III (1906/07) und IV (1907/08) ist für Turnen die Note 1 festgehalten, außerdem, dass er vom 11. Juni bis 28. Juli 1908 wegen Nervosität in Bad Dürrheim Heilung suchen musste ([7], S. 34).

Als Jugendlicher klagte Brecht über Herzbeschwerden. 1912 wurde er von der Teilnahme an sportlichen Wettkämpfen befreit ([4], S. 15). Vor allem im Jahr 1913 – Brecht wurde Autor und Herausgeber der Schülerzeitung *Die Ernte* – beschrieb er seine Herzbeschwerden, so am 18. Mai 1913: „Mein Herz ist sehr rebellisch ... Die folgende Nacht war miserabel. Bis 11 Uhr hatte ich starkes Herzklopfen. Dann schlief ich wieder ein bis 12 Uhr, da ich erwachte. So stark, dass ich zu Mama ging. Es war schrecklich“ ([3], Bd. 26, S. 9). Am 19. Mai 1913 schleppt er sich in die Schule und kehrt dann wegen „Herzklopfen“ um, in der Nacht zum 22. Mai hat er erneut „... zuerst entsetzliches Herzklopfen, dann wurde der Schlag ganz leis und schnell. Papa wachte lange am Bett. Ich hatte Angst. Eine schreckliche Angst. Die Nacht war endlos!“. Der am folgenden Tag gerufene Arzt stellte ein nervöses Leiden fest und empfahl, Brecht solle wieder in die Schule gehen ([3], Bd. 26, S. 14).

In den anschließenden Wochen wechselten die Beschwerden. Brecht konnte wegen seiner angegriffenen Gesundheit nicht mit den Freunden an den Ammersee radeln, eine Klassenwanderung war sehr anstrengend für ihn und wegen seines Gesundheitszustands ging er einmal nachmittags nicht in die Schule ([4], S. 17–20). Vom 14. Juli bis 15. August 1913 war er erneut – und dieses Mal aufgrund seiner Herzbeschwerden – in Begleitung der Mutter zur Kur in Bad Steben. Der dortige Kurarzt Dr. Heinrich Ruben stellte eine starke Nervosität fest und verschrieb eisenhaltiges Heilwasser ([4], S. 22). Der Aufenthalt führte nach Meinung von Brecht zu einer deutlichen Besserung der Herzbeschwerden: „Herz sehr gut, ebenso Kopf, Nerven schlecht“ (23. Oktober 1913; [3], Bd. 2, S. 85; [3], Bd. 26, S. 107–109).

1916 beklagte er wieder Herzkrämpfe. Die vom Arzt verordnete Bettruhe befolgte er aber nicht, da sein Herz aber „sehr rebellisch“ war, musste er den Unterricht früher verlassen. Später ging es besser: „Ich kommandiere mein Herz, ich verhänge den Belagerungszustand über mein Herz. Es ist schön zu leben“.

In der darauffolgenden Nacht erlitt er wieder einen Herzkrampf, „... dass ich staunte, der Teufel leistete erstklassige Arbeit“ (22.10.1916, [3], Bd. 26, S. 107–109).

Im selben Jahr meldete er sich zum Einjährig-Freiwilligen-Dienst, wurde aber zunächst zurückgestellt. Die nächste Musterung erfolgte bei dem nun 20-jährigen und damit militärpflichtigen Brecht am 1. Mai 1918 mit dem Ergebnis „de dato garnisons-verwendungsfähig Feld, Sanitätspersonal“. Als körperliche Fehler sind Herzkrankheiten [1] vermerkt. Vorher, Mitte März 1918, schreibt Brecht „Ich bin fast ganz gesund“ ([2], Bd. 28, Brief 31), im April 1918 angesichts der bevorstehenden Musterung: „Aber ich habe ein schlechtes Herz, ich laufe zu viel und denke zu viel“ ([2], Bd. 28, Brief 24) und nach der Musterung an seinen Bruder Walter „aber sie hatten ein besseres Herz als ich. Und das war auch ein kleiner

Grund warum sie mich nicht mit Gewalt hielten" ([6], S. 357). Am 15. August 1918 wurde Brecht als Militärkrankenwärter in ein Augsburger Lazarett einberufen, trat seinen Dienst allerdings erst im Oktober kurz vor Ende des Ersten Weltkriegs an. Paula Banholzer (1901–1989), seine Jugendliebe, erwähnt in ihren 1981 erschienenen Erinnerungen, dass Brecht nach einem Spaziergang 1919 einen Anfall mit Herzkrämpfen und Angst hatte. Er gestand ihr, die Anfälle öfter zu haben, auch über einen Herzfehler sei früher gesprochen worden ([8], S. 52).

Walter Brecht beschreibt seinen Bruder als einen sehr guten Schlittschuhläufer und Schwimmer, mit dem er jede Woche mindestens einmal im Stadtbad war, er erwähnt aber auch, dass dessen Herz zu Klagen Anlass gab sowie einen nicht datierten weiteren Kuraufenthalt in Bad Königsfeld im Schwarzwald, den Brecht mit der Mutter „durchstand" ([6], S. 210).

Seine Herzbeschwerden nennt Brecht noch einmal 1921 ([3], Bd. 26, S. 265], rückblickend erinnert er sich 1922 an einen „ Herzschock" während des Sports, der ihn „mit den Geheimnissen der Metaphysik bekannt machte" ([2], Bd. 28, Brief 196), sowie „einen nachweisbaren Herzschock" als 13-Jähriger „durch Verwegenheit" ([2], Bd. 28, Brief 209) und 1944 an seine Sorge in der Jugendzeit, dass das Hören der „Matthäus-Passion" seinem Herzen schaden könne – neben dem Schwimmen und Radfahren ([3], Bd. 27, S. 200). Bis 1955 finden sich in seinen Aufzeichnungen keine Hinweise mehr für eine Herzerkrankung.

In der Brecht-Forschung wird von einer Herzerweiterung seit früher Kindheit gesprochen, die entsprechenden Einfluss auf „das Leben und Denken des Schülers Brecht" hatte (vgl. Werner Hecht, Brecht-Chronik und [3], Bd. 27, S. 488, sowie [3], Bd. 26, S. 496).

1919 gibt es einen ersten Hinweis auf eine Nierenerkrankung, die Brecht bei einer Semesterfeier in einem Vierzeiler erwähnt: „Unsereins weiß: es ist keiner zu beneiden, jeder hat sein Kreuz, wie immer es war/ich selber habe ein Nierenleiden/ich darf nichts trinken seit Tag und Jahr" ([4], S. 64).

8.2 Kommentar

Da Krankenunterlagen fehlen, geben die geschilderten Symptome zu vielerlei Vermutungen Anlass. Sie reichen von einem durch Streptokokken bedingten rheumatischen Fieber mit kardialer und neurologischer Beteiligung (Chorea Sydenham, benannt nach dem englischen Arzt Thomas Sydenham, 1624–1689) [9] und seltenen streptokokken-assoziierten Erkrankungen oder einer viralen Myokarditis [10] bis zu einer Herzneurose, die das weitere Leben und Schaffen Brechts bestimmte [11].

Von einem rheumatischen Fieber kann nach dem amerikanischen Kardiologen Thomas D. Jones (1899–1954) ausgegangen werden, wenn nach einem Streptokokkeninfekt des Rachens zwei von fünf Hauptkriterien vorliegen (Herzentzündung, ruckartige, unkontrollierbare Bewegungen ([Chorea minor], Ausschlag ([Erythema marginatum], Polyarthritis, Knötchen unter der Haut) oder ein Hauptkriterium und zwei Nebenkriterien erfüllt sind: Schmerzen in mehreren Gelenken, erhöhte Blutsenkung, Erhöhung des Creaktiven Proteins, Fieber, Herzrhythmusstörungen. Eine Myokarditis beim Jugendlichen verursacht vor allem Brustschmerzen, Atemnot und Herzrhythmusstörungen.

Berichte über den Gesundheitszustand aus eigener Anschauung liefern der Bruder Walter [6] und die eigenen Aufzeichnungen [2, 3]. Der Bruder beschreibt zwar (möglicherweise wiederholte) Halsentzündungen, jedoch keine Symptome, die auf ein rheumatisches Fieber hinweisen könnten. Brecht selbst erwähnt bei seinen Herzbeschwerden keine vorangehenden Halsentzündungen oder rheumatische Symptome. Bei den wiederholten Kuren ist anzunehmen, dass die ärztlichen Untersuchungen eine organische Herzerkrankung festgestellt hätten. Später klagte Brecht über Herzkrämpfe. Allerdings gehen vom Herzen keine Krämpfe aus. Herzbedingte Schmerzen treten bei einer Herzbeutelentzündung auf (stechende Brustschmerzen) oder, mit Ausstrahlung in den linken Oberarm, bei einer Minderdurchblutung des Herzmuskels, z. B. bei einem Herzinfarkt. Für beides gibt es jedoch bei Brecht keine Anhaltspunkte. Das Zucken der linken Gesichtshälfte von Brecht ist nicht typisch für eine Chorea Sydenham. Diese führt zu beidseitigen zuckenden, wurmartigen, unkontrollierbaren Bewegungen an Armen und Händen, aber auch im Gesicht. Auch das Auftreten des Zuckens bereits im Vorschulalter spricht gegen eine Sydenham-Chorea. Am ehesten war das einseitige Zucken im Gesicht ein einfacher motorischer Tic [10]. Insgesamt gibt es keine eindeutigen Hinweise für ein rheumatisches Fieber, insbesondere nicht für die von Parker [9] angenommene Karditis und Sydenham-Chorea. Auch die Annahme, Brecht habe als Kind oder Jugendlicher einen Herzschaden erlitten als Voraussetzung für die später aufgetretene Endokarditis, ist höchst fraglich. Der zum Beweis herangezogene Befund der Röntgendurchleuchtung aus dem Jahr 1951 (Abb. 8.1) ergab bei der radiologischen Nachbeurteilung einen Normalbefund (Prof. Dr. med. P. Mildenberger, Universitätsmedizin Mainz). Für eine jugendliche Herzerkrankung spricht lediglich eine Bemerkung von Brecht aus dem Jahr 1944, dass „sein Herz etwas erweitert war" ([3], Bd. 27, S. 200), wobei offenbleiben muss, wie dies zur damaligen Zeit ohne Echokardiografie festgestellt wurde.

Die von Brecht geklagten Beschwerden und deren diagnostische Einordnung sind auch im damaligen medizinischen Kontext zu sehen. Nervosität, auch Neurasthenie genannt, war um 1900 eines der großen medizinischen Themen [12]. Die Umbrüche der Gesellschaft durch Industrialisierung, Urbanisierung und Technisierung wurden verantwortlich gemacht für nervöse Erschöpfungszustände mit funktionellen Beschwerden in unterschiedlichen Organen. Kuren und eine Änderung der Lebensführung sollten helfen. Der New Yorker Arzt und Elektrotherapeut George Miller Beard (1839–1883) hat diese Form der Neurasthenie beschrieben, Therapien dagegen breiteten sich von den USA in den westlichen Industrienationen aus und dürften den behandelnden Ärzten von Brecht bekannt gewesen sein. Angst, Herzklopfen und Schlaflosigkeit passen in diese Beschreibung ([12], S. 74 und 79] und erklären – nachdem keine organische Ursache gefunden wurde – die wiederholt gestellte Diagnose Nervosität sowie die Behandlung mit Kuren und auch das spätere Abklingen der Symptome. Über die Auslöser der Belastungen kann nur spekuliert werden. Der Kuraufenthalt 1908 fällt in die Zeit des Übertritts ins Gymnasium. Die späteren Beschwerden traten im Zusammenhang mit der Tätigkeit als Herausgeber einer

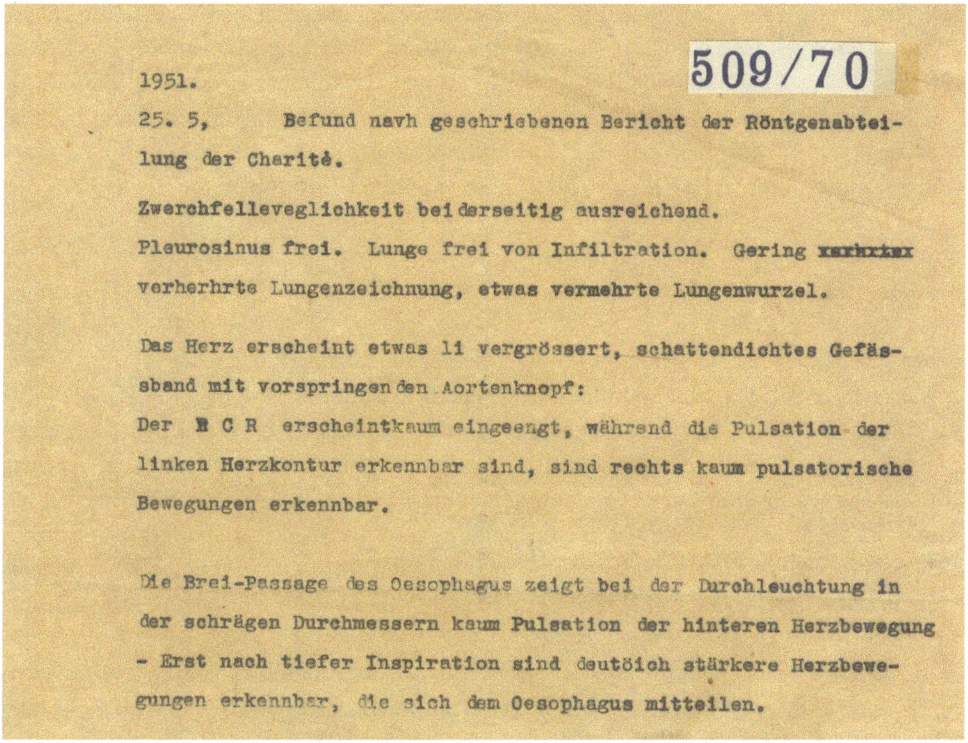

1951. 509/70

25. 5, Befund navh geschriebenen Bericht der Röntgenabteilung der Charitè.

Zwerchfelleveglichkeit beiderseitig ausreichend.

Pleurosinus frei. Lunge frei von Infiltration. Gering xxxxxxx verherhrte Lungenzeichnung, etwas vermehrte Lungenwurzel.

Das Herz erscheint etwas li vergrössert, schattendichtes Gefässband mit vorspringenden Aortenknopf:

Der R C R erscheintkaum eingeengt, während die Pulsation der linken Herzkontur erkennbar sind, sind rechts kaum pulsatorische Bewegungen erkennbar.

Die Brei-Passage des Oesophagus zeigt bei der Durchleuchtung in der schrägen Durchmessern kaum Pulsation der hinteren Herzbewegung - Erst nach tiefer Inspiration sind deutöich stärkere Herzbewegungen erkennbar, die sich dem Oesophagus mitteilen.

Abb. 8.1 Befund der Röntgenuntersuchung des Brustkorbs von Bertolt Brecht am 25. Mai 1951. (Bertolt-Brecht-Archiv, AdK Berlin)

Schülerzeitschrift auf. Heute würde man von Stress sprechen und die Folgen als Burn-out-Syndrom beschreiben. Am ehesten handelte es sich beim jugendlichen Brecht um psychosomatische Herzbeschwerden. Die Einschätzung von Hecht, wonach die Herzerkrankung das Leben und Denken des Schülers Brecht bestimmte, ist wahrscheinlich, während die von Brecht selbst erwähnte leichte Herzerweiterung seit früher Kindheit fraglich ist. Nicht unerwähnt sei in diesem Zusammenhang eine Notiz von Brecht aus dem Jahr 1923: „Es gibt welche, die gut leiden können. Ich kann besser klagen oder ich bilde es mir wenigstens ein. Die Klage muss von denen erhoben werden, die am wenigsten leiden" ([3], Bd. 26, S. 278).

8.3 1922–1956

8.3.1 1922 – Nierenentzündung

Im Januar 1922 beobachtete Brecht blutigen Urin („Plötzlich schiffe ich Blut … mit deutlichsten Winken meines Unterleibs") und wurde unterernährt in die Charité in Berlin eingeliefert, wo er vom 23. Januar bis 16. Februar 1922 behandelt wurde. Hauptursachen waren zu knappes Essen und zu viel Alkohol ([4], S. 135). Ende Januar schreibt Brecht von einer Nierenentzündung, derentwegen er in die Charité musste, wo er es warm habe ([2], Bd. 28, Brief 160). Anfang März sind seine Nieren nicht besonders, aber sein Herz ist wie Gold ([4], S. 154). Im April 1922 ist er geschwächt ([2], Bd. 28, Brief 168) und seine Gesundheit schwankend, er magere ab ([2], Bd. 28, Brief 170).

8.3.2 1934–1944 – Nierenkolik und anderes

Zwölf Jahre später, Anfang Juni 1934 – nach seiner Flucht aus Deutschland – leidet Brecht erneut an Nierenschmerzen und muss sein Arbeitspensum einschränken ([4], S. 400; [2], Bd. 28, Brief 552). Einen abgegangenen Nierenstein („kleiner Ureterstein aus hübschen Oxalatkristallen") beschreibt er im Juli 1934, als er wegen einer schmerzhaften Nierenerkrankung im Krankenhaus in Svendborg (Dänemark) von Mitte Juni bis 5. Juli behandelt wurde ([4], S. 401). Mitte Juli war die Erkrankung noch nicht ganz auskuriert ([4], S. 404). Im weiteren Verlauf des Jahres kommt es zu Schnupfen ([2], Bd. 28, Briefe 574, 578, 591, 592) und Magenschmerzen ([2], Bd. 28, Brief 611), 1935 dann zu rheumatischem Kopfweh ([2], Bd. 28, Brief 652) und Grippe ([2], Bd. 28, Brief 654 und 655). Am 14. November 1935 klagt Brecht, „meine Nieren schmerzen, heraus mit meinen Nieren", und gleichzeitig über Magenschmerzen ([2], Bd. 28, Brief 698). Ende 1935 beschreibt er „eine scheußliche Mittelohrsache" ([2], Bd. 28, Brief 705). 1937 und 1938 leidet er an Erkältungen ([4], S. 510, 522 und 558), 1940 an Influenza ([3], Bd. 26, S. 360) und Ischiasbeschwerden ([3], Bd. 26), S. 438], 1942 an „gräuslichem" Schnupfen ([2], Bd. 29, Brief 1026), 1944 an den „alten russischen Kopfschmerzen" ([3], Bd. 27, S. 212) und 1945 an einer Grippe ([5], S. 43).

8.3.3 1949–1953 – Striktur der Harnröhre und Prostatitis

Nieren- oder Blasenbeschwerden scheinen vorhanden gewesen zu sein, denn kurz nach seiner Übersiedlung nach Ostberlin am 30. Mai 1949 begab sich Brecht schon am 22. Juni 1949 zu Dr. Ferdinand Hüdepohl (1902–1980), dem Chefarzt der urologischen Abteilung des St. Hedwig-Krankenhauses in Berlin-Mitte. Dieser stellte eine – schon lange vorhandene – Strictura urethrae (Verengung der Harnröhre) mit ausgeprägter Prostatitis mit Steinbildung in der Prostata fest, deren Behandlung nur stationär erfolgen könne. Nieren und Harnleiter wurden als einwandfrei beschrieben (Abb. 8.2). Aus Furcht vor einer Infektion wurde von einer instrumentellen Untersuchung abgesehen. Diese erfolgte vermutlich bei der stationären Behandlung im St. Hedwig-Krankenhaus von Ende Juni bis 17. Juli 1949. Nach Hecht erfolgte die stationäre Aufnahme wegen einer Nierenbeckenentzündung ([4], S. 879], wahrscheinlich trat diese jedoch als Folge der stationären Behandlung der Harnröhrenverengung auf.

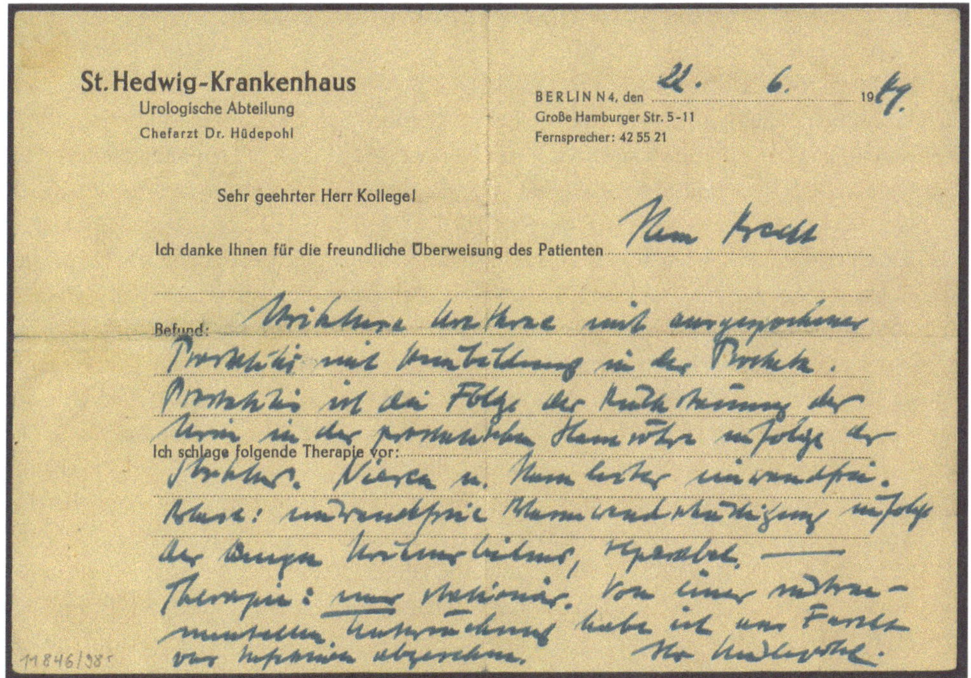

St. Hedwig-Krankenhaus
Urologische Abteilung
Chefarzt Dr. Hüdepohl

BERLIN N 4, den 22. 6. 1949.
Große Hamburger Str. 5-11
Fernsprecher: 42 55 21

Sehr geehrter Herr Kollege!

Ich danke Ihnen für die freundliche Überweisung des Patienten Herrn Brecht

Befund: [illegible]

Ich schlage folgende Therapie vor: [illegible]

Dr. Hüdepohl

11846/385

Abb. 8.2 Urologischer Befundbericht von Dr. Hüdepohl, 22. Juni 1949. (Bertolt-Brecht-Archiv, AdK Berlin)

Brecht wurde erneut vom 16. bis 28 Januar 1951 im St. Hedwig-Krankenhaus behandelt, nachdem im Dezember 1950 Fieber auftrat ([2], Bd. 30, Brief 1525) und er geschwächt war (12. Januar 1951, [2], Bd. 30, Brief 1533; [2], Bd. 30, S. 500). Es wurde Schonung und Penicillin verordnet ([2], Bd. 30, Briefe 1538 und 1539). Eine Röntgenaufnahme der Lunge vom 15. Mai 1951 ist unauffällig (Abb. 8.1). Ab August 1951 bestehen Erschöpfung ([3], Bd. 27, S. 324), Schwächezustand, Depression (BBA 1264/10 und 11) und leichtes Fieber (12. Oktober 1951; [13], S. 312). Auch Anfang 1952 ist Brecht zeitweise krank ([2], Bd. 30, Brief 1653).

Am 21. März 1952 erinnert ihn seine Dramaturgin Käthe Rülicke-Weiler (1922–1992) daran, an sich zu denken und gelegentlich zu Dr. Hüdepohl zu gehen ([4], S. 1009). Mitte 1952 musste sich Brecht wegen einer schmerzhaften „Magengeschichte" einer „unangenehmen Magensondierung" unterziehen ([2], Bd. 30, Brief 1684) und sich schonen ([2], Bd. 30, Brief 1685). Auch in den folgenden Monaten ging es ihm gesundheitlich nicht gut ([4], S. 1015, 1025, 1039).

Vom 29. Januar bis 9. Februar 1953 erfolgte der dritte stationäre Aufenthalt im St. Hedwig-Krankenhaus ([4], S. 1044), wobei auch hier Unterlagen zur Diagnose und Behandlung fehlen. Zum weiteren Befinden liegen nur wenige Notizen vor: Brecht fühlte sich am 1. Mai nicht wohl ([4], S. 1055), hat sich am 12. September 1953 erkältet allein in sein Sommerhaus nach Buckow (Brandenburg) zurückgezogen ([3], Bd. 27, S. 347) und musste 1953/54 wieder zu Kräften kommen ([2], Bd. 30, Brief 1879). Hinweise zu Erkrankungen im Jahr 1954 finden sich nicht.

8.3.4 August 1955 bis April 1956 – Subfebriler Zustand

Am 28. Juni 1955 ließ sich Brecht von Dr. med. L. Schmitt (1896–1963) in München untersuchen, ein homöopathisch tätiger Arzt, den er möglicherweise von seinem Studium in München kannte und der sein besonderes Vertrauen genoss ([4], S. 1172). Den Krankheitsverlauf von August 1955 bis Ende März 1956 hat seine Assistentin, die Schauspielerin Isot Kilian (1924–1986), zusammengestellt (BBA 1826/01/02). Demnach besuchte Brecht ab August 1955 Dr. Otto Mertens, Dozent und Facharzt für Innere Medizin im Westsanatorium Berlin, der eine Belastung des Herzens und eine Infektion feststellte und das bakteriostatisch wirkende Antibiotikum Hostacyclin[R] (Tetracyclin) und „und Tabletten fürs Herz z. B. Cordalin", das heutzutage bei schweren Herzrhythmusstörungen angewendet wird, verordnete. Des Weiteren wurden Digitoxin, Jod-Calcium und Vitamine verabreicht (ohne Datum, BBA 1645/16). Am 29. September 1955 fühlte sich Brecht so schlecht, dass er Dr. Mertens kommen ließ. Die Krankheit äußerte sich in „kleinen Temperaturen", die meist nicht über 37,3 °C gingen, ähnelte einer Grippe und war meist nach drei Tagen wieder vorbei. Hinzu kam ein deutlicher Erschöpfungszustand. „Brecht ging laufend zum Arzt im Abstand von 3 Wochen"(BBA 1826/01).

Am 1. Oktober 1955 sprach Brecht von einer Erkältung, derentwegen er liege, von etwas Fieber und „das Herz ist etwas wackelig", er ist aber aufgestanden ([2], Bd. 30, Brief 2185 und 2186). Am 15. Oktober erfolgte erneut eine ambulante Behandlung der Harnröhre bei Professor Hüdepohl, „um die Reinigung der Harnröhre, die schon lange vorgenommen werden sollte, machen zu lassen" (BBA 1826/01). Trotz großer Schmerzen und außerordentlicher Erschöpfung fuhr er am Nachmittag nach Buckow (BBA1826/01). Sein Gesundheitszustand besserte sich auch bis Anfang Dezember nicht ([4], S. 1189 f. und [2], Bd. 30, Brief 2224): „Im Augenblick mache ich eine Digitaliskur und fühle mich erheblich schlechter als ich aussehe" (8. Dezember 1955; [2], Bd. 30, Brief 2227; Dr. Mertens stellte im Dezember fest, dass das Herz gesünder geworden sei und keine Bedenken gegen die Aufnahme der Probenarbeit bestünden. Auch Brecht war der Meinung, dass der Druck in der Herzgegend, der ihn sehr beunruhigte, nachgelassen habe (BBA 1828/1). Trotz kurzer Probenzeiten von nur 2–3 h war er sehr erschöpft ([2], Bd. 30, Brief 2230). Einen Kinobesuch mit Isot Kilian am zweiten Weihnachtstag 1955 musste er mitten im Film verlassen, da er keine Luft mehr bekam (BBA 1826/02). Ende Dezember ging es, zumindest kurzzeitig, etwas besser, Brecht bekam weiter Digitalis ([2], Bd. 30, Brief 2247).

Auch in den kommenden Monaten war sein Gesundheitszustand angegriffen. Er litt in den Monaten Januar bis Ende März 1956 mindestens einmal im Monat an „Grippe" (BBA 1826/02). Bei einem Empfang am 9. Februar 1956 in Mailand (Abb. 8.3) sank er erschöpft und schweißüberströmt vor Schwäche nieder: „Die Augen standen wie zwei Punkte im weißen Gesicht. Sein Hals zuckte nervös" ([4], S. 1209). Wieder zurück, musste er wegen Grippe zu Hause bleiben ([2], Bd. 30, Brief 2291) und die Probenarbeit für eine Woche unterbrechen ([4], S. 1214). Er vermied selbst kleinere Anstrengungen und sagte am 22. März 1956 aufgrund seines schlechten Zustands eine Reise nach London ab ([4], S. 1218). Am 5. März hatte Dr. Mertens Vitamintabletten verschrieben (BBA 1826/11) und kam am 28. März ins BE, um nach seinem Zustand zu sehen. Er stellte fest, dass es Brecht gut ginge und dass ihm die Proben nicht schadeten. Auf die besorgten Fragen von Helene Wei-

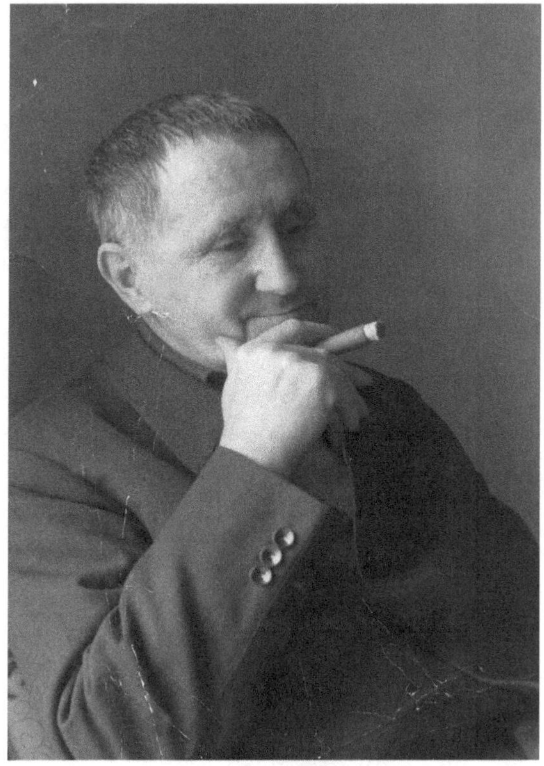

Abb. 8.3 Bertolt Brecht. Mailand, 1956. (Bertolt-Brecht-Archiv, AdK Berlin)

gel meinte Dr. Mertens, dass er mit dem Zustand zufrieden sei und Brecht durch seine Behandlung wieder gesund würde. Am gleichen Tag kam es abends zu hohen Temperaturen (39,5 °C), sodass die Tochter Barbara Dr. Mertens holte (BBA 1826/02). Auch am nächsten Tag stieg das Fieber auf 39 °C. Welche Maßnahmen getroffen wurden, ist unklar. Wahrscheinlich wurde die stationäre Aufnahme in die Charité vereinbart, ebenso wie die weitere tägliche mehrmalige Temperaturmessung, die – auf Rezeptformularen von Dr. Mertens aufgezeichnet – bis zum 12. April 1956, dem Tag der Krankenhauseinweisung, keine weiteren Temperaturerhöhungen zeigte (BBA 2044/11 und 12).

Arnold Zweig berichtet Lion Feuchtwanger am 17. April 1956 nach Los Angeles, dass die „Fieberzacken vor Klinikeinweisung immer größer ([wurden], die beschädigte Niere störte ihn das ganze vorige Jahr" ([14], Brief 426).

8.3.5 Mai 1956 – Endokarditis und Pyelonephritis

Vom 12. April bis 12. Mai 1956 wurde Brecht stationär in der 1. Medizinischen Klinik der Charité von Prof. Dr. Theodor Brugsch (1878–1963) behandelt. Nach dem vorliegenden handschriftlichen Entlassungsbericht lagen eine bakteriell bedingte Endokarditis (Herzinnenhautentzündung) und eine Pyelonephritis (Nierenbeckenentzündung) vor. Nachgewiesen wurden – vermutlich im Urin – Escherichia-coli-Keime und entsprechend ihrer Empfindlichkeit gegen Antibiotika wurden zwei Behandlungszyklen mit 21g Streptomycin Panthotenat bzw. 18 g Chloramphenicol verabreicht. Zwischen diesen Behandlungen wurde zur „Beeinflussung der Herzentzündung“ Adrenocorticotropes Hormon (ACTH) injiziert (500 IE BBA 1852/31), das teilweise in der Zoo-Apotheke in Westberlin besorgt wurde (BBA 1826/09; 764/100), sowie herzstärkende Medikamente wie Strophantin, Novocain und Digitoxin verabreicht. Am Ende des stationären Aufenthalts war zwar „noch keine definitive Abheilung des Prozesses an Herz und Niere eingetreten“, dies sollte durch eine mehrere Monate dauernde Vakzinetherapie (Impfungen) mit der Vakzine des isolierten Erregers erfolgen. Zudem sollte noch für 10 Tage Digoxin eingenommen werden. Ergänzend wurden Brecht genaue Anweisungen für das weitere Verhalten und die Ernährung gegeben (Abb. 8.4a-c).

Lion Feuchtwanger berichtete Brecht von diesem Krankenhausaufenthalt am 3. Mai 1956 um mit den Folgen der Virusgrippe fertig zu werden. „Es ist eine Endokarditis, die aber gutartig ist und auch abzuklingen scheint“ ([2], Bd. 30, Brief 2332). Am selben Tag lieferte Elisabeth Hauptmann Peter Suhrkamp ein Bulletin: „Das Gute: Brechts Herz ist an und für sich weit besser als zunächst angenommen. Das schlechte: eine Herzklappe ist von diesem elenden Infekt befallen, der so schlecht weg zu kriegen ist. Besuche dürfe er nur kurzzeitig empfangen … und ärztlich ist er in guten Händen“ (BBA 791/1) und am 10. Mai 1956 „Brecht geht es ganz bedeutend besser und er geht morgen aus dem Hospital heraus“ (BBA 791/09).

8.3.6 Vakzinetherapie

Nach der Entlassung sind zwischen dem 14. und 26. Mai 1956 täglich Temperaturen und die Häufigkeit des Schwitzens in der Nacht dokumentiert. Am 18. und 25. Mai wurde Vakzine injiziert. Die Temperaturen blieben normal, Schwitzen trat fast in jeder Nacht auf, einmal kam es zu Herzklopfen (BBA 975/90, 92, 94).

In den anschließenden Wochen, die Brecht vom 26. Mai bis 8. August in Buckow verbrachte, war er krank, hatte aber Hoffnung, sich bis zum Herbst zu erholen. Er müsse meistens liegen und käme erst im September nach Berlin zurück ([2], Bd. 30, Briefe 2343, 2345, 2351). Davor, ab Ende August, plante er für drei Wochen zu Dr. Schmitt nach München zu einer Nachkur zu gehen: „ … wo die konventionelle Medizin nicht weiterkommt, sollte man ihn unbedingt hören“ ([2], Bd. 30, Brief 2370).

Die Behandlung scheint fortgeführt worden zu sein, er „liege aber viel, jetzt, bei den höheren Impfungen brauche ich zweieinhalb Tage, mich davon zu erholen, jedoch ist der Fortschritt befriedigend“ (Juli), sie scheint ihn aber sehr anzustrengen, so Ende Juli/Anfang August: „heute ist einer der schwarzen Samstage und ich schleppe die zwei Millionen toter Kolibakterien mit mir, als wiegten sie zwei Millionen Pfunde“ ([2], Bd. 30, Brief 2375 und 2376). In diesem Zeitraum erfolgte auch die vorläufig letzte Impfung und wenige Tage später besuchte ihn Professor Brugsch in Buckow ([2], Bd. 30, Brief 2377). Davon berichtet er Paul Dessau am 8. August: „Vorher war Brugsch immer enthusiastisch, wie gesund ich sei, aber tatsächlich hielt ich nicht ein Gespräch von fünf Minuten aus. Es geht mir immer noch nicht besonders, aber hoffentlich sehe ich jetzt Dich bald“ ([2], Bd. 30, Brief 2382).

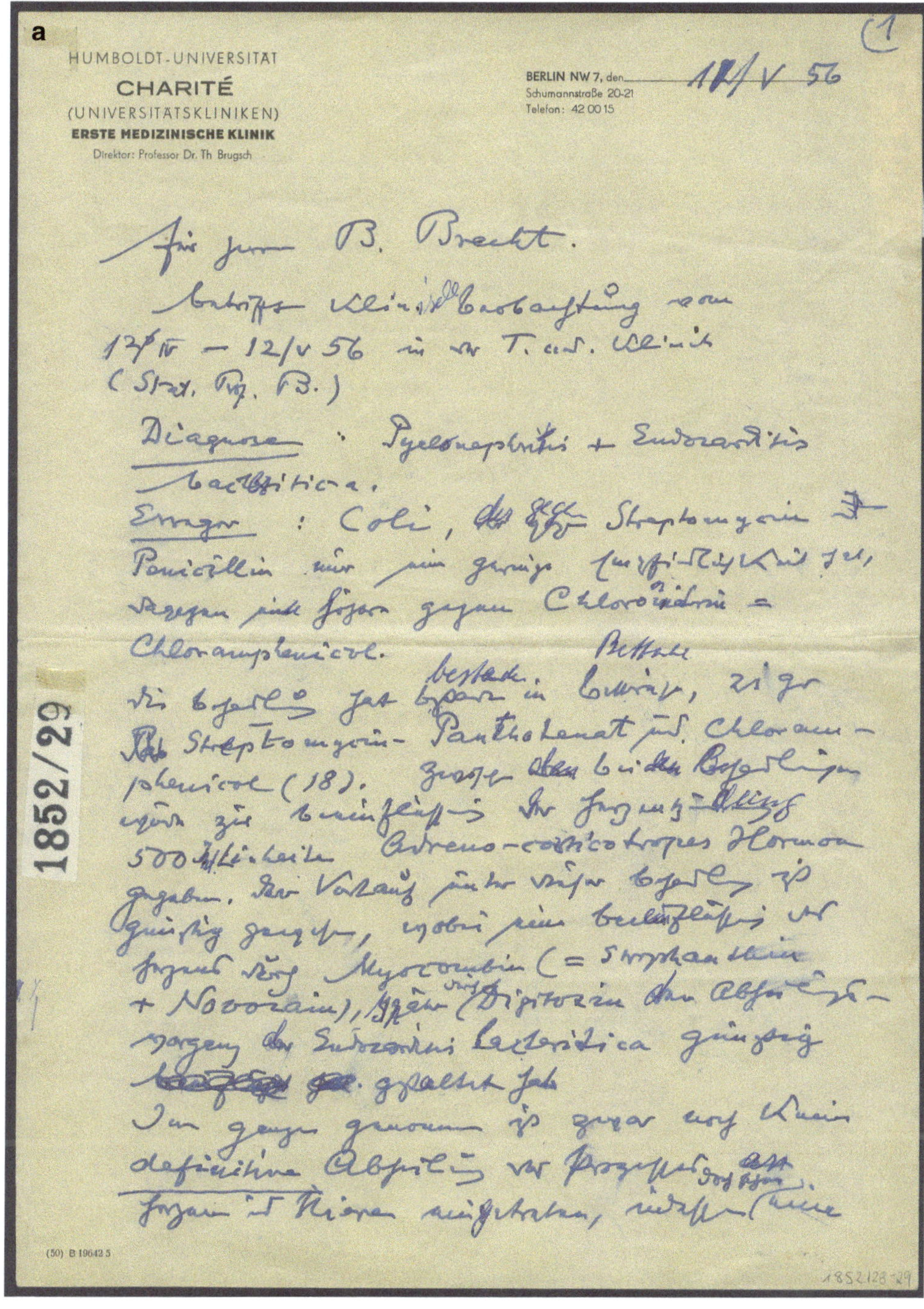

a

HUMBOLDT-UNIVERSITÄT
CHARITÉ
(UNIVERSITÄTSKLINIKEN)
ERSTE MEDIZINISCHE KLINIK
Direktor: Professor Dr. Th. Brugsch

BERLIN NW 7, den 12/V 56
Schumannstraße 20-21
Telefon: 42 00 15

Für Herrn B. Brecht.

Diagnose: Pyelonephritis + Endocarditis bacteritica.

Erreger: Coli,

(50) B 19642 5

Abb. 8.4 **a–c** (**a**) und (**b**) Auszüge des Arztbriefs von Prof. Dr. Brugsch. Charité Berlin, 12. Mai 1956. (Bertolt-Brecht-Archiv, AdK Berlin). (**c**) Abschrift des Arztbriefs von Prof. Dr. Brugsch, Charité Berlin 12. Mai 1956 (Herrn Prof. Dr. H.-J. v. Mengden, Mainz sei für die Abschrift gedankt.)

b

Abb. 8.4 (Fortsetzung)

c

Humboldt Universität
Charité
(Universitätskliniken)
I.Medizinische Klinik
[.....]. Dr. Th. Brugsch

Berlin NW7, den 12.V 56
Schumannstraße 20-21
Telefon 42 00 16

Für Herrn B. Brecht.
betrifft klinische Beobachtung von
12/IV – 12/V 56 in der I. med. Klinik
(Stat. Prof. B.)

Diagnosen: Pyelonephritis + Endokarditis bacteritica.
Erreger: Coli, der gegen Streptomycin + Penicillin nur eine geringe Empfindlichkeit hat,
dagegen eine höhere gegen Chloroquindrin = Chloramphenicol.
Die Behandlung hat bestanden in Bettruhe, 21 gr Streptomycin - Panthotenat und Chloramphenicol (18). Zwischen den beiden Behandlungen wurden zur Beeinflussung der Herzentzündung 500 Int. Einheiten Adreno-corticotropes Hormon gegeben. Der Verlauf unter dieser Behandlung ist günstig gewesen, wobei eine Beeinflussung des Herzens durch Myocombin (= Strophanthin + Novocain), später durch (Digitoxin den Abheilungsvorgang der Endokarditis bacteritica günstig gestaltet hat.
Im ganzen genommen ist zwar noch keine definitive Abheilung des Prozesses an Herz und Nieren eingetreten, indessen doch schon eine Rekonvaleszenz die annehmen läßt, dass der Infekt völlig abheilt, wenn man dafür Sorge trägt, dass durch eine über mehrere Monate sich hinziehende Vaccinetherapie mit der Vaczine des isolierten Erregers eine völlige Immunität erzeugt wird.

Behandlungsplan für weitere Behandlung.
1.) alle 8 Tage eine Injektion von Coli-Vaczine. Beginn mit 50.000
100.000
200.000
300.000
500.000
800.000
1 Million
2 °
3 °
5 ° Keimen.

Medikamentös
Medikamentös kann Intermediär eine kurze (etwa 10 Tage dauern) Behandlung mit (unleserlich) - 50 mg Cortison per os in Frage kommen, falls sich etwa einmal das Allgemeinbefinden verschlechtert (Appetitabnahme oder Schwäche) Schwäche.

Die Allgemeinbehandlung etwa in folgendem Sinne
Bis 10:00 Uhr morgens im Bett bleiben.
Frühstück: Mocca -.50 gr Weißbrot mit Butter/ Marmelade – Honig – 50 gr zartes Fleisch (alle 3 Tage ein Ei)
Vormittags ein Gläschen Rotwein + Ei, einmischen
Zwieback mit Butter
Mittag 1 kleine Tasse Brühe
- Fleisch (gekocht oder [.....]
Fisch (wenig salzen)

frisches Gemüse in garer Form
(mit Butterzusatz / Butterzusatz
- 1-2 frische Kartoffeln mit frischer Butter
Süßspeisen (auch Eis)
Compots
Nm 1 Caffe (Mocca)
1 Stück Kuchen oder Marmeladebrötchen
Abends: (ähnlich wie Mittags)

Getränke (Menge bis zu 1200 ccm)
falls es heiß ist auch mehr
erlaubt Bier, Rotwein, Weißwein, Sekt -
im allgemeinen bis zu 50 ccm Alkohol
das entspricht ½ Flasche Wein, einen ½ Liter
Bier +50 ccm Cognac.

Ruhe(?) 1 Stunde vormittags (liegend oder halb - sitzend)
nach dem Mittagessen 2 Stunden liegend
Abends nicht nach 9 Uhr schlafen gehen

zur Zeit bitten wir
noch 10 Tage lang eine Tabl. Digitoxin nach dem Mittagessen zu nehmen.

falls Erkältungen auftreten: Halsschmerzen, Schnupfen (durch Ansteckung)
zu empfehlen 3 Tage lang 3 × 3,5 Aspirin in Weinglas [.....] - Zuckerwasser vor den Mahlzeiten zu nehmen.

Dr. Brugsch

Abb. 8.4 (Fortsetzung)

8.3.7 Verschlechterung und Tod

Am 9. August 1956 fuhr Brecht wieder nach Berlin und wurde in seiner Wohnung von Prof. Dr. med. Heinz Harald Hennemann (1920–2004) untersucht, Oberarzt der 1. Med. Klinik und Vertreter von Professor Brugsch, der sich bis 15. August im Urlaub befand. Er diagnostizierte – wie in seinem Schreiben an Dr. Schmitt vom 14. August festgehalten (BBA 1826/05-05) – aufgrund der Beschwerden ein „Rezidiv seiner Cystitis", was die Urinuntersuchung mit massenhaft nachgewiesenen Leukozyten bestätigte. Nach der Allgemeinuntersuchung hatte er den „Eindruck, dass es sich um eine allgemeine Arteriosklerose, insbesondere mit Coronar- und Aortenklappensklerose" handele, die zum Teil sicher auch Ursache seiner Antriebslosigkeit und seiner Schwächegefühle sei. Er verordnete „einige diätetische Maßnahmen, lokale Wärme und Bärentraubenblättertee" und befürwortete eine „klimatische Kurbehandlung" bei Dr. Schmitt (BBA 1826/03-05).

Am 10. August nahm Brecht an einer Probe für ein Gastspiel in London teil. Die Kollegen waren erschrocken über sein krankes Aussehen: „Er sprach mit leiser Stimme, die kaum bis zur Bühne drang und verließ die Probe vorzeitig - er hatte nicht die Kraft sie durchzustehen" ([4], S. 1251). In den folgenden Tagen „nahmen Müdigkeit und Abgeschlagenheit zu, ohne dass sich irgendwelche auf eine Herzerkrankung hinweisende Symptome zeigten" (Bericht Beyer, Muellereisert, 15. August 1956; Abb. 8.5).

Am 13. August 1956 hatte Professor Hennemann bei seinem zweiten Besuch den Eindruck, dass sich die zystitischen Beschwerden schon gebessert hätten, und schlug eine Abklärung der dafür möglicherweise ursächlichen „alten Prostatitis" unmittelbar nach dem Kuraufenthalt in München vor (BBA 1826/04).

Brecht diktierte am gleichen Tag ein Schreiben an Professor Brugsch, in dem er sich für dessen Behandlung bedankte und ihn vom geplanten Aufenthalt im Sanatorium von Dr. Schmitt in München informierte, da „keine Erholung einsetzte" und Professor Hennemann nichts dagegen hatte (BBA 760/83 und 92).

Am 14. August schrieb Helene Weigel an Dr. Schmitt in tiefer Besorgnis um Brecht, der völlig kraftlos sei und außerdem das Gefühl habe, sehr krank zu sein ([4], S. 1251). Dr. med. Otto Muellereisert, Arzt in Berlin, den Brecht seit seiner Jugend kannte und den er während seiner Erkrankung auch konsultierte, stellte am gleichen Tag fest, dass Brecht in einem körperlichen Schwächezustand sei, der es ihm nicht erlaube, selbst zu schreiben. Er sei bei völlig klarem Bewusstsein und zurechnungsfähig, sodass Brecht ihm sein Testament diktierte ([4], S. 1252, BBA 1646/48).

Bertolt Brecht verstarb am 14. August 1956 um 23:55 Uhr in seiner Wohnung in Berlin.

Gemäß Abschlussbericht der Charité vom 15. August 1956, unterschrieben von den Professoren Brugsch und Beyer sowie Dr. Krocker, kam es am 14. August bei Brecht zu einer vorübergehenden Bewusstseinsstörung mit gleichzeitigem körperlichem Verfall, später zu einem ausgeprägten Kollapszustand mit Tachykardie und kaum messbarem Blutdruck. „Am Herzen selbst war ein perikarditisches Reiben zu hören. Das Elektrokardiogramm bot die Zeichen eines ausgesprochenen und ausgedehnten Herzinfarkts." Als Todesursache wird ein Herzversagen angenommen (Abb. 8.6).

3

Berlin, den 15.8.1956

Am 14. August 1956 starb Bertolt Brecht an einem Herzinfarkt.

Schon im Frühjahr traten Krankheitserscheinungen auf, die eine Krankenhausbehandlung durch Professor Brugsch erforderten. Nach vorübergehender Besserung verschlechterte sich Brechts Befinden. Trotzdem führte er am 10. August eine Probe im Theater durch, nach der er sich ausserordentlich erschöpft fühlte. In den folgenden Tagen nahmen Müdigkeit und Abgeschlagenheit zu, ohne dass sich irgendwelche auf eine Herzerkrankung hinweisende Symptome zeigten. Eine akute Verschlechterung im Befinden des Kranken trat in der Nacht zum 14.8. ein. Am nächsten Tag wurde der Herzspezialist Professor Beyer hinzugezogen, der einen bedrohlichen Kreislaufkollaps feststellte, dessen Ursache zunächst nicht zu klären war. Erst das Elektrokardiogramm deckte einen ausgedehnten Herzinfarkt auf. Trotz intensivster Stützung des Herzens und des Kreislaufs war das zunehmende Versagen des Herzens und des Kreislaufs ~~war das zunehmende Versagen des Herzens~~ nicht aufzuhalten. Bertolt Brecht starb um 23.45 Uhr.

gez. Professor Dr. Brugsch

gez. Professor Dr. Beyer

gez. Dr. Müllereisert

gez. Dr. Krocker

Abb. 8.5 Arztbrief von Prof. Brugsch, Prof. Beyer, Dr. Müllereisert, 15. August 1956. (BArch, DY 30/88688)

32 3 2

HUMBOLDT-UNIVERSITÄT
CHARITÉ
(UNIVERSITÄTSKLINIKEN)
ERSTE MEDIZINISCHE KLINIK
Direktor: Professor Dr. Th. Brugsch

BERLIN NW7, den 15.8. 1956
Schumannstraße 20-21
Telefon: 42 00 15

Bert B r e c h t war zu Beginn dieses Jahres an einer schleichenden Infektion der Harnwege erkrankt. Er stand deswegen in der Zeit vom 12.4. bis zum 12.5.1956 in der Behandlung von Professor Dr. Theodor Brugsch und Dr. Wolfgang Geißler (I. Medizinische Klinik der Charité). Es gelang durch intensive Behandlung mit Antibiotica und Vaccinetherapie die Infektion zu beherrschen, die bereits das Herz ergriffen hatte. Im Laufe des Monats Juni und Anfang Juli hatte sich Brecht gut erholt. Im Juli scheint er sich durch die Vorbereitungen zur Tournee nach London übernommen zu haben. Er fühlte sich schwach. Am 9. August zeigte er nach einer ausgedehnten Theaterprobe Zeichen starker Abspannung ohne ausgesprochene Herzsymptome. In den nächsten Tagen traten Müdigkeit, Abgeschlagenheit bis zu ausgesprochener körperlicher Schwäche ein. Er konnte kaum noch das Bett verlassen und war völlig appetitlos. Am 14. August traten vorübergehende Bewußtseinstrübungen auf unter gleichzeitigem körperlichen Verfall. Um die Mittagszeit dieses Tages kam ein ausgesprochener Kollapszustand mit Tachykardie hinzu, der im Laufe des Nachmittags zunahm. Der Blutdruck war tief gesunken und kaum meßbar. Am Herzen selbst war perikarditisches Reiben zu hören. Das Elektrokardiogramm bot die Zeichen eines ausgesprochenen und ausgedehnten Herzinfarkts. Trotz intensiver Stützung des Herzens und des Kreislaufs gelang es nicht das zunehmende Versagen des Herzens auszuhalten.

Am 14. August 23,30 Uhr ist Bert Brecht schmerzlos in den Tod gegangen. Die ärztliche Hilfe wurde ihm in den letzten Tagen bis zu seinem Tode durch Professor Beyer und Dr. Krocker zuteil.

Prof. Brugsch Prof Beyer Dr Krocker

(50) B 7080/55 4

Abb. 8.6 Arztbrief von Prof. Brugsch, Prof. Beyer, Dr. Krocker. Charité Berlin, 15. August 1956. (BArch DY 30/88688)

Davon etwas abweichend ist in dem in Abb. 8.5 gezeigten Bericht erwähnt, dass in der Nacht zum 14. August eine akute Verschlechterung eintrat und am darauffolgenden Tag der Herzspezialist Professor Beyer hinzugezogen worden sei, der einen bedrohlichen Kreislaufkollaps feststellte, dessen Ursache zunächst nicht zu klären war. Erst das Elektrokardiogramm deckte einen ausgedehnten Herzinfarkt auf. Trotz intensiver Behandlung war das zunehmende Versagen des Herzens und des Kreislaufs nicht aufzuhalten.

Am 16. August 1956 nahm Dr. med. C. W. Büsing, Pathologisches Institut des Städtischen Krankenhauses Berlin Moabit, die Öffnung der linken Arteria femoralis (Leistenarterie) vor (BBA 890/6).

8.4 Kommentar

Als Ursache der Erkrankung, die nach langer Dauer zum Tode führte, ist eine 1949 bereits länger bestehende Einengung der Harnröhre, die zu einer Prostatitis geführt hatte, anzunehmen. Diese Urethralstriktur wurde gedehnt, trat aber immer wieder auf, wofür die wiederholten urologischen Behandlungen sprechen. In deren Gefolge kam es zu einer Harnwegsinfektion mit Nierenbeckenentzündung (Pyelonephritis) und davon ausgehend über die Monate vor der stationären Aufnahme zu einer rezidivierenden Bakteriämie mit subfebrilen Temperaturen – missgedeutet als Grippe –, die schließlich zu einer bakteriellen Besiedlung der Herzinnenwand bzw. einer Herzklappe führte. Trotz der Behandlung bestanden die Harnwegsinfektion und auch die Herzerkrankung fort und führten schließlich zu einem Herzversagen.

Der behandelnde Urologe, Dr. Ferdinand Hüdephol, benennt in dem von ihm verfassten Kapitel „Chirurgische Erkrankungen der Harn- und Geschlechtsorgane“ im *Lehrbuch der Chirurgie* von Gohrbrand, v. Redwitz und Sauerbruch (1951, [15]) als Ursachen der Urethralstriktur entzündliche Prozesse, insbesondere die Gonorrhoe und Verletzungen. Mit zunehmender Dauer der Erkrankung steige das Risiko von Infektionen der ableitenden Harnwege, wobei eine Prostatitis unausweichlich sei. Im Spätstadium könne eine subchronische Prostatitis eine entzündliche Systemerkrankung unterhalten. Als Therapie der Urethralstriktur wird vor allem die Dehnung über die Harnröhre (Bougierung) genannt, wobei diese wegen der Neigung zur erneuten Stenosierung wiederholt notwendig sei. Nur selten sei eine operative Korrektur erforderlich. Diese Aussagen treffen auch heute noch zu, wobei die Gonorrhoe als Ursache eher selten ist, in 10–20 % die Ursache der Striktur unklar bleibt und das operative Vorgehen größere Bedeutung gewonnen hat, insbesondere bei erfolgloser Dehnungsbehandlung.

Die Ursache der Striktur bei Brecht ist unklar. 1921 entdeckte er eine „Excreation am Penis“, hatte Angst, Syphilis zu bekommen, aber der Arzt stellte ein Herpesbläschen ohne Besonderheiten fest ([3], Bd. 26, S. 210). 1928 schrieb Brecht an Helene Weigel: „… ich habe etwas Ausfluss gehabt, wenig und sicher nur katarrhalisch, da ich sowieso etwas Katarrh habe, aber geh doch zu Gottron ([Dermatologe an der Charité]" ([2], Bd. 28, Brief 403). Dieser fand jedoch nichts Krankhaftes, Es ist möglich, dass die hier vermutlich vorliegenden Entzündungen der Harnröhre die spätere Striktur verursachten.

Die Vorerkrankungen, Hämaturie bei Unterernährung und Nierenentzündung als 24-jähriger und der Abgang eines Nierensteins zwölf Jahre später, weisen auf die Nieren als einen „locus minoris resistentiae", einen körperlichen Schwachpunkt, bei Brecht hin, sind aber nicht die Ursache des rezidivierenden Strikturleidens.

Die gravierende Verschlechterung seines Gesundheitszustands ab August 1955 ist retrospektiv gesehen durch ein subakutes septisches Krankheitsbild bedingt. Aus dem urogenitalen Keimreservoir kam es schubweise zum Einschwemmen von Bakterien in die Blutbahn und dies löste die subfebrilen Temperaturen aus. Im Rahmen dieses Krankheitsbilds ist das beobachtete Kreislaufversagen in Mailand im Februar 1956 und schließlich die Eskalation mit septischen Temperaturen im März 1956 zu sehen. Ob es sich bei seinen Herzbeschwerden, die Brecht schon zu Beginn dieser Krankheitsphase empfand, um eine Begleitmyokarditis bei systemischem Infekt oder schon um die Zeichen einer Endokarditis handelte, muss offenbleiben. Im Arztbrief von Professor Brugsch sind die bakterielle Endokarditis und eine Pyelonephritis erwähnt. Die Pyelonephritis wurde vermutlich durch Keimnachweis diagnostiziert; klinische Befunde, die auf eine Endokarditis hinweisen, wie Fieber und Herzgeräusch, Embolien, Milzvergrößerung, Anämie oder Hautknötchen, die Brugsch in seinem Kardiologielehrbuch [16] beschreibt, sind im Arztbrief nicht genannt.

Die Endokarditis ist eine eher seltene Infektion der Herzinnenhaut, vorwiegend der Herzklappen. Risikofaktoren sind Herzklappenfehler oder vorangehende Herzoperationen. Die Seltenheit einer Endokarditis bei nicht vorgeschädigtem Herzen führte bei Brecht zur Vermutung einer Herzschädigung im Kindesalter (s.8.1 und 2).

Die häufigsten Erreger sind Streptokokken. Die bei Brecht vermutlich im Urin gefundenen Keime (E. coli) sind nur sehr selten Ursache einer Endokarditis, die behandelnden Ärzte nahmen dies jedoch an. Der klinische Verlauf bei Endokarditis ist abhängig von der Menge der Keime im Blut und deren Virulenz, aber auch von der Reaktion des Organismus. Als Endokarditis lenta wird eine subakute, protrahiert verlaufende Form bezeichnet, die bei Brecht vorgelegen haben dürfte.

Therapeutisch kann die Erkrankung heute durch intensive und lang dauernde Antibiotikatherapie, entsprechend der Resistenzbestimmung der Bakterien, in den meisten Fällen zur Abheilung gebracht werden. Die bei Brecht nachgewiesenen Keime waren nur gering empfindlich gegen Penicillin und Streptomycin, höher empfindlich gegen Chloramphenicol und Chloroquin. Verabreicht wurden während des 4-wöchigen Krankenhausaufenthalts 21 g Streptomycin, empfohlen sind 40 g [17], und in einer zweiten Behandlungsserie Chloramphenicol, was aus heutiger Sicht keine ausreichende Therapie der

Infektion darstellt. Unklar ist der Grund für die Verabreichung von ACTH (Adrenocortikotropes Hormon der Hirnanhangsdrüse), das die Kortisolproduktion der Nebennierenrinde anregt, was vielfältige Wirkungen auf den Stoffwechsel hat, aber auch zu einer Suppression der Immunreaktion des Organismus führt. Im abschließenden Arztbrief der Charité ist festgehalten, dass noch keine definitive Heilung eingetreten sei; sie sollte mit einer anschließenden Vakzinetherapie des isolierten Erregers erreicht werden. Brugsch schreibt in seinem *Lehrbuch der Inneren Medizin* [18], dass die Prognose der Endokarditis lenta infaust sei. In sehr seltenen Fällen gelänge es aber, einen Patienten zu retten, indem man ihm wiederholt durch Autovakzine immunisiertes Blut überträgt. Die Wirkung dieser Vakzinetherapie war und ist bis heute nicht erwiesen.

Das urogenitale Keimreservoir bestand bei Brecht fort, wie der Nachweis von massenhaft Entzündungszellen im Urin kurz vor dem Tod zeigte, ebenso wie die „alte Prostatitis". Das vor dem Tod festgestellte perikardiale Reiben dürfte Folge eines Übergreifens der Infektion auf den Herzmuskel gewesen sein (infektiöse Myokarditis), die schließlich zum Herzversagen führte.

Schon mit 20 Jahren wollte Brecht „sterben können, wann ich will selbst auf die Gefahr, dass ich es einmal muss, wann ich nicht will" ([2], Bd. 28, Brief 42) und 1926 hoffte er, seinen „körperlichen Verfall auf mindestens noch 60 Jahre auszudehnen" [4], S. 196). Dies war Brecht nicht vergönnt, da für ihn die heutigen diagnostischen und therapeutischen Möglichkeiten nicht zur Verfügung standen.

Dank

Für fachliche Beratung sei Herrn Prof. Dr. med. P. Mildenberger (Klinik für Diagnostische und Interventionelle Radiologie, Universitätsmedizin Mainz), Herrn Prof. Dr. med. K. Kleinschmidt (ehem. Klinik für Urologie und Kinderurologie, Helios HSK Wiesbaden) und Herrn Prof. Dr. med. F. Zepp (ehem. Zentrum für Kinder- und Jugendmedizin, Universitätsmedizin Mainz) gedankt.

8.5 Überblick Leben und Werk

Bertolt Brecht

1898	*10. Februar* geboren in Augsburg; Rufname Eugen Vater Berthold Friedrich Brecht, Prokurist (1869–1939); Mutter Wilhelmine Friederike Sofie Brecht geb. Brezing (1871–1920)
1900	*20. Juni* Geburt des Bruders Walter (gestorben 1986)
1904	Einschulung in Augsburg
1908	Wechsel ins Realgymnasium in Augsburg · Kur wegen Nervosität

1912	Herzbeschwerden
1913	Autor und Herausgeber der Schülerzeitung „Die Ernte" · Kur wegen Herzbeschwerden
1916	Meldung zum Freiwilligendienst im 1. Weltkrieg, zunächst Rückstellung
1917	Notabitur · Umzug nach München, Immatrikulation für die Fächer Medizin und Philosophie · Bekanntschaft mit Lion Feuchtwanger
1918	Zuteilung zum Sanitätsdienst, Dienstantritt kurz vor Ende des 1. Weltkriegs · Erste Fassung des Dramas „Baal"
1919	*30. Juli* Geburt des ersten Sohnes Frank (Mutter Paula Banholzer) · Satirische Verse „Gesang der Soldaten der roten Armee" · Drama „Trommeln in der Nacht"
1922	Nierenentzündung (Pyelonephritis), Behandlung in der Charité Berlin · Heirat mit Marianne Zoff · Uraufführung von „Trommeln in der Nacht" in München Verleihung des Kleist Preises
1923	Kennenlernen von Helene Weigel · *12. März* Geburt der Tochter Hanne (Mutter Marianne Zoff) · Uraufführung von „Im Dickicht der Städte" in München und von „Baal" in Leipzig
1924	*Ab September* Dramaturg am Deutschen Theater in Berlin · Einzug bei Helene Weigel · *3. November* Geburt des Sohnes Stefan (Mutter Helene Weigel) · Uraufführung von „Leben Eduards des Zweiten von England"
1927	Sendespielfassung von „Mann ist Mann" im Rundfunk Berlin · Beginn der Zusammenarbeit mit Kurt Weill · Gedichtsammlung „Bertolts Brechts Hauspostille" · Erstdruck „Im Dickicht der Städte" · Scheidung von Marianne Zoff
1928	*31. August* Uraufführung „Dreigroschenoper", Theater am Schiffbauerdamm, Berlin
1929	*10. April* Heirat mit Helene Weigel · Beginn der Arbeit an „Die heilige Johanna der Schlachthöfe"
1930	Uraufführung „Aufstieg und Fall der Stadt Mahagonny" und „Der Jasager" · *28. Oktober* Geburt der zweiten Tochter Barbara (Mutter Helene Weigel)
1931	Verfilmung der „Dreigroschenoper"
1932	*Mai* Erste Reise nach Moskau, u. a. mit Sergej Eisenstein, dort Uraufführung von „Kuhle Wampe oder Wem gehört die Welt?"
1933	*27. Februar* Nach dem Reichstagsbrand Flucht aus Deutschland mit Helene Weigel, zunächst nach Prag, dann über Wien in die Schweiz nach Svendborg (Dänemark)
1934	Nierenstein mit Koliken, Behandlung im Krankenhaus Svendborg · „Dreigroschenroman"
1935	Aberkennung seiner deutschen Staatsbürgerschaft · *Oktober* Erste Reise nach New York (bis Februar 1936)
1936	Uraufführung „Die Rundköpfe und die Spitzköpfe" in Kopenhagen
1937	Uraufführung „Die Gewehre der Frau Carrar" in Paris

1938	Uraufführung von acht Szenen aus „Furcht und Elend des Dritten Reiches" in Paris · „Svendborger Gedichte" · „Leben des Galilei", erste Niederschrift
1939	Umzug nach Stockholm · „Mutter Courage und ihre Kinder"
1940	Nach der Besetzung von Dänemark und Norwegen durch deutsche Wehrmacht Umzug nach Finnland · „Herr Puntila und sein Knecht Matti"
1941	Ausreise in die USA mit finanzieller Unterstützung von Lion Feuchtwanger · „Der gute Mensch von Sezuan" · Uraufführung von „Mutter Courage und ihre Kinder" in Zürich
1943	Uraufführung von „Der gute Mensch von Sezuan" und „Leben des Galilei" in Zürich
1944	„Der kaukasische Kreidekreis"
1947	Ausreise aus den USA nach Zürich · Bühnenstück den in USA mit Charles Laughton: „ Aufbau einer Rolle. Laughtons Galilei"
1948	Für längere Zeit Gast in Ostberlin · Uraufführung „Antigone" des Sophokles in Chur und in Zürich · Uraufführung „Herr Puntila und sein Knecht Matti" in Zürich
1949	*11. Januar* Premiere von „Mutter Courage und ihre Kinder" in Ostberlin · *April* Gründung des Berliner Ensembles · *Mai* Übersiedlung nach Ostberlin · Urologische Erkrankung, Behandlung in St. Hedwigs-Krankenhaus, Berlin
1950	*April* Erteilung der Österreichischen Staatsbürgerschaft · Premiere der Bearbeitung des „Hofmeister" von Jakob Michael Reinhard Lenz
1951	Stationäre Behandlung im St. Hedwigs-Krankenhaus Berlin, Urologische Abteilung · *Oktober* Verleihung des Nationalpreises 1. Klasse der DDR · Uraufführung von „Die Verurteilung des Lukullus" in Ostberlin
1952	*Februar* Kauf eines Anwesens in Buckow in der Märkischen Heide· *April* Premiere der Bearbeitung des „Urfaust" von Goethe
1953	*Mai* Wahl zum Präsidenten des P.E.N-Zentrums Deutschlands (Ost und West) · *17. Juni* Volksaufstand in der DDR · Stationäre Behandlung St. Hedwigs-Krankenhaus Berlin, Urologische Abteilung · „Buckower Elegien" · Premiere von „Der kaukasische Kreidekreis" unter der Regie von Brecht am Berliner Ensemble
1954	*Mai* Verleihung des Internationalen Stalin-Friedenspreises in Moskau · Ernennung zum Vizepräsidenten der Deutschen Akademie der Künste
1955	Rezidivierende Temperaturerhöhungen, „Virusgrippe" · Ambulante Behandlung St. Hedwigs-Krankenhaus, Berlin, Urologische Abteilung
1956	*12. April bis 12. Mai* Stationäre Behandlung in der I. Med. Klinik der Charite: Endokarditis, Pyelonephritis. Anschließend krank in Buckow · *9. August* Rückkehr nach Berlin · *14. August* Brecht verfasst sein Testament · *15. August* Tod durch Herzversagen
Die Grabstätte befindet sich auf dem Dorotheenstädtischen Friedhof in Berlin.	

Literatur

1. https://www.augsburg.de/kultur/stadtarchiv-augsburg/digitale-praesentationen/das-historische-dokument/aeltere-historische-dokumente/bert-brecht-und-der-musterungsjahrgang-wehrpflichtiger-1918. Zugriffsdatum 31.08.2025
2. Hecht W, Knopf J, Mittenzwei W, Müller K-D (Hrsg) (1998–2000) Bertolt Brecht: Werke. Große kommentierte Berliner und Frankfurter Ausgabe in 30 Bänden], Bd 28–30. Aufbau/Suhrkamp, Berlin/Weimar/Frankfurt a. M.
3. Hecht W, Knopf J, Mittenzwei W, Müller L-D (Hrsg) (1994) Bertolt Brecht: Journale 1 und 2. Große kommentierte Berliner und Frankfurter Ausgabe], Bd 26–27. Aufbau/Suhrkamp, Berlin/Weimar/Frankfurt a. M.
4. Hecht W (1997) Brecht Chronik 1898–1956. Suhrkamp, Frankfurt a M
5. Chronik B (2019) Ergänzungen von Werner Hecht. Suhrkamp, Berlin
6. Brecht W (1984) Unser Leben in Augsburg damals. Insel, Erinnerungen. Frankfurt am Main
7. Frisch W, Obermeier KW (1976) Brecht in Augsburg. Erinnerungen, Texte, Fotos. Suhrkamp Taschenbuch, Frankfurt am Main
8. Banholzer P (1981) So viel wie eine Liebe. Der unbekannte Brecht. Universitas, München, S 52
9. Parker St. What was the Cause of Brecht's death? Towards a medical history. In Das Brecht-Jahrbuch. Hrsg. Friedemann Weidauer und Dorothea Ostmaier Bd. 35 2010 S 290
10. Zeidler H (2020) Bertolt Brecht. Hatte er wirklich ein rheumatisches Fieber? Z. Rheumatol 79:1050–1056
11. Pietzcker C (1988) „Ich kommandiere mein Herz". Brechts Herzneurose – ein Schlüssel zu seinem Leben und Schreiben. Königshausen & Neumann, Würzburg
12. Gruner H, Peeters W (2017) „Meine Nervosität". Der autobiographische Fall in Nervenheilratgebern um 1900. In: DIEGESIS. Interdisziplinäres E-Journal für Erzählforschung/Interdisciplinary E-Journal for Narrative Research 6(2):71–90
13. Luccesi v J (Hrsg) (1993) Das Verhör in der Oper. Die Debatte um die Aufführung „Das Verhör des Lukullus" von Bertolt Brecht und Paul Dessau. BasisDruck, Berlin, S 312
14. Lion Feuchtwanger, Arnold Zweig. Briefwechsel 1933 bis 1958. Hrsg. Harold von Hofe], Bd. II: 1949 bis 1958. Frankfurt a. M.: Fischer Taschenbuch 1986, Brief Nummer 426
15. Lehrbuch der Chirurgie. Hrsg. von E. Gohrbrand, E. von Redwitz und F. Sauerbruch. 10. umgearbeitete Auflage. 1. Band: Chirurgische Erkrankungen der Harn- und Geschlechtsorgane, neu bearbeitet von F. Hüdepohl. Berlin, Jena: Gustav Fischer 1951, Seite 609 ff
16. Theodor Brugsch Kardiologie Lehrbuch der Herz- und Gefäßkrankheiten. Leipzig: S. Hirzel , 4. Auflage 1955
17. Lehrbuch der Inneren Medizin Hrsg. Helmut Denning. Stuttgart: Georg Thieme, 7. Auflage 1966, S 584–588
18. Theodor Brugsch: Lehrbuch der Inneren Medizin in zwei Bänden. Berlin/München: Urban & Schwarzenberg,14. Auflage 1950, S. 592

Teil V
Georg Büchner

Georg Büchner (1813–1837)

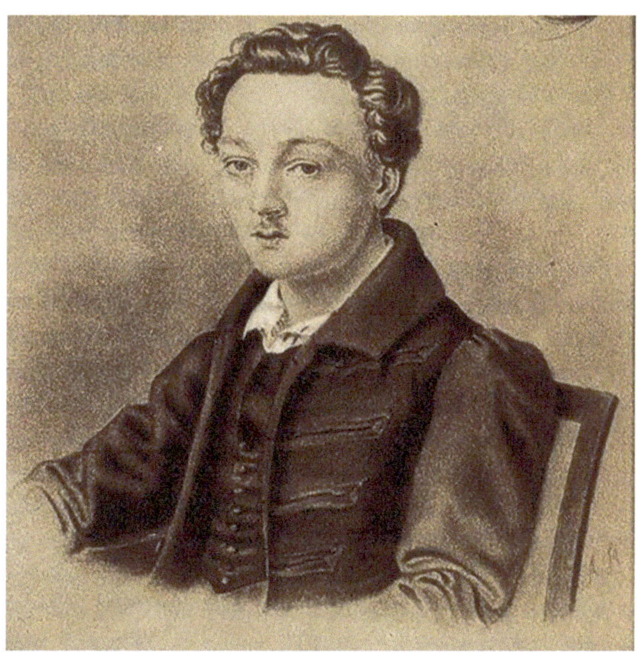

Georg Büchner (mit freundlicher Genehmigung des Büchner-Portals)

Georg Büchner – Leben und Werk

9

Burghard Dedner

Über Büchners Werk spricht man in Superlativen. Sein Erstlingswerk *Der Hessische Landbote* (vom Frühjahr 1834) gilt als die wichtigste politische Flugschrift in Deutschland zwischen den Bauernkriegen des 16. Jahrhunderts und dem *Kommunistischen Manifest* von 1848, und schon die Behörden beurteilten sie – auch dies ein Superlativ – als „eine der bösartigsten revolutionären Schriften" überhaupt. Sein Drama *Danton's Tod* (beendet im Februar 1835) gilt in Frankreich bis heute als das international bedeutendste Drama zur Französischen Revolution. Seine fragmentarisch gebliebene Erzählung *Lenz* (geschrieben 1835) bezeichnete Elias Canetti als das „wunderbarste Stück deutscher Prosa". Büchners ebenfalls fragmentarisch gebliebenes Drama *Woyzeck* ist das erste Drama der Weltliteratur, in dessen Zentrum ein Proletarier steht. Der englische Kritiker George Steiner hat *Woyzeck* den Spitzenleistungen der europäischen Tragödie, dem *Ödipus* des Sophokles und dem *King Lear* Shakespeares, gleichgestellt. Woyzeck ist heute das auf internationalen Bühnen am meisten aufgeführte Drama deutscher Sprache. Büchners weniger rekordverdächtiges Lustspiel *Leonce und Lena* (geschrieben 1836) hat noch immer einen festen Platz in den Spielplänen deutscher Bühnen.

Nach einem Studium der Naturwissenschaften wurde Büchner 1836 im Alter von 23 Jahren Privatdozent an der Universität Zürich. Seine Dissertation *Mémoire sur le système*

B. Dedner (✉)
ehem. Forschungsstelle Georg Büchner, Universität Marburg, Marburg, Deutschland
E-Mail: dednerb@mailer.uni-marburg.de

T. Junginger et al. (Hrsg.), *Schriftsteller und ihre Erkrankungen*,
https://doi.org/10.1007/978-3-662-71465-2_9

nerveux du Barbeau ([1]; Abb. 9.2) wird noch jetzt gelegentlich in wissenschaftsgeschichtlichen Darstellungen erwähnt. All diese Leistungen fallen bei Büchner, der im Alter von 23 1/2 Jahren starb, in einen Zeitraum von drei Jahren. Und bei alledem verlief sein Leben keineswegs in bürgerlich geordneten Bahnen. Die Behörden seines Heimatlandes, des Großherzogtums Hessen-Darmstadt, wussten seit dem Juli 1834, dass er den *Hessischen Landboten* verfasst hatte, und so verbrachte Büchner zwei seiner drei produktiven Jahre als steckbrieflich verfolgter und gerade noch geduldeter politischer Flüchtling im französischen und schweizerischen Ausland.

9.1 Lebensweg – Herkunft, familiäres Umfeld und Schulzeit

Georg Büchner, geboren am 17. Oktober 1813 in Goddelau in der Nähe von Darmstadt, stammte aus zwei international verzweigten Familien. Die Verwandten väterlicherseits waren Ärzte, die teils in Südhessen, teils in den Niederlanden praktizierten. Sein Vater Ernst Büchner verbrachte seine Lehrjahre als Arzt in der Armee Napoleons, praktizierte seit 1816 in Darmstadt und wurde nach 1825 Medizinalrat, also zweithöchster Medizinalbeamter des Großherzogtums. Nach Georgs Flucht und steckbrieflicher Verfolgung ließ er jedermann wissen, dass er mit dem Sohn vollständig gebrochen habe. Tatsächlich unterstützte er ihn weiterhin finanziell und in einem Versöhnungsbrief vom Dezember 1836 warf er ihm nicht etwa seine radikalen politischen Ansichten vor, sondern nur sein „unvorsichtiges Verhalten" und die „gar vielen trüben Stunden", die er „der Familie bereitet" hatte (Brief vom 18. Dezember 1836; [1], Bd. X.1, S. 112).

Mütterlicherseits gehörte Büchner der weitverzweigten Familie Reuss mit Mitgliedern vor allem in Darmstadt und Straßburg an. Zu öffentlicher Bekanntheit brachten es in Straßburg Büchners Großcousin, der Calvin-Editor und Bibelübersetzer Edouard Reuss, und in Darmstadt zwei Angehörige der Familie von Bechtold: General Carl von Bechtold und Minister Friedrich Georg von Bechtold, aber auch drei von seinen Geschwistern: Der Bruder Wilhelm Büchner war Gründer und Inhaber einer chemischen Fabrik sowie Landtags- und Reichstagsabgeordneter, die Schwester Luise Schriftstellerin und bedeutende Frauenrechtlerin, der jüngste Bruder Ludwig Arzt, Schriftsteller und bekannter Populärphilosoph sowie Begründer des deutschen Freidenkerverbandes.

Georg Büchner besuchte von 1821 bis 1825 eine private Schule und danach das Neuhumanistische Gymnasium in Darmstadt bis Frühjahr 1831. Kritzelseiten eines Schulheftes geben uns Einblicke in die Vorlieben des Siebzehnjährigen. Neben Versen aus Goethes *Faust* und Shakespeares *Hamlet* notierte Büchner Verse und Strophen aus dem „Großen Lied' eines radikalen Burschenschafters, das unter anderem den Fememord an deutschen Fürsten verherrlichte. Ein Schulaufsatz zeigt ihn als Verehrer des Römers Cato, der sich das Leben nahm, als er im Kampf gegen den Alleinherrscher Cäsar unterlag. Etliche Lehrer in Büchners Schule waren durch die antinapoleonischen Kriege 1813–1815 sowie durch die meist deutschnational ausgerichtete Burschenschaftsbewegung geformt und standen also in latenter Opposition zum kleinstaatlichen Spätabsolutismus. Dies ermöglichte Büchner, in einem für die Schule verfassten Aufsatz zu schreiben, die Französische Revolution sei der zweite „Act, des großen Kampfes, den die Menschheit gegen ihre Unterdrücker kämpft" ([1], Bd. I, 1, S. 121.). Büchner war nicht der einzige Schüler, der radikale Ansichten vertrat. In seiner Alterskohorte waren später fast zwanzig Schüler entweder aus Deutschland geflohen oder in politischer Haft.

Unter allen Dramatikern bewunderte Büchner vor allem Shakespeare, und diese Begeisterung hatte anscheinend schon den Vierzehnjährigen ergriffen. Wichtig für ihn waren weiterhin die Dramen Goethes und dessen *Werther*, dazu Ludwig Tiecks Kunstmärchen und Romane und die Schriften Jean Pauls und weiterer Romantiker wie E. T. A. Hoffmann. In das Lustspiel *Leonce und Lena* übernahm Büchner Motive aus Komödien Clemens Brentanos und des französischen Dichters Alfred de Musset. Es gibt Hinweise darauf, dass er Volkslieder sammelte oder doch jedenfalls vom Hören her auswendig kannte. Wesentlich geformt wurde Büchner also durch die gleichzeitige romantische Literatur. Der offiziellen christlichen Religion stand er skeptisch bis spöttisch gegenüber. Bemerkenswert sind dennoch seine detaillierten Bibelkenntnisse und die Gewandtheit im Umgang mit biblischer Sprache, die auch die Flugschrift *Der Hessische Landbote* prägt.

9.2 Studium, politische Aktivität und Widerstand

Im Herbst 1831 begann Büchner ein Studium an der Universität Straßburg, also in einem Land, in dem kurz zuvor Revolutionäre den Monarchen vertrieben hatten. Er verbrachte dort zwei Jahre, besuchte – obwohl als Medizinstudent eingetragen – naturwissenschaftliche Lehrveranstaltungen und befreundete sich mit dem bedeutenden Anatomen Ernst Alexander Lauth. Zugleich fand er Zugang zu den etwa monatlichen Treffen eines von Theologiestudenten gebildeten Vereins. Schon im ersten Studienjahr knüpfte er eine Liebesbeziehung zu Wilhelmine Jaeglé, der Tochter seines Vermieters, des Pfarrers Johann Jacob Jaeglé. Mitte März 1833, während einer Krankheit Büchners, verlobten sie sich insgeheim; ein Jahr später wurde die Verlobung öffentlich.

Im zweiten Studienjahr wurden Büchners politische Ansichten zunehmend radikaler. War der „so streng republikanisch gesinnte deutsche Patriot" [2] im ersten Jahr durch seine monarchie- und aristokratenfeindlichen Äußerungen aufgefallen, so fand er jetzt Zugang zu radikalen sozialrevolutionären Gruppen, so zu der „Société des droits de l'homme" („Gesellschaft der Menschenrechte"). Er habe, so schrieb er im Juni 1833, „in neuerer Zeit gelernt, dass nur das notwendige Bedürfnis der großen Masse Umänderungen herbeiführen kann" (Brief vom 16. Juni 1833; [1]. Bd. X.1, S. 121). Die „große Masse" aber, so lehrten es die französischen Sozialrevolutionäre, gewinne man nur langfristig durch Bildung revolutionärer Vereine und durch Propaganda, also durch Flugschriften. Eben diesem Programm folgte Büchner, als er im Herbst 1833 sein Studium in Gießen aufnahm.

9.3 Schreiben für soziale Gerechtigkeit/Menschenrechte

Am 3. April 1833 hatten Studenten die Hauptwache in Frankfurt am Main gestürmt in dem Versuch, eine Revolution herbeizuführen. Neun ehemalige Schulkameraden Büchners waren an dem Unternehmen beteiligt; Büchner befand sich zu diesem Zeitpunkt in Straßburg. Die hessische Regierung verschärfte danach ihre Überwachungen an den Universitäten und Büchner schilderte sein erstes Gießener Semester (ab Herbst 1833) als Zwang, „ein Knecht mit Knechten zu sein, einem vermoderten Fürstengeschlecht und einem kriechenden Staatsdiener-Aristokratismus zu Gefallen" (Brief vom 27. März 1834; [1], Bd. X.1, S. 37). Im März und April 1834 gründete er in Gießen und wenig später in Darmstadt zwei Sektionen der „Gesellschaft der Menschenrechte" nach französischem Vorbild. Kurz zuvor hatte er mit Friedrich Ludwig Weidig, dem führenden Oppositionellen der Provinz Oberhessen, die Abfassung einer Flugschrift vereinbart (Abb. 9.1).

Deren Ziel war es – so sein Freund August Becker –, „die materiellen Interessen des Volks mit denen der Revolution zu vereinigen" (August Becker; [1], Bd. II.2, S. 87). Ausgangspunkt der Argumentation waren Zahlen zum Budget des Großherzogtums Hessen, die Büchner jeweils nach dem Schema „Ihr zahlt … Dafür habt ihr …" erläutert. Damit wollte er den Bauern und Handwerkern „vorrechnen, dass sie einem Staate angehören, dessen Lasten sie

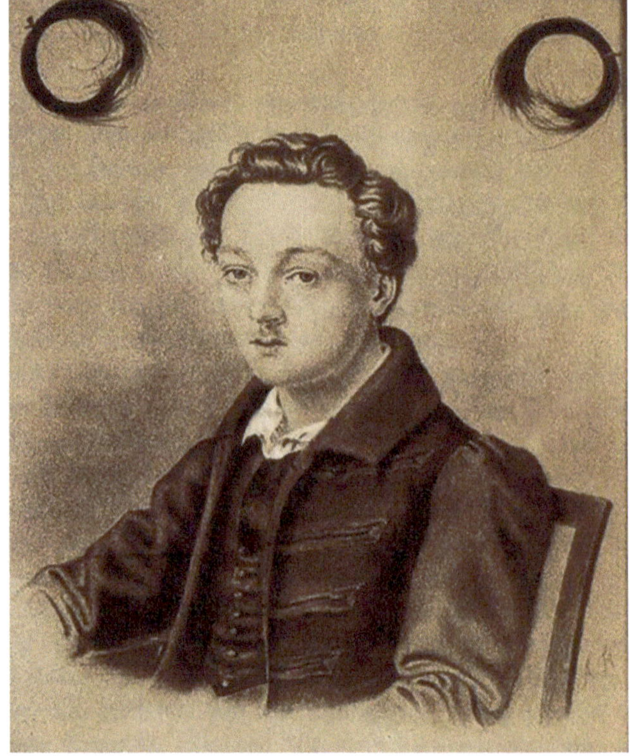

Abb. 9.1 Georg Büchner im Polenrock, vermutlich um 1833. Am oberen Bildrand Büchners Locken (mit freundlicher Genehmigung des Büchner-Portals)

größtenteils tragen müssen, während andere den Vorteil davon beziehen; – dass man von ihrem Grundeigentum, das ihnen ohnedem so sauer wird, noch den größten Teil der Steuern erhebt, – während die Kapitalisten leer ausgehen“ (August Becker; [1]. Bd. II.2, S. 398). Neben der Forderung nach gerechter Verteilung des nationalökonomischen Reichtums stand die nach Rechtsgleichheit, allgemeinem Wahlrecht und der Schaffung einer einheitlichen deutschen Republik. Nach dem Vorbild des französischen Sozialrevolutionärs Auguste Blanqui beschrieb Büchner die derzeitige Gesellschaftsordnung als einen Kampf zwischen Reichen und Armen.

Friedrich Ludwig Weidig überarbeitete den Text in einigen Punkten und gründete am 3. Juli 1834 einen „Pressverein“, der zunächst die flächendeckende Verbreitung von Büchners Flugschrift und danach die Abfassung und Verbreitung weiterer Flugschriften organisieren sollte. Büchner wurde nach deren Drucklegung als Verfasser denunziert, sein Zimmer ergebnislos durchsucht und ein behördeninterner Steckbrief gegen ihn erlassen. Mangels Beweisen blieb er zwar auf freiem Fuß, wurde jedoch eng überwacht. Weitere Denunziationen führten im April 1835 zur Verhaftung oder Flucht der meisten am *Hessischen Landboten* Beteiligten; ab dem 18. Juni 1835 wurde auch Büchner offiziell steckbrieflich gesucht.

Nach den zwei Semestern in Gießen kehrte Büchner im September 1834 nach Darmstadt zurück und erweiterte im Selbststudium seine Kenntnisse in den Naturwissenschaften und der Philosophie. Gleichzeitig leitete er Sitzungen der Darmstädter Sektion der „Gesellschaft der Menschenrechte“ und beteiligte sich an Projekten zur Anschaffung einer Druckerpresse und zur Befreiung politischer Gefangener. Und schließlich sammelte er Quellenmaterial für das Drama *Danton's Tod*, das er am 21. Februar 1835 an den Schriftsteller und Redakteur Karl Gutzkow nach Frankfurt sandte. Da er mit einer unmittelbar bevorstehenden Verhaftung rechnete, flüchtete er Anfang März 1835 mit einer für politisch Verfolgte organisierten Flüchtlingspost von Friedberg aus nach Weißenburg im Elsass.

9.4 Studium, Wissenschaft und Philosophie

Dank der Fürsprachen zweier Straßburger Professoren erhielt Büchner im Oktober 1835 eine Aufenthaltsgenehmigung im grenznahen Straßburg, ein Privileg, das politischen Flüchtlingen in der Regel verweigert wurde. Gutzkows Ermunterung, fortan als freier Schriftsteller zu leben, folgte er nicht, sondern hielt an dem vorgesehenen Studienplan fest, demzufolge er bis zum Sommer 1836 promoviert sein sollte. Jedoch fertigte er, um zusätzlich Geld zu verdienen, im Frühjahr 1835 Übersetzungen von zwei Dramen des französischen Schriftstellers Victor Hugo an, die Mitte Oktober im Druck erschienen. Nachdem *Danton's Tod* im April auszugsweise in einer Zeitschrift publiziert worden war, erschien es Anfang Juli in Buchform. In einer begeisterten Rezension erklärte Gutzkow, mit dem neu erschienenen „Genie“ Büchner bewahrheite sich seine frühere Prophezeiung, dass für die deutsche Literatur jetzt eine neue schöpferische Periode beginnen werde. Als Beitrag zu einer von Gutzkow geplanten Zeitschrift arbeitete Büchner im Herbst an einer

Erzählung über eine Episode im Leben des Sturm-und-Drang-Dichters Jacob Michael Reinhold Lenz. Gleichzeitig aber entfesselten konservative Kritiker eine Kampagne gegen Gutzkow und andere Literaten des „Jungen Deutschland", die mit Schreibverboten für „Jungdeutsche" und einer mehrwöchigen Haftstrafe für Gutzkow endete. Mit dem Verbot des „Jungen Deutschland" entfiel die Notwendigkeit, die *Lenz*-Erzählung fertigzustellen, und Büchner konzentrierte sich völlig auf die Promotion.

Er erwog zum einen ein philosophisches Thema und vertiefte sich deshalb in die Schriften Spinozas, von denen er einen Ausschnitt neu übersetzte und mit Anmerkungen versah. Er setzte zum andern seine anatomischen Studien fort und entdeckte bei Fischen eine bislang unbekannte und evolutionstheoretisch interessante Nervenverbindung zwischen zwei Schädelnerven. Ausgehend von dieser Entdeckung entwickelte er in einer französischsprachigen Abhandlung, die er im Frühjahr 1836 der Straßburger naturgeschichtlichen Gesellschaft vortrug, eine umfassende Theorie über das System der Schädelnerven bei Fischen (Abb. 9.2). Die naturgeschichtliche Gesellschaft ernannte ihn zum korrespondierenden Mitglied und übernahm die Veröffentlichung, die wenige Monate nach Büchners Tod erschien. Am 3. September 1836 akzeptierte die philosophische Fakultät der Universität Zürich die Abhandlung als Promotionsschrift, verlieh Büchner die Doktorwürde und lud ihn zur Bewerbung auf eine Privatdozentur ein. In Vorbereitung der künftigen Lehrtätigkeit schrieb Büchner im Sommer und Frühherbst umfangreiche Manuskripte über die Philosophen Descartes und Spinoza als Einleitung für eine Vorlesung „über die philosophischen Systeme der Deutschen" (Brief vom 2. September 1836; [1], Bd. X.1, S. 192).

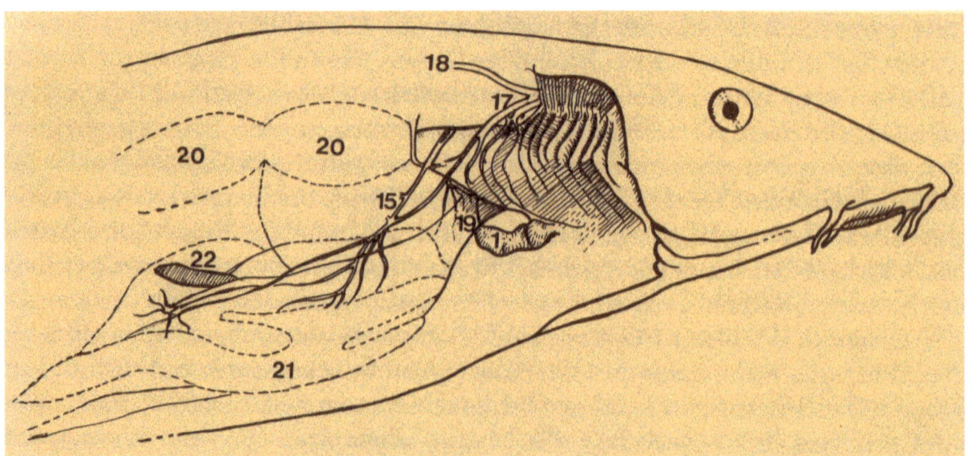

Abb. 9.2 Schema aus Büchners Dissertation *Über das Nervensystem der „Barbe" 1836*. Nachzeichnung, 1987. Die Abbildung zeigt die Verteilung des rechten Eingeweideastes des Vagusnervs „17" und des Eingeweidenervs (N. splanchnicus) „15". „1" Herzventrikel, „19" Fasern zum Darm, „20" Schwimmblase, zu der ein Nervenast führt. „21" Leber, „22" Milz

Nach seiner Ankunft in Zürich am 19. Oktober 1836 hielt Büchner eine im Manuskript erhaltene Probevorlesung „Über Schädelnerven" und danach eine Lehrveranstaltung mit dem Titel „Zootomische Demonstrationen". Für das Sommersemester kündigte er eine Vorlesung über „Vergleichende Anatomie der Wirbeltiere" an. Zu seinen Förderern in Zürich gehörte Lorenz Oken, einer der bedeutendsten Vertreter der naturphilosophischen Schule in Deutschland, der vermutlich eine Dauerstelle für Büchner an der Universität Zürich anstrebte. Büchner rechnete jetzt mit einem längeren Aufenthalt in der Stadt und mietete deshalb im Januar 1837 ein komfortableres Zimmer für sich an.

9.5 Opposition in der Emigration

In Zürich fand Büchner einen neuen Bekannten- und Freundeskreis vor allem unter den vielen politischen Migranten der Stadt. Diese waren allerdings verpflichtet, sich jeder politischen Tätigkeit zu enthalten. Büchner hatte die Ansichten, die er im *Hessischen Landboten* geäußert hatte, sicher nicht geändert, war aber bereits im Herbst 1835 überzeugt, dass „Jeder, der im Augenblicke sich aufopfert, seine Haut wie ein Narr zu Markte trägt" (Brief vom Herbst 1835; [1], Bd. X.1, S. 75). So gehörte Büchner zu den vielen deutschen Oppositionellen der 1830er-Jahre, die eher unauffällig in der Emigration überwinterten und erst 1848 wieder politisch aktiv wurden. Büchner war dieses Erwachen aus dem politischen Winterschlaf nicht vergönnt. Seine Feststellung am 2. Februar 1837, „dass es ihm fieberisch zu Mute sei", [3] kündigte den Beginn einer Erkrankung an, die mit seinem Tod am 19. Februar 1837 endete. Seiner Braut war es am 17. Februar gelungen, ihn gerade noch lebend in Zürich anzutreffen.

9.6 Das literarische Werk

Büchners letztes Werk – das bei seinem Tod noch nicht vollendete Drama *Woyzeck* – bedeutet zugleich den Höhepunkt seines literarischen Schaffens. Die Dramenhandlung könnte einfacher nicht sein. Der Titelheld, ein einfacher Soldat, versucht seine Geliebte und das gemeinsame Kind mit dem kargen Sold und Nebenverdiensten am Leben zu halten. Zu den Nebenverdiensten gehört die Teilnahme an einem Ernährungsexperiment, das ihn körperlich und psychisch zerstört. So erleben wir in lichten Momenten einen gutherzigen Mann und nicht unintelligenten Gesprächspartner, meist jedoch einen von Visionen, Halluzinationen und Verschwörungsfantasien getriebenen und geängstigten Menschen. Als er wahrnimmt, dass seine Geliebte eine Affäre hat, verdichten sich seine psychischen Störungen zu Mordfantasien. Er ersticht die Geliebte mit einem Messer.

Einen Titelhelden aus dieser Gesellschaftsschicht hatte es zuvor in der europäischen Dramengeschichte noch nicht gegeben, und dieser Bruch mit den sozialen Konventionen ist vor allem deshalb so überzeugend, weil Büchner zugleich neue, dem Gegenstand angemessene Techniken der Dramensprache und der Szenengestaltung erfindet. Woyzeck ist wortkarg und dabei extrem expressiv in seiner Sprache, der Sprache eines „Ungebildeten“. Die Szenen bestehen fast durchweg aus kurzen Dialogen Woyzecks mit nur jeweils einem Partner. Was dazwischenliegt, wird nicht gesagt; man muss es erschließen. So entsteht eine Folge scharf umrissener alptraumartiger Szenen, von denen jede wie von einem Scheinwerfer beleuchtet erscheint.

Den Stoff zu dem Drama entnahm Büchner einer seinerzeit bekannten gerichtspsychiatrischen Debatte über die Praxis der Hinrichtung, die sich an einem 1821 von Johann Christian Woyzeck begangenen Mord entzündete. Büchner akzentuierte den sozialen Aspekt dieses Themas. Der historische Woyzeck war ein typisches Opfer der ökonomischen Depression nach den napoleonischen Kriegen, ein entlassener Soldat, der fast zwangsläufig zum Alkoholiker, zum Arbeitslosen und schließlich zum Obdachlosen wurde und als Mörder endete. Büchner bringt diese Vorgeschichte nicht direkt zur Sprache, übernimmt jedoch Motive daraus in seinen Dramentext und macht die Wendung „wir armen Leut“ zu einem der Leitmotive des Dramas.

Auch der Erzählung *Lenz* liegt ein historischer Stoff zugrunde. Jacob Michael Reinhold Lenz – Freund und Zeitgenosse Goethes und ein bedeutender Dramatiker, bei dem Büchner wichtige Techniken der dramatischen Gestaltung lernte – wurde im Winter 1778 von Freunden, die um seine psychische Gesundheit fürchteten, zu Johann Friedrich Oberlin, einem bekannten Pfarrer in einem Gebirgsdorf der Vogesen geschickt. Der ahnungslose Pfarrer nahm Lenz auf und überließ ihm sogar während einer kurzen Abwesenheit einen Teil seiner Pfarraufgaben. Bei seiner Rückkehr fand er Lenz im Zustand so schwerer psychischer Störung, dass er ihn in eine Krankenanstalt überbringen ließ. Oberlin schrieb über „Lenz“ Aufenthalt einen Rechenschaftsbericht, von dem Büchner einige Teile in seine Erzählung integrierte. Im Wesentlichen jedoch sucht Büchner den Verlauf der Erkrankung von Lenz zu rekonstruieren. Der nächtliche Aufenthalt in einer fremden Gebirgshütte und die Begegnung mit Anhängern einer ekstatischen Glaubensrichtung führen bei Lenz zu einem Dauerzustand religiöser Verängstigung, aus der er sich durch die Totenerweckung eines Kindes nach biblischem Muster zu befreien sucht.

Wie auch in *Woyzeck* zeigt sich Büchner in *Lenz* der Tradition der schwarzen Romantik und deren Fixierung auf psychische Grenzsituationen verpflichtet. Jedoch geht er in der Darstellung in zweierlei Hinsicht weiter als Romantiker wie etwa E.T.A. Hoffmann. Bei diesen ist der Kunstcharakter der Erzählung und das nur Erfundene des Gesagten immer spürbar. Bei Büchner ist dagegen der Eindruck des Faktischen und Realen vorherrschend. Auch gibt es in romantischen Erzählungen immer einen Ruhepunkt der Verlässlichkeit, etwa in Form eines Erzählers, dem wir vertrauen können. Büchner verzichtet auf diesen Ruhepunkt. Ein früher Kritiker schrieb, dass es dem Leser dieser Erzählung

> „fast erscheint, als lese er hier nicht die Novelle eines Zweiten über einen Wahnsinnigen, sondern habe es mit diesem selbst zu tun, sei wohl gar von ihm angesteckt, als sei Büchner Lenz und Lenz Büchner und er, der Leser selbst, Beide zugleich.“ [4]

Es dauerte bis zum Ende des 19. Jahrhunderts, bis diese distanzlose Art des Erzählens Nachahmer fand.

Einem Teil seiner Freunde schien Büchner ein von Idealen Begeisterter. „Die Grundlage seines Patriotismus war wirklich das reinste Mitleid und ein edler Sinn für alles Schöne und Große. Wenn er sprach und seine Stimme sich erhob, dann glänzte sein Auge, – ich glaubte es sonst nicht anders – wie die Wahrheit", sagte der Freund August Becker vor Gericht (August Becker; [1], Bd. II.2, S. 91). In der Erinnerung anderer Freunde war Büchner dagegen vor allem ein Spötter.

Das Lustspiel *Leonce und Lena* ist ein Zeugnis dieser spöttischen Haltung. Hauptfiguren sind Leonce, der Erbprinz des Königreiches Popo, sein Begleiter Valerio, ein Freund von Speis und Trank, und die Prinzessin Lena aus dem Königreich Pipi. Prinz und Prinzessin fliehen jeder für sich am Tag vor der Hochzeit, treffen bei der Wanderung aufeinander, verlieben sich – ohne die Identität des jeweils anderen zu kennen – und kehren an den Königshof Popo zurück, wo man sie mangels des echten Brautpaares „in effigie" verheiratet. Der König dankt ab und Valerio, jetzt Staatsminister, verkündet ein Regierungsprogramm: Das Königreich wird zum Schlaraffenland, wer arbeitet, wird streng bestraft, „und dann legen wir uns in den Schatten und bitten Gott um Makkaroni, Melonen und Feigen, um musikalische Kehlen, klassische Leiber und eine kommode Religion" ([1], Bd. VI, S. 124).

Was wird hier verspottet? Mit Sicherheit der Hofstaat mit seinem absurden Zeremoniell und seinem König, der zwar offenbar an Schwachsinn leidet, aber darüber klagt, dass er „für seine Untertanen denken" muss ([1], Bd. VI, S. 56). Der junge Büchner war kaum zehn Gehminuten entfernt vom Hof aufgewachsen und kannte sich aus. Spottet Büchner über den Prinzen? Ja, aber Prinz Leonce spottet auch seinerseits über seine Umgebung – und dies manchmal in ähnlichen Worten wie Büchner in seinen Briefen. Daneben klagt er über Melancholie und Langeweile; aber auch das findet sich in Büchners Briefen. Diese Klage ist außerdem unter dem Stichwort „ennui" das Mantra von Büchners Generation. Fremd- und Selbstverspottung gehen hier ineinander über. Vieles ist kein Spott über den Hof, sondern über jugendliche Attitüden der spätromantischen Zeit. Zweideutig ist schließlich die „Utopie" am Schluss. „... und dann legen wir uns in den Schatten", sagt Valerio, und ein früher Kritiker meinte, das sei ja ohnehin die übliche Beschäftigung am Hof. Aber war dies nicht auch der Wunschtraum des Autors Büchner, von dem ein Freund sagte, er habe sich „lächelnd zu Tode gearbeitet"?[5]

Vermutlich hoffte Büchner, der deutsche Shakespeare zu werden, und *Danton's Tod* ist jedenfalls ein deutliches Zeugnis für seine Shakespeare-Begeisterung und Shakespeare-Kenntnisse. Wie in den historischen Dramen des englischen Vorbilds stehen hier Szenen in öffentlichen Räumen, große Reden im Parlament oder vor Gericht neben Szenen in den Hinterzimmern der Politik oder neben Bordell- oder schließlich Straßenszenen, in denen Angehörige des Volkes von ihrem Hunger sprechen oder sich amüsieren, über politische Fragen debattieren oder auch vereinbaren, ein neugeborenes Kind solle die revolutionskonformen Vornamen „Pike, Pflug, Robespierre" ([1], Bd. III.2, S. 34) erhalten. Im letzten Teil dominieren Gefängnisszenen, in denen die Gefangenen über Darmwürmer klagen, die Existenz Gottes widerlegen oder auch ihre Albträume und ihre Todesangst mitteilen. Passagen voller Pathos stehen neben Szenen derber Komik oder dem witzigen Ton, der im französischen Salongespräch en vogue war. „Ach Danton, ich bringe nicht einmal einen Spaß mehr heraus. Da ist's Zeit", sagt einer der Delinquenten ([1], Bd. III.2, S. 79) und steigt die Stufen zur Guillotine hinauf. Das Stück ist übersät mit zensurwidrigen Sexualwitzen, die der Redakteur Karl Gutzkow streichen oder entschärfen musste und die ihn anscheinend zu dem Satz veranlassten: „Es tobte eine wilde Sanscülottenlust in der Dichtung; die Erklärung der Menschenrechte wandelte darin auf und ab, nackt und nur mit Rosen bekränzt." [6] Für einen anderen Kritiker war umgekehrt „der fortgesetzte, fast durch nichts gemilderte Schrecken, der sich durch das Ganze hindurchzieht und den Gedanken an ein Kunstwerk gar nicht aufkommen lässt" die in dem Stück dominierende Provokation an die Zuschauer [7].

Gegenstand der Handlung ist der seinerzeit bekannte und schon 1796 neu aufgearbeitete Dantonistenprozess, in dem zehn oppositionelle Parlamentsabgeordnete und mehr als fünf weitere Personen nach drei Gerichtssitzungen in einem offensichtlichen Justizmord zum Tode verurteilt wurden. Der Bedeutendste unter den Angeklagten war Georges Danton. Dieser wohl wirkungsmächtigste Redner der Revolution schuf im Sommer 1792 mit der Überzeugungskraft seiner Stimme den historisch neuartigen Typus eines Volksheeres, das die aus Deutschland einmarschierenden fürstlichen Söldnertruppen in die Flucht schlug. Während der Kriegstage war er als Justizminister – zumindest juristisch – mitverantwortlich für umfangreiche Massaker an Häftlingen in Pariser Gefängnissen. Wie es geschehen konnte, dass diese Ikone der Revolution sich geradezu widerstandslos hinrichten ließ, beschäftigte schon die zeitgenössischen Historiker. Büchner zeichnet in seinem Drama ein sehr facettenreiches Bild eines noch immer selbstgewiss auftretenden, nächtlich aber von Alpträumen heimgesuchten Menschen, der den Tod herbeiwünscht, vor dem er sich doch ängstigt, und der im Gefängnis noch Marksprüche äußert – „Phrasen für die Nachwelt", wie ein Mitgefangener sagt ([1], Bd. III.2, S. 75). Auch Dantons Gegenspieler, Maximilien Robespierre, ist einerseits in seinen öffentlichen Reden ein gnadenloser Revolutionär und anderseits in seiner einsamen Stube von des Gedankens Blässe angekränkelt. Das Volk von Paris, dem es nach vier Jahren Krieg und Revolution an allem, vor allem aber an Essbarem mangelt, unterliegt beinahe der Wirkung von Dantons rhetorischer Macht, lässt aber am Ende den gegen ihn erhobenen Korruptionsvorwurf gelten: „Danton hat schöne Kleider, Danton hat ein schönes Haus. … Danton war arm, wie Ihr. Woher hat er das Alles?" ([1], Bd.III.2, S. 67)

Das Stück sorgte von Beginn an für Verwirrung. War Büchner nicht – wie schon gezeigt – ein enthusiastischer Befürworter der Französischen Revolution und einer künftigen Revolution? Zeichnet aber *Danton's Tod* nicht über weite Teile ein sehr düsteres Bild der Revolution? Der erste Kritiker, Karl Gutzkow, schrieb dazu: „Unsre Jugend studiert die Revolution, weil sie die Freiheit liebt und doch die Fehler vermeiden möchte, welche man in ihrem Dienste begehen kann." [8] Das mag eine Erklärung sein. Sicher ist auch, dass Büchner die Funktion von dramatischer Dichtung nicht auf politische Propaganda beschränkte. Er wolle, so schrieb er, „Menschen von Fleisch und Blut“ geben, „deren Leid und Freude mich mitempfinden macht, und deren Tun und Handeln mir Abscheu oder Bewunderung einflößt“ (Brief vom 28. Juli 1835, [1], Bd. X.1, S. 67).

Literatur

1. Deutsche Fassung als „Abhandlung über das Nervensystem der Barbe“ (übers. von Eva Maria Vering) in Georg Büchner: Sämtliche Werke und Schriften. Historisch-kritische Ausgabe mit Quellendokumentation und Kommentar (Marburger Ausgabe) Hrsg. von Burghard Dedner u. – bis 2003 – Thomas Michael Mayer. Darmstadt: Wissenschaftliche Buchgesellschaft 2000–2013 (im Folgenden MBA) Bd. VIII, S. 5–117.
2. Protokoll der „Eugenia“; zit. nach http://buechnerportal.de/dokumente/textdokumente/lz-1410/
3. Bericht der Caroline Schulz; zitiert nach http://buechnerportal.de/dokumente/textdokumente/lz-4270/
4. Hermann Marggraff 1843; zitiert nach http://buechnerportal.de/dokumente/textdokumente/wz1215/.
5. Wilhelm Schulz 1851; zitiert nach http://buechnerportal.de/dokumente/textdokumente/lz-4520/.
6. Karl Gutzkow 1837; http://buechnerportal.de/dokumente/textdokumente/lz-4570/.
7. Hermann Marggraff 1837; http://buechnerportal.de/dokumente/textdokumente/wz-568/.
8. Karl Gutzkow 1835; http://buechnerportal.de/dokumente/textdokumente/wz-120/.
9. Georg Büchner: Sämtliche Werke und Schriften. Historisch-kritische Ausgabe mit Quellendokumentation und Kommentar (Marburger Ausgabe) Hrsg. von Burghard Dedner u. – bis 2003 – Thomas Michael Mayer. Darmstadt: Wissenschaftliche Verlagsgesellschaft 2000–2013, ab November 2025 auch zugänglich unter: Georg Büchner. Marburger Ausgabe digital. http://buechnerportal.de/. Hrsg. von Burghard Dedner. Marburg 2014

10 Georg Büchner – Erkrankungen

Friederike von Loewenich

Die Darstellung der Krankengeschichte Büchners bezieht sich in Hinsicht auf seine Hirnhautentzündung auf einen Brief von Georg Büchner an seinen Freund August Stöber [1] und bezüglich seiner Typhuserkrankung vor allem auf den Brief der Wohnungsnachbarin Caroline Schulz an Büchners Eltern [2]. Beide Briefe wurden über das von der Forschungsstelle Georg Büchner zur Verfügung gestellte Georg Büchner Portal im Internet abgerufen [3].

10.1 Verdacht auf Hirnhautentzündung

Im November 1833 erlitt Georg Büchner an seinem Studienort Gießen „einen Anfall von Hirnhautentzündung“ [1]. Er sah sich gezwungen, „nach Darmstadt zurückzukehren“, um sich „daselbst völlig zu erholen“ [1]. Da er in einer Zeit, in der Antibiotika nicht zur Verfügung standen, vollständig genas, wurde die Erkrankung als virale Meningitis interpretiert [4], die im Gegensatz zu der bakterieller Genese meist gutartig verläuft [5]. Häufige Krankheitssymptome sind u. a. Fieber, Kopfschmerzen, Nackensteifigkeit und Erbrechen [5]. Da Büchner keine spezifischen Symptome berichtet hat, ist die Einschätzung schwierig. Zu seiner Zeit wurden aber ähnliche Krankheitszeichen mit dem Begriff „Hirnhautentzündung“ belegt [6].

F. von Loewenich (✉)
Institut für Virologie, Universitätsmedizin Mainz, Mainz, Deutschland
E-Mail: friederike.loewenich@unimedizin-mainz.de

T. Junginger et al. (Hrsg.), *Schriftsteller und ihre Erkrankungen*,
https://doi.org/10.1007/978-3-662-71465-2_10

10.2 Typhus

Georg Büchner starb am 19. Februar 1837 nach 18-tägiger Krankheit in Zürich an Typhus. Er war dort mit dem Ehepaar Schulz, die auch seine Wohnungsnachbarn waren, befreundet. Caroline Schulz pflegte Büchner während seiner letztlich zum Tode führenden Krankheit. Ein Brief von ihr an seine Eltern schildert seine Krankengeschichte, die daher gut fassbar ist [2].

Am 2. Februar klagte Büchner erstmalig, „daß es ihm fieberisch zu Muthe sey“ [2], und „entschuldigte sich heute das Collegium nicht lesen zu koennen, denn er fühle sich sehr unwohl“ [7]. Er legte sich gegen Abend zu Bett, „nachdem er ein Senffußbad genommen hatte“ [2]. Am Folgetag war sein Zustand unverändert, er „klagte aber keinerley Schmerzen“ [2]. Am 4. Februar „war das Fieber etwas stärker; doch gab es zu keiner Besorgniß Raum“ und Büchner versicherte, „daß es ihm ganz wohl in seinem Bette sey“ [2]. Für den 7. Februar berichtet Caroline Schulz, er habe die vorgeschriebene „Arzeney“ gerne eingenommen, wobei sie aber nicht erwähnt, um was genau es sich genhandelt hat. Am übernächsten Tag wurde Mandelmilch verordnet und man legte „ihm Senf auf die Waden“ [2]. Am 11. Februar hatte Büchner „viel Schleim im Halse und mußte oft auswerfen“, außerdem fiel den Freunden „eine Art Unempfindlichkeit (Apathie)“ auf und „daß sein Geist nicht ganz helle war“ [2]. Vom 14. Februar an bis zu seinem Tod berichtet Caroline Schulz immer wieder von deliranten Zuständen, z. B. dass er ganz irre spreche und fantasiere. Johann Lukas Schönlein, Professor für klinische Medizin in Zürich, stattete Büchner am 15. Februar einen Krankenbesuch ab. Er „ließ sich den Stuhlgang zeigen, der ganz schwarz u. war [sic] aus dickem Blut bestand“ und diagnostizierte „Faulfieber“ [2]. Für den 16. Februar berichtet Caroline Schulz, Büchner habe einen Puls von 160 Schlägen pro Minute gehabt [2]. Büchner starb am 19. Februar im Alter von nur 23 Jahren.

10.3 Kommentar

Typhus wird durch das Bakterium *Salmonella* Typhi hervorgerufen, das durch mit Fäkalien kontaminiertes Trinkwasser oder Lebensmittel auf den Menschen übertragen wird. Der infizierte Mensch ist der einzige Wirt des Bakteriums und scheidet *Salmonella* Typhi mit dem Stuhl aus. Die klinischen Symptome sind zunächst unspezifisch und bestehen hauptsächlich in Fieber. Ein im Vergleich zur Körpertemperatur verlangsamter Herzschlag (relative Bradykardie) gilt als klassisches Typhuszeichen, tritt jedoch eher selten auf. Die als typisch betrachteten Typhusroseolen (rote Flecken vor allem an der Bauchhaut) fehlen ebenso häufig [8].

Komplikationen treten relativ spät auf, in der Regel innerhalb der zweiten Woche nach Beginn des Fiebers. Diese umfassen vor allem Darmblutung, Darmperforation, neurologische Symptome und Lungenentzündung. Die neurologischen Komplikationen sind vielfältig und manifestieren sich je nach Ausprägungsgrad als Verwirrungszustände, Delir,

Apathie oder Koma. Ein trockener Husten ist typisch für das Anfangsstadium des Typhus, während die Lungenentzündung mit begleitendem Auswurf im späteren Stadium durch eine Superinfektion mit Pneumokokken bedingt sein kann. In der präantibiotischen Ära verstarben 10–15 % der Erkrankten. Die Diagnostik besteht neben der Berücksichtigung klinischer Kriterien im Nachweis von *Salmonella* Typhi aus der Blutkultur [8].

Heute besteht die kausale Therapie des Typhus in der Gabe von Antibiotika, sodass die Sterblichkeit auf 0,5–1 % gesunken ist [8]. Allerdings haben sich in letzter Zeit Resistenzen entwickelt, die die Auswahl der Substanzen schwieriger machen. Aufgrund der guten Trinkwasser- und Lebensmittelhygiene tritt Typhus in Deutschland nicht mehr endemisch auf. Die Erkrankungen werden so gut wie immer eingeschleppt, vor allem aus Süd- und Südostasien.

Die von Caroline Schulz geschilderte Krankengeschichte Büchners ist gut vereinbar mit einer Typhuserkrankung. Sie wurde von Johann Lukas Schönlein entsprechend als „Faulfieber", einem damaligen für Typhus verwendeten Begriff, anhand klinischer Kriterien diagnostiziert [9]. Der ursächliche Erreger *Salmonella* Typhi wurde erst später, 1880 identifiziert [9], sodass mikrobiologische Methoden der Erregerisolation im Falle Büchners noch nicht zur Verfügung standen. Am 17. Februar 1837 wurde in der *Neuen Züricher Zeitung* berichtet, es grassiere „ein typhoses Nervenfieber" [7], sodass von einer Epidemie ausgegangen werden kann. Im 19. Jahrhundert wurde vermutet, Büchners früher Tod sei auf Überanstrengung zurückzuführen [10], was aus heutiger Sicht in Kenntnis der infektiösen Genese des Typhus nicht mehr nachvollziehbar ist. Auch der vermutete Übertragungsmechanismus in Form eines Hantierens mit einem unsauberen Skalpell [7] erscheint angesichts des fäkal-oralen Infektionswegs als nicht wahrscheinlich.

Bis zum 10. Krankheitstag berichtet Caroline Schulz nur Fieber und keine weiteren Symptome, was den oben geschilderten, zunächst unspezifischen Krankheitszeichen des Typhus entspricht. Während der zweiten Krankheitswoche traten Atemwegsbeschwerden auf, Büchner hatte „viel Schleim im Halse und mußte oft auswerfen" [2], sodass sich möglicherweise eine Lungenentzündung entwickelt hatte. Erstmalig wird von den Freunden eine Art von Apathie bemerkt, später traten delirante Zustände auf, was die für den Typhus typischen neurologischen Komplikationen widerspiegelt. Am 14. Krankheitstag wird berichtet, dass der Stuhl „ganz schwarz u. war [sic] aus dickem Blut bestand" [2]. Offensichtlich war es zu einer Darmblutung gekommen. Der Puls habe 160 Schläge pro Minute betragen, sodass nicht von einer relativen Bradykardie auszugehen ist. Da diese nur selten gefunden wird, spricht dies nicht gegen die Diagnose Typhus. Die Krankheitsdauer von 18 Tagen bei Büchner ist typisch, da sich die ggf. zum Tode führenden Komplikationen ab der zweiten Krankheitswoche entwickeln, während mit Ausheilung innerhalb der dritten und vierten Woche zu rechnen ist.

Die Behandlung bestand – sofern von Caroline Schulz berichtet – in einem Senffußbad, im Bestreichen der Waden mit Senf und in der Verabreichung von Mandelmilch. Aus heutiger Sicht ist keine dieser Maßnahmen als kausale Therapie geeignet, was die therapeutische Hilflosigkeit gegenüber Infektionskrankheiten in der vorantibiotischen Ära widerspiegelt.

10.4 Überblick Leben und Werk

Georg Büchner

1813	17. Oktober geboren in Goddelau; Vater Karl Ernst Büchner, Arzt (1786–1861); Mutter Louise Caroline, geb. Reuß (1791–1858); fünf überlebende Geschwister.
1821	Aufnahme in die Privat-Erziehungs- und Unterrichtsanstalt für Knaben in Darmstadt
1825	Wechsel in das Humanistische Gymnasium Darmstadt (bis Frühjahr 1831)
1829	Schulaufsatz „Helden-Tod der vierhundert Pforzheimer"
1830	Rede „Zur Verteidigung des Cato von Utica"
1831	*3. November* Beginn des zweijährigen Studiums an der Medizinischen Fakultät Straßburg, vorwiegend Anatomie, Zoologie und naturwissenschaftliche Kurse · Beginn des Engagements für die politische Freiheit
1832	*27. bis 30. Mai* Hambacher Fest
1833	*März* Verlobung mit Wilhelmine Jaeglé · *3. April* „Frankfurter Wachensturm", die versuchte Erstürmung der Haupt- und der Konstablerwache durch republikanisch gesinnte Studenten. Büchner nahm nicht teil · Frankfurt am Main war Sitz der Deutschen Bundesversammlung · *Mai* Befreiung vom Militärdienst · *Oktober* Umzug nach Gießen, Immatrikulation an der Medizinischen Fakultät Gießen · *Dezember* „Anfall von Hirnhautentzündung", vorübergehende Rückkehr nach Darmstadt
1834	*Januar* Rückkehr nach Gießen · *März* Fieber, Kopfschmerzen und Schlafstörungen, Rohmanuskript der revolutionären Flugschrift „Der Hessische Landbote" · *April* Reise nach Straßburg und Darmstadt; Fortsetzung des Studiums in Gießen in den Fächern Naturwissenschaft und Philosophie · *Mai* Gründung der „Gesellschaft für Menschenrechte" u. a. mit Beteiligten am „Frankfurter Wachensturm"· *Juli* „Der Hessische Landbote" wird von Büchner versteckt zum Druck nach Offenbach gebracht · *August* Verhaftung von Mitverfassern, gegen Büchner wird Haftbefehl erlassen, Durchsuchung seines Zimmers, ohne Beweismaterial sicherzustellen · *September* Rückkehr nach Darmstadt (bis Februar 1835), polizeiliche Überwachung
1835	*Mitte Januar* Beginn der Niederschrift „Dantons Tod" (erscheint im Juli) · *9. März* Flucht über Weißenburg (Elsass) nach Straßburg · *Mai/Juni* Übersetzungen von zwei Dramen Victor Hugos · *13. Juni* Büchner wird steckbrieflich gesucht · *Oktober* Aufenthaltsgenehmigung für Straßburg, Fortsetzung des Studiums und Arbeit an der Promotion über die Kopfnerven der Fische, Arbeit an der Erzählung „Lenz"
1836	*Juni* Druck der Dissertationsschrift „Mémoire sur le système nerveux du barbeau (Über die Nerven der Barben)"· *September* Verleihung der Doktorwürde durch die philosophische Fakultät der Universität Zürich · *Oktober* Ausreise nach Zürich, Probevorlesung und Ernennung zum Privatdozenten, Bewerbung um Habilitation in Zürich · *November* Vorlesung über vergleichende Anatomie, Anerkennung als politischer Flüchtling · „Leonce und Lena", Beginn der Arbeiten zu „Woyzeck" (nicht vollendet)
1837	*2. Februar* Fieber, Bettlägerigkeit · *19. Februar* Tod infolge einer Typhusinfektion. Die Grabstätte befindet sich auf dem Germaniahügel in Zürich (Schweiz).

Literatur

1. Büchner G an August Stöber in Oberbronn, Brief vom 9. Dezember 1833. Freies Deutsches Hochstift, Frankfurt a. Main; Dauerleihgabe der Sparkassen-Kulturstiftung Hessen-Thüringen; dl Jean Strohl 1936
2. Schulz C 1877 Bericht über Krankheit und Tod für die Eltern Büchners in Darmstadt; Zürich um Ende Februar 1837. Erstdruck: Karl Emil Franzos, Georg Büchners letzte Tage, in: Die Gegenwart 11, Nr. 7, 17. Februar, S. 102–105
3. Georg Büchner Portal 2024. http://buechnerportal.de/
4. Crighton JL (1987) Anatomy and subversion: 150th anniversary of Georg Büchner's death. Br Med J (Clin Res Ed). 294:489–491
5. Hasbun R, van de Beek D, Brouwer MC, Tunkel AR (2020) Acute Meningitis. In: Bennett JE, Dolin R, Blaser MJ (Hrsg) Principles and practices of infectious diseases, 9. Aufl. Elsevier, Philadelphia, S 1183–1219
6. Hauschild J-C (1993) Georg Büchner: Biographie. Metzler, Stuttgart, Weimar, S 263
7. Hauschild J-C (1993) Georg Büchner: Biographie. Metzler, Stuttgart, Weimar, S 598
8. Andrews JR, Harris JB, Ryan ET (2020) Typhoid fever, paratyphoid fever, and typhoidal fevers. In: Bennett JE, Dolin R, Blaser MJ (Hrsg) Principles and practices of infectious diseases, 9. Aufl. Elsevier, Philadelphia, S 1365–1379
9. Geus A (1987) Georg Büchners letzte Krankheit. Ein Beitrag zur Geschichte des Typhus im 19. Jahrhundert. Georg Büchner: 1813–1837, Revolutionär, Dichter, Wissenschaftler. Katalog der Ausstellung Mathildenhöhe, Darmstadt, 2. August – 27. September 1987. Basel, Frankfurt am Main: Stroemfeld/Roter Stern. S. 360–365
10. Hauschild J-C (1993) Georg Büchner: Biographie. Metzler, Stuttgart, Weimar, S 601–602

Teil VI

Hans Fallada

Hans Fallada (1893–1947)

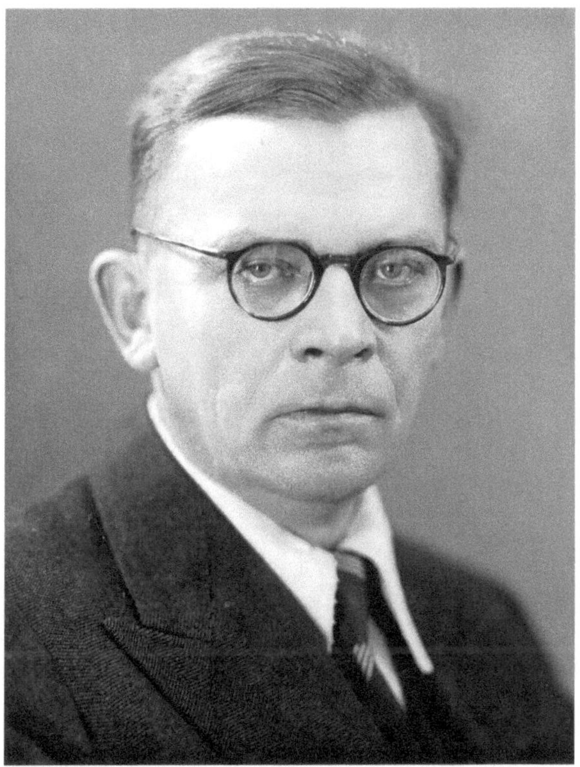

Hans Fallada am 18. 02.1943 (Foto: Scherl/Süddeutsche Zeitung Photo)

Hans Fallada – Leben und Werk

11

„Alles in meinem Leben endet in einem Buch" – Hans Falladas Romanwerk

Stefan Knüppel

Das ehemalige Wohnhaus Hans Falladas im mecklenburgischen Carwitz beherbergt heute ein modernes Memorialmuseum. Einige Räume – vor allem das Arbeitszimmer des Schriftstellers – werden weitestgehend im Originalzustand oder immerhin doch originalgetreu präsentiert und bewahrt. Dadurch ermöglicht das Hans-Fallada-Museum seinen Gästen einen äußerst privaten Blick in die Lebenswirklichkeit des Autors und seiner Familie in deren einstiger Carwitzer „Welteneinsamkeit".

Im früheren Schlafzimmer der Eheleute Ditzen, also Hans Falladas und seiner Frau Anna, befindet sich der Themenraum „Leben und Werk", in dem eine beeindruckende Bücherwand Auskunft über das umfangreiche Schaffen von Hans Fallada gibt (Abb. 11.1). Vor allem die obere Bücherreihe – sie beherbergt die bei Rowohlt erschienenen Erstausgaben – ist bestens geeignet, das literarische Schaffen des Erzählers zu illustrieren. Die chronologisch korrekt aufgereihten Bücher fungieren als eine Art papierener Zeitstrahl, an dem sich dieser Text entlangzuhangeln vermag. Ein solch umfang- und facettenreiches, so kontrovers gelesenes und besprochenes und zudem unter sich mehrfach verändernden politischen Bedingungen entstandenes Œuvre auf wenigen Seiten zu umreißen, ist jedoch fast unmöglich. Und so ist dieser Beitrag – möglich überhaupt nur durch den Mut zur Auslassung – nicht mehr als eine erste holzschnittartige Annäherung, die einladen soll zu einer tieferen Auseinandersetzung mit dem Werk Hans Falladas; mit einem Werk, das auch fast 80 Jahre nach dem Tod des Autors viele begeisterte Leser findet, das bis heute aktuell ist und immer mehr auch zu einem Gegenstand literaturwissenschaftlicher Betrachtung wird.

Die obere Reihe der Schauvitrine zeigt die Ausgaben des Rowohlt Verlages, bei dem Hans Fallada unter Vertrag stand. Die meisten dieser Bücher wurden zu Hans Falladas

S. Knüppel (✉)
Hans-Fallada-Museum Carwitz, Feldberger Seenlandschaft, Deutschland
E-Mail: museum@fallada.de

T. Junginger et al. (Hrsg.), *Schriftsteller und ihre Erkrankungen*,
https://doi.org/10.1007/978-3-662-71465-2_11

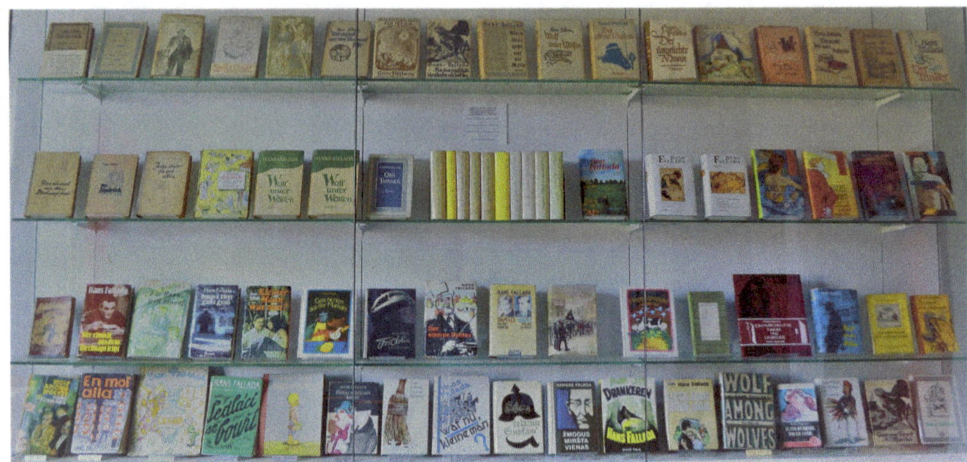

Abb. 11.1 Die Bücherwand im Raum „Leben und Werk“ im Wohnhaus von Hans Fallada, Carwitz

Lebzeiten veröffentlicht, sodass ihr Verfasser in den Editionsprozess eingebunden war. Lediglich der Roman *Der Trinker* (ganz rechts im Bild) erschien posthum (1950).

Die zweite Reihe zeigt einige Ausgaben des Aufbau Verlags, der in der DDR für Hans Falladas Werk zuständig war und bis 2017 – ehe sie gemeinfrei wurden – auch die Weltrechte für dessen Texte besaß. In dieser Reihe stehen auch die beiden letzten Werke Hans Falladas: *Der Alpdruck* und *Jeder stirbt für sich allein*, die 1947 in der sowjetischen Besatzungszone erschienen.

Die dritte Reihe von oben beherbergt die Ausgaben anderer deutscher Verlage – auch kleinerer, in denen mitunter auch Liebhaberausgaben verlegt wurden, während ganz unten eine kleine Auswahl an fremdsprachigen Fallada-Ausgaben aus aller Welt zu sehen ist.

Die Reaktionen der zahlreichen Museumsgäste auf diese beeindruckende Sammlung sind vielfältig. Bei Besuchern, die mit dem Werk Hans Falladas weniger vertraut sind, ist eine bestimmte Reaktion immer wieder zu beobachten: „Was? Das ist von Hans Fallada? Und das auch? Das hätte ich aber nicht gedacht!“ Was für großes Erstaunen unter diesen Gästen sorgt, ist nicht nur die durch diese Vitrine bestens nachvollziehbare schriftstellerische Produktivität Hans Falladas. Auch der Umstand, dass weniger belesenen Besuchern zwar der eine oder andere Titel geläufig, ihnen aber zugleich nicht bewusst ist, dass das Buch von Hans Fallada stammt, trägt zu solcherlei Reaktionen bei. Immerhin besitzen Titel wie *Bauern, Bonzen und Bomben*, *Wer einmal aus dem Blechnapf frißt* oder *Wolf unter Wölfen* in der deutschen Sprache beinahe den Status stehender Wendungen. Zudem ist gerade bei Hans Fallada ein Phänomen immer wieder zu beobachten: Seine Stoffe und Romantitel sind, vor allem durch ihre zahlreichen Verfilmungen für Kino und Fernsehen, auch einem nicht leseaffinen Publikum ein Begriff.

11.1 1920 bis 1923 – Das Frühwerk

Dies trifft allerdings nicht auf das 1920 erschienene Erstlingswerk von Hans Fallada zu, das unter Laien nur selten einen Aha-Effekt erzeugt: *Der junge Goedeschal.*

Die Veröffentlichung dieses Romans mit dem Untertitel „Ein Pubertätsroman" war der Grund dafür, dass sich Rudolf Ditzen einen Künstlernamen zulegte. *Der junge Goedeschal* erzählt u. a. vom sexuellen Erwachen eines jungen Mannes und so musste sein Verfasser als Sohn eines Reichsgerichtsrates darauf achten, dass seine Familie nicht mit einem solchen Thema in Verbindung gebracht wird. Für sein Pseudonym nahm der Freund der grimmschen Märchen Anleihen bei zweien ihrer Figuren: Bei „Hans im Glück" und beim Schimmelpferd „Falada", das auch über seinen Tod hinaus die Wahrheit spricht. Als Autor mehr Glück zu haben als in seiner Kindheit und Jugend und zudem in seinen Romanen auch über seinen Tod hinaus seine Wahrheit zu verkünden: diese Wünsche waren sicherlich mit ursächlich für die Wahl des Pseudonyms.

Der junge Goedeschal bedient sich zahlreicher expressionistischer Gestaltungsmittel und wählt auch ein prominent expressionistisches Thema: die jugendliche, speziell männliche Adoleszenz und die mit ihr in einer manieriert-bürgerlichen Erwachsenenwelt zwangsläufig einhergehenden Unsicherheiten und Tabubrüche.

Wie verheerend sich das Zusammentreffen pubertärer Unsicherheiten und Ängste mit erwachsenem Unverständnis auswirken kann, hatte der 17-jährige Rudolf Ditzen ein Jahrzehnt vor dem Erscheinen seines Erstlings selbst erfahren, als er in einem als Duell getarnten Doppelselbstmordversuch seinen Freund Hanns Dietrich von Necker erschossen und selbst nur knapp überlebt hatte.

Die zeitgenössische Kritik fällt zumeist positive und mitunter auch überschwängliche Urteile über den Roman, doch bleibt das Publikumsinteresse gering. Dies ändert sich auch bei Hans Falladas zweitem veröffentlichten Roman expressionistischer Prägung, *Anton und Gerda*, nicht, der drei Jahre später erscheint und in einer Art experimenteller Traumcollage wiederum die Probleme eines Heranwachsenden zum Gegenstand hat.

Anton Färber, ein zurückgezogener junger Mann aus gutem Hause, lernt die Prostituierte Gerda kennen, wodurch ihm die Widersprüche der bürgerlichen elterlichen Welt drastisch deutlich werden.

Dieser ersten Schaffensphase sind auch einige Texte zuzurechnen, die posthum – zum Teil erst anlässlich seines 100. Geburtstages – erschienen: die Novelle *Die Kuh, der Schuh, dann du*, die Erzählungen *Die große Liebe* und *Der Apparat der Liebe* sowie der Roman *Im Blinzeln der Großen Katze.*

Mit dem geringen kommerziellen Erfolg seines expressionistischen Frühwerks bei gleichzeitiger Würdigung durch die zeitgenössische Literaturkritik steht Hans Fallada nicht alleine, ganz zu schweigen von der nur noch marginalen Rezeption in der heutigen Zeit.

Später, als bereits erfolgreicher und sogar weltbekannter Autor, wird Hans Fallada sich von seinem Frühwerk lossagen und somit mit dazu beitragen, dass es über lange Zeit in Vergessenheit gerät.

11.2 1930 bis 1934 – Auf dem Weg zum Welterfolg

Zwischen dem Erscheinen von *Anton und Gerda* und dem gemeinhin als „erster echter Fallada“ betitelten Roman *Bauern, Bonzen und Bomben* liegen acht Jahre. In dieser Zeit verläuft Hans Falladas Leben äußerst wechselvoll: Er muss zwei Gefängnisstrafen verbüßen, arbeitet als Verwalter auf landwirtschaftlichen Gütern, tippt Adressen und schreibt Annoncen, ehe er schließlich beim *General-Anzeiger für Neumünster* zum Redakteur aufsteigt, nachdem er kurz zuvor seine spätere erste Ehefrau Anna kennengelernt hatte. In all dieser Zeit jedoch arbeitet er auch schriftstellerisch und es gelingt ihm immer wieder, Geschichten bei verschiedenen Zeitschriften und Zeitungen unterzubringen.

Mit Beginn des Jahres 1930 wechselt er in eine Büroanstellung beim Rowohlt Verlag und beginnt mit der Niederschrift des Romans *Bauern, Bonzen und Bomben*, der im März 1931 erscheint und die Kritik begeistert.

Die Idee für dieses Buch war ihm im Jahr 1929 gekommen, als er für den *General-Anzeiger* dem viel beachteten „Landvolkprozess“ als Berichterstatter beiwohnte. Der Prozess mag der Aufhänger für den Roman gewesen sein, doch gelingt Hans Fallada mit Bauern, Bonzen und Bomben – so jedenfalls Kurt Tucholsky in der *Weltbühne* – „die beste Schilderung der deutschen Kleinstadt“, die ihm, „in den letzten Jahren bekannt geworden ist. Ein politisches Lehrbuch der Fauna Germanica, wie man es sich nicht besser wünschen“ könne [1]. Hermann Hesse urteilt im *Bücherwurm*, dass diese Dichtung „nicht nur als ausgezeichnete Wirklichkeitsschilderung … Eindruck“ mache, sondern „auch, ihrer scheinbaren Kaltschnäuzigkeit zum Trotz, echte Liebe und echtes Menschentum“ atme [2].

Wiederum erringt Hans Fallada keinen großen Publikumserfolg. Aber nach *Bauern, Bonzen und Bomben* hat sein Name Gewicht in der Literaturszene. Es gelingt ihm immer besser, seine zahlreichen Kurzgeschichten unterzubringen und somit indirekt auch finanziell zu profitieren. Diese Einnahmen kommen dem inzwischen zum Familienvater gewordenen Hans Fallada äußerst gelegen, vor allem, da er zu jener Zeit noch immer finanzielle Unterstützung durch seine Eltern erfährt. Diese aber wird bald nicht mehr nötig sein, denn schon arbeitet er an seinem nächsten Buch: *Kleiner Mann – was nun?*.

Der Roman über den Angestellten Johannes Pinneberg und seine kleine Familie trifft den Nerv des Lesepublikums nicht nur im krisengeschüttelten Deutschland, sondern wird beinahe umgehend nach seinem Erscheinen im Jahre 1932 ein Welterfolg. Damit jedoch ist Hans Fallada menschlich überfordert: Das Geld strömt nur so herbei und er bemüht sich, es auf die sinnloseste Weise auszugeben. Rettung böte eine Flucht auf das Land und so ist es auch der immense finanzielle Erfolg von *Kleiner Mann – was nun?*, der es ihm gestattet, sich seinen lang gehegten Traum von einer eigenen kleinen Landwirtschaft zu erfüllen. Er findet ein passendes Anwesen im mecklenburgischen Carwitz und somit zum ersten Mal in seinem Leben einen Ort, der ihm eine wenigstens relative Beständigkeit bieten kann. Und so werden die Jahre in der „Carwitzer Welteneinsamkeit" die produktivsten in Hans Falladas Leben. Idyllisch freilich werden sie nicht. Dafür sorgen seine inneren Dämonen – seine Suchtprobleme vor allem – und die politische Situation nach dem 30. Januar 1933, mit der er auch in der Abgeschiedenheit Mecklenburgs konfrontiert ist.

Bei seinem Einzug in die Carwitzer Büdnerei hat Hans Fallada ein halb fertiges Manuskript im Gepäck, das er in seiner ersten Zeit im neuen Heim fertigstellt. In *Wer einmal aus dem Blechnapf frißt* verarbeitet er einmal mehr eigene Erfahrungen zu einem literarischen Stoff: in diesem Fall seine Gefängnisaufenthalte.

Der Roman prangert die verheerenden Folgen des Strafvollzugs der Weimarer Republik für die Strafgefangenen an: vor allem die unzureichende Fürsorge und fehlenden Möglichkeiten zur Rehabilitation nach der Entlassung aus der Haft. Dieser zutiefst humanistische Ansatz jedoch stellt unter den neuen nationalsozialistischen Machthabern – *Wer einmal aus dem Blechnapf frißt* erscheint am 12. März 1934 – eine immense Hypothek für den Roman dar. Um sein Erscheinen nicht zu gefährden, besteht sein Verfasser – entgegen den Empfehlungen seines Verlegers Ernst Rowohlt und des Lektors Paul Mayer – auf ein Vorwort, das einem Knicks vor den neuen Mächtigen gleichkommt und in dem es u. a. heißt:

> „Mit diesem Roman rennt sein Verfasser offene Türen ein: der sogenannte humane Strafvollzug, dessen lächerliche, wie groteske, wie beklagenswerte Folgen auf seinen Seiten dargestellt werden, ist nicht mehr. Während der Autor noch schrieb, verwandelte sich auch dies Stück der deutschen Wirklichkeit." [3]

Hans Fallada führt die humanistische Gesinnung seines eigenen Romans ad absurdum. Aber immerhin hatte er den starken und langen Arm der Nationalsozialisten bereits im Frühjahr 1933 zu spüren bekommen, als er von einer SA-Truppe verhaftet und für elf Tage festgesetzt wurde. Sollte er je die Illusion gehabt haben, dass das Leben für ihn auch unter den veränderten politischen Bedingungen einigermaßen normal weitergehen könne, war diese mit und nach diesem Ereignis zerstoben. Das den Machthabern entgegenkommende Vorwort jedoch verfehlt seine Wirkung in doppelter Hinsicht: Es kann deren Skepsis nicht verringern und führt zudem dazu, dass sich Fallada zugewandte Instanzen enttäuscht und irritiert zeigen. Die offizielle Kritik greift den Roman massiv an, allerdings wird von neutraleren Kritikern der künstlerische Wert durchaus gewürdigt. *Wer einmal aus dem Blechnapf frißt* ist das letzte Werk von Hans Fallada, das in der Weimarer Republik begonnen wurde.

11.3 1934 bis 1945 – Bücherschreiben im „Dritten Reich"

Mit seinem nächsten Romanwerk *Wir hatten mal ein Kind* betritt er erzählerisches Neuland. Der am 11. Oktober 1934 erschienene Roman mit dem Untertitel „Eine Geschichte und Geschichten" stellt für den Autor „sein schönstes, reifstes und reichstes Buch" dar [4]. Erzählt werden die „Geschichte und Geschichten" der Gäntschows, einer auf der Insel Rügen lebenden eigensinnigen Bauernfamilie. Gegen Ende des Romans verarbeitet Hans Fallada eine tragische persönliche Erfahrung: den Verlust seiner Tochter Edith – der Zwillingsschwester der später als Mücke in die *Murkelei*-Geschichten eingehenden Lore –, die direkt nach der Geburt verstarb. Der künstlerische Wert dieses Romans steht für die zeitgenössische Kritik insgesamt außer Frage. Politisch allerdings scheint *Wir hatten mal ein Kind* zwischen Baum und Borke gefangen zu sein: Die rechts stehenden Rezensenten unterstellen ihm zum Teil Anbiederei und verreißen ihn; die eher links stehenden Kritiker – vor allem aus dem Exil – monieren mitunter eine zu große Nähe zum Regime und deren Blut-und-Boden-Ideologie. *Wir hatten mal ein Kind zählt* bis in die heutige Zeit zu den eher unbekannteren Romanen Hans Falladas – trotz der besonderen Liebe des Autors zu diesem seiner Kinder. Die zum Teil herben Anfeindungen verunsichern Hans Fallada. In den Jahren 1935 und 1936 schreibt er vor allem solche Bücher und Manuskripte, die man auf den ersten Blick als Ausdruck einer inneren Emigration ansehen kann: *Märchen vom Stadtschreiber, der aufs Land flog*, *Wizzel Kien – Der Narr von Schalkemaren* – ein auf mehrere Bände angelegter Schelmenroman, der allerdings nur Fragment bleibt –, *Altes Herz geht auf die Reise* und den bei Reclam erschienenen Kindergeschichtenband *Hoppelpoppel – wo bist du?*.

Mit einer solch hemdsärmeligen Qualifizierung allerdings täte man diesen Texten, vor allem den beiden erstgenannten, Unrecht. Denn Hans Falladas Meisterschaft offenbart sich auch in ihnen. Dass solche für ihn untypischen Texte seine Leser dennoch wenigstens verwirren müssen, dessen ist sich auch der Autor bewusst. So wendet er sich in der Erstausgabe des *Stadtschreibers* mit einer „Vorrede des verlegenen Verfassers" an seine Leserschaft und gesteht, dass er auch nicht wisse, „was er zur Entschuldigung der närrischen Mär" sagen dürfe, „die er da seinen Lesern vorlegt" [5]. Diese „Vorrede" tatsächlich als eine Entschuldigung zu verstehen, wäre verfehlt. Denn sie gehört in die reiche Geschichte der Paratexte, die den Bescheidenheitsgestus, wie ihn der „Verfasser" an den Tag legt, als Topos pflegen. Der „Verfasser" stellt sich hier – auch sprachlich – in die Tradition der Spätromantik und des Kunstmärchens, wie es etwa von E.T.A. Hoffmann verfasst wurde. Der „Verfasser" der Vorrede ist zudem als Kunstfigur erkennbar, die sich von ihren Stoffen überwältigen lässt und sich als Schüler eines „Genies" – hier „Ernst Theodor Amadeus Hoffmann" – zu erkennen gibt, der diese Konstellation selbst gern nutzte, um die Erzählergabe weiterzureichen [5].

Auch *Altes Herz geht auf die Reise* ist nur auf den ersten Blick ein unverfänglicher Unterhaltungsroman. Immer wieder finden sich in der humorvollen und doch tiefgründigen Dorfgeschichte um die 16-jährige Rosemarie Thürke kritische Anspielungen auf die politische und gesellschaftliche Situation, die auch den maßgeblichen Stellen im NS-Literaturbetrieb nicht verborgen bleiben. Die Konsequenzen sind dramatisch: Hans Fallada wird zum „unerwünschten Autor" erklärt. Er verfällt in neuerliche Depressionen und der Wunsch, Deutschland zu verlassen, wird konkreter. Als nach einigen Wochen die Einstufung „unerwünscht" wieder aufgehoben wird – vielleicht wollten ihm die Machthaber verdeutlichen, wer Herr im nationalsozialistischen Hause ist –, bessert sich sein Zustand wieder und der Gedanke an Emigration wird zurückgedrängt.

Mit seinem nächsten Roman besinnt sich Hans Fallada seiner alten Stärken und geht zugleich ein Wagnis ein: *Wolf unter Wölfen*, 1937 zweibändig erschienen, ist nicht nur ein

Inflationsroman, sondern entwirft ein vielschichtiges geschichten- und figurenreiches Zeitgemälde, in dem verschiedene Erzählverfahren gekonnt kombiniert werden.

Trotz aller Bedenken des Autors fallen die ersten Besprechungen durchaus positiv aus. Selbst offizielle Organe loben den Roman und stellen heraus, dass es eben auch der Blick in die Weimarer Republik sei, der die Errungenschaften des neuen Deutschland zeige. Nach und nach jedoch gewinnen kritischere und gar vernichtende Besprechungen ein deutliches Übergewicht. Wieder einmal ist ein Buch von ihm am Ende durchgefallen: nicht beim Lesepublikum, aber doch bei den maßgeblichen Stellen im NS-Literaturbetrieb.

Bereits während der exzessiven Niederschrift von *Wolf unter Wölfen* – er schreibt bis zu 123 Seiten in einer Woche – widmet sich Hans Fallada einem weiteren Projekt. Als Ausgleich zur überwältigenden Stofffülle seines umfangreichsten Romans beschäftigt er sich immer wieder mit Kindergeschichten, die zum Weihnachtsgeschäft des Jahres 1938 als *Geschichten aus der Murkelei* erscheinen. In diesen elf märchenhaften Erzählungen, die nicht selten mit der Formel „Es war einmal …" beginnen, finden sich viele Carwitzer Gegeben- und Begebenheiten wieder.

Die Erstausgabe wird, anders als erwartet und erhofft, kein großer Verkaufserfolg. Erst ein Jahrzehnt später werden die *Murkelei*-Geschichten zu einem Erfolg. Vor allem die 1947 im Aufbau Verlag erschienene Ausgabe, deren Herausgabe vom Autor noch begleitet wird, entwickelte sich zu einem Dauerbrenner der Kinderliteratur, wovon auch die Reaktionen vieler Museumsgäste zeugen, wenn sie diese Ausgabe sehen.

Fast zeitgleich mit den *Geschichten aus der Murkelei* erscheint *Der eiserne Gustav*. Und wenn dieser Beitrag in seinen oberen Absätzen behauptet, dass er kaum mehr sein könne als eine erste holzschnittartige Annäherung, so trifft das mit Blick auf diesen Roman und seine wechselvolle Historie in besonderer Weise zu. Ausgangspunkt ist ein Auftrag der Tobis Klangfilm, die Geschichte des Droschkenkutschers Gustav Hartmann, der 1928 unter großer Publikums- und Medienwirkung mit der Pferdekutsche innerhalb von fünf Monaten von Berlin nach Paris und wieder zurückgefahren war, als Romanvorlage für eine Verfilmung zu schreiben. Als Darsteller Gustav Hackendahls, des Eisernen Gustavs, war Emil Jannings vorgesehen. Der Roman sollte im Jahre 1933 mit der Machtübernahme der Nationalsozialisten enden, eine Abmachung, gegen die Hans Fallada verstößt: Sein Manuskript endet im Jahre 1928 und so wird folgerichtig auch die fehlende nationalsozialistische Gesinnung des Helden, auf die der Schluss im Jahre 1933 abzielen sollte, moniert. Hans Fallada beugt sich dem Druck und ändert den Roman entsprechend dem Vertrag; das Filmprojekt scheitert aber dennoch. Erst 1979, also mehr als 40 Jahre nach seinem Erscheinen bei Rowohlt, wurde der Roman, mit Gustav Knuth in der Titelrolle, verfilmt.

Die Editionsgeschichte dieses Romans, der 1938 nicht in der von Hans Fallada ursprünglich vorgesehenen Form erscheinen konnte, ist verworren. Für die Ausgabe in der Aufbau-Reihe „Ausgewählte Werke in Einzelausgaben" versuchte sich der Herausgeber Günter Caspar 1962 in einer Rekonstruktion der Urfassung, die lange Zeit als die allgemeingültige galt. 2019 allerdings wies die irische Fallada-Biografin Jenny Williams dank neuer Archivfunde nach, dass auch diese Fassung politische Zugeständnisse macht, und legte, ebenfalls bei Aufbau, eine neue Version des Romanschlusses vor.

Die nächste Phase des Schaffens von Fallada ist geprägt durch den Zwang, einerseits Geld verdienen zu müssen und andererseits nicht weiter mit den nationalsozialistischen Machthabern in Konflikt zu geraten. In den Jahren 1939 bis 1941 entstehen eine Reihe von Romanen und Geschichten, von denen die meisten zunächst vor allem in Zeitungen und Zeitschriften erscheinen und die daher auch nicht unter den Rowohlt-Büchern der oberen Reihe auftauchen. Ihnen und ihrer Geschichte sollte mehr Aufmerksamkeit geschenkt werden, als dies an dieser Stelle möglich ist: *Dies Herz, das Dir gehört* und *Süßmilch spricht* (beide 1939), *Der ungeliebte Mann* und *Kleiner Mann, Großer Mann – alles vertauscht* (beide 1940 und beide im Rowohlt-Verlag erschienen) sowie *Ein Mann will nach oben*, *Die Stunde eh' du schlafen gehst*, *Zwei zarte Lämmchen, weiß wie Schnee* und *Das Abenteuer des Werner Quabs* (alle 1940).

Ebenfalls im Jahre 1940 veröffentlicht Rowohlt den semiauthentischen Erinnerungsband *Damals bei uns daheim*, in dem Hans Fallada seine Kindheit und frühe Jugend thematisiert und das 1920 eingeführte Pseudonym auf eben diese Kindheit ausdehnt und damit eine als belastend erfahrene Realität in eine heiter-tragische Märchenwelt entrückt. 1943 folgt mit *Heute bei uns zu Haus* sozusagen die Fortsetzung, in der die Carwitzer Jahre, freilich wiederum idealisiert und gespickt mit zahlreichen fiktiven Elementen, zum Gegenstand der Betrachtung werden.

Noch im selben Jahr, 1943, erscheint in der Zeitschrift *Die Woche* der Roman *Der Jungherr von Strammin* in einer gekürzten Fassung. Die Buchausgabe im Rowohlt Verlag bleibt aus, wofür die Gründe auf der Hand liegen: Der Verlag musste geschlossen werden. Unter dem Titel *Junger Herr, ganz groß* erfolgte 1965 im Ullstein Verlag die erste Ausgabe in Buchform.

In all diesen Jahren, also eigentlich zwischen 1939 und 1944, ist Hans Falladas physischer und psychischer Zustand labil. Immer wieder muss er sich in Sanatorien erholen und über weite Wegstrecken sind Alkohol und Schlafmittel seine Begleiter, von seinem extrem hohen Tabakkonsum ganz zu schweigen.

Unter dem Einfluss von Alkohol kommt es am 28. August 1944 in Carwitz zu einem schweren Zwischenfall. Bei einem Streit mit seiner inzwischen geschiedenen Frau löst sich ein Schuss und Fallada wird in die geschlossene Landesanstalt Neustrelitz-Strelitz eingewiesen. Während der Haft entsteht das sogenannte *Trinker*-Manuskript, in dem neben dem Roman *Der Trinker* u. a. auch die Kindergeschichte *Fridolin, der freche Dachs* enthalten ist, die beide posthum erscheinen. Während *Der Trinker* 1950 bei Rowohlt herauskommt, erfolgt die Erstausgabe der *Fridolin*-Kindergeschichte 1955 im Verlag Heinrich Scheffler in Frankfurt am Main. Dieses Kinderbuch hatte Hans Fallada im Jahre 1944 seiner Tochter Mücke unter den Weihnachtsbaum gelegt: eigenhändig mit der Maschine getippt und mit Nadel und Faden gebunden. Und weil diese „zwei- und vierbeinige Geschichte“ – so heißt sie im Untertitel – nicht für eine Publikation vorgesehen war, findet sich in ihr die Carwitzer Lebenswirklichkeit der Ditzens zum Teil unverfremdet wieder.

Der Trinker entstand unter den Bedingungen einer Haft und somit unter Aufsicht. Das sogenannte *Trinker*-Manuskript beinhaltet nicht nur den titelgebenden Roman und die *Fridolin*-Abenteuer, sondern auch Hans Falladas Abrechnung mit dem Naziregime. Wäre diese entdeckt worden, hätte dies nicht nur für den Verfasser, sondern auch für einige erwähnte Personen höchst unangenehme Folgen haben können. Und so schreibt er eine Seite herunter, dreht das Blatt, füllt die Zwischenräume mit weiterem Text und dreht das Blatt erneut, um die kaum noch vorhandenen Freiräume zu füllen. Das Vorhaben glückt: Seine Arbeit bleibt unentdeckt und es gelingt sogar, sie aus dem Gebäude zu schmuggeln.

Der stark autobiografisch gefärbte *Trinker*-Roman erscheint in seiner Erstausgabe auf der Grundlage des nur schwer lesbaren und zudem einige Perspektivfehler enthaltenden Manuskriptes. Gerade aber dieser Roman scheint bei den Lesern Eindruck hinterlassen zu haben bzw. aufgrund der Verfilmungen – zuletzt mit Harald Juhnke in der Titelrolle – im kollektiven Gedächtnis verankert zu sein. Erzählt wird die Geschichte des Bürgers und Geschäftsmannes Erwin Sommer, dessen Alkoholsucht ihn in rasender Geschwindigkeit um alles Errungene und seine Ehe bringt: ganz sicher eine Parallele zur Biografie des Autors.

11.4 1945 bis 1947 – Hans Fallada im Nachkriegsdeutschland

Nach der Kapitulation des Städtchens Feldberg wird Hans Fallada von der sowjetischen Militärkommandantur zu dessen Bürgermeister ernannt. Dort lebt er, nachdem er Carwitz den Rücken gekehrt hatte, inzwischen mit seiner zweiten Frau, Ursula Ditzen, vormals Losch. Das Bürgermeisteramt hat er nicht angestrebt, aber er nimmt es ernst: Er hat eine Reihe von (auch unpopulären) Entscheidungen zu treffen und ist physisch und psychisch angeschlagen. So verwundert es, auch mit Blick auf seine inzwischen wieder zum Tragen gekommene Morphiumsucht und seine sonstigen Abhängigkeiten, nicht, dass er nach kurzer Amtszeit an den großen Belastungen scheitert. Mit seiner zweiten Frau zieht er in ihre stark beschädigte Berliner Wohnung, verbringt aber immer wieder längere Phasen seines Lebens in Sanatorien. Während eines Klinikaufenthaltes schreibt er unter dem Arbeitstitel „Fallada sucht einen Weg" den Roman *Der Alpdruck*, der posthum im Jahre 1947 im Aufbau Verlag erscheint, er steht daher in der zweiten Reihe von oben ganz links in unserer Büchervitrine. In der Erstausgabe ist der Roman mit einem Vorwort des Autors versehen, in dem es u. a. heißt:

> „Das Buch ist im wesentlichen ein Krankheitsbericht geblieben, die Geschichte jener Apathie, die den größeren und vor allem den anständigeren Teil des deutschen Volkes im April des Jahres 1945 befiel, von der sich viele bis heute noch nicht frei gemacht haben. Daß er dies nicht ändern konnte, daß er nicht mehr Leichtigkeit und Heiterkeit in diesen Roman bringen konnte, liegt nicht allein an des Verfassers Art, die Dinge zu sehen, es liegt vor allem an der Gesamtlage des deutschen Volkes, die heute, fünfviertel Jahr nach Beendigung der Kampfhandlungen, noch immer düster ist." [6]

„An Stelle eines Nachwortes" ist der Erstausgabe der Aufsatz „Johannes R. Becher zu Hans Falladas Tod" angefügt:

> „Er verfügte über die breiteste Skala menschlicher Empfindung. Nichts Menschliches, nichts Unmenschliches ist ihm fremd geblieben. Die verborgensten Gefühle schlug er an, und nichts Unbewußtes fehlte auf seiner Tastatur, und das Außergewöhnliche und Problematische wußte er verständlich und zugänglich zu machen in einer schlichten, volkstümlichen Sprache. Seine Liebe aber galt dem einfachen Leben und den kleinen Leuten." [7]

Johannes R. Becher, zu jener Zeit Vorsitzender des in der Sowjetischen Besatzungszone agierenden „Kulturbunds zur demokratischen Erneuerung Deutschlands", war auch der Ideengeber zu Hans Falladas letztem Roman *Jeder stirbt für sich allein*, der 1946 in nur 24 Tagen entsteht. In diesem Roman wird der Widerstand eines Berliner Arbeiterehepaares gegen das Naziregime thematisiert. Die Grundlage dafür bilden Gestapoakten, die der Autor von Becher erhalten hatte. Sie geben Auskunft über den Fall der Eheleute Hampel, die Postkarten gegen die Naziherrscher verfassten, an öffentlich zugänglichen Orten ablegten und schließlich hingerichtet wurden.

Der Roman *Jeder stirbt für sich allein* ist es auch, der ab 2010 für eine internationale Renaissance von Hans Fallada sorgt. Und spätestens mit der Veröffentlichung des Romans in der Urfassung im Jahre 2011 – der Aufbau Verlag hatte das Manuskript vor der Erstveröffentlichung 1947 an einigen und auch entscheidenden Stellen gekürzt – schwappte der große Auslandserfolg nach Deutschland zurück.

Hans Fallada erlebte das Erscheinen seiner beiden letzten Romane nicht mehr, da er am 5. Februar 1947 in einem Berliner Hilfskrankenhaus verstarb. Er hinterließ ein literarisches Werk, das unter den Bedingungen der Kaiserzeit, der Weimarer Republik, des „Dritten Reichs" sowie im Deutschland der Nachkriegszeit entstand. So erst wurde es ihm möglich, zu einem der bedeutendsten Chronisten entscheidender Jahre deutscher Geschichte zu werden. Wobei: Die große Politik war sein Thema nicht. Jedenfalls nicht unmittelbar. Vielmehr interessierten ihn individuelle Schicksale. Menschen, die unter den jeweiligen gesellschaftlichen Voraussetzungen ihr Leben zu bestreiten haben. Wie sie dieses Leben bestritten, oft ohnmächtig dem großen Ganzen ausgeliefert und per Zufall hineingeworfen in die politischen und gesellschaftlichen „Realitäten", das war sein Thema. Das wollte und das konnte er „schildern".

Literatur

1. Ignaz Wrobel (d. i. Kurt Tucholsky). In: Die Weltbühne, 7.4.1931. Hans-Fallada-Archiv Carwitz, N 318.
2. Hermann Hesse: Notizen über Bücher. In: Der Bücherwurm. Jahrgang 1931, Heft 9. Hans-Fallada-Archiv Carwitz, N 318.
3. Hans Fallada: Vorwort zu *Wer einmal aus dem Blechnapf frißt*, S. 5.
4. Brief Hans Falladas an seine Eltern vom 6. März 1934. HFA, N 221.
5. Hans Fallada: Vorrede des verlegenen Verfassers. In: Hans Fallada: Märchen vom Stadtschreiber, der aufs Land flog, S. 7.
6. Hans Fallada: Vorwort zu „Der Alpdruck", S. 5.
7. Johannes R. Becher: An Stelle eines Nachwortes. In: Hans Fallada: Der Alpdruck, S. 238.

12 Rudolf Ditzen alias Hans Fallada – Erkrankungen

Theodor Junginger

Im folgenden Beitrag wird der Geburtsname Rudolf Ditzen verwendet. Mit der Veröffentlichung seines ersten Romans 1920 verwendete Ditzen erstmals das Pseudonym Hans Fallada.

Die vorliegende Darstellung hat nicht die Absicht, die Persönlichkeit von Rudolf Ditzen zu analysieren und die von ihm selbst gestellten Diagnosen wie Depression oder Nervenkrise unter dem derzeitigen Verständnis zu würdigen. Es soll lediglich sein Leidensweg nachgezeichnet werden, der von Verhaltensstörungen und Süchten, von Klinik-, Anstalts- und Gefängnisaufenthalten, aber auch von einem umfangreichen literarischen Schaffen bestimmt war. Grundlage sind die von Klaus-Jürgen Neumärker gesichteten Krankenunterlagen [1], die Biografie von Jenny Williams [2] und das Fallada-Handbuch [3].

12.1 Verletzungen

Nachdem 1908 der Vater Rudolf Wilhelm Ditzen (1852–1937) an das Leipziger Reichsgericht berufen wurde, zog die Familie 1909 nach Leipzig. Am 17. April 1909, einen Tag vor der Aufnahmeprüfung auf das dortige Königin-Carola-Gymnasium, stieß Rudolf Ditzen mit dem Fahrrad mit einem Pferdefuhrwerk zusammen, von dem er überrollt wurde. Er erlitt eine schwere Gehirnerschütterung, eine Kieferverletzung, einen Knochenbruch am Fuß und einen Riss der Magenwand, was eine stationäre Behandlung von neun Wochen und als Folge längeres Hinken und „schlimme nervöse Kopfschmerzen“ nach sich zog ([1], S. 22; [2], S. 33).

T. Junginger (✉)
ehem. Klinik für Allgemein- und Abdominalchirurgie, Universitätsmedizin Mainz, Mainz, Deutschland
E-Mail: Junginger@uni-mainz.de

T. Junginger et al. (Hrsg.), *Schriftsteller und ihre Erkrankungen*,
https://doi.org/10.1007/978-3-662-71465-2_12

Weitere Fahrradunfälle erlitt Ditzen Ende Oktober 1933, sodass er vermutlich wegen einer Verletzung der Hand nicht mehr mit der Schreibmaschine tippen konnte ([2], S. 206), und im Mai 1942, wo er sich drei Knochen brach, was monatelange Schmerzen nach sich zog ([2], S. 296).

12.2 Typhus

Im Winter 1910 infizierte sich Ditzen mit Typhus, danach traten wieder nervöse Kopfschmerzen auf ([1], S. 23).

12.3 Zahnprobleme

Über viele Jahre scheinen Probleme mit den Zähnen bestanden zu haben: Ende 1929 erforderte ein Zahnfleischabszess eine zahnärztliche Behandlung von sechs Monaten ([2], S. 139), weitere Abszesse folgten im August 1931 ([2], S. 158) und im Februar 1932 ([2], S. 169). Im Oktober 1932 war Ditzen nach einer Zahnextraktion einige Tage im Bett ([2], S. 180) und im März 1933 hatte er eine neuerliche Zahnfleischentzündung ([2], S. 212), musste sich im Frühjahr 1934 drei Zahnfleischoperationen ([2], S. 213) und im Oktober 1934 einer ausgedehnten zahnärztlichen Behandlung ([2], S. 229) unterziehen. Im Juni 1940 bestanden ebenfalls anhaltende Zahnschmerzen ([2], S. 281).

12.4 Ekzem

Ende 1929 erkrankte Ditzen erstmals an einem Ekzem, das sich über den ganzen Körper erstreckte und sich hartnäckig über 5 Monate hielt ([1], S. 204). Im September 1936 plagte ihn wieder chronischer Juckreiz, der sich erst nach wochenlanger Behandlung besserte ([1], S. 204), und im Oktober 1938 erneut ein Ekzem ([1], S. 220).

12.5 Depressionen, Nervenzusammenbrüche, Süchte

12.5.1 1910–1916

1910, als 17-Jähriger, begann Ditzen mit dem Rauchen, und zwar „nicht allmählich, sondern gleich in Massen, Shagpfeife, Cigaretten, zwanzig, ja dreißig waren an einem Tag keine Seltenheit“. Später steigerte er seinen Bedarf auf 100–150, ja 200 Zigaretten pro Tag ([1], S. 26) und gab das Rauchen bis zum Lebensende nicht mehr auf. Es war der Wegbereiter für sein Suchtverhalten.

Im Frühjahr 1911 äußerte er in einem anonymen Brief gegenüber einer Mitschülerin Suizidtendenzen ([3], S. 573). Nachdem er als Absender entlarvt wurde, brachten ihn seine Eltern in ein „Sanatorium für Nerven- und Innere Kranke" nach Bad Berka bei Weimar, wo er sich vom 10. April bis 7. Juni aufhielt. Anfängliche Erregungszustände besserten sich, geblieben ist der Nikotinmissbrauch. Die abschließende Diagnose lautete: „... eine durch erbliche Belastung verstärkte traumatische Neurose mit eigentümlichen pathologischen Erscheinungen" ([1], S. 29).

Schwindelanfälle, Erbrechen, maßloses Rauchen und große Mengen Bier, die Ditzen auf einem Fest getrunken hatte, fielen dem Generalsuperintendenten Dr. Arnold Braune (1852–932) in Rudolstadt (Thüringen) auf ([1], S. 29], bei dem er – als Schüler des dortigen Gymnasiums – anschließend wohnte ([3], S. 573; [1], S. 24).

Im gleichen Jahr, am 17. Oktober 1911, inszenierte Ditzen mit seinem Mitschüler Hans Dietrich von Necker (1894–1911) am Rudolstädter Gymnasium ein Duell, das zum Doppelselbstmord führen sollte. Er tötete seinen Mitschüler durch einen Schuss ins Herz und schoss sich zweimal in die eigene Brust ([1], S. 17, 25). Bis zum 15. November wurde er im Rudolstädter Krankenhaus behandelt, als Neurastheniker entlassen und am gleichen Tag in die geschlossene Abteilung der Landes-Irren-Heilanstalt und Psychiatrischen Klinik in Jena zur Begutachtung eingewiesen ([1], S. 17 f.). Wegen Mordes lag ein Haftbefehl gegen ihn vor.

Der begutachtende Psychiater Prof. Dr. Otto Binswanger (1852–1929) stellte eine Psychopathie fest, die zum Zeitpunkt der Tat zu einer Gemütsdepression mit ausgesprochenen Zwangsvorstellungen geführt hatte. Dies schloss eine freie Willensentscheidung aus, sodass Unzurechnungsfähigkeit nach § 51 des Strafgesetzbuchs zugebilligt, die Mordanklage fallengelassen und Ditzen am 3. Februar 1912 in die Heil- und Pflegeanstalt für Nerven- und Gemütskranke Tannenfeld (Thüringen) eingewiesen wurde ([1], S. 30 f.).

Der behandelnde Arzt bestätigte die Diagnose „Degenerative psychopathische Konstitution", wobei sich die sich daraus ergebenden krankhaften, anfallsartigen Erscheinungen im Verlauf besserten ([1], S. 47], sodass er nach anderthalb Jahren, am 15. September 1913, aus der Anstalt entlassen wurde. Er begann im gleichen Monat eine Lehre in der Landwirtschaft, die er 1915 mit der Berufsbezeichnung „Landwirt" beendete. Nach einigen Zwischenstationen fand er am 15. November 1916 eine Anstellung als wissenschaftlicher Mitarbeiter bei der neu gegründeten „Kartoffelbaugesellschaft m.b.H." in Berlin ([3], S. 574).

12.5.2 1917–1928

Unstetigkeit, Gemütsschwankungen, Depressionen, Überreiztheit, aber auch Süchte bestimmten die sich anschließende Berliner Zeit. Seine Nikotinsucht veranlasste ihn, 1917 sich für 1500 Mark Zigaretten als Vorrat anzulegen ([1], S. 63). Zunehmend geriet er unter den Einfluss des Morphiums, das er erstmals im Juli 1917 ([1], S. 60) oder 1918 ([2],

S. 77) konsumierte. Im August 1918 beendete er seine Tätigkeit in der Kartoffelbaugesellschaft aus „Gesundheitsrücksichten" ([1], S. 6), verließ Berlin und arbeitete ab Mitte Oktober 1918 einige Monate auf einem Gut in der Provinz Pommern, das sein Freund Johannes Kagelmacher verwaltete ([1], S. 72).

Am 30. Januar 1919 unternahm er unter Morphiumeinfluss einen weiteren Suizidversuch, bei dem er sich Luft über Kanülen in die Venen injizieren wollte. Der Versuch misslang ([1], S. 76). Nach eigener Auskunft hat sich Ditzen seit dem 21. Februar 1919 dem Morphinismus ergeben und seit März 1919 auch Kokain konsumiert ([1], S. 90, 93). Seinen ersten Roman *Der junge Goedeschal* hat er im April 1919 beendet, die Fertigstellung verlangte von ihm – wie er in einem Brief vom 15. August 1919 ausführte – höchste seelische wie physische Leistungsfähigkeit, die Morphium allein vermitteln könne ([1], S. 81). Im gleichen Brief legte er entschuldigend dar, dass man ihm, im Anschluss an zwei schwere, äußerst schmerzhafte Erkrankungen – Magenblutung – zunächst geringe Dosen Morphium und auf sein Flehen dann öfters höhere als verordnet gab. (Nach Jenny Williams war Ditzen im Herbst 1918 wegen Magenbluten in stationärer Behandlung ([2], S. 77). Drei Versuche der Selbstentwöhnung schlugen fehl. Auf einem möglicherweise gestohlenen Blankorezept vom 13. August 1919 verordnete sich Ditzen Morphium, Scopolamin (Anticholinergikum/Parasympatholytikum, beruhigt und kann eine Apathie erzeugen) und Pantopon (Opiumextrakt, Rauschmittel) ([1], S. 80).

Per Brief und Telegramm ersuchte er die Heil- und Pflegeanstalt Tannenfeld am 15. August 1919 um Hilfe und Aufnahme zu einer Entziehungskur ([1], S. 80), die ab 20. August erfolgte durch Reduzierung des Morphiums und Verabreichung des Schlafmittels Chloralhydrat (schlafördernd durch Verstärkung der Aktivität des körpereigenen Botenstoffs Gamma-Aminobuttersäure (GABA) im Gehirn). Der Eintrag bei Aufnahme enthält neben den gespritzten Drogen auch den Vermerk „hat Magenblutungen" ([1], S. 82). Da er sich heimlich Morphium verschaffte, wurde er auf die Wachabteilung verlegt, und als seinem Wunsch nach Rückverlegung auf die offene Station nicht stattgegeben wurde, verließ er die Anstalt am 18. September 1919 unter Protest und begab sich in zwei weitere Anstalten zu Entziehungskuren, wo er mehrere Monate verbrachte, allerdings ebenfalls ohne Erfolg ([1], S. 85, 87, 89). Im November 1920 besuchte er seinen Freund Kagelmacher auf dessen Gut Güdderitz (Rügen), um dem Morphium fern zu sein, und fand sich am 5. Januar 1921 in der Provinzialheilanstalt in Stralsund ein. Dort wurde die Diagnose „Psychopathische Konstitution und Morphinismus" gestellt ([1], S. 92). Die Entzugsbehandlung verlief ohne Probleme, Ditzen verließ am 14. Februar die Anstalt und blieb bis Sommer 1921 in Güdderitz ([3], S. 574). Mitte Juni 1922 fand er eine Anstellung als Kassenverwalter auf dem Gut Neu Schönefeld bei Bunzlau in Niederschlesien. Im Oktober 1922 verlor er seine Anstellung, nachdem seine Schwarzmarktgeschäfte im Getreidehandel aufgeflogen waren, und wurde am 13. Juli 1923 wegen Unterschlagung zu sechs Monaten Gefängnis ohne Bewährung verurteilt ([1], S. 97). Die Haft verbüßte er vom 20. Juni bis 3. November 1924 im Gerichtsgefängnis Greifswald ([1], S. 100). Die Erfahrungen hat er in dem posthum erschienenen *In meinem fremden Land – Gefängnistagebuch* 1944 beschrieben.Am 1. Juli 1925 trat Ditzen im Gut Neuhaus bei Lütjenburg in Schleswig-Holstein eine Stelle als Kassenverwalter an, wo er sich zur Finanzierung seiner Sucht erneut der Unterschlagung und des Scheckbetrugs schuldig machte. Nachdem er sich gestellt und ein Geständnis abgelegt hatte, wurde er am 26. März 1926 erneut wegen Unterschlagung zu einer Gesamtstrafe von zwei Jahren und sechs Monaten verurteilt ([1], S. 109). Das Gerichtsgutachten beschrieb ihn als „ausgesprochen entarteten Psychopathen ohne krankhafte Störung der Geistestätigkeit", sodass die Voraussetzungen des § 51 StGB nicht vorlagen ([1], S. 117). Die Strafe verbüßte Ditzen im Zentralgefängnis in Neumünster bei Kiel. Seine Erlebnisse dort gingen in den Roman *Wer einmal aus dem Blechnapf friss*t ein.

12.5.3 1928–1945

Nach der Entlassung zog er nach Hamburg, trat der Abstinenzlerbewegung der Guttempler sowie der SPD bei und lernte seine spätere Frau Anna Margarete Issel (genannt Suse, 1901–1990) kennen, die er am 5. April 1929 heiratete. Mit seinen schlechten Gewohnheiten habe er völlig Schluss gemacht, schrieb er an seinen Verleger Ernst Rowohlt am 8. August 1928 ([1], S. 118). Er arbeitete als Lokalredakteur beim *General-Anzeiger* Neumünster, bevor ihm Rowohlt eine Halbtagsstelle in seinem Verlag in Berlin besorgte, wo er vom 16. Januar 1930 bis zum 17. Oktober 1931 arbeitete, damit er unbelastet von Geldsorgen schreiben konnte. Die Geburt des Sohns Ulrich am 14. März 1930, der Wohnungsumzug im August 1930 nach Neuenhagen bei Berlin, die Arbeit im Verlag belasteten ihn ebenso wie die Fertigstellung des Romans *Bauern, Bonzen und Bomben*. Der damit einhergehende Kaffeeabusus hatte aus ihm „ein Nervenbündel" gemacht. Nicht nur Kaffee, auch Nikotin diente zur Bewältigung; seine Sekretärin in Neuenhagen schrieb, vermutlich 1932: „… geraucht hat Fallada furchtbar, ununterbrochen hat der Mann geraucht, viele Zigaretten, eine nach der anderen, ganze Berge, aber dass er ein Trinker gewesen sein soll, das habe ich nie gemerkt" ([1], S. 127 f.).

Nach der Ernennung Hitlers zum Reichskanzler am 30. Januar 1933 breitete sich die Gewaltherrschaft des Nationalsozialismus aus. Am 12. April 1933 wurde Ditzen nach Denunziation durch die SA in Schutzhaft genommen und blieb bis 22. April im Gefängnis Fürstenwalde. In der Folge erlitt er im Mai 1933 einen „völligen Nervenzusammenbruch" und ging mit Frau und Sohn bis 20. Juni ins Märkische Sanatorium Waldsieversdorf bei Buckow (Brandenburg). Unterlagen zu Diagnose und Behandlung fehlen ([1], S. 135). Am 18. Juli kam seine Tochter Lore zur Welt. Im August 1933 schrieb er seiner Schwester von einem erneuten kleinen Nervenkollaps ([1], S. 137). Seine Frau berichtete später, dass ihr Mann damals trank und die Zeit der Entwöhnung von Mai bis Oktober gedauert habe ([1], S. 174). Im Oktober kaufte er das Haus in Carwitz bei Feldberg und die Familie zog dorthin um.

Der Entzug schien ein knappes Jahr vorzuhalten: In einer Krisenstimmung floh Ditzen am 1. Oktober 1934 auf die Insel Hiddensee und meldete sich bei seiner Frau am darauffolgenden Tag: „Wieder einmal ist alles durch die sinnlose Sauferei gekommen. Daran hatte ich die Schuld. Ich will sehen, dass ich wieder arbeite und mich erhole. Ich werde nie mehr trinken"([1], S. 145).

Im März 1935 kam es zu einer erneuten Krise, der eine depressive Verstimmung über mehrere Wochen vorausging. Nach einer ehelichen Auseinandersetzung, bei der von Scheidung die Rede war und erneut Alkohol eine Rolle spielte, hatte er offensichtlich die Absicht, sich in ein Trinkerheim aufnehmen zu lassen ([1], S. 151). Am 16. März fuhr er abrupt zu Bekannten nach München und wurde zwei Tage später verwirrt in die Kuranstalt Neuwittelsbach, eine Privatklinik für innere Medizin und Nervenkrankheiten, gebracht. Von dort berichtete er seiner Frau, eine richtige Depression zu haben, gegen die er als Heilmittel Alkohol trinke. Er wolle aber von nun an völlig abstinent leben und seine Ehe neu beginnen ([1], S. 153). Es wurden Bettruhe und Schlafmittel verordnet. Wegen einer Gastritis erfolgte eine Magenausheberung (Absaugen des Mageninhalts zur Bestimmung der Magensäurekonzentration). Wenngleich eine chronische Depression diagnostiziert wurde, fand vermutlich eine Alkoholentwöhnung statt ([1], S. 156). Am 30. März 1935 holte ihn seine Frau in München ab und begleitete ihn zurück nach Carwitz.

Die Weiterbehandlung übernahm der Hausarzt mit Verabreichung von Scopolamin und Dilaudid (Hydromorphon, Abkömmling von Morphin) ([1], S. 159). Eine Besserung trat nicht ein, vielmehr kam es zu einem Nervenzusammenbruch ([1], S. 163], sodass Ditzen am 2. Mai 1935 in das Westsanatorium Berlin gebracht wurde ([1], S. 169). Die Behandlung bestand in einer Schlafkur, ohne dass aus den Krankenunterlagen die Indikation hierzu hervorgeht. Ditzen sprach von einer fortbestehenden „albernen Depression“. Verabreicht wurden als Schlafmittel die Barbiturate Luminal-Natrium und Pernocton, Sympatol (adrenalinähnlich, stimulierendes Analeptikum) und Adastra (Koffeinpräparat) sowie Einreibungen mit Transpulmin (Bronchospasmolytikum) ([1], S. 171). Unter dieser Behandlung kam es zu Verwirrtheit und Halluzinationen, was zur Verlegung in die Psychiatrische und Nervenklinik Charité Berlin führte. Dort diagnostizierte man eine Schlafmittelintoxikation, der Barbituratnachweis (vermutlich im Urin) war dreifach positiv (semiquantitativ), der Opiatnachweis negativ. Nach Absetzen aller Medikamente besserte sich das Befinden, das Rauchen ging mit 30–40 Zigaretten bis zur Entlassung am 4. Juni 1935 weiter ([1], S. 176). Wieder zu Hause, stellte Ditzen den Roman *Altes Herz geht auf Reisen* fertig ([1], S. 182). Die Schlafstörungen bestanden fort, er behandelte sie mit zwei Löffeln des damals frei erhältlichen Schlafmittels Amylen (Amylenhydrat, 2-Methyl-2-butanol) ([1], S. 183). Obwohl er davon eigentlich wegkommen wollte, konsumierte in den kommenden Jahren ständig Schlafmittel, Nikotin und Alkohol ([1], S. 185], vermutlich jedoch kein Morphium.

Im September 1935 stellte Ditzen eine Sammlung von Kindergeschichten und im Oktober *Das Märchen vom Stadtschreiber, der aufs Land flog* fertig ([2], S. 238). Ende September wurde er aufgrund seines Romans *Altes Herz geht auf Reisen* (vorübergehend) zum „unerwünschten Autor“ erklärt ([3], S. 576). Seine Bücher durften daraufhin nicht mehr im Ausland verkauft werden und dieses Verbot führte zu Gedanken an eine Emigration ([2], S. 239). Im Oktober und November brach erneut eine „schwere Depression“ aus und er wurde am 23. November wegen Erregungszuständen in das Dr. Schauß’ Sanatorium Heidehaus Zepernick (Brandenburg) eingewiesen. Eine Schlafkur (vermutlich mit Pernocoton) wurde nach wenigen Tagen auf Wunsch des Patienten abgebrochen. Als Folge der Bettruhe kam es zu einer Beinthrombose ([1], S. 193).

Im April 1936 erschien eine vernichtende Rezension in der NS-Presse über seinen Roman *Altes Herz geht auf Reisen* ([3], S. 577). Sein Befinden verschlechterte sich wieder und Ditzen wurde erneut vom 1. bis 18. Mai 1936 im Sanatorium Heidehaus mit einer Pernocoton-Schlafkur behandelt. Rückblickend konstatierte er:

> „Das beste Sanatorium, der rührendste Arzt und die längste Schlafkur nutzen einem nicht, die schwierigen Lebensprobleme zu lösen. Die findet man hinterher wie vor recht hübsch auf einen warten, nein, hinterher meistens unangenehmer als vorher." (28. Juni 1936 ([1], S. 202])

Nach der Entlassung stellte er von Juli bis November 1936 den ersten Teil von *Wolf unter Wölfen* fertig ([1], S. 203).

Am 14. April 1937 verstarb sein Vater in Leipzig an einem Krebsleiden ([1], S. 209). Dies führte zu einer Depression beim Sohn, der auf der Rückfahrt von Leipzig „ausrutschte", indem er Alkohol konsumierte, sich zu Hause ins Bett legte und eine „kleine Schlafkur mit Luminal-Injektionen" machte. Am 25. April war er nach eigenen Angaben noch nicht mittelfrei, hatte einen „miesen" Schlaf und sich vorgenommen, völlig abstinent zu leben ([1], S. 210). Seine Arbeitskraft stellte er erneut unter Beweis: Bis Mitte Mai hatte er in 60 Arbeitstagen die zweite Hälfte seines Romans *Wolf unter Wölfen* fertiggestellt ([1], S. 209).

Ab Ende 1937 arbeitete Ditzen unter großem Termindruck, den er mit Zigaretten, Kaffee und Schlafmitteln bekämpfte, am Roman *Der eiserne Gustav*, eine Auftragsarbeit für ein Filmprojekt ([1], S. 214). Die Folge waren Erschöpfungszustände, die im Dezember ambulant und vom 16. bis 27. Februar 1938 wieder im Sanatorium Heidehaus behandelt wurden. Unterlagen hierzu fehlen ([1], S. 215). Trotz allem konnte Ditzen das Typoskript fristgerecht am 28. Februar 1938 abgeben ([2], S. 258). Erkrankungen der Kinder und seiner Ehefrau waren erneute Belastungen, denen seine Konstitution nicht standhielt, ein weiterer zehntägiger Aufenthalt Ende März im Sanatorium Heidehaus folgte ([1], S. 217).

Im Januar 1939 erkrankte er erneut. Ambulant wurde ihm Pernocton verordnet ([1], S. 223], was auf Schlafstörungen, möglicherweise bedingt durch Unruhezustände, schließen lässt. Da im Heidehaus kein Platz frei war, wurde er vom 27. Januar bis 11. Februar 1939 in der Kur- und Pflegeanstalt Waldhaus, Berlin Nicolassee, behandelt. Unterlagen zum Aufenthalt existieren nicht ([1], S. 224) (Abb. 12.1).

Im November 1939 scheint es erneut zu einer stressbedingten Dekompensation gekommen zu sein, die wieder zunächst ambulant mit Luminal und Pernocton behandelt wurde, gefolgt von einem kurzen stationären Aufenthalt im Sanatorium Heidehaus, wo er bei der Entlassung „pernoctonfrei" war ([1], S. 237 f.).

Seit Mitte Mai 1940 litt Ditzen nach eigenen Angaben an einer „nicht aufhörenden Depression" und befand sich vom 3. bis 17. Juli nun zum sechsten Mal im Sanatorium Heidehaus. Vermutlich wurde dort nicht nur die Depression behandelt, sondern auch eine Entgiftung der wieder übermäßig konsumierten Schlafmittel vorgenommen. „Bin jetzt wohl wieder zu Hause, aber nicht die Spur erholt und immer noch in der Hauptsache mit Paraldehyd ernährt." Das Sedativum Paraldehyd wurde der Ehefrau zur Verwahrung und Kontrolle mitgegeben, im September war er schließlich schlafmittelfrei ([1], S. 241–243).

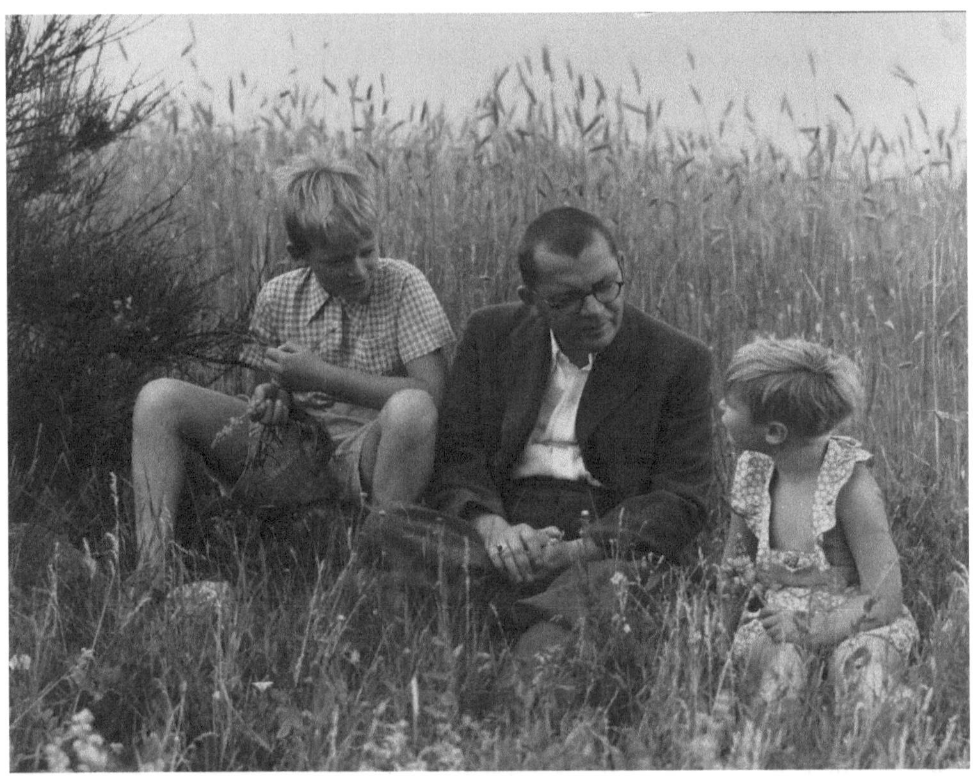

Abb. 12.1 Hans Fallada mit seinen Kindern Uli und Lore Ditzen, 1939. (Hans-Fallada-Archiv)

Nach den Angaben seines Sohnes Ulrich (Uli) befand er sich von Oktober 1940 bis kurz vor Weihnachten erneut in einer lang anhaltenden Depressionsphase, gekennzeichnet durch Untergewicht und Schlaflosigkeit. Am 10. Oktober 1940 berichtete er von einem schlechten Tag mit viel Schlafmitteln ([1], S. 244). Dem darauffolgenden Aufenthalt im Sanatorium Heidehaus vom 15. Oktober bis 11. Dezember 1940 lag vermutlich ein Rückfall der Schlafmittelsucht zugrunde ([1], S. 244). Bei der Entlassung war Ditzen noch nicht schlafmittelfrei, seine Frau teilte ihm die Dosen von Amylen zu ([1], S. 245). Die Sucht ging weiter. Trotz steigender Amylen-Dosen waren Schlaf und Befinden schlecht, sodass ein Aufenthalt im März 1941 in einem Sanatorium in Dresden erfolgte. Die eingeleitete Schlafkur mit Pernocton wurde von Ditzen jedoch nach wenigen Tagen abgebrochen: „… ich selbst bin Gottlob endlich mit allem endogenen Verstimmungsmist nebst Schlafmitteln durch und habe sogar schon sachte wieder mit Arbeiten angefangen“, berichtete er am 11. April ([1], S. 252). Dies waren der Unterhaltungsroman *Zwei zarte Lämmchen, weiß wie Schnee* und seine Jugenderinnerungen *Damals bei uns daheim*. Vorerst brauchte er keine Mittel mehr ([1], S. 258) (Abb. 12.2).

Im September 1942 erkundigte sich die Kriminalpolizei Schwerin nach seinem Drogen- bzw. Medikamentenmissbrauch. Ditzen gab sich wegen des Rauschgifts entrüstet,

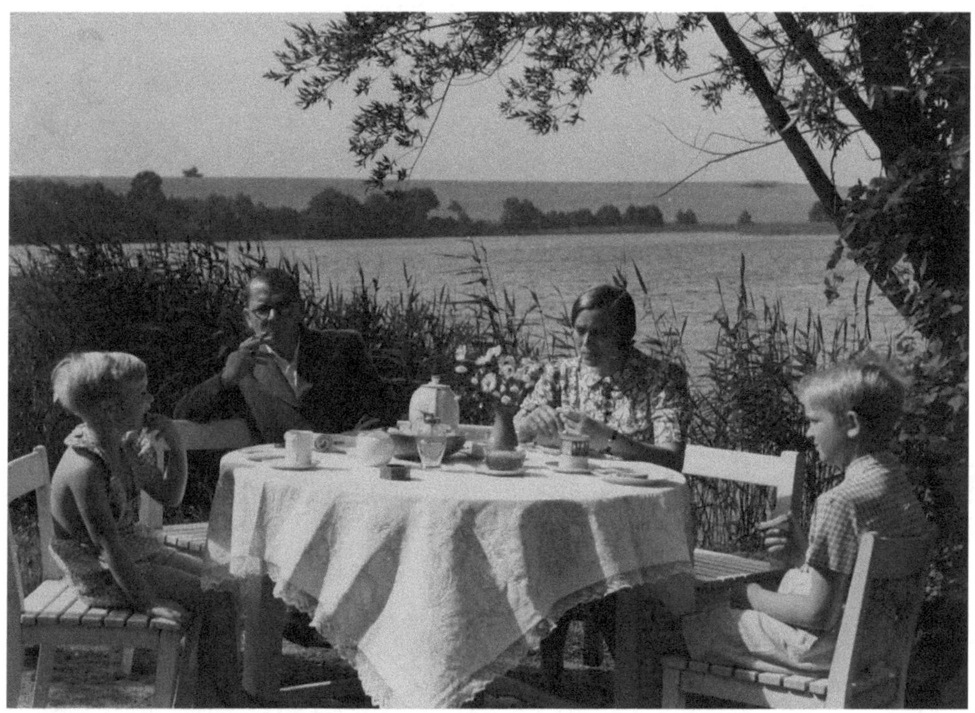

Abb. 12.2 Familie Ditzen beim Morgenkaffee, 1939. (Hans-Fallada-Archiv)

räumte aber ein, regelmäßig Schlafmittel zu beziehen, die seine Frau unter Verwahrung halte. Ein- bis zweimal wöchentlich nehme er Allional (ein schmerzstillendes Beruhigungs- und Schlafmittel), um wenigstens eine Nacht in der Woche tief schlafen zu können ([1], S. 260 f.). Die Ermittlungen wurden später eingestellt ([1], S. 271).

In den letzten Wochen des Jahres 1942 war Wein das bevorzugte Schlafmittel, doch die guten Vorsätze der Askese zum Jahresbeginn 1943 hielten nicht lange: Am 30. Januar 1943 wurde er wegen einer Schlafmittelintoxikation auf seinen Wunsch hin in den Kuranstalten Westend Berlin aufgenommen ([1], S. 264 f.). Die Behandlung bestand in einer Reduktion und Substitution der Schlaf- und Beruhigungsmittel bis zur Arznei- und damit auch Schlafmittelfreiheit ([1], S. 271). Sein Zustand scheint sich rasch gebessert, die Unruhe und Verstimmung nachgelassen zu haben (Abb.). Am 13. Februar verließ er das Krankenhaus und begann seinen Roman *Der Jungherr von Strammin*, den er bereits am 7. März abschloss ([3], S. 578). In den folgenden Monaten war Ditzen für den Reichsarbeitsdienst (RAD) in Frankreich und im „Sudetengau" unterwegs (Abb. 12.3).

Die vorgesehene Schließung des Rowohlt Verlags durch die Nationalsozialisten zum Jahresende und die Übernahme durch den Franz Eher Verlag, dem Zentralverlag der NSDAP, bedeutete eine existenzielle Krise für Ditzen, die nach Angaben seiner Frau zur erneuten Erkrankung und am 17. November 1943 zur zweiten Aufnahme in den Kuranstalten Westend in Berlin führte ([1], S. 278 f.). Ihr Mann habe getobt, seine Umgebung

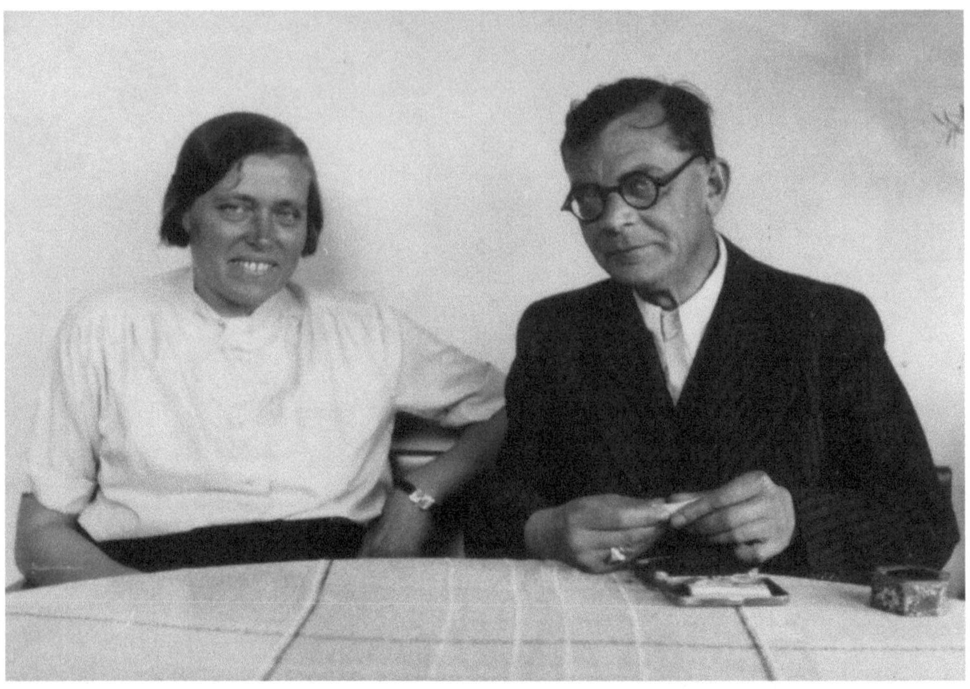

Abb. 12.3 Anna Ditzen und Hans Fallada, Juli 1943. (Hans-Fallada-Archiv)

mit einer Schusswaffe bedroht, Luminal und Allional eingenommen und sich Pernocton spritzen lassen. Bei der Aufnahme wirkte er „weniger intoxikiert als beim letzten Mal", war kreislaufstabil und wurde wegen der Bombardierungen von Berlin am 25. November entlassen. Die Diagnose lautete „Verstimmungszustände" bzw. „nervöser Erschöpfungszustand" ([1], S. 279, 281).

Die Situation verschlechterte sich. Ehezwistigkeiten und Erregungszustände mit unbeherrschter Aggressivität und Zerstörungswut nahmen zu, ebenso der Arzneimittelkonsum mit Chloral, Amylen, Paraldehyd, Luminal, Somnifen (Barbiturat), Allional ([1], S. 285). Am 21. Januar 1944 kam Ditzen wegen „Mittelabusus" ([1], S. 286) erneut in die Kuranstalten Westend, es wurde ein sogenannter langsamer Entzug mit Pernocton intravenös, Chloralhydrat und Adalin (Carbromal, Beruhigungsmittel) durchgeführt und der Patient ohne Schlafmittel am 22. Februar zur weiteren Genesung nach Eisfeld in Thüringen entlassen ([1], S. 291). Von dort schrieb er an seinen Sohn, dass er sich „nun ganz erholt" habe und „ recht tüchtig arbeiten" wolle. Am 29. März kehrte er nach Carwitz zurück ([2], S. 312).

Am 5. Juli 1944 wurde die Ehe geschieden. Er und Anna wohnten dennoch auf dem Anwesen in Carwitz. Bei einem Streit mit ihr gab der unter Alkohol stehende Ditzen am 28. August einen Schuss ab, kam in Untersuchungshaft und wurde wegen versuchten Totschlags unter Alkoholeinfluss und damit eingeschränkter Zurechnungsfähigkeit nach § 51, Abs.2 zu dreieinhalb Monaten Haft verurteilt, die er vom 4. September bis 13. Dezember absaß ([3], S. 579). Ohne Zugang zu Alkohol und Schlafmitteln schrieb er in der kurzen Zeit das *Trinker*-Manuskript, das eine Reihe von Kurzgeschichten, den Roman *Der Trinker* und einen Bericht über seine Erfahrungen mit dem NS-Regime enthält ([2], S. 317).

12.5.4 1945–1947

Kurz nach der Entlassung verlobte sich Ditzen mit der alkohol- und morphinsüchtigen Ursula Losch (1921–1958), die er am 1. Februar 1945 heiratete. Mit der jungen Witwe lebte er in Feldberg (nahe Carwitz, an der Feldberger Seenplatte). Als bei der Hochzeitsfeier ein Gast verschwand, löste das einen Wutanfall bei ihm aus, vermutlich unter Alkohol zertrümmerte er das Mobiliar. Am nächsten Tag wurde er wieder in den Kuranstalten Westend vorstellig und mit der Diagnose Psychopathie am 4. Februar schon wieder entlassen. Weitere Informationen finden sich im Krankenblatt nicht ([1], S. 311).

Nach der Kapitulation Deutschlands am 8. Mai 1945 wurde Ditzen am 25. Mai 1945 von der sowjetischen Militäradministration zum Bürgermeister von Feldberg eingesetzt ([1], S. 316). Am 10. August berichtete er von dem ersten Ohnmachtsanfall seines Lebens und völliger Arbeitsunfähigkeit ([1], S. 317), vermutlich hervorgerufen durch Differenzen mit den sowjetischen Besatzungsbehörden, sodass er erschöpft und übermüdet viel Alkohol getrunken hatte ([1], S. 321). Zwei Tage später erlitt er laut Augenzeugenberichten – wahrscheinlich infolge von übermäßigem Alkoholgenuss und Gebrauch von Morphium – einen Tobsuchtanfall, schlug Fensterscheiben ein und zertrümmerte seine Wohnung. Seine Frau habe sich in einem ähnlichen Zustand befunden und versuchte, sich die Pulsadern aufzuschneiden. Daraufhin wurde das Ehepaar für zwei Wochen in das Krankenhaus nach Neustrelitz eingeliefert ([1], S. 318). Unterlagen hierzu liegen nicht vor. Ditzen selbst berichtete, sehr hohe Dosen von Schlafmitteln bekommen zu haben. Nach der Entlassung zog das Paar am 1. September 1945 nach Berlin. Schon am 7. September befand er sich wieder in den Kuranstalten Westend, um „wieder auf die Beine zu kommen. Es gehe ihm sehr schlecht. Er sei völlig antriebslos, ohne Mut, resigniert und verstimmt“. Äußerlich unruhig, bat er um Mittel, die er in solchem Zustand brauche. Behandelt wurde mit absteigenden Dosen Luminal und Paraldehyd (Sedativum) ([1], S. 320 f.).

Nach der Entlassung am 24. September verdiente Ditzen Geld mit Kurzgeschichten und Rezensionen, hatte öffentliche Auftritte und bezog mit seiner Ehefrau ein Haus im sowjetischen Sektor von Berlin ([2], S. 339). Der Morphiumbedarf der Eheleute bestand fort, die Beschaffung erfolgte über die verschiedensten Quellen, auch über den in Berlin praktizierenden Gottfried Benn ([1], S. 323). Anschuldigungen, die ihm Opportunismus während der Herrschaft des Nationalsozialismus vorwarfen und eine Pressekampagne auslösten, gingen dem nächsten Krankenhausaufenthalt voraus: Am 24. Januar 1946 wurde er völlig verwahrlost erneut in die Kuranstalten Westend gebracht. Seine Ehefrau berichtete vom Beginn der Morphiuminjektionen während seiner Zeit als Bürgermeister und Besserung nach dem Aufenthalt im Krankenhaus Neustrelitz.

> „In Berlin nahmen sie zuerst 1 cm^3, in letzter Zeit durchschnittlich 12 cm^3 einer 3- bis 4-%igen Lösung Dilaudid, auch Pantopon und Morphium, je nach dem, was sie bekommen konnten. Die Entziehungserscheinungen seien immer schlimmer geworden, sodass sie es in letzter Zeit ohne Morphium nicht aushielten, sie nahmen auch viel Schlafmittel." ([1], S. 331]

Bei Ditzen erfolgte eine Morphiumentziehungskur ([1], S. 331), die Entzugserscheinungen hatte er bald überwunden. Seine Ehefrau wurde am 12. Februar ebenfalls zur Morphiumentziehungskur aufgenommen, verweigerte sich jedoch der Behandlung. Beide verließen am 20. März 1946 die Klinik. Weder Ditzen noch seine Frau waren von der Morphiumsucht geheilt, schon auf dem Rückweg von der Klinik hatte sich das Ehepaar neues Morphium beschafft ([1], S. 368). Nach einer Auseinandersetzung der Eheleute am 1. Mai über ihr Testament kam es zu schweren Abstinenzerscheinungen, beide wurden zur Entziehungskur in das Behelfskrankenhaus Pankow Niederschönhausen Marthastraße eingeliefert, wo sie von Mai bis Ende Juni blieben. Ditzen kam wieder auf die Beine ([1], S. 346) und stellte im August den Roman *Der Alpdruck* und in einer Rekordzeit von Ende September bis Ende Oktober 1946 seinen letzten Roman *Jeder stirbt für sich allein* fertig ([1], S. 350).

Am 7. Dezember 1946 wurde er in die Nervenklinik der Charité gebracht. Nach Angaben des ihn begleitenden Arztes hatte er bereits vor Beendigung seiner Arbeit an dem Roman begonnen, etwa zehn Ampullen Morphium täglich zu spritzen. Da seit 6. Dezember kein Morphium mehr zur Verfügung stand, seien Entzugserscheinungen aufgetreten. Bei der Aufnahme „macht der Patient einen vernachlässigten Eindruck, ist unrasiert, mit wirrem ungepflegtem Haar. Mit fahlem, eingesunkenen, aschgrauen Gesicht sitzt er auf der Trage, schreit ununterbrochen, gestikuliert wild, verlangt nach Zigaretten, schlägt um sich und ist uneinsichtig" ([1], S. 352).

Man versuchte u. a. mit Chloralhydrat und warmen Dauerbädern die Entzugserscheinungen abzufangen ([1], S. 358). Das Befinden schwankte. Auf seinen Wunsch wurde seine Ehefrau, die sich zum Entzug in einem anderen Krankenhaus befand, auf der gleichen Station aufgenommen. Sie wünschte aber bald die Entlassung und Fortsetzung der Entziehungskur andernorts, sodass die Eheleute am 13. Januar 1947 ins Hilfskrankenhaus Pankow Niederschönhausen, Blankenburger Straße verlegt wurden. Dort verstarb Rudolf Ditzen am 5. Februar 1947, möglicherweise als Folge einer erhöhten Dosis von Schlafmitteln, die ihm seine Frau verabreicht hatte ([1], S. 372).

12.6 Kommentar

Das Leben von Rudolf Ditzen alias Hans Fallada war gekennzeichnet von Süchten: Seit seiner Jugend bestand ein massiver Nikotinabusus, ein Wegbereiter für weitere Süchte. Morphium konsumierte Dietzen als junger Erwachsener (1917–1923) und nach 20-jähriger Abstinenz in den beiden letzten Lebensjahren (1945–1947). Ab 1935 war er abhängig von Schlafmitteln und – mit Unterbrechungen – von Alkohol. Immer wieder suchte er

Heilanstalten zur Entwöhnung auf; der Erfolg war immer nur von kurzer Dauer. Als suchtbegünstigende Faktoren gelten eine Vulnerabilität (Anfälligkeit) durch genetische Disposition, daneben Umwelteinflüsse durch Erziehung und Lebensumstände sowie die Wirkung der Suchtmittel selbst. Der psychiatrische Gutachter diagnostizierte bei dem Schüler – nach dem als Doppelselbstmord geplanten und als Duell inszenierten Ereignis – eine Psychopathie, die man heute als multiple Persönlichkeitsstörung bezeichnen würde ([1], S. 11). Sie ist durch das Zusammenwirken genetischer und sozialer Faktoren verursacht und kann zu unterschiedlichen Verhaltensstörungen und Gemütsschwankungen führen. Die von Ditzen beschriebenen Depressionen, Nervenkrisen und Nervenzusammenbrüche sind weniger als endogene Depressionen zu sehen, sondern waren situativ bedingte Reaktionen auf Belastungen physischer oder psychischer Art.

Die erste Suchtperiode begann mit dem Umzug nach Berlin 1917, wo er neben dem Konsum von Nikotin und Alkohol die „euphorisierende und leistungssteigernde Wirkung“ des Morphiums erfuhr und süchtig wurde. Der zweieinhalbjährige Gefängnisaufenthalt und seine Heirat 1929 beendeten diese Periode.

Zu den großen Belastungen der anschließenden Jahre gehörte, als Schriftsteller unter dem Terror des Nationalsozialismus und den Kriegsfolgen den Lebensunterhalt zu sichern. Zu den finanziellen Sorgen sowie denen um die Familie kamen in späteren Jahren Ehezwistigkeiten hinzu. Zur Bewältigung dienten zunächst Nikotin, Kaffee und Schlafmittel. Durch Gewöhnung nimmt deren Wirkung rasch ab, sodass immer höhere Dosen und andere Präparate verlangt werden und schließlich ohne Schlafmittel kein normaler Schlaf mehr gefunden wird. Damit steigt die Gefahr der Abhängigkeit, die beim Absetzen der Medikamente zu Schlaflosigkeit, Angst- und Erregungszuständen führt. Die meisten stationären Aufenthalte zwischen 1940 und 1945 dienten dem Entzug von Schlafmitteln. Den Konsum von Alkohol mied Ditzen nach der Entlassung aus dem Gefängnis 1928 für einige Jahre, nahm ihn dann aber wieder auf. Beim stationären Aufenthalt in München 1935 wurde vermutlich eine Alkoholentwöhnung durchgeführt.

Mit der Scheidung 1944 und der kurze Zeit später erfolgten Wiederverheiratung eskalierte die Situation. Die neue Ehefrau war ebenfalls alkohol- und morphinabhängig und Ditzen verfiel wieder dem Morphinismus. In den zwei Jahren zwischen der Heirat und seinem Tod war er siebenmal, teilweise gleichzeitig mit seiner Frau, in Heilanstalten zum Morphiumentzug. Beim letzten Aufenthalt starb er vermutlich an einer Überdosis von Schlafmitteln.

Süchte sind nicht heilbar, das zeigen eindrucksvoll seine vielen erfolglosen Aufenthalte in Heilanstalten und psychiatrischen Kliniken. Nur absolute Abstinenz bringt eine Befreiung. Ditzen wusste dies, hatte aber nicht die Kraft dazu. Und dennoch haben die über 30 Jahre bestehenden Süchte die literarische Kreativität und Originalität nicht zerstört. Waren die Perioden der Drogensucht überwunden, entwickelte er bei fortbestehendem Zigarettenkonsum eine enorme Schaffenskraft und konnte in kürzester Zeit neue Werke zu Papier bringen, von denen nicht wenige Weltruhm erreichten.

12.7 Überblick Leben und Werk

Rudolf Ditzen alias Hans Fallada

1893	*21. Juli* Geboren in Greifswald; Vater Wilhelm Ditzen, Richter (1852–1937) Mutter Elisabeth, geb. Lorenz (1868–1951); drei Geschwister
1899	Umzug nach Berlin
1901–1906	Prinz-Heinrich-Gymnasium in Berlin Schöneberg
1906	Bismarck-Gymnasium in Berlin Wilmersdorf
1909	Berufung des Vaters an das Reichsgericht Leipzig, Umzug der Familie nach Leipzig · *12. April* Fahrradunfall. Neun Wochen im Krankenhaus Leipzig · Besuch des Königin-Carola-Gymnasiums
1910	Typhus
1911	*10. April bis 07. Juni* Dr. Starckes Sanatorium für Nerven- und Innere Kranke, Bad Berka bei Weimar · *17. Oktober* Versuch des Doppelselbstmords, Verletzung der Lunge · *17. Oktober bis 15. November* Krankenhaus Rudolstadt, dort Haftbefehl · *15. November bis 3. Februar 1912* Psychiatrische Klinik in Jena. Begutachtung mit dem Ergebnis: nicht zurechnungsfähig nach §51 StGB
1912	*3. Februar bis 15. September 1913*
1913	15. September Lehrling der Landwirtschaft auf dem Rittergut Posterstein (Sachsen)
1914	*September* Kriegsfreiwilliger, nach elftägigem Militärdienst wegen §51 als untauglich entlassen
1915	*Oktober* Abschluss der Lehre · *Ab 1. Oktober* Gut Heydebreck bei Plathe (Hinterpommern)
1916	*1. März bis 15. November* Assistent der Landwirtschaftskammer von Stettin (Pommern) · *15. November bis 7. August 1918* Wiss. Mitarbeiter bei der Kartoffelbaugesellschaft mbH in Berlin
1918	*Ab Oktober* Arbeit in der Domäne Baumgarten bei Dramburg (Pommern) · *Herbst* Stationäre Behandlung wegen Magenblutung (?)
1919	*30. Januar* Suizidversuch unter Morphium · *20. August bis 18. September* Kurhaus Tannenfeld · *Ende September bis April 1920* Heilanstalt für Nerven- und Gemütskranke in Brena bei Halle (jeweils Morphiumsentziehungskuren)
1920	*August bis November* Kuranstalt Parkhof für Nervenkrankheiten und Entziehungskuren in Rinteln (Weser) · „Der junge Goedeschal"
1921	*5. Januar bis 14. Februar* Entziehungskur in der Provinzial-Heilanstalt Stralsund · Aufenthalte an verschiedenen Orten
1922	*Juni* Kassenverwalter auf dem Gut Neu Schönfeld bei Bunzlau (Niederschlesien) · *Oktober* Entlassung wegen Schwarzmarktgeschäften · *bis Ende des Jahres* Gut Marzdorf bei Deutsch Krone
1923	*13. Juli* Verurteilung wegen Unterschlagung zu sechs Monaten Gefängnis ohne Bewährung · *15. Juli bis 31. Oktober* Gut von Pappritz in Radach in der Neumark (Schlesien) · *1. November bis 15. April 1924* Getreide- und Düngemittelgroßhandlung Georg Kipferling in Drossen
1924	*20. Juni bis 3. November* Gerichtsgefängnis Greifswald · „Anton und Gerda"

1925	*Ab 20. März* Gutsverwaltung von Rohr in Lübgust · *1. Juli* Gut Neuhaus bei Lütjenburg (Schleswig-Holstein) · *12. September* Unterschlagung und Scheckbetrug. Untersuchungshaft in Kiel · „Der Trauring“
1926	*26. März* Verurteilung zu 2 ½ Jahren Gefängnis (Zentralgefängnis Neumünster bei Kiel)
1928	*10. Mai* Entlassung aus dem Gefängnis · Anstellung beim Generalanzeiger in Neumünster
1929	*1. Januar* Anstellung beim Wirtschafts- und Verkehrsverein Neumünster · *5. April* Heirat von Anna Margarete „Suse“ Issel (1901–1990)
1930	*16. Januar* Anstellung im Rowohlt Verlag Berlin (bis 17. Oktober 1931) · *14. März* Geburt des Sohnes Ulrich
1931	„Bauern Bonzen und Bomben“
1932	„Kleiner Mann was nun?“
1933	*12. bis 22. April* Nach Denunziation: Schutzhaft im Amtsgerichtsgefängnis Fürstenwalde · *Anfang Mai bis 20. Juni* Märkisches Sanatorium Waldsieversdorf bei Buckow · *18. Juli* Geburt von Zwillingen, nur die Tochter Lore überlebt · *7. Oktober* Bezug des Anwesens in Carwitz bei Feldberg (Mecklenburg)
1934	*September* Besuch in München, auf der Rückreise Flucht nach Hiddensee (1.–8. Oktober) · „Wer einmal aus dem Blechnapf frisst“ · „Wir hatten mal ein Kind“
1935	*18.-30. März* Alkoholentziehungskur in der Privatklinik für Innere und Nervenkranke, Kuranstalt Neuwittelsbach, München-Neuhausen · *2. bis 22. Mai* Westsanatorium Berlin · *22. Mai bis 4. Juni* Psychiatrische und Nervenklinik Charité Berlin (Schlafmittelintoxikation) · *23. November bis 8. Februar 1936* Schlafkur im Dr. Schauß Sanatorium Heidehaus, Zepernick · „Das Märchen vom Stadtschreiber, der aufs Land flog“
1936	1. bis 18. Mai Zweiter Aufenthalt im Sanatorium Heidehaus · „Altes Herz geht auf die Reise“ · „Hoppelpoppel, wo bist du?“
1937	*14. April* Tod des Vaters · „Wolf unter Wölfen“
1938	*16. bis 27. Februar* Dritter Aufenthalt im Sanatorium Heidehaus · *26. März bis 1. April* Vierter Aufenthalt Sanatorium Heidehaus · „Geschichten aus der Murkelei“ · „Der eiserne Gustav“
1939	*7. Januar bis 11. Februar* Waldhaus, Klinik, Kur- und Pflegeanstalt für Neurosen, Psychosen, Defektzustände, Berlin Nikolassee · *21. bis 28. November* Fünfter Aufenthalt Sanatorium Heidehaus · „Süßmilch spricht. Ein Abenteuer von Murr und Maxe“
1940	*3. April* Geburt des Sohnes Achim · *3. bis 17. Juli* Sechster Aufenthalt im Sanatorium Heidehaus · *15. Oktober bis 11. Dezember* Siebter Aufenthalt im Sanatorium Heidehaus · „Kleiner Mann, großer Mann - alles vertauscht“ · „Der ungeliebte Mann“
1941	*11. bis 15. März* Dr. Lahmanns Sanatorium „Weißer Hirsch“ bei Dresden · „Die Stunde, eh du schlafen gehst“ · „Damals bei uns daheim/Heute bei uns zu Haus“
1942	*Mai* Knochenbruch am Fuß · Ermittlungen wegen Drogen- und Medikamentenkonsums · „Ein Mann will nach oben“

1943	*30. Januar bis 13. Februar* Kuranstalten Westend, Berlin (Schlafmittelabusus) · *12. Mai bis 3. Oktober* Reisen nach Frankreich und in den Sudetengau für Reichsarbeitsdienst · *17. bis 25. November* Zweiter Aufenthalt in den Kuranstalten Westend · „Der Jungherr von Stramin"
1944	*21. Januar bis 22. Februar* Dritter Aufenthalt in den Kuranstalten Westend (Schlafmittelabusus) · *bis 29. März* Genesungsurlaub in Eisfeld · *5. Juli* Scheidung · *28. August* Schuss bei Streit mit früherer Ehefrau. Verurteilung zu 3 ½ Monaten Gefängnis wegen versuchten Totschlags · *4. September bis 13. Dezember* Gefängnis Landesanstalt Neustrelitz-Strelitz · „Zwei zarte Lämmchen weiß wie Schnee"
1945	*1. Februar* Heirat von Ursula Losch (1921–1958) · *2. bis 4. Februar* Vierter Aufenthalt Kuranstalten Westend · *25. Mai* Bürgermeister von Feldberg · *13. August* Zweiwöchiger Aufenthalt im Krankenhaus Neustrelitz (Alkohol- und Morphiumabusus) · *1. September* Umzug nach Berlin · *7. bis 24. September* Fünfter Aufenthalt Kuranstalten Westend (Mittelabusus)
1946	*24. Januar bis 20. März* Sechster Aufenthalt Kuranstalten Westend (ab 12. Februar mit Ehefrau) · *Mai bis Juni* Entziehungskur im Behelfskrankenhaus Pankow, Niederschönhausen, Marthastr. 10 · *7. Dezember bis 13. Januar 1947* Psychiatrische und Nervenklinik Charité Berlin (ab 19. Dezember mit Ehefrau)
1947	13. Januar bis 5. Februar Hilfskrankenhaus Pankow Niederschönhausen, Blankenburger Straße 21/23 · *5. Februar* Tod · „Der Trinker" · „Der Alpdruck" · „Jeder stirbt für sich allein"
Die Grabstätte befindet sich auf dem alten Friedhof von Carwitz.	

*Bibliographie nach Erscheinungsdatum nach Jenny Williams: Mehr Leben als eins: Hans Fallada. Biografie. Berlin: Aufbau Taschenbuch 2011] S. 378/379

Literatur

1. Neumärker K-J (2014) Der andere Fallada. Eine Chronik des Leidens. Steffen, Berlin
2. Williams J (2011) Mehr Leben als eins: Hans Fallada. Biographie. Aufbau Taschenbuch, Berlin
3. Frank v G, Scherer S (Hrsg) (2019) Hans-Fallada Handbuch. De Gruyter, Berlin/Boston

Teil VII

Heinrich Heine

Heinrich Heine (1797–1856)

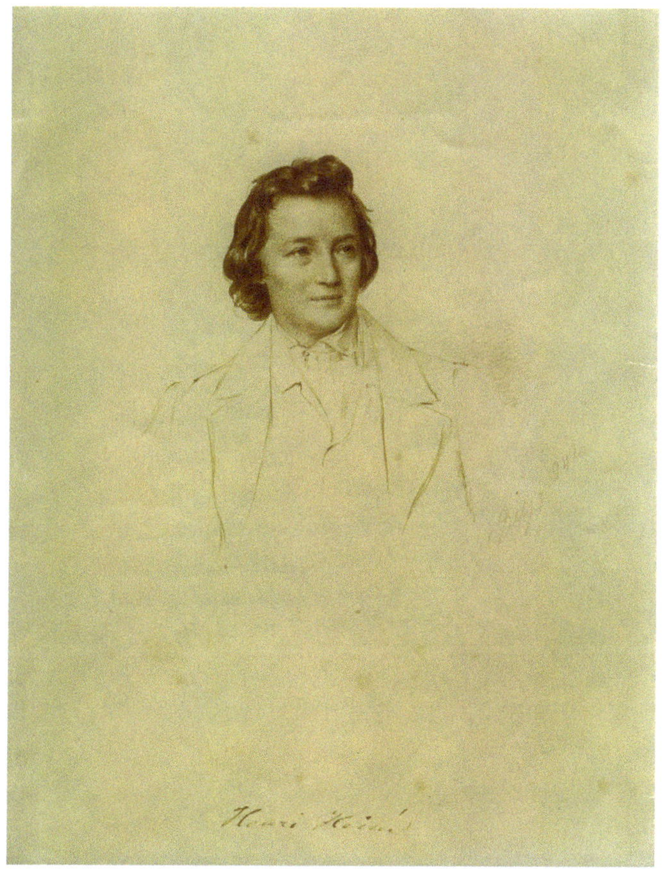

Heinrich Heine 1842 (Zeichnung von Samuel Friedrich Dietz; Heinrich-Heine-Institut, Düsseldorf)

Heinrich Heine – Leben und Werk 13

Christoph auf der Horst

Heinrich Heine gilt international als der berühmteste deutschsprachige Dichter nach Johann Wolfgang von Goethe. Diese Einschätzung ist die Frucht eines Schriftstellerlebens, das sich engagiert für die nationale Verständigung insbesondere zwischen Deutschland und Frankreich eingesetzt hatte, das die Erklärung der Menschenrechte der Französischen Revolution zu dem Evangelium der Gegenwart – und das nicht abstrakt, sondern in der konkreten Forderung nach einem „Recht auf Brot" – erhoben hatte und das für diese Kritik an den politischen und sozialen Zuständen seiner Zeit überkommene ästhetische Prinzipien überwunden und zu einem neuen literarischen Formausdruck gefunden hatte. Dieses an Ereignissen überreiche und schriftstellerisch so produktive Leben soll von der Logik eines Literaturmarktes her verstanden werden. Denn das zeitlich vielleicht überdauerndste Merkmal seines Lebens ist Heines Versuch gewesen, als erster „freier" Berufsschriftsteller Deutschlands von den eigenen literarischen Einkünften leben zu können ([1–4] Dieser Aufsatz verdankt diesen Studien – auch wenn dies nicht immer im Einzelnen vermerkt ist – sehr viel.)

13.1 Zeit – Umfeld – Familie

Heinrich Heine ist als erstes Kind seiner Eltern Samson Heine (1764–1828) und Betty Heine (1771–1859; geb. van Geldern) in Düsseldorf geboren worden. Das Geburtsdatum kann wegen mangelnder archivalischer Quellen nicht exakt angegeben werden, mehrheitlich wird in der Heine-Forschung aber der 13. Dezember 1797 als sein Geburtsdatum angegeben, weil dieses plausibler als andere ist. Heine folgten dann noch die drei

C. auf der Horst (✉)
Heinrich-Heine-Universität Düsseldorf, Düsseldorf, Deutschland
E-Mail: chorst@hhu.de

T. Junginger et al. (Hrsg.), *Schriftsteller und ihre Erkrankungen*,
https://doi.org/10.1007/978-3-662-71465-2_13

Geschwisterkinder Charlotte (ca. 1802–1899), Gustav (1803–1886) und Maximilian (1804–1879), deren Geburtsdaten unter dem gleichen Vorbehalt stehen wie die des älteren Bruders.

Düsseldorf hatte Ende des 18. Jahrhunderts etwa 12.000 Einwohner und war Hauptstadt und Regierungssitz des Herzogtums Berg. Die Hofhaltung des Barockfürsten Johann Wilhelm II., durch die Düsseldorf eine glänzende Periode erlebt hatte und zu einem kulturellen Zentrum Europas avanciert war, war da aber schon nach München abgewandert und der Ruhm verblasst. Zwischen 1806 und 1813 war das Herzogtum Berg mit seiner Hauptstadt Düsseldorf ein französischer Satellitenstaat gewesen, dem 1811 die Ehre widerfuhr, von Napoleon besucht zu werden. 1813 schließlich wurde per Dekret das Generalgouvernement Berg gegründet, Düsseldorf war damit preußisch geworden.

Heines Eltern Samson und Betty (Peira) stammten jeweils aus jüdischen Familien und waren am 1. Februar 1797 getraut worden. Samson betrieb erst seit Kurzem einen eigenen Tuchhandel mit England, was zunächst noch ein einträgliches Geschäft gewesen war, sodass die Familie 1809 ein repräsentatives Bürgerhaus mit 17 Zimmern auf drei Stockwerken erwerben konnte. Hierin und auch in den Zukunftsplänen der Eltern für ihren ältesten Sohn, dessen Bildungsweg dem eines Angehörigen der Oberschicht entsprach, ist erkennbar, dass für die Familie ein sozialer Aufstieg gesucht wurde. Die Folgen der Kontinentalsperre von 1806–1814 waren aber schon damals für die Familie Heine spürbar – Heine berichtet später in Briefen von Armutserfahrungen aus dieser Zeit –, sodass dann auch im Zusammenhang mit der napoleonischen Finanzkrise von 1810 und einer Erkrankung Samsons dieser seine in den Ruin getriebenen Geschäfte 1819 einstellen musste. Das Geschäft „Harry Heine & Company“, das der reiche Onkel Salomon Heine 1816 für seinen Neffen eingerichtet hatte, denn nach elterlichem Wunsch war Heine für den Kaufmannsstand bestimmt worden, wurde gleich mit liquidiert. Das Düsseldorfer Wohn- und Geschäftshaus musste also verkauft werden und die Familie Samson und Betty Heine ließ sich dann in Lüneburg nieder. Weil ihm auch vorherige Stationen einer kaufmännischen Beschäftigung in Frankfurt und Hamburg schon nicht gefallen hatten, wählte Heine deshalb den damals üblichen alternativen Weg, der einen sozialen Aufstieg versprach. Das war das Jurastudium, das ihm von seinem Onkel Salomon finanziert wurde.

13.2 Studium Bonn, Göttingen, Berlin, Göttingen

So immatrikulierte sich Heine im Wintersemester 1819/1820 an der gerade im Vorjahr nach dem Ende der Franzosenherrschaft wieder neu gegründeten Universität Bonn für das Fach Rechtswissenschaft und Finanz- bzw. Staatswissenschaft. Diese Zeit war für Heine nicht einfach, denn er musste zwischen einer erstarkenden Nationalbewegung, wie sie sich im Wartburgfest 1817 zeigte und die spätestens wegen der Ermordung Kotzebues zu den antiliberalen und -nationalen Karlsbader Beschlüssen geführt hatte, und einem zunehmenden, die napoleonischen Fortschritte einer Judenemanzipation kassierenden Antijudaismus hin und her lavieren, der sich etwa in den Hep-Hep-Krawallen von 1819 entlud.

Den Ausschlag, sich an der „Rhein-Universität" in Bonn eingeschrieben zu haben, wird wohl ihre aufklärerische Ausrichtung gewesen sein. Der Schwerpunkt seiner Studien galt aber weniger dem Jurastudium, sondern der altdeutschen Literatur und Geschichte. Vor allem seiner Beziehung zu dem berühmten Universitätslehrer August Wilhelm von Schlegel (1767–1845) und den von ihm vermittelten Einsichten in die systematische Verslehre sollte Heines Lyrik sehr viel verdanken – die ersten vier Gedichte hatte er bereits 1817 anonym bzw. unter dem Anagramm „Sy. Freudhold Riesenharf", das – nicht ganz exakt – aus einer Buchstabenumstellung von „Harry Heine. Duesseldorf" gewonnen werden kann, in der kleinen Zeitschrift *Hamburgs Wächter* veröffentlicht. Bereits ein Jahr später wechselt Heine aber an die im europäischen Maßstab eindeutig berühmtere „Georgia Augusta" in Göttingen. Allerdings blieb er kein halbes Jahr in dem von ihm wenig geliebten Göttingen, denn über eine der Universitätsleitung bekannt gemachte Duellforderung hatte er sich eine einsemestrige Zwangsexmatrikulation eingehandelt. Deshalb verließ Heine schon im Februar 1821 Göttingen wieder und schrieb sich an der Berliner erst 1949 nach Wilhelm von Humboldt benannten Universität ein. Auch in den Berliner Universitätsjahren, die bis Mai 1823 dauerten, verschrieb er sich dem Jurastudium eher halbherzig. Von größerer Bedeutung in dieser Zeit ist für ihn vielmehr die Figur des Berliner Philosophen Georg Wilhelm Friedrich Hegel (1770–1831), dessen Vorlesungen er besuchte und dessen Rechts- und Geschichtsphilosophie er gemeinsam mit den ersten „Hegelianern", seinen Freunden Eduard Gans (1797–1839) und Moses Moser (1797–1838), diskutierte. Prägend werden auch die Erfahrungen im Berliner Gesellschaftsleben gewesen sein, in dessen Zirkeln und Salons, etwa von Elise von Hohenhausen (1789–1857) oder Rachel Varnhagen von Ense (1771–1833), er verkehrte und Umgang mit zahlreichen Schriftsteller:innen wie Willibald Alexis, Michael Beer, Adelbert von Chamisso, Helmina von Chézy, Friedrich de la Motte Fouqué, Christian Dietrich Grabbe, Ernst Theodor Amadeus Hoffmann oder Ludwig Robert pflegte. Auch literarisch waren diese Berliner Jahre, die nur durch eine Polenreise in August/September 1822 unterbrochen waren, sehr produktiv. So bescherte ihm sein erstes Buch, die 1821 erschienenen *Gedichte* erste durchaus respektable Anerkennung, wurde dieser Band doch immerhin in 16 Rezensionen – wenn auch meist von Freunden, deren Werke Heine seinerseits besprochen hatte – durchaus zustimmend besprochen. Und zwischen Februar und Juli 1822 erschien in der Artikelfolge *Briefe aus Berlin* ein so literarisches wie ironisch-kritisches Porträt des gesellschaftlichen und kulturellen Lebens der preußischen Hauptstadt, das ihm eine zusätzliche Aufmerksamkeit in Berlin verschaffte.

Vier Wochen, nachdem sein zweites Buch erschienen war, verließ Heine im Mai 1823 Berlin wieder und kehrte zu seinen Eltern zurück, die inzwischen nach Lüneburg gezogen waren. Und erst im Januar 1824 setzte er dann sein Studium – nach wie vor mit der finanziellen Hilfe seines Onkels Salomon – wieder in Göttingen fort. In dieser Lüneburger Zwischenzeit entstehen große Teile der später im *Heimkehr-Zyklus* zusammengefassten Gedichte, auch sein Loreley-Gedicht „Ich weiß nicht, was soll es bedeuten", das in der Vertonung Friedrich Silchers (1789–1860) bis heute Weltruhm genießt (Abb. 13.3 a,b). Und in diese Lüneburger Zeit fällt auch seine erste Badereise, in diesem Fall noch nach Cuxhaven und Ritzebüttel, eine Praxis, an der er sein Leben lang festhalten sollte und deren Motiv zunächst einmal die Gesundheitssicherung war. Er suchte dort auch – und das war der andere Grund dieser Reisen, die sein Onkel ebenfalls generös finanzierte – die Nähe zu der vornehmen und adeligen Welt, die in den Bädern Ritzebüttels, Norderneys oder Helgolands und an der englischen Kanalküste Brightons, Margates oder Ramsgates die Sommermonate verbrachte, an den Badestränden flanierte und in den Spielkasinos Glücksspiel betrieb. Heine konnte so an dem Leben der mondänen Welt teilhaben. Da ihm aber klar war, dass er nicht sein Leben lang von den finanziellen Unterstützungsleistungen seines Onkels abhängig bleiben konnte und deshalb eine Berufsbefähigung erwerben musste, verfolgte er das ab 1824 in Göttingen wieder aufgegriffene Jurastudium mit größerer Konzentration – so schwer ihm das auch fiel – und schloss es nach anderthalb Jahren im Mai 1825 mit dem juristischen Examen ab und bestand im Juli 1825 die Promotionsprüfung.

13.3 Berufliche Ambitionen

Der akademische Abschluss des Dr. jur. alleine konnte Heine noch nicht garantieren, eine Stelle in der öffentlichen Verwaltung oder in Staatsdiensten zu erhalten oder sich als Anwalt niederlassen zu dürfen, denn die durch das „Preußische Judenedikt von 1812“ wenigstens relative oder partielle Gleichstellung der Juden war in den Ländern des Deutschen Bundes nach den Hep-Hep-Krawallen bis hin zur Landesausweisung widerrufen worden. 1822 hatte König Friedrich Wilhelm III. die Juden gar aus dem Staatsdienst entlassen. Die in jüdischen Kreisen erwogene und von Heinrich Heine dann ebenfalls so pragmatisch wie auch schweren Herzens vollzogene Lösung war die christliche Taufe, der sich Harry Heine am 28. Juni 1825 unterzog und damit protestantisch auf den Namen Christian Johann Heinrich getauft wurde, nicht zuletzt im Glauben, damit bessere Berufsaussichten zu haben. Er unternahm dann verschiedene Anläufe, eine berufliche Anstellung zu finden. Aber die Pläne, sich als Advokat in Hamburg niederzulassen, verliefen ebenso ergebnislos wie sein Vorhaben, an der Universität Berlin Philosophievorlesungen zu halten, wie es seinem ebenfalls 1825 getauften Freund Eduard Gans, allerdings nur über eine Ausnahmeregelung, möglich gemacht worden war. Unter leicht veränderten politischen Vorzeichen versuchte er dann im Juni/Juli 1828, durch die Fürsprache eines Düsseldorfer Freundes – des bayrischen Ministerialrats und nachmaligen Innenministers Eduard von Schenk (1788–1841) – an der Universität in München eine Anstellung als außerordentlicher Professor zu erhalten. Auch dieses Projekt scheiterte wie weitere Versuche, die Heine über seinen Berliner Freund Karl August Varnhagen von Ense (1785–1858) zu lancieren suchte, als Staatsdiener in Berlin oder Wien Fuß zu fassen oder Ratssyndikus in Hamburg zu werden. Die einzige Verdienstquelle, die sich für ihn vorübergehend aufgetan hatte, war seine Mitarbeit an dem renommierten, weil Klassiker verlegenden Verlag J.F. Cotta und seinen Zeitschriften *Ausland* und *Neue Allgemeine Politische Annalen* ab November 1827. Da die *Annalen* von Cotta aber wegen ausbleibenden kommerziellen Erfolgs, auch wegen Heines zunehmender Dissonanzen mit dem Mitherausgeber Friedrich

Ludwig Lindner zwischenzeitlich eingestellt wurden, nutzte Heine die berufliche Entpflichtung, um im August 1828 eine weitere Reise anzutreten, diesmal nach Italien.

Nach der Reise nach Polen 1822, einer Fußwanderung durch den Harz im September 1824, die er mit einem Besuch bei Goethe in Weimar verbunden hatte, und einer Englandreise mit dem Ausgangspunkt London und weiteren Stationen an den Küstenbädern im April 1827 ist diese Reise nun schon die vierte. Ein Anlass wird, wie auch für die Englandreise, der Besuch der Seebäder gewesen sein, wobei Heine allerdings in Genua und Livorno, zwei weitere Stationen, offensichtlich keine geeignete Badestätten gefunden hat, wo er sich länger aufgehalten hätte. Die England- wie auch die Italienreise ist Heine vor allem aber Anlass, über die jüngste Zeitgeschichte und moderne gesellschaftliche Entwicklungen nachzudenken. So beschäftigt er sich in den *Reisebildern*, den literarischen Ergebnissen dieser Reisen, u. a. mit dem britischen Parlamentarismus oder der Biografie Napoleons. Im Italien-Reisebild gibt er vor, das Schlachtfeld bei Marengo besucht zu haben, den Ort, wo Napoleon den entscheidenden Sieg über Österreich errungen hatte. Dort formuliert er auch die für die damalige Zeit sehr progressiven Forderungen einer Emanzipation von kirchlicher Dogmatik und moralischer Restriktivität und verlangt die Ausübung eines freien Sinnenlebens (Abb. 13.1).

Wegen der notorisch schlechten Berufsaussichten und weil auch die zeitgenössische Literaturkritik sich auf Heine einschoss, setzte Heine seine schon früh in den 20er-Jahren geäußerte, dann aber durch die Julirevolution 1830 in Paris akut gewordene Absicht um

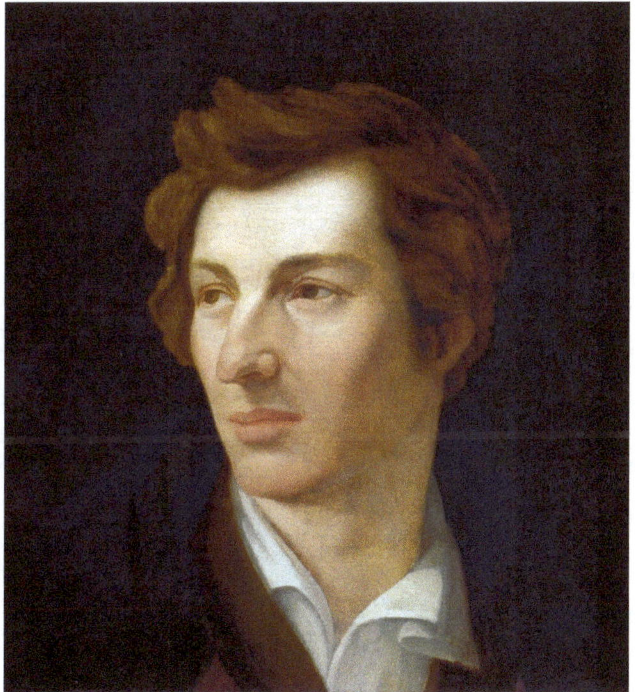

Abb. 13.1 Heinrich Heine. Öl auf Leinwand von Gottlieb Gassen, 1828. (Heinrich-Heine-Institut, Düsseldorf)

und zog 1831 nach Paris. Er war für die Öffentlichkeit zunehmend untragbar geworden, weil seine Dichtung und Schriften zum einen als zu frivol, polemisch-atheistisch und politisch-kritisch wahrgenommen wurden und weil er zweitens in der „Platen-Satire“ seinen Gegner im literarischen Feld, August Graf von Platen-Hallermünde (1796–1835), dessen Homosexualität er öffentlich gemacht hatte, literarisch regelrecht exekutiert hatte.

13.4 Paris 1831–1840

Die Frankreichjahre ab 1831 sind von einer Zäsur im Jahr 1848 gezeichnet, dem Jahr des Beginns seiner „Matratzengruft“ und seines langjährigen Martyriums. Auch diese Jahre bis 1848 können in eine Phase unterteilt werden, in der Heine gesellschaftlichen Anschluss gesucht und gefunden und sich am französischen Literaturmarkt durchgesetzt hat, und in die Phase ab 1840, in der er aus berufstaktischen Gründen in einem zunehmend radikalen Tonfall schrieb.

Im Vergleich mit anderen Oppositionellen ist Heine relativ spät nach Paris gezogen, denn die Julirevolution lag da immerhin schon fast ein Jahr zurück. Aber er blieb bis zu seinem Tode in Frankreich, dem „Mutterland der Civilisation und der Freyheit“ ([5], Bd. XII, S. 109), wohnen und fühlte sich in Paris wie ein Fisch im Wasser – oder wie er schon 1832 einem Freund schrieb: „Oder vielmehr, sagen Sie den Leuten; daß, wenn im Meere ein Fisch den anderen nach seinem Befinden fragt, so antworte dieser: ich befinde mich wie Heine in Paris“ ([6], Bd. XXI, S. 40).

Tatsächlich fand Heine schnell Zugang zu den oberen Kreisen der Pariser Gesellschaft und verkehrte mit Schriftsteller:innen wie Gautier, de Nerval, Dumas, Balzac, George Sand, Victor Hugo, Musset und Vigny, mit Musikern wie Rossini, Berlioz, Liszt, Chopin, Meyerbeer, Mendelssohn, Bellini und Wagner, mit Bankiers wie James de Rothschild und Benoit Fould, mit der Aristokratie wie der Fürstin Belgiojoso. Er unterhielt Kontakte in regierungsnahe Kreise etwa um den Ministerpräsidenten Adolphe Thiers (1797–1877), aber auch zur gemäßigten Opposition, stand Vertretern des Saint-Simonismus nahe, wie Michel Chevalier, Lazare Hippolyte Carnot und Charles Duveyrier, und suchte die Auseinandersetzung mit französischen Frühsozialisten wie Louis Blanc oder Pierre Leroux. Dazu trat später die Beschäftigung mit dem aufkommenden Kommunismus in Gestalt von Moses Heß, Ludwig Feuerbach, Arnold Ruge, Alexandre Weill, Karl Marx und Friedrich Engels, sodass Heine sich verschiedentlich zwischen 1841 und 1843 in kleineren Aufsätzen über die Zukunft des Kommunismus, aber auch über die Umkehrung der Eigentumsverhältnisse und dessen Kunstfeindlichkeit äußerte. Diese initiale Nähe zum Kommunismus und Sozialismus ist ein wichtiger Grund für die starke internationale Rezeption Heines gerade in sozialistischen Ländern bis heute.

Und anstelle der prekären Berufsaussichten und seiner schwierigen Beziehung zum Lesepublikum in Deutschland bot sich Heine in Frankreich mit dem erstarkenden Bürgertum unter dem „Bürgerkönig“ Ludwig Philipp (1773–1850) ein prosperierender Literaturmarkt, der es ihm mit weiteren "Einkünften", etwa von seinem reichen Onkel, erlaubte, in puncto Wohnung, Kleidung, Haushalt und alljährlicher Reisen in Bade- und Kurorte Frankreichs das Leben eines gehoben mittelständischen Bürgers zu führen. Zwar ist Heine im Verlaufe seines französischen Lebensabschnitts und in Abhängigkeit seiner jeweiligen finanziellen Situation und seines Gesundheitszustandes wenigstens 15-mal umgezogen, aber er benötigte für seinen Lebensunterhalt circa 12.000 Francs jährlich, wobei 600 Francs das Jahresverdienst eines Handwerkers ausmachten.

So knüpfte er an bestehende Kontakte in Deutschland an und schrieb als Auslandskorrespondent in Paris für das Flaggschiff des Cottaschen Pressekonzerns, die Augsburger *Allgemeine Zeitung*, eine Artikelserie, die er späterhin unter dem Titel *Französische Zustände* herausgab, wie er auch über eine Gemäldeausstellung oder das französische Theater für weitere Zeitungen von Cotta berichtete. Entscheidend musste für Heine aber sein, sich auch auf dem französischen Literaturmarkt durchzusetzen, und da erwies sich seine schon in den 1820er-Jahren einsetzende Beschäftigung mit dem Saint-Simonismus als produktiv. Denn so hatte er schnell Kontakt zu dem Herausgeber des saint-simonistischen Zentralorgans *Globe*, Michel Chevalier, aufbauen können, sodass dort schon im Januar 1832 in das Französische übersetzte Auszüge aus seinen Berichten über eine Pariser Gemäldeausstellung erschienen. Bereits im Sommer 1832 publizierte dann die erst seit 1829 erscheinende, aber schon bedeutende *Revue des Deux Mondes* Übersetzungen aus Heines *Reisebildern*. Welche Reputation er im zeitgenössischen Paris bereits genoss, kann daran ermessen werden, dass er in der ersten Ausgabe der 1833 neu gegründeten *L' Europe littéraire* Auszüge der später monografisch unter den Titeln *Die Romantische Schule* und *Zur Geschichte der Religion und Philosophie in Deutschland* publizierten Artikelserien über jüngste ideengeschichtliche Entwicklungen in deutschsprachiger Literatur und Philosophie veröffentlichen konnte. Hier präsentiert sich Heine dem französischen Lesepublikum als der modernere und aktuellere Gegenpol zu der enorm einflussreichen Mme Germaine de Stael (1766–1817), deren *De L'Allemagne* von 1813 als das Referenzwerk über das deutsche Geistesleben galt. Auch seinem Werk wurde der Titel *De L' Allemagne* gegeben und diese beiden Bände erschienen dann schon 1834 und 1835 als Teil einer ersten französischen Werkausgabe Heines – vier Jahre nach seiner Ankunft in Paris. Dem, was sich bislang als Erfolgsgeschichte oder als Eroberung des französischen Literaturmarktes lesen lassen könnte, fehlt allerdings die Substanz, denn trotz aller Bekanntheit innerhalb des französischen Establishments stellt sich kein hoher Verkaufserlös ein, es fehlen schlicht die entsprechenden Absatzzahlen. Erschwerend kommt der Bundestagsbeschluss vom 10. Dezember 1835 hinzu, der die Schriften des „Jungen Deutschland" unter namentlicher Nennung Heinrich Heines und seines Hamburger Verlegers Julius Campe verbot bzw. zukünftige Schriften unter Zensur stellte. Heine war damit einmal mehr gezwungen, seine Schreibstrategie zu ändern und von da an seine politischen Überzeugungen zu maskieren oder auf der anderen Seite auch Werke von deutlich unpolitischerem Charakter wie die Erzählung *Florentinische Nächte* zu schreiben.

13.5 1840–1848

Das hier als Zäsur markierte Jahr 1840 ist ein von außen gesetztes Datum, denn auf Friedrich Wilhelm III. folgte Friedrich Wilhelm IV., aber die Hoffnungen Heines wie aller Oppositionellen, dass mit dem Thronwechsel auch eine freiheitlichere Politik erfolgen würde, wurden mit der verstärkt restaurativen Regierung des Nachfolgers enttäuscht. Heine musste sich nun durch geeignete literarische Maßnahmen innerhalb des Feldes der Oppositionsliteratur von seinen Marktkonkurrenten absetzen, wollte er nicht in der Menge der immer größer werdenden und lautstärker auftretenden oppositionellen Schriftsteller untergehen.

Die von ihm gesetzte Grenzlinie, die seine politische Lyrik von der eines Ferdinand Freiligrath, Georg Herwegh, Hoffmann von Fallersleben, Franz von Dingelstedt und vieler weiterer Vormärzdichter unterscheidbar machen sollte, war einmal die Steigerung seines emanzipatorischen Gestus, der für religiöse und sinnliche Befreiung und gegen einen republikanischen Neopuritanismus gerichtet war. Das prominente Ergebnis dieser Gegenstellung waren die frivolen und moralisch wie politisch provozierenden *Neuen Gedichte*. Der zweite von Heine gewählte Weg, Distinktionsgewinne im umkämpften Feld der Vormärzliteratur zu erzielen, ist seine politische Lyrik im engeren Sinne, wie beispielsweise das im stark von Karl Marx (1818–1883) beeinflussten *Vorwärts!* erschienene Weberlied *Die schlesischen Weber* und die Verssatire *Deutschland. Ein Wintermärchen*, dem wohl bedeutendsten politischen Gedicht in deutscher Sprache überhaupt, mit dem Heine sich dann tatsächlich nachhaltig von seinen Konkurrenten abheben konnte. Einen Einfluss von Karl Marx auf die politische Gesinnung Heines nachzuweisen, der sich womöglich im Werk niederschlägt, ist schwierig. Denn die durchaus tiefe Freundschaft war nur kurz – sie dauerte von Ende 1843 bis zur Ausweisung von Karl Marx aus Paris im Januar 1845; Heine war in dieser Zeit von Juli bis Oktober 1844 auf seiner Deutschlandreise. Außerdem stand der 20 Jahre jüngere Philosoph noch in seinen politischen Anfängen, das *Manifest der Kommunistischen Partei* wurde im Brüsseler Exil erst 1848 veröffentlicht.

Gewissermaßen parallel zu diesem Kämpfen um Distinktionsgewinn schreibt Heine das satirische Tierepos *Atta Troll. Ein Sommernachtstraum*, das auf der einen Seite die Frage nach den Menschenrechten auf Brot und Eigentum an das Proletariat adressiert, und auf der anderen Seite – und das zeigt seine künstlerische Überlegenheit über die literarische Konkurrenz – wendet Heine sich gegen die keinen ästhetischen Prinzipien genügende politisch engagierte Literatur, die Tendenzpoesie, und tritt für neoromantische und kunstautonome Positionen ein [7].

Die Jahre um 1840 sind auch deshalb als eine Zäsur zu verstehen, weil Heine am 31. August 1841 Mathilde (1815–1883) geheiratet und sich damit verpflichtet hatte, sie bzw. einen ganzen Hausstand finanziell langfristig abzusichern (Abb. 13.2). Zwar erhielt er nach einer Aussprache von seinem Onkel ab 1839 regelmäßige Zahlungen, aber Heine fürchtete für sich und für Mathilde über seinen Tod hinaus, dass ausreichende Mittel zur Subsistenz fehlen würden. Diese Sorge war nicht unbegründet, denn Heine hatte in der

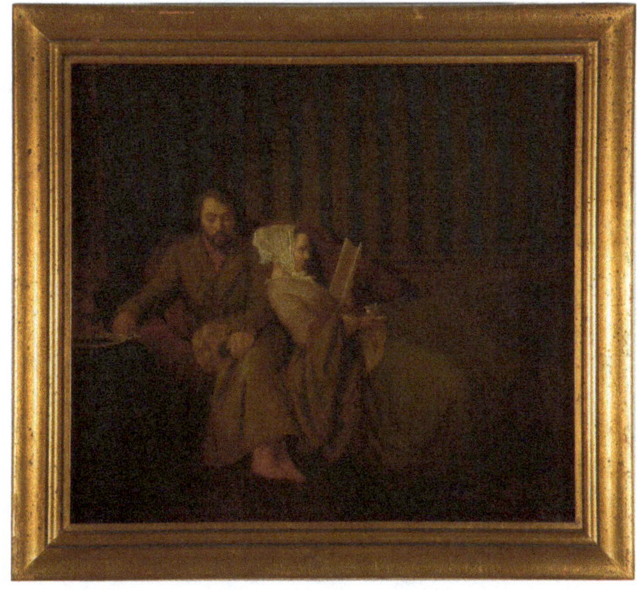

Abb. 13.2 Heinrich Heine und seine Frau Mathilde. Öl auf Leinwand von Ernst Benedikt Kietz, 1851. (Heinrich-Heine-Institut, Düsseldorf)

Denkschrift über den 1837 verstorbenen führenden Oppositionsschriftsteller Ludwig Börne (1786–1837) diesen unter Anführung von anzüglichen Details aus dessen Privatleben in der Öffentlichkeit gezielt diskreditiert. So meisterhaft dieses Buch auch stilistisch geschrieben ist, es wurde vom Publikum als Affront aufgefasst und Heine musste um den Absatz seiner Schriften fürchten. So ergriff er bereitwillig die Gelegenheiten, Ballettlibretti zu schreiben, denn neben dem ihm innerlich verwandten emanzipatorisch-sensualistischen Tanzmotiv sicherten ihm diese Auftragsarbeiten ein sehr gutes Honorar. Bereits 1837 und 1838 hatte er wohl aus wirtschaftlichen Gründen Auftragsarbeiten angenommen und kleinere Prosatexte, die *Einleitung zu Cervantes' Don Quixote* und auch *Shakespeares Mädchen und Frauen* geschrieben. Jetzt, 1846, war Benjamin Lumley (1811–1875), der Intendant des Londoner „Her Majesty's Theatre", auf ihn aufmerksam geworden und erbat sich das Ballettszenario *Die Göttin Diana*, ebenso wie das Tanzpoem *Der Doktor Faust*, mit dessen Stoff sich Heine wohl schon in den 1820er-Jahren beschäftigt hatte. Zwar werden zu seinen Lebzeiten beide Stücke nicht aufgeführt, aber durch geschickte Übersetzungs- und Publikationsstrategien gehören diese beiden Werke mit zu seinen „Bestsellern".

13.6 Matratzengruft

Die letzte Zäsur in seiner Biografie kann wie schon 1830/1831 wieder extern mit einer Revolution – und zwar sowohl der Februarrevolution 1848 in Frankreich als auch mit der Märzrevolution im Deutschen Bund, die schon Mitte 1849 wieder niedergeschlagen war – begründet werden. Aber das für Heine bei Weitem eindrücklichere Ereignis ist seine von ihm als „Matratzengruft“ bezeichnete und nachmalig sprichwörtlich gewordene langjährige, bis zu seinem Tode 1856 andauernde Leidenszeit.

Mit seinem Vetter Carl einigte er sich 1846/1847 im Erbschaftsstreit und erhielt seine Pension wieder in voller Höhe, und auch nach seinem Tode sollte Mathilde für den Rest ihres Lebens die Hälfte dieser Summe erhalten. Damit wurde nach anderthalb Jahren eine vor allem für Heine extrem unerträgliche Erbschaftsauseinandersetzung beendet, die wohl von Carl Heine deshalb geführt worden war, weil er schlicht die Feder seines Vetters fürchtete und in berechtigter Sorge war, dass Heine das Andenken seines Vaters und der ganzen Familie beschmutzen würde. Heine musste sich jedoch im Sinne einer „Verwandtencensur“ ([6], Bd. XXII, S. 160) verpflichten, nichts Schädliches über seine Hamburger Verwandtschaft („Lumpenpack“; ebd.) zu veröffentlichen. Auch hat er zur Beilegung dieses Streits bereits fertiggestellte literarische und auch biografiebezogene Texte vernichten müssen und tatsächlich sind zwei Autodafés von 1847 und 1849/50 bezeugt. Aber dieses Opfer war angesichts der garantierten Zahlungen und in Anbetracht der hohen Krankheitskosten, die Heine auch wegen der Krankheiten seiner Frau entstanden, vergleichsweise unbedeutend. Infolge der Februarrevolution 1848 wurde zudem bekannt, dass Heine entweder seit 1836, spätestens aber seit 1840 von der französischen Regierung ein Jahresgehalt empfangen hatte, das in der Höhe dem eines französischen Universitätsprofessors nahe kam. Damit war er beim deutschen Lesepublikum diskreditiert. Nur mit mäßigem Erfolg hatte er öffentlich Stellung beziehen können, um sich von dem Vorwurf, ein von der französischen Regierung gekaufter Schreiberling zu sein, reinzuwaschen. Nicht nur diese Jahrespension entfiel ab 1848, auch neue Vertragsabschlüsse mit seinem Verleger blieben aus: Julius Campe hatte in der überraschend schnell eingetretenen Zensurfreiheit infolge der Märzrevolution auf die schon länger angedachte Gesamtausgabe seiner Werke gedrängt, Heine diese aber aus Angst, von Campe ausgebeutet zu werden, hintertrieben, sodass nun Campe fast drei Jahre lang keinen seiner Briefe mehr beantwortete. Erst mit der großen Gedichtsammlung seines Alterswerkes von 1851 fanden Verleger und Dichter wieder zusammen, denn der *Romanzero* bescherte dem Verlag einen Verkaufsrekord und Heine das höchste Honorar, das er je von Campe für ein Einzelwerk erhalten hatte.

So eingeschränkt Heines Alltagsleben krankheitsbedingt spätestens ab 1848 auch war, so uneingeschränkt schaffenskräftig blieb er in dieser Spätphase seines Lebens. Dafür beschäftigte er wechselnde Übersetzer und Sekretäre (zum Diktat, zum Vorlesen und auch zum Abfassen von Korrespondenz). Seinen Haushalt hatte er durch zusätzliches Personal aufgestockt, so die Gesellschafterin seiner Frau, Pauline, dann eine Köchin – laut Berichten von Freunden bestand Heine auch in den letzten Lebensjahren auf einer vorzüglichen Küche –, und in den letzten vier Jahren pflegte ihn die Krankenwärterin Catherine. In diesem Fünf-Personen-Haushalt konnte Heine nun nicht in der Rückbezogenheit leben, die er sich selbst gewünscht und die seine Gesundheit wohl auch gebraucht hätte, denn wenn er sich selbstverständlich über die Besuche seiner Familie und Freunde freute, klagte er aber auch, dass er „unaufhörlich gequält von Besuchern aus allen 4 Ecken der Welt“ werde ([6], Bd. XXIII, S. 345).

So ausgestattet konnte Heine unterschiedliche literarische und publizistische Projekte in Angriff nehmen. Das ist einmal der *Romanzero*, in dessen Nachwort er seine religiöse

Wandlung beschreibt. Es bleibt aber unklar, ob damit eine Rückkehr zu einem christlichen oder jüdischen Gott gemeint ist; deutlich wird nur die klare Absage an Hegel und seine Schüler sowie jede Form von Atheismus.

Dem *Romanzero* zunächst thematisch und im Ton verwandt, aber letztlich die eigene Krankheitserfahrung stärker fokussierend und illusionslos im Hinblick auf seinen Zustand und seine Prognose, sind die *Gedichte. 1853 und 1854*. Und in fünf Nachlassgedichten setzt er seiner 25-jährigen Verehrerin und „Geliebten" ein kleines Denkmal. Die von ihm u. a. „Mouche" genannte Elise Krinitz war ab Juni 1855 unter Duldung von Mathilde häufiger Gast, half ihm durch Vorlesen und Korrekturarbeiten, sodass er sich in sie verliebt hatte.

Ebenfalls in diesen letzten Jahren nimmt der fast täglich 6 Stunden arbeitende Heine zwei publizistische Projekte in Angriff. Einmal bringt er bei Campe die Anfang der 1840er-Jahre für die Augsburger *Allgemeine Zeitung* geschriebenen Artikel in einer Buchfassung heraus. Viele Artikel waren Opfer der Zensur geworden oder waren von Gustav Kolb, dem zuständigen Redakteur, abgelehnt worden und waren damit bis dato ungedruckt geblieben. Alle diese (un)gedruckten, zensorisch verstümmelten und Heines tatsächliche Einstellung zu sozialen, politischen und kulturellen Fragen verbergenden Texte erscheinen dann in zwei Bänden (vom Volumen her Heines umfangreiches Werk) als Teil der *Vermischten Schriften* unter dem den lateinischen Namen von Paris aufgreifenden Titel *Lutetia. Bericht über Politik, Kunst und Volksleben*.

Sein zweites publizistisches Großprojekt verdankt sich seinem Selbstverständnis, als Kulturvermittler zwischen Frankreich und Deutschland zu fungieren, so wie er in der 1851 entstandenen Fassung seines Testaments erklärt, an der „l' entente cordiale entre l' Allemagne et la France" gearbeitet zu haben ([5], Bd. XV, S. 210). Denn um in Frankreich wahrgenommen zu werden und beim französischen Leser eine Reputation als profunder Kenner deutscher Geistesgeschichte zu erwerben, hatte Heine bereits 1834 und 1835 eine Auswahl von Texten über das zeitgenössische Deutschland publiziert, die aber keine Lyrik enthielt. Mit der Ausgabe, die ab 1855 und dann posthum erschien, wurden dann eine Auswahl von Gedichten, das *Wintermärchen* und *Atta Troll* – wenn auch in Prosaübersetzungen – im Verlag „Michel Levy frères" veröffentlicht. Heine, der selber leidlich gut Französisch verstand und sprach, versicherte sich hierbei der Hilfe von Übersetzern, deren Arbeit er auf der einen Seite erstaunlich fruchtbar im Französischen unterstützen konnte, die er auf der anderen Seite aber auch genauestens überwachte.

Die beiden letzten Projekte der 1850er-Jahre sind Heines *Geständnisse* und *Memoiren*, wobei erste Ansätze zu einer Niederschrift der *Memoiren* bis in die 1820er-Jahre zurückreichen. In den *Geständnissen* orientiert Heine sich an den Mustern der Künstler- und Gelehrtenbiografie des 18. Jahrhunderts, wenn er beispielsweise dem Leser sein frühestes Werk, mit dem er den Franzosen die deutsche Literatur und Geschichte hatte vorstellen wollen, erklärt, oder der religiösen Autobiografie, wenn er seine bereits im Nachwort zum *Romanzero* angedeutete religiös-politische Wende beschreibt ([8], S. 487. *Ohne es im Einzelnen immer kenntlich zu machen, bezieht sich dieser Abschnitt auf dieses Handbuch. Auch diesem Handbuch verdankt der Aufsatz mehr, als die wenigen Fußnoten erkennen lassen.*).

Um die *Memoiren* hat Heine Zeit seines Lebens ein Verwirrspiel getrieben; schon in den frühen 1820er-Jahren liegen erste Hinweise vor, dass er Texte über die Zeitgeschichte, aber auch zur Abrechnung mit den Hamburger Bürgern und seiner Hamburger Verwandtschaft schreiben wolle, um sie später in der Auseinandersetzung mit der Familie Salomon Heines als Faustpfand einsetzen zu können: ein Druckmittel, das 1840 angeblich ein Volumen von vier Bänden umfasste. Im Ergebnis besitzt das posthum 1884 veröffentlichte Fragment *Memoiren* nur einen Bruchteil davon, und der Berichtszeitraum beschränkt sich im Wesentlichen auf Heines Düsseldorfer Kinder- und Jugendzeit.

13.7 Werke

Es ist nicht einfach, das Schaffen eines über 35 Jahre anhaltend produktiven Dichters zusammenfassend oder übersichtsartig zu bewerten [8]. Schon zu Heines Lebzeiten hat es über sein Werk im deutschsprachigen Raum fast 6000 Rezensionen und Literaturbesprechungen, bösartige wie gut gemeinte Kommentare und schlecht gemachte Nachdichtungen gegeben [9]. Im französischsprachigen Raum liegen weit über 500 Besprechungen zu Lebzeiten vor und die Auswahl der von Dietmar Goldschnigg und Hartmut Steinecke herausgegebenen Dokumentation mit Texten zur Wirkungsgeschichte Heines im deutschsprachigen Raum für die Zeit von 1857 bis 2006 belaufen sich auf über 400 Beispiele [10]. Eine Auswertung dieser Materialsammlungen ist nur mit den quantitativen Methoden der Digital Humanities etwa mit dem Ziel einer Sentiment Analysis zu bewerkstelligen.

Das Werk Heines weist auch wenig formvollendete Juvenilia auf, viele seiner Texte hat er überarbeitet, neu angeordnet, wenn nicht gänzlich ausgeschieden oder ganz neu geschrieben. Dazu ist das Werk dieses Ausnahmedichters in sehr viele Einzelwerke unterteilt – vieles ist von Heine zunächst in einzelnen Vorabveröffentlichungen in Zeitschriften und erst anschließend in größeren Gedichtsammlungen (*Buch der Lieder*) oder in Buchform (*Lutetia, De L'Allemagne* etc.) zusammengestellt und herausgegeben worden. Auch ist das Werk in zu vielen Genres geschrieben, als dass es eine Gesamtbewertung erlauben würde: Neben die Lyrik tritt im Werk Heines die Theaterdichtung, zum kritischen Feuilleton kommen eine Literatur- und eine Philosophiegeschichte, und neben den Erzählungen stehen autobiografische Texte. Worüber in der Fachwelt Einigkeit herrscht, ist, dass Heine in vielen Gattungen Neues geschaffen und modernisierend gewirkt hat. Wie auch das Leben Heines in Grundzügen rekapituliert worden ist, sollen jetzt hier die Besonderheit und die Bedeutung des schriftstellerische Werks exemplarisch an den Texten dargestellt werden, die als typisch gelten können.

Heines internationaler Ruhm verdankt sich bis heute dem im *Buch der Lieder* sichtbaren Formwillen. Diese frühe Lyrik steht in ihrem volksliedhaften Ton und in ihren vierzeiligen gereimten Volksliedstrophen ursprünglich noch nahe an Friedrich de la Motte Fouqué, Joseph von Eichendorff, Ludwig Uhland, an der Sammlung *Des Knaben Wunderhorn* und vor allem an dem von ihm verehrten Wilhelm Müller, während die zyklische Struktur, die typisch für fast die gesamte Lyrik ist, ihr Vorbild in dem ebenfalls streng durchkomponierten *West-östlichen Divan* von Goethe (1819) findet. Den heineschen Ton gewinnen die Gedichte aber dann dadurch, dass er das Romantische in ihnen durch gezielte Dissonanzen hinter sich lässt, häufig zum Mittel der Satire greift und am Gedichtende einen überraschenden Stimmungsumbruch einfügt. Damit macht Heine das Auseinanderfallen von moderner Gesellschaft und lyrischer Tradition deutlich. Für das anhebende Industriezeitalter registriert er nüchtern: „... der Kohlendampf verscheucht die Sangesvögel, und der Gasbeleuchtungsgestank verdirbt die duftige Mondnacht" ([5], Bd. X, S. 336). Heine erkennt oder erklärt vielmehr damit das Ende der romantischen Literatur, ohne sich allerdings von ihr zu distanzieren, denn er dichtet in dem nach dem Muster spanischer Trochäen in vierhebig ungereimten Strophen gehaltenen und damit dichterisch anspruchsvollen *Atta Troll* „vielleicht das letzte /Freye Waldlied der Romantik" ([5], Bd. IV, S. 86) und bekennt so, sein Leben lang auch „eine unendliche Sehnsucht nach der blauen Blume im Traumlande der Romantik" ([5], Bd. XV, S. 13) besessen zu haben. Heines Lyrik steht damit sowohl am Ende der alten als auch am Anfang einer neuen Kunstperiode (Abb. 13.3).

Von einer gleichen Bedeutung sind – was Formbewusstsein und Gestaltungswillen betrifft – Heines *Reisebilder*. Diese Reiseliteratur steht in verschiedenen Traditionen, wie die aufklärerische, die nicht nur politisch belehren will, wie die subjektiv-fiktional ausgerichtete Tradition, die ihr Vorbild vor allem in Laurence Sternes *A Sentimental Journey* findet, die Tradition der kritischen romantischen Reiseprosa, deren Gegenstand häufig die Philistersatire ist, und Goethes Maßstäbe setzende *Italienreise*, an der Heine sich vor allem in seiner *Reise von München nach Genua* abarbeitet.

Allen diesen unterschiedlichen Ausgestaltungen ist das dynamische Moment des Reisens, die offene, an Reiseperioden angelehnte Struktur und die chronologische Orientierung an den Reiserouten eigen. Hieran anknüpfend und innovativ weiter ausbauend entwickelt Heine ein Modell, das die klassische Ästhetik überwindet, wenn eigentlich quer zueinander stehende Stoffe, Inhalte und Formen (Prosa, Lyrik, Briefe, Autobiografisches) in einer freien, unabgeschlossenen Weise ineinander verwoben werden. Der Motor dieses Assoziationsgefüges ist die Subjektivität des Dichters bzw. Erzählers, und formal zusammengehalten werden diese „bunten Fäden" durch „die einheitliche, immer stärker hervortretende ideologische Ausrichtung an der Befreiung Europas vom Ancien Régime" ([8], S. 187. *Ohne es im Einzelnen immer kenntlich zu machen, bezieht sich dieser Abschnitt auf dieses Handbuch.*).

Diesem Gestaltungsprinzip bleibt Heine auch in seiner Berichterstattung über die französischen Zustände für die Augsburger *Allgemeine Zeitung* Anfang der 1830er und ab 1840 treu. Die Gegenstände seiner politischen Reportagen sind das öffentliche Leben in Paris, die Parteikämpfe und die Perspektiven der Julimonarchie seiner Zeit. Ergänzend verfasst Heine kunstsoziologische Miniaturen, und wie es im Untertitel der *Lutetia* dann heißen wird, *Berichte über Politik, Kunst und Volksleben*. Stoffliche und inhaltliche Grundlage seines Schaffens sind wiederum heterogener Natur, so besucht er Parlamentsdebatten, ist Augenzeuge von sozialen Aufruhren, nimmt an frühsozialistischen Versammlungen teil und zeigt sich auf Kunstausstellungen ebenso wie in Arbeiterwerkstätten. Er ist Teil eines Korrespondentennetzwerkes, nimmt in Lesekabinetten die zeitgenössische Presse wahr und konsultiert in Bibliotheken die historische Presse sowie er auch intimer Kenner der großen Revolutionsgeschichten des Adolf Thiers und des François Mignet ist. Das in Gesprächen, durch eigene Beobachtungen und in diesen Quellen gefundene Material wird

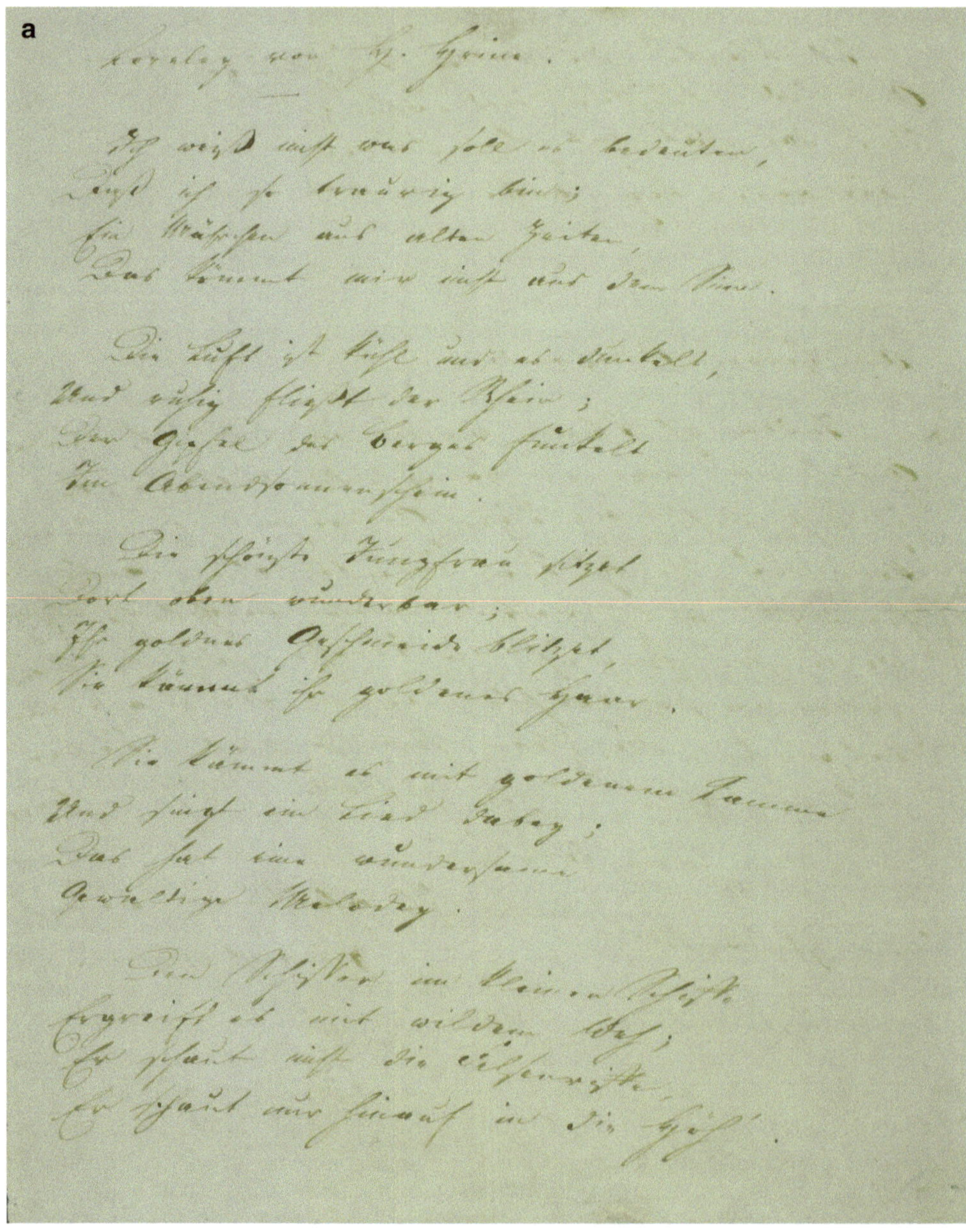

Abb. 13.3 **a** Heinrich Heine: Loreley. Eigenhändige Abschrift für Alexandre Vattemare. Paris, 1. Mai 1838. (Heinrich-Heine-Institut, Düsseldorf), (**b**) Widmung an Alexandre Vattemare. Paris: an Herrn Alexander. Indem ich Ihnen, wie Sie wünschen, oh bestehendes Gedicht in eigener Schrift mitteile, kann ich nicht umhin, bey dieser Gelegenheit, die Anerkennung, die ich ihren Talente solle, aus freudige auszusprechen. Solche werthschätzenden Worte sind freylich wie Tropfen, die ins Meer fallen;-sie verschwinden in der Masse von Brücken, die ihnen seit so vielen Jahren und von allen Seiten zugeflossen.- Ich verharre Mein Herr! Ihr gehorsamer Diener Heinrich Heine

b

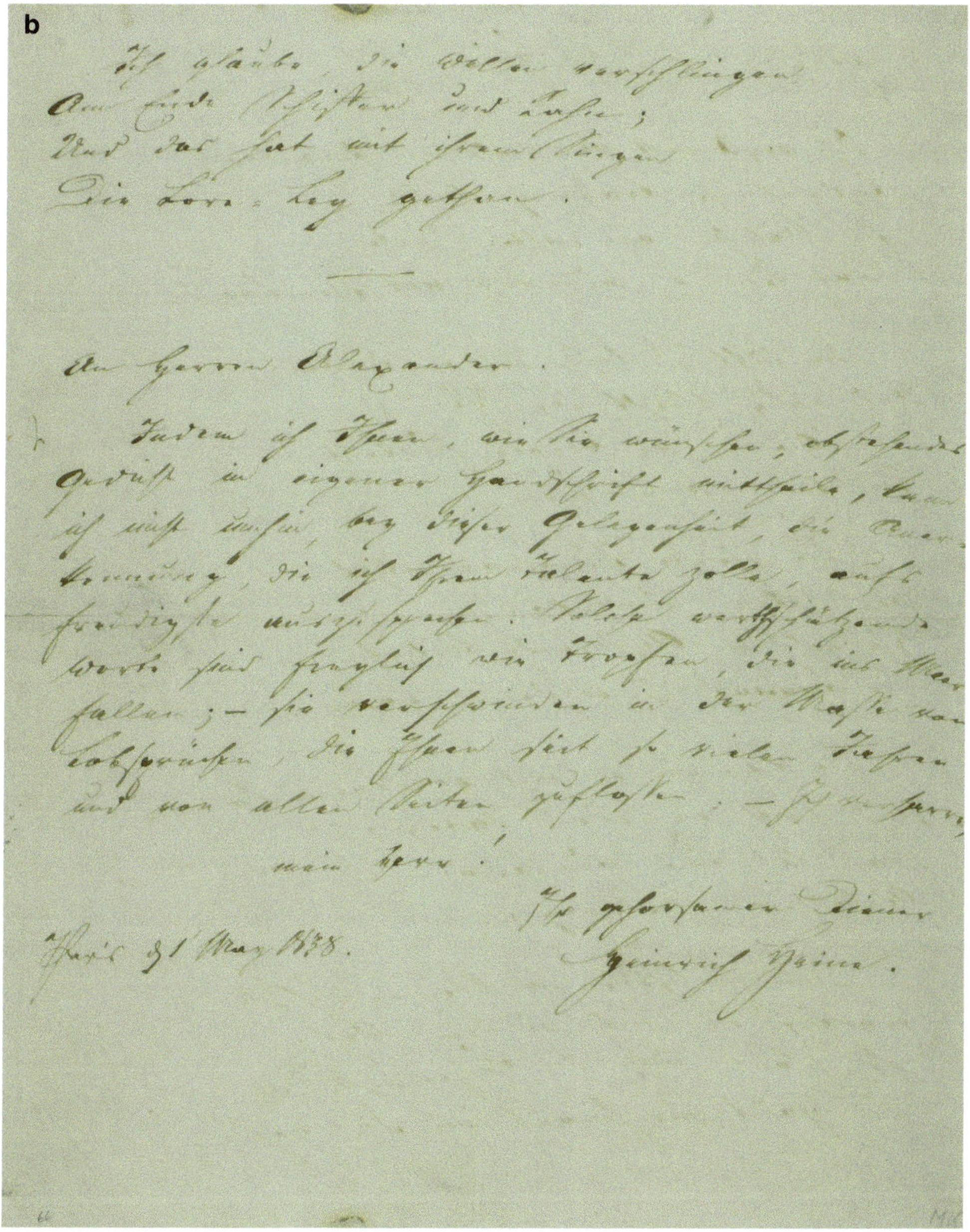

Ich glaube, die Wellen verschlingen
Am Ende Schiffer und Kahn;
Und das hat mit ihrem Singen
Die Lore-Ley gethan.

—

An Herrn Alexander.

Indem ich Ihnen, wie Sie wünschen, obstehendes Gedicht in eigener Handschrift mittheile, kann ich nicht umhin, bey dieser Gelegenheit, die Anerkennung, die ich Ihrem Talente zolle, aufs freudigste auszusprechen. Solche werthschätzende Worte sind freylich nur Tropfen, die ins Meer fallen; – sie verschwinden in der Masse von Lobsprüchen, die Ihnen seit so vielen Jahren und von allen Seiten zufließen; – Ich verharre, mein Herr!

Ihr gehorsamer Diener
Heinrich Heine.

Paris d. 1 May 1838.

Abb. 13.3 (Fortsetzung)

von Heine dann kunstvoll neu arrangiert, gleich ob er es getreu kopiert oder es nur Anlass zu einer subjektiven und assoziativen Weiterentwicklung seines Gedankens wird. Seine Texte folgen nicht dem Prinzip eines bloßen Nachrichtenjournalismus, er kommentiert vielmehr das Geschehen im zeitgenössischen Paris und Frankreich und will es in einer übergeordneten Sicht deuten: „… in der Kunst wie im Leben, muß man freylich nur das Wesentliche, die geistige Signatur, nicht das Zufällige ihrer äußern Erscheinung ins Auge fassen" ([5], Bd. X, S. 262).

Literatur

1. Hauschild J-C, Werner M (1991) „Der Zweck des Lebens ist das Leben selbst." Heinrich Heine. Eine Biographie. Köln: Kiepenheuer & Witsch 1997.
2. Michael Werner: Genius und Geldsack. Zum Problem des Schriftstellerberufs bei Heinrich Heine. Hamburg: Hoffmann und Campe 1978.
3. Christian Liedtke: Heinrich Heine. Hamburg: Rowohlt 1997.
4. Jeffrey L. Sammons: Heinrich Heine. Stuttgart: Metzler 1991.
5. Heine H (1973–1997) Historisch-kritische Gesamtausgabe der Werke. Hrsg. von Manfred Windfuhr in Verbindung mit dem Heinrich-Heine-Institut, Bde. I–XVI. Hamburg, Hoffmann und Campe
6. Heinrich Heine. Säkularausgabe: Werke, Briefwechsel, Lebenszeugnisse. Hrsg. von den Nationalen Forschungs- und Gedenkstätten der klassischen deutschen Literatur in Weimar und dem Centre National de la Recherche Scientifique. Bde. 1–27. Akademie-Verlag, Berlin, Edition du CNRS, Paris 1970–2009
7. Christoph auf der Horst (2023) Heinrich Heine und das Recht auf Brot. Heine-Jahrbuch 62:19–44
8. Handbuch von Gerhard Höhn: Heine-Handbuch. Zeit – Person – Werk. Stuttgart: Metzler [3]2004.
9. Heinrich Heines Werk im Urteil seiner Zeitgenossen. Rezensionen und Notizen zu Heines Werken. Hrsg. von Eberhard Galley, fortgeführt von Christoph auf der Horst und Sikander Singh. Bd. 1–13. Metzler: Stuttgart (1981–2006)
10. Goltschnigg v D, Steinecke H (Hrsg) (2006–2011) Heine und die Nachwelt. Geschichte seiner Wirkung in den deutschsprachigen Ländern. Texte und Kontexte, Analysen und Kommentare, Bd 1–3. Erich Schmidt Verlag: Berlin

Heinrich Heine – Erkrankungen

14

Christoph auf der Horst

Heinrich Heine hat sein gesamtes Leben lang über eine Vielzahl und Vielfalt von Beschwerden und Erkrankungen geklagt, und sein Krankheitspanorama reicht dabei von reizbarer Schwäche in jungen Jahren bis hin zu Paresen und Paralysen der unteren Extremitäten in den letzten Lebensjahren. Früh setzten bei ihm Kopfschmerz und Migräneattacken bei großer Geräuschempfindlichkeit ein, über die er auch noch im Alter klagt und die mit ein Grund für seine häufigen Umzüge innerhalb von Paris gewesen sind. Dazu kam eine Augensymptomatik, die sich sowohl in einer Sehschwäche als auch zeitweilig in Pupillenstörungen und einer einseitigen Ptosis zeigte. In den frühen und dann in den späten Jahren wieder litt er häufig unter ausgeprägten Erkältungssymptomatiken mit Bronchitis und Rhinitis. Und auch Verletzungen infolge wohl eines Kutschenunfalls 1824 und nach einem Pistolenduell 1841 sind ihm nicht erspart geblieben. Ab Mitte 1846 imponiert eine Lähmungssymptomatik, die zunächst das Gesicht (Ptosis, aber auch Kinnladen und Lippen) betrifft, später sind aber dann Beine und Füße derart betroffen, dass Heine seine Wohnung nicht mehr verlassen kann und zuletzt innerhalb seines Krankenzimmers, der „Matratzengruft", von einer Krankenwärterin zwecks Pflege und Hygiene in den Zimmern umhergetragen werden muss. Zu dieser wohl vollständigen Paraplegie treten Spasmen im Abdominaltrakt, die für Heine von enormem Leidensdruck gewesen sind. Diese Krankengeschichte kann nicht als eine lineare Entwicklung oder im Sinne einer Progression rekonstruiert werden, gegenteilig muss sie durch immer wieder neu hinzukommende und wieder wegfallende Symptome, durch Remissionen, Rezidive und Aggravierungen skandiert gelesen werden [1].

C. auf der Horst (✉)
Heinrich-Heine-Universität Düsseldorf, Düsseldorf, Deutschland
E-Mail: chorst@hhu.de

T. Junginger et al. (Hrsg.), *Schriftsteller und ihre Erkrankungen*,
https://doi.org/10.1007/978-3-662-71465-2_14

Diese nicht zu überschauende Anzahl von Hinweisen über das vielfältige Krankheitsgeschehen von Heine selbst oder von Dritten finden sich vor allem in seinen Briefwechseln, die er in der Jugend beginnend bis unmittelbar vor seinen Tod mit fast 400 Korrespondenzpartnern unterhalten hat [2]. Dazu treten über 1000 zeitgenössische Berichte von Verwandten und Freunden, die ihre Sicht der Dinge im Anschluss an Besuche bei ihm, vor allem zuletzt am Krankenlager, in weiteren Briefen, Zeitungsartikeln und vielen kleineren Mitteilungen der Nachwelt überlassen haben [3]. Diese wegen ihrer Vielstimmigkeit eher komplexe und wegen ihrer mangelhaften Validität schlechte Überlieferungssituation ist für die Heine-Pathografie eine große Herausforderung. In den fast 170 Jahren nach Heines Tod am 17. Februar 1856 wurden über 70 pathografische Publikationen veröffentlicht, mit einer überraschenden Vielfalt der alleine für die letzten Lebensjahre Heines erhobenen Diagnosen: Neben einer venerischen Erkrankung stehen unheilbares Rückenleiden, myatrophische Lateralsklerose, eine spinale Form der progressiven Muskelatrophie, aber auch Multiple Sklerose oder eine tuberkulöse Meningitis.

14.1 Quellen und methodisches Vorgehen

Gegenüber diesen zwar umfangreich vorliegenden, aber nur wenig verlässlichen Traditionsquellen liegt die Hoffnung des Heine-Pathografen auf den Überrestquellen, also auf überliefertem Material wie etwa Diagnosen oder Rezepten aus ärztlicher Hand. Wenn sich diese Quellensituation zwar auch dürftig ausnimmt, liegen hier aber wenigstens die Rechnung einer „Maison de Santé“, dann die Therapieempfehlung eines Ärztekonsils, weiterhin drei Opiumrezepte und eine Privatliquidation des Metallotherapeuten Victor Burq vor [4]. Und schließlich ist noch das Kondolenzschreiben des Heine zuletzt behandelnden Arztes überliefert, in dem dieser die von ihm vermutete Todesursache nennt. Obduktionsergebnisse liegen nicht vor, denn eine Obduktion hatte Heine testamentarisch verbieten lassen. Abgerundet wird dieser Quellenbestand durch eine spurenkundliche Untersuchung auf eine Quecksilberbelastung hin, die 2000 und 2003 an der Probe einer Haarlocke Heines vorgenommen worden war, die sich im Nachlass seiner Frau befand.

Eine erste methodische Entscheidung ist somit, nicht sämtliche Hinweise Heines von seinen frühen Studentenjahren an bis zu seinem Tod unterschiedslos zur Grundlage der Heine-Pathografie zu machen. Eine zweite Entscheidung ist, dass die Rekonstruktion ihren Ausgangspunkt bei den o. a. Überrestquellen nimmt. So wird einmal der Untersuchungszeitraum sinnvoll eingekürzt, denn diese Quellen stammen alle aus dem letzten Lebensjahrzehnt Heines. Damit wird auch sichergestellt, dass die pathografische Veranschlagung von literarischen Zeugnissen, Erzählungen von Augenzeugen und Korrespondenzen mit Dritten diese nur entsprechend ihres Stellenwertes als Quellen nachrangiger Dignität berücksichtigt. Und vor dem Hintergrund der Einsicht in die Historizität von Krankheit, ihrer Erforschung und Behandlung heißt das nun, dass die historische Deutung der Krankheiten Heines in die Geschichte der Entdeckung und Erforschung der Syphilis eingebettet sein muss – und zwar derart, dass die Überrestquellen (die überlieferten

Rezepte und das Ärztekonsil) vor dem Hintergrund der zeitgenössischen Diagnostik (wies Heine Symptome auf, die damals für eine venerische Erkrankung sprachen?), der Therapeutik (sind in der Krankengeschichte Heines Medikationen und Therapien überliefert, mit der früher eine venerische Erkrankung behandelt wurde?), der medizinischen Versorgung (kann aufgezeigt werden, dass Heine von einem Venerologen oder in einer auf Geschlechtskrankheiten spezialisierten Klinik behandelt wurde?) und auch der zeitgenössischen medizinischen Erforschung der Syphilis (ihre zentralen Protagonisten, Thesen, Publikationen und ärztliche Handlungsanleitungen) interpretiert werden müssen. Die Leitfrage ist also nicht, welche Krankheiten etwa aus dem Briefwechsel Heines herausgelesen werden können, sondern auf welche Krankheit(en) die in den überlieferten Überrestquellen gemachten Angaben reagierten.

14.2 Das Ärztekonsil von 1848

Ausgehend von diesen Überrestquellen muss als Erstes das Ärztekonsil – als das aussagekräftigste Dokument der Überlieferungsgeschichte überhaupt – in den Mittelpunkt der Rekonstruktion gerückt werden (Abb. 14.1). Es ist auf den 9. Oktober 1848 datiert und liegt damit in der Zeit einer sonst gut bezeugten Aggravierung von Heines Krankheitszustand ab ca. 1846, spätestens ab 1848. Unterschrieben ist das Konsil von vier Ärzten: Leopold Wertheim (1819–1890) war ein aus Österreich stammender und in Paris praktizierender Hydrotherapeut. Mit David Gruby (1810–1898) ist der in Ungarn geborene Pathologe und Mykologe bezeichnet, der in Paris neben Heine zahlreiche weitere prominente Persönlichkeiten zu seinen Patienten zählte. Dann war Léon-Louis Rostan (1790–1866) anwesend, ein zeitgenössisch berühmter Kliniker, der 1834 den Lehrstuhl für Klinische Medizin am Hôtel-Dieu erhalten hatte. Und mit Auguste François Chomel (1788–1858), der 1832 zum Leibarzt König Ludwig-Philipps ernannt worden war und mit Rostan gemeinsam das *Nouveau Journal de Médecine* herausgab, stand ein weiterer hoch angesehener Kliniker bei dem Konsil am Bett Heines.

Die Therapieanweisungen des Ärztekonsils sind von einer übersichtlichen und klaren Struktur. Sie umfassen fünf Punkte, die vom Spezifischen (präzise Angaben zu Art und Ort der therapeutischen Anwendung sowie zu den Medikamenten) zum Allgemeinen übergehen (ergänzende Empfehlungen, die das allgemeine Wohl des Patienten betreffen):

1. Man kauterisiere längs der Wirbelsäule und beginne mit zweien in der Region des Nackens;
2. Entlang des Rückgrats mache man Einreibungen mit neapolitanischer Salbe (l'onguent napolitaine);
3. Man gebe Kaliumjodid innerlich;
4. Die Verdauung unterstütze man durch Laxativa;
5. Die Ernährung sei leicht & mäßig; man vermeide alle Reizmittel; es können Narkotika verwendet werden, um die Schmerzen zu lindern.

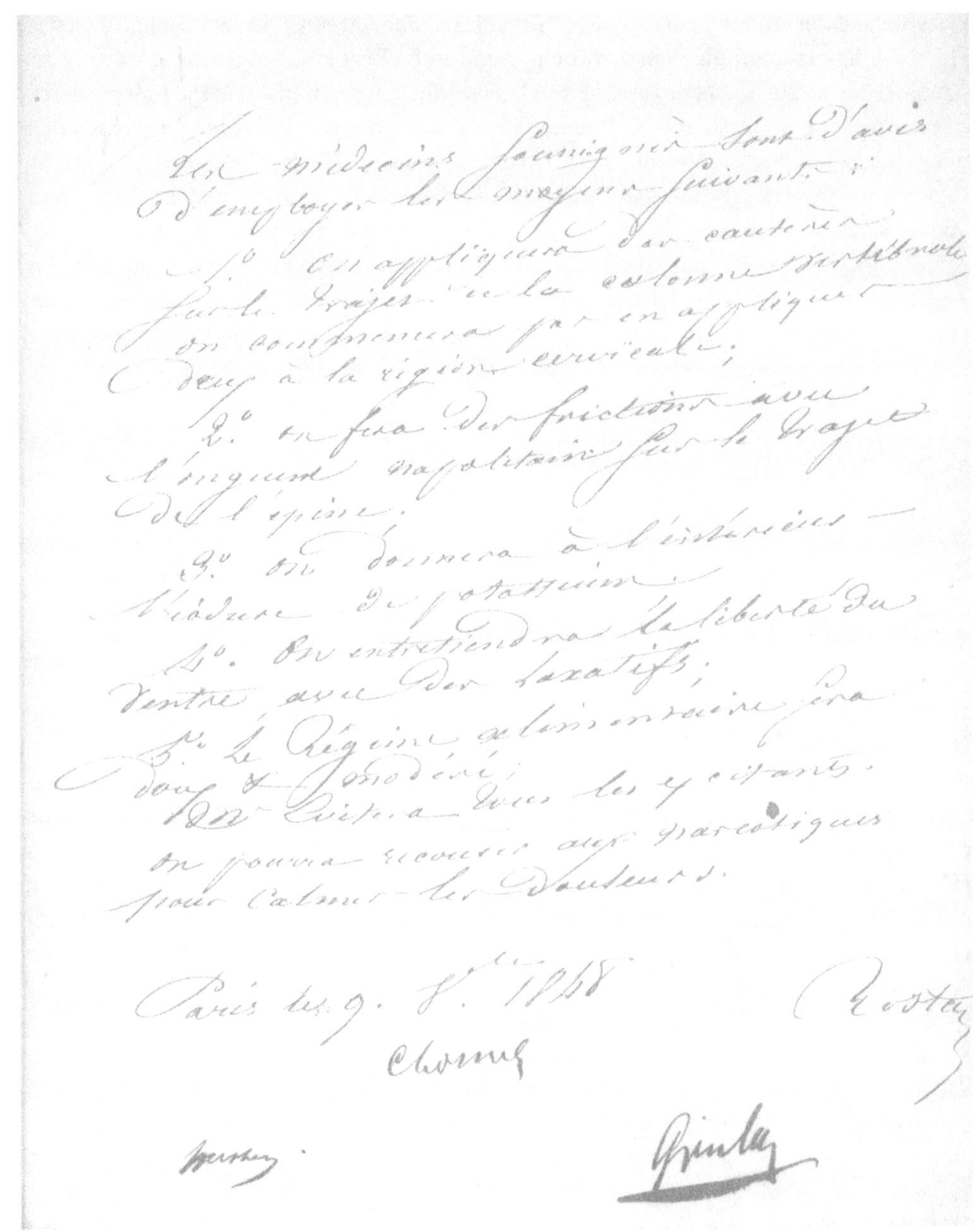

Les médecins soussignés sont d'avis d'employer les moyens suivants:

1° On appliquera des cautères sur le trajet de la colonne vertébrale on commencera par en appliquer deux à la région cervicale;

2° on fera des frictions avec l'onguent napolitain sur le trajet de l'épine;

3° on donnera à l'intérieur l'iodure de potassium;

4°. On entretiendra la liberté du ventre avec des laxatifs;

5°. Le Régime alimentaire sera doux & modéré; On évitera tous les excitants.

On pourra recourir aux narcotiques pour calmer les douleurs.

Paris le 9. 8bre 1848

Rostan

Chomel

[illegible]

[illegible]

Abb. 14.1 Ärztekonsil mit Therapieanweisung vom 9. Oktober 1848. (Heinrich-Heine-Institut, Düsseldorf)

Unter der in Vorschrift 1 angeführten Kauterisation wurde zeitgenössisch zunächst eine Operation verstanden, durch die Gewebe verbrannt oder verschorft wurde, um Krankheiten vorzubeugen, zu heilen oder zu lindern ([5], Bd. VII, S. 49). In aller Regel wurde ein glühendes Brenneisen typischerweise in der Nackenregion eingesetzt, und eine Kauterisation mit mehreren Cautères – so wie es das Konsil vorsah – war offenbar eine „große Kauterisation“, die beabsichtigte, nicht nur eine Eiterung der betroffenen Körperstellen, sondern auch eine Reizung und Stärkung des gesamten Organismus herbeizuführen ([5], Bd. VII, S. 50, 52).

Unter der in Vorschrift 2 genannten „l'onguent napolitain“ ist die in Bossus vielfach aufgelegtem *Nouveau compendium médicale* von 1842 und dort im Abschn. „Therapie und Dosierung“ gleich zweimal aufgeführte „ONGUENT GRIS OU MERCURIEL SIM.“ bzw. „ONGUENT NAPOLITAINE OU MERCUR. DOUBLE“ zu verstehen. Diese ist eine zu gleichen Teilen aus (Schweine-)Schmalz oder Fett – als Trägersubstanz – und Quecksilber hergestellte Salbe mit antisyphilitischer Wirkung, deren Anwendungsweise „en frictions“, also mit Einmassieren/Einreiben zu geschehen habe ([6], S. 692). Dass diese Merkurialsalbe bei Bossu synonym zu „grauer Salbe“ („onguent gris“) steht, macht zusätzlich deutlich, dass damit die noch bis in die Anfänge des 20. Jahrhunderts sich im Volksmund gehaltene Bezeichnung „graue Salbe“ für eine Salbe gegen Geschlechtskrankheiten gemeint ist. Diese quecksilberhaltige „neapolitanische Salbe“ solle laut Therapieempfehlung in den gerade kauterisierten Rücken eingerieben werden.

Zu diesen äußerlichen Anwendungen tritt in Vorschrift 3 die Therapieanweisung der oralen Gabe von Kaliumjodid. Kaliumjodid (KI), das in einer direkten Reaktion von Iod mit Kaliumhydroxid in wässriger Lösung synthetisiert und noch bis heute wegen seiner antiseptischen und antimikrobiellen Wirkung eingesetzt wird, wird von Bossu für eine Therapie der Syphilis empfohlen. Bossu verweist zunächst auf die Schwierigkeit, die Syphilis definieren zu können, die eine komplexe, vielgestaltige und von einem Virus verursachte Erkrankung sei. In ihrer Symptombeschreibung schließt er sich dann explizit Philippe Ricord an, über den er bereits in seinem Vorwort geschrieben hatte, dass dieser sein Gewährsmann für die Abfassung des Kapitels über die venerischen Erkrankungen des Kompendiums gewesen sei ([6], S. XIV). Der therapeutische Erfolg der inneren Gabe von KI werde in Fällen der syphilitischen Tertiärsymptomatik von Tag zu Tag überzeugender, und Philippe Ricord bevorzuge KI klar vor medikamentösen Alternativen ([6], S. 398). Konkret sei KI innerlich bei knochenbezogenen Schmerzen der Tertiärsymptomatik zu verabreichen. Das KI könne in Form eines gesüßten Teeaufgusses oder auch einfach in destilliertem Wasser aufgelöst verabreicht werden ([6], S. 402).

Die abschließenden Vorschriften 4 und 5 betreffen das Wohl des Patienten in allgemeinerer Hinsicht: Sie zielen auf eine Unterstützung der Verdauung mittels Abführmittel und achten komplementär hierzu auf einen leicht verdaulichen und nicht zu reichhaltigen Speiseplan in angemessenen Mengen. Und gegen die offensichtlich vorhandenen Schmerzen können schmerzlindernde oder betäubende Substanzen eingesetzt werden.

14.3 Die Vorschriften des Ärztekonsils in Heines Lebenswelt

14.3.1 Die Kauterisation

Dass Heine kauterisiert worden ist, ist gut belegt: So schreibt er seinem Bruder Maximilian, dass er auf „Anrathen einer großen Consultation, wozu Chomel und Rostan gehörten", sich „zwei Cautheres im Genicke und andere zwei Cauteres am entgegengesetzten Ende des Rückens, im Kreuze nemlich", habe setzen lassen ([2]], Bd. XXII, S. 300). Im Januar 1849 bekennt er seinem Verleger Julius Campe, dass er seit sieben Monaten das Bett nicht mehr verlassen habe, „beständig auf dem Rücken liegend, wo mir vier Wunden eingebrannt worden"([2], Bd. XXII, S. 304). Die Kauterisation war kein Einzelfall, sondern ist häufig wiederholt worden. So berichtet Ferdinand Meyer nach einem Besuch bei Heine im September 1849: „Sein Rücken war durch wiederholtes Brennen zu einer einzigen großen Wunde geworden …" Im September 1850 erwähnt Heine gegenüber den mit ihm befreundeten Lebensgefährten Adolf Stahr und Fanny Lewald seine „fürchterlich schmerzenden Brandwunden" und Stahr und Lewald berichten dann ihrerseits wenig später: „Als wir das vorigemal zu ihm kamen, hatte man ihn so eben gebrannt. Die unglücklichen Werkzeuge und Lappen hatten noch brenzelig riechend im Vorzimmer gelegen, und wir hatten uns auf den Bericht seiner braunen Wärterin entfernen wollen. Aber trotz der furchtbaren Schmerzen, welche diese Operation ihm verursacht hatte, bestand er darauf …, dass wir bei ihm blieben …" ([3], Bd. 2, S. 136, 195, 206).

14.3.2 Quecksilber und die Analyse der Haarlocke Heines

Die Behandlungsvorschrift, die kauterisierten Stellen des Rückens mit einer stark quecksilberhaltigen Salbe einzureiben, ist mit Anlass gewesen, die im Nachlass von Heines Witwe Mathilde überlieferte Haarlocke Heines auf eine Quecksilberbelastung hin zu untersuchen, um eine hoch dosierte oder längerfristige Merkurialkur bei der vermuteten venerischen Grunderkrankung nachzuweisen. Allerdings ließ sich keine erhöhte Hg-Konzentration feststellen. Stattdessen konnten zwischen 192 µg und 244 µg Blei pro Gramm Haar nachgewiesen werden, was mit den heute angesetzten Normwerten von 1,8 µg/g verglichen der bis zu 135-fache Wert ist [7, 8]. Zurückhaltend muss hier eine pathografische Diagnosestellung auf Bleivergiftung aber deshalb sein, weil die Symptomtrias der Bleiintoxikation (Kolik, Radialislähmung und Bleisaum) durchaus dem zeitgenössischen Kenntnisstand der Medizin entsprach, diese sich aber nicht in der Krankengeschichte Heines wiederfinden lässt [9].

14.3.3 Kaliumjodid, Philippe Ricord und die „Maison de Santé"

Das oral zu verabreichende Kaliumjodid (KI) hat Heine offensichtlich längerfristig eingenommen. Im Gespräch mit dem Arzt Heinrich Rohlfs, der Heine 1851 mehrfach besuchte, gesteht Heine, dass das „einzige Medicament, welches ich in meiner ganzen Krankheit genommen habe, … Jodkali“ gewesen sei, wenn er dann auch fortfährt: „ohne daß ich dadurch eine Verbesserung meines Zustands verspürt hätte“ ([3], Bd. 2, S. 255).

Das Kaliumjodid genießt in der Geschichte der Syphilisnosologie einen besonderen Stellenwert [10]. Die Dermatologie und die Venerologie in Paris Anfang/Mitte des 19. Jahrhunderts waren grundsätzlich in unterschiedliche Schulrichtungen ausdifferenziert, und in diesen Streit zwischen den 1820er- und 1850er-Jahren griff Anfang der 1830er-Jahre Philippe Ricord (1800–1889) ein. Er wählte mit der Autoinokulation patienteneigenen Eiters ein methodisches Vorgehen, das es ihm nachmalig erlaubte, die Syphilis von einer Gonorrhoe zu trennen und in die primäre, sekundäre und tertiäre Form der Syphilis zu unterscheiden. Tatsächlich hatten sich dann diese bereits vorher diskutierte, aber von Ricord zur Evidenz gebrachte Stadieneinteilung der Syphilis und die therapeutische Effektivität von Kaliumjodid in sehr kurzer Zeit in der ärztlichen Praxis durchgesetzt. Es ist gerade der systematisch untersuchte und belegte therapeutische Erfolg der Kaliumjodidanwendung, warum Ricord innerhalb der zeitgenössischen Venerologie so stark rezipiert wurde ([11], Bd. XXIX, S. 216; [6], S. 398).

Philippe Ricord ist über die historische Syphilisnosologie hinaus noch aus einem weiteren Grund für die Heine-Pathografik von Bedeutung [12]. Denn in seinen *Souvenirs d'un Hugolâtre*, einer Kulturgeschichte der Julimonarchie, integriert Augustin Challamel auch einige Kapitel über die zeitgenössische französische Medizin, wendet sich darin Philippe Ricord zu und beschreibt dort auch ausführlich die von Dénis Louis-Gregoire Faultrier auf der Rue de Lourcine betriebene „Maison de Santé“. Wie aus einer erhaltenen Privatliquidation hervorgeht, konsultierte Heine am 8. Mai 1848 diese von seinem Freund und Trauzeugen Faultrier geleitete Heilanstalt [13]. Challamel berichtet nun, dass diese „Maison de Santé“ eine „succursale“, eine Zweigstelle der zentralen venerologischen Klinik in Paris, des Hôpital du Midi, war, dessen Klinikdirektor eben der berühmte Venerologe Philippe Ricord (1800–1889) war. Dieser machte in der „Maison de Santé“ täglich Visite und die Krankheiten, die dort von ihm behandelt wurden, waren venerische Erkrankungen. Der Zusammenhang von Ricord und Syphilis war so bekannt, dass man es in der Öffentlichkeit vermeiden musste, Philippe Ricord zu grüßen, um nicht in den Verdacht zu geraten, venerisch erkrankt zu sein.

14.3.4 Heines Obstipation

Dass der Einsatz von Laxativa einen eigenen Punkt in den Therapieempfehlungen erfährt, kann als Hinweis darauf verstanden werden, dass Heine hartnäckig obstipiert war. Das kann durch die Korrespondenz gestützt werden, denn Heine klagte schon im Verlauf des Jahres 1847, dass er nicht verdauen könne ([2], Bd. XXII, S. 249, 265), und noch im Januar 1850 schreibt er seinem Bruder, dass seine „Constipationen viel peinlicher geworden und ich muß oft 14 Tage lang mich unmenschlich abmartern, ehe ich zu Stuhle kommen kann“. Im Mai 1850 heißt es, dass er immer noch unter „erschrecklichen Verstopfungen“ leide, sodass er in der Not zu Klistieren greifen müsse ([2], Bd. XXIII, S. 19, 40 f.; [3], Bd. 2, S. 176).

14.3.5 Die Opiumrezepte und Heines Opiumabusus

Die in der fünften Therapievorschrift empfohlenen Narkotika sind durch die drei überlieferten Opiumrezepte belegt, die jeweils von dem Heine bis zu seinem Tode behandelnden Arzt, Dr. David Gruby, ausgestellt wurden. Dieser verordnete am 2. Juli 1849 und am 4. März 1850 (Abb. 14.2) – ein drittes Rezept ist undatiert – Acetatis morphii und Hydrochloratis morphii. Die beiden datierten Rezepte verweisen ausdrücklich auf den äußerlichen Gebrauch des Morphins: „pour l'usage externe". Das dritte Rezept ist eine „copie de ordonnance de Monsieur le Dr Gruby" und verordnet wiederum Morphinacetat. Heine steigert seinen Morphinverbrauch zunehmend. Am 9. Januar 1850 schreibt er in einem langen Brief an seinen Bruder Maximilian, dass er „zuweilen 7 Gran ([Morphin] in 24 h" einnehme und deshalb „in einer wüsten Betäubniß" lebe ([2], Bd. XXIII, S. 19). 7 Gran sind umgerechnet 0,42 g Morphium, die therapeutische Dosis von Morphium wird heute mit 10 mg angegeben.

Insgesamt wird berichtet, dass Heine, um sich nur ein wenig Linderung verschaffen zu können, „Morphium in drei verschiedenen Gestalten einnehmen mußte" ([3], Bd. 2, S. 148). So ist die perkutane Brennkegelapplikation mehrfach belegt ([3], Bd. 2, S. 99, 195). Daneben hat Heine sich seit Juni 1854 täglich in eine am Hals offen gehaltene

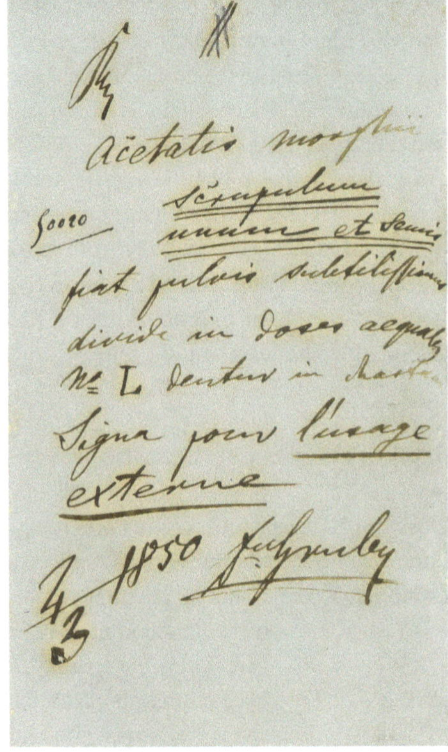

Rp
Acetatis morphii
scrupulum
unum et semis
fiat pulvis subtilissimus
divide in doses aequales
No L dentur in charta
Signa pour l'usage
externe
4/3 1850 Dr Gruby

Abb. 14.2 Morphiumrezept für Heinrich Heine, ausgestellt von Dr. David Gruby, 4. März 1850. (Heinrich-Heine-Institut, Düsseldorf)

Wunde Morphin einstreuen lassen ([3], Bd. 2, S. 269, 345, 373, 375). Auch Kataplasmen, also Morphingabe in heißen Umschlägen, sind belegt ([3], Bd. 2, S. 123, 132). Die häufigste Applikationsweise, wohl weil sie auch die bequemste war, ist die perorale Gabe von Morphin gewesen. So berichtet Heine, dass „er heute schon einen Centner Opium verschluckt" habe, dass er „2 Gran Morphium ohne Erfolg genommen" und zuletzt „ungeheure Dosen Morphine" gebraucht habe ([2], Bd. XXIII, S. 359; [3], Bd. 2, S. 405, 479). Dieser sich in den hohen Dosen beweisende extreme Morphiumabusus hängt mit der freien Verfügbarkeit im Haushalt Heines zusammen. Tatsächlich versorgt Mathilde ihren Mann bei den ersten Anzeichen seiner Schmerzen immer schnell mit dem Medikament ([3], Bd. 2, S. 228, 233 f., 371, 374).

Bei dieser ständigen Verfügbarkeit des Rauschgifts und den hohen Dosen, die Heine einnahm, verwundert es nicht, dass er auch die Nebenwirkungen des Morphins bei sich registriert. So rufen höhere Dosen narkoseartige Zustände mit Bewusstseinsverlust hervor, denn Heine beklagt mehrfach, dass sein Kopf „durch die Opiate sehr ermüdet und gedankenlos" sei, dass der „Kopf sehr schwach ... durch den Uebergebrauch von betäubenden Opiaten" sei, dass der Kopf „sehr dumpfig" werde, weil er „beständig Zuflucht zum Opium" nähme, oder dass er „ungewöhnlich kopfbetäubt wegen ... der zu großen Dosen von Opiaten" sei ([2], Bd. XXIII, S. 19, 23, 61 ff., 75). Häufig ist Heine deswegen nicht mehr in der Lage, seinem Sekretär zu diktieren ([2], Bd. XXIII, S. 137, 148, 377 f.).

Die unmittelbare Todesursache

Auch die unmittelbare Todesursache kann auf einen Morphinabusus zurückgeführt werden. Wie der behandelnde Arzt Dr. Gruby am 17. Februar 1856 dem Bruder Heines schreibt, sei dieser „infolge von Schwäche durch ein heftiges Erbrechen herbeigerufen" gestorben, nicht etwa an den Folgen seines langjährigen Leidens, sondern an einer „zufälligen Unpäßlichkeit", und meint mit diesem Euphemismus eine weitere, mit den vielen für Heines Krankengeschichte belegten Opiumvergiftungen assoziierte Brechkrise ([3], Bd. 2, S. 473). Diese Einschätzung teilen auch die Personen, die im Haushalt lebten oder verkehrten, wie seine späte Freundin Elise Krinitz, der Freund Alfred Meißner und die Hausgehilfin Pauline Rogue ([3], Bd. 2, S. 479, 482).

Denn erschwerend zu dieser Opium- oder Morphinüberdosierung war hinzugekommen, dass ein in der Not herbeigerufener Arzt – Dr. Gruby war nicht erreichbar gewesen – Heine in Unkenntnis des Krankheitsbildes und der Medikation einen „Tee von Orangenblüten und Wasser von Vichy" mit jeweils „einem Tropfen Laudanum" verordnete ([3], Bd. 2, S. 474). Laudanum ist bekanntlich ein Opiumpräparat, sodass dieser mit den Umständen nicht vertraute Arzt möglicherweise eine Opiumüberdosierung mit einer weiteren Opiumgabe zu therapieren versucht hatte. So kam es nach dem überlangen Opium- oder Morphinabusus, der jede normale Magen- und Darmtätigkeit disreguliert hatte, häufiger zu starkem Erbrechen. Der Vomitus der letzten drei Tage Heines könnte dann zu einer schweren Alkalose geführt haben, die nicht mehr kompensiert werden konnte.

14.4 Das Ärztekonsil im medizinischen Kontext der Zeit

Wie die Therapievorschriften der äußerlich anzuwendenden Quecksilbersalbe und des innerlich zu gebenden Kaliumjodid bereits nahelegen, sehen die vier Ärzte offensichtlich die Notwendigkeit, eine venerische Erkrankung zu behandeln. Für die Diskussion einer Geschlechtskrankheit bei Heine muss dann zunächst gefragt werden, ob und welche Symptome Heine aus Sicht der zeitgenössischen Venerologie gezeigt hat bzw. ob neben den erwartbaren Symptomen auch eine venerische Infektion in seiner Krankengeschichte überliefert ist.

14.4.1 War Heine venerisch infiziert?

Tatsächlich berichtet er am 9. Januar 1824 seinem Freund Moses Moser, dass er „gottlob von einem ärgerlichen Ausschlag jetzt kurirt" sei, und erklärt, dass er sich diesen durch „die Boyisensche Uebers. des Corans zugezogen" habe ([2], Bd. XXII, S. 134). Hauschild hat nachgewiesen, dass mit diesem metaphorischen Gebrauch des Korans im zeitgenössischen studentischen Jargon der Tripper bezeichnet wurde ([14, S. 72). Da der damalige Kenntnisstand der Medizin es aber nicht erlaubt, einen Tripper von einer Syphilis oder einer anderen Geschlechtserkrankung zu unterscheiden, wird im Jargon mit Tripper auch allgemein eine venerische Erkrankung bezeichnet. Wenige Wochen nach diesem Brief berichtet Heine – auch wieder seinem Freund Moses Moser –, dass er durch Kondome geschützten sexuellen Kontakt mit einer Person suchen würde, von der allgemein bekannt sei, dass sie venerisch infiziert sei ([2], Bd. XX, S. 145). Im Sommer 1824 hat er sich – wie er in der *Harzreise* schreibt – in die Behandlung des Göttinger Arztes Karl Friedrich Heinrich Marx (1796–1877) begeben, von dem bekannt ist, dass er sich auch auf die Therapie von Geschlechtskrankheiten verstand ([15], Bd. VI, S. 84 und Kommentar S. 591). Eine venerische Infektion Heines wird aus diesem Quellenmaterial heraus denkbar. Abgesehen von dieser einzigen Bemerkung – „von einem ärgerlichen Ausschlag jetzt kurirt" – gibt es aber weder zwischen 1822 und 1825 noch darüber hinaus und auch nicht in dem zeitlichen Umfeld des Ärztekonsils von 1848 einen weiteren Hinweis auf eine krankhafte Hautbeteiligung etwa wie Exanthem, Bubonen, Gummen, Schanker, Tripper etc.

14.4.2 Die Symptome Heines

Wenn damit eine venerische Infektion Heines wahrscheinlich wird, muss weitergehend gefragt werden, auf welche Symptomatik vor allem die spezifischen Therapievorschriften 1 bis 3 reagiert haben. Auffällig ist, dass Heine seit Mitte der 1840er-Jahre bis zu seinem Tod 1856 regelmäßig und häufig von Lähmungen und schmerzhaften Krämpfen sprach.

Ab Anfang 1847 trat ein zunächst unsicherer Gang und dann eine Hemiparese (halbseitige Lähmung) dazu, die sich zu einer vollständigen Paraplegie (vollständige Lähmung der unteren Extremitäten) verschlechterte. Ab dem 20. August 1847 berichtet er wiederholt, dass er seit einigen Tagen auch nicht mehr gehen könne. Ähnlich heißt es ab dem 10. März 1848, dass er kaum zwei Schritte gehen bzw. nicht auf seinen Beinen stehen könne ([2], Bd. XXII, S. 269, 272). Diese Lähmungen waren spätestens ab April 1848 von schmerzhaften Krämpfen begleitet, die Heine immer wieder beklagt ([2], Bd XXII, S. 277, 288, 312). In seinen Briefen beschreibt er diese Erscheinungen als die „schrecklichsten", „martervollsten" und die „fürchterlichsten" Krämpfe. Diese gingen vor allem vom Rückgrat aus und zögen den Abdominaltrakt und den Rücken in Mitleidenschaft ([2], Bd. XXII, S. 300, 310; [15], Bd. XV, S. 112; Bd. XXIII, S. 72, 94, 110 f. und öfter). Für den Februar 1856 berichtet seine langjährige Freundin, Caroline Jaubert: „Sein völlig abgezehrter Körper schien der eines zehnjährigen Kindes zu sein; seine Füße hingen träge herunter, schwankten hin und her und waren so verdreht, daß die Fersen sich vorne befanden, da wo die Fußspitze hätte sein müssen" ([3], Bd. 2, S. 469) (Abb. 14.3).

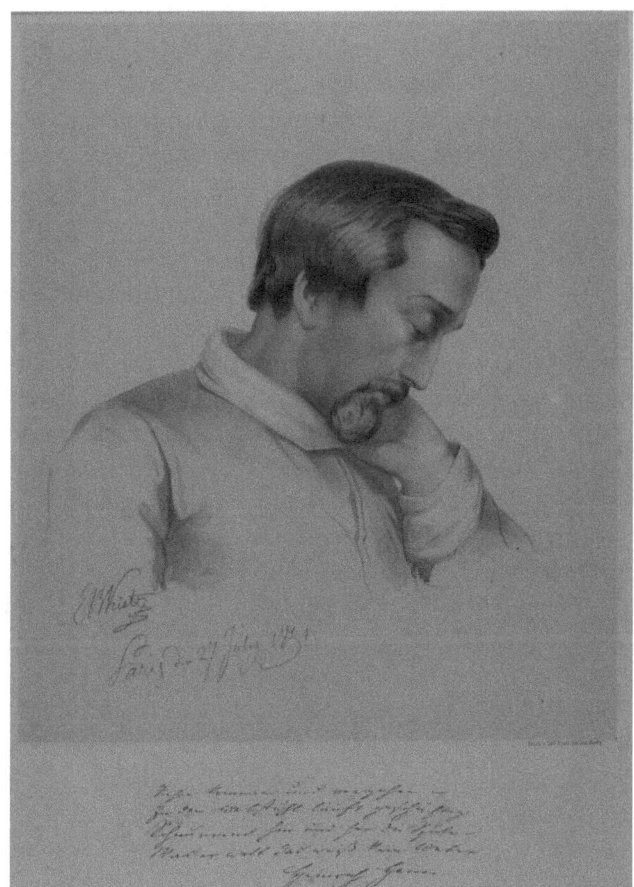

Abb. 14.3 Heinrich Heine. Bleistift/Kreide von Ernst Benedikt Kietz, 1851. (Heinrich-Heine-Institut, Düsseldorf)

14.5 Heines Beschwerdebild im Kontext der zeitgenössischen Venerologie

Wie aber kann nun das konkrete Beschwerdebild Heines mit den therapeutischen Vorschriften des Ärztekonsils und der ihnen zugrunde liegenden Pathologie (im weiteren Sinne Syphilispathologie) in Einklang gebracht werden? Denn nur wenn die dem Konsil zugrunde liegenden pathologischen Vorstellungen und die aus ihnen abgeleitete Therapie mit Heines Symptomen übereinstimmen, darf mit dem Anspruch auf Verlässlichkeit von dem Ärztekonsil auf die Erkrankung Heines geschlossen werden. Eine solche Verordnung, die eine Kauterisation mit einer anschließenden Quecksilbereinreibung und einer internen Gabe von KI kombiniert, findet sich in einem Aufsatz Ricords bereits aus dem Jahr 1839.

Syphilis und Skelett

Philippe Ricord riet bei einer therapieresistenten syphilitischen Osteitis dazu, neben dem einschlägigen Kaliumjodid auch zu Brandpflastern zu greifen, und zur Verstärkung der Wirkung sollten im Anschluss noch die betroffenen Stellen mit Quecksilbersalbe behandelt werden. Der damals bedeutendste Venerologe empfiehlt also exakt die im Ärztekonsil von 1848 überlieferte Medikation von Kaliumjodid, den Einsatz von Brandpflastern und eine anschließende Quecksilberbehandlung. Indiziert war diese Therapie bei den typischen Knochenschmerzen einer Osteitis des Stadiums Lues III, wenn diese sich allen Therapieversuchen bislang widersetzt hatte. Diese Empfehlung veröffentlichte Ricord im *Bulletin général de thérapeutique médicale et chirurgicale* [16] und damit in einer Zeitschrift, die schwerpunktmäßig auf die Therapie ausgerichtet war und zeitgenössisch als eine der „leading platforms for medical eclecticism in the 1830s and 1840s" galt ([10], S. 543). Offenbar scheint genau dieses Krankheitsbild auch dem vierköpfigen Ärztekonsil vorgelegen zu haben, wenn auch in aggravierter Form. Denn anstelle eines Brandpflasters verordneten sie eine Kauterisation, und statt eines Merkurialverbandes empfahlen sie, die betroffenen Stellen mit Quecksilbersalbe einzumassieren.

Die Behandlung der syphilitischen Osteitis und Spondylitis ist auch in der Breite angekommen. Antonin Bossu weist auf die vielfältigen Ursachen der Osteitis hin, wie venerische Exzesse und syphilitische Laster ([17], S. 600). Der Verlauf der Krankheit sei langwierig vor allem dann, wenn sie eine konstitutionelle Ursache habe. Sie ende durch eine Auflösung, eine Induration, eine Eiterung oder durch eine Nekrose des betroffenen Knochens (ebd.). Eine Therapie der Osteitis solle der Ursache angepasst sein: Evakuation und Bäder, dann Quecksilbereinreibungen. Auch die Haarseilmethode („séton") oder Kauterisationen können zum Einsatz kommen. Für den Fall einer venerischen Erkrankung im Tertiärstadium – und hier schließt sich Bossu explizit Philippe Ricord an – würde das eine Medikation mit Kaliumjodid bedeuten ([17], S. 600, 1008). Neben Ursache und Therapie der Osteitis bespricht Bossu auch deren Formenvielfalt, so auch die „ostéite vertebrale", die Entzündung der Wirbel der Wirbelsäule, die auch eine venerische Ursache habe und die schließlich zu einer Zerstörung der Wirbel führen könne. Die Therapie bestünde in der Anwendung von Moxibustionen – ein der Kauterisation verwandtes, aber schonenderes Verfahren –, die dann von Kauterisationen abgelöst werden sollten.

Antonin Bossu erklärt in diesem Abschnitt noch weiter, wie eine Osteitis der Wirbel zu einer Lähmung der Gliedmaßen führe. Denn die Erweichung der Wirbel lasse diese bald nicht mehr das Gewicht des Rumpfes tragen. Dann würden diese Knochen in sich selbst zusammenbrechen. Der oberhalb gelegene Wirbel führe eine Schaukelbewegung aus, wobei sein Dornfortsatz in eine vorstehende Position rutsche, was einen Gibbus nach sich ziehe. Die Krankheit sei ernst, weil das Rückenmark dadurch einer mehr oder minder starken Kompression ausgesetzt werde und bösartige Folgen wie eine Parese oder gar Paralyse der unteren Extremitäten nach sich ziehen könne ([17], S. 601).

Auch diese Verkrümmung des Rückgrats, die die Folge einer Zerstörung der Wirbel ist, wird von Heine in dem betreffenden Zeitraum deutlich beschrieben. Am 12. September 1848, am 25. Januar 1850, am 30. April 1850, am 15. November 1850 schreibt Heine, dass zu den Krämpfen noch „Kontraktionen" bzw. „Verkrümmungen" und „Zusammenziehungen" besonders der Beine und des Rückgrats gekommen wären. So klagt Heine am 30. April 1850, dass „auch der Rücken in den Nächten fast ganz gekrümmt ist", am 12. Oktober 1850, dass „seine Kontraktionen stärker und decidierter geworden seien: ich liege zusammengekrümmt, Tag und Nacht in Schmerzen". Am 1. November 1850 heißt es: „... und mit Schaudern bemerke ich, dass mein Rücken sich krümmt". Wenig später teilt er am 15. November 1850 seinem Bruder Maximilian mit: „... beständige Krämpfe und Zusammenziehungen, besonders der Beine und des Rückgrats, zusammengekrümmt liege ich auf einer Seite im Bette, ohne mich bewegen zu können" ([2], Bd. XXIII, S. 38, 56, 60, 61 ff.).

14.6 Kommentar

Von der verlässlichsten Quelle der gesamten Krankengeschichte Heines ausgehend konnte die nach einer konsiliarischen Untersuchung des Patienten empfohlene medizinische Therapieanweisung als Verfahrensvorschrift zur Behandlung einer fortgeschrittenen Syphilis interpretiert werden. Das hinter dieser „Syphilis" stehende medizinische Konzept war allerdings grundsätzlich unterschieden von jenem, das heute die Syphilis beschreibt und erklärt. Denn erst mit der 1905 von Fritz Schaudinn und Erich Hoffmann im Mikroskop entdeckten Spirochäte Treponema pallidum konnte die Krankheit ätiologisch über ihren Erreger definiert werden. Auch die heute eingesetzten diagnostischen Verfahren, wie etwa T.-pallidum-spezifische Antikörpertests, wurden erst durch die 1906 entwickelten, aber noch unspezifischen serologischen Verfahren, die auf einer Komplementbindungsreaktion beruhende „Wassermann-Reaktion", ermöglicht. Ein gleiches gilt für die Therapie der Syphilis, in der erst 1910 durch die Arbeiten Paul Ehrlichs und Sahachiro Hatas ein entscheidender Fortschritt mit der Einführung des Arsphenamin (Dioxydiamidoarsenobenzol; Handelsname Salvarsan) erzielt worden war, das heute durch das 1906 von Alexander Fleming entdeckte Penicillin abgelöst ist. Weil die Spirochäte eben sensibel auf Penicillin reagiert und die Syphilis sich deshalb einfach und effektiv behandeln lässt, finden sich in der ärztlichen Alltagspraxis bei einer wegen HIV und Corona zwar zwischenzeitlich gesunkenen, zuletzt aber wieder stark angestiegenen Inzidenz [18] keine Fälle einer tertiären Syphilis mehr (Tab. 14.1).

Tab. 14.1 Tabelle Charakteristik der Syphilis (Lues)

Definition	Chronische Infektionskrankheit, die in Stadien (I–III, Neurosyphilis) verläuft. Übertragung meist durch Geschlechtsverkehr
Erreger	Treponema pallidum
Epidemiologie	Inzidenz steigend; Männer häufiger betroffen als Frauen
Inkubationszeit	Im Durchschnitt 14–24 Tage
Klinik	*Primärstadium:* schmerzloses Ulcus durum (Geschwür, „Harter Schanker“), meist am Genital, vergrößerte Leistenlymphknoten. Rückbildung nach ca. 5 Wochen *Sekundärstadium* 2–3 Monate nach Infektion: hämatogene und lymphogene Ausbreitung. Meist Exantheme der Haut. Bei 1/3 der Patienten spontane Rückbildung *Tertiärstadium* 5–50 Jahre nach Infektion: tuberöse (knotige) Hautveränderungen, chronische Entzündungen an Organen, "Gummen", kardiovaskuläre Veränderungen *Neurosyphilis* bei Befall des zentralen Nervensystems (quartäre Form): „Progressive Paralyse“; bei Befall des Rückenmarks „Tabes dorsalis“
Diagnose	Direkter Erregernachweis durch Dunkelfeldmikroskopie oder Fluoreszenzmikroskopie, verschiedene Antikörpernachweise
Therapie	Penicillin

Übersicht nach Gerd Herold, Heinz Beckers, Karsten Lehmann: Innere Medizin (2024), 891 f.; Robert Koch-Institut, Syphilis in Deutschland in den Jahren 2020–2022. Epidemiologisches Bulletin, 7/2024

So muss sich – um die Frage zu beantworten, ob Heine auch nach heutigem Kenntnisstand der Medizin eine Syphilis gehabt hat – ein Abgleich von zeitgenössischer mit aktueller Syphilidologie auf eine Diskussion der klinischen Diagnostik beschränken. Die Syphilis wird heute in Frühsyphilis (primäre und sekundäre Syphilis bis ein Jahr nach Infektion) und in Spätsyphilis (alle späteren Krankheitsphasen) unterschieden. Von den für die Frühsyphilis typischen, aber sich nicht zwingend zeigenden Primäraffekten, die sich zu indurierten und schmerzlosen Ulzera entwickeln können, berichtet Heine nichts, oder allenfalls in verklausulierter Form. Die hierzu gehörenden Lymphknotenschwellungen oder aber allgemeine Symptome, die nach Abheilung des Primäraffekts im Sekundärstadium auftreten können, wie etwa Kopfschmerz, Abgeschlagenheit, grippeähnliche Symptome, sind in der Krankengeschichte Heines zwar belegt, sind aber alleine genommen für eine Rekonstruktion zu unspezifisch. Auch die für die Spätsyphilis typischen Hauterscheinungen wie Syphilome und Gummen sind in der Krankengeschichte Heines nicht überliefert.

Eine Überlieferung spezifischer Symptomatik, die noch am ehesten im Rahmen einer Tertiärsyphilis ihre Erklärung finden, ist dann vor allem für Heines „Matratzengruft“ belegt. Hier finden sich Störungen der Pupillomotorik, Ptosis, tabische Krisen wie kolikartige abdominelle Schmerzen mit Engegefühl der Brust, Hyperpathien des Gesichts, unsicheres Gangbild bis Lähmung der unteren Extremitäten, muskuläre Hypotonie mit Überstreckbarkeit der Fußgelenke und Gelenkdeformitäten. Dass Heinrich Heine auch nach dem Kenntnisstand moderner Medizin syphilitisch erkrankt war, kann damit als plausibel gelten.

14.7 Überblick Leben und Werk

Heinrich Heine

1797	*13. Dezember* (Geburtsdatum erschlossen) geboren in Düsseldorf, Rufname Harry; Vater: Samson Heine (1764–1828), Tuchhändler; Mutter: Betty, geborene van Geldern (1771–1859); drei Geschwister
1803	Israelitische Privatschule
1804	Umschulung in eine christliche städtische Grundschule
1810–1814	Besuch des Düsseldorfer Lyzeums
1811	Heine erlebt den Einzug Napoleons in Düsseldorf
1815/1816	Volontär im Bankhaus Rindskopf, Frankfurt
1816	Wechsel an das Bankhaus seines Onkels Salomon in Hamburg
1817	Erste Gedichtveröffentlichungen in der Zeitschrift „Hamburgs Wächter“
1818	*Juni* Eröffnung eines Tuchgeschäfts für Heine in Hamburg („Harry Heine & Comp.“)
1819	*Februar* Liquidation der Geschäfte in Hamburg und Düsseldorf; Rückkehr nach Düsseldorf · *Dezember* Immatrikulation an der Universität Bonn (Jura und „Cameralia“); Bekanntschaft mit August Wilhelm von Schlegel
1820	*Oktober* Immatrikulation an der Universität Göttingen · *Dezember* Ausschluss aus der Burschenschaft wegen „Unkeuschheit“; Zwangsexmatrikulation
1821	*April* Immatrikulation an der Universität Berlin · Bekanntschaft u. a. mit Hegel, Alexander von Humboldt · *Dezember* „Gedichte“
1822	„Briefe aus Berlin“ im „Rheinisch-Westfälischen Anzeiger“, Reise nach Polen
1823	„Ueber Polen“ in der Zeitschrift „Der Gesellschafter“ · „Tragödien, nebst einem lyrischen Intermezzo“
1824	*Januar* Erneute Immatrikulation in Göttingen · *August/Oktober* Verletzungen nach Kutschenunfall · *September* Harzwanderung, anschließend Besuch bei Goethe in Weimar
1825	*Mai* Juristisches Examen · *Juni* Protestantische Taufe auf den Namen Christian Johann Heinrich · *Juli* Promotion zum Dr. jur. · *November* Übersiedlung nach Hamburg

1826	*Januar* Beginn der Verlagsbeziehung mit Julius Campe. „Harzreise" · *Mai* „Reisebilder", 1.Teil
1827	*April* Reise nach England (London und Badeorte an der Küste). „Reisebilder", 2.Teil ·*Oktober* „Buch der Lieder" · November Beginn der Verlagsbeziehung mit Cotta; Heine siedelt nach München über; journalistische Tätigkeit für den Verlag J.G. Cotta
1828	*Juni/Juli* Heine betreibt vergeblich seine Anstellung als außerordentlicher Professor an der Universität München · *August bis Dezember* Italienreise
1829	*Januar* Ankunft in Hamburg · *Februar* Übersiedlung nach Berlin · *April* Übersiedlung nach Potsdam · *Juli* Rückkehr nach Hamburg · *Dezember* „Reisebilder", 3.Teil
1830	*Juli* Julirevolution in Frankreich · *Dezember* Bemühungen um eine Stelle als Ratssyndikus in Hamburg
1831	*Januar* „Nachträge zu den Reisebildern" · *Mai* „Einleitung" zur Streitschrift „Kahldorf über den Adel". Übersiedlung nach Paris · *Oktober* Beginn der Korrespondententätigkeit für Cottas „Allgemeine Zeitung". Bericht über Gemäldeausstellung „Französische Maler"
1832	*Januar* Besuch der Versammlungen der Saint-Simonisten · *Dezember* „Französische Zustände"
1833	*Januar-März* Gedichtzyklus „Verschiedene" · *März bis Mai* Beginn der Mitarbeit an französischen Zeitschriften mit „État actuel de la litterature en Allemagne" („Die romantische Schule") · *April und Juli* „Zur Geschichte der neueren schönen Literatur in Deutschland" · *Juni* „De la France" · *Juli* „Vorrede" zu den „Französischen Zuständen" · *Dezember* „Der Salon", Band 1
1834	*März/November bis Dezember* „De l'Allemagne depuis Luther" in „Revue des Deux Mondes" · *Mai* „Tableaux de Voyages" · *Oktober* Beginn der Beziehung zu Augustine Crescence Mirat (1815–1883), genannt Mathilde
1835	*Januar* „Der Salon", Band 2 · *April* „De l'Allemagne", 1–2 · *November* „Die romantische Schule · *Dezember* Das „Junge Deutschland" wird in allen Staaten des Deutschen Bundes verboten.
1836	*April/Mai* „Florentinische Nächte" im „Morgenblatt für gebildete Stände"
1837	*Juli* „Der Salon", Band 3; „Ueber den Denunzianten" · *November* „Einleitung" zu Cervantes' „Don Quixote" · *Dezember* „Ueber die französische Bühne"
1838	*Oktober* „Shakespeares Mädchen und Frauen" · November „Der Schwabenspiegel"
1839	*ab Januar* Jahresrente von Onkel Salomon Heine
1840	*ab April* Jahrespension durch die französische Regierung (aus einem Geheimfonds des Außenministeriums bis 1848) · *August* „Ludwig Börne. Eine Denkschrift" · *Oktober* „Der Salon", Band 4
1841	*31. August* Heirat mit Mathilde · *7. September* Verletzung nach Pistolenduell
1843	*Januar-März* „Atta Troll" in der „Zeitung für die elegante Welt" · *Oktober* Deutschlandreise über Lille, Brüssel, Aachen und Köln nach Hamburg (ohne Mathilde) · *Dezember* Bekanntschaft mit Karl Marx

1844	*Februar* „Lobgesänge auf König Ludwig" in „Deutsch-Französische Jahrbücher" · *Mai* Beginn der Mitarbeit am Pariser „Vorwärts", dort bis Juli Veröffentlichung von zehn „Zeitgedichten" · *Juli* Reise nach Hamburg mit dem Schiff von Le Havre aus (mit Mathilde) · *September* „Neue Gedichte" und „Deutschland. Ein Wintermärchen" · *Dezember* Tod des Onkels Salomon, Reduzierung der Jahresrente, Erbschaftsstreit; erhebliche Verschlechterung von Heines Gesundheitszustand.
1846	*ab Mitte 1846* Lähmungen im Gesicht; Verdauungsstörungen/Obstipation/Koliken
1847	*Januar* „Atta Troll. Ein Sommernachtstraum" · *Februar* Weiterzahlung der ursprünglichen Jahresrente durch seinen Cousin Carl Heine · Unsicherer Gang, Halbseitenlähmung
1848	*Januar* Bekanntschaft mit Friedrich Engels · *Februar/März* Februar- und Märzrevolution in Frankreich und Deutschland · *April* Rapide Verschlechterung des Gesundheitszustandes · *Mai* Beginn der Bettlägerigkeit („Matratzengruft") · *Juli* Beginn der vereinbarten Jahresrentenzahlung durch Julius Campe · *9. Oktober* „Ärztekonsil"
1849	*Juli* vermutlicher Beginn des Opiumabusus
1851	*Oktober* „Romanzero" und „Der Doktor Faust. Ein Tanzpoem
1853	*April* „Les Dieux en Exil" in „Revue des Deux Mondes"
1854	*September* „Les Aveux d'un Poète" in „Revue des Deux Mondes" · *Oktober* „Vermischte Schriften", 1–3
1855	*Februar* „De l'Allemagne. Nouvelle edition", I-II · *April* „Lutéce. Lettres sur la Vie politique, artistique et sociale en France" · *Juni* Bekanntschaft mit Elise Krinitz („Mouche") · *Juli* „Poémes et Legendes"
1856	*17. Februar* Tod vermutlich durch Opiumabusus/Überdosierung.
Die Grabstätte befindet sich auf dem Friedhof Montmartre in Paris.	

Literatur

1. Montanus H (1995) Der kranke Heine. Metzler, Stuttgart
2. Heinrich Heine (1970–2009) Säkularausgabe: Werke, Briefwechsel, Lebenszeugnisse. Hrsg. von den Nationalen Forschungs- und Gedenkstätten der klassischen deutschen Literatur in Weimar und dem Centre National de la Recherche Scientifique. Bde. 1–27. Akademie-Verlag, Berlin. Edition du CNRS, Paris
3. Begegnungen mit Heine. Berichte der Zeitgenossen. Hrsg. von Michael Werner in Fortführung von H. H. Houbens „Gespräche mit Heine". Bd. 1, 2. Hoffmann und Campe, Hamburg (1973)
4. Vgl. zu Victor Burq auf der Horst, C (2006) „… in der Medicin Freigeist". Heines Krankheit, Therapie und Bewältigungsstrategie. In: Das letzte Wort der Kunst. Heinrich Heine und Robert Schumann zum 150. Todesjahr. Hrsg. von Joseph A. Kruse. Metzler, Stuttgart (S. 278–293)
5. Dictionnaire de Médecine ou Répértoire générale des Sciences Médicales considérées sous les Rapports théorique et pratique. Hrsg. von Adelon, Béclard et al., Béchet, Paris (^{2}1834) (Bd. VII)

6. Bossu A (1842) Nouveau Compendium Médicale à l'Usage des Médecins praticiens. Jules Renourd et Cie, Paris, Leipzig
7. Kijewski H, Huckenbeck W, Reus U (2000) Krankheit und Tod des Dichters Heinrich Heine aus der Sicht neuer spurenkundlicher Untersuchungen an Haaren. Teil 1: Haarmorphologische Untersuchungen. Rechtsmedizin 10:207–211
8. Kijewski H, Huckenbeck W, Reus U (2003) Krankheit und Tod des Dichters Heinrich Heine aus der Sicht neuer spurenkundlicher Untersuchungen an Haaren. Teil 2: Mineralstoffbestimmung und Symptomatik. Rechtsmedizin 13:131–136
9. auf der Horst, C, Labisch A (1999) Heinrich Heine, der Verdacht einer Bleivergiftung und Heines Opium-Abusus. Heine-Jahrbuch 38:105–131
10. Dracobly A (2004) Theoretical change and therapeutic innovation in the treatment of syphilis in mid-nineteenth-century France. J Hist Med Allied Sci 59(4):522–554
11. Dictionnaire de Médecine ou Repertoire général des Sciences Médicales considérées sous les Rapports théorique et pratique. Hrsg. von Adelon, Béclard et al., Béchet, Paris ([2]1844) (Bd. XXIX)
12. auf der Horst, C (2013) Heinrich Heine und die pathographische Illusion. Heine-Jahrbuch 52:116–141
13. Challamel A (1885) Souvenirs d'un Hugolâtre. La Génération de 1830. Jules Lévy, Paris
14. Hauschild J-C (1998) Die Wunden Heines. In: Aufklärung und Skepsis. Internationaler Heine-Kongreß 1997 zum 200. Geburtstag. Hrsg. v. Joseph A. Kruse, Bernd Witte, Karin Füllner. Stuttgart, Weimar: Metzler. S. 72
15. Heinrich Heine (1973–1997) Historisch-kritische Gesamtausgabe der Werke. Hrsg. von Manfred Windfuhr in Verbindung mit dem Heinrich-Heine-Institut, Bde. I-XVI. Hamburg, Hoffmann und Campe
16. Ricord P (1839) Quelques Considérations Thérapeutiques sur les Accidents primitifs et généraux des Maladies vénériennes, et sur l'Emploi de l'Iodure de Potassium dans le Traitement des Accidents tertiaries. Bulletin Général de Thérapeutique médicale et chirurgicale 17:21–29
17. Bossu A (1846) Anthropologie ou Étude des Organes, Fonctions, Maladies de l'Homme et de la Femme. Au Comptoir Des Imprimeurs-Unis, Paris
18. Jansen K, Bremer V (2024) Syphilis in Deutschland in den Jahren 2020–2022 – Neuer Höchststand von Infektionen nach Rückgang während der COVID-19-Pandemie. Epidemiologisches Bull 7:3–24

Teil VIII

Herrmann Hesse

Hermann Hesse (1877–1962)

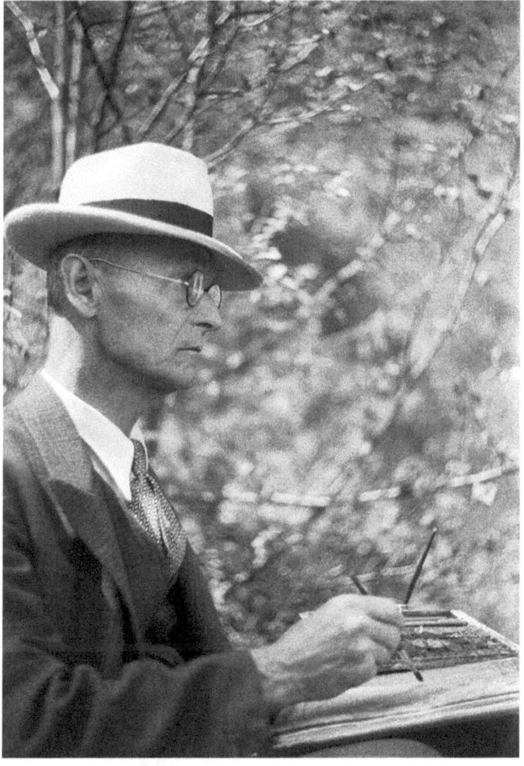

Hermann Hesse 1936 (Foto Keystone SDA/Martin Hesse)

Hermann Hesse – Leben und Werk

15

Volker Michels

Hermann Hesse, dessen Werke mittlerweile in mehr als 80 Sprachen übersetzt und weltweit in mindestens 150 Mio. Exemplaren verbreitet sind, wird nun schon seit über 100 Jahren von jeder jungen Generation neu entdeckt, weil er in seinen stark autobiografischen Romanen, Erzählungen und Gedichten fast alle lebenswichtigen Themen auf eine so prototypische und jedermann verständliche Weise darzustellen vermag, dass die Leser sich darin wiedererkennen und auf ihrem individuellen Weg bestärkt fühlen. Zeitlebens hat er sich jeder Fremdbestimmung und allen Verlockungen politischer Vereinnahmung widersetzt und nur seinem eigenen inneren Kompass vertraut, sei es auch um den Preis, dafür als Spielverderber ausgegrenzt zu werden. Auch der ihm 1946 verliehene Literaturnobelpreis änderte daran wenig, den er, wie alle Auszeichnungen, nicht selbst entgegennahm, weil ihm alles Offizielle und Repräsentative zuwider war und er sich dabei vorgekommen wäre „wie ein kostümierter Affe". Er mochte der Verlegenheit, mit der sich die offizielle Welt inoffiziellen Leistungen gegenüber durch Preisverleihungen erwehrt, nicht auch noch Vorschub leisten. Doch wer sich allen, noch so gut gemeinten Vereinnahmungsversuchen seitens der Öffentlichkeit entzieht, muss sich nicht wundern, wenn auch der Kulturbetrieb sich distanziert. So war sein Tod 1962 der deutschen Presse kaum mehr als eine Fußnote wert, verglichen mit dem rätselhaften Ende der etwa gleichzeitig verstorbenen Schauspielerin Marilyn Monroe (1926–1962). Die damaligen Nachrufe auf Hesse gipfelten in der Prognose, dass mit diesem anachronistischen und weltfremden „Autor des individuellen Katzenjammers", *Süddeutsche Zeitung*, München) in Zukunft „kein Blumentopf" (*Die Zeit*, Hamburg) mehr zu gewinnen sei.

V. Michels (✉)
Hermann Hesse-Editionsarchiv, Offenbach, Deutschland

T. Junginger et al. (Hrsg.), *Schriftsteller und ihre Erkrankungen*,
https://doi.org/10.1007/978-3-662-71465-2_15

15.1 Der verkannte Autor

Doch schon fünf Jahre nach seinem Tod und den abträglichen Prognosen der Journalisten später wendete sich das Blatt, als im Verlauf des Vietnamkriegs (1965–1975) eine junge Generation von Kriegsgegnern ihre Einberufungsbefehle und Wehrpässe verbrannte und unter der Devise „make love, not war!" sich auf Hermann Hesse berief und es immerhin erreichte, dass 1973 in Amerika die Wehrpflicht abgeschafft werden musste. Das wird leider stets unterschlagen, wenn von der Protestgeneration der Hippies mit ihrem Hang zum Konsum psychedelischer Drogen die Rede ist, einer Konfliktflucht, die Hesse nie toleriert hat. Als ob militärische und persönliche Konflikte durch Psychopharmaka lösbar wären! Dass der amerikanische Psychologieprofessor Timothy Leary sich auf die Romane *Siddhartha* und *Steppenwolf* glaubte berufen zu können, um seine Drogenexperimente mit einem Nobelpreisträger zu legitimieren, war eines der verhängnisvollsten Missverständnisse der dortigen Hesse-Rezeption. Ist doch nirgendwo in Hesses Schriften und schon gar nicht im *Siddhartha* von Drogen die Rede, es sei denn im *Steppenwolf*, wo Harry Haller vom Saxophonspieler Pablo durch eine geheimnisvolle Zigarette animiert wird, um das „Nur für Verrückte" bestimmte Magische Theater seines Unterbewusstseins kennenzulernen.

In den letzten Jahrzehnten hat sich die Auflage seiner Bücher seit seinem Tod im deutschen Sprachraum versechsfacht gegenüber den 4 Mio. Exemplaren, die zu seinen Lebzeiten hier ausgeliefert worden sind. Von dem damit verbundenen inhaltlichen Zugewinn haben unsere Medien freilich bisher kaum Notiz genommen. Ihre Bewertungen bedienen sich nach wie vor der abwehrenden Parolen weltfremder Innerlichkeit aus den Fünfzigerjahren. Und so gibt es wohl keinen Autor des 20. Jahrhunderts, dessen Bedeutung im Verhältnis zu seiner weltweiten Verbreitung und seiner Akzeptanz beim Publikum in der öffentlichen Wahrnehmung dermaßen vernachlässigt, um nicht zu sagen bagatellisiert wurde wie Hesse. Zwar kann die Verbreitung seiner Bücher inzwischen nicht mehr bestritten werden, aber dann mit dem Zusatz, dass ein Schriftsteller, der so erfolgreich ist, ja nur Trivialliteratur produziert haben könne. Prominentester Wortführer solcher Behauptungen war, der mehr als vier Jahrzehnte in Deutschlands meinungsbestimmenden Blättern Hermann Hesse verächtlich zu machen versuchte, war Marcel Reich-Ranicki (1920–2013), der es einfach nicht ertragen konnte, dass die Breitenwirkung Hesses die seines Favoriten Thomas Mann (1875–1955) übertreffen könnte.

15.2 Leben und Werk

15.2.1 „Eigensinn"

Wie ein Leitmotiv durchzieht der Eigensinn sein Leben und Werk. Denn Eigensinn ist das Gegenteil von Anpassung, er kann als mutwillige Aufsässigkeit, als trotziger Starrsinn oder als störrische Rechthaberei auftreten und in diesem Sinne, also zumeist negativ, wird dieser Begriff in der Regel ja auch gebraucht. Eigensinn kann aber auch in der ursprünglichen Bedeutung des Wortes vorkommen, der Hesse wieder zu ihrem Recht verhelfen wollte: als Mut zur Eigenständigkeit, als abenteuerliche Expedition zu uns selbst, als Erforschung und Entfaltung unserer persönlichen Anlagen, wenn es sein muss im Widerstand gegen den Konformitätsdruck von außen, um das bewahren und realisieren zu können, was uns ausmacht: nämlich das in jedem Menschen unterschiedliche, individuelle Potenzial.

15.2.2 Ausbruch aus der Enge des Elternhauses – Widerstand

Die Reibung mit seiner Herkunft, steht am Anfang seiner Entwicklung. Schon ab seinem 13. Lebensjahr stand für ihn fest, dass er „entweder ein Dichter oder gar nichts werden wollte" ([1], Bd. 12, S. 48). Die Eltern aber hatten ganz andere Pläne mit ihrem Sprössling, nachdem er mit gutem Ergebnis das Württembergische Landexamen bestanden und somit die Berechtigung zu einem kostenlosen Studium der Theologie erworben hatte. Was lag da näher, als dass auch er die Familientradition fortsetzen und wenn schon nicht Pastor werden, so doch wenigstens den damals größten deutschen Missionsverlag weiterführen sollte, den der Großvater und nach ihm seine Eltern geleitet hatten?

Mit der Flucht aus dem theologischen Seminar des Klosters Maulbronn widersetzte sich der 14-Jährige diesen Plänen, wurde daraufhin in ein Sanatorium geschickt, wo ihm der Teufel seines Eigensinns ausgetrieben werden sollte. Vergeblich. Nach einem missglückten Versuch, sich das Leben zu nehmen, landet er gleich darauf in einer Heilanstalt für Schwachsinnige und Epileptische. „Leb wohl du altes Elternhaus / Ihr werft mit Schande mich hinaus", reimt er damals. „Zum Teufel geht die Freiheit auch, / Sie war ja immer höchstens Rauch … / Ich werd ins Irrenhaus geschickt, / wer weiß, ich bin wohl gar verrückt" ([1], Bd. 10, S. 405).

15.2.3 Anfänge des Schriftstellers

Weitere Stationen des dornenreichen Weges galt es zu absolvieren, bis Hesse endlich als Buchhändlerlehrling im Alter von 21 Jahren auf eigene Kosten sein erstes Gedichtbuch *Romantische Lieder* veröffentlichen konnte. Diese dramatischen Anfänge seien erwähnt, weil sie die Emanzipationstendenz in Hesses Büchern erklären und etwas von der Unterdrückung zeigen, die seine künftige Sympathie mit den Opfern jeder Bevormundung verständlich machen. Sein lebenslanger Widerstand gegen die Unterdrückung individueller Eigenart, der sein Werk durchzieht, die Bestärkung der Leser in dem, was sie von den Normen trennt, erklärt sich daraus, aber auch seine Neugier auf alle Kulturen mit größerer Toleranz und mehr Respekt vor der Vielfalt der Lebensformen, insbesondere die asiatischen Kulturen.

15.2.4 *Peter Camenzind* – ein naturverbundenes Lebensmodell

In seinem ersten Roman *Peter Camenzind* hat er 1903 der beginnenden Industrialisierung, dem Merkantilismus und der Militanz des deutschen Kaiserreiches ein naturverbundeneres Lebensmodell entgegengesetzt. Das Buch war ein Aufbegehren gegen die Einäugigkeit des Fortschritts, gegen die Versklavung des Lebens durch Stechkarte und Stoppuhr. Die vielgerühmten Vorteile der Mechanisierung und der angebliche Gewinn an Zeit, den die Rationalisierungstechnologie brachte, waren Hesse schon damals nicht geheuer, weil der ganzen Betriebsamkeit und Beschleunigung kein Gewinn an Lebensqualität entsprach. Es sei, schrieb Hesse 1907 in einem Brief an Jakob Schaffner, „mit den Maschinen wie mit allem, die paar guten und freien Menschen werden gefördert, aber den Millionen Lumpen wird ihr Betrieb ebenfalls erleichtert“. Und in ahnungsvoller Vorwegnahme der Relativität aller Errungenschaften fährt er fort:

> „Daß eine Lokomotive schneller ist als eine Pferdekutsche, muss ich zugeben und tue es gerne … Aber die Überwindung der Zeit, die man von solchen Schnelligkeiten haben könnte, hat man ja gerade nicht und ist im Schnellzug ebenso ungeduldig wie früher im Postwagen, wenn es pressiert. Und wo pressiert es heute nicht?“ ([2], S. 91)

Schon damals schienen ihm die wenigsten seiner Zeitgenossen der inneren Mündigkeit gewachsen, die der technische Fortschritt verlangt, zumal er auch die Skrupellosen in die Lage versetzt, ihre Ziele rascher zu erreichen. Und so zielt sein ganzes Werk auf eine Festigung der Persönlichkeit, um uns tauglich für die Verantwortung zu machen, welche der technologische Fortschritt den Menschen abverlangt.

Dabei war Hesse durchaus kein Feind der Technik und der Neuerungen. Als einer der ersten Autoren bediente er sich der Schreibmaschine und erprobte, als es noch ein Wagnis war, ab 1911 die ersten Flugzeuge und 1916 auch die Methoden der Psychoanalyse, die ja damals noch in ihren Anfängen steckte (Abb. 15.1).

15.2.5 *Unterm Rad* – Gegen das autoritäre Schulsystem

In seinem zweiten Roman *Unterm Rad* rechnet er ab mit dem autoritären Schulsystem seiner Zeit, der vormilitärischen Anpassungs- und Wettbewerbsdressur, bei der ein sensibler und begabter Schüler in den Selbstmord getrieben wird. Dieses Buch ist heute in Japan sein populärstes, wo Hesse übrigens nach wie vor der beliebteste europäische Autor ist und seine Bücher in mehr als 20 Mio. Exemplaren verbreitet sind. Warum? Weil in Japan, wo die Kinder schon vom Vorschulalter an uniformiert und bis ins Berufsleben hinein einem unmenschlichen Selektionsdruck ausgeliefert werden, die Schülerselbstmordrate am höchsten in der Welt ist. Aber auch in Korea, wo Hesse so populär ist, dass allzu geschäftstüchtige Verleger unter seinem Namen Bücher veröffentlichen, die gar nicht von ihm stammen.

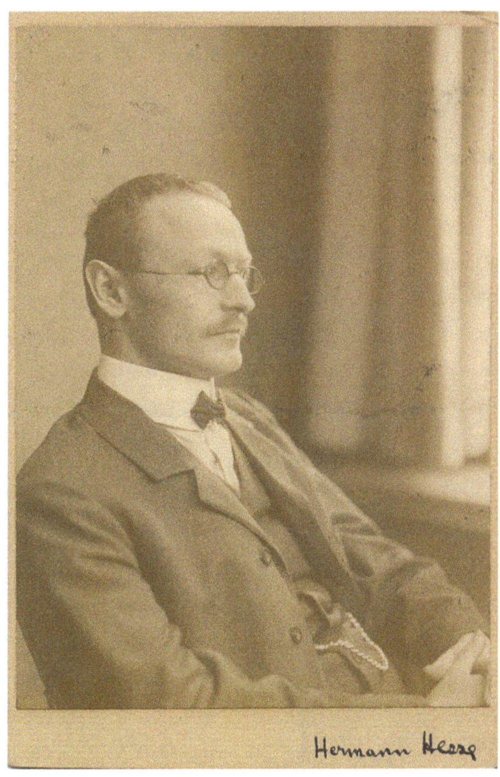

Abb. 15.1 Hermann Hesse, 1909. (DLA Marbach)

Bei diesem Autor finden junge Menschen Verständnis für ihre Konflikte, weil er sie aus ganz ähnlichen Erfahrungen heraus bestärkt und ihnen Mut und Selbstvertrauen zu einem eigenen, nicht konformistischen Weg gibt.

15.2.6 *Demian* – Was ist der Mensch?

Mitten im Ersten Weltkrieg, der 17 Mio. Menschen das Leben kostete, schrieb Hesse in seiner Erzählung *Demian*:

> „Was das ist, ein wirklich lebender Mensch, das weiß man heute weniger als jemals, und man schießt denn auch die Menschen, deren jeder ein kostbarer, einmaliger Versuch der Natur ist, zu Mengen tot … Jeder Mensch aber ist ja nicht nur er selber, er ist auch der einmalige, ganz besondere, in jedem Fall wichtige und merkwürdige Punkt, wo die Erscheinungen der Welt sich kreuzen, nur einmal so und nie wieder. In jedem ist der Geist Gestalt geworden, in jedem leidet die Kreatur, in jedem wird ein Erlöser gekreuzigt." ([1], Bd. 3, S. 235)

Nie hätten Hesses Vorfahren und Eltern, die ja protestantische Theologen waren und die es als Missionare bis nach Indien getrieben hat, wo auch die Mutter des Dichters geboren ist, nie hätten sie solch einen Vergleich toleriert. Nie hätten sie das ebenso eigenständige wie kosmopolitische Welt- und Menschenbild akzeptieren können, zu dem ihr Sohn im Widerstand gegen die allein selig machende Enge des damals noch ganz obrigkeitshörigen Christentums vorgedrungen ist.

Nicht ohne Grund hat Hesse immer in Zeiten nach Kriegen, des Wertezerfalls und der Neuorientierung Renaissancen erlebt. Das mag mit den vielen lebensbedrohlichen Krisen zusammenhängen, die sein übersensibles Naturell anzog und die er nur, wenn er sie ausdrückte, meistern und ihnen ein positives Ende abgewinnen konnte. So sind seine Bücher zunächst eine Art „Autotherapie", Selbstheilungsversuche von den Zumutungen des Lebens und der Zeitgeschichte, Gegengifte, deren befreiende Energien sich auch auf die Leser übertragen, weil er dabei selbstkritisch vorgeht und falsche Harmonisierung meidet. Der „Leidensdruck", unter dem nicht wenige seiner Dichtungen entstanden sind, befähigte ihn, das Schwierige einfach zu sagen und das Komplizierte verständlich darzustellen.

15.2.7 Sympathie für Außenseiter

Wer eigensinnig ist und sich der Gruppendynamik widersetzt, wer sich weigert, fragwürdige Verhaltensweisen mitzumachen, der wird schnell zum Außenseiter. Und unfreiwillige Außenseiter sind sie fast alle, die Sympathieträger in Hermann Hesses Erzählungen und Romanen. Es sind Sonderlinge und Abgeschobene wie der Straßenfeger „Garibaldi", „Der Hausierer" oder die Insassen des Armenasyls „In der alten Sonne", Verfolgte wie „Der Wolf" oder „Klein und Wagner", Vaganten wie der Landstreicher „Knulp", unglücklich Verliebte wie „Hans Amstein", der „Lateinschüler" oder der Musiker Kuhn im Roman „Gertrud", aus irgendeiner Not kriminell Gewordene wie der Friseurgehilfe „Ladidel". Es sind Abenteurer wie Casanova und Goldmund. Es sind an ihrer Zeit und sich selbst Verzweifelnde wie „der Steppenwolf" oder auch Neuerer wie „der Waldmensch", „Demian" und der Maler Klingsor. Es sind Weltverbesserer wie „Franz von Assisi", „Doktor Knölge" und „Robert Aghion", allesamt Menschen, die mit ungewohnten Existenz- und Glaubensformen experimentieren.

15.2.8 Zuwachs an Lebensintensität in den Werken

Das Erlebnis, in Hesses Büchern Erfahrungen, Regungen und Antriebe ausgesprochen, bestätigt, legitimiert und ermutigt zu finden, die man sich oft kaum einzugestehen wagt, weil sie uns in Konflikt bringen mit den Erwartungen unserer an schnellstmöglicher Rentabilität orientierten Gesellschaft, hat etwas Befreiendes. Vom frühen Roman *Peter Camenzind* bis hin zum Alterswerk *Das Glasperlenspiel* spiegeln Hesses Bücher auf unterschiedlichste Weise den Zuwachs an Lebensintensität, aber auch die Konflikte, die sich aus solch einer eigenständigen Haltung gegenüber den Herausforderungen und Anpassungszwängen der Zeitgeschichte ergeben. Entweder werden sie direkt thematisiert wie in *Unterm Rad*, *Demian*, *Kurgast*, *Nürnberger Reise* und *Steppenwolf* oder sie heben sich ab von der deprimierenden Gegenwart durch Entwürfe von Kontrastprogrammen wie in *Peter Camen-*

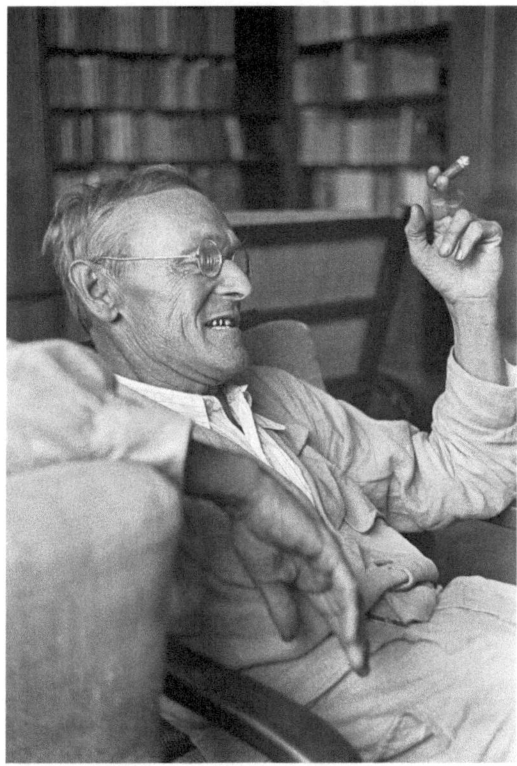

Abb. 15.2 Hermann Hesse, um 1935. (Foto: Martin Hesse (DLA Marbach))

zind, *Knulp*, *Siddhartha*, *Narziß und Goldmund* und *Das Glasperlenspiel*. Indem er dort zeigt, wie es sein könnte, weckt er die Sehnsucht, es so werden zu lassen (Abb. 15.2).

„Wir müssen nicht hinten beginnen", heißt es nach dem Ersten Weltkrieg in seiner politischen Flugschrift *Zarathustras Wiederkehr*, „bei den Regierungen und politischen Methoden, sondern wir müssen vorn anfangen, beim Bau der Persönlichkeit, wenn wir wieder Geister und Männer haben wollen, die uns Zukunft verbürgen" ([1], Bd. 15, S. 221).

Damals war er so ernüchtert von der Unbelehrbarkeit der Machthaber, dass er im Januar 1919 schrieb:

> „Staat ist Staat und Politik ist Politik und beide taugen nichts und sind beschissene Einrichtungen … Sie sind da, um uns und den Geist zu knebeln, damit er es nicht zu leicht habe. Ob als Oberhanswurst ein Kaiser an der Spitze reitet oder sonst jemand, ändert wenig daran." ([1], Bd. 15, S. 220)

15.2.9 Das gelingende Leben

Nach Hesses Erfahrung ist der ärgste Feind und Verderber der Menschen der aus Denkfaulheit und Ruhebedürfnis kommende Drang nach dem Kollektiv, nach Gemeinschaften mit absolut fester Dogmatik, sei sie religiös oder politisch. Denn sie hindern uns daran, auf eigenen Beinen zu gehen statt auf Schienen. Wie viel Gefahr einer auf sich zu nehmen fähig ist, dafür gebe es keinen objektiven Maßstab. Man müsse „jedes Zuviel, jedes Überschreiten des eigenen Maßes büßen und darf ungestraft weder im Eigensinn noch im Anpassen zu weit gehen“ ([3], S. 462).

Wirklichen Fortschritt gibt es für Hesse immer nur da, „wo der Mensch das tut, wozu er da ist, was seine Art von ihm fordert, was er darum gut und gerne tut“ ([1], Bd. 15, S. 269). … „Alle Dinge, die man gegen sein Gefühl und inneres Wissen tut, sind nicht gut und müssen früher oder später teuer bezahlt werden“ [4, Bd. 1, S. 53]. … „Ein Mensch“, sagt er, „dem es im Leben wohl ist, und der sich in Harmonie mit der Welt fühlt, ist für die Welt bekömmlicher als ein mißvergnügter Streber“ ([4], Bd. 4, S. 131 f.). … „Gut sei der Mensch, wenn er es schaffe seine Anlagen mit seinem bewussten Leben in Einklang zu bringen, andernfalls könne er böse und gefährlich werden“ [5].

Wie man sieht, weigert sich Hesse, Rezepte und Richtlinien zu geben. Denn jeder Fall liegt anders. – Allenfalls gibt er Hilfe zur Selbsthilfe. Vor Führern und Leithammeln wird immer wieder gewarnt, auch wenn er sich selber in diese Rolle gedrängt sieht. Dann kann er antworten: „Gerade das, was Sie bei mir suchen und von mir wollen, kann ich nicht geben. Ich bin kein Führer und will und darf keiner sein.“ So hat er auch wenig für „Hesse-Fans“ übrig, wie aus einem Brief vom Oktober 1951 hervorgeht:

> „Was mir an einem Glauben wie dem Ihren nicht ganz gefällt, ist die Einseitigkeit, mit der Sie ihn an meine Person und meine Schriften knüpfen. Denn dieselben Wahrheiten sind überall, durch alle Zeiten und Literaturen von einer geistigen Oberschicht der Menschheit geglaubt und gesagt worden.“ [4, Bd. 4, S. 130]

„Das Leben“, so schreibt er,

> „stellt jedem eine andere einmalige Aufgabe, und so gibt es auch nicht eine angeborene und vorbestimmte Tauglichkeit zum Leben, sondern es kann der Schwächste und Ärmste an seiner Stelle ein würdiges und echtes Leben führen und anderen etwas sein, einfach dadurch, dass er seinen Platz im Leben und seine besondere Aufgabe annimmt und zu verwirklichen sucht. Das ist echtes Menschentum und strahlt immer etwas Edles und Heilendes aus, auch wenn der Träger dieser Aufgabe in den Augen aller ein armer Teufel ist, mit dem man nicht tauschen möchte.“ ([3], S. 199)

Solche armen Teufel hat Hesse in seinen Büchern mit Vorliebe gezeichnet (Abb. 15.3).

15.2.10 Sinnsuche in Krisen

„Ich habe meinen Glauben stets auf den Einzelnen gebaut“, betont er, „denn nur der Einzelne ist erziehbar und verbesserungsfähig, und nach meiner Erfahrung war und ist es stets die kleine Elite von gutwilligen, opferfähigen und tapferen Menschen gewesen, die das Gute und Schöne in der Welt bewahrt hat“ ([3], S. 467). … „Gott hat mit jedem von

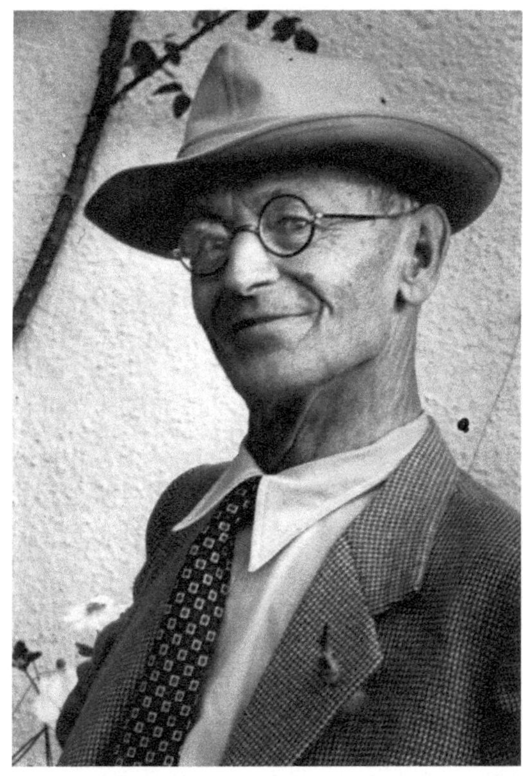

Abb. 15.3 Hermann Hesse, 1947. (Hesse Archiv; SLA Bern)

uns etwas gemeint, etwas versucht. Und wir sind seine Gegner, wenn wir das nicht annehmen und ihm helfen, es zu verwirklichen" ([3], S. 199).

Hesse ist kein Artist. Seine Schriften kommen nicht aus einem Überfluss, sondern aus dem Leiden am Gefälle zwischen den Zumutungen der Zeitgeschichte und dem des persönlichen Gewissens. Seine Dichtungen sind Krisenbewältigung. Und das so genau, so radikal und kompromisslos, dass Menschen der unterschiedlichsten Kulturen sich darin wiedererkennen. Doch bieten sie dem Leser mehr als die Misere, sondern den jedes Mal anderen, spannenden Vorgang, wie sie überwunden werden kann. „Sobald das Leid groß genug ist, geht es vorwärts", heißt es in der *Morgenlandfahrt.* Und in einem seiner Briefe: „Nehmen Sie Ihr Leid als eine Auszeichnung, als einen Orden, mit dem Sie hervorgehoben werden, als eine Erweckung zu höherem Menschentum" ([3], S. 62).

Hesse zeigt uns den *Sinn* unserer Krisen, die für ihn keine Krankheiten sind, sondern Anlässe zu innerem Wachstum, zur Weiterentwicklung oder Alarmsignale wie der Schmerz, der ja auch nicht nur ein Krankheitssymptom ist, sondern zugleich ein Warnruf, um auf bedrohtes Leben hinzuweisen. Hesse gehört zu den ganz wenigen Autoren, die uns Mut machen, den neuen Tag mit Zuversicht und Neugier zu beginnen, freilich nach der Devise: „Damit das Mögliche entsteht, muß immer wieder das Unmögliche versucht werden" ([4], Bd. 4, S. 386) (Abb. 15.4).

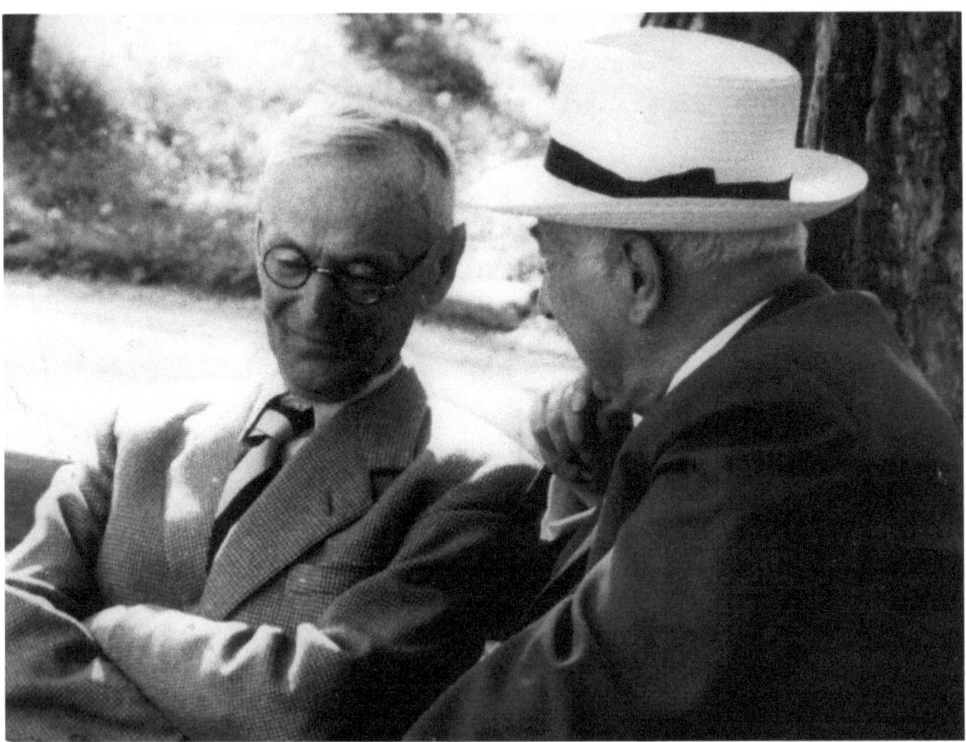

Abb. 15.4 Hermann Hesse mit Bundespräsident Theodor Heuß, 1952. (Editionsarchiv Dr. Volker Michels Offenbach)

15.2.11 Hesses Sprachkunst

Hinzu kommt seine Sprache. Er schreibt ein klares, verständliches Deutsch mit dem nach Goethe reichsten Wortschatz, wie amerikanische Forscher bei der Erstellung von Computerkonkordanzen des Vokabulars der deutschen Klassiker festgestellt haben. Der Vitalität seiner Inhalte entsprechen Ausdrucksreichtum und Deutlichkeit. Er ist einer der ganz wenigen Schriftsteller, die das Schwierige einfach und das Komplizierte verständlich darzustellen vermögen. Das halten nicht wenige Philologen für rückständig. Was andere Autoren vorsichtig in Metaphern verkleiden, spricht er direkt und unverschlüsselt aus. Das macht seine Bücher unabhängig von den Deutungen der Interpreten und nötigt mehr zur Beherzigung der Inhalte, um derentwillen sie geschrieben wurden, als zu Spekulationen über das möglicherweise Gemeinte. Das macht Hesse nicht gerade attraktiv für Literaturwissenschaftler, die ja in der Regel nur das für bedeutend halten, was auf *ihre* Deutung angewiesen ist. Die Sinnlichkeit, Musikalität und bildnerische Präzision seiner Darstellung wirkt unmittelbar. „Er kann, was nur wenige können", bemerkte der sonst eher scharfzüngige Kurt Tucholsky (1890–1935). „Er kann einen Sommerabend und ein erfrischendes Schwimmbad und die schlaffe Müdigkeit nach körperlicher Anstrengung nicht nur schildern – das wäre nicht schwer. Aber er kann machen, daß uns dabei heiß und kühl und müde ums Herz ist" ([6], Bd. 1, S. 183). Und immer weisen Hesses Schilderungen über das nur Literarische hinaus in die verschiedensten Lebensbereiche hinein. Deshalb werden seine Bücher heute mehr von Psychologen, Pädagogen, Musik- und Religionswissenschaftlern und Ökologen diskutiert als von Literaturwissenschaftlern.

15.2.12 Auswirkungen seiner Literatur

1997 beschäftigte sich das Umweltministerium von Venedig mit der Frage, ob eine Hermann-Hesse-Veranstaltung zur Rettung der Lagune vorstellbar sein könne. Gefragt nach den Gründen, hieß es, kein anderer Dichter habe den Farbenzauber des ehemals noch intakten Gewässers, die Lichteffekte der Lagune, die durch die submarine Vegetation des Brackwassers entstehen, so eindrucksvoll geschildert wie Hesse. Deshalb wolle man Hesses Reisetagebücher von 1901 vortragen, sie durch eine Bilddokumentation und sachkundige Referate begleiten, um in der Bevölkerung ein Bewusstsein zu wecken, dass nun endlich etwas getan werden müsse, um die Lagune zu retten, die mittlerweile so stark durch Schadstoffe beeinträchtigt sei, dass sie umzukippen drohe. Die Veranstaltung fand statt, großzügig plakatiert in ganz Venedig unter dem Titel „Hermann Hesse e i colori della lagune" (Hermann Hesse und die Farben der Lagunen) und hatte beachtlichen Zulauf. Ob es etwas genutzt hat, kann bezweifelt werden. Dennoch sind es wichtige Impulse von Literatur, die immerhin vitaler sind als viele literaturwissenschaftliche Debatten.

Auswirkungen wie diese, findet man auch auf ganz anderen Gebieten. Wo immer in den letzten Jahrzehnten alternative Bewegungen entstanden, wurde Hermann Hesse gelesen als Identifikationsfigur der Hippiebewegung, als Vermittler zwischen den westlichen und asiatischen Kulturen. Hatten Hesses Vorfahren noch versucht, die asiatischen Länder zu kolonisieren und zu christianisieren, ist ihm selber das Gegenteil geglückt: die westlichen Industrienationen mit den asiatischen Weltbildern bekannt zu machen und mit seinem *Siddhartha* einen Buddha zu schaffen, der nach Henry Millers (1891–1980) Meinung den historischen Buddha übertrifft. „Das ist eine ungeheure Tat", schrieb Miller, „Siddhartha ist für mich eine wirksamere Medizin als das Neue Testament!" ([7], S. 115) (Abb. 15.5).

15.2.13 Widerstand gegen Gleichschaltung und Hilfe für die Opfer

Dieser Autor ist leicht zu lesen und schwer zu leben. Für ihn waren Ethik und Ästhetik noch keine Gegensätze. Es gibt wenige Dichter, die auch den Turbulenzen der Politik auf vergleichbar integre Weise widerstanden haben, besonders den Verlockungen der ideologischen Patentrezepte. „Habt ihr denn nie gemerkt", schreibt er 1933, „daß ich Programme und fertig formulierte Gesinnungen nur darum ablehne, weil sie den Menschen so unendlich verarmen und verdummen?" ([1], Bd. 15, S. 524). „Das Gleichschalten, und sei es auch noch so wohl gemeint, geht wider die Natur, es führt zu Fanatismus und Krieg" [1,

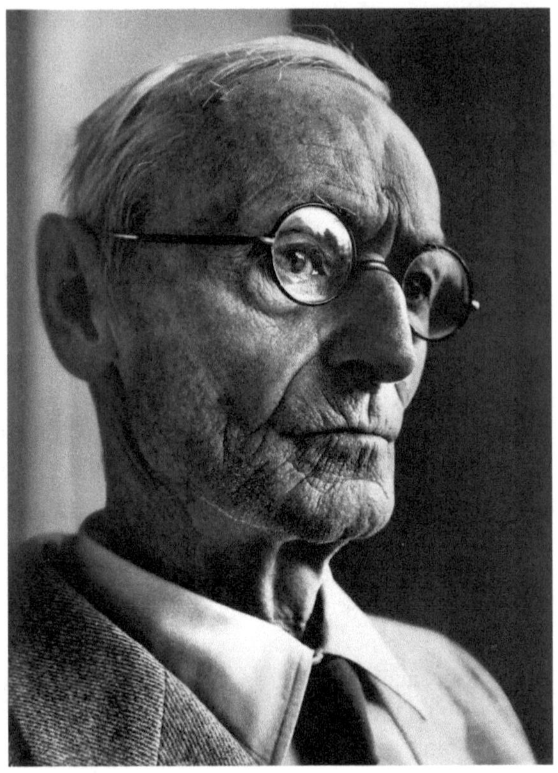

Abb. 15.5 Hermann Hesse, 1961. (Foto: Paul Swiridoff (Archiv/Museum Würth, Künzelsau))

Bd. 12, S. 555]. „Jeder Mensch ist etwas Persönliches und Einmaliges, und an Stelle des persönlichen Gewissens ein kollektives setzen zu wollen, das heißt schon Vergewaltigung und ist der erste Schritt zu allem Totalitären" ([4], Bd. 4, S. 119).

Hesses humanitärer Einsatz für die Opfer solcher Politik: im Ersten Weltkrieg durch die Gründung einer Zentrale für Kriegsgefangenenfürsorge zur Unterstützung hunderttausender von Internierten; seine lebenslange Hilfsbereitschaft für politisch Verfolgte und bedürftige Kollegen, denen er die Einnahmen aus seiner Aquarellmalerei zur Verfügung stellte, sind einzigartig. Auch sein neidloser Einsatz für die Werke seiner Kollegen in annähernd 3000 Buchbesprechungen, Lektüreempfehlungen und sein riesiges Briefwerk, das wir jetzt in einer 10-bändigen Ausgabe erschließen, machen ihn neben Stefan Zweig (1881–1942) und Thomas Mann zu einer singulären Figur in der deutschen Literaturgeschichte. Thomas Mann hat ihn denn auch als den ihm „nächsten und liebsten" seiner Schriftstellerkollegen bezeichnet.

15.2.14 „Verliebt in die verrückte Welt"

Hermann Hesse sah voraus, was uns inzwischen zu schaffen macht, als er 1956 schrieb:

> „Wir sitzen auf den schönen Trümmern unserer abendländischen Kultur vermutlich als eine der letzten Generationen!". Was sich in Asien und Afrika als Folge der einstigen Kolonialpolitik Europas angestaut hat „und wie ein Bergrutsch oder eine Völkerwanderung gegen uns unterwegs ist, davor wird nichts uns retten können". ([4], Bd. 4, S. 277)

Alle seine Bücher sind Ermutigungen zu humanem Widerstand: bei der industriellen Vergewaltigung der Natur, der dummstolzen Verdrängung der Probleme auf unserem Planeten durch nationalstaatliche Ambitionen im Weltraum. So schrieb Hesse vor 60 Jahren:

> „Wir sehen die Weltgeschichte in der Ausrottung unzähliger Tier- und Pflanzenarten, dem Hinwelken des Schönen und Wohltuenden im Bild der Städte und Länder, im Gestank der Fabriken, dem Erkranken der Gewässer, und nicht minder im Erkranken und Hinwelken der Sprachen, der Werte, der Worte, der Denk- und Glaubenssysteme hinsiechen. Und daß diesem still und rasch sich beschleunigenden Zerfall eine blendende Hochentwicklung der technischen Intelligenz und Leistung gegenübersteht, daß wir uns von der Zentrifuge des mechanisierten Daseins in den Weltraum schleudern lassen können, das scheint mehr den Massen als den Denkenden ein Trost zu sein." ([1], Bd. 20, S. 350 f.)

Hermann Hesse zählt zu den wenigen Autoren, die *gelebt* haben, was sie als Dichter vertraten. Er balancierte nicht über den Dingen, sondern ist verletzbar geblieben bis an sein Lebensende. Dennoch ist er, trotz aller scheinbaren Aussichtslosigkeit im Kampf gegen die Trägheit und Engherzigkeit der Menschen und ihrer Politik darüber nicht wie mancher andere Autor zum Zyniker und Nihilisten geworden. Das zeigt auch eines seiner letzten Gedichte, worin es heißt:

> „Scherbenberg und Trümmerstätte / Ward die Welt und ward mein Leben. / Weinend möcht ich mich ergeben, / Wenn ich diesen Trotz nicht hätte, / Diesen Trotz im Grund der Seele, / Mich zu stemmen, mich zu wehren, / Diesen Glauben: was mich quäle, / Müsse sich ins Helle kehren, / Diesen unvernünftig zähen / Kinderglauben mancher Dichter an unlöschbar ewige Lichter, / Die hoch über allen Höllen stehen." ([1], Bd. 10, S. 375)

Das vor mehr als 100 Jahren entstandene Gedicht, worin er im Bild eines verschnittenen Baumes etwas von unserer heutigen Lage vorwegnimmt und uns dennoch Mut macht, den Mut nicht zu verlieren:

Gestutzte Eiche
Wie haben sie dich, Baum, verschnitten,
Wie stehst du fremd und sonderbar!
Wie hast du hundertmal gelitten,
Bis nichts in dir als Trotz und Wille war!
Ich bin wie du, mit dem verschnittnen,
Gequälten Leben brach ich nicht
Und tauche täglich aus durchlittnen
Roheiten neu die Stirn ins Licht.
Was in mir weich und zart gewesen,
Hat mir die Welt zu Tod gehöhnt,
Doch unzerstörbar ist mein Wesen,
Ich bin zufrieden, bin versöhnt,
Geduldig neue Blätter treib ich
Aus Ästen hundertmal zerspellt,
Und allem Weh zum Trotze bleib ich
Verliebt in die verrückte Welt. ([1], Bd. 10, S. 269).

Literatur

1. Hesse H (2001–2005) Sämtliche Werke in 20 Bänden. Hrsg. von Volker Michels. Suhrkamp, Frankfurt am Main
2. Hesse H (2013) Die Briefe. Hrsg. von Volker Michels. Bd. 2. Suhrkamp, Berlin
3. Hesse H (1974) Ausgewählte Briefe. Zusammengestellt von Hermann Hesse und Ninon Hesse. Suhrkamp, Frankfurt am Main
4. Hesse H (1973–1986) Gesammelte Briefe. Vier Bände. Hrsg. von Ursula und Volker Michels. Suhrkamp., Frankfurt am Main [Zitierung im Text: 4.1 bedeutet 1. Band, 4.2: 2. Band, 4.3: 3. Band, 4.4: 4. Band; die Seitenangaben beziehen sich auf Kommentare in den einzelnen Bänden]
5. Aus einem Brief vom Herbst 1919 an Carl Seelig
6. Tucholsky K (1960) Gesammelte Werke, Bd 1. Rowohlt, Hamburg, S 1837
7. Unseld S (1987) Hermann Hesse – Werk- und Wirkungsgeschichte. Suhrkamp, Frankfurt am Main

Zusätzlich verwendete Literatur

8. Ball H (1947) Hermann Hesse. Sein Leben und Werk. Suhrkamp vorm. S. Fischer, Berlin
9. Below J (2012) Hermann Hesse-Handbuch. Peter Lang, Frankfurt am Main u.a., Quellentexte zu Leben, Werk und Wirkung
10. https://de.*wikipedia*.org/wiki/Hermann_Hesse
11. https://www.hermann-hesse.de/

Hermann Hesse – Erkrankungen 16

Theodor Junginger und Karin Kolbe

Die nachfolgende Darstellung bezieht sich auf Informationen aus den *Gesammelten Briefen von Hermann Hesse* [1], dem Briefwechsel mit Joseph B. Lang [2], Augenzeugenberichten [3], dem *Hermann Hesse-Handbuch* [4], der Biografie von Hugo Ball [5] und Publikationen zu seiner Erkrankung [8, 9, 10]. An Originalquellen standen Kopien des Entlassungsbriefs des Kantonspitals Zürich aus dem Jahr 1941 und eines Brillenrezepts von 1952 zur Verfügung. Diese wenigen Unterlagen einerseits und die Fülle der noch nicht verfügbaren oder nicht ausgewerteten Briefe andererseits schränken den folgenden chronologischen Abriss ein.

Zwei Erkrankungen begleiteten Hermann Hesse lebenslang, ein Augenleiden und ein Gelenkleiden. Dazu kamen psychische Krisen aufgrund familiärer Ereignisse, Schaffenskrisen und die physischen, psychischen und materiellen Auswirkungen zweier Weltkriege.

16.1 Lebenskrisen

Die Krise in der Pubertätszeit begann mit der Flucht aus dem Seminar Kloster Maulbronn am 7. März 1892. In einem Brief an Dr. med. Joseph B. Lang (Arzt, Psychoanalytiker, 1881–1945) vom 22. Dezember 1919 kommt Hesse nach Durchsicht seiner Jugendbriefe rückblickend zu dem Schluss, er habe mit 15–16 Jahren eine schwere Psychoneurose durch-

T. Junginger (✉)
ehem. Klinik für Allgemein- und Abdominalchirurgie, Universitätsmedizin Mainz, Mainz, Deutschland
E-Mail: Junginger@uni-mainz.de

K. Kolbe
ehem. III. Medizinische Klinik, Universitätsmedizin Mainz, Mainz, Deutschland

T. Junginger et al. (Hrsg.), *Schriftsteller und ihre Erkrankungen*,
https://doi.org/10.1007/978-3-662-71465-2_16

gemacht, und erwähnt ein Gutachten des Hausarztes, in dem als auffälligstes Moment ein erstaunlicher Hass gegen seinen Vater festgestellt worden sei ([2], Brief 100). Über Ärger und Kopfweh berichtet Hesse am 10. Dezember 1895 ([1], Bd. 1, Brief 1, 2), 1898 war seine Gesundheit andauernd gut, war er doch „fast nimmer nervös hastig" ([1], Bd. 1, Brief 22), allerdings hatte sich Ende des Jahres dann doch wieder Kopfweh eingestellt, das mit gutem Erfolg mit Phenacetin behandelt wurde (2. Dezember 1898; [1], Bd. 1, Brief 24). Im darauffolgenden Jahr 1899 berichtet Hesse über Nervosität (18. Juni 1899, [1], Bd. 1, Brief 32) und eine ärztliche Behandlung (9. Juni 1899, [1], Bd. 1, Brief 31). „Aussehen und Appetit haben sich gebessert, nicht aber das Kopfweh" (2. August 1899, [1], Bd. 1, Brief 34).

Die Entstehungszeit seines ersten Gedichtbands *Romantische Lieder* (1898) bezeichnete Hesse später als seine erste Krise ([1], Bd. 1, Brief 256). Er erwähnte eine große Nervenschwäche (16. Januar 1900; [1], Bd. 1, Brief 40) und beschrieb sich als „nervösen Kerl" (10. März 1900; [1], Bd. 1, Brief 41). 1901 besuchte Hesse zweimal eine Künstlerkolonie im Odenwald ([1], Bd. 3, Kommentar S. 122). Wegen einer Blinddarmreizung Anfang 1901 ([1], Bd. 4, Brief 397) wurde er zur Erholung nach Grindelwald geschickt (27. Februar 1902; [1], Bd. 1, Brief 55).

Hinweise auf Erkrankungen in der Zeit in Gaienhofen am Untersee/Bodensee (1904–1912) finden sich in den Briefen zunächst nicht, allerdings wurde seine Ehefrau schon im April 1904 krank ([1], Bd. 1, Brief 97) und lag mehre Monate wegen Ischiasbeschwerden in einem Basler Krankenhaus ([1], Bd. 1, Brief 99), vermutlich die ersten Symptome der späteren psychiatrischen Erkrankung, die zur Scheidung führte. Daneben beeinträchtigten seine zunehmende Bekanntheit durch den Erfolg des ersten Romans *Peter Camenzind* und die Notwendigkeit einer umfangreichen schriftstellerischen Tätigkeit zur Sicherung des Lebensunterhalts seine Gesundheit ([4], S. 60] und führten 1907 zu einer weiteren Krise (31. Juni 1907; [1], Bd. 1, Brief 110). Der Besuch des Monte Verità bei Ascona im April 1907, wo sich Anhänger des „Vegetabilismus" (Lebensreformbewegung) niedergelassen hatten ([1], Bd. 1, S 251), steht damit vermutlich in Zusammenhang.

1908 kaufte sich Hermann Hesse eine Schreibmaschine, die ihm weniger Schmerzen im Handgelenk bereitete: „Früher tat mir nach einem fleißigen Tag die ganze Hand weh" (Februar 1908; [1], Bd. 1, Brief 111). 1909 war Hesse erstmals zur Kur in Badenweiler wegen „Störungen des Nerven- und Stimmungslebens" (14. Juli 1909; [1], Bd. 1, Brief 123). Im gleichen Jahr wurde – nach mehreren vorangegangenen Blinddarmreizungen ([6], S. 198) wegen einer Blinddarmentzündung in Frankfurt/Main die Appendix unter Betäubung mit Chloroform entfernt (14. November 1909; [1], Bd. 1, Brief 125). Danach war er wieder „ganz gesund, aber die sogenannten Nerven sind eben immer im alten Stadium und Unzufriedenheit, Einsamkeit und Schwermut werden immer drückender" (15. Dezember 1909; [1], Bd. 1, Brief 128) und rückblickend schrieb er im Folgejahr: „Ich habe 6 Jahre hinter mir, die zum großen Teil in Nervenschmerzen und Augenleiden vergingen" (17. November 1910; [1], Bd. 1, Brief 148). Zu der Reise 1911 nach Hinterindien ([4], S. 317] bemerkte Hesse, dass nach den beiden Krisen eine dritte bei der Indienreise in sich stecken blieb und große Schatten zurückließ (21. Mai 1916; [1], Bd. 1, Brief 256).

Die Zeit in Bern (1912–1919) bezeichnete Hesse später als die schlimmste seines Lebens (24. November 1918; [1], Bd. 1, Brief 301). Im September 1913 berichtete er von einer „recht tiefen Depression" und einem Jammertal, wie es seine physische und seelische Natur alljährlich mit sich brächten ([1], Bd. 1, Brief 191), und am 24. Dezember „... immer Kopfweh, Augenschmerzen und Depression" ([1], Bd. 1, Brief 196). Wegen hochgradiger Kurzsichtigkeit wurde Hesse am 29. August 1914 vom Militärdienst zurückgestellt ([1], Bd. 1, S. 246) und am 13. Januar 1916 wegen Lungenemphysems endgültig für nicht felddienstfähig erklärt ([1], Bd. 1, Brief 246). Die Erkrankung seines Sohnes Martin an Meningitis, der Tod des Vaters 1916, das Gemütsleiden seiner Ehefrau mit häufiger Unterbringung in einer Nervenheilanstalt, die Kriegsereignisse und die Denunziationen in der deutschen Presse wegen seiner Antikriegshaltung führten zu einer schweren Krise [4, S. 151]. Auf Anraten seines Hausarztes suchte Hesse von April bis Mai 1916 das Kurhaus Sonnmatt bei Luzern auf, wo ihm der Arzt und Schüler von Carl Gustav Jung (1875–1961) Dr. Joseph B. Lang empfohlen wurde, der wegen einer Psychose ([1], Bd. 1, Brief 253) oder Neurose ([1], Bd. 1, Brief 261) zwölf analytische Sitzungen durchführte. Danach fuhr Hesse wöchentlich von Bern nach Luzern zur weiteren Behandlung bei Dr. Lang ([1], Bd. 1, S. 324) mit insgesamt 60 Sitzungen von Juni 1916 bis November 1917 ([5], S. 156). In der Kur wurde Hesse

> „... elektrisiert, elektrisch durchwärmt, massiert gebürstet und in die Sonne gelegt, doch ist es uns mit aller Mühe noch nicht geglückt, mir länger als eine Viertelstunde warme Füße zu verschaffen. Daneben kriege ich ständig kleine Bromdosen und habe in den letzten Nächten zum ersten Mal seit manchen Wochen wieder anständig geschlafen." (18. Mai 1916; [1], Bd. 1, Brief 255)

Im Juni 1916 ging es Hesse „wenig gut und ist in den vergangenen 2 Monaten kaum vorwärtsgekommen" ([1], Bd. 1, Brief 258). Die schwierige Konstellation bestand fort und damit auch die Krise, in der er sich befand. Auf Anraten von Dr. Lang begann er zu malen (25. Dezember 1916; [1], Bd. 1, Brief 266). Im Herbst 1917 schrieb er u. a. den *Demian*, den er unter dem Pseudonym Emil Sinclair in der *Neuen Zürcher Zeitung* veröffentlichte. 1917 berichtet Hesse von schweren Kopfwehtagen ([1], Bd. 1, Brief 268), innerer Vereinsamung, schwerer Erkrankung, die nah ans Leben ging ([1], Bd. 1, Brief 272) und von stetem Krank- und Versunkensein in Einsamkeit ([1], Bd. 1, Brief 278). Die Belastungen durch seinen Einsatz in der Kriegsgefangenenfürsorge waren enorm: Versorgung von 200.000 deutschen Gefangenen in Frankreich mit Lesestoff, Gründung der ‚Bücherei für deutsche Kriegsgefangene', Kontrolle der Interniertenlager, Herausgabe der *Deutschen Internierten-Zeitung* und des *Sonntagsboten* und literarische Leitung der Bücherzentrale ([1], Bd. 1, Brief 286). Ende 1918 beschrieb er sein Elend: „Meine Ehe ist zerstört, meine Frau gemütskrank, die Kinder fort, dazu Geldsorgen und das Elend in meiner Heimat [Deutschland]. Ich kämpfe, um aufrecht zu bleiben, aber es geht schwer" ([1], Bd. 1, Brief 303). Andererseits sei ihm im Lauf dieser drei furchtbaren Jahre das Wesen seiner Lebensaufgabe einigermaßen klar geworden und damit der Weg, den er gehen müsse. Seine Frau solle künftig die Kinder versorgen, damit er selbst sich ganz seiner Arbeit widmen könne und nicht bei der Familie leben müsse (11.2.1919; [1], Bd. 1, Brief 307).

Nach der „Flucht" in die Casa Camuzzi in Montagnola im Tessin 1919 ([1], Bd. 1, S. 402) war die finanzielle Situation prekär. Der Wert der deutschen Reichsmark sank und damit die Einnahmen aus seinen Büchern, demgegenüber stiegen die Ausgaben für die zunehmend häufiger werdenden Sanatoriumsaufenthalte seiner Frau und die Unterbringung der drei Kinder bei Freunden oder in Kinderheimen. Im Juni 1919 scheint es langsam besser zu gehen ([1], Bd. 1, Brief 320): Die Novelle *Klein und Wagner* und die Erzählung *Klingsors letzter Sommer* entstanden zwischen Juni und August 1919. Im Juli sorgten heftige unaufhörliche Augenschmerzen für große Störungen. Die Augen seien kaputt und täten weh, sodass es schwere Stunden gäbe (24. Juli 1919; [1], Bd. 1, Brief 324 und 325). Hinzu kamen die Kriegserlebnisse und die Katastrophen seines Privatlebens, sodass er gemütlich [im Gemüt] und in den Nerven Schiffbruch erlitten habe ([1], Bd. 1, Brief 336). Die mangelhafte Ernährung beklagte er in einem Brief vom 31. August: „… ich lebe hier schön und wohne wundervoll, bekomme aber wenig zu essen, an vielen Tagen nur Brot und bin dadurch mit Magen und Nerven in schlechter Ordnung" ([1], Bd. 1, Brief 332). Im September 1919 berichtete Hesse in einem Brief an Dr. Lang, dass er beim Eintreffen einer beängstigenden Nachricht von seiner Frau sofort eine Portion Opium zu sich genommen habe ([2] Brief 63 und 68). Auch im *Steppenwolf* erwähnt er diesen Suizidversuch ([7], S. 254).

Im August 1920 ging es ihm seit Monaten dauernd schlecht, er war müde und kränklich und steckte in schwersten Problemen (14. August 1920; [1], Bd. 1, Brief 365). Möglicherweise gab dies den Anlass zu analytischen Sitzungen bei C.G. Jung (19.– 25. Mai 1921, [1], Bd. 1, Brief 376, S. 470), wo er „in einer schweren und kaum ertragbaren Lebenslage stehend", die Erschütterung bis aufs Blut wahrnahm ([1], Bd. 1, Brief 379; 1.4, Brief 60). In späteren Jahren stand er der Psychoanalyse eher fern ([2], Brief 113). Als 80-Jähriger schrieb Hesse dazu: „Was mir nützte, war das Eingehen auf Träume. Mein damaliger Arzt, dem ich selber bald seine Träume deuten half, lebt längst nicht mehr [Dr. J.B. Lang war 1945 gestorben], wir blieben bis zu seinem Tod befreundet, ohne aber je wieder auf die Analyse zurückzukommen" (12. März 1957; [1], Bd. 4, Brief 330).

Ein Jahr nach der Heirat mit seiner zweiten Frau Ruth Wenger (1897–1994) ([1], Bd. 2, S. 80) war Hesse überarbeitet, bei schlechtem Befinden (25. Februar 1925; [1], Bd. 2, Brief 76) und in „beschissener Lebenslage" (27. März 1925; [1], Bd. 2, Brief 77). „(ich war und bin monatelang beständig am Selbstmord)" (7. Januar 1926; [1], Bd. 2, Brief 100) und „Ich lebenun schon seit 7 Jahren seit meinem Weggang von Bern außerhalb der Menschenwelt, ohne Familie, ohne jede Lebensgemeinschaft, beinahe jeden Tag vor dem Problem des Selbstmordes stehend ..." ([1], Bd. 2, Brief 104). Im September besuchte ihn Dr. Lang und „zog enttäuscht wieder ab" ([1], Bd. 2, Brief 117). Ob eine Psychoanalyse erfolgte, ist unklar. Im Juni schrieb Hesse, er habe die Beziehungen zu den Psychoanalytikern außer zu C.G. Jung einschlafen lassen ([1], Bd. 2, Brief 113). Am 25. September 1926 hielt er fest: „… zu den paar Freuden und Medikamenten und Mittelchen, die mich dennoch immer wieder zum Leben verführen, gehört neben der Sommersonne und dem gelegentlichen erotischen Interesse für Frauen, vor allem das Malen" ([1], Bd. 2, Brief 119). Diese innere Konfliktlage schlägt sich im *Steppenwolf* nieder, der im Dezember 1926 innerhalb weniger Wochen entstand. Kurz nach der Scheidung von seiner zweiten Ehefrau konstatiert er am 2. Juni 1927: „Ich habe seit langem keine frohe Stunde gehabt, nur Schmerzen" ([1], Bd. 2, Brief 142). In einem anderen Brief von 1927 spricht er von furchtbarer Enttäuschung und Depression, die seit Jahren langsam und stetig zugenommen habe ([1], Bd. 2, Brief 133). Rückblickend stellt Hesse Ende 1931 fest, dass das Leben seit 1914 ein Martyrium gewesen sei ([1], Bd. 2, Brief 248). Die physischen Beschwerden vor allem an Augen und Gelenken sollten ihn nicht verlassen und auch psychische Belastungen blieben nicht aus.

16.2 Gelenkleiden

Ab 1922 finden sich zunehmend Hinweise auf ein Gelenkleiden des nun 45-jährigen Hermann Hesse. Er erwähnte Sonnenbäder als einzig gutes Mittel gegen sein gichtartiges Leiden (30. April 1922; [1], Bd. 2, Brief 9 und 69), den Winter, in dem er „mit seiner Gicht angeschmiert" sei ([1], Bd. 2, Brief 22), das Abgewöhnen des Rauchens unter Qualen ([1], Bd. 2, Brief 9) und die Abstinenz von Wein ([1], Bd. 2, Brief 12). Fleisch und Wurst esse er seit langem nicht mehr ([1], Bd. 2, Brief 18). Er nehme seine Gichtmedizin, die nichts nütze ([1], Bd. 2, Brief 19) und war von Mitte Oktober bis Mitte November 1922 zur Kur in Degersheim bei St. Gallen ([1], Bd. 2, S 39) mit Fasten, Schwitzen etc., einer richtigen Roßkur. „Bin auch jetzt noch sehr gebrechlich..." Das Körpergewicht betrug nach dieser Kur 54 kg" ([1], Bd. 2, Brief 29). Die Beschwerden gingen im folgenden Jahr weiter: Er kämpfte weiter mit der Gicht ([1], Bd. 2, Brief 32), hatte viel Schmerzen, konnte oft kaum gehen ([1], Bd. 2, Brief 40), war auch nach einer weiteren Kur schwer beweglich und scheute wegen Schmerzen jeden Schritt ([1], Bd. 2, Brief 47). Am 18. September 1923 fuhr Hesse erstmals zur Kur zu Dr. Joseph Markwalder (1883–1953) nach Baden bei Zürich, das er bis 1952 fast jährlich aufsuchte. Er arbeitete an dem *Kurgast* und schrieb am 25.Oktober 1923 an Lisa Wenger „Bei dem äußerst bösen, nassen Wetter habe ich daneben recht viel Schmerzen, namentlich an jenem „bösen Handgelenk". Wegen seiner literarischen Arbeit verbot er sich Veronal und Alkohol ([1], Bd. 2, Brief 51). Von November 1923 bis März 1924 bewohnte er ein Appartement in Basel. Dazu schrieb er: „... von den Annehmlichkeiten der Stadt genieße ich eigentlich bloß den Arzt, den Masseur und die warmen Bäder" ([1], Bd. 2, Brief 55). Im November 1924 war er „gelassen mit seiner Ischias" wieder vier Wochen in Baden ([1], Bd. 2, Brief 71).

Mitte Dezember 1925 bezog Hesse wegen seiner nur schlecht heizbaren Unterkunft in der Casa Camuzzi eine von Freunden gemietete Wohnung in Zürich, die er während der Winterzeit bis 1931 behielt ([4], S. 122). Auf Anregung seines Arztes Dr. Lang nahm Hesse Tanzstunden und besuchte Maskenbälle: „... täglich viel gesoffen und trotzdem getanzt. ... Der Gicht hat es nicht gut getan, die gedeiht wieder ... getanzt trotz Gicht ohne Unterlass" (10. März 1926; [1], Bd. 2, Brief 106). 1927 hoffte er die Gicht wieder zu besiegen: „Aber mit Sonne und Fasten, (d.h. Leben von Obst und Milch) bringe ich vielleicht doch die Gicht um so viel zurück, dass ich dann noch einmal einen Winter steppenwolfen kann" ([1], Bd. 2, Brief 142) und am 26. Juni 1927 „ ... die Gicht, das Luder, lässt sich [durch Sonnenbäder] nicht bestechen und bleibt hartnäckig. Außerdem habe ich seit 5 Wochen eine Rauchabstinenz durchgeführt" ([1], Bd. 2, Brief 144). Aus der Kur 1928 in Baden berichtete er: „... Rücken und Nacken sind steif, in einer halben Stunde werden sie dann diathermiert und massiert" (23. Oktober 1928; [1], Bd. 2, Brief 164).

1935 schildert Hesse erneut Gelenkbeschwerden. „Aber Alles tut weh, am meisten der Kopf, aber auch Kreuz, Fingerglieder, Zehen, Nacken, überall Gicht und Rheuma ..." (5. März 1935; 1.2, Brief 363), und im September „ich war und bin das ganze Jahr von der Gicht belagert, besonders in den Fingern" (1.2, Brief 378 und 388). 1939 waren die Tage mit Gelenkrheumatismus und Augenschmerzen gefüllt (1.3, Brief 103) und an anderer Stelle: „... recht schlechtes Befinden, schwach, viel Gicht, viel Augenschmerzen, oft kein Schlaf ..." (1.3, Brief 114). Ein weiterer Schub scheint im November 1940 begonnen zu haben (1.3, Brief 180). Im April 1941 ist er „... wieder einmal Gefangener der Gicht und seit Monaten kaum fähig, ein Glied zu rühren oder eine Feder zu halten" (1.3, Brief 176), war er in zunehmenden Maße lahmgelegt, konnte Hände und Arme kaum noch bewegen und hatte vor 8 Monaten zum letzten Mal eine Faust gemacht. (1.3, Brief 180) und im Juli „... es fällt mir alles aus den Fingern so wie mir Bücher, Gartengeräte, manchmal sogar der Esslöffel aus den geschwollenen und kraftlos gewordenen Fingern fallen. (1.3, Brief 179). Wie aus einem Brief an Dr. Lang hervorgeht, wurde der massive Gichtanfall am 4. Mai 1941 durch ein neues Arzneimittel (Urozero, Gicht- und Rheumamittel) für eine Weile gemildert. „An jenem Tag nach dem ersten Einnehmen des Urozero konnte ich nachts nach Monaten zum erstenmal wieder einen Bleistift halten, da schrieb ich das Gedicht [*Stufen*]..." (2, Brief 342). Die Wirkung war wohl nur von kurzer Dauer, denn Hesse ergänzte, dass der Zustand längst wieder so schlecht sei wie vorher.

16.3 Untersuchungen im Kantonspital Zürich und in Lausanne

Vom 16. bis 19. Juli 1941 wurden im Kantonspital Zürich eine primär-chronische Polyarthritis bei eher geringen radiologischen Veränderungen, eine starke Abmagerung (Körpergewicht 50,9 kg), eine verzögerte Blutzuckerabsorption im Darm und im EKG-Zeichen eines Myokardschadens festgestellt (Abb. 16.1a und b).

Hinweise auf einen Magentumor ergaben sich nicht. Ein Behandlungsversuch mit Pyramidon war erfolglos, sodass ein Versuch mit einem Antibiotikum (Cibazol [Sulfonamid]) vorgenommen wurde, in der Vorstellung, die Gelenkaffektion stehe in Zusammenhang mit einem chronischen Infekt. Hesse empfand den Aufenthalt in der riesigen Klinik als bedeutende Quälerei, bezeichnete sie als „Sterbefabrik"([1], Bd. 3, S. 184) und zitiert die Einschätzung der Ärzte, wonach er noch lange leben könne, eine Heilung seiner verschwollenen und gelähmten Hände jedoch Glücksache sei ([1], Bd. 3, Brief 180). Hesse beabsichtigte, eine Kur mit Bienengift (Apikur, Roche) zu machen ([2], Brief 343) und suchte auch einen Homöopathen auf, ohne dass sich vorerst viel geändert hat ([1], Bd. 3, Brief 180). Auch im Jahr 1942 klagte er über Gicht, insbesondere im Herbst in den Fingern und Zehen ([1], Bd. 3, Brief 210) und in den folgenden Jahren machte ihm die Gicht große Beschwerden (13. Dezember 1944; [1], Bd. 3, Brief 238). Die Kräfte reichten nicht mehr weit (10.12.1944; [1], Bd. 3, Brief 256), Leberschmerzen (s.16.5) kamen hinzu (Oktober 1945; [1], Bd. 3, Brief 297) ebenso Schwindel, Ohrensausen, Leere im Gehirn (21. April 1946; [1], Bd. 3, Brief 343). Handschreiben war beinahe nicht mehr möglich (16.

a

Zum Befund bei der Untersuchung in der med. Klinik (16.bis 19. Juli 1941)

Im Vordergrunde standen neben der starken allgemeinen Abmagerung (Gewicht 50,9 kg) die von der primär-chronischen Polyarthritis herrührenden erheblichen Beschwerden vorwiegend in der Halswirbelsäule und in den Gelenken der obern Extremitäten,vor allem im linken Schultergelenk.Die röntgenolog. Untersuchung der befallenen Skelett teile zeigte eher einen geringeren Befund als man ihn nach den erheblichen Funktionsbehinderungen erwartet hätte.Im Bereiche der Halswirbelsäule fanden sich kleine spndylotische Randwulste an den ventralen Kanten des 3. bis 7. Halswirbels,eine stecknadelkopfgross e Verknöcherung der 4. Bandscheibe u. eine mässige Verschmäerlung der 5. u. 6. Halsbandscheibe.Die Aufnahme der linken Hand zeigte winzige arthritische Randwülste an den Fingergelenken u. Verschmälerung des Gelenkspaltes derselben.Der Befund am linken Schultergelenkt war negativ,mit Ausnahme einer geringgradigen Osteoporose. Angesichts dieser verhältnismässig geringen artikulären Veränderungen einerseits und der doch erheblichen (jedoch nicht konstanten) Beschwerden andererseits hat man den Eindruck,dass sich der Prozes vorwiegend periartikulär abspielt.

Aus dem übrigen Befund möchte ich hervorheben,dass sich der Verdacht auf ein Neoplasma im Bereich des Magendarmtraktes nicht bestätigt hat.Die Röntgenuntersuchungv von Oesophagus Magen uDic darm ergab ein völlig normales Resultat, die Benzidinprobe im Stuhl war negativ.Die fraktionierte Magenausheberung ergab hypacide Säurewerte.Bei der rektalen Untersuh ung fand sich weder im Bereic des Rect m noch der Prostata etwas pathologisches.

Abb. 16.1 (**a**, **b**) Bericht von Dr. Hotz über den stationären Aufenthalt im Kantonspital Zürich vom 16. bis 19. Juli 1941. (SLA Bern)

b

(Hesse) 2

Urinbefund o.B. Diastase im Urin 12 (normal),Porphyrine negativ

Blutstatus: Senkungsreaktion 15 mm i.d. ersten Stunde

Chemische Blutwerte o.B.

Haemoglobin 94 %

Erythrocyten 4,1 Millionen

Färbeindex 1.14.

Leukocyten 5300 mit Linksverschiebung von 23 zweidrittel % sonst normaler Verteilung.

Thrombocyten 110.000.

Auffallend war die flache Blutzuckerkurve im Staub'schen Versuch mit einem maximalen Anstieg von 80 auf 106 mg%,offenbar als Folge einer verzögerten Resorption.

Elektrokardiogramm: Sinusrhythmus,leicht verlängerte Ueberleitungszeit (0,21 Sek),niedrige Ausschläge der Ventrikelkomplexe mit Aufsplitterung der R - Zacken in Abl. II und III' Dieser Befund ist trotz des normalen klinischen Herzbefundes auf das Vorliegen einer Myocardschädigung verdächtig.Blutdruck 120/70.

Wir stellen bei H.Hesse die Diagnose einer primär-chronischen Polyarthritis.Daneben finden sich elektrokardiographische Veränderungen im Sinn eines Myocardschadens und eine Hypacidität des Mageninhaltes.

Behandlung der Gelenkaffektion war bei dem nur kurzen Klinikaufenthalt nicht möglich.Ein Versuch mit einem auf unsern Rat hin zu Hause durchgeführten Pyramidonstoss blieb erfolglos.Wir möchten empfehlen,einen Versuch mit Cibazol vorzunehmen,da die Gelenkaffektion doch sehr wahrscheinlich mit einem chronischen Infekt in Zusammenhang steht.

sig. Dr. Hotz

Abb. 16.1 (Fortsetzung)

Februar 1947; [1], Bd. 3, Brief 396) und weil Füße und Hände ihn sehr im Stich ließen, erfolgte vom 16. bis 24. Mai 1947 die Behandlung in einer Klinik in Lausanne. Die Diagnose lautete Polyarthritis, therapeutisch wurden Vitamine und eine Badekur empfohlen ([1], Bd. 3, S. 416). Im August des gleichen Jahres: „... ich bin nicht bloß überbürdet, sondern wieder einmal schwer von der Gicht heimgesucht, so daß mit den halbgelähmten Händen und Armen das Schreiben eine mühsame Arbeit ist" ([1], Bd. 3, Brief 430) und „... Ich beginne mir den Wein abzugewöhnen, geraucht habe ich schon 4 oder 5 Jahre nicht mehr" (Oktober 1947; [1], Bd. 3, Brief 441). Die Schmerzen und die Schwierigkeit zu schreiben infolge der Gicht an Händen und Fingern (26. April 1948; [1], Bd. 3, Brief 472), sogar beim Maschineschreiben (23. Januar 1949; [1], Bd. 4, Brief 7), persistierten (1950; [1], Bd. 4, Brief 54 und 101, sowie 1951; [1], Bd. 4, Brief 120).

Im Dezember 1951 schrieb Hesse „... ich habe das ganze Jahr keinen schmerzfreien Tag gehabt" ([1], Bd. 4, Brief 146) und am 15. Januar 1952 „Morgen bringt mich meine Frau zum Arzt nach Bellinzona, um zu sehen, ob er nicht doch etwas Energischeres gegen die Gicht tun könne:, die meisten sonst guten Mittel erträgt das Herz nicht" ([1], Bd. 4, Brief 149). Dr. Clemente Molo (1909–1992) aus Bellinzona wurde 1951 der betreuende Arzt. Injektionen gegen die Schmerzen wurden verabreicht, allerdings schrieb Hesse schon im März 1952, dass „die kurze Erleichterung, die mir der Arzt gegen Gicht (eigentlich Arthrose) geben konnte" vorbei sei ([1], Bd. 4, Brief 155). Im April 1952:

> „Aber die Organe sind noch leidlich gut, nur der Stoffwechsel nicht, und die allgemeine Arthrose (Degeneration des Knorpels in den Gelenken) geht eben weiter. Gegen die Schmerzen bekomme ich Spritzen ... und die angenehme, nicht heilende, aber lindernde Wirkung dauert nur Tage." ([1], Bd. 4, Brief 159)

Im Sommer 1953: „Bei mir ist die Arthrose weit fortgeschritten, durch Irgapyrin und Vitamine gedämpft, aber oft unausstehlich" ([1], Bd. 4, Brief 199). 1954 bekam Hesse das Doppelte an Spritzen wie sonst und sollte schon in zehn Tagen wieder zum Arzt kommen, woraus er schloss, dass das „Zauberzeug" an Wirksamkeit verliere. ([1], Bd. 4, Brief 229). 1955 klagte er über Schmerzen beim Treppensteigen (auch im Garten) infolge einer Hüftgelenkarthrose, zu deren Behandlung Spritzen ins Gelenk vorgesehen waren ([1], Bd. 4, Brief 295). Das Versagen der Finger, die Schmerzen und die schweren Behinderungen der Polyarthrose dauerten in den folgenden Jahren an ([1], Bd. 4, Brief 357, 379, 423, 448) und waren ärztlich nur noch sehr wenig beinflussbar (März 1961; [1], Bd. 4, Brief 427).

Der Briefwechsel mit Dr. Bernhard J. Lang gibt Hinweise über die Vielzahl von Medikamenten, die Hesse über ihn, aber auch über befreundete Leiter von Pharmazieunternehmen ([1], Bd. 2, Brief 191) sowie Apotheker aus Baden ([1], Bd. 3, Brief 209) und St. Gallen ([3], S. 281) bezog. Zur Anwendung kamen Schmerz- und Schlafmittel, Vitamine, Impfpräparate (Rheumacutin), Gichtpräparate (Atophan, später zur Anwendung am Menschen nicht mehr zugelassen), Bienengiftsalbe und Injektionen, Drüsenpräparate, pflanzliche und homöopathische Substanzen und vieles mehr.

16.4 Augenbeschwerden von Jugend an

Hesses Vater war vor seinem Tod „fast ganz blind“ (1.1, S. 285). Ob dies auf eine erbliche Disposition hinweist, muss offenbleiben. Von seinem Augenleiden berichtet er seit Juni 1902 (1.1; Brief 61) und schrieb am 8. Juli an Carl Busse: „Vor allem aber revoltieren meine Augen, ich darf nichts tun, habe beidseitig Muskelkrampf und muss mich jede Woche in der Klinik zeigen“ (1.1, Brief 60). Am gleichen Tag schrieb er nach Calw: „Die Untersuchung meiner Augen in der Klinik ergab folgende Diagnose: beidseitig Bügel- und Muskelkrampf, linkes Auge geschwächt“ (1.1, Kommentar S. 90).

Hesse zog sich von Basel für einige Zeit in seine Heimatstadt zurück und berichtete am 19. Oktober 1902 an Rudolf Wackernagel-Burckhardt: „... sitze seit Ende August hier in Calw, wo ich erst seit kurzem wieder ein wenig lesen und schreiben darf“ (1.1, Brief 61). In dieser Zeit arbeitete er an *Peter Camenzind*, der 1903 abgeschlossen und 1904 veröffentlicht wurde. Auch seine Erzählung *In der Augenklinik* aus dem Jahr 1906 [8] weist auf sein Augenleiden. Ab 1924 nahmen die Klagen zu („Augen halten Arbeiten nicht aus“; 15. September 1924; 1.2, Brief 69), 1925 erwähnt er in einem Brief an Franz Schall „ewige Augenschmerzen, die Studieren und Lesen fast unmöglich machen“ (1.2, ‚95) und beklagte dies auch in anderen Briefen dieses Jahres (1.2, Brief 82, 91,93). 1926 hatte Hesse „beständig scheußliche Augenschmerzen und möchte die Augen am liebsten ausreißen“ (1.2, Brief 99, 114); später heißt es „Augen und Handgelenk sind erschöpft“ (1.2, Brief 124) und bin „dauernd augenleidend“ (1.2, Brief 114). 1928 berichtete er über angestrengte und tränende Augen. Neben anderen Dispositionen seien sie es, derentwegen er Stunden und Tage nichts arbeiten könne (1.2, Brief 164).

16.4.1 Tränenkanalentzündung

1929 kam es zu einer Tränenkanalentzündung, die Hesse erstmals in Calw kurz vor Erscheinen des *Camenzind* (1902/03) hatte und die auf Anraten des damaligen Hausarztes seiner Eltern, Dr. Zahn, mit heißen Umschlägen behandelt wurden. Diese Entzündungen seien später mehrmals erneut aufgetreten, wobei in Basel auch eine „Schlitzung“ (der Tränenkanäle) erfolgt sei. Am 5. März 1929 berichtet er seiner Schwester Adele von einer erneuten Tränenkanalentzündung, zu deren Behandlung „heiße Säckchen“ aufgelegt würden und eine Sondierung der Kanäle vorgesehen sei. Die Information seines Augenarztes in Zürich (Prof. Alfred Vogt, 1879–1943, Direktor der Augenklinik), wonach das Schlitzen unnütz sei und die Leinsamen- und Kamillesäckchen von Dr. Zahn wieder anerkannt wären, veranlassten ihn zur Bemerkung: „So kommen immer die gleichen Sachen wieder und es ändern sich nur die Sprüche der Professoren alle paar Jahre“ ([1], Bd. 2, Brief 172) (Abb. 16.2). Kurze Zeit später schreibt Hesse, er habe „... unter wüsten Augenschmerzen vollends den Goldmund“ ins Reine geschrieben ...“ (9. April 1929; [1], Bd. 2, Brief 173).

Brief vom 5.3.1929 an Adele (aus Zürich)

" Zwischen 1903 und 1904, in jener Calwer Zeit, kurz vor dem Erscheinen des Camenzind als Buch, lag ich einmal mehrere Tage mit einer Tränenkanal-Entzündung, musste auf Dr. Zahns Rat ununterbrochen heiße, nasse Umschläge auf's Auge machen u.s.w. Die gleiche Sache, eine der unangenehmsten. die ich je hatte, kam später mehrmals wieder, einmal wurden die Tränenkanäle in München einige Zeit recht schmerzhaft behandelt, ein andermal wurden sie einer kleinen Operation unterzogen (geschlitzt)... Ich habe... meinen alten hiesigen Augenarzt aufgesucht, der jetzt uralt ist und zu dem ich einst von Gaienhofen aus öfter kam. Und er hat mir erklärt, die Wissenschaft habe seither die nassen heißen Umschläge zwar als veraltete Kinderei erkannt und abgeschafft, aber einige Jahre später seien sie doch wieder eingeführt worden, und kurz, ich liege nun schon den 2. Tag wieder den alten heißen Säckchen auf dem Auge. Morgen will der Arzt den Versuch wagen mit der Sonde in den Tränenkanal zu kommen. was jetzt noch nicht gut geht.

So kommen immer die gleichen Sachen wieder, und es ändern sich nur die Sprüche der Professoren alle paar Jahre. Der alte famose Augenarzt erklärte mir gestern, es sei sehr schade, dass man mir seinerzeit die Schlitzung gemacht habe, die Operation sei unnütz und direkt schädlich, man mache sie heute nicht mehr. Aber also die Leinsamen-und Kamillensäckchen von Dr. Zahn, die sind wieder anerkannt."

Abb. 16.2 Auszug aus einem Brief an seine Schwester Adele vom 5. März 1929 (Abschrift). (Editionsarchiv Dr. Volker Michels Offenbach)

1935 bedankte er sich bei Dr. Lang für das „Augenwasser" und ergänzte:

„Nach meiner Erfahrung sind regelmäßige Waschungen etc mit sanften Kräuterwassern etc viel wirksamer als die akuten von den Ärzten immer wieder empfohlen Mittel. Ich habe z.B. schon mehr als Dutzendmal im Lauf der Jahre von den Augenärzten Zinktropfen etc verschrieben bekommen, und noch nie die geringste Erleichterung davon gespürt." ([2], Brief 259)

16.4.2 Grüner Star

Am 12. Mai 1930 notierte Hesse: „Ich bin des Treibens mehr als müde und am meisten der Augenschmerzen: Wieviel Tage ohne Augenschmerzen habe ich wohl seit 3 Jahren gehabt? Vielleicht 3? Vielleicht 5?" ([1], Bd. 2, Brief 203); später: ... in sehr schlechter Verfassung unter wahnsinnigen Augen- und Kopfschmerzen" ([1], Bd. 2, Brief 215). Sie gingen von den kranken Augen aus, seien manchmal auf die Augen beschränkt, nähmen aber oft auch tage- und wochenlang den ganzen Kopf ein (Dezember 1930; [1], Bd. 2, Brief 217). Dauernde Augenschmerzen begleiteten Hesse auch 1931 ([1], Bd. 2, Brief 221, 229, 237, 244, 245) und 1932 („schwer augenkrank und vom Erblinden bedroht"; [1], Bd. 2, Brief 252). Hinzu kam ein grüner Star (Glaukom, Erhöhung des Augeninnendrucks): „Ich kämpfe seit 3 Jahren, nachdem ich schon zuvor beinah lebenslang immer Augenschirmen gehabt hatte, gegen den grünen Star ...", schrieb er am 24. Juni 1933 an Otto Basler ([1], Bd. 2, Brief 309).

16.4.3 Behandlung durch Maximilian Graf Dr. Wiser

Die Behandlung der Augenerkrankung hatte der Augenarzt Maximilian Graf Dr. Wiser (1861–1938) aus Bad Eilsen bei Hannover 1928 (1.2, Brief 155) oder 1929 (Brief vom 19. Oktober 1929) übernommen. Vermutlich im Januar 1932 (1.2, Brief 248) und 1933 traf sich Hesse mit ihm in Lindau, wo Wiser auf dem Heimweg von den Winterferien Station machte (1.2, Brief 290). Auch im Februar 1934 wurde Hesse täglich von ihm an dessen Urlaubsort in Egern behandelt (1.2, Brief 333). Im Mai 1934 scheint eine Besserung eingetreten zu sein (1.2, Brief 334), aber schon zwei Monate später waren die (Augen-) Schmerzen wieder Tag und Tag die treuen Kameraden (30. Juli 1934; 1.2, Brief 341). 1936 wurde Hesse von Dr. Wiser zwei Wochen lang in Bad Eilsen behandelt, es war sein letzter Aufenthalt in Deutschland ([4], S. 319). Hesse beschreibt den Augenarzt als genialen Outsider, dessen origineller Behandlung mit immer neuen Linsen es gelungen sei, immer wieder für eine Weile etwas Erleichterung zu bringen (1.3, Brief 32, 34, 100). Wiser starb 1938. Für Hesse war er der Einzige, der helfen konnte. „Seit er nicht mehr lebt, ist da keine Rettung mehr“ (März 1955; 1.4, Brief 260).

16.4.4 Fortbestehen des Augenleidens

1938 berichtete er über irrsinnige Schmerzen bis in die Nacht ([1], Bd. 3, Brief 73) und dass er viel gäbe für einen Tag ohne Augenschmerzen ([1], Bd. 3, Brief 96). 1939 waren die Augen längst nicht mehr fähig, sich den Tag über zu beschäftigen; Hesse musste nach ein oder zwei Stunden Arbeit oder Lektüre eine lange Pause machen ([1], Bd. 3, Brief 100) und wusste sich tagelang vor Augenschmerzen nicht zu helfen (August 1940; [1], Bd. 3, Brief 151). 1943: „… ich hatte und habe scheußliche Perioden der alten Augenkrämpfe … ich lebe seit langem, bei dauernder Überanstrengung, in meiner Augenhölle“ ([1], Bd. 3, Brief 214); „... die teuflischen Augenschmerzen halten mich nun schon seit morgens 9 nach nur einer halben Stunde Arbeit, wie in Zangen fest“ ([1], Bd. 3, Brief 231). Auch 1946: „... Tag und Nacht die scheußlichen Augenkrämpfe und Stöße von ungelesener Post“ ([1], Bd. 3, Brief 314); „... wie immer mit teuflisch schmerzenden Augen ...“ ([1], Bd. 3, Brief 331) und „die verrückten ununterbrochenen Augenkopfschmerzen, die oft sogar noch die ganze Nacht andauern ...“ ([1], Bd. 3, Brief 378). 1948: „Die Augen sind seit Jahren kaputt, ich weiß seit Jahren nicht mehr, was ein Tag ohne Augenkrämpfe ist ...“ ([1], Bd. 3, Brief 449), und 1949: „Meine Augen sind hoffnungslos überanstrengt, die Tränen laufen beständig herunter ...“ ([1], Bd. 4, Brief 7) und „… bis in den schlechten Schlaf hinein wie in einem Schraubstock gepresst durch die Augenkrämpfe ([1], Bd. 4, Brief 34). 1952: „… ich musste Tag um Tag die Augen so überanstrengen, dass ich aus den Krämpfen nicht mehr herauskomme, manchmal saß oder lag ich ganze Stunden mit tränenden Augen und wünschte nichts als dass die mir noch bestimmte Zeit schon abgelaufen wäre ...“ ([1], Bd. 4, Brief 165). 1954: „… die

Tränen laufen mir über die Maschinentasten, die Augen schmerzen Tag und Nacht wie die Hölle“ ([1], Bd. 4, Brief 227). Die „Augenkalamität“ beschrieb Hesse als die Unfähigkeit, die Augen ohne Krämpfe auf nah einzustellen (1955; [1], Bd. 4, Brief 260), was ihn lebenslang beim Schreiben und später vor allem beim Lesen der 5000–6000 Briefe, die er jedes Jahr erhielt, behinderte (1957; [1], Bd. 4, Brief 330).

Nach dem Tod von Dr. Wiser ließ er seine Augen vermutlich von Prof. A. Vogt im Kantonspital Zürich (16.4.1) behandeln, den er in den Briefen 1929 erwähnt. 1955 berichtete er von vielstündigen Sitzungen beim Augenarzt in Zürich ([1], Bd. 4, Brief 271, 273). In den letzten Lebensjahren werden Augenbeschwerden in den Briefen nicht mehr erwähnt, die Gelenkbeschwerden und die altersbedingten Einschränkungen standen wohl im Vordergrund.

16.5 Lebererkrankung

Im Oktober 1945 wurde Hesse „richtig wieder leberkrank“ ([1], Bd. 3, Brief 291) und an anderer Stelle ist er „sehr auf dem Hund, da zu den Leberschmerzen und den Sorgen beständig diese Anödungen (‚verfluchter Emigrant‘) kommen“ ([1], Bd. 3, Brief 297). Am 28. April 1946 schrieb er zur Leber

> „Dies wertvolle Organ spuckt auch bei mir und seit mehr als 3 Jahren muss ich eine recht genaue Diät halten und nächstens schon wieder zu einer Untersuchung gehen .... Nachts mit Schmerzen zu liegen und den Adler des Zeus zu verfluchen, der an der Leber frisst“ ([1], Bd. 3, Brief 344)

Ehe er sich von Oktober 1946 bis Februar 1947 in das Sanatorium zu Dr. O. Riggenbach in Marin bei Neuchatel begibt ([1], Bd. 3, Brief 372), beschreibt er seinen Zustand:

> „,... alter und sehr übermüdeter Mann ... Starke psychische Gleichgewichtsstörungen ..., Reizbarkeit, Lebensüberdruss, sehr üble Zustände morgens und vormittags, Leere im Kopf und leichter Schwindel ... krampfhafte Sensationen im Sympathikus ... Ursache dauernde tägliche Überlastung ... taedium vitae [Lebensüberdruss] ... Es liegt vor eine Magensenkung, etwas vergrößerte Leber und Gallenblasenreizung ohne Steine. Die Hauptpunkte meiner Diät sind: keine Milch (wohl aber Rahm und Butter), kein Käse und keine Eier namentlich kein Eigelb. Diese Diät hat sich seit bald 3 Jahren bewährt ... [...]“. Außerdem „bekomme ich etwa alle 4–5 Tage eine Spritze Perandren (Testosteron), eine mit Benerva [Vitamin B1] und Tonophosophan [Phosphorhaltige Substanz, zur Verbesserung des Stoffwechsels und zum Knochenaufbau].“ ([1], Bd. 3, Brief 362)

Über eine zugrunde liegende Stoffwechselstörung kann nur spekuliert werden. Die nächtlichen Leberschmerzen lassen an Gallensteinkoliken denken, auch wenn damals keine Steine nachgewiesen wurden. Erst mit der Ultraschalldiagnostik lassen sich auch sehr kleine und nicht verkalkte Steine erkennen.

16.6 Die letzten Monate

Ende 1961 kam es zu einer Verschlechterung des Zustands, den er im Januar 1962.beschreibt:

> „Das Altern und Verfallen geht … in Schüben oder Rucken … Ich war ziemlich lang krank mit immer neuen Symptomen, zurück blieb eine große Erschöpfung und bedenkliche Anämie. Die hat sich jetzt mithilfe einer Bluttransfusion gebessert, aber die Beschwerden wachsen und oft braucht es einen Beistand des Geistes, um Stand zu halten" ([1], Bd. 4, Brief 456)

Eine Leukämie hatte vermutlich vor Jahren begonnen, ohne diagnostiziert worden zu sein ([3], S. 477). Nach einer Grippe im Dezember 1961 und Furunkulose wurden zur Behandlung der Anämie insgesamt acht Bluttransfusionen erforderlich. Möglicherweise wurden Muskelkrämpfe durch die Bluttransfusionen gebessert ([1], Bd. 4, S. 492). Der behandelnde Arzt Dr. Molo hat die Diagnose Leukämie Hesses Ehefrau Ninon an dessen 85. Geburtstag am 2. Juli 1962 (Abb. 16.3) mitgeteilt, Hesse selbst hat sie nicht erfahren. Seine Ehefrau fand ihn am Morgen des 9. August 1962 tot im Bett liegend ([1], Bd. 4, S. 492), als Todesursache vermutete Dr. Molo eine Hirnblutung ([3], S. 483). Eine Sektion wurde nicht vorgenommen.

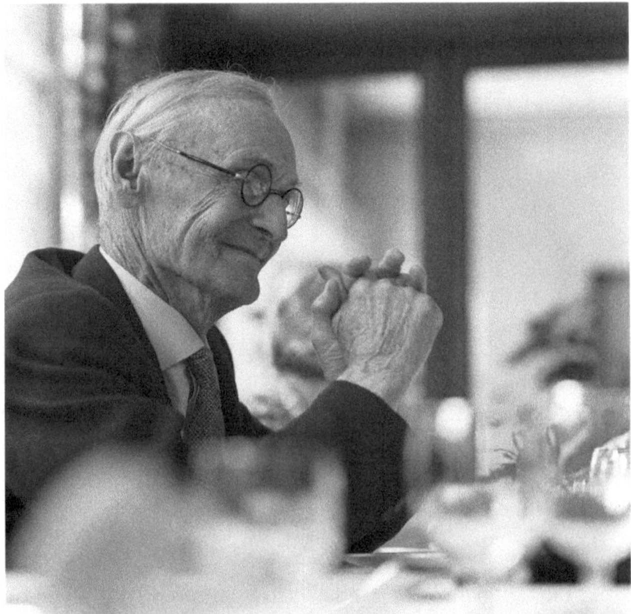

Abb. 16.3 Hermann Hesse an seinem 85. Geburtstag (2.Juli 1962). (Foto: Martin Hesse, Keystone SDA)

16.7 Kommentar

16.7.1 Augenleiden

Bei fehlenden Krankenunterlagen ist eine Beurteilung der Augenbeschwerden problematisch. Geht man von dem Brillenrezept (Abb. 16.4) des 70-Jährigen aus, lag bei Hesse eine Kurzsichtigkeit (Myopie) und eine unterschiedliche Brechkraft (Refraktion) der beiden Augen vor, was als Anisometropie bezeichnet wird. Die Kurzsichtigkeit kann und konnte auch damals mit Brillengläsern korrigiert werden. Infolge der unterschiedlichen Brechkraft der beiden Augen entsteht ein Größenunterschied der wahrgenommenen Bilder, die bis zu einem gewissen Grad im Gehirn vereinigt (fusioniert) werden. Ist die Brechkraft jedoch deutlich unterschiedlich (ab 2 Dioptrien und mehr) – wie bei Hesse –, sieht der Betroffene Doppelbilder, was als extrem unangenehm empfunden und als sog. asthenopische („schwachsichtige") Beschwerden bezeichnet wird. Diese Anisometropie ist fast immer angeboren und kann heutzutage mit Kontaktlinsen korrigiert werden. Ein Teil der Augenbeschwerden von Hesse ist durch diese Anisometropie erklärbar. Inwieweit der von ihm erwähnte grüne Star und die Tränenkanalentzündungen zu dem Beschwerdebild beitrugen, muss offenbleiben.

Die von Dr. Wiser verordneten „konvexen Gläser" können durchaus einen teil- und zeitweisen Erfolg erbracht haben, indem sie den Zustand ähnlich wie vor der Korrektur der Myopie durch konkave Gläser wieder herstellten, sie führen jedoch nicht zu einem Training der Akkommodation und beseitigen nicht die Folgen der zugrunde liegenden Refraktionsanomalie.

16.7.2 Gelenkleiden

Als 31-Jähriger beschrieb Hesse Schmerzen in der Hand beim Schreiben, ab dem 45. Lebensjahr nahmen die Beschwerden zu. Hesse bezeichnete seine Gelenkbeschwerden unterschiedlich, oft als Gicht, manchmal als Ischias und später als Polyarthrose. Die Beschwerden scheinen in Schüben verlaufen zu sein und vor allem Hände, jedoch auch Füße, Rücken und Nacken betroffen zu haben. In den letzten Jahren kam eine Hüftgelenkarthrose hinzu.

Gicht ist eine Stoffwechselerkrankung, bei der es durch Ablagerung von Harnsäurekristallen in Gelenken, vor allem dem Großzehengrundgelenk, zu einer akuten Entzündung kommt, die nach 1–2 Wochen wieder abklingt, oft lange Zeit ohne Beschwerden verläuft, aber auch chronisch werden kann. Ursache ist ein erhöhter Harnsäurespiegel im Blut, der durch Diät (kein Fleisch, Fisch und keine Meeresfrüchte, kein Alkohol), Gewichtsreduktion und Medikamente gesenkt werden kann, sodass ein Fortschreiten der Erkrankung verhindert wird.

Im Kantonspital Zürich wurde 1941 eine primär-chronische Polyarthritis, heute als rheumatoide Arthritis bezeichnet, diagnostiziert. Die „chemischen Blutwerte" waren unauffällig, vermutlich wurde dabei auch die Harnsäure bestimmt. Die primär-chronische

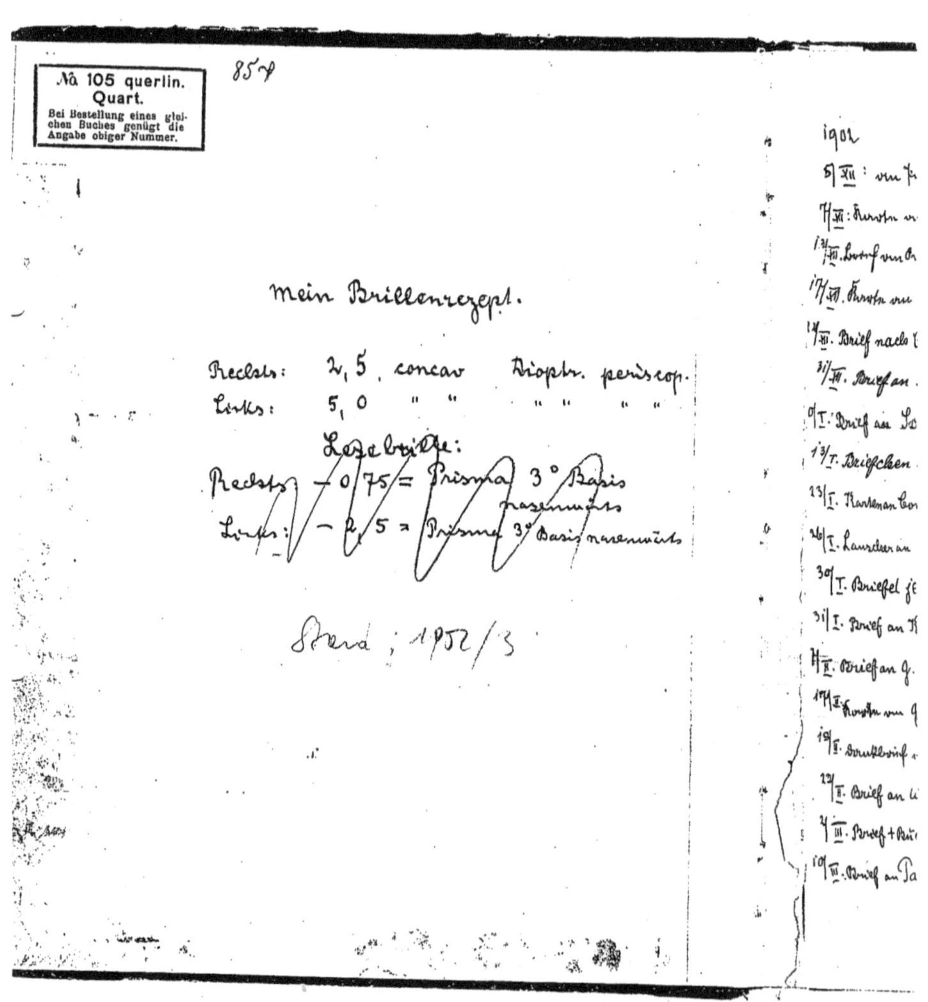

№ 105 querlin.
Quart.
Bei Bestellung eines gleichen Buches genügt die Angabe obiger Nummer.

854

mein Brillenrezept.

Rechts: 2,5 concav Dioptr. periscop.
Links: 5,0 " " " " " "

Lesebrille:
Rechts: –0/75 = Prisma 3° Basis nasenwärts
Links: –2,5 = Prisma 3° Basis nasenwärts

Stand; 1952/3

1902

Abb. 16.4 Eigenhändiger Eintrag zu seiner Brille in einem Notizbuch 1952/53. (Editionsarchiv Dr. Volker Michels Offenbach)

Polyarthritis ist durch eine Entzündung in vielen Gelenken gekennzeichnet, typischerweise der kleinen Gelenke (Finger-, Zehengelenke), die symmetrisch befallen werden. Die Erkrankung ist chronisch und bildet sich nicht in Tagen oder Wochen zurück. Charakteristisch sind nächtliche Gelenkschmerzen und eine ausgeprägte Morgensteifigkeit. Begleiterscheinungen sind Müdigkeit, Appetitlosigkeit, Gewichtsabnahme und depressive Stimmung. Ursächlich wird die Erkrankung den Autoimmunerkrankungen zugeordnet, Auslöser können viele Faktoren sein, wie Belastungen oder Infektionen. Die Behandlung hat sich in den letzten Jahrzehnten erheblich verbessert durch neu entwickelte Medikamente, Physiotherapie und auch Operationen, sodass viele Patienten ein weitgehend normales Leben führen können.

Bei Hesse wurde die Behandlung der wahrscheinlich vorliegenden chronischen Polyarthritis „als reine Glückssache" angesehen, und in der Tat konnten die zahlreich angewendeten Medikamente allesamt den schweren Krankheitsverlauf nicht beeinflussen.

16.7.3 Chronische myeloische Leukämie

Die Verschlechterung des Gesundheitszustands Ende 1961 und die nachgewiesene Anämie waren mit großer Sicherheit durch eine chronische myeloische Leukämie (CML) bedingt. Die CML ist eine Erkrankung des höheren und hohen Alters, 50 % der Fälle liegen oberhalb des 65. Lebensjahres. Sie ist definiert durch das Philadelphia-Chromosom mit der BCR-ABL-Genfusion, das 1960 von Peter Nowell und David Hungerford entdeckt wurde.

Der Beginn der Erkrankung ist im Einzelfall nicht auszumachen. In der chronischen Phase, die über viele Jahre verlaufen kann, ist der Patient asymptomatisch, die Diagnose wird meist zufällig beim Anfertigen eines Blutbilds gestellt.

Charakteristisch für diese Phase sind eine Leukozytose mit pathologischer Linksverschiebung und eine unterschiedlich ausgeprägte schmerzhafte Milzvergrößerung (Splenomegalie) als Folge der Blutbildung außerhalb des Knochenmarks (extramedulläre Blutbildung). Erst der terminale Blastenschub („Überschwemmung" des Blutes mit unreifen weißen Blutzellen), der wie eine akute Leukämie verläuft, wird infolge der hohen Infektbereitschaft (äußerte sich bei Hessen in einer Furunkulose), der progredienten Anämie und Thrombozytopenie mit schweren Blutungskomplikationen lebensbedrohlich und führt unbehandelt zum Tod.

Therapeutisch standen zur Zeit Hermann Hesses lediglich symptomatische Maßnahmen wie Bluttransfusionen zum Ausgleich einer Anämie oder die Bestrahlung der Milz bei schmerzhafter Vergrößerung zur Verfügung. Nach der Entdeckung des Philadelphia-Chromosoms und mit der Entwicklung molekularer Nachweisverfahren ist mittlerweile eine eindeutige Diagnose der Erkrankung möglich und die neu entwickelten Tyrosinaseinhibitoren bieten einen kausalen Therapieansatz.

Hesse hat viele seiner Ärzte beobachtet und beschrieben (*Ärzte. Ein paar Erinnerungen*). Nach dem Tod von Hermann Hesse schrieb Ninon Hesse an Dr. Molo:

„Verehrter, lieber Herr Molo,

Mein Mann bewunderte Sie … Er liebte Sie und was so schön war: er fühlte sich bei Ihnen geborgen. Er vertraute Ihnen. Sie haben alles für ihn getan, was ärztliche Kunst und Erfahrung zu tun imstande ist und Sie haben ihm seine letzten Wochen erleichtert, so gut es ging. Sie sind der Mensch, dem ich am innigsten dankbar bin.

Ihre Ninon Hesse"

Dank

Herrn Prof. Dr. Paul-Rolf Preussner, Augenklinik der Universitätsmedizin Mainz, sei für die kritische Durchsicht und die Kommentierung der Augensymptomatik gedankt.

16.8 Überblick Leben und Werk

Hermann Hesse

1877	2. *Juli* geboren in Calw/Württemberg. Vater Johannes Hesse, Missionar (1847–1916); Mutter Marie, geborene Gundert (1842–1902); acht Geschwister
1881–1885	Wohnort Basel, Schweizerische Staatsbürgerschaft, Besuch der Internatsschule der Missionare
1886	Rückkehr der Familie nach Calw · Besuch des Real-Lyzeums
1890	Lateinschule in Göppingen
1891	Stipendiat des Evangelisch-theologischen Seminars, Kloster Maulbronn
1892	Flucht aus dem Seminar nach sieben Monaten · *Mai bis Juli* Heil- und Erweckungszentrum Bad Boll · Nach Selbstmordversuch ab *Juni* in der Nervenheilanstalt Stetten · *November* Gymnasium Bad Cannstatt
1893	*Juli* Obersekundarreife · Abbruch einer Buchhändlerlehre in Esslingen nach drei Tagen, anschließend Gehilfe seines Vaters
1894	*Juli bis September 1895* Schlosserlehre in der Turmuhrenfabrik Perrot in Calw
1895	*Oktober bis September 1898* Buchhändlerlehre in Tübingen, im Anschluss *bis Juli 1899* Sortimentsgehilfe
1898	Erster Gedichtband ‚Romantische Lieder'
1899	*September* Umzug nach Basel. Sortimentsgehilfe in der Reich'schen Buchhandlung *bis Ende 1900* ·
1900	‚Hinterlassene Schriften und Gedichte von Herman Lauscher'
1901	Erste Italienreise · *Ab August* Buchhändler im Antiquariat Wattenwyl, Basel
1902	Erste Erwähnung eines Augenleidens
1903	Zweite Italienreise mit Maria Bernoulli · Kündigung seiner Stelle
1904	*August* Heirat mit Maria Bernoulli · *August* Umzug nach Gaienhofen/Bodensee (bis 1912); Roman ‚Peter Camenzind'
1905	Roman ‚Unterm Rad' Geburt von Sohn Bruno (gest. 1990)
1907	Kur in Locarno und Besuch des Monte Verità bei Ascona ·

1909	Blinddarmentfernung · Kuraufenthalt in Badenweiler Geburt von Sohn Heiner (gest. 2003)
1910	Roman ‚Gertrud‘
1911	*September* Dreimonatige Südostasienreise Geburt von Sohn Martin (gest.1968)
1912	*September* Umzug nach Ostermundingen bei Bern · Nervenkrankheit der Ehefrau · Erzählungen ‚Umwege‘
1914	Wegen hochgradiger Kurzsichtigkeit vom Militärdienst zurückgestellt · Eheroman ‚Roßhalde‘
1915	*August* Einberufung als Soldat · *Ab September* in der Kriegsgefangenenfürsorge tätig
1916	Ausmusterung wegen Lungenkrankheit · Kuraufenthalt bei Luzern, Psychoanalyse · Beginn der Malerei
1919	Ende der Arbeit in der Kriegsgefangenenfürsorge · Trennung von der Familie, Umzug in die Casa Camuzzi in Montagnola im Tessin · Suizidversuch · Roman ‚Demian‘ ·
1921	Psychoanalyse bei C. G. Jung
1922	Zunehmendes Gelenkleiden · Kuraufenthalte bei St. Gallen • ‚Siddhartha. Eine indische Dichtung‘ • ‚Piktors Verwandlungen. Ein Märchen‘
1923	*Juli* Scheidung von Maria Bernoulli
1924	*Januar* Heirat mit der Sängerin Ruth Wenger · Erneute schweizerische Staatsbürgerschaft
1927	*Mai* Scheidung von Ruth Wenger · ‚Die Nürnberger Reise‘ · ‚Der Steppenwolf‘
1929	Entzündung der Tränenkanäle
1930	Grüner Star (?) · Erzählung ‚Narziß und Goldmund‘
1931	*November* Heirat mit Ninon Dolbin · Umzug in ein neu gebautes Haus in Montagnola (Casa Hesse)
1936	Behandlung des Augenleidens in Bad Eilsen
1941	*Mai* Kantonspital Zürich: Primär-chronische Polyarthritis
1943	Roman ‚Glasperlenspiel‘
1946	Nobelpreis für Literatur · Goethe-Preis der Stadt Frankfurt • *Oktober bis Februar 1947* Sanatorium Préfergier bei Marin
1947	Ehrendoktorwürde der Universität Bern · Ehrenbürger von Calw
1955	Friedenspreis des Deutschen Buchhandels
1961	Chronische myeloische Leukämie
1962	*9. August* Hesse stirbt in seinem Haus möglicherweise an den Folgen einer Hirnblutung
Die Grabstätte befindet sich auf dem Friedhof Sant'Abbondio in Gentilino (Tessin).	

Literatur

1. Hesse H (1973–1986) Gesammelte Briefe. Vier Bände. Hrsg. von Ursula und Volker Michels. Suhrkamp, Frankfurt am Main.
2. Hesse H (2004) Die dunklen Seiten der Seele. Briefwechsel mit seinem Psychoanalytiker Joseph Bernhard Lang . Hrsg. Thomas Feitknecht. Suhrkamp, Frankfurt am Main
3. Michels V (Hrsg) (1987) Hermann Hesse in Augenzeugenberichten. Suhrkamp, Frankfurt am Main
4. Below J (2012) Hermann Hesse-Handbuch. Quellentexte zu Leben, Werk und Wirkung. Peter Lang, Frankfurt am Main
5. Ball H (1947) Hermann Hesse – sein Leben und Werk. Suhrkamp vorm. S. Fischer, Berlin
6. Hesse H (1960) Ärzte. Ein paar Erinnerungen. CIBA Symp 8:194–202
7. Hesse H (1970) Gesammelte Werke in 12 Bänden. Siebter Band: Kurgast, Die Nürnberger Reise, Der Steppenwolf. Suhrkamp, Frankfurt a. M.
8. Amm M (2002) „Damit das Mögliche entsteht, muss immer wieder das Unmögliche versucht werden". Eine Hommage an Hermann Hesse zu seinem 125. Geburtstag. Zeitschrift für praktische Augenheilkunde 23:503–509
9. Barth K (2012) Alles andere als ein robustes Model. Deutsches Ärzteblatt. 109:31f
10. Wamser-Krazmal W (2011) Die Gelenkleiden des Hermann Hesse. Orthopädie und Rheuma 2:45 f

Teil IX

Karl Jaspers

Karl Jaspers (1883–1969)

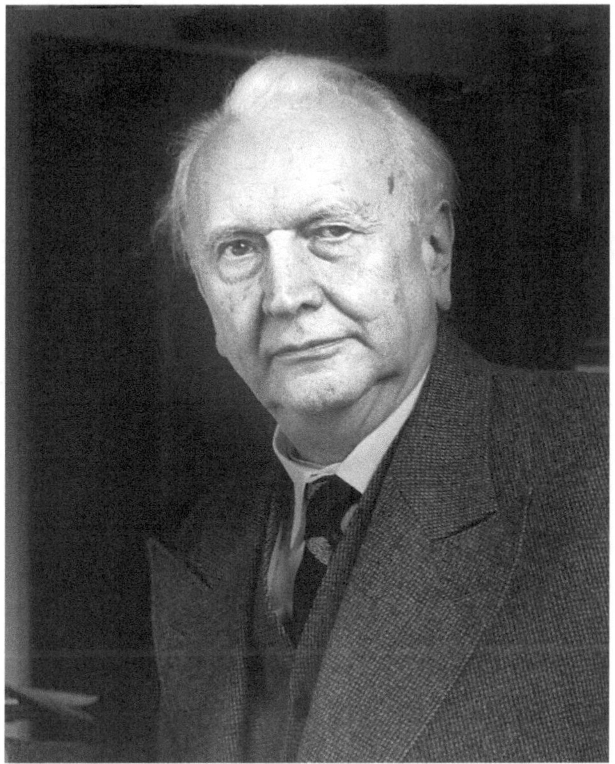

Karl Jaspers in den 1950er-Jahren (Horst Tappe Stiftung/Süddeutsche Zeitung Photo)

Karl Jaspers – Leben und Werk

17

Die Geburt der Philosophie aus dem Geist der Psychiatrie – Überlegungen zu Karl Jaspers

Matthias Bormuth

17.1 Zur Herkunft

Karl Jaspers wurde am 23. Februar 1883 in Oldenburg in eine wohlhabende Familie des gehobenen Bürgertums geboren, die im friesischen Jeverland zu Hause war. Die Küstenlandschaft seiner Heimat war ihm zeitlebens eine kostbare Erinnerung an das, was ihn philosophisch bewegte. Jaspers sagte in dem späten Selbstporträt für das Norddeutsche Fernsehen:

> „Das Meer ist die anschauliche Gegenwart des Unendlichen […]. Im Umgang mit dem Meer liegt von vornherein die Stimmung des Philosophierens. So war es mir unbewußt von Kindheit an. Das Meer ist Gleichnis von Freiheit und Transzendenz." [1, S. 15 f.]

Ohne Zweifel ist Jaspers von daher ein Kind der Romantik, die in Caspar David Friedrichs ‚Mönch am Meer' gleichsam eine Ikone dieser sehnsuchtsvollen Nachdenklichkeit besitzt. Und ebenso gehört zum romantischen Geist das enorme Bewusstsein von Freiheit, das philosophisch in der Aufklärung mit Kant anhob. Jaspers spiegelt es autobiografisch besonders im Bild seines Vaters, der zugleich beruflichen Realitätssinn gezeigt habe: „Mein Vater lebte ein persönliches Leben, unabhängig von der Gesellschaft. Liberal und konservativ folgte er ihren Ordnungen. Er erfüllte die ihm im Leben gestellten Aufgaben mit großer Sorgfalt, ob als Soldat und Reserveoffizier, ob als Beamter (Amthauptmann) oder als Bankdirektor." [1, S. 17]

Der familiäre Sinn für individuelle Freiheit war es auch, der Jaspers als Schüler des Alten Gymnasiums in Oldenburg schon zu einer Ausnahme werden ließ. Er verweigerte

M. Bormuth (✉)
Institut für Philosophie, Carl von Ossietzky Universität Oldenburg, Oldenburg, Deutschland
E-Mail: matthias.bormuth@uni-oldenburg.de

T. Junginger et al. (Hrsg.), *Schriftsteller und ihre Erkrankungen*,
https://doi.org/10.1007/978-3-662-71465-2_17

den geforderten militärischen Gehorsam, sodass man ihm mit der Entlassung aus der Schule drohte. Auch lehnte er den Corpsgeist ab, der für ihn in der „vornehmsten“ Schülerverbindung eine privilegierte Stellung vorgesehen hatte: „Ausgangspunkt sind soziale Rangordnungen, an denen ich keinen Teil habe.“ [1, S. 19]

Die gesellschaftliche Randstellung, die Jaspers zuerst in der Schule erfuhr, war auch einer chronischen Lungenkrankheit geschuldet, die ihm jede körperlich stärkere Anstrengung verbot: „Folge der Krankheit war, daß ich an den Freuden der Jugend nicht teilnehmen konnte. Wandern hörte schon mit Beginn der Studentenzeit völlig auf, Reiten, Schwimmen, Tanzen war unmöglich.“ [2, S. 13] Tief sollte Jaspers treffen, was sein Schuldirektor dem „Störenfried“ beim Abschiedsbesuch mit auf den Weg gab: „Aus Ihnen kann ja nichts werden. Sie sind organisch krank!“ [1, S. 30] Der Lehrer schien Recht zu behalten. Bald nach dem Abitur stellte sich heraus, dass die Lungenveränderungen so gravierend waren, dass für den Jura-Studenten keine Aussicht auf eine berufliche Karriere bestand. Es handelte sich um chronische Bronchiektasien, die beständig die Gefahr eitrigen Sekrets mit sich brachten, sodass Jaspers von früh an genötigt war, dieses mehrfach täglich abzuhusten und sich körperlich maximal zu schonen. Er machte jedoch aus der Not eine Tugend, indem er die Philosophie als Ziel seines Lebens erkor. 1902 schrieb er während der Kur in Sils Maria einen Brief an den Vater, der den Wechsel zum Medizinstudium vorschlug, um dann vorerst als Kur- und Badearzt mit psychiatrischer Ausrichtung zu wirken. Vielleicht ergäbe sich dann die Chance, seiner eigentlichen Leidenschaft, dem Philosophieren, zu folgen.

Tatsächlich sollte Jaspers in beiden Fächern Geschichte schreiben. Als Psychiater ist er bis heute mit der ‚Allgemeinen Psychopathologie‘ ein Klassiker des Faches. Und in der Philosophie, die er nach den klinischen Anfängen zu seinem Leben machte, nachdem man ihn 1922 auf eine Professur berufen hatte, wird er aktuell mit der Edition der kritischen ‚Gesamtausgabe‘ zu einem solchen erhoben.

17.2 Wissenschaftliche Anfänge

Es war eine glückliche Fügung, die dem jungen Psychiater die Chance eröffnete, für den renommierten Springer-Verlag eine ‚Allgemeine Psychopathologie‘ zu schreiben. Ein Oberarzt hatte den Volontärassistenten der Heidelberger Universitätsklinik gefragt, ob er diese Aufgabe nicht übernehmen wolle. In der ‚Philosophischen Autobiographie‘ blickt Jaspers auf die günstigen Umstände zurück, welche er seiner Erkrankung verdankte:

> „Vollassistent zu werden, war mir durch meine Krankheit versagt. […] Aber wissenschaftlich durfte ich mitarbeiten […]. Fälle zu genauer Untersuchung durfte ich mir auswählen. […] Gelegentlich bekam ich Gutachten vor Gericht und für die Zwecke der Unfallversicherung übertragen. Vertretungsweise übernahm ich einmal bei einer Erkrankung Hombugers [Ärztlicher Kollege in der Klinik für Psychiatrie] die Poliklinik. Ich wurde in der studentischen Krankenkasse Arzt für Nerven- und Seelenleiden. Ohne die regelmäßige Tagespraxis eines Assistenten wurde mir auf diese Weise doch die ganze Erfahrung des Psychiaters zugänglich. Der

> Nachteil meiner Stellung wurde zum Vorzug. Ich konnte alles sehen und untersuchen, ohne in meiner Zeit beschränkt zu sein durch ständige Pflichten." [2, S. 19 f.]

Besonders kam es Jaspers zu Gute, dass er auch als Forscher die psychiatrische Literatur wirklich studieren konnte, während die Kollegen klinisch tätig waren. Es war notwendig, die „unübersehbare Vielfachheit von Anschauungsweisen" methodisch zu ordnen und zum Verständnis der psychiatrischen Fälle und ihrer Verläufe eine gedankliche Kohärenz in der verstehenden Psychologie zu entwickeln. Dazu verhalf Jaspers auch der universitäre Zirkel um Max Weber, der als Soziologe engen Kontakt zu den Philosophen und Historikern pflegte und vor diesem Hintergrund eine Verstehenslehre entwickelt hatte, die soziales Handeln im Wechselspiel von inneren Motiven und äußeren Strukturen bestimmt. Jaspers nahm diese Anregungen auf und brachte sie in die psychiatrische Diskussion um das Verständnis psychisch kranker Menschen ein. Neben den biologisch erklärbaren Veränderungen, die für die Krankheiten verantwortlich waren, zog er das methodische Verstehen soziologischer Umstände und psychologischer Dynamiken heran: „Womit wir es zu tun hatten, damit beschäftigten sich auch die Geisteswissenschaften. Sie hatten dieselben Begriffe, nur ungemein viel subtiler, entwickelter, klarer. […] Ich sah mich um, was Philosophie und Psychologie etwa uns bringen könnten."

Tatsächlich berücksichtigt die ‚Allgemeinen Psychologie' ansatzweise Wilhelm Dilthey (1833–1911) und Georg Simmel (1858–1918) mit ihren philosophischen Lehren vom Verstehen innerer Motive, aber ebenso die Psychoanalyse Sigmund Freuds (1856–1939), die Jaspers damals noch als interessante Methode ansah. Bereits die erste Auflage von 1913 brachte ihm so hohes Ansehen ein, dass die Philosophen das Buch als Habilitationsschrift anerkannten und ihn als Psychologen in ihren Reihen akzeptierten In der Folge erlaubte sich Jaspers unter dem aristotelischen Satz „Die Seele ist gleichsam alles", nicht nur empirische Psychologie zu lehren, sondern in Vorlesungen und Seminaren ebenso der philosophischen Neugierde freien Lauf zu lassen.

17.3 Hin zur Philosphie

Aber er nutzte nicht nur die methodischen Perspektiven der Philosophen. Vor dem Hintergrund der eigenen Krankheitsgeschichte und ihrer persönlichen Verarbeitung entwickelte er schon in frühen Jahren einen inneren Standpunkt, der für sein gesamtes Denken und die Aufnahme dieser Einsichten entscheidend werden sollte. Sein zu Lebzeiten nie veröffentlichter Aufsatz ‚Einsamkeit', 1915 im kleinen Kreis von Heidelberger Ärzten und Gelehrten vorgetragen, gibt Einblick in das Innenleben von Jaspers. Dies war seit der Diagnose der chronischen Bronchiektasien geprägt von langen Zeiten der Einsamkeit, die nicht selten zu depressiven Verstimmungen führten, wie das damals geführte ‚Tagebuch' dokumentiert. Jüngst verdichtete der Schweizer Mediziner Mohannad Abou Shoak, als er Jaspers' Krankheit näher erforschte, die depressive Gestimmtheit des Studenten, beginnend mit der Notiz von 1901: „Als ich von Fraenkel das unwiderrufliche Faktum meines

Krankseins und die Notwendigkeit der Studienunterbrechung hörte, weinte ich bitterlich." [3] Nachdem Jaspers von der Juristerei zur Medizin übergegangen war, blieb trotz aller Begeisterung an der Sache bis zum Studienende eine tiefere Ratlosigkeit, in welcher Lektüren von Schopenhauer und Spinoza eine resignative Gestimmtheit und fatalistische Haltung beförderten. So klagte er 1905:

> „Weh mir, ich kann nicht allein sein, ich bin auch ein Mensch. Was ist die Einsamkeit für mich! Nur Tod. Es treibt mich in die Einsamkeit: ins sichere Verderben. Das Band zu den Menschen bin ich nahe dran zu verlieren."

Auch beruflich sah Jaspers nach Abschluss des Studiums nur Dunkles: „Die Zukunft steht wie ein Berg vor mir, über den ich nicht hinüber kann. Ich habe geringe Hoffnung, je etwas zu Stande zu bringen." [4, S. 46]

In dieser Situation trifft er auf Gertrud Mayer (1879–1954), die Schwester eines jüdischen Mitstudenten. Die ‚Philosophische Autobiographie' stilisiert ihre erste Begegnung zum entscheidenden Wendepunkt seines Lebens: „Einsamkeit, Schwermut, Selbstbewußtsein, alles verwandelte sich, als ich 24 Jahre alt, 1907, Gertrud Meyer begegnete. Unvergeßlich für mich der Augenblick, als ich mit ihrem Bruder zum erstenmal zu ihr ins Zimmer trat. […] Es war wie selbstverständlich, daß das Gespräch bald auf große Grundfragen des Lebens kam, als ob wir uns schon lange gekannt hätten. Von der ersten Stunde an war ein unbegreiflicher, nie als möglich erwarteter Einklang zwischen uns." [2, S. 15] 1910 heirateten sie. Das Ideal einer glückenden Kommunikation, das sich für ihn in der Begegnung mit seiner Frau erfüllte, stellte Jaspers ebenfalls in dem Vortrag ‚Einsamkeit' heraus (Abb. 17.1).

Obwohl Jaspers von klinischen Gesprächsformen ausgeht, wird offensichtlich, wie sehr es ihm selbst um den ebenbürtigen Austausch zwischen Menschen geht, die ihr eigenes Leben im philosophischen und nicht im psychiatrischen Sinne als fragwürdig erleben. Ihr Austausch wird implizit schon zum Ideal für die „existentielle Kommunikation", die Jaspers fast zwei Jahrzehnte später in seiner ‚Philosophie', dem philosophischen Opus magnum, ins Zentrum seiner Überlegungen rücken wird. Obgleich die psychiatrischen Lehrjahre ihm publizistisch Erfolg bescherten, wächst Jaspers im Austausch mit Gertrud Jaspers die innere Gewissheit, dass seine eigentliche Leidenschaft nicht im Verstehen von psychopathologischen Symptomen und ihrer Genealogie liegt, sondern in philosophischen Positionen, derer man sich nur im intensiven Gespräch mit anderen, im „liebenden Kampf" [2, S. 124], wie Jaspers schon 1915 sagt, bewusst werden könne. So resümiert er in der ‚Autobiographie' die Anfänge seines philosophischen Werdeganges:

> „Was damals durch die Krankheit erzwungen und widerstrebend getan wurde, die endgültige Wahl der philosophischen Fakultät, war in der Tat die Führung auf dem mir eingeborenen Weg. Von Jugend auf philosophierte ich. Die Medizin und die Psychopathologie habe ich ergriffen aus philosophischen Motiven. Die Philosophie geradezu zum Lebensberuf zu machen, davon hielt mich eine Scheu ab vor der Größe der Aufgabe." [2, S. 30]

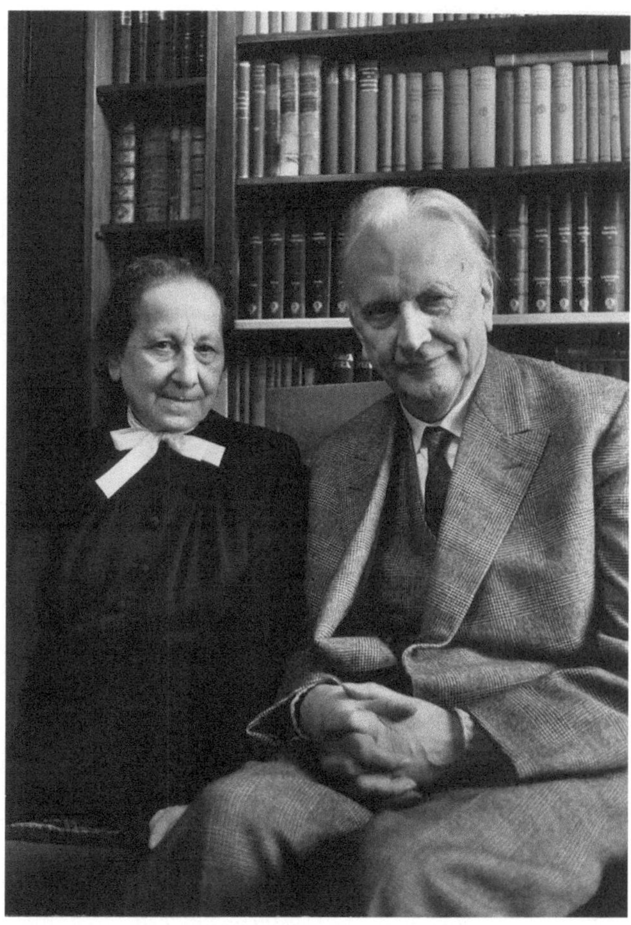

Abb. 17.1 Gertrud und Karl Jaspers, 1963. (Deutsches Exilarchiv 1933–1945, DNB Frankfurt, NL Eric Schaal)

17.4 Einfluss der Krankheit

Soziologisch lässt sich als Zwischenbilanz festhalten, dass die Krankheit großen Einfluss auf Jaspers' wissenschaftliche Erkenntnisse hatte. Das chronische Lungenleiden erlaubte nur eingeschränkten Einsatz in der Klinik und brachte Freiräume, um einzelne Patienten ausführlich zu explorieren und daneben Literaturstudien zu treiben. Über den biologischen Zugang hinaus, der damals noch sehr beschränkt war, da Psychopharmaka erst ein halbes Jahrhundert später entwickelt wurden, halfen die methodischen Überlegungen, die Kasuistiken geisteswissenschaftlich zu verstehen und zu deuten.

Max Weber (1864–1920) regte den jungen Psychiater vor allem an, die verstehende Psychologie in die naturwissenschaftlich dominierte Psychiatrie neu einzubringen. Aber sein Leben diente auch als Rollenmodell, wie Krankheit kreative Freiräume schaffen konnte. Mit kaum dreißig Jahren war er als Professor für Nationalökonomie berufen wurden. Aber schon wenige Jahre darauf führten bedrängende Angst- und Erschöpfungszustände dazu, dass er seine Professur aufgab. Weber arbeitete für sich und erhielt im interdisziplinären Privatzirkel neue Anregungen. In jenen Jahren erschien dann seine große Studie ‚Die protestantische Ethik und der „Geist“ des Kapitalismus‘, die Webers kulturvergleichenden Arbeiten zur Ambivalenz des westlichen Rationalismus einleiteten. So war der mehrjährige Krankheitszustand mit der folgenden Pensionierung zum Privileg geworden, um als Forscher wissenschaftlich erhebliche Fortschritte machen zu können.

Die Krankheit erhöhte auch sein seismografisches Verständnis für die prekären Folgen der modernen Arbeitswelt. Die psychische Vulnerabilität sensibilisierte Weber gleichsam für seine wissenschaftliche Fragestellung, sowie auch Jaspers die psychischen Folgen seiner Lungenerkrankung halfen, ein gutes Verständnis für leichtere depressive Zustände zu entwickeln, um diese von schweren Verläufen regelrechte Psychosen unterscheiden zu können.

Auch Friedrich Nietzsche (1844–1900) ist ein eindrückliches Beispiel für erkenntnisträchtige Folgen, die eine krankheitsbedingte Befreiung von beruflichen Aufgaben nach sich ziehen kann, wenn diese allen Raum für das eigne Denken und Forschen nehmen. Als Altphilologe erhielt er schon mit Ende zwanzig eine Professur, entwickelte aber bald psychosomatische Beschwerden, die immer hartnäckiger wurden und dazu führten, dass Nietzsche dauerhaft beurlaubt wurde. In der Folge schrieb er sein philosophisches Werk, das im wilhelminischen Deutschland vor 1900 als skandalös galt. Viele sahen in Nietzsche den Inbegriff der intellektuellen Dekadenz, zumal die Diagnose einer langsam voranschreitenden Lues auch einen moralischen Makel bedeutete. Nietzsche reflektierte dieses merkwürdige Privileg: „Es ist nämlich eine fatale Tatsache, daß sich der Geist mit besonderer Sympathie auf die Ungesunden und Unersprießlichen niederzulassen pflegt, während der Philister zwar vielfach geistlos, aber durchweg gesund philosophiert.“ Kurz bevor er 1889 in geistige Umnachtung fiel, bedachte Nietzsche seine soziale Isolation nochmals, die pathologisiert worden war, aber ihm ermöglicht hatte, seine radikale Philosophie zu entwickeln: „Eine solche absonderliche Stellung büßt man beständig ab – durch eine immer wachsende, immer eisigere, immer schneidendere Absonderung. […] Man hilft sich jetzt mit den Worten: ‚exzentrisch‘, ‚pathologisch‘, ‚psychiatrisch‘.“

17.5 Reflexionen

Für Jaspers war die Ausnahmestellung, die er an der Heidelberger Klinik hielt, dauerhaft von Vorteil. Als der Autor der ‚Allgemeinen Psychopathologie‘ als psychologischer Extraordinarius bei den Philosophen einen Ort erhält, vertieft er sein Interesse an der inneren Motivik, indem er über die Gefahr einer geschlossenen Weltanschauung nachdenkt. Die Psychoanalyse, die für Sigmund Freud (1856–1939) als wissenschaftliche Weltanschauung beansprucht, mit ihren Deutungsmustern die Lebensführung zu prägen, ist ohne Frage für ihn ein prominentes Beispiel für diese gefährliche Versuchung, zumal in der klinischen Kommunikation eine Asymmetrie herrsche, die auf Seiten des Kranken alle Freiheit nehme, die ärztlichen Ansichten als mögliche Interpretationen zu relativieren.

Die aus einer Vorlesung von 1917 entstehende ‚Psychologie der Weltanschauungen' begründete nach Kriegsende den philosophischen Ruf von Karl Jaspers. Hannah Arendt (1906–1975) sprach später vom „ersten Buch der Existenzphilosophie". Seine lebensphilosophischen Gedanken sprengten das Gehäuse des logischen Rationalismus jener Zeit. Jaspers richtete gerade mit dem leitenden Begriff der „Grenzsituation" den Blick auf die innere Wirklichkeit des einzelnen Menschen. Seine eigene Lebenssituation wird implizit zum Gegenstand der Reflexion. Krankheit und Tod gehören demnach neben der außergewöhnlichen Situation der Liebe zu den Momenten, in welchen der Mensch gefordert ist, jenseits geläufiger Ansichten persönlich Stellung zu beziehen.

Zweifelsohne hat auch die tiefe Krise, in die der mörderische Krieg die Gesellschaft gestürzt hatte, zur Anerkennung beigetragen, die man Jaspers nun auch als philosophischem Diagnostiker seiner Zeit zollte. Sein Denken, das nach Max Weber die Position des Einzelnen in der modernen Gesellschaft radikalisierte und ihn von gesellschaftlichen Konventionen entfernte, steht auch stark im Zeichen von Sören Kierkegaard und Friedrich Nietzsche, die im frühen und späten 19. Jahrhundert die Einsamkeit philosophisch und psychologisch zum Mittelpunkt ihres Nachdenkens gemacht hatten. Mit ihnen entlarvte Jaspers alle Weltanschauungen konservativer und progressiver Art seiner Zeit als leere Gehäuse, die dem Menschen die Notwendigkeit abnähmen, für sich alleine über den Sinn seines Lebens nachzudenken und sich zu entscheiden.

Doch den philosophischen Fachkollegen fiel es nicht leicht, den Mediziner in ihren Reihen zu akzeptieren, als er den Ruf auf einen renommierten Lehrstuhl in Heidelberg erhielt. Jaspers karikiert im ‚Selbstporträt', das er als weltberühmter Professor wenige Jahre vor seinem Tod im Fernsehen gab, die akademische Situation: „Das war merkwürdig. Ein Mann, der Dr. med. war, wird Ordinarius in der Philosophischen Fakultät!" [1, S. 17] Tatsächlich eroberte er mit den drei mächtigen Bänden der ‚Philosophie' zehn Jahre später die Universitäten. In der ‚Weltorientierung' steckte Jaspers erkenntniskritisch die möglichen Räume des Wissens ab, das Mittelstück ‚Existenzerhellung' zeigte die immense Bedeutung der „existentiellen Kommunikation" für das Selbstverständnis; und die abschließende ‚Metaphysik' deutete an, dass dieses nur im Ausblick auf ein Höheres zu verstehen sei (Abb. 17.2).

Zudem erreichte die verdichtete Summe seines Denkens, der Essay ‚Die geistige Situation der Zeit,' am Ende der Weimarer Republik binnen kurzer Zeit ein breites Publikum, das Jaspers' Diagnose und Therapie des gesellschaftlichen Lebens schätzte. Seine Philosophie der inneren Freiheit, die Jaspers auch neu an Kant orientierte, fand eine starke Resonanz. Sie wurde in liberal-konservativen Kreisen umso stärker beachtet, als die politischen Verhältnisse 1933 die äußere Freiheit sukzessive nahmen und seine Rede von der öffentlichen „Anonymität" der Menschen, die sie selbst sind, auch den stillen Rückzug ins Private gedanklich öffnete. Sein einstiger existenzphilosophischer „Kampfgefährte" Martin Heidegger (1889–1976), mit dem er sich gegen die „Professorenphilosophie" [2, S. 94] verbündet hatte, entpuppte sich als Anhänger des Nationalsozialismus, der nach den Enttäuschungen seines Freiburger Rektorats 1934 die raunende Flucht aus der Zeit antrat.

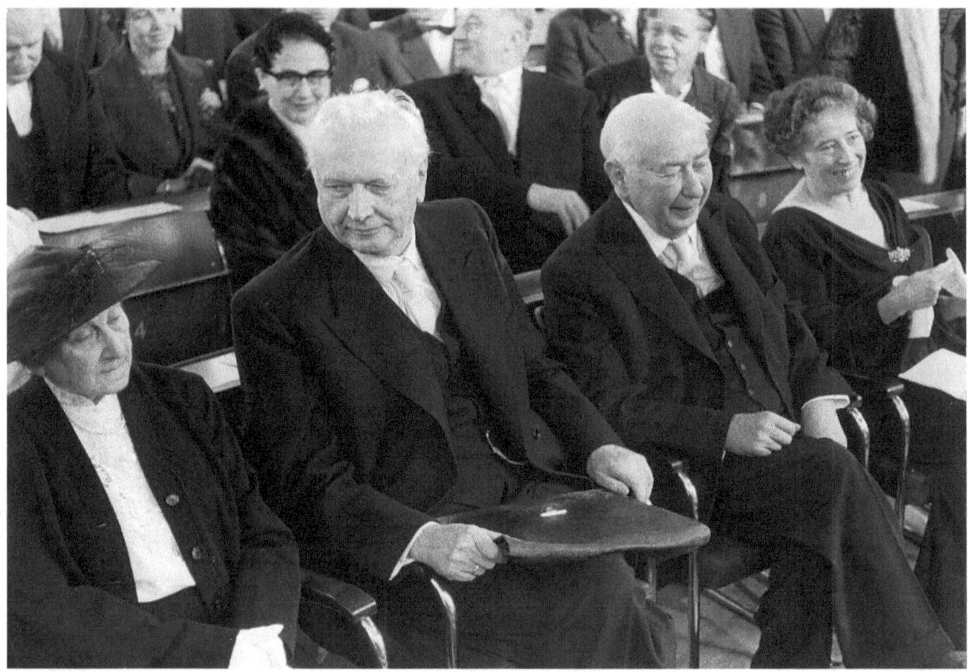

Abb. 17.2 Karl Jaspers bei der Verleihung des Friedenspreises des Deutschen Buchhandels in der Frankfurter Paulskirche, 28. September 1958 (v.l.n.r.: Gertrud Jaspers, Karl Jaspers, Bundespräsident Theodor Heuss, Hannah Arendt). (Süddeutsche Zeitung Photo)

Jaspers gehörte hingegen seit der erzwungenen Pensionierung von 1937 zu den vornehmsten Vertretern der ‚Inneren Emigration', zurückgezogen mit seiner jüdischen Frau Gertrud in Heidelberg lebend. Nun bewährte sich der Philosoph der „Grenzsituation", der schon den körperlichen Grenzen Paroli geboten hatte, nochmals mehr, indem Jaspers auch der politischen Bedrängnis geistig Widerstand leistete. Entschieden, eher gemeinsam in den Tod zu gehen, als zuzulassen, dass seine Frau alleine deportiert würde, erfuhr Jaspers die befreiende Wirkung des Geistes, der über sich hinaus Chiffren der Transzendenz bedachte und den Tod nicht fürchtete. In ‚Von der Wahrheit' [5] entwickelte Jaspers nach 1945 entsprechend die Vorstellung des „Umgreifenden", das in vielfältigen Chiffren ganz unterschiedlich die Menschen anspreche. Jaspers fand seinen Halt im Denken und spiegelte in den Wahrnehmungen der tragischen wie melancholischen Figur Hamlets zugleich die böse und heillose Welt. Damals erkannte er auch im fiktiven Helden Shakespeares den Zusammenhang von gesellschaftlicher Einsamkeit, die in depressive Stimmungen versetzen kann, und geistiger Entschiedenheit, welche die psychopathologische Krise zur Voraussetzung der intellektuellen Klarsicht hat. So heißt es: „Hamlets Wissen und Wissenwollen trennt ihn von der Welt. Er kann in ihr nicht ihr gemäß sein. Er spielt die Rolle des Wahnsinnigen. Wahnsinn ist in der falschen Welt die Maske, die ihm erlaubt, nicht mit seiner Gesinnung zu heucheln".

17.6 Pathografien

Was Jaspers 1947 an Zusammenhang zwischen Philosophie und Psychiatrie in der Figur Hamlets noch anklingen lässt, hatte er schon am Anfang seines philosophischen Weges genauer ausgearbeitet. Noch bevor er die ‚Psychologie der Weltanschauungen' schrieb, begann er im Zirkel um Max Weber sich mit dem Phänomen psychisch kranker Künstler zu beschäftigen. Jaspers interessierte sich psychopathologisch für die damals diskutierten Fälle von Vincent van Gogh und August Strindberg, deren Schaffen von schweren psychischen Krankheiten massiv beeinflusst worden war. Vor allem nutzte er briefliche Selbstzeugnisse und sprechende Werke, um deren Einfluss auf das künstlerische Schaffen zu verstehen, auch im Bewusstsein möglicher Fehldeutungen, die damals nicht selten zu Pathologisierungen unliebsamer Positionen führte: „Die Pathographie ist eine heikle Sache." Die in Vorlesungen erarbeiteten Resultate erschienen erst 1922 in der Studie ‚Strindberg und van Gogh. Unter vergleichender Heranziehung von Hölderlin und Swedenborg'.

Darin enthielt sich Jaspers meist direkter Verknüpfungen zwischen Kunst und Krankheit. Nicht selten wirken diese frühen Kasuistiken, die der Form nach noch zur Psychiatrie gehören, wie erste Versuche, die philosophischen Fragen in den klinischen Fällen kranker Künstler zu entdecken. So stehen die Überlegungen vage im Horizont von Platons Idee der „heiligen Krankheit" als einem auratischen Phänomen, das herausfordert, außergewöhnliche Einsichten machen zu können. Das psychiatrische Verstehen wird gleichsam zum Mittel, um die philosophischen Perspektiven freizulegen, die in den seltsamen Werken verhüllt liegen: So heißt es: „Nicht vermeintliche beherrschende Einsichten, durch die man etwa ‚dahinterkomme', sondern Einsichten als Mittel zur Gewinnung der Standpunkte, auf denen echte Rätsel gesehen und bewußt werden."

Jaspers artikulierte in diesen frühen Fallgeschichten bedrängende Fragen, welche bei ihm selbst durch die körperliche, oft früh tödliche Krankheit evoziert worden waren. Sein Werk wäre kaum geboren worden, wenn nicht sein chronisches Leiden ihn gelehrt hätte, dass Philosophieren mit Sokrates heißt, Sterben lernen. Aber zugleich lernte Jaspers als Patient zu leben und die Freiräume zu nutzen, die ihm die Krankheit schuf, um eine Philosophie der Freiheit zu entwickeln. Diese lebt gerade davon, dass der Mensch schweren Einschränkungen der Lebensumstände widersteht, wie sie durch Krankheiten bedingt sind, begeistert von der Idee eines Unbedingten. Die Begegnung mit Gertrud Jaspers trug dazu bei, dass die Krise sich wenden konnte und Jaspers als Philosoph einen Spürsinn für „Chiffren der Transzendenz" entwickelte, gerade auch im Werk von kranken Künstlern.

17.7 Subjektive Deutungen

Im Kreis um Max Weber diskutierte man um 1914 vor allem den Fall des kranken Dichters Friedrich Hölderlin (1770–1843), der bis zu seinem Tod fast vier Jahrzehnte im Tübinger Turm in Pflege gelebt hatte, nur noch schwer verständliche Fragmente produzierend. Der

Germanist Norbert von Hellingrath (1888–1916) hatte dessen späte Dichtung, die im Übergang in jenen prekären Status entstanden war, entgegen des geläufigen Urteils, sie sei Ausdruck der psychischen Zerrüttung, gepriesen. Einige Jahre zuvor hatte Wilhelm Dilthey, der für Jaspers' psychiatrische Verstehenslehre enorm wichtig werden sollte, in der Studie ‚Das Erlebnis und die Dichtung' erstmals die psychische Vulnerabilität des Dichters als einen poetisch ausgezeichneten Einfluss „an der Grenze des Wahnsinns" markiert. Jaspers folgte als Pathograph dieser Perspektive und sah Hölderlin als frühen Seismografen der Zeit, dessen Spätwerk besonders spreche.

Vor allem die späte Hymne ‚Brod und Wein' las er als Ausdruck eines tiefen Erlösungsbedürfnisses, das in der psychischen Not gewachsen sei, aber auch die moderne Welt, gut hundert Jahre später, präge. Entscheidend ist für Jaspers, dass in den dichterischen Worten keine geschichtliche Wahrheit verkündet werde, sondern eine subjektive Vision. Hölderlin habe in der „dürftigen Zeit" in dichterisch vieldeutiger Ambivalenz die Sehnsucht nach Ganzheit zur Sprache gebracht, sei aber vage genug blieben, um sich eindeutigen Bestimmungen der Geschichte zu entziehen. Aber so sehr Jaspers dem Dichter deshalb zugestand, eine prophetische Ausnahme zu sein, die in der Aura der Psychiatrie erscheint, so sehr wandte er sich dagegen, dass Hölderlin philosophisch als Verkünder einer neuen Wahrheit stilisiert wurde.

Plastisch wird dieser Vorbehalt an der Kritik, die Jaspers an seinem philosophischen „Kampfgefährten" Martin Heidegger nach 1933 übte. In den posthum erschienen ‚Notizen zu Martin Heidegger' empört ihn vor allem, dass dieser sich selbst zu den „Seltenen" zähle, „die auf den Pfad des Denkens gerufen werden". Was Hölderlin in der Nähe von ‚Genie und Wahnsinn' zukomme, gelte nicht für seinen Interpreten Heidegger: „Die Verwechslung dessen, was es kostet, Ausnahme und Krankheit zu sein, mit dem, was weder Ausnahme noch Krankheit, sondern faktischer Anspruch der Besonderheit kunstvollen Raunens ist." Polemisch fragen die Notate nach Heideggers wirklichem Verhältnis zu van Gogh, Hölderlin, Kierkegaard wie Nietzsche. Jaspers moniert eine „Verwechslung von Größe, Begabung, Genie und Ausnahme".

Zu den Aufsätzen, die Heidegger seit 1936 über Hölderlin geschrieben hatte, schrieb Jaspers scharf, dass sie den Dichter für ein prophetisches Denken vereinnahmten: „Die geistigen Werke der Kranken sind nicht krank – sie sind verstehbar, – aber sie sind nicht assimilierbar wie die Werke der Gesunden, sondern mit dem Abstand der Ehrfurcht vor dem Sichzeigenden, wenn es ist, wie bei Hölderlin, van Gogh, nicht bei jedem Geisteskranken gleicher Art."

Die Abgrenzung gegenüber Heideggers Lesart von Hölderlin zeigt sich auch in Jaspers' eigenen Notizen zu Hölderlin. Man könne die späte Dichtung, die nahe der Krankheit stand, zu einem vorläufigen Ganzen fügen, ohne die psychotisch forcierten Gedankenbewegungen endgültig zu fixieren: „In Hölderlin war eine Beweglichkeit – im Übergang und bleibend im Wahne – der zu folgen durch die Auffassung einer Veränderung seines Schauens und Denkens wohl hoffnungslos ist, weil diese Beweglichkeit nicht ein einziger sachlicher Weg ist, sondern immer mehr, gemessen an klar gemeintem Sinn". Jaspers schließt mit einem Verdikt gegenüber willkürlichen Spekulationen, das er in ähnlicher

Form auch gegenüber psychoanalytischen und psychosomatischen Deutungen von Krankheitsphänomenen gemacht hatte. Solche Versuche seien „der Ruin der Vernunft, Freigabe des Bodenlosen, der Machtansprüche – der Fantasien, die immer mehr dafür Bereite bezaubern".

Der Philosoph Jaspers, der von der Psychiatrie kam, um nun außergewöhnliche Menschen mit ihren Ideen zu verstehen, sah in beiden Gebieten die Möglichkeit subjektiver Deutungen, die unter dem Einfluss von Krankheiten menschlich aufschlussreiche Zuspitzungen bieten konnten. Aber deren gezielte Inszenierung zu höheren Wahrheiten war ihm ein Ärgernis, gerade dann, wenn man die Aura der psychischen Krankheit nutzte, um eigene Ansichten prophetisch aufzuladen. So behielt er auch als Philosoph die kritische wie polemische Nüchternheit bei, die er in der Heidelberger Klinik bei dem Hirnforscher Franz Nissl (1860–1919) aufgenommen hatte. Die ‚Autobiographie' erinnert fast melancholisch an diese Frühphase seines Schaffens, als er inmitten der forschenden Ärzte als Volontärassistent seine phänomenologische Methode entwickelte, die gerade auch die Grenzen des Verstehens betonte, die es stets zu respektieren gelte:

> „Es war ein merkwürdiges Leben allseitiger Spontaneität, mit dem alle vereinigenden Bewußtsein, eine großartige Erkenntniswelt zu fördern, mit allem Übermut des Zuvielwissens, aber auch mit der radikalen Kritik, die jede Position zersetzte. Wer arbeiten wollte, mußte sich hüten, nicht in Gesprächen seine Zeit und Kraft zu verlieren. Es war der ‚Geist des Hauses' erwachsen, keinem Einzelnen zugehörig, sondern dem gemeinsamen Tun aller, von denen jeder doch eigenwillig seine Wege ging." [2, S. 19]

Über diesen ungewöhnlichen Werdegang von der Psychiatrie zur Philosophie, der nicht ohne seine körperliche Krankheit und ihre psychischen Folgen sich entwickelt hätte, nutzte Jaspers in der ‚Autobiographie' in stolzer Selbstironie ein Wort Goethes: „Mach's einer nach und breche nicht den Hals." [1, S. 30]

Verwendete Literatur

1. Jaspers K (1967) Autobiographische Schriften. Hrsg. von Hans Saner. R Piper & Co, _Verlag, München
2. Jaspers K (1977) Philosophische Autobiographie. Erweiterte Neuausgabe. Hrsg. von Hans Saner. Piper, München
3. Shoak MA (2022) Jaspers' Krankheit und die Arzt-Patienten-Beziehung. Schwabe, Basel
4. Jaspers K (2019) Leben als Grenzsituation. Eine Biographie in Briefen. Hrsg. von Matthias Bormuth. Wallstein, Göttingen
5. Jaspers K (1947) Von der Wahrheit. Piper, München
6. Bormuth M (2021) Krankheit und Erkenntnis. Von Hölderlin bis Max Weber. Karl Jaspers als Pathograph. Frommann-Holzboog, Stuttgart-Bad Cannstadt
7. Saner H (1970) Karl Jaspers. Rowohlt, Reinbek bei Hamburg

Karl Jaspers – Erkrankungen

18

Theodor Junginger

Die folgenden Angaben beziehen sich für die ersten Lebensjahrzehnte (1883–1937) auf die autobiografischen Schriften von Jaspers [1, 2], für die anschließenden Jahre auf seinen Briefwechsel mit Hannah Arendt [3] und Krankenunterlagen im Nachlass von Karl Jaspers im Deutschen Literaturarchiv Marbach [4] sowie die Beobachtungen seines Assistenten Hans Saner in den letzten Lebensjahren [5].

18.1 1883–1937

In seinen Erinnerungen schrieb Jaspers 1937, dass er nie gesund gewesen sei. Schon als Kind sei die Atmung nicht in Ordnung gewesen ([1], S. 47), als Säugling habe er ein Ekzem an Kopf und Kniekehlen ([1], S. 112), als Kind Masern und Keuchhusten gehabt; den dauernden Husten sollten jährliche Badekuren heilen, waren jedoch ohne Erfolg. Seit seiner Jugend litt er an chronischem Schnupfen ([1], S. 113), mit 13 Jahren (1896) wurden adenoide Wucherungen aus dem Rachenraum vom Arzt „mit dem Finger fortgekrazt" ([1], S. 113), 1901 kam es nach erneuter Polypenentfernung zu einer mehrwöchigen Mittelohrentzündung mit zweimaliger Parazentese (Trommelfellschnitt zur Belüftung des Mittelohrs). Nasenpolypen wurden auch in den folgenden Jahren bis 1929 entfernt. Seit 1905 wird eine chronische Eiterung der Siebbeinzellen (kleine Knochenhöhlen im Schädel zwischen den Augenhöhlen) und seit 1916 auch der Stirnhöhlen berichtet ([1], S. 115). Eine Operation am Nasenseptum war 1905 vorgenommen worden ([1], S. 113).

T. Junginger (✉)
ehem. Klinik für Allgemein- und Abdominalchirurgie, Universitätsmedizin Mainz, Mainz, Deutschland
E-Mail: Junginger@uni-mainz.de

T. Junginger et al. (Hrsg.), *Schriftsteller und ihre Erkrankungen*,
https://doi.org/10.1007/978-3-662-71465-2_18

1898 erlebte Jaspers erstmals eine „maulvolle“, d. h. massenhafte Expektoration (Aushusten) flüssigen eitrigen Sekrets ([1], S. 113). Im Sommer 1899 litt er an „Influenza“, von der er sich nur langsam erholte. Wochenlang hatte er subfebrile Temperaturen. In den folgenden Jahren kam es immer wieder zu katarrhalischen Infekten.1901 wurde von Prof. Dr. Alfred Fraenkel (1864–1938; Erfinder der Strophantinbehandlung bei Herzinsuffizienz) in Badenweiler die sein weiteres Leben bestimmende Diagnose Bronchiektasen (Aussackungen der Bronchien) gestellt mit Lungenüberblähung (Emphysem) ([1], S. 118), sehr geringer Verdickung der Endphalangen der Finger (Trommelschlegelfinger), die nicht weiter zugenommen hat ([1], S. 117), und einer Albuminurie, die sich in späteren Jahren verloren hat ([1], S. 118).

In seinem Attest vom 31. Juli 1914 hielt Alfred Fraenkel die beschränkte Herztätigkeit durch das zunehmende Emphysem fest: „Der Patient war auch nicht der leichtesten körperlichen Anstrengung gewachsen und schon eine Verschiebung seiner Tageseinteilung führt zur Stauung des 30–40 cm^3 betragenden Tagessekrets und zu Fieber. Ich würde … jede körperliche Arbeit für denselben für lebensbedrohend ansehen“ ([4], S. 68) (Abb. 18.1). 1915 wurde Jaspers vom Militärdienst befreit (Brief an den Vater vom 29.9.1915; zit. nach [6]).

Im Mai 1918 kam es zu einer heftigen Bronchialblutung, wobei zur Unterdrückung des Hustenreizes eine Morphiumspritze verabreicht wurde ([1], S. 124); häufig waren kleinere Blutungen. Schwere Grippeerkrankungen mit lang dauernder Rekonvaleszenz wurden 1919 und 1925 berichtet. Mit der Zwangsversetzung in den Ruhestand 1937 empfand Jaspers zunächst eine deutliche Verbesserung seines Gesamtzustands ([1], S. 113), da er damit von vielen mit einer Professur verbundenen Aufgaben entlastet war.

Als Hauptsymptome beschreibt er in den ersten Jahrzehnten seines Lebens die eitrig-muzinöse Sekretion der Bronchien von täglich 30–50 ccm, abhängig von Erkältungen und Grippe, die geringe Leistungsfähigkeit seines Herzens mit Kurzatmigkeit schon bei geringen Belastungen, Herzschmerzen, Tachykardie und Extrasystolen, ohne dass Ödeme aufgetreten waren, Neigung zu Durchfällen bei Sekretionsstörungen der Bronchien, nach Anstrengungen und bei Reisen und eine leichte, seit der Jugend kaum veränderte zyanotische (bläuliche) Verfärbung von Lippen, Nägeln und Haut ([1], S. 116 f).

Unter den Befunden erwähnt Jaspers eine Röntgenaufnahme des Brustkorbs von 1906, die eine kirschgroße, scharf begrenzte verkalkte Stelle rechts unterhalb des Schlüsselbeins, die auf eine ausgeheilte Tb [Tuberkulose] hinweise. Die Verkalkung sei im Laufe der Jahre verschwunden. Später seien längs der kaum sichtbaren lang gestreckten, dünnen zylindrischen Erweiterungen der Bronchien (über die ganze Lunge verbreitet) massenhafte kleine punktförmige Verdichtungen gesehen worden, als Residuen von Entzündungen. Das Herz erschien zu klein ([1], S. 118).

Zu den Grundsätzen der Behandlung von Bronchiektasen gehörten für Jaspers regelmäßiges Expektorieren sowie das Vermeiden von Erkältungen und Überanstrengungen des Herzens ([1], S. 121). Detailliert werden die entsprechenden Maßnahmen beschrieben, so die „hygienischen Lebensbedingungen“, die nach seiner Erfahrung zu einer Begrenzung der Erkältungen geführt hatten. Zeit seines Lebens hat sich Jaspers an diese Grund-

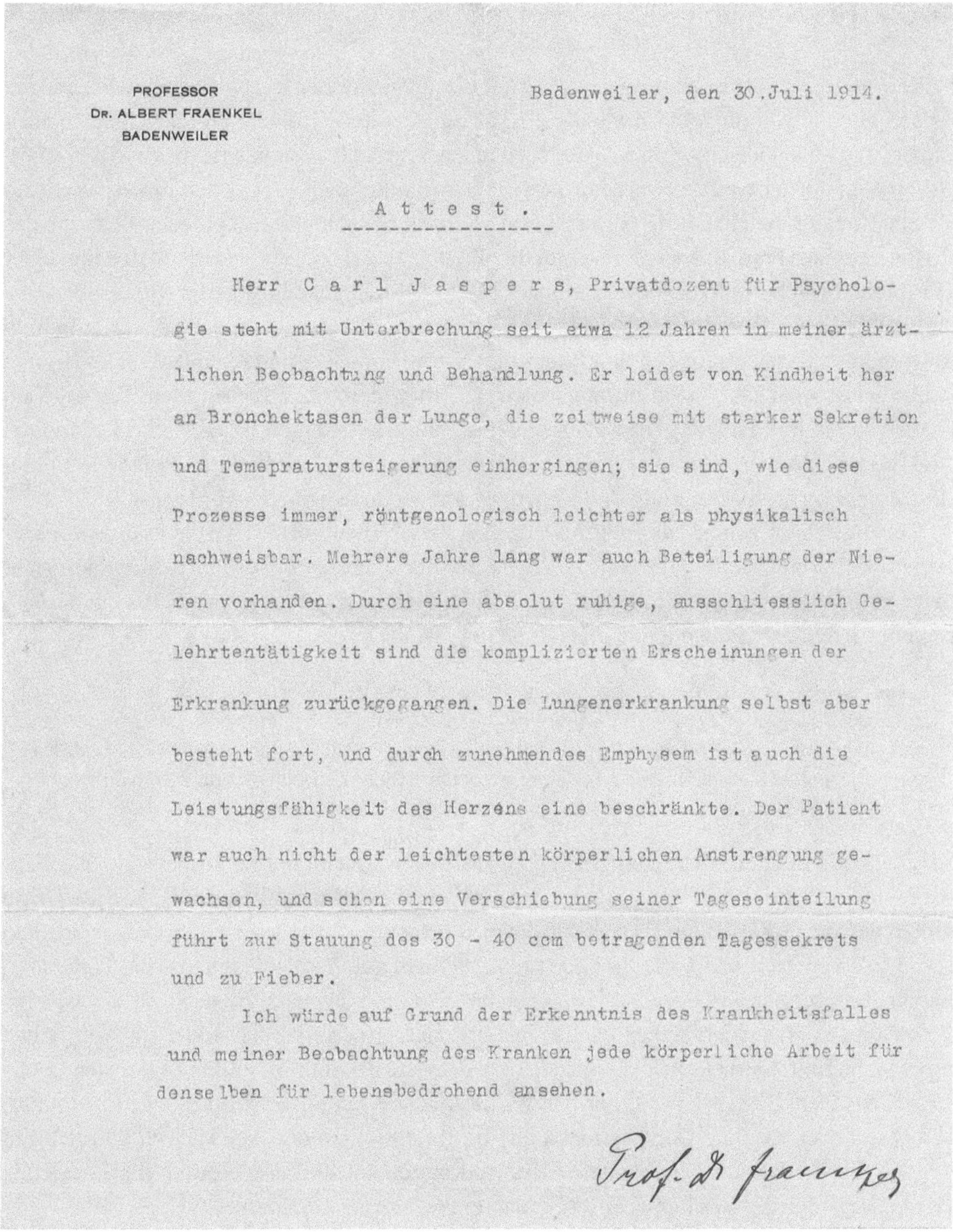

PROFESSOR
DR. ALBERT FRAENKEL
BADENWEILER

Badenweiler, den 30.Juli 1914.

A t t e s t .

Herr C a r l J a s p e r s, Privatdozent für Psychologie steht mit Unterbrechung seit etwa 12 Jahren in meiner ärztlichen Beobachtung und Behandlung. Er leidet von Kindheit her an Bronchektasen der Lunge, die zeitweise mit starker Sekretion und Temepratursteigerung einhergingen; sie sind, wie diese Prozesse immer, röntgenologisch leichter als physikalisch nachweisbar. Mehrere Jahre lang war auch Beteiligung der Nieren vorhanden. Durch eine absolut ruhige, ausschliesslich Gelehrtentätigkeit sind die komplizierten Erscheinungen der Erkrankung zurückgegangen. Die Lungenerkrankung selbst aber besteht fort, und durch zunehmendes Emphysem ist auch die Leistungsfähigkeit des Herzens eine beschränkte. Der Patient war auch nicht der leichtesten körperlichen Anstrengung gewachsen, und schon eine Verschiebung seiner Tageseinteilung führt zur Stauung des 30 - 40 ccm betragenden Tagessekrets und zu Fieber.

Ich würde auf Grund der Erkenntnis des Krankheitsfalles und meiner Beobachtung des Kranken jede körperliche Arbeit für denselben für lebensbedrohend ansehen.

Prof. Dr. Fraenkel

Abb. 18.1 Attest von Prof. Dr. Albert Fraenkl vom 30. Juli 1914. (DLA Marbach)

sätze gehalten und sein Leben und Arbeiten danach ausgerichtet. Er zog sich soweit möglich aus der Öffentlichkeit zurück, bekleidete nie ein öffentliches Amt, begrenzte seine Gespräche auf ein bis zwei Stunden und bei Vorlesungen wurde vorher Zeit für Expektorationen und nachher für Ruhephasen eingeplant, sodass seine Erkrankung von der Öffentlichkeit weitgehend unbemerkt blieb.

18.2 1937–1945

In der Zeit des Nationalsozialismus waren zwar die „hygienischen Lebensbedingungen und die Versorgung mit Nahrung und Kohlen gut“ ([2], S. 71), die Bedrohung und Schikanen, denen Japsers und seine jüdische Frau ausgesetzt waren, nahmen jedoch immer mehr zu ([7], S. 168). In Verhören mit der Gestapo wurde Jaspers die Scheidung nahegelegt, in den Akten sah er sich als Staatsfeind bezeichnet ([1], S. 35 f.). Eine Scheidung lehnte er jedoch ebenso ab wie das Ansinnen seiner Frau, um seinetwillen in den Freitod zu gehen. Beide waren sich einig, einer Deportation durch Freitod zuvorzukommen ([1], S. 158), Zyankali lag bereit ([6], S. 153).

Ein ärztlicher Bericht vom 9. Januar 1939 beschreibt Japsers Zustand mit stündlich notwendigen Expektorationen und Beeinträchtigung von Herz und Kreislauf: „Der Kranke kann nicht weiter als 500 m in langsamen Schritt gehen, ohne auszuruhen. Es bestehen Extrasystolen und Neigung zu Pulsbeschleunigung. Bergsteigen, körperliche Leistungen sind ausgeschlossen“ [4]. Eine strenge Lebensordnung sei einzuhalten, da jede Veränderung eine schwere Erkrankung und Lebensgefahr mit sich bringen würde.

Gertrud Jasper genoss als Ehefrau eines „Ariers“ einen gewissen Schutz u. a. vor Deportation („privilegierte Mischehe“). Diese Sonderregelungen wurden jedoch mehr und mehr zurückgenommen ([7], S. 162 ff.). Unter diesem Aspekt ist vermutlich auch der Bericht des langjährig behandelnden Internisten vom 1. Dezember 1940 zu lesen:

> „Nur bei sorgsamster Pflege ([von Jaspers] ist sein Leben und seine wissenschaftliche Arbeit zu erhalten. Diese Pflege hat ihm seine Frau geleistet, auf die er angewiesen ist … Will man nicht bewirken, dass Professor Jaspers schnell zu Grunde geht, so darf man seine Lebensbedingungen nicht ändern, und wenn er nicht in sehr ernstliche Gefahr geraten soll, so darf seine Frau nicht gezwungen werden, ihn zu verlassen.“ [4]

Eine schwere Lungenentzündung im Winter 1941/42 war nicht nur für Jaspers lebensgefährlich, sein Tod hätte seine Frau schutzlos den Naziverbrechern ausgeliefert ([7], S. 182). Umso größer war die Dankbarkeit, als sich der Zustand besserte. „Zunächst bin ich so dankbar, dass ich in solchem Zustande noch am Leben bin und nicht durch vorzeitigen Tod das Unheil bewirkt habe“, schrieb Jaspers am 18. Februar 1942 an Erna Dugend (zit. nach [7], S. 163).

Im letzten Kriegsjahr machten die Ermordungen auch vor den Juden in Mischehen nicht mehr Halt. Gertrud Jaspers musste sich dreimal bei dem sozialdemokratischen Politiker Emil Henk (1893–1969), der der Widerstandsbewegung angehörte und Informationen über bevorstehende Deportationen aus Berlin erhielt, verstecken ([7], S. 168 ff.). Für den 14. April 1945 war eine weitere Deportation geplant, sie wurde durch die Besetzung Heidelbergs durch amerikanische Truppen am 30. März 1945 obsolet ([2], S. 74).

18.3 1945–1964

Die Nachkriegszeit überstanden Gertrud und Karl Jaspers auch dank der Pakete, die seine frühere Schülerin Hannah Arendt (1906–1975) regelmäßig aus den USA schickte. Im wieder aufgenommenen Briefwechsel teilte Jaspers ihr Ende 1946 mit, dass er jetzt wieder 150 Pfund wiege und die amerikanische Nahrung den Kräftezustand enorm gehoben habe ([3], Brief 48 und 49). Ende März 1948 zog das Ehepaar nach Basel um. Kurz vorher schrieb Jaspers Martin Heidegger: „Mein körperlicher Krankheitszustand ist unverändert. Meine Kräfte sind, wie von jeher, sehr gering" (Brief vom 1. März 1948, zitiert nach [6], S. 213; [3], Brief 159).

Der mit großer Disziplin eingehaltene, immer gleiche Tagesablauf wurde unterbrochen von Krankheiten. Infekte (1954, [3] Brief 159) Bronchitis (1955, [3], Brief 177), Fieberattacken durch Bronchiektasen (1958, [3], Brief 230), eine nahezu fieberlose Grippe (1959, [3], Brief 237), Erkältung (1960, [3], Brief 272), Fieber (1963, [3], Brief 327) und bronchiektatischer Schüttelfrost (1964, [3], Brief 352) wechselten sich ab mit Phasen des Wohlbefindens.

Der Sorge von Hannah Arendt über eine Blutung aus den Bronchien im April 1946 ([3] Brief 36) begegnete Jaspers mit dem Hinweis, seit mehr als 30 Jahren weit über einhundert Blutungen gehabt zu haben ([3], Brief 38). Auch 1952 beklagte er eine sehr heftige Blutung ([3], Brief 138), in deren Zusammenhang wohl eine Röntgenaufnahme des Brustkorbs und eine Laboruntersuchung erfolgten, die keine wesentlichen krankhaften Veränderungen ergaben [4].

Darmblutungen im August 1959 wurden mit einem Kontrasteinlauf abgeklärt, bei dem sich zahlreiche Divertikel (Aussackungen) im Dickdarm fanden [4] (Abb. 18.2), die wahrscheinlich die Ursache dafür waren. Blutbild und Blutsenkung waren normal [4]. Die

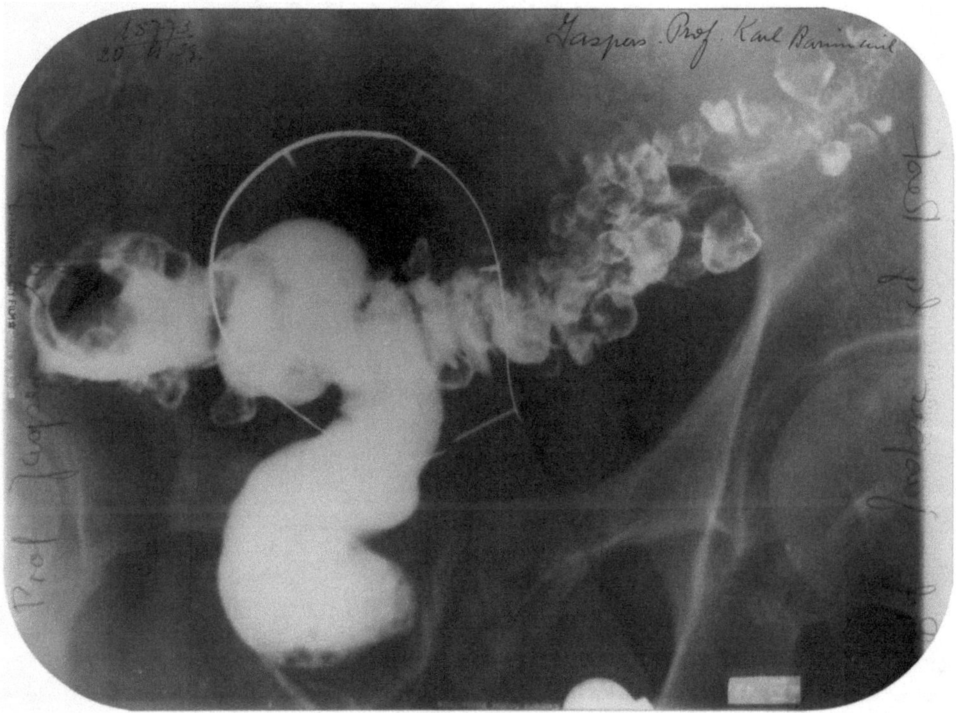

Abb. 18.2 Röntgenkonstrasteinlauf des Sigmas vom 20.11.1959. (DLA Marbach), Befund: Ausgeprägte Sigmadivertikulose. (Aussackungen des Dickdarms)

Darmblutungen wiederholten sich im März und Juni 1965 und sistierten jeweils nach Gabe einer Bluttransfusion und von blutstillenden Medikamenten ([3], Brief 372 und 378).

Die geringe, bereits 1914 beschriebene kardiale Belastbarkeit bestand fort. 1946 schrieb Jaspers:

> „Physisch bin ich recht angegriffen. Das Herz ist schwach und macht oft den ganzen Zustand schlecht, sodass ich meist liege. Aber wenn der Tag auf eine Vorlesung hin disponiert wird, ist die eine Stunde die Fassade so gut, dass alle mich für einen kräftigen Mann halten." ([3], Brief 44)

1956 wird ein Herzanfall erwähnt, bei dem das EKG „ordentlich" gewesen sei ([3], Brief 184), eine versuchsweise Medikation mit Digitalis habe zur Verschlechterung geführt ([3], Brief 188). 1962 werden wieder Herzbeschwerden erwähnt. Sie gaben vermutlich Anlass zu einer erneuten Röntgenaufnahme des Brustkorbs (Abb. 18.3) und einem EKG, das nun im Vergleich zu den früheren Untersuchungen Hinweise auf einen Myokardschaden zeigte, was eine Nachbefundung allerdings nicht bestätigte (Abb. 18.4a-c und 18.5).

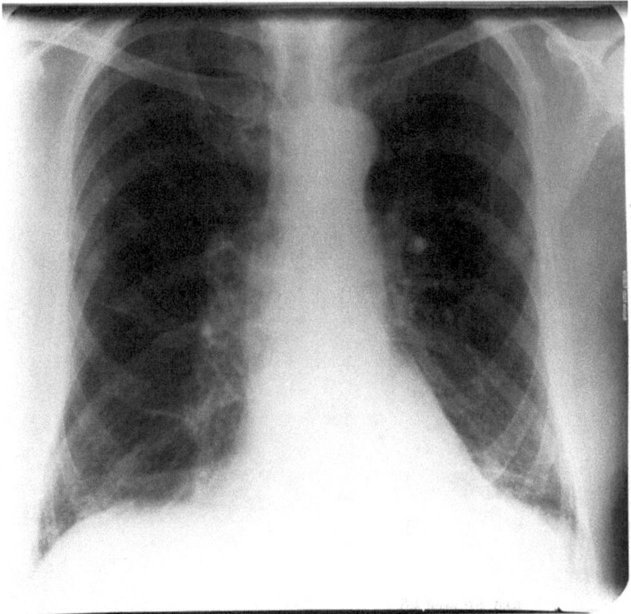

Abb. 18.3 Röntgenaufnahme des Thorax vom 23. Juli 1962. (DLA Marbach), Befund: Herz normal groß. Aorta elongiert, Hilusregion bzw. die Pulmonalarterie akzentuiert. Die Lunge weist in den oberen Anteilen emphysematöse Veränderungen auf, basal bestehen streifige Verdichtungen mit einem retikulonodulären Muster. Kein Anhalt für eine akute Pneumonie oder Ergussbildung. Insgesamt sind die Befunde mit einem Emphysem und Zeichen einer pulmonalen Hypertonie vereinbar. Größere Bronchiektasen sind nicht erkennbar. (Herrn Prof. Dr. P. Mildenberger Klinik für Interventionelle und Diagnostische Radiologie, Universitätsmedizin Mainz, sei für die Befundung gedankt.)

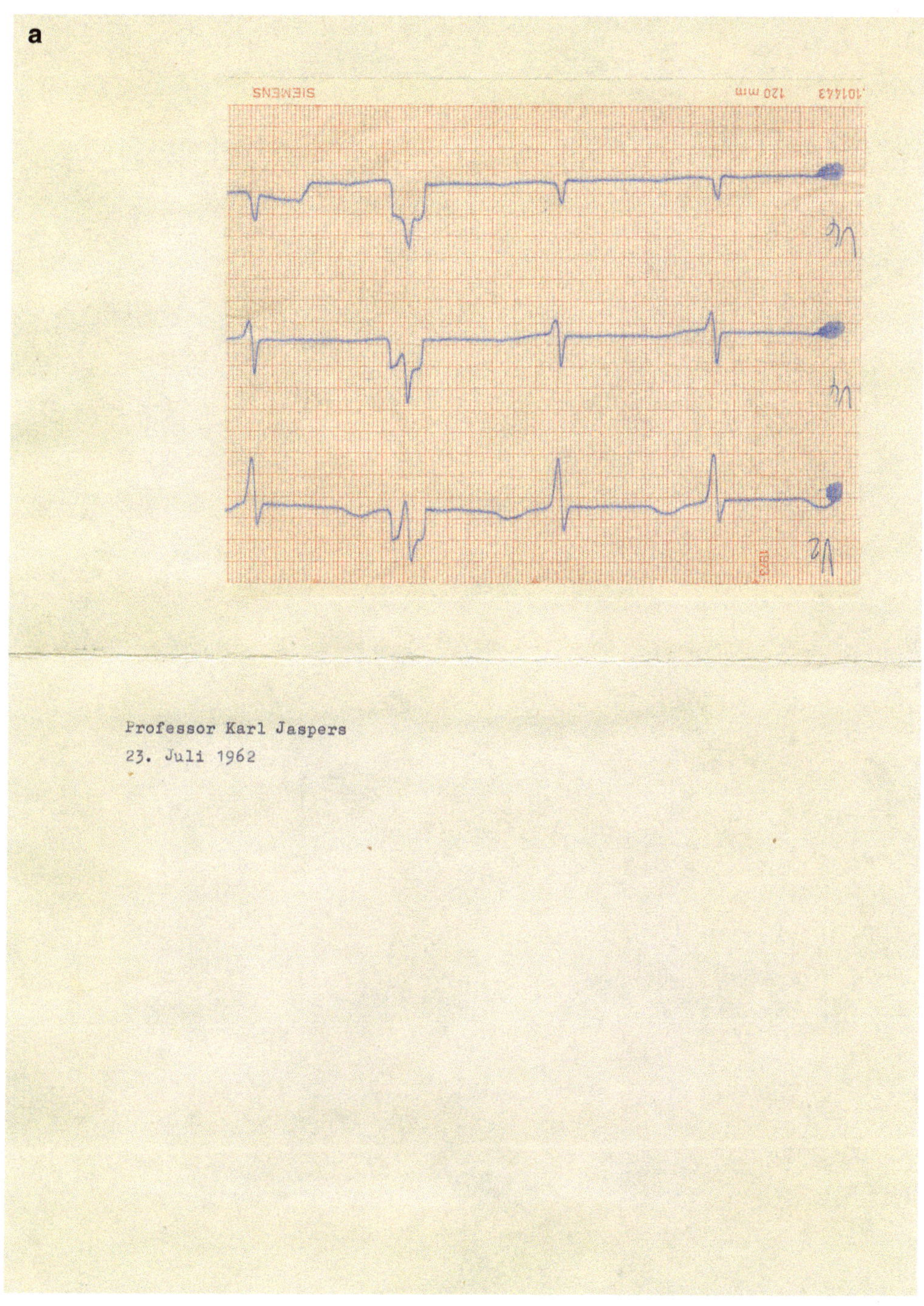

Abb. 18.4 (**a**, **b**) EKG vom 23. Juli 1962. (DLA Marbach), (**c**) Nachbefundung EKG 1941 und 1962 (Für die Nachbefundung sei Prof. Dr. med. v. Mengden, Mainz gedankt.)

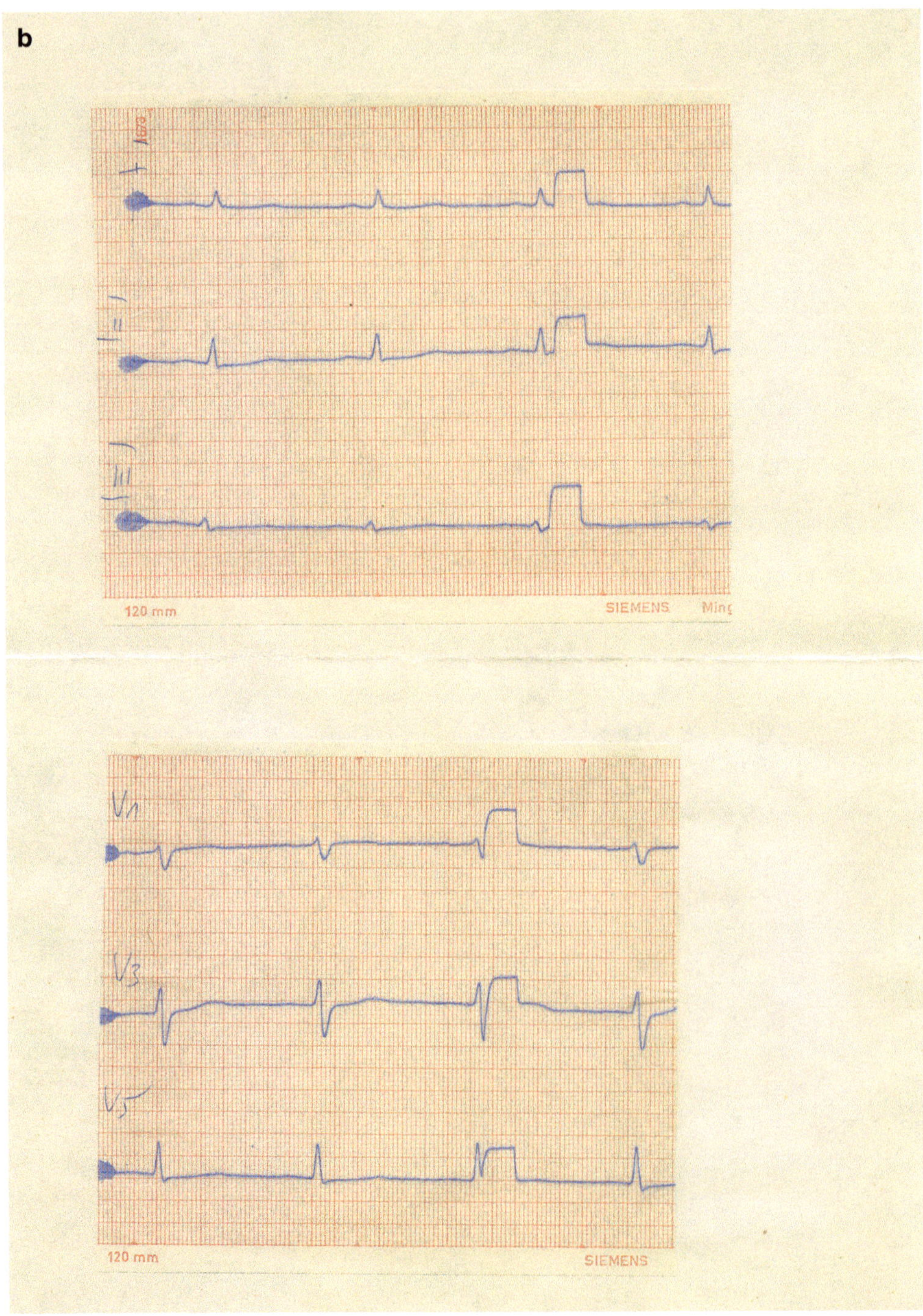

Abb. 18.4 (Fortsetzung)

c
Karl Jaspers

EKG vom 28.09.1941:
wenn die Schreibgeschwindigkeit 25 mm/s beträgt – was für mich nicht nachprüfbar ist – kann die Herzfrequenz keinesfalls 100 Schläge pro Minute sein, sondern allenfalls 60 Schläge pro Minute. Es liegt ein Sinusrhythmus vor normale Vorhofkammerüberleitung, Indifferenztyp, keine Schädigungs-, keine Hypertrophiezeichen.

EKG vom 23.07.1962:
auch hier ist das Verhältnis von Schreibgeschwindigkeit und Herzfrequenz nicht klar einzuschätzen. Wenn überhaupt beurteilbar liegt eine Frequenz um 60 Schläge pro Minute vor. Gegenüber dem Vor-EKG jetzt zusätzliche Wilson- Ableitungen. Niedervoltage wahrscheinlich filterbedingt, deshalb etwas eingeschränkte Beurteilbarkeit. EKG jedoch offenbar ohne jegliche Hypertrophie- oder Schädigungszeichen. Normaler Sinusrhythmus, keine Herzrhythmusstörung, keine Blockbildung. Insgesamt keine wesentliche Änderung zum Vor-EKG.

Abb. 18.4 (Fortsetzung)

DR. HANS WALTZ JR.
FACHARZT FÜR INNERE KRANKHEITEN
SPRECHSTUNDEN:
MO, DI, DO UND FR 9-10.30 UND 15-17 UHR
DI AUCH 17-19 UHR UND NACH VEREINBARUNG

HEIDELBERG, DEN 24.7.1962
GAISBERGSTR. 2
TEL.: 23850

Die am 23.7.62 durchgeführte Untersuchung bei Herrn Professor Karl J a s - p e r s, ergab folgende Befunde:

Herztöne rein und regelmäßig. Blutdruck 120/70. Leber nicht tastbar vergrößert, keine Dekompensationszeichen. Auskultatorisch über den Lungen beiderseits basal vereinzelt mittelblasige feuchte RG's.

Im Urin Eiweiß negativ. Zucker negativ. Urobilinogen etwas vermehrt. Bilirubin negativ. BKS 11 in der 1. Stunde.

Die Thoraxaufnahme zeigt die Zwerchfelle tiefstehend (11. ICR) gut gerundet und weitgehend scharf abgrenzbar. Die Sinus frei. In beiden Unterfeldern erheblich vermehrte Streifenzeichnung mit zahlreichen bis in die Lungenperipherie hineinreichenden Doppelkonturen. Die Mittel,- und Obergeschosse sind frei. Hier ist die Zeichnung vermindert, die Hili sind beiderseits nach unten verzogen, sind jedoch nicht wesentlich verdichtet. Die Gefässquerschnitte nicht erweitert. Das Herz mit einem Herzlungenquozienten von 12,5/31 nicht vergrößert (SS 2 m), normal konfiguriert, lediglich die Aorta ist etwas vermehrt aufgebogen und vermehrt schattendicht.
Beurteilung: ausgedehnte Bronchiektasenbildung beiderseitsbasal mit Schrumpfung der Unterlappen und vikariierendem Emphysem im Bereich der Obergeschosse. Diese Veränderungen haben gegenüber den Voraufnahmen von 1948 und 1952 zugenommen. Der Herzbefund ist etwa altersentsprechend und zeigt gegenüber den erwähnten Voraufnahmen keine eindeutige Befundänderung.

IM EKG Sinusrhythmus, Normaltyp, T I etwas flach, ST II beginnt etwas unterhalb der Nullinie und steigt nur zögernd zur selben an, auch hier die T-Zacke abgeflacht, flach positives T auch in Ableitung III. In den Brustwandableitungen ist der Kurvenverlauf bis V3 normal, in V4 und V5 verlaufen die St-Strecken wiederum etwas unterhalb der Nullinie mit abgeflachten T-Zacken, auch die T-Zacke in V6 ist abgeflacht. Gegenüber dem EKG 1941 (nur Extremitäten) sind die Veränderungen erst aufgetreten, ebenso waren sie in den EKG's von 1953 und 1956 (nur Extremitäten und V4) nicht oder doch zumindest nur wesentlich weniger ausgeprägt vorhanden.

Beurteilung:des EKG's: Myocardschaden (Myodegeneratio bei Coronarinsuffizienz? Infektiös toxischer Myocardschaden bei erheblichen Bronchiektasen ?)

Dr. Waltz

Abb. 18.5 Ärztlicher Befundbericht von Dr. Hans Waltz, 24. Juli 1962. (DLA Marbach)

18.4 1965–1969

Das Leid der letzten Jahre begann 1965. Am 28. Februar klagte Jaspers, dass er nicht mit der Hand schreiben könne, „... weil sich dabei die rheumatischen Schmerzen steigern, die seit einigen Wochen lästig sind ...“ ([3], Brief 370). Eine Besserung ist auch am 23. März noch nicht eingetreten: „... ich kann noch nicht schreiben, da die Hand wegen des Muskelrheumatismus zu weh tut“. Eine Darmblutung sei überwunden,

> „aber der Muskelrheumatismus ist eher noch schlechter geworden. Die Folge ist, dass die meisten Bewegungen wehtun. Er geht hin und her. An manchem Orte verschwindet er wieder, so war er auch gerade in der Blutungszeit als Hexenschuss da, der nur eine Form davon ist. In dieser Gegend ist er wieder verschwunden. Ich bin wenigstens auf, liege auf der Chaiselongue ...“ ([3], Brief 372)

Im Mai 1965 berichtet er vom Nachweis von Autoantiköpern, der nun angefangenen medikamentösen Behandlung (Ponstan ([Antirheumatikum], Butacolidin ([Phenylbutazol, schmerz- und entzündungshemmend], Cortison) und der progredienten Symptomatik. Die Konsultation eines Rheumaspezialisten habe eine Schwellung des linken Handrückens und am linken Knie und die Diagnose Polyarthritis chronica ergeben ([3], Brief 376). Cortison, das auch in ein Fingergelenk und das Handgelenk injiziert wurde, brachte vorübergehende Erleichterung ([3], Brief 379, 381, 393). Nach Saner wurden die schmerzfreien Perioden immer kürzer, und immer häufiger verbrachte Jaspers seine Tage auf dem Liegesofa, wenn die Schmerzen es erlaubten, korrigierend, sonst lesend ([5], S. 319). Gertrud Jaspers war „froh jeden Tag trotz der bösen Schmerzen, die mein geliebter Patient ohne Klage trägt“ (11. Oktober 1966; [3], Brief 406).

Der schubweise Verlauf mit „Fieber und Schmerzen und allen Schwächen des Befindens“ setzte sich fort und wurde mit (Cortison-)Spritzen abgemildert:

> „Jetzt ist es nach 2 Spritzen, die ich leider nur alle 4 Wochen erhalten darf, wegen ihrer Gefahren, wieder besser. Aber nach 4 Tagen lässt die Wirkung schon nach. Ich hoffe, es wird eine Weile dauern, bis es wieder schlimmer wird. In diesen Tagen bin ich gut bei der Arbeit.“ (9. März 1966; [3], Brief 393)

1966 veröffentlichte er den Bestseller *Wohin treibt die Bundesrepublik? Tatsachen, Gefahren, Chancen*, im Frühjahr 1967 die Antwortschrift auf die Kritik dazu, die er in drei Monaten diktiert hatte ([5], S. 320).

> „weil infolge der Polyarthritis auch die Hände wehtun und beim Schreiben schmerzhafter werden. Diese rheumatischen Dinge haben zugenommen, die Schmerzen und die Muskelschwäche. Dazu kam noch eine Grippe und gegenwärtig ein sogenannter bronchiektatischer Zustand. Seit Wochen habe ich nicht mehr gearbeitet. Das Letzte waren die kurzen politischen Bemerkungen zur deutschen Lage. ... Ich hoffe, dass es wieder besser wird“ (24. März 1967; [3] Brief 416)

und einen Monat später: „Meine Polyneuritis hat sich etwas gesteigert mit der Folge, dass die Schmerzhaftigkeit der Bewegungen nicht ganz mehr zu beheben ist (durch Cortison) und dass die Muskelatrophie das Gehen etwas mühsamer macht. Aber alles nicht schlimm" ([3], Brief 418).

Nach Saner beeinträchtigte eine zunehmende Atrophie der Ober- und Unterschenkelmuskeln die Gehfähigkeit. Die Parästhesien (Missempfindungen) an den Füßen machten zudem den Gang unsicher und ungeschickt („rheumatische Neuritis"). Nachdem Jaspers einige Male gefallen war, benutzte er auch für die wenigen Schritte im Zimmer einen Stock, später einen Gehbock aus Leichtmetall ([5], S. 319).

1968 hatte Jaspers im Frühjahr eine Lungen- und Brustfellentzündung ([3], Brief 424). Seiner Frau gegenüber klagte er über sein nachlassendes Gedächtnis ([3], Brief 430). Den Gedanken, sein Leben durch Freitod zu beenden, verwarf er nach Gesprächen mit ihr und stellte sich dem Leid. Im August erlitt er einen ersten leichten Schlaganfall, von dem er sich schnell erholte. Mitte September folgte ein zweiter mit Zeichen einer Halbseitenlähmung. Jaspers konnte von da an das Bett nicht mehr verlassen. Nach einem dritten Schlaganfall am 1. Oktober schwankte der geistige und körperliche Zustand, Phasen der Apathie wechselten mit Zeiten völliger Klarheit. Es kam zu Erregungszuständen und Wahnvorstellungen, die Jaspers auf die Schlafmittel zurückführte und sie absetzte, worauf die Erregungsstörungen tatsächlich verschwanden. Nach einer vorübergehenden Besserung folgte am 16. Februar 1968 vermutlich ein weiterer Schlaganfall. Jaspers war nun an allen Gliedern vollständig gelähmt und extrem schwach. An seinem 86. Geburtstag, dem 23. Februar, konnte er mit Mühe sprechen, sprach von seinem baldigen Tod und war heiter. In den folgenden Tagen verschlechterte sich sein Zustand. Fieber trat auf. Jaspers wurde bewusstlos und verstarb am 26. Februar um 13:43 Uhr an einem Kreislaufversagen, es war der 90. Geburtstag seiner Frau ([5], S. 321–326).

18.5 Kommentar

Bronchiektasen sind krankhafte Aussackungen der Bronchien, in denen sich Schleim ansammelt, der dann durch sogenannte maulvolle Expektorationen abgehustet wird. In dem Schleim können sich Bakterien ansammeln, vermehren und zu Infektionen der Bronchien und der Lunge führen, sodass die permanente Gefahr bronchopulmonaler Infekte, der zunehmenden Schädigung des Lungenparenchyms und bei deren Fortschreiten auch der Mitbeteiligung des Herzens (sekundäre Herzinsuffizienz) besteht. Greifen die Entzündungen der Bronchien auf die benachbarten Gefäße über, kann es zu Blutungen in das Bronchialsystem mit Bluthusten, bei schwerer Blutung auch zum Kreislaufversagen kommen.

Bronchiektasen sind meist erworben, z. B. durch Infekte der Bronchien, und betreffen dann nur einen Teil der Lunge, seltener sind sie angeboren und finden sich dann im gesamten Bronchialsystem. Das frühe Auftreten bei Jaspers spricht für eine angeborene Erkrankung, wobei am ehesten eine primäre ziliäre Dyskinesie (PCD) vorgelegen haben dürfte [8], eine meist autosomal-rezessiv vererbte Erkrankung, bei der die Funktion zilientragender Körperzellen (Flimmerepithel) eingeschränkt ist. Zilien sind bewegliche Fortsätze der Schleimhautzellen. Betroffen ist vor allem das Flimmerepithel des Respirationstrakts, wodurch die Selbstreinigung des Bronchialsystems verloren geht mit der Folge von Infektionen der Atemwege von Geburt an, die wiederum zu Bronchiektasen schon bei Kindern führen. Die Funktionsstörung der Zilien der Schleimhäute der Nasennebenhöhlen kann – wie bei Jaspers – zu chronischen Entzündungen der Nasennebenhöhlen (Rhinosinusitiden), Nasenpolypen und Mittelohrentzündungen führen. Am Spermienschwanz sind Zilien für deren Beweglichkeit verantwortlich, mit der möglichen Folge der Infertilität bei Männern mit PCD [9], was die Kinderlosigkeit der Ehe von Jaspers erklären könnte [8].

Bronchiektasen sind ebenso wie die PCD nicht heilbar, sodass Maßnahmen, die der Schleimretention entgegenwirken, um Infekte zu vermeiden, essenziell sind. Jaspers wurde von Prof. Dr. Fraenkel darauf hingewiesen ([1], S. 122) und hat regelmäßige Expektorationen zeitlebens konsequent in seinen Tagesablauf eingeplant. Eine Abhandlung von Rudolf Virchow, die den Tod im frühen Erwachsenenalter bei diesem Krankheitsbild vorhersagte, machte dem Medizinstudenten Jaspers die Gefährlichkeit seiner Erkrankung bewusst ([1], S. 123). Gertrud Jaspers erinnerte sich an ihr Kennenlernen 1907, bei dem Jaspers meinte, „ein Jahr kann ich Ihnen versprechen“ ([3], Brief 430) – es wurden 60 gemeinsame Jahre, die auch seiner Disziplin im Umgang mit der Erkrankung zu verdanken sind.

Kommt es bei rezidivierenden bronchopulmonalen Infekten zu einer Schädigung des Lungenparenchyms, insbesondere zur Lungenüberblähung (Emphysem), kann dies zu einer Belastung des rechten Herzens führen, was Kurzatmigkeit, Ödeme an den Beinen und anderes bedingen kann. Fraenkel attestierte bereits 1914 eine eingeschränkte Leistungsfähigkeit des Herzens durch ein zunehmendes Emphysem und 1940 stellte der behandelnde Hausarzt fest, dass das Herz so schwach sei, dass Jaspers nur wenige hundert Meter ohne Unterbrechung gehen könne [4]. Jaspers selbst bemerkte dazu 1938, dass „die sehr geringe Leistungsfähigkeit ([seines Herzens] im Kontrast zu dem Faktum stehe, dass es nun schon viele Jahrzehnte aushält“ ([1], S. 116). Die erhaltenen EKGs von 1941 und 1962 ergeben keine Hinweise auf eine Herzhypertrophie (Vergrößerung) oder eine Herzschädigung. Damit übereinstimmend zeigen die archivierten Röntgenbilder bzw. Röntgenbefunde der Jahre 1948, 1952, 1953 und 1962 ein normal großes Herz ohne Zeichen einer Rechtsherzvergrößerung [4]. Dies spricht zumindest bis zu diesem Zeitpunkt gegen eine lungenbedinge sekundäre Herzinsuffizienz, schließt aber eine organische Herzerkrankung, beispielsweise eine Herzgefäßerkrankung (Koronarsklerose), oder eine intermittierende Herzrhythmusstörung als Ursache der geklagten Herzanfälle nicht aus.

Die letzten Jahre waren überschattet von Gelenkschmerzen zunächst in beiden Händen und den Fingern, schubweise aber auch in anderen Bereichen. Für die von den behandelnden Ärzten gestellte Diagnose der chronischen Polyarthritis sprechen der symmetrische Befall der Handgelenke, die immer wieder berichtete Müdigkeit, der Nachweis von Antikörpern – möglicherweise handelte es ich um den Rheumafaktor – und der schubweise progrediente Verlauf, sodass Schreiben am Ende nicht mehr möglich war und Jaspers diktierte. Die Situation verschlechterte sich weiter, als Missempfindungen an den Füßen und eine Atrophie der Muskulatur der unteren Extremitäten eintraten, Symptome, die als rheumatische Arthritis gedeutet wurden und heute als Polyneuropathie bezeichnet würden. Sie können im Rahmen der rheumatischen Grunderkrankung auftreten und bedeuteten für Jaspers den nahezu völligen Verlust seiner Beweglichkeit.

Die beschriebenen Lähmungen, die die letzten Lebensmonate bestimmten, waren vermutlich Folge von Durchblutungsstörungen des Gehirns, wobei sich, abgesehen von seinem hohen Alter, keine weiteren typischen Risikofaktoren wie Bluthochdruck, Rauchen oder Diabetes mellitus eruieren lassen. Ob die Aussage, nach der ersten Krise sei das Herz in Ordnung gewesen ([5], S. 324), eine kardiale Ursache der Hirnischämie ausschließt, muss offenbleiben. Das Risiko eines erneuten Schlaganfalls nach durchgemachtem ersten Ereignis ist hoch, und in der Folge einer erneuten Ischämie verstarb Jaspers an einem Kreislaufversagen.

Jaspers führte bis ins hohe Alter ein außerordentlich produktives Leben, trotz seiner chronischen Erkrankung, aber auch wegen dieser Erkrankung, die ihm Freiräume für sein Denken und Schreiben verschaffte und deren Lebensbedrohung ihn zwang, mit hoher Disziplin die beschränkte Zeit, die neben der Fürsorge für seine Gesundheit blieb, intensiv zu nutzen.

18.6 Überblick Leben und Werk

Karl Jaspers

1883	*23. Februar* geboren in Oldenburg. Vater Carl Wilhelm Jaspers, Bankdirektor (1850–1940); Mutter Henriette, geb. Tantzen (1862–1941); zwei Geschwister
1892–1901	Humanistisches Gymnasium in Oldenburg
1901	Diagnose Bronchiektasen
1901–1902	Jurastudium in Freiburg und Heidelberg
1902	Jurastudium in München, Entschluss zum Medizinstudium
1902/1903	Medizinstudium in Berlin
1903–1906	Medizinstudium in Göttingen
1906–1908	Medizinstudium in Heidelberg · *Dezember* Medizinisches Staatsexamen
1909	Promotion zum Dr. med. · „Heimweh und Verbrechen" (Dissertation)
1909–1915	Volontärassistent an der Psychiatrischen Klinik Heidelberg
1910	*September* Heirat mit Gertrud Mayer (1879–1974) · Begegnung mit Max Weber · „Eifersuchtswahn. Ein Beitrag zur Frage: „Entwicklung einer Persönlichkeit" oder „Prozess"? - „Die Methoden der Intelligenzprüfung und der Begriff der Demenz"

1911	„Zur Analyse der Trugwahrnehmungen“
1912	„Die Trugwahrnehmungen - Die phänomenologische Forschungsrichtung in der Psychopathologie“
1913	Habilitation an der Universität Heidelberg. Privatdozent für Psychologie an der philosophischen Fakultät · „Allgemeine Psychopathologie. Ein Leitfaden für Studierende, Ärzte und Psychologen“
1915	Befreiung vom Militärdienst
1916	Extraordinarius für Psychologie in Heidelberg
1919	„Psychologie der Weltanschauungen“
1920	Extraordinarius für Philosophie in Heidelberg
1921	Ordentlicher Professor für Philosophie in Heidelberg
1922	Erste Begegnung mit Martin Heidegger · „Strindberg und van Gogh. Versuch einer pathographischen Analyse unter vergleichender Heranziehung von Swedenborg und Hölderlin“
1923	„Idee der Universität“
1931	*März* Freitod seines Bruders Enno Jaspers · „Die geistige Situation der Zeit“ · „Philosophie in 3 Bänden“
1933	Ausschluss aus der Universitätsverwaltung, da mit einer Jüdin verheiratet
1937	Entlassung aus dem Universitätsdienst · „Decartes und die Philosophie“
1938	„Existenzphilosophie“
1939	Einladung nach Paris abgelehnt wegen Krankheit und fehlender Sprachkenntnisse
1941/42	Einladung nach Basel als Gastdozent scheitert am Ausreiseverbot für Gertrud Jaspers · Schwere Lungenentzündung
1943	Publikationsverbot
1945	Wiedereinsetzung in den Universitätsdienst · Erster Senator der Universität Heidelberg
1946	„Allgemeine Psychopathologie. Vierte völlig neue bearbeitete Auflage“ · „Die Schuldfrage“· „Die Idee der Universität“ (Neufassung)
1947	Goethepreis der Stadt Frankfurt · „Von der Wahrheit“
1948	*März* Berufung an die Universität Basel und Umzug nach Basel
1949	„Vom Ursprung und Ziel der Geschichte“
1950	„Einführung in die Philosophie“ · „Vernunft und Widervernunft in unserer Zeit“
1951	„Rechenschaft und Ausblick. Reden und Aufsätze“
1953	Ehrendoktor der Universität Heidelberg · „Lionardo als Philosoph“
1954	„Die Frage der Entmythologisierung“
1955	„Schelling. Größe und Verhängnis“
1957	„Die großen Philosophen“
1958	Friedenspreis des Deutschen Buchhandels · „Die Atombombe und die Zukunft der Menschen“ · „Philosophie und Welt“

1959	Ehrendoktor der Sorbonne, Paris, und der Universität Genf · Darmblutungen bei Divertikeln (Aussackungen) des Dickdarms
1960	„Freiheit und Wiedervereinigung"
1961	Emeritierung · „Die Idee der Universität" (Neufassung)
1962	Ehrendoktor der Universität Basel · „Der philosophische Glaube angesichts der Offenbarung"
1963	Ablehnung des Verdienstordens der Bundesrepublik Deutschlands
1964	Orden Pour le Mérite · „Nicolaus Cusanus"
1965	Internationaler Friedenspreis in Lüttich · Zunehmende Polyarthritis und Polyneuritis · „Kleine Schule des philosophischen Denkens" · „Hoffnung und Sorge"
1966	„Wohin treibt die Bundesrepublik?"
1967	Erwerb des Basler Bürgerrechts · „Antwort. Zur Kritik meiner Schrift „Wohin treibt die Bundesrepublik?"" · „Schicksal und Wille. Philosophische Aufsätze"
1968	*Ab August* Mehrere Schlaganfälle
1969	*26. Februar* Tod in Basel
Die Grabstätte befindet sich auf dem Friedhof am Hörnli, Riehen (Basel).	

Literatur

1. Jaspers K (1967) Schicksal und Wille. Autobiographische Schriften, Hrsg. von Hans Saner. Piper, München
2. Jaspers K (1977) Philosophische Autobiographie, 2. Aufl. Piper, München/Zürich
3. Arendt H, Jaspers K (1985) Briefwechsel 1926–1969. Hrsg. von Lotte Köhler und Hans Saner. Piper, München/Zürich
4. Krankenunterlagen im Deutschen Literaturarchiv Marbach
5. Erinnerungen an Karl Jaspers. Hrsg. von Klaus Piper und Hans Saner. Piper, München/Zürich, 1974
6. Jaspers K (2019) Leben als Grenzsituation. Eine Biographie in Briefen. Hrsg. und eingeleitet von Matthias Bormuth. Wallstein, Göttingen
7. Stille Helfer (2019) Eine Spurensuche in Heidelberg (1933–1945). Hrsg. von Norbert Giovanni. Kurpfälzischer Verlag, Heidelberg
8. Herth FJF, Weidmann B (2020) Mit der Erkrankung leben – Karl Jaspers im Porträt. Pneumologie 74:443–437
9. Ahrens P (2012) Die primäre ziliäre Dyskinesie. Pneumonologe 9:217–230

Teil X

Franz Kafka

Franz Kafka (1883–1924)

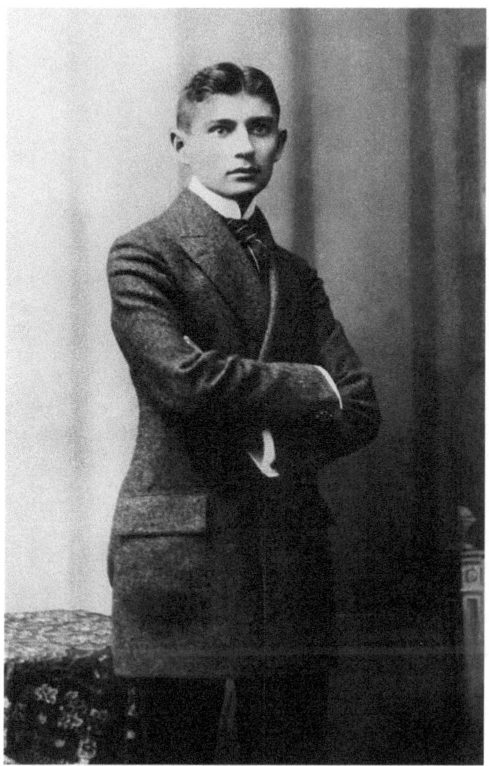

Franz Kafka 1906 (Süddeutsche Zeitung Photo)

19 Franz Kafka – Leben und Werk

Reiner Stach

19.1 Unheimliche Klarheit

„Schwierig“, „geheimnisvoll“, „abgründig“, „dunkel“, „unheimlich“ – mit welchem deutschsprachigen Schriftsteller lassen sich diese Begriffe am ehesten assoziieren? Würde man eine repräsentative Anzahl von Literaturliebhabern dazu auffordern, einige einschlägige Namen zu nennen, so wäre das Ergebnis recht vorhersehbar, denn unvermeidlich und unangefochten stünde Franz Kafka auf Platz 1 des Rankings (Darauf deuten auch die Ergebnisse der von Ekkehard W. Haring initiierten und ab 2013 durchgeführten Umfrage zur weltweiten Rezeption Kafkas [1]).

In Verlegenheit könnte man jedoch viele dieser Leser bringen, würde man sie darum bitten, ihr Urteil auch zu begründen – und zwar anhand der originalen Werke Kafkas, nicht etwa anhand dessen, was über ihn schon gesagt und geschrieben wurde. Führt er eine literarisch besonders anspruchsvolle, elaborierte Sprache? Muss man seine Sätze mehrmals lesen, um sie aufzunehmen? Ergeht sich dieser Autor in bedrohlichen Metaphern oder in finsteren Andeutungen, ist seine Prosa absichtsvoll unklar, sind seine Beschreibungen unanschaulich, diffus?

Davon kann keine Rede sein. Seitenlange Sätze wie bei Heinrich von Kleist (1777–1811) und Thomas Mann (1875–1955), verschachtelte Satzkonstruktionen, unscharfe Bilder und entlegene Begriffe, ganz zu schweigen von sprachlichen Neuschöpfungen – all das gibt es bei Kafka nirgendwo. Ganz im Gegenteil scheinen gerade Einfachheit und Klarheit seine obersten Gebote, genauer gesagt: eine Vereinfachung, die immer genau so weit geht, wie die notwendige Klarheit und die Genauigkeit der Beschreibung es noch eben zulassen.

R. Stach (✉)
Berlin, Deutschland
E-Mail: mail@reinerstach.de

T. Junginger et al. (Hrsg.), *Schriftsteller und ihre Erkrankungen*,
https://doi.org/10.1007/978-3-662-71465-2_19

Kein überflüssiger Satz, keine Ausschmückungen, keine unnötigen Adjektive. Bereits das bloße Auszählen von Kafkas Wortschatz ließe erkennen, dass er sich eher am unteren Ende der Skala befindet und mit einer erstaunlich geringen Zahl lexikalischer Bausteine auskommt. Der Befund ist so auffällig, dass sogar schon über Kafkas „Spracharmut" diskutiert und der Verdacht geäußert wurde, dies könne mit der kulturellen Isolation der deutschen „Sprachinsel" Prag zu tun haben (eine These, die heute als widerlegt gilt).

Nun lässt sich natürlich die Frage, warum und in welchem Maß ein Autor als „schwierig" oder „dunkel" gilt, nicht allein mit Blick auf dessen Sprachgebrauch verhandeln. Die *Kalendergeschichten* Johann Peter Hebels (1760–1826) – für Kafka ein prägendes Vorbild an sprachlicher Schlichtheit – erscheint heutigen, insbesondere jüngeren Lesern alles andere als einfach, da sie zahlreiche Verweise auf die politischen und kulturellen Verhältnisse um 1800 enthalten. Die moralischen Lehren, auf die es bei Hebel meist hinausläuft, sind auch aus der Distanz von zwei Jahrhunderten leicht zu erfassen, seine Beispiele jedoch häufig nicht, da sie historische Kenntnisse voraussetzen.

Es gibt demnach Autoren, die viel leichter zu lesen als zu verstehen sind. Die Gründe dafür liegen bei Hebel auf der Hand, bei Kafka jedoch keineswegs. Geschichtlichen „Hintergrund" benötigt man nicht, um ihn zu lesen, und er setzt weder die Kenntnis anderer literarischer Werke voraus, noch ergeht er sich in religiösen oder mythologischen Anspielungen. Alles, was man zum Verständnis seiner Texte braucht, liefert dieser Autor mit, er formt eine Welt für sich und scheint auf einen konkreten geschichtlichen Ort gar nicht angewiesen. Namenlos bleiben daher die Stadt des *Process* ebenso wie das Dorf des *Schloss*-Romans, obwohl typische städtische und dörfliche Szenerien genau beschrieben sind. Offenbar fand Kafka, dass die Namen nichts zur Sache tun.

Doch Städte ohne Namen gibt es nur im Traum. Und offenkundig gibt es Formen der Reduktion, der Vereinfachung, die nicht zu gesteigerter Klarheit führen, sondern geradewegs ins Unheimliche. Dies erkannt und literarisch genutzt zu haben, ist eine der wichtigsten und auch radikal neuen Leistungen Kafkas. „Unheimliche Klarheit" könnte man es salopp nennen und träfe damit – wörtlich genommen – das Richtige.

19.2 Frühes Experimentieren

Wie kommt man auf derartiges? Es gibt dazu eine aufschlussreiche kleine Episode, die Max Brod (1884–1968) in seinen Erinnerungen an Kafka überliefert hat. Mit ihm führte er in den ersten Jahren der Bekanntschaft immer wieder kontroverse Diskussionen über das Wesen der Literatur – kontrovers deshalb, weil Brod sich für neoromantische Exzentrik à la Gustav Meyrink begeisterte, während Kafka ihm klarzumachen suchte, dass große Literatur auch in Zukunft nicht bunt, laut, maßlos, sondern ganz im Gegenteil einfach und vor allem „wahr" sein müsse. „Der Geruch feuchter Steine in einem Hausflur", zitierte er beispielhaft und schwieg, als sei der Wirkung dieser Worte nichts mehr hinzuzufügen [2].

Als Hugo von Hofmannsthals (1874–1929) *Gespräch über Gedichte* erschien, dem dieses Zitat entstammt, war Kafka zwanzig, Brod neunzehn Jahre alt. In eigenständiger literarischer Arbeit versuchten sich beide seit Langem schon – Brod begierig auf baldige

Veröffentlichungen, Kafka hingegen im Verborgenen. Ihm war bewusst, dass es keinesfalls genügte, das richtige literarische Programm in der Tasche zu haben. Man musste auch die Fähigkeit erwerben, dieses Programm einzulösen, das heißt, überzeugende literarische Leistungen zu liefern. Doch davon war er noch weit entfernt. Aus Mitteilungen an seinen Jugendfreund Oskar Pollak (1883–1915) können wir schließen, dass Kafka Hunderte von Manuskriptseiten aus dieser Phase vernichtete – auch Gedichte waren darunter –, weiterhin all die „Kindersachen" [3], die er seit seiner Pubertät zu Papier gebracht hatte, einschließlich früher Tagebücher, wie zu vermuten ist. Erhalten blieben vor allem Fragmente zweier Prosaprojekte, die Kafka über Jahre, in mehreren Anläufen und am Ende doch vergeblich verfolgte: *Beschreibung eines Kampfes* und *Hochzeitsvorbereitungen auf dem Lande.*

Wären von Kafka nichts als diese heute kaum mehr gelesenen frühen Texte erhalten, in denen Reales und Fantastisches fast ununterscheidbar ineinander verwoben sind und in denen *Plots* offenbar noch keine Rolle spielen, so würden wir ihn vermutlich unter die zahllosen Talente des frühen Expressionismus einreihen. Heute wissen wir, dass Kafka eine literarische Ausnahmebegabung war, seine reifen Texte sind der Kritik nahezu entzogen, sie scheinen unfehlbaren Eingebungen zu entspringen. Sein frühes Werk, sein auffallend langer literarischer Anlauf erinnern uns jedoch daran, dass auch er keine Supernova war. Auch *dieses* Talent musste erst die ihm adäquate Form finden, in der es sich verwirklichen konnte (Abb. 19.1).

Einen Schritt weiter auf diesem Weg kam Kafka mit den kurzen Prosastücken, die Ende 1912 unter dem Titel *Betrachtung* im Kurt Wolff Verlag erschienen (Abb. 19.2). Es war

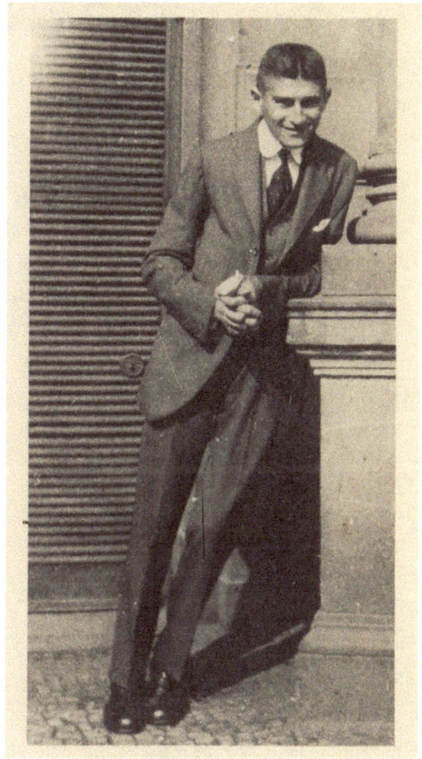

Abb. 19.1 Franz Kafka, Prag, um 1913. (ETH Bibliothek, Thomas Mann Archiv) (TMA_4026)

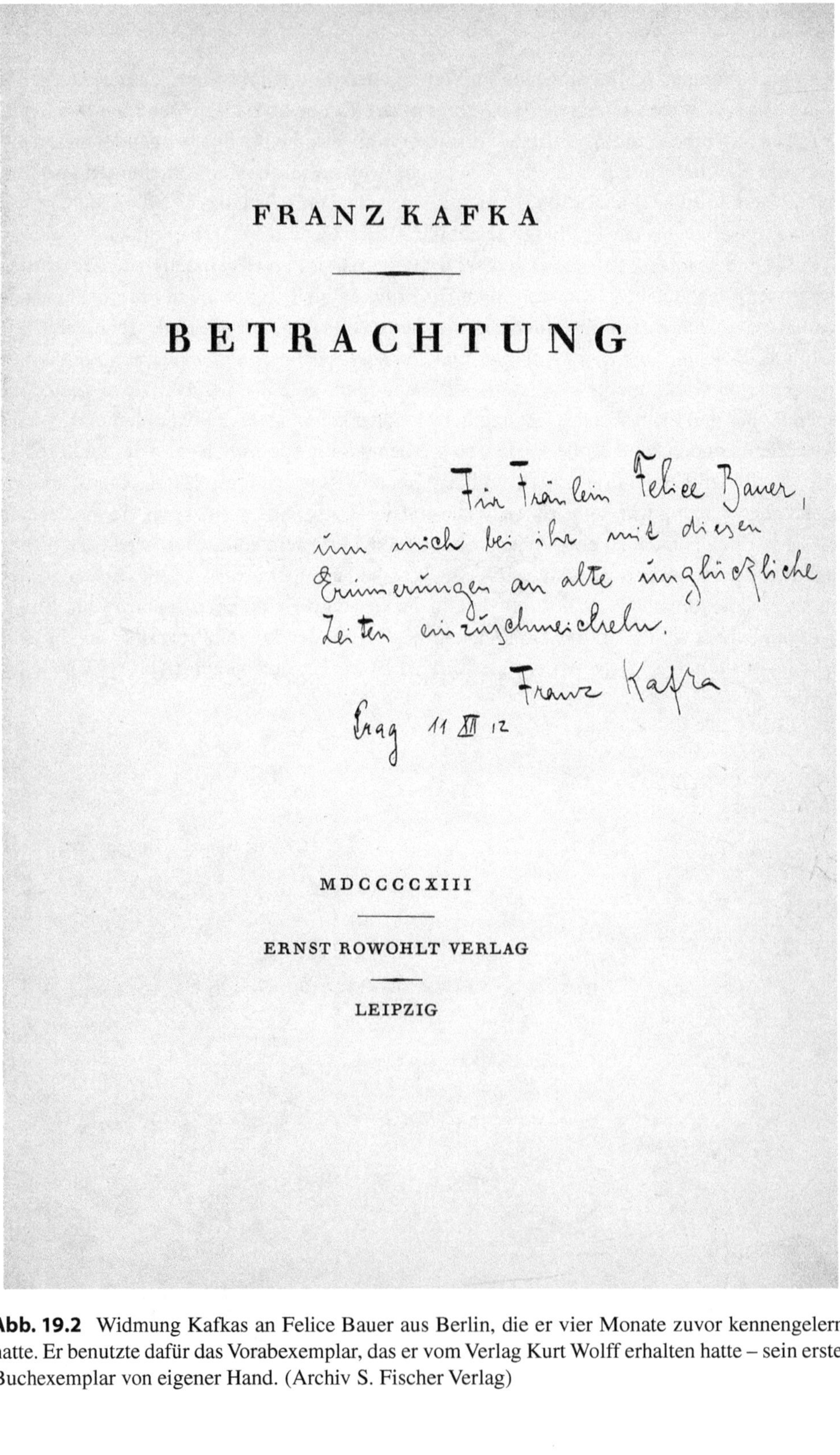

FRANZ KAFKA

BETRACHTUNG

Für Fräulein Felice Bauer,
um mich bei ihr mit diesen
Erinnerungen an alte unglückliche
Zeiten einzuschmeicheln.

Franz Kafka

Prag 11 XII 12

MDCCCCXIII

ERNST ROWOHLT VERLAG

LEIPZIG

Abb. 19.2 Widmung Kafkas an Felice Bauer aus Berlin, die er vier Monate zuvor kennengelernt hatte. Er benutzte dafür das Vorabexemplar, das er vom Verlag Kurt Wolff erhalten hatte – sein erstes Buchexemplar von eigener Hand. (Archiv S. Fischer Verlag)

sein erstes, schmales Buch, von Brod hatte er sich dazu überreden lassen, eine Auswahl aus seinen Versuchen der letzten Jahre zu treffen, und obwohl Kafka bereits 29 Jahre alt war, erschien ihm die Publikation als unzulänglich. Die wie mit dem Pinsel hingetupften Skizzen zeigen zwar, dass er seinem Ideal der Einfachheit nähergekommen war, aber das Ganze ist ohne Entwicklung und gleicht eher einer *Slideshow* städtischer Momentaufnahmen. Mancher Leser vermutete sogar, hinter dem nie gehörten Namen Franz Kafka verberge sich der Schweizer Autor Robert Walser (1878–1956), ein bereits anerkannter Meister der schwebenden, schlichten, doch immer nur scheinbar naiven Prosaskizze.

19.3 Durchbruch

Diese „Verwechslung“ hätte Kafka auch schmeicheln können, doch er bereute die Veröffentlichung noch aus einem anderen, schwerer wiegenden Grund. Denn in dem Moment, da er sein erstes Buch in Händen hielt, wusste er schon mit Bestimmtheit, dass er den langen Anlauf literarischen Experimentierens abgeschlossen hatte, dass er unversehens zu einem wirklichen Schriftsteller gereift war. Man spricht heute von Kafkas „Durchbruch“, und man datiert dieses Ereignis auf die Nacht vom 22. zum 23. September 1912. In dieser Nacht schrieb Kafka seine erste überzeugende „Geschichte“, die Erzählung *Das Urteil*, der erste Text, den er mit Begeisterung nicht nur den Freunden, sondern sogar öffentlich vorlas (Abb. 19.3).

Es waren Stunden ohne Selbstzweifel, ein nie gekannter Rausch, wie er mit tiefem Erstaunen im Tagebuch festhielt:

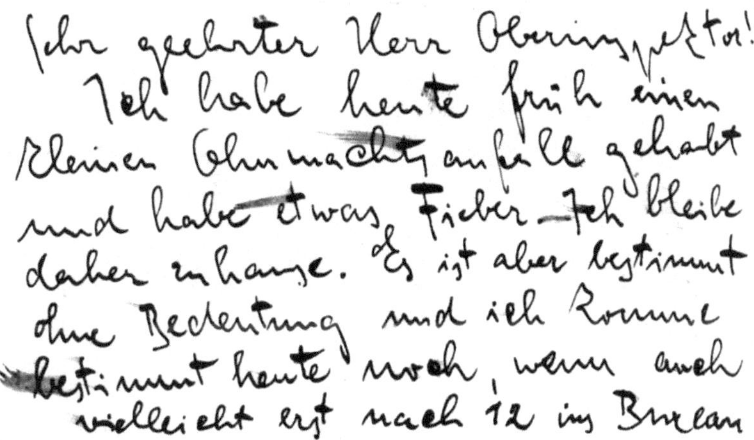
Sehr geehrter Herr Oberinspektor!
Ich habe heute früh einen
kleinen Ohnmachtsanfall gehabt
und habe etwas Fieber. Ich bleibe
daher zuhause. Es ist aber bestimmt
ohne Bedeutung und ich komme
bestimmt heute noch, wenn auch
vielleicht erst nach 12 ins Bureau

Abb. 19.3 Nachricht Kafkas an seinen Vorgesetzten Eugen Pfohl vom 23. September 1912. Der müde Kafka schützt „einen kleinen Ohnmachtsanfall“ vor, um nicht ins Büro zu müssen – tatsächlich jedoch hatte er in der Nacht zuvor, bis gegen 6 Uhr früh, die Erzählung *Das Urteil* geschrieben. (Archiv Klaus Wagenbach, Berlin)

> „Die fürchterliche Anstrengung und Freude, wie sich die Geschichte vor mir entwickelte, wie ich in einem Gewässer vorwärtskam. Mehrmals in dieser Nacht trug ich mein Gewicht auf dem Rücken. Wie alles gewagt werden kann, wie für alle, für die fremdesten Einfälle ein grosses Feuer bereitet ist, in dem sie vergehn und auferstehn. … Nur so kann geschrieben werden, nur in einem solchen Zusammenhang, mit solcher vollständigen Öffnung des Leibes und der Seele." [4]

Die Sätze sind berühmt und viel zitiert, weil sie bereits Kafkas gesamtes Programm enthalten. Er sagt nicht, *was* zu schreiben ist, er sagt, *wie* zu schreiben ist, nämlich in einem Zustand völliger Hingabe. Allein dieser Zustand ermöglicht es, *wahre* Literatur hervorzubringen. Kafka spricht hier, wohlgemerkt, keineswegs von Inspiration. Er weiß, dass „fremdeste Einfälle" auch ganz unbedeutenden Autoren zuteilwerden. Entscheidend ist jedoch, diese Einfälle in ein überzeugendes Ganzes einzuschmelzen, sodass sie einerseits als isolierte Ideen „vergehn", andererseits aber dieses Ganze ermöglichen und tragen und insofern wieder „auferstehn".

Kafka stürzte sich in die Arbeit. Es war der Beginn einer nicht einmal drei Jahre währenden, jedoch literarisch außerordentlich fruchtbaren Phase seines Lebens, die wir heute als seine klassische Epoche wahrnehmen. Denn in dieser kurzen Frist entstand nicht nur der unverkennbare Kafka-Sound (der nicht imitierbar ist, so einfach er auch klingt), es entstand auch das gesamte albtraumhafte Ensemble des „Kafkaesken" und der zugehörige thematische Fächer von Schuld, Strafe und Unterwerfung, den zahlreiche Leser und Kritiker auch heute noch für Kafkas Markenzeichen halten, ungeachtet aller seiner sonstigen Leistungen.

Bedenkt man, dass Kafka in dieser Phase längst berufstätig war – 36 h hatte seine Arbeitswoche in der halbstaatlichen Arbeiter-Unfallversicherung –, bedenkt man weiter, wie empfindlich er gegen Störungen war und wie skrupulös er arbeitete, so ist der Ertrag auch schon quantitativ erstaunlich. Zwei große Romanfragmente entstanden: *Der Verschollene* (den Brod später unter dem Titel *Amerika* herausgab) sowie *Der Process*, der bereits unter den bedrückenden Verhältnissen des Weltkriegs entstand. Weiterhin die Erzählungen *Die Verwandlung* – der bis heute meistgelesene Text Kafkas – und *In der Strafkolonie*, das einzige Prosawerk Kafkas, das von exzessiver Gewalt erzählt. Daneben eine ganze Reihe weiterer Versuche, an denen Kafka stets gleichzeitig arbeitete, darunter *Erinnerungen an die Kaldabahn*, *Der Dorfschullehrer*, *Der Unterstaatsanwalt* sowie die humoristische Schilderung eines „älteren Junggesellen" namens Blumfeld. Und dies alles parallel zu dem intensiven Briefwechsel mit seiner Berliner Verlobten Felice Bauer (1887–1960), durch den auch wir über die äußeren Umstände seiner literarischen Produktion gut informiert sind.

Als in sich geschlossen erscheint uns diese Gruppe von Werken heute vor allem deshalb, weil sie fast ausschließlich um die Themen Schuld und Strafe kreisen – mit einem Übergewicht der Strafe gegenüber der stets uneindeutigen Schuld. Im *Verschollenen* lässt Kafka sogar einen Knaben untergehen, dessen Schuld ausschließlich auf Unwissen und auf Missverständnisse zurückgeht. Im *Urteil* spricht ein Vater das tödliche Urteil über einen Sohn, dessen Vergehen offenbar darin besteht, dass er persönlich und geschäftlich unabhängig werden, das heißt, den üblichen Generationenwechsel vollziehen will. Auch *Die Verwandlung* schildert die Auferstehung eines Vaters, der nur scheinbar abgedankt hat, gegen einen Sohn, der sich in ein Ungeziefer verwandelt hat und damit als Konkurrent ausscheidet.

Der Process schließlich entfesselt einen bürokratischen Geistertanz der Verfolgung: Hier gibt es ein Gericht mit Instanzen unbekannter Zahl, es gibt Angeklagte, Richter, Verteidiger, Wächter und Henker, doch alle diese Personen und Institutionen kreisen um eine Anklage, aus der niemals verlässlich zitiert wird, obwohl ständig von ihr die Rede ist. Sodass die Angeklagten zwar wissen, dass sie einen Kampf auf Leben und Tod führen, aber nicht, warum und wogegen. Ja, der Held des Romans, ein Bankprokurist namens Josef K., kann sich am Ende noch nicht einmal sicher sein, ob nicht er selbst es war, der diesen Kampf gewollt hat. Und folgerichtig bedarf es eines ausdrücklichen Urteils gar nicht, denn es ist das eigene Schuldgefühl, an dem er schließlich zugrunde geht.

Die biografischen Hintergründe dieser Plots sind mittlerweile gut erforscht, sie spiegeln die Scham und die Vernichtungsgefühle des Kindes vor den unerforschlichen „Gesetzen" des Vaters, und Kafka selbst war sich darüber natürlich im Klaren. Für Leser jedoch, die am Ende eines Romans irgendeine Lösung erwarten, sind fortbestehende Rätsel unbefriedigend – auch wenn es selbst unter diesen enttäuschten Lesern nur sehr wenige gibt, die sich von der bedrohlichen Atmosphäre nicht beeindrucken ließen. Der Grund dafür ist offensichtlich: Kafka arbeitet mit Elementen des Traums, die zwar „unlogisch" sind, die aber jeder wiedererkennt. Sie entstammen dem Unbewussten und entfalten dort auch ihre unheimliche Wirkung.

19.4 Das Kafkaeske

Viele verblüffende Einfälle Kafkas zielen auf genau diesen Effekt. Ein naheliegendes Beispiel: Das Gericht im *Process* tagt nicht in einem repräsentativen Gebäude, sondern auf dem stickigen Dachboden eines gewöhnlichen Mietshauses. Unser Menschenverstand sagt: Solche Gerichte gibt es in der modernen Welt nicht, und gäbe es sie, müsste man sie wohl kaum ernst nehmen. Doch es gibt eine andere Ebene, auf der nicht der Realismus der Darstellung wirkt, sondern die Logik des Bildes, der Metapher. Wenn das Gericht in jedem beliebigen Haus sitzen kann, dann ist es *überall* und ein Entrinnen unmöglich. Dann ist vielleicht die ganze Welt ein unermessliches, ewig tagendes Gericht. Und diese Vorstellung hinterlässt ein tieferes Grauen als der realitätsgetreue Anblick von Talaren, Uniformen und vergitterten Fenstern.

Was die Leser demnach als „kafkaesk" und rätselhaft empfinden, ist die *Wirkung* der Texte, die in dramatischem Kontrast steht zu der ruhigen und reinen Sprache Kafkas. Wir bekommen Klarheit in vielen Details, die Szenerie ist keineswegs nebulös, sondern anschaulich beschrieben, und doch ist das Ergebnis nur Zwielicht und Finsternis – wie in manchen Träumen, in denen überscharf gesehene, aber unverständliche Einzelheiten oft ein ähnliches Unbehagen erzeugen. Auch das Kino hat diesen Effekt seither häufig genutzt.

Es gibt noch eine ganze Reihe weiterer Finessen, mit denen Kafka diesen Effekt steigert, ohne dass man die Ursache sofort durchschauen würde. Die wichtigste ist zweifellos, dass alles aus der Perspektive des Protagonisten erzählt wird, in buchstäblich jedem Satz und mit einer Konsequenz, die in der Literatur noch des 19. Jahrhunderts als schlicht „nicht machbar" gegolten hätte. Berühmtestes Beispiel ist der erste Satz des *Process*, der den Leser in den Roman förmlich hineinsaugt: „Jemand musste Josef K. verläumdet haben, denn ohne dass er etwas Böses getan hätte, wurde er eines morgens verhaftet." Man muss hier einen Moment innehalten, um zu verstehen, dass die Behauptung der Unschuld und die Schlussfolgerung einer Verläumdung vom Verhafteten selbst stammt, nicht etwa vom Erzähler. Und diese Perspektive wird durchgehalten bis ans Ende des Romans: Berichtet wird stets nur, was K. sieht, hört, denkt – und absolut nichts darüber hinaus. Das macht den Roman im wörtlichen Sinne aussichtslos.

Ebenso in der *Verwandlung*: Wie die Familie Samsa auf die entsetzliche Verwandlung ihres Sohnes Gregor reagiert, das erfahren wir nur anhand dessen, was Gregor durch die geschlossene oder angelehnte Tür seines Zimmers akustisch mitbekommt. Gregors eigene Gedanken hingegen berichtet der Erzähler aus erster Hand. Folgerichtig konnte das Ende dieser Erzählung den Autor keineswegs zufriedenstellen. Denn nach Gregors Tod macht die Familie erleichtert einen Ausflug ins Grüne – und somit erfahren wir nun plötzlich doch noch etwas, das außerhalb von Gregors Wahrnehmung liegt. Gegen solche formalen Inkonsequenzen war Kafka sehr empfindlich, doch eine bessere Lösung wollte ihm nicht einfallen, ehe er den Text schließlich mit gedämpftem Stolz zur Publikation freigab.

Es versteht sich von selbst, dass der Leser diesen Effekten der Verengung und Verrätselung keineswegs wehrlos ausgeliefert ist: Hat er das Wirkungsprinzip erst einmal verstanden, kann er sich vom Geschehen distanzieren und den Text auch als ästhetisches und intellektuelles Spiel genießen. Kafka selbst hat dieses andere, distanziertere Lesen sogar bewusst gefördert: Zum einen durch zahlreiche beiläufige Hinweise an den Leser – gleichsam hinter dem Rücken seiner Helden –, vor allem aber durch eine immer wieder aufblitzende Komik selbst in den schrecklichsten Momenten. Kafka ging so weit, in seine Romane Slapstickszenen einzuflechten, die verblüffenderweise gar nicht als Fremdkörper wirken, sondern zum „Kafkaesken" dazuzugehören scheinen. Im Gegensatz zu den atavistischen Erfahrungen der Fremdheit, der Einsamkeit und der Schuld, die Kafka heraufbeschwört, wird diese komische Seite seines Werks jedoch von Lesern mit unterschiedlichem kulturellem Hintergrund auch unterschiedlich intensiv wahrgenommen. Es verwundert daher nicht, dass man erst am Ende des 20. Jahrhunderts damit begonnen hat, sich eingehender damit zu beschäftigen (siehe dazu vor allem [5]).

19.5 Erster Weltkrieg und Folgen

Das Ende jener schöpferisch intensivsten Phase in Kafkas Leben kam im Frühjahr 1915. Vor allem durch den Krieg hatte sich die berufliche Belastung beträchtlich erhöht, dem nächtlichen Schreiben fehlte die Konzentration, Kafka hielt dem Druck nicht mehr stand und erlebte einen regelrechten Burn-out. Überdies war er enttäuscht darüber, dass er so viele seiner Projekte, insbesondere die Romane, nicht hatte vollenden können. Wir erleben diese Texte heute als literarische Kunstwerke ersten Ranges, für Kafka jedoch waren es Niederlagen, die ihn in manifeste Depressionen führten. Sein Programm des spontanen, rauschhaften Schreibens ließ wenig Raum für Planung, und was nicht innerhalb einer Woche zu schaffen war, blieb häufig liegen. Da half auch das gute Zureden Max Brods nicht, der immerzu darauf drängte, Kafka solle doch endlich einen Roman veröffentlichen. Wenn er den *Process* nicht bald zu Ende bringe, drohte er ihm, dann werde er selbst das für ihn erledigen.

19.6 Neues Schaffen – Kurzprosa

Doch nach einer Pause von etwa eineinhalb Jahren kehrte Kafka aus guten Gründen zur kürzeren Prosa zurück, zu der Form, die sich mit der für ihn charakteristischen spontanen Eingebung bislang am besten vertrug. Es waren nun keine schwebenden Impressionen mehr, die er zu Papier brachte, auch keine neuen Variationen der Schuld-und-Strafe-Thematik, sondern kristallklare parabelartige Texte und konzise Traumsequenzen wie *Auf der Galerie*, *Ein Brudermord* und *Eine kaiserliche Botschaft*. Diese Sammlung von Preziosen, die er sämtlich in einem abgeschiedenen Häuschen an der Prager Burg verfasste, übersandte er schließlich mit deutlich gewachsenem Selbstbewusstsein seinem Verleger Kurt Wolff, unter dem Titel *Ein Landarzt* (Abb. 19.4). Kriegsbedingt erschien dieser Band erst Jahre später – was selbst den friedfertigen Kafka aufbrachte. Doch angesichts des reichen Ertrags ist kein Zweifel, dass er in dieser mittleren Phase seines Schaffens der erzählerischen Kurzprosa treu geblieben wäre, hätte ihn nicht eine weitere Lebenskatastrophe in ganz neue Bahnen genötigt: Kafka erkrankte im Sommer 1917 an Tuberkulose.

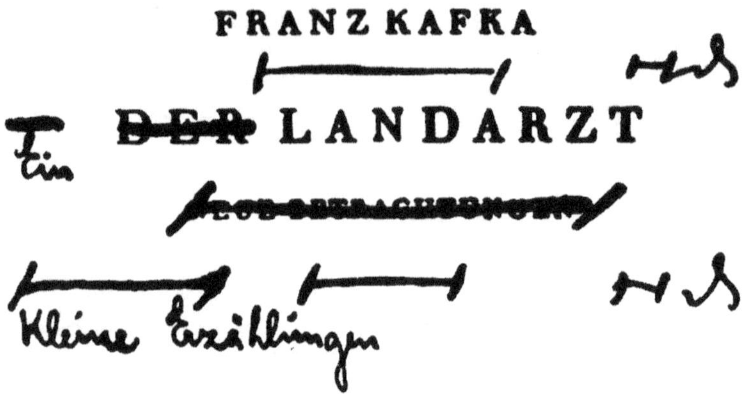

Abb. 19.4 Kafkas Korrekturen zum Titelblatt von *Ein Landarzt*. Zu erkennen ist, dass der Verlag an Kafkas Band *Betrachtung* von 1912 anknüpfen wollte und daher als Untertitel „Neue Betrachtungen" gewählt hatte. Genau diesen Rückverweis wollte Kafka jedoch aus guten Gründen nicht. (Archiv S. Fischer Verlag)

19.7 Erkrankung und deren Folgen

Dass dies lebenspraktische Konsequenzen haben musste, akzeptierten auch Familie und Freunde: An eine Ehe mit Felice Bauer war nicht mehr zu denken, er wollte nun klare Verhältnisse und beendete die längst aussichtslose Beziehung. Im Verborgenen jedoch änderte Kafka auch seine Beziehung zur Literatur ganz grundlegend: Er verlor das Interesse am Erzählen, beschäftigte sich stattdessen mit religiösen und ethischen Fragen, und als er einen mehrmonatigen Krankenurlaub erhielt – den er bei seiner Schwester Ottla (1892–1943 im KZ Auschwitz) in dem böhmischen Dörfchen Zürau verbrachte –, nutzte er die gewonnene

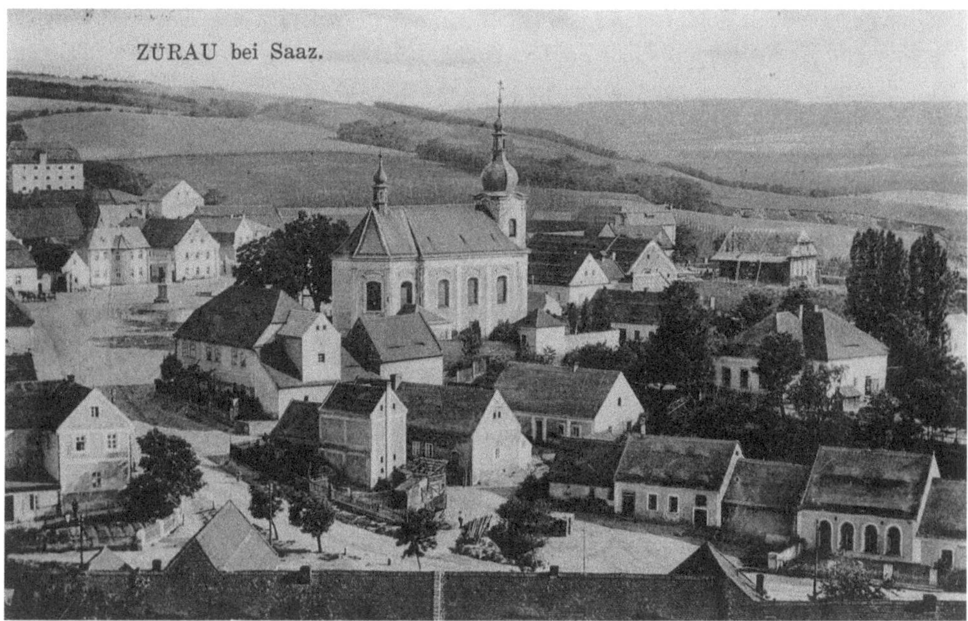

Abb. 19.5 Ansicht des Dorfs Zürau (heute Siřem), wo Kafka im Winter 1917/18 zwei Oktavhefte füllte, aus denen er wiederum mehr als 100 aphoristische Texte auf nummerierte Zettel abschrieb. Der von Kafkas Schwester Ottla bewirtschaftete Hof befindet sich unmittelbar rechts neben der Kirche. (Archiv S. Fischer Verlag)

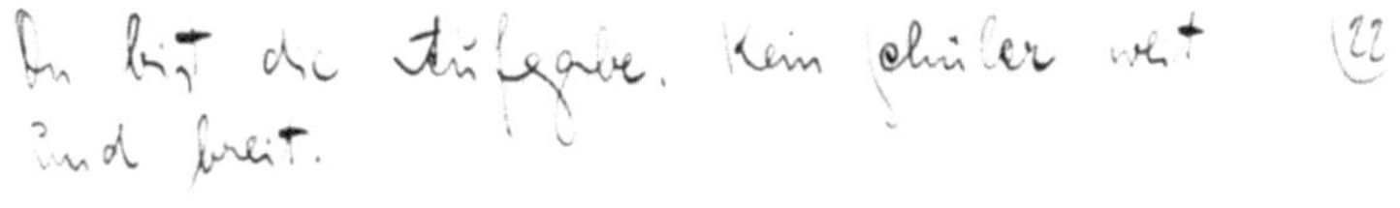

Du bist die Aufgabe. Kein Schüler weit und breit.

Abb. 19.6 Einer von Kafkas Aphorismen, die in Zürau entstanden. (The Bodleian Library, University of Oxford, MS. Kafka 43)

Zeit für philosophische Reflexionen. Zwei Hefte füllte er mit solchen Notaten, später traf er auf Zetteln eine Auswahl, die erst in seinem Nachlass entdeckt wurde und die heute unter dem Titel *Zürauer Aphorismen* bekannt ist (Abb. 19.5 und 19.6). Kafka zeigt sich darin als radikaler Platonist, der die geistige Welt für die einzig reale hält – eine Welt, aus der wir vertrieben sind und die paradoxerweise doch immer nur einen Schritt von uns entfernt ist. Es ist offensichtlich, dass Kafka jetzt das Bedürfnis hatte, zu bilanzieren, letzte Ziele zu definieren und unter den verbliebenen Lebensoptionen klare Prioritäten zu setzen. So gehören die *Aphorismen*, die man genauer vielleicht als „Denkbilder" bezeichnen müsste, zum fremdesten Teil von Kafkas Werk, denn sie sind die einzigen Texte, die ohne Kenntnis des zugehörigen philosophischen und lebensgeschichtlichen Hintergrunds kaum verständlich sind (siehe die bislang einzige kommentierte Ausgabe von Kafkas *Aphorismen* [6]).

Die wichtigste Einsicht, mit der Kafka aus Zürau zurückkehrte, war diese: Es hatte im Schatten der potenziell tödlichen Erkrankung keinen Sinn mehr, seinen Wunsch nach einem erfüllten sozialen Leben, umgeben von Frau und Kindern, mit dem Bedürfnis nach literarischer Arbeit gewaltsam versöhnen zu wollen. Das funktionierte bei anderen Autoren erträglich gut, wie er wusste, während bei ihm stets beide Seiten unter halben Kompromissen zu leiden hatten. Er musste sich endlich entscheiden, und er entschied, die soziale Niederlage hinzunehmen und in der Zeit, die ihm noch blieb, Schriftsteller zu sein. „Die wartende Arbeit ist ungeheuerlich", notierte er nach seiner Rückkehr an den häuslichen Schreibtisch [7]. Womit auch der Weg zur erzählenden Literatur wieder frei war, ja sogar der Weg zu einem dritten und letzten Romanprojekt.

19.8 *Das Schloss* – der letzte Roman

Den episch breit angelegten Roman *Das Schloss* begann Kafka im Januar 1922, im Alter von 39 Jahren. Das Setting ist vertraut: Das Duell eines Einzelnen – der auch hier wieder nur K. heißt – mit einer mächtigen, unerforschlichen und bürokratisch organisierten Hierarchie, eben der „Schlossbehörde". Dieses Schloss thront in Sichtweite über einem rückständigen Dorf, beherrscht dieses Dorf ganz und gar, bleibt jedoch für dessen Bewohner ebenso unerreichbar wie für den plötzlich auftauchenden Fremden, der behauptet, ein vom Schloss angeforderter Landvermesser zu sein.

Anders als im *Process* ist hier schon auf den ersten Seiten klar, dass nicht die Behörde, sondern der Einzelne es ist, der den Kampf will. Dem Angeklagten Josef K. ging es um eine schriftliche Bestätigung seiner Unschuld; der Landvermesser hingegen kämpft mit allen Mitteln um die Genehmigung, sich in diesem Dorf niederlassen und hier arbeiten zu dürfen. Beide benutzen andere Menschen, selbst sexuelle Beziehungen für ihr Vorankommen, beide gelangen auch zu Einsichten – vor allem im *Schloss* nehmen die reflektierenden Passagen breiten Raum ein –, doch ihren Zielen kommen sie trotz aller Anstrengungen nicht näher. *Der Process* endet mit einer Hinrichtung, die eigentlich ein Suizid ist; *Das Schloss* sollte mit Tod durch Erschöpfung enden – so überlieferte es Max Brod –, doch im allerletzten Augenblick würde ein Bote des Schlosses erscheinen und verkünden, der Landvermesser habe zwar kein Aufenthaltsrecht, angesichts besonderer Umstände erhalte er jedoch eine ausnahmsweise Genehmigung.

Neu ist im *Schloss*, dass hier zwischen dem Einzelnen und der Behörde eine fast durchweg feindselige soziale Gemeinschaft steht, die jede Veränderung ablehnt. Der Roman ist also realistischer und enthält daher auch weniger traumartige Sequenzen. Seine Wirkung beruht eher darauf, dass hier eine menschliche Grunderfahrung entfaltet wird, die in wohl allen Kulturen der Welt verstanden wird: der Zusammenprall eines Einzelnen mit einem abweisenden Kollektiv, die Verweigerung von Integration, samt wechselseitigen Projektionen und nachhaltigen Folgen für *beide* Seiten.

Mit dem *Schloss* hinterließ Kafka sein umfangreichstes Manuskript, doch unvollendet blieb auch dieser Roman. Etliche gestrichene Varianten belegen, dass er am Ende mit den vielfältigen Beziehungen der Romanfiguren untereinander nicht mehr zurechtkam, die

Handlungsstränge zerfasern, und es ist angesichts der vielen losen Fäden nicht zu erkennen, wie der Roman auf das geplante Finale zugespitzt werden sollte. Kafka hatte sich auf ein kompliziertes Konstrukt eingelassen, das mit seiner spontanen, hochintensiven Produktionsweise nicht zu vereinbaren war.

19.9 Das denkende Tier

Auch mehrere der Erzählungen, die ab 1917 entstanden, lassen erkennen, dass Kafka die Problematik von Schuld und Strafe hinter sich gelassen hatte und sich nun immer mehr auf ein grundlegendes soziales Problem konzentrierte: Wie schafft man es, „dazuzugehören", und wie sähe ein Leben aus, in dem man niemals wirklich „dazugehört"? Als adäquate Figur für diese Problematik fand Kafka *„das denkende Tier"*, einer der bedeutsamsten Einfälle seiner literarischen Laufbahn: das Tier, das zwar nahe den Menschen oder sogar mit ihnen lebt, sie auch genau beobachtet, doch ohne an ihren Sorgen teilhaben zu können. Diese Figur, die er in der *Verwandlung* bereits eingeführt hatte, ist für Kafkas Werk außerordentlich charakteristisch, und er belebte sie in einer erstaunliche Fülle von Variationen: unter anderem *Schakale und Araber* (1917), *Ein Bericht für eine Akademie* (die autobiografische Erzählung eines Menschenaffen, der zum Menschen erzogen wird, 1917), *Forschungen eines Hundes* (1922) und schließlich das lange Fragment *Der Bau* (1923), das vom Sicherheitswahn eines unterirdisch lebenden Tieres berichtet – wiederum aus Sicht des Tieres. Dass diese Gruppe von Werken stets weniger Aufmerksamkeit fand als die Schuld-und-Strafe-Geschichten, lässt sich inhaltlich und qualitativ kaum rechtfertigen; dem Klischee des „Kafkaesken" freilich entsprechen sie weit weniger.

19.10 Die letzten Erzählungen

Am Ende wurde Kafka der Rausch der literarischen Produktion, den er noch ein Jahrzehnt zuvor gefeiert hatte, immer verdächtiger. War das nicht im Grunde bloßer Narzissmus? Konnte denn das Ergebnis künstlerischer Anstrengung, die ja immer mit sozialen Verlusten erkauft war und dennoch niemals zur Vollendung führte, für irgendjemanden von irgendeinem Nutzen sein? Drei Erzählungen schrieb Kafka in seinem letzten Lebensjahr 1923/24, die allesamt um diese Fragen kreisen. *Erstes Leid* handelt von einem Artisten, der sein Leben auf dem Trapez verbringt – Kafka nennt ihn „Trapezkünstler". Das einzige Leid, das dieser Künstler zu kennen scheint, erwächst ihm aus der Erkenntnis, dass *ein* Trapez viel zu wenig ist: Er braucht künftig *zwei.*

Die Kunst des *Hungerkünstlers* in der gleichnamigen Erzählung besteht darin, möglichst lange ohne Nahrung auszukommen. Am Anfang staunen die Zuschauer, dann schütteln sie die Köpfe, und schließlich bleiben sie weg, weil sie ihm das lange Hungern nicht mehr glauben. Die letzten Zeugen halten ihn schlicht für verrückt. Überzeugt hat er niemanden, erreicht hat er nichts.

Josefine, die Sängerin schließlich ist eine Maus, die ihrem „Volk der Mäuse" einzureden sucht, ihr „Gesang" sei große Kunst und berechtige sie zu allen denkbaren Privilegien. Die Mäuse hören ihr zu, fühlen sich gut unterhalten von ihren Auftritten, fragen sich allmählich aber doch, worin sich dieser angebliche Gesang vom gewöhnlichen Pfeifen der Mäuse eigentlich unterscheide. Erbost über dieses Banausentum tritt Josefine in Streik – doch das kann ihr nicht helfen, denn sie wird schlicht vergessen. Was sich schließlich sogar für sie selbst als „Erlösung“ erweisen könnte.

Die Erzählungen erschienen wenige Monate nach Kafkas Tod in dem Band *Ein Hungerkünstler*. Dieses Vermächtnis Kafkas ist keineswegs mehr unheimlich, verrätselt oder alptraumhaft. Es enthält gedämpfte Bitternis, Trauer, aber auch Komik und zarte Ironie. Kafka ist reifer geworden, seine Palette verfügt nun über vielfältigere und auch hellere Schattierungen. Doch auf dem neuen Weg, denn er eingeschlagen hatte, waren ihm nur wenige Schritte vergönnt. Wohin ein 50-jähriger, ein alter oder sehr alter Kafka sich noch gewagt hätte, ist unausdenkbar.

19.11 Kafkas literarisches Handwerk

Es gehört zu den zahlreichen Legenden um Franz Kafka, er sei an literarischer Wirkung völlig desinteressiert gewesen, habe testamentarisch die Vernichtung seines gesamten Werks verfügt und somit eine Art intellektuellen Suizid geplant. Das muss man entschieden relativieren. Tatsächlich registrierte er das mangelnde Engagement seines Verlags mit zunehmender Verbitterung, und an den Korrekturen seiner *Hungerkünstler*-Erzählungen arbeitete er buchstäblich bis zum letzten Atemzug. Allerdings war er der Ansicht, dass vielleicht sein bereits veröffentlichtes Werk, keinesfalls aber die zahlreichen hinterlassenen Fragmente für irgendjemanden einen Wert besäßen. Er war Perfektionist, in allem, und die Vorstellung, es könnten unter seinem Namen unvollendete und zum größten Teil noch gar nicht überarbeitete Texte publiziert werden, war ihm zuwider – auch wenn ihm bewusst war, dass für seinen Wunsch, alles Unvollendete verschwinden zu lassen, der Freund und Bewunderer Max Brod gewiss der falsche Adressat war.

Die heutigen Leser haben – nicht zuletzt unter dem Eindruck von Kafkas Nachlass – ein gewandeltes Verständnis von Literatur, und die Frage, ob ein Text formal abgeschlossen ist oder nicht, hat bei Weitem nicht mehr das Gewicht wie noch zu Beginn des 20. Jahrhunderts. In der riesigen, phasenweise geradezu lawinenartig sich vermehrenden Literatur *über* Kafka hat diese Frage jedenfalls keine besondere Rolle mehr gespielt, wenngleich natürlich die zahllosen kurzen und kürzesten, häufig auch titellosen Fragmente, die mittlerweile in zwei umfangreichen Nachlassbänden veröffentlich sind, nicht so intensiv gelesen werden wie die „klassischen“ Texte Kafkas – hier warten auf viele Leser noch Überraschungen.

Selbstverständlich wollte Kafka auch ausschließen, dass seine Briefe und Tagebücher je unter die Augen fremder Leser kämen (Abb. 19.7). Aber auch in dieser heiklen Frage war sich die Fachwelt sehr bald einig, dass Brod als Kafkas erster Herausgeber richtig gehandelt hatte. Denn bei wohl kaum einem Autor der Weltliteratur finden wir eine solche Kontinuität zwischen *allem*, was schriftlich hinterlassen wurde. Briefe, Tagebücher, litera-

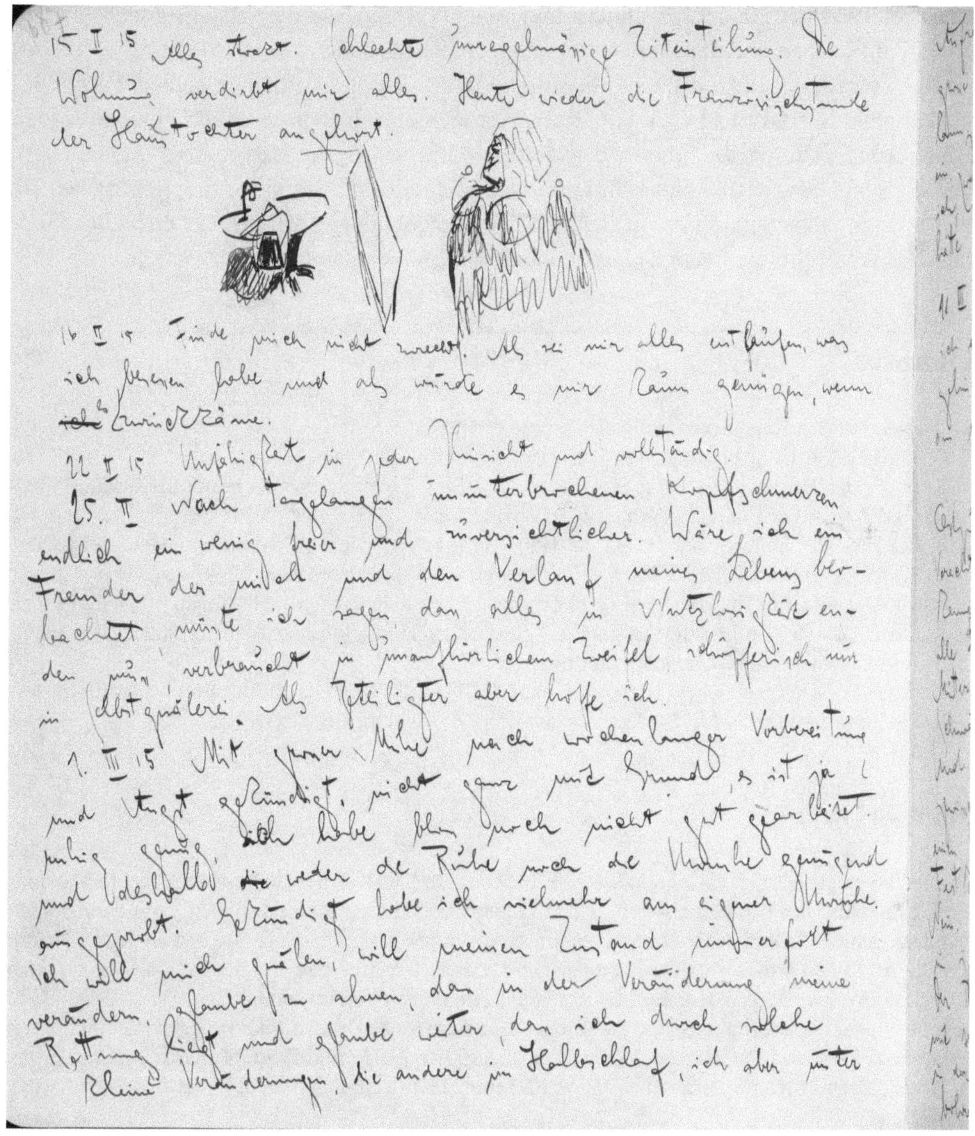

Abb. 19.7 Seite aus Kafkas Tagebuch („Zehntes Heft"). (The Bodleian Library, University of Oxford, Kafka Ms. Res. C. 185)

rische Werke – all das bewegt sich sprachlich auf demselben Niveau, überall ist Kafkas sofort wiedererkennbar, ja mehr noch: Er lässt die Grenzen verfließen, Briefe geraten ihm zu kleinen Erzählungen, und tagebuchartige Einträge und literarische Anläufe finden sich oft auf ein und demselben Manuskriptblatt. Da wir mittlerweile über zwei kritische Ausgaben verfügen – die von Roland Reuß verantwortete, noch unabgeschlossene Ausgabe gibt sogar jedes Blatt als Faksimile wieder –, bietet sich uns heute der Anblick einer literarischen Werkstatt, in der sprachliche und metaphorische Einfälle, ja selbst Ideen zu Plots überall auftauchen und dann auch von einem Genre ins andere wandern können.

Das notorische, oft mit Fachterminologie überfrachtete Ausdeuten seiner Werke, das jahrzehntelang so viele Leser von Kafka ferngehalten hat, ist dadurch spürbar in den Hintergrund getreten. Sichtbarer geworden sind hingegen Kafkas poetische Qualitäten, und der eingehende Blick auf sein literarisches Handwerk, der heute möglich ist, hat sie keineswegs entzaubert. Ganz im Gegenteil: Vielleicht können wir dieses beispiellose literarische Vermächtnis erst im 21. Jahrhundert wirklich annehmen.

Literatur

1. www.kafka-atlas.org/survey-public?&sort=id,asc
2. Brod M (1974) Über Franz Kafka. S. Fischer, Frankfurt am Main, S 46
3. Kafka Franz: Briefe 1902–1912. Hrsg. von Hans-Gerd Koch. S. Fischer, Frankfurt a. M., 1999, S 26 (Brief an Oskar Pollak, 6. September 1903)
4. Kafka F (1990) Tagebücher. Hrsg. von Hans-Gerd Koch, Michael Müller und Malcolm Pasley. S. Fischer, Frankfurt a. M., S 460 f. (Eintrag vom 23. September 1912)
5. Astrid Dehe/Achim Engstler (2011): Kafkas komische Seiten. Steidl, Göttingen
6. Kafka F. (2019) „Du bist die Aufgabe". Aphorismen. Hrsg., kommentiert und mit einem Nachwort von Reiner Stach. Wallstein, Göttingen
7. Kafka F (1990) Tagebücher. Hrsg. von Hans-Gerd Koch, Michael Müller und Malcolm Pasley. S. Fischer, Frankfurt a. M., S 843 (Eintrag vom 10. November 1917)

Weitere Literatur

Die im S. Fischer Verlag erschienene „Kritische Ausgabe", welche alle älteren, noch recht unzulänglichen, von Max Brod verantworteten Ausgaben ersetzte, startete im Jahr 1982 mit dem Roman „Das Schloss". Derzeit (2022) fehlt zu ihrem Abschluss lediglich der fünfte und letzte Briefband. Die im Rahmen dieser „Kritischen Ausgabe" edierten Werke und Fragmente sind jedoch auch schon in den neueren Ausgaben des Fischer Taschenbuch Verlags enthalten

Die „Historisch-kritische Ausgabe sämtlicher Handschriften, Drucke und Typoskripte", hrsg. von Roland Reuß und Peter Staengle, erschien ab 1997 als Faksimile-Edition im Stroemfeld Verlag. Die Ausgabe wird mittlerweile vom Verlag Vittorio Klostermann betreut

20 Franz Kafka – Erkrankungen

Reiner Stach

20.1 Kafka als Patient

Eine der erstaunlichsten Tatsachen, auf die man bei der biografischen Beschäftigung mit Franz Kafka stößt, ist der Widerspruch zwischen der Düsternis und Melancholie, die sein Bild noch immer umgeben, und seiner allseitigen Beliebtheit zu Lebzeiten. Zeitzeugen schildern ihn in ihren Erinnerungen als intelligent, schlagfertig, charmant, humorvoll, einfühlsam, hilfsbereit; ihnen zufolge war Kafka ein zwar defensiver, bisweilen auch scheuer Mensch, aber doch ein stets verlässlicher und zugewandter Freund.

Die indirekten Zeugnisse, die uns überliefert sind, bestätigen dieses Bild. Auch als Beamter der Arbeiter-Unfallversicherung muss Kafka ein umgänglicher, von jedem Konkurrenzdenken freier Kollege gewesen sein, den man um vertraulichen Rat fragen konnte, und seine Vorgesetzten schätzten die Leistungen des Dr. Kafka derart hoch, dass sie ihn nicht nur Jahr für Jahr vom Militärdienst freihielten, sondern auch viel Nachsicht mit seinen gesundheitlichen Problemen zeigten, selbst während des Krieges.

Auch auf Frauen machte Kafka häufig Eindruck – und umso mehr, je fremder ihnen das aggressive, militärisch geprägte Männlichkeitsideal der Zeit blieb. Erhofften sie sich von Männern stattdessen zivile Umgangsformen, Höflichkeit, Zurückhaltung und Einfühlung, so fanden sie Kafka anziehend. Und selbst wenn sie keine engere Beziehung zu ihm wünschten, versuchten sie oft, die Verbindung aufrechtzuerhalten –

R. Stach (✉)
Berlin, Deutschland
E-Mail: mail@reinerstach.de

T. Junginger et al. (Hrsg.), *Schriftsteller und ihre Erkrankungen*,
https://doi.org/10.1007/978-3-662-71465-2_20

offenbar im Gefühl, dass sie einen besseren Unterhalter, Zuhörer und vor allem Ratgeber so bald nicht wieder finden würden.

Zwei Vorbehalte gab es, die ebenfalls mehrfach bezeugt sind. Zum einen war es auffallend, dass Franz Kafka zwar durch sein aufmerksames Zuhören und Beobachten viele dazu brachte, sich ihm gegenüber zu öffnen, dass er aber seinerseits wesentlich weniger preisgab, selbst wenn man ihn nachdrücklich darum bat. Das hatte zur Folge, dass er, bei allem Charme, auch undurchsichtig wirken konnte und bisweilen den Eindruck erweckte, das Wesentliche für sich zu behalten, sich im Grunde also unauthentisch zu verhalten – ein Verdacht, der vor allem seine Beziehungen zu Felice Bauer (1857–1960) und Milena Jesenská (1896–1944) belastete.

Das zweite, noch folgenreichere Problem mit Kafka war sein bisweilen unbegreiflicher Eigensinn, der bis zum Starrsinn gehen konnte und der zu seiner sonstigen Verbindlichkeit wenig zu passen schien. Dieser Eigensinn zeigte sich in wechselnden Kontexten, sorgte auch in den verschiedensten sozialen Zusammenhängen immer wieder für Unverständnis und für Konflikte. Bisweilen war das nur Ausdruck von Kafkas Wunsch, die ihm verbliebenen schmalen Freiräume um jeden Preis zu schützen, etwa gegenüber der eigenen Familie. Doch dieses Verhaltensmuster konnte auch fatale Folgen zeitigen, und vor allem für seine Karriere als Patient war Kafkas Beharrungsvermögen durchaus nicht nur segensreich.

Diese Karriere begann Kafka bereits als Student, mit sorgfältig beobachteten Allerweltssymptomen: schlechter Schlaf, Kopfschmerzen, gelegentliche Magenschmerzen, allgemeine Nervosität. Das deckte sich recht gut mit der Modediagnose der Zeit, der sogenannten Neurasthenie, von der selbst Kafkas Vater Hermann (1852–1931) angekränkelt war, Inhaber einer Galanteriewarenhandlung, ein stämmiger Geschäftsmann und fleißiger Biertrinker, der sich wegen seines „nervösen Herzens" mindestens einmal jährlich in Kur schicken ließ. Marienbad, Karlsbad, Franzensbad – das waren die konventionellen Ziele in solchen Fällen, überaus beliebt auch unter jüdischen Familien des bürgerlichen Mittelstands und genau aus diesem Grund für Franz alles andere als verlockend. Lieber verbrachte er die Sommermonate in der mährischen Kleinstadt Triesch, wo sein Onkel Siegfried Löwy (1867–1942) eine Praxis als Landarzt führte und wo er alle erdenklichen Freiheiten genoss.

20.2 Die frühen Jahre

Wir besitzen über diese frühen Jahre nur spärliche Quellen, aber offensichtlich war es jener Landarzt, der Kafka von einem der Grundprinzipien der Naturheilkunde überzeugte: dass nämlich zu einem gesunden Körper ein gesunder Geist gehört – und umgekehrt – und dass es daher keinesfalls genügt, den Körper, wenn er einmal den Dienst verweigert, gleichsam in Reparatur zu schicken. Vielmehr kommt es darauf an, mit einer gesunden, zumindest nicht naturwidrigen Lebensweise für permanente Prävention zu sorgen, die allgemeine Fitness und Widerstandskraft zu erhöhen und für eine dauerhafte Balance zwischen Körper und Geist zu sorgen. Für einen hypochondrisch veranlagten jungen Mann eine äußerst verlockende Idee: Es war also keineswegs krankhaft, so erfuhr er, sondern im Gegenteil sehr „natürlich", sich intensiv mit der Befindlichkeit des eigenen Körpers zu beschäftigen. Und von dieser Lizenz machte nun Kafka extensiven Gebrauch.

Dass es sich dabei nicht bloß um eine Korrektur des schulmedizinischen Diskurses handelte, in dem es vorrangig um die „Bekämpfung" von Krankheiten ging, sondern tatsächlich um eine Reformbewegung, die das menschliche Leben in allen seinen körperlichen und seelischen Äußerungen zu umfassen suchte – das begriff Kafka schließlich in den naturheilkundlich orientierten Sanatorien, die er auf Anraten des Onkels ab 1903 aufsuchte. Zuerst, für nur wenige Tage, das berühmte Sanatorium Weißer Hirsch bei Dresden, in dem kurz darauf auch Rilke und Thomas Mann Erholung suchten. Dann, 1905 und 1906, das deutlich preiswertere Waldsanatorium Zuckmantel (Zlaté Hory) im böhmischen Schlesien.

Es ist gewiss dem Landarzt zu verdanken, dass Kafkas Eltern zunächst noch bereit waren, derartige Ausflüge zu finanzieren – vermutlich glaubten sie, das strenge Regiment der Naturheilsanatorien sei der Gesundheit eines so jungen Menschen dienlicher als die unverbindlichen medizinischen Empfehlungen, wie sie in den etablierten Kurorten üblich waren. Doch sie ahnten nicht, was sie damit in Gang setzten. Denn Franz wandelte sich zu einem *ganzjährigen* Anhänger der Naturheilkunde, deren Prinzipien er bis ans Lebensende treu bleiben sollte – ohne den Ratschlägen der Eltern, der Freunde und selbst der Hausärzte noch weiter Beachtung zu schenken, die sämtlich der Meinung waren, dass man es auch übertreiben könne.

Es begann mit einer drastischen Umstellung der Ernährung und mit immerzu neuen und anspruchsvollen Diätwünschen an die familieneigene Köchin. Sein schwacher Magen, behauptete er jetzt, verlange eine konsequent vegetarische Ernährung. Selbst die Sanatoriumskost war ihm noch zu kompromisslerisch, tatsächlich beschränkte er sich fortan im Wesentlichen auf Salate, Nüsse, Mandeln, Obst, Kompott und saure Milch. Und als sei auch das noch nicht Reform genug, versteifte er sich darauf, dass alles auch planvoll durchgekaut werden müsse: Er praktizierte das sogenannte Fletchern, nach dem Namen eines bekannten amerikanischen Ernährungspropheten, und er tat dies so konsequent, dass sein Vater (der Sohn eines Metzgers!) am Esstisch gar nicht mehr hinschauen mochte und sich hinter seiner Zeitung versteckte: „Meine Lebensweise, durch die ich allerdings meinen Magen geheilt habe, käme Ihnen närrisch und unerträglich vor. Monatelang musste mein Vater während meines Nachtessens die Zeitung vors Gesicht halten, ehe er sich daran gewöhnte" (Brief an Felice Bauer, 7. November 1912, [1]).

Kafka war vom Militärdienst wegen körperlicher Schwäche und Untergewicht zurückgestellt worden, daher konnte sein militärbegeisterter Vater, dem das gewiss peinlich war, nicht grundsätzlich etwas dagegen haben, dass Franz sich um seine Fitness kümmerte. Ganz fremd war der Familie jedoch die Systematik, ja die Akribie, mit der ihr einziger Sohn fortan seine körperliche Selbstoptimierung betrieb – oder das, was er dafür hielt. Überraschte man ihn morgens in seinem Zimmer, so fand man ihn häufig halbnackt am offenen Fenster. Neben ihm lag aufgeschlagen ein Gymnastikratgeber von Jørgen Peter Müller mit dem vielsagenden Titel *Mein System*, dessen illustrierte Übungen er genau nachzuvollziehen versuchte, täglich mindestens eine Viertelstunde (Müller [1866–1938] war Sportler und Gymnastiklehrer, sein Buch war ein internationaler Bestseller und wurde in 24 Sprachen übersetzt; [2]; Abb. 20.1).

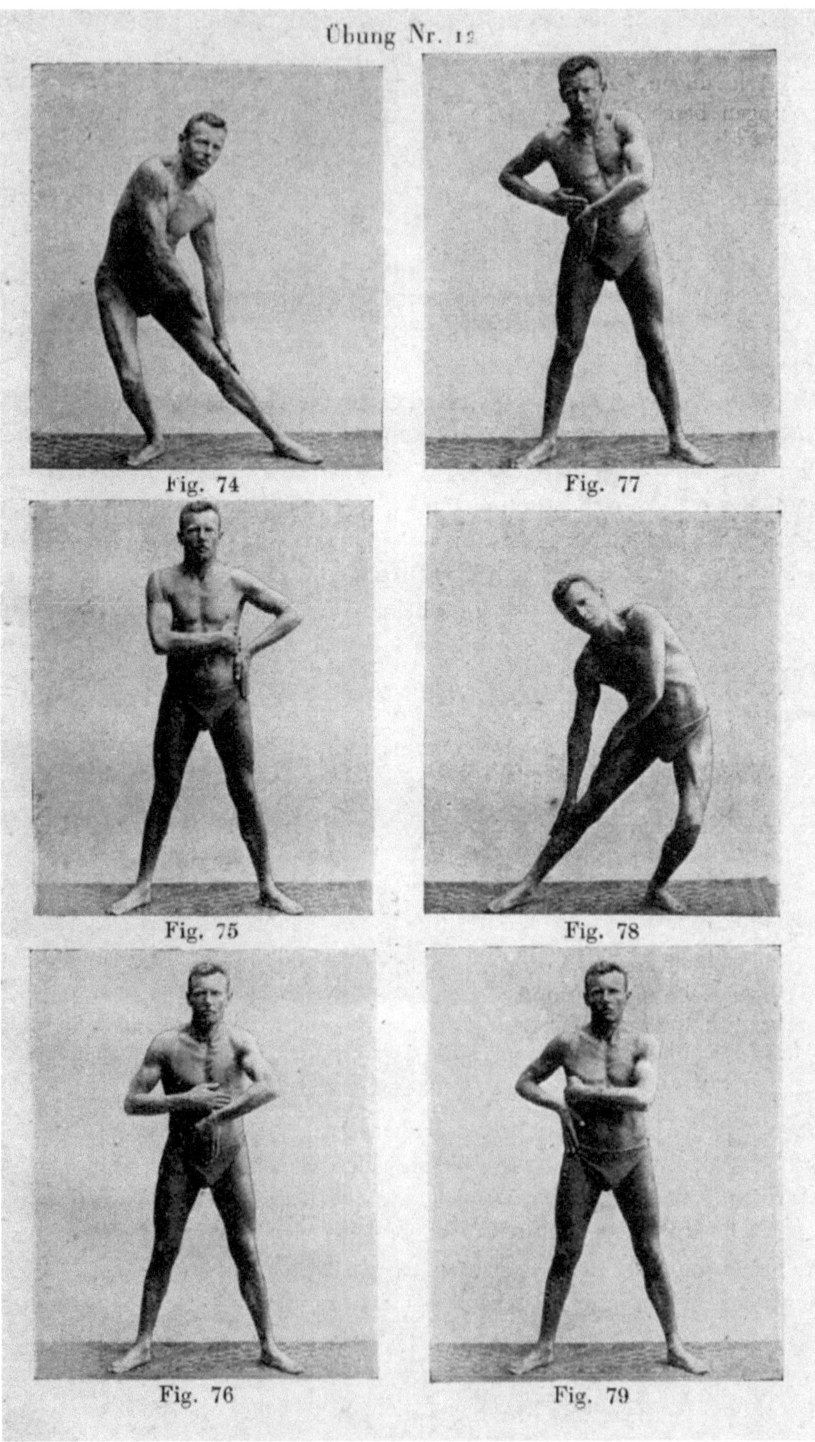

Abb. 20.1 Jørgen Peter Müller demonstriert die von ihm empfohlenen Gymnastikübungen, die Kafka über viele Jahre täglich wiederholte. (Archiv S. Fischer Verlag)

Für einige Jahre entwickelte sich nun Kafka zu einem eifrigen Reformer, er scheute keinen Selbstversuch und war in seinem Umfeld auch missionarisch tätig. Was indessen weder bei seinen Prager Freunden zum Erfolg führte noch bei der Berliner Verlobten Felice Bauer, der das empfohlene Gymnastikprogramm schlicht zu langweilig war und die sich auch von ihrem besorgten Freund nicht davon abbringen ließ, immer wieder ganze Mahlzeiten durch Schokolade zu ersetzen. Kafka hingegen schien es ganz selbstverständlich, dass die Umgestaltung des eigenen Lebens in konsequenter und systematischer Weise betrieben werden muss – was den zwanghaften Zügen seines Charakters entgegenkam –, und so versuchte er, sich sämtliche wichtigen Parameter der neuen Lehre einzuverleiben, körperlich wie geistig.

Der Begriff „Abhärtung" beispielsweise war einer der zentralen Parameter; Abhärtung als Erhöhung der Widerstandskraft war der Kern leiblicher Vorsorge. So blieb fortan die Temperatur in Kafkas Zimmer dauerhaft gesenkt, häufig stand das Fenster offen, auch im Winter, und überheizte Wohnstuben waren ihm ein Gräuel. Auf der Straße begegnete man ihm jetzt bei Wind und Wetter im dünnen Anzug, und selbst bei hartem Frost verzichtete er konsequent auf lange Unterwäsche (was er gelegentlich stolz demonstrierte, indem er kurz das Hosenbein hochzog). Man müsse den Körper den Elementen aussetzen, lautete das lebensreformerische Credo: dem Wasser, der Luft, der Sonne. Und das durfte selbstverständlich nicht auf die wenigen Wochen der Kur beschränkt bleiben. Ein leidenschaftlicher und geübter Schwimmer war Kafka ohnehin seit seiner Jugendzeit, und den eigenen Körper bei sommerlichen Ausflügen stundenlang der Sonne auszusetzen, hob seine Stimmung und sorgte dafür, dass er gebräunt wie ein Bauer am Familientisch saß.

20.3 Lebensreformbewegung

Bemerkenswert ist, dass sich Kafka – der doch sonst ein sehr genauer und skeptischer Beobachter war – auch von den sektiererischen Zügen etlicher Naturheiler keineswegs abschrecken ließ. So zum Beispiel in der Begegnung mit dem Textilfabrikanten und Amateurheiler Moriz Schnitzer (1861–1939), der im nordböhmischen Warnsdorf ansässig war und der die Auffassung vertrat, dass Kleidung eigentlich etwas Unnatürliches sei, dass also, wann immer es die Witterung zulässt, Kleidung verzichtbar sei. Kafka lernte ihn 1911 während einer Dienstreise kennen, und begeistert berichtete er seinem Freund Max Brod (1884–1968) davon. Brod schreibt darüber in seinem Tagebuch im Mai 1911:

> „Kafka … erzählt sehr hübsche Dinge von der Gartenstadt Warnsdorf, einem „Zauberer", Naturheilmenschen, reichen Fabrikanten, der ihn untersucht, nur den Hals im Profil und von vorn, dann von Giften im Rückenmark und fast schon im Gehirn spricht, die infolge verkehrter Lebensweise entstanden seien. Als Heilmittel empfiehlt er: bei offenem Fenster schlafen, Sonnenbad, Gartenarbeit, Tätigkeit in einem Naturheil-Verein und Abonnement der von diesem Verein, respektive dem Fabrikanten selbst, herausgegebenen Zeitschrift. Spricht gegen Ärzte, Medizinen, Impfen. Erklärt die Bibel vegetarisch: Moses führte die Juden durch die Wüste, damit sie in den vierzig Jahren Vegetarianer werden." (Zitiert nach [3])

Brods zarte Ironie half da wenig, Kafka abonnierte dieses Blättchen tatsächlich (*Reformblatt für Gesundheitspflege*), hielt sich an Schnitzers Ratschläge, schimpfte noch häufiger auf die Schulmedizin als zuvor und unterstützte sogar Schnitzers Feldzug gegen gesetzlich verordnetes Impfen. Im Allgemeinen waren die Naturheiler am gesellschaftspolitischen Kontext ihrer Theorien wenig interessiert, viele von ihnen zeigten sich später sogar der Kriegspropaganda durchaus zugänglich. Doch mit der Antiimpfkampagne überschritt Schnitzer eine rote Linie und riskierte die direkte Konfrontation mit dem Staat, was auch prompt zum zeitweiligen Verbot seiner Zeitschrift führte.

Dass Kafka auch hier noch mitging, muss für ihn eine Art Mutprobe gewesen sein, denn er war ja Beamter einer staatlichen Versicherung und musste sich daher politisch zurückhalten. Inwieweit er über die längst nachweisbaren Erfolge von Impfungen – etwa gegen Pocken – informiert war, ist seinen Äußerungen nicht zu entnehmen; aber dass die Mediziner sich anmaßten, jeden, auch kerngesunde Leute, mit staatlicher Rückendeckung zu derartigen Injektionen zu zwingen, empörte ihn.

Und Kafka tat etwas noch Erstaunlicheres. Im Jahr 1912 – einige Monate, ehe er Felice Bauer kennenlernte – stieß er auf ein Inserat des Sanatoriums Jungborn im Harz, in dem von Kräftigungs- und Abhärtungskuren gegen nervöse Symptome die Rede war und in dem selbst angebautes Obst und Gemüse in Hülle und Fülle versprochen wurde. Kafka muss klar gewesen sein, dass ihn im dezidiert christlich geführten Jungborn der harte Kern der Naturheilbewegung erwartete – dennoch meldete er sich für etwa drei Sommerwochen an und verwendete seinen gesamten Jahresurlaub für eine spartanisch organisierte Kur.

Auf dem weitläufigen, parkähnlichen Gelände des Jungborn wohnten die Gäste nicht in bequemen Zimmern wie etwa in Dresden oder in Zuckmantel, sondern sie bezogen „Lufthütten", die lediglich mit Bett, Tisch, Stuhl und Nachtgeschirr möbliert waren und deren Fenster selbstverständlich offen blieben. Keinerlei Annehmlichkeiten verlockten dazu, sich länger als nötig in solch einer Behausung aufzuhalten, und genau dies war auch beabsichtigt; denn die Gäste sollten ihre Tage im Freien verbringen, beim einfachen Luftbad (das heißt im Gras) oder bei gemeinsamen Spielen, Wanderungen und sonstigen Belustigungen (Abb. 20.2).

Der soziale Druck war beträchtlich, es war kaum möglich, sich zurückzuziehen, und Brod staunte, als er davon erfuhr, dass Kafka auch beim gemeinsamen Singen von Volksliedern mitmachte, anstatt, wie die Freunde gehofft hatten, die kostbare freie Zeit zum Schreiben zu verwenden. Gegessen wurde am großen Tisch im gemeinsamen Speisesaal, nach strengen diätetischen Vorschriften, die der Begründer des Sanatoriums, Adolf Just (1859–1936), eigenhändig ausgearbeitet hatte. Wie Schnitzer war auch Just ein medizinischer Laie, der aber natürlich verpflichtet war, seine Gäste ausschließlich von approbierten Kurärzten betreuen zu lassen.

Auch mit dem Nudismus wurde im Jungborn Ernst gemacht, nahezu alle Gäste liefen nackt durch den Park, Männer, Frauen und Familien in getrennten Bereichen, und so kam es immer wieder vor, dass Kafka unversehens in Gruppen nackter Leute geriet oder von

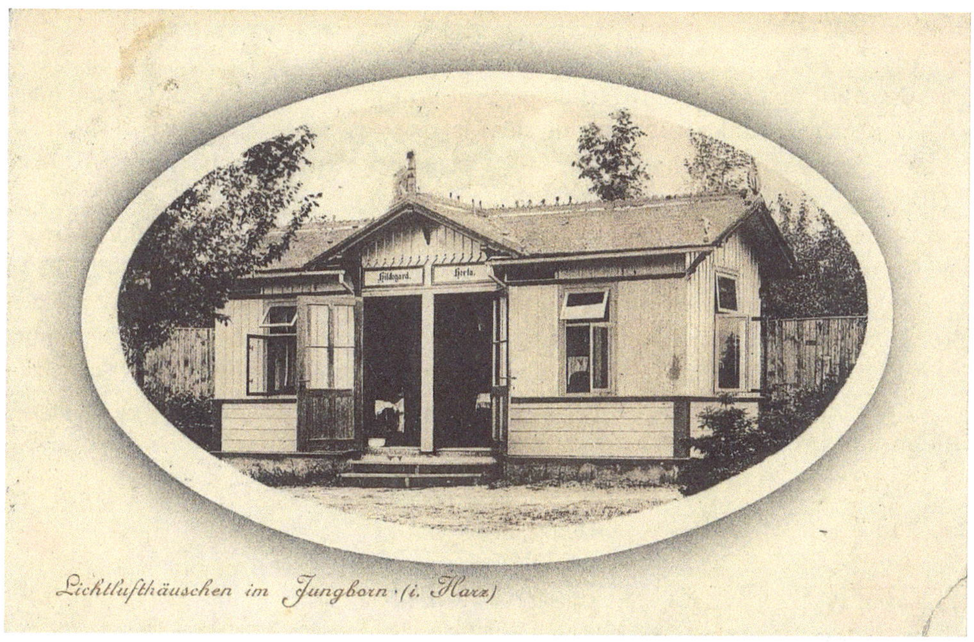

Abb. 20.2 In einer solchen Hütte auf dem Gelände des Sanatoriums Jungborn im Harz wohnte Kafka vom 8. bis 29. Juli 1912. Der im Hintergrund erkennbare hohe Bretterzaun sollte das von unbekleideten Patienten bevölkerte Areal uneinsehbar machen. (Archiv Reiner Stach)

irgendwelchen Nackten angesprochen wurde. Zwei, drei Tage lang weigerte er sich, in aller Konsequenz mitzumachen, dann zog auch er die Badehose aus und verbrachte den Rest des Urlaubs nackt. Noch immer schämte er sich wegen seines allzu mageren Körpers, und überdies – das wurde ihm vielleicht erst jetzt klar – war er weit und breit der einzige Jude und in nacktem Zustand als solcher zu erkennen. Das zog einige Bekehrungsversuche christlicher Sektierer nach sich, die Kafka freundlich abwehrte.

Doch er sonderte sich keineswegs ab, es kam zu etlichen anregenden Begegnungen mit Lehrern, Beamten, Leuten mit akademischen Titeln – für Kafka eine erstaunliche Erfahrung, die ihn klar erkennen ließ, dass im Deutschen Reich, im Gegensatz zu Österreich, die Lebensreform längst aus ihrer Randständigkeit herausgetreten und auf dem Weg zu einem weithin akzeptierten bürgerlichen Lebensentwurf war.

Die Kuranstalt Jungborn markiert den Punkt in Kafkas Lebensbahn, an dem er sich von der Schulmedizin am weitesten entfernte. Er hat derartiges nicht wiederholt, äußerte sich gelegentlich auch ironisch über naturheilerische Auswüchse: „Behandlung ihrer Gesundheit, als wenn es eine Krankheit wäre“ (Eintrag von Mitte September 1911, [4]). Seine lebensreformerischen Prinzipien jedoch gab er keineswegs auf, er sublimierte sie, integrierte sie in sein Selbstbild, machte sie zu einem Teil seiner Identität.

20.4 Blutsturz

Dass diese Prinzipien nur wenige Jahre später, ab seinem 34. Lebensjahr, einer grausamen Probe unterzogen wurden, zählt zum tiefsten Unglück seines Lebens. Seit mehr als einem Jahrzehnt schon hatte er sich zwischen zwei Lebensentwürfen aufgerieben, die nach seiner Auffassung unvereinbar waren: einerseits dem Verlangen, seiner Begabung zu folgen und sein Leben ganz der Literatur zu widmen, und andererseits dem Willen, sich durch Heirat und Gründung einer eigenen Familie sozial zu integrieren. Dieser Zwiespalt hatte ihn in verzweifelten Nächten wachgehalten, es kam zu Depressionen, auch zu schrecklichen Auftritten mit Felice Bauer, die ihn missverstand und sich immerzu hingehalten fühlte. Nun plötzlich, im August 1917, fiel die Entscheidung in diesem Konflikt: Er erwachte früh am Morgen, spürte und sah, wie ihm das Blut aus der Kehle rann. Ein Blutsturz, dessen existenzielle Bedeutung er sofort verstand (Tab. 20.1).

Tab. 20.1 Chronik von Kafkas Tuberkuloseerkrankung

Juli 1917	K. bemerkt im Schwimmbad, dass sein Speichel rot verfärbt ist
11. August 1917	Um 4 Uhr morgens erleidet K. einen Blutsturz. Vormittags im Büro. Am Nachmittag bei Dr. Mühlstein, der „Bronchialkatarrh" diagnostiziert
12. August 1917	In der Nacht erneute, schwächere Blutung. Dr. Mühlstein leugnet, dass es sich um Tuberkulose handeln könnte
28. August 1917	K. verlangt bei Dr. Mühlstein die Untersuchung des Speichels sowie eine Röntgenaufnahme
3. September 1917	Dr. Mühlstein teilt K. mit, beide Lungenspitzen seien angegriffen
4. September 1917	K. beim Facharzt Prof. Pick, der ebenfalls Lungenspitzenkatarrh diagnostiziert. Es bestehe die Gefahr der Tuberkulose, er empfiehlt daher eine Arsenkur
7. September 1917	K. teilt Felice Bauer mit, er sei an Tbc erkrankt. Hat leichten Hustenreiz und gelegentlich erhöhte Temperatur. Die Arbeiter-Unfallversicherung, bei der K. als Beamter tätig ist, genehmigt ihm einen mehrmonatigen Krankenurlaub
12. September 1917	K. übersiedelt von Prag in das nordwestböhmische Dorf Zürau, wo seine Schwester Ottla einen kleinen Hof bewirtschaftet. Körpergewicht 61,5 kg bei einer Größe von 181 cm
September 1917 bis Ende April 1918	K. beteiligt sich in Zürau stundenweise an Feld- und Gartenarbeit, er verspürt Kurzatmigkeit. Liegt ansonsten, in Decken gehüllt, im Freien. Gelegentliche Besuche bei Dr. Mühlstein und Prof. Pick
Sommer/Herbst 1918	Leichte Gartenarbeit in Prag. Täglich 6 h im Büro
August 1918	Prof. Pick hält den Zustand von K.s Lunge für „sehr gut"
14. Oktober 1918	K. ist an der Spanischen Grippe erkrankt, Fieber über 40 °C. Der Hausarzt Dr. Kral findet bei der Untersuchung keine Spur der Tbc (über die er nicht informiert worden war)
11. November 1918	K. ist fieberfrei, kann das Bett wieder verlassen

Tab 20.1 (Fortsetzung)

23. November 1918	Erneutes Fieber und Nachtschweiß für etwa eine Woche
30. November 1918	Auf Empfehlung von Dr. Kral hat K. erneut Krankenurlaub. Er wohnt für etwa drei Wochen in einer Pension in Schelesen (nördlich von Prag). Liegekur
8. Januar 1919	Der Amtsarzt der Arbeiter-Unfallversicherung empfiehlt einen weiteren langen Erholungsurlaub
22. Januar 1919	Erneut in Schelesen, der Krankenurlaub wird aufgrund ärztlicher Gutachten mehrfach verlängert, bis Ende März
Frühjahr bis Ende 1919	Wegen fiebriger Zustände ist K. mehrfach für einige Tage krankgeschrieben
25. Februar 1920	Der Amtsarzt Dr. Kodym diagnostiziert eine „fortgeschrittene Lungeninfiltration" und empfiehlt ein Lungensanatorium
2. April 1920	K. für ca. drei Monate in einer Pension in Meran. Er isst auch dort ausschließlich vegetarisch
13. Juli 1920	Der Zustand von K.s Lunge laut Dr. Kral unverändert
30. August 1920	Dr. Kral findet weiterhin keine Besserung und empfiehlt ein Lungensanatorium
Oktober 1920	K. leidet unter stundenlangem nächtlichem Husten
14. Oktober 1920	Dr. Kodym diagnostiziert eine „beidseitige Infiltration der Lungenspitzen" und empfiehlt erneut ein Lungensanatorium
18. Dezember 1920	K. reist für acht Monate in ein etwa 900 m hoch gelegenes Sanatorium in Tatranské Matliare (Hohe Tatra). Die Ernährung ist weiterhin überwiegend vegetarisch. Er nimmt 8 kg zu
11. März 1921	Dr. Strelinger aus Matliare diagnostiziert „wesentliche Besserung", jedoch „noch immer beträchtlicher Lungenbefund". K. selbst teilt mit, Husten und Atemnot seien schlimmer denn je
Ende März 1921	K. leidet unter Darmkatarrh mit Fieber bis 40 °C
Ende Juni 1921	K. schreibt, er sei „im allgemeinen fieberfrei", die Atmung jedoch sei „nicht gut, an kalten Abenden fast wie im Winter"
Mitte August 1921	Die Rückreise nach Prag verzögert sich um eine Woche wegen Fiebers und anhaltendem Husten
Mitte September 1921	Der Amtsarzt Dr. Kodym empfiehlt die Fortsetzung der Kur in einem Lungensanatorium. K. fühlt sich geschwächt, verbringt die Nachmittage im Bett
17. Oktober 1921	Nach Anfertigung einer Röntgenaufnahme rät ein weiterer Prager Arzt dringend zu einer „systematischen Kur"
22. Oktober 1921	Dr. Kodym rechnet nicht mehr mit K.s Genesung und schlägt daher dessen Pensionierung vor
22. Januar 1922	K. reist für drei Wochen in das winterliche Spindelmühle, wo er in einem Hotel unterkommt
26. April 1922	Dr. Kodym konstatiert, eine Rückkehr K.s in den Bürodienst sei „in absehbarer Zeit" nicht möglich

(Fortsetzung)

Tab 20.1 (Fortsetzung)

23. Juni 1922	K. bezieht für etwa drei Monate eine Ferienwohnung im südböhmischen Planá nad Lužnicí
1. Juli 1922	„Vorläufige Pensionierung" durch die Arbeiter-Unfallversicherung
Winter 1922/23	Häufige Erkrankungen, schwere Schlafstörungen
7. Juli 1923	K. mit seiner Schwester Elli für einen Monat in einer Pension in Müritz an der Ostsee
16. August 1923	K. mit seiner Schwester Ottla für ca. 5 Wochen in einer Pension in Schelesen. Körpergewicht 54,5 kg. Häufig erhöhte Temperatur
15. September 1923	K. misst einen Ruhepuls von über 110
23. September 1923	K. übersiedelt nach Berlin-Steglitz, wo er von Dora Diamant betreut wird. Die geplante leichte Arbeit in einer Gärtnerei in Dahlem erweist sich aus gesundheitlichen Gründen als unmöglich. Wegen der Hyperinflation wird K.s Zimmer unzulänglich geheizt. Er kann die Wohnung bei schlechtem Wetter kaum noch verlassen (vermutlich wegen des Hustens)
24. Dezember 1923	Hohes Fieber für 2–3 Tage
Januar 1924	K. bleibt morgens bis 12 Uhr im Bett, muss auch abends wegen erhöhter Temperatur stets zu Hause bleiben
Ende Februar 1924	K.s Onkel, der Landarzt Siegfried Löwy, besucht ihn und rät ihm dringend, Berlin zu verlassen und in ein Sanatorium zu gehen
März 1924	Beständig 38 °C, stundenlanger Husten morgens und abends, viel Auswurf. Der Arzt Dr. Nelken untersucht K. und findet ihn (nach seinen späteren Worten) „in einem fürchterlichen Zustand"
17. März 1924	Abreise aus Berlin. In Prag bei den Eltern erste schmerzhafte Symptome der Kehlkopftuberkulose, rascher Verlust der Stimmkraft
5. April 1924	Im Sanatorium Wienerwald bei Ortmann/Niederösterreich. Heftige Halsschmerzen. K. kann nur flüstern, er bekommt Pyramidon. Körpergewicht 49 kg
10. April 1924	K. muss in die laryngologische Klink Wien (Prof. Markus Hajek), da der Kehlkopf sehr angeschwollen ist. Er hat wachsende Probleme beim Essen und Trinken. Er nimmt Kodein, sein Kehlkopf wird mit Mentholöl besprüht
19. April 1924	K. übersiedelt in das kleine private Sanatorium Dr. Hoffmann in Kierlin bei Klosterneuburg. Er wird dort wiederum von Dora Diamant betreut, später auch von dem befreundeten Medizinstudenten Robert Klopstock. Körpergewicht 45,5 kg
Ende April 1924	Tägliches abendliches Fieber bis 38,8 °C
Mai 1924	K. ist heiser, verständigt sich mit Zetteln, um den Kehlkopf zu schonen. Er liegt tagsüber auf dem Balkon. Brennende Schmerzen beim Schlucken. Mit Alkoholinjektionen wird vergeblich versucht, den Kehlkopf dauerhaft zu anästhesieren. Körpergewicht unter 45 kg
2. Mai 1924	Zwei Ärzte aus Wien untersuchen K. Sie diagnostizieren einen „zerfallenden tuberkulösen Process, der auch einen Teil des Kehldeckels mit einbezieht". Heilung sei nicht mehr möglich

Tab 20.1 (Fortsetzung)

Mitte Mai 1924	Prof. Hajek besucht K. in Kierling, er ist erstaunt darüber, wie rasch K.s Erkrankung fortgeschritten ist
Ende Mai 1924	K. bekommt Morphium. Er ist nach einem überstandenen Darmkatarrh so geschwächt und appetitlos, dass für die kommenden Wochen künstliche Ernährung geplant wird
3. Juni 1924	Franz Kafka stirbt gegen Mittag, vermutlich nach einer Überdosis Morphium, die er von Klopstock verlangt hat. Diagnostiziert wird „Herzlähmung"

Quellen: Reiner Stach, *Kafka von Tag zu Tag. Dokumentation aller Briefe, Tagebücher und Ereignisse*, Frankfurt am Main 2018; Rotraut Hackermüller, *Kafkas letzte Jahre. 1917–1924,* München 1990.

Kafka hatte beruflich auch mit Tuberkulosekranken zu tun, darunter viele Soldaten, die krank von der Front zurückkamen und für die es keine andere Anlaufstelle gab als die Unfallversicherung. Einer dieser hoffnungslosen Klienten, die seine Behörde von morgens bis abends bevölkerten, hatte ihn wohl angesteckt, niemand sonst in seiner Familie oder unter seinen Freunden war betroffen. Es gehörte schlicht zum Berufsrisiko des „Parteienverkehrs", auch wenn Kafka mit einer so abstrakten Erklärung natürlich nicht zufriedenzustellen war.

Es war gewiss ein Schock. Zugleich aber spürte Kafka – obwohl er über den Ernst der Erkrankung keinerlei Illusionen hegte – paradoxerweise auch ein Moment der Entspannung. Denn der Entscheidungsdruck zwischen Literatur und Ehe war plötzlich in den Hintergrund getreten: Niemand kann ja einen Tuberkulosekranken, der jetzt ganz andere Sorgen hat, zu einer solchen Entscheidung nötigen, er selbst am wenigsten. Und da Kafka diesen sekundären Krankheitsgewinn sofort bemerkte und sich auch eingestand, versagte er sich jede Klage und verriet vorläufig auch den Eltern nichts. Da er mit weiteren ernsten Symptomen und mit Nachfragen seiner Vorgesetzten rechnen musste, konnte er freilich die Schulmedizin nicht völlig übergehen, und so erschien er in der Sprechstunde des langjährigen Hausarztes Dr. Mühlstein. Kafka berichtete am 29. August 1917 in einem Brief an seine vertraute Schwester Ottla (1892–1943):

> „Das Ergebnis für mich: drei Möglichkeiten: erstens akute Verkühlung, wie der Doktor behauptet, das leugne ich; im August mich verkühlen?, da ich doch unverkühlbar bin; hier könnte höchstens die Wohnung beteiligt sein, die kalte, dumpfe, schlecht riechende [ein übergroßes Zimmer im Palais Schönborn, R.S.]. Zweitens Schwindsucht. Leugnet der Doktor vorläufig. Übrigens werde man ja sehn, alle Großstädter sind tuberkulös, ein Lungenspitzenkatarrh sei auch nichts so Schlimmes (das ist das Wort, so wie man jemandem Ferkelchen sagt, wenn man Sau meint), man injiciert Tuberkulin und es ist gut. Drittens: diese Möglichkeit habe ich ihm kaum angedeutet, er hat sie natürlich gleich abgewehrt. Und doch ist sie die einzig richtige und verträgt sich auch gut mit der zweiten. Ich habe in der letzten Zeit wieder fürchterlich an dem alten Wahn gelitten [die schwankende Beziehung zu Felice Bauer, R.S.], übrigens war ja nur der letzte Winter die bisher größte Unterbrechung dieses 5jährigen Leidens. Es ist der größte Kampf, der mir auferlegt oder besser anvertraut worden ist, und ein

> Sieg (der sich z. B. in einer Heirat darstellen könnte, Felice ist vielleicht nur Repräsentantin des wahrscheinlich guten Princips in diesem Kampf) ich meine, ein Sieg mit halbwegs erträglichem Blutverlust hätte in meiner privaten Weltgeschichte etwas Napoleonisches gehabt. Nun scheint es, dass ich den Kampf auf diese Weise verlieren soll. Und tatsächlich, so als wäre abgeblasen worden, schlafe ich seit damals 4 Uhr nachts besser, wenn auch nicht viel besser, vor allem aber hat der Kopfschmerz, vor dem ich mir damals nicht mehr zu helfen wusste, gänzlich aufgehört. Die Beteiligung an dem Blutsturz denke ich mir so, dass die unaufhörlichen Schlaflosigkeiten, Kopfschmerzen, fiebrigen Zustände, Spannungen mich so geschwächt haben, dass ich für etwas Schwindsüchtiges empfänglich geworden bin. – Das also ist der Stand dieser geistigen Krankheit, Tuberkulose." [5]

Kafka formuliert es hier unzweideutig, nur drei Wochen nach dem Ereignis: Dass es sich um eine *zufällige* Ansteckung gehandelt haben könnte, die mit zielgerichteten, kausal wirkenden Mitteln eingedämmt werden kann, ist eine Deutung, die für ihn keinesfalls in Betracht kommt. Vielmehr ist diesem Unglück der Boden bereitet worden durch psychische Zerrüttung, und zu *dieser* Wurzel dringt keine medizinische Behandlung vor. Zwei Wochen später schrieb er im selben Tenor an Max Brod (14. September 1917):

> „Immerfort suche ich eine Erklärung der Krankheit, denn selbst erjagt habe ich sie doch nicht. Manchmal scheint es mir, Gehirn und Lunge hätten sich ohne mein Wissen verständigt. „So geht es nicht weiter", hat das Gehirn gesagt, und nach fünf Jahren hat sich die Lunge bereit erklärt zu helfen." [6]

Und weitere zwei Wochen später an Felice Bauer (30. September 1917):

> „Im Übrigen sage ich Dir ein Geheimnis, an das ich augenblicklich selbst nicht glaube, das aber doch wahr sein muss: Ich werde nicht mehr gesund werden. Eben weil es keine Tuberkulose ist, die man in den Liegestuhl legt und gesund pflegt, sondern eine Waffe, deren äußerste Notwendigkeit bleibt, solange ich am Leben bleibe. Und beide können nicht am Leben bleiben." [7]

In seiner Studie *Der andere Prozeß* (1969), verfasst anlässlich der Publikation der *Briefe an Felice*, hat Elias Canetti gegen Kafka vorgebracht, er betreibe in diesen Briefen eine von Grund auf unehrliche Selbstinszenierung oder Selbstmystifikation. Dabei übersieht Canetti jedoch, dass Kafka hier nicht nur um eine Erklärung, sondern auch um seine Selbstachtung kämpft. Er kann sich nicht damit abfinden, dass er zum Spielball eines blinden Schicksals geworden ist, er verhält sich wie jemand, der zum Tode verurteilt ist und der jetzt, um eine letzte Würde zu bewahren, darauf besteht, auch die Urteilsbegründung zu hören.

Von daher erklärt sich auch sein auf den ersten Blick widersprüchliches Verhalten gegenüber Ärzten, die der Schulmedizin verpflichtet waren. Er war ein höflicher und pragmatischer Patient, er stritt sich nicht mit den Ärzten, schluckte folgsam, was ihm verschrieben wurde, selbst irgendwelche nutzlosen „Stärkungsmittel". Und nach dem Blutsturz bat er sogar selbst darum, auf ganz konventionelle Weise Klarheit zu schaffen, nämlich durch eine Röntgenaufnahme und durch Untersuchung des Speichels.

Aber er glaubte den Ärzten nicht. Er nahm ihnen vor allem nicht ihre kausalen Erklärungen und Heilungsversprechen ab, denn nach seiner naturheilkundlichen Auffassung stocherten sie eigentlich nur in Symptomen, ohne bis zur Wurzel *irgendeiner* Krankheit jemals vorzudringen. Und er wurde wütend (allerdings nur in Briefen und Tagebüchern), wenn er erlebte, dass ein Mediziner diese grundlegende Unwissenheit durch fachmedizinische Phrasen und überzogene Rechnungen zu kaschieren suchte.

Fassungslos erlebten die alarmierten Freunde, dass Kafka sich für die Interpretation seiner Krankheit weit mehr zu interessieren schien als für deren Bekämpfung. Ihren dringlichen Rat, ohne Rücksicht auf die Kosten das bestmögliche Lungensanatorium aufzusuchen, ignorierte er. Stattdessen brachte er vor, dass er, wenn überhaupt, nur dort genesen könne, wo er sich wohlfühle. Also keinesfalls zwischen Hunderten hustender Leidensgenossen, sondern – zum Beispiel – in der Obhut seiner Schwester Ottla, die zu dieser Zeit in dem nordwestböhmischen Dörfchen Zürau mühevoll einen kleinen Hof bewirtschaftete. Dass dort während des Krieges keine Krankenkost zu organisieren war, dass es um Zürau weit und breit keinen Facharzt gab, störte Kafka nicht. Er argumentierte mit einer – wie wir heute sagen würden – ganzheitlichen Vorstellung der menschlichen Physis und entwickelte dabei aus Sicht der Freunde eine geradezu unfassbare Sturheit, obwohl man ihm die Lebensgefahr immer wieder vor Augen hielt. Kafka überzeugte sogar seine Vorgesetzten davon, dass ein langer Aufenthalt auf dem Land ihn am ehesten wieder „verwendungsfähig" machen würde. Am Ende genehmigten sie ihm einen Krankenurlaub von insgesamt acht Monaten, bis Mai 1918, als der Amtsarzt in Prag endlich eine leichte Besserung konstatierte.

Hatte Kafka Recht behalten mit seiner riskanten Selbsttherapie? Beinahe scheint es so. Denn ein halbes Jahr später wurde er von einem weiteren Facharzt untersucht, den er auf die Probe stellte, indem er die Tuberkulose verschwieg, und der sie bei der Auskultation der Lunge hätte entdecken müssen. Nichts wurde jedoch entdeckt; Kafkas Tuberkulose war, soweit wir das aus historischer Distanz und aufgrund weniger Indizien beurteilen können, bereits durch die körpereigene Immunabwehr stillgelegt. Sein Leben sollte das jedoch nicht retten. Denn im November 1918 ereilte ihn ein weiterer gesundheitlicher Schlag: die Spanische Grippe, die er nur mit knapper Not überlebte und die offenbar die Vernarbungen des Lungengewebes, welche die Tuberkulose zurückgelassen hatte, wieder aufbrechen ließ.

Erst von nun an ging es so steil abwärts mit Kafkas körperlicher Verfassung, dass sich die Situation auch innerhalb der weitläufigen Familie nicht mehr beschönigen ließ. Vor allem kaltes, feuchtes Wetter machte ihm zu schaffen, er litt erneut unter Kurzatmigkeit und hatte leicht erhöhte Temperatur an fast jedem Abend. Immer häufiger musste er seine (seit Kriegsende tschechischen) Vorgesetzten um Krankenurlaub bitten, der ihm auch weiterhin großzügig genehmigt wurde. Ottla hatte den Hof in Zürau inzwischen aufgegeben, in ein Sanatorium für Lungenkranke wollte Kafka aber noch immer nicht, sondern setzte weiter auf natürliche Einflussfaktoren wie Klima, Ernährung und konfliktfreie Umgebung.

So erprobte er ab April 1920 das subtropische Klima von Meran und lebte dort ein Vierteljahr in einer familiär geführten Pension, in der man bereit war, für ihn nach speziellen Wünschen vegetarisch zu kochen. (Hier entstanden die später in zahllose Sprachen übersetzten *Briefe an Milena*.) Da die Linderung nur geringfügig und auch nicht von Dauer war, reiste er Ende 1920 nach Matliary in der Hohen Tatra, wo er für weitere acht Monate in einem nicht sehr mondänen Sanatorium die Segnungen der Luftkur im Höhenklima genoss – eine der Maßnahmen, auf die sich Schulmedizin und Naturheilkunde noch durchaus einigen konnten (Abb. 20.3). Im Februar 1922 schließlich begleitete er seinen behandelnden Prager Arzt in den Winterkurort Spindelmühle im Riesengebirge. Auch hier lebte Kafka wieder in einem Hotel, nicht in einer spezialisierten Kurklinik, und der einzige Erfolg, den er am Ende vorweisen konnte, waren die ersten Seiten seines letzten Romans *Das Schloss*, mit einem Szenario in Eis und Schnee.

Auch in dieser späten Zeit versuchten die Freunde immer aufs Neue, mit möglichst diplomatischen Mitteln Kafka an den Ernst seiner Lage zu erinnern. So schickte etwa Max Brod einen selbstverfassten medizinischen Fragebogen nach Matliary, um endlich einmal etwas Handfestes über Kafkas körperlichen Zustand zu erfahren (Abb. 20.4). „Objektiver Lungenbefund?", fragte er den Freund. „Geheimnis des Arztes", antwortete Kafka, „angeblich günstig" [8]. Sein Misstrauen gegenüber dem professionellen Optimismus der Mediziner bestand demnach fort, und ob er noch an eine mögliche Heilung glaubte, ist

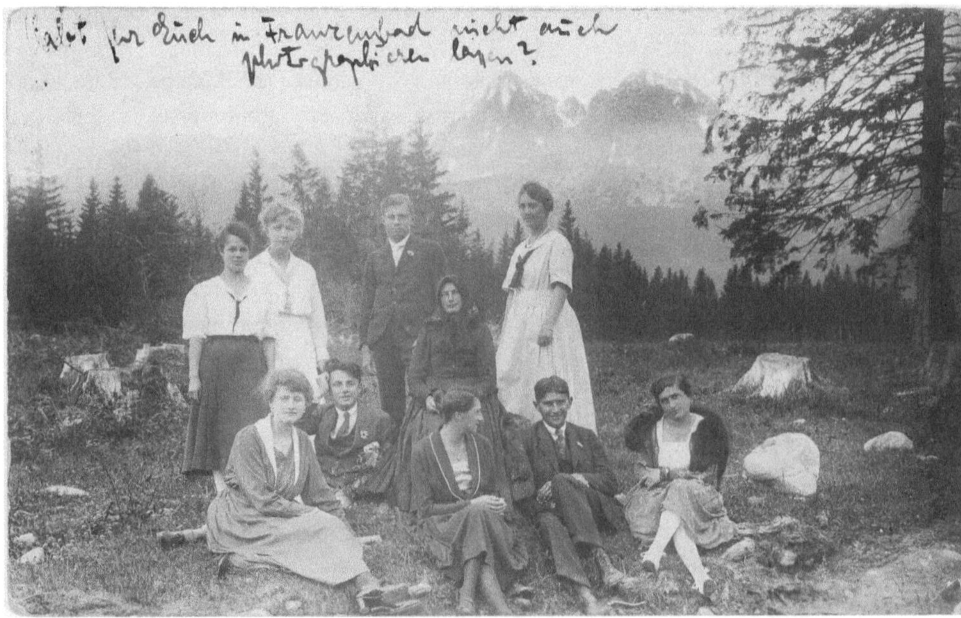

Abb. 20.3 Kafka (vorn) im Kreis von Mitpatienten und Personal in Tatranské Matliare, Juni 1921. Hinten stehend der Medizinstudent Robert Klopstock, der Kafka in seinen letzten Wochen in Kierling betreute. Oben eine handschriftliche Nachricht Kafkas an seine Eltern. (The Bodleian Library, University of Oxford; MS. Kafka 51, fol. 26v 9)

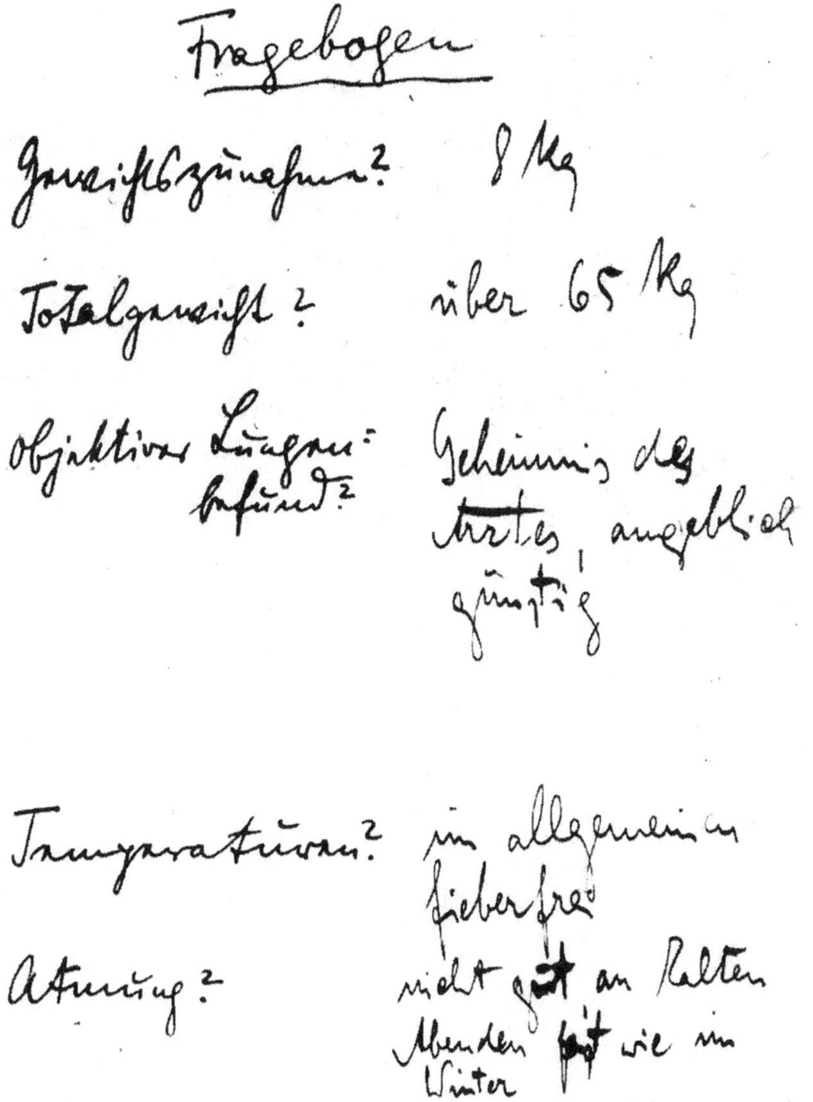

Fragebogen

Gewichtszunahme? 8 kg

Totalgewicht? über 65 kg

Objektiver Lungenbefund? Geheimnis des Arztes, angeblich günstig

Temperaturen? im allgemeinen fieberfrei

Atmung? nicht gut an kalten Abenden fast wie im Winter

Unterschrift: Die einzige Frage die mich in Verlegenheit bringt

Abb. 20.4 Ein von Kafka ausgefüllter „Fragebogen“, mit dem Max Brod 1921 Genaueres über dessen körperliche Verfassung erfahren wollte (ein Faksimile des von Kafka ausgefüllten „Fragebogens“ befindet sich in [8]). (Archiv S. Fischer Verlag)

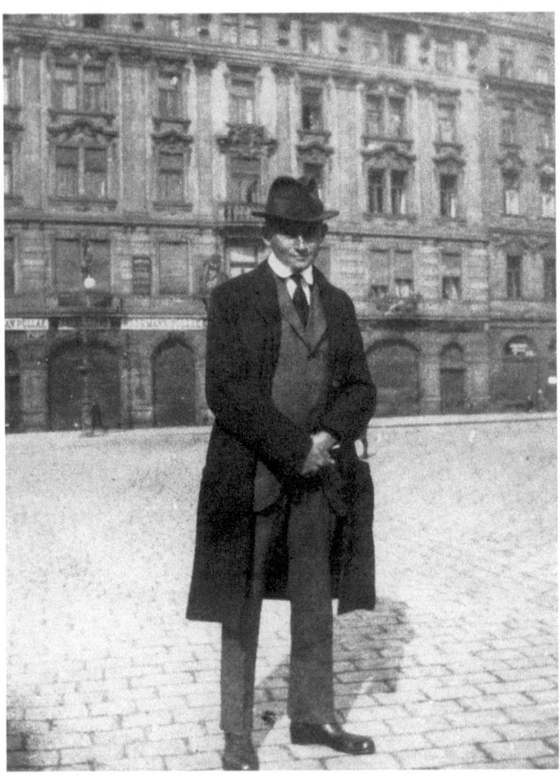

Abb. 20.5 Franz Kafka 1922 vor dem Haus der Familie in Prag. (Süddeutsche Zeitung Foto)

zweifelhaft. Aber auch der für ihn zuständige Amtsarzt in Prag musste nun einräumen, dass dieser Patient in absehbarer Zeit keinesfalls in den Bürodienst zurückkehren könne. Die Arbeiter-Unfallversicherung hatte ein Einsehen und genehmigte Kafka die ersehnte „vorläufige Pensionierung", eine Pensionierung auf Widerruf also – zwei Tage vor seinem 39. Geburtstag (Abb. 20.5).

Materiell maßvoll abgesichert, genoss nun Kafka sowohl als Autor als auch im Hinblick auf alle seine anderen Interessen und Vorlieben eine bislang ungekannte Freiheit. Das ermöglichte ihm sogar, im September 1923 seinen seit Langem gehegten, von Schicksalsschlägen immer wieder durchkreuzten Traum Wirklichkeit werden zu lassen und von der böhmischen Provinz in die Metropole Berlin zu übersiedeln. Der Vorort Berlin-Steglitz, so argumentierte er finessenreich gegenüber seinem Direktor Dr. Bedřich Ostrčil, sei eigentlich eine Gartenstadt, „wo Freunde ein wenig für mich sorgen wollten, was allerdings bei den schon damals schwierigen Berliner Verhältnissen eine unbedingte Vorbedingung für meine Reise war, denn allein hätte ich in meinem Zustand in der fremden Stadt nicht leben können" (Brief vom 20. Dezember 1923, [9].

Das war zumindest nicht die Unwahrheit, auch wenn die „Freunde" nur durch Kafkas letzte Geliebte, die aus orthodox-jüdischem Milieu stammende Dora Diamant (1898–1952) repräsentiert wurden und die „schwierigen Verhältnisse" tatsächlich katastrophal waren:

geprägt von Mangelwirtschaft und Hyperinflation. Kafkas Pension war in Berlin so wenig wert, dass er sich keine Restaurantbesuche, geschweige denn ärztliche Betreuung leisten konnte, zweimal nach Auseinandersetzungen über den Mietpreis umziehen musste und den Winter 1923/24 nur mit knapper Not überstand — sein letztes Porträtfoto, ein Passbild, zeigt die bestürzende Veränderung. Am Ende musste sein Onkel eingreifen, derselbe Landarzt, der ihn zwei Jahrzehnte zuvor auf die naturheilkundliche Bahn gebracht hatte. Siegfried Löwy riet Kafka dringend, seine Kurexperimente zu beenden und sich endlich in ein spezialisiertes Sanatorium und in die Hände von Fachärzten zu begeben.

20.5 Kehlkopftuberkulose

Vermutlich hätte Kafka sich diesen Vorhaltungen auch weiterhin widersetzt, hätten nicht stundenlanger Husten und starke Halsschmerzen den Verdacht nahegelegt, dass die Tuberkulose mittlerweile auch auf den Kehlkopf übergegriffen hatte. Anfang April reiste er zunächst in das Sanatorium Wienerwald (bei Ortmann/Niederösterreich), doch die Schwellung des Kehlkopfs schritt schnell voran, massive Beschwerden beim Sprechen und Schlucken traten auf, sodass man ihn schon nach wenigen Tagen an die renommierte Wiener laryngologische Klinik von Prof. Markus Hajek (1861–1941) überwies (der im Jahr zuvor Sigmund Freud operiert hatte) (Abb. 20.6a-c).

Wie Kafka in dieser letzten Phase der Erkrankung seine objektive Situation einschätzte, ist kaum zu belegen – allzu diplomatisch sind in dieser Hinsicht seine brieflichen Meldungen an die Freunde und mehr noch an die Eltern, die er zu beschwichtigen suchte, da er ihre Einmischung fürchtete. Vor allem verschwieg er ihnen, dass der tuberkulöse Status seines Kehlkopfs nun offiziell bestätigt war und dass er trotz häufiger Mentholbesprühungen kaum mehr ausreichend essen konnte und ständig an Gewicht verlor.

Alles, was er gehasst und gefürchtet hatte, war nun eingetreten: Er war der Schulmedizin vollständig ausgeliefert, war erstmals in seinem Leben auf Medikamente angewiesen (zunächst vor allem auf Pyramidon, um das Fieber unter Kontrolle zu halten), und er befand sich in einer Umgebung, die völlig auf die Betreuung von Schwerkranken eingestellt war und in der die unerträglichsten Schmerzen, ja selbst der Tod keine bloßen Drohungen mehr waren. Dora Diamant, die auch in Ortmann und in Wien an seiner Seite war, versuchte, Kafka Mut zu machen, doch das war nahezu aussichtslos in einem Mehrbettzimmer, in dem Patienten mit Trachealkanülen lagen und in dem sein Bettnachbar eines Nachts seinen letzten Atemzug tat, ohne dass sich irgendein Arzt blicken ließ.

Spätestens nach diesem Vorfall war Kafka entschlossen, die Klinik zu verlassen, und davon ließ er sich auch von Hajeks Versprechen, ihm alsbald ein Einzelzimmer zu verschaffen, nicht mehr abbringen. Es war seine letzte und schärfste Konfrontation mit der instrumentellen Logik der Medizin: Während Hajek versicherte, dass ein Verbleib in der Klinik mit all ihren „Heil-, Behelfs- und Kurmöglichkeiten“ seine „einzige Möglichkeit“ (eine von Franz Werfel überlieferte Äußerung Hajeks, zitiert nach [10]) sei, war Kafka mehr denn je davon überzeugt, dass signifikante Besserung seines Zustands, geschweige

11.

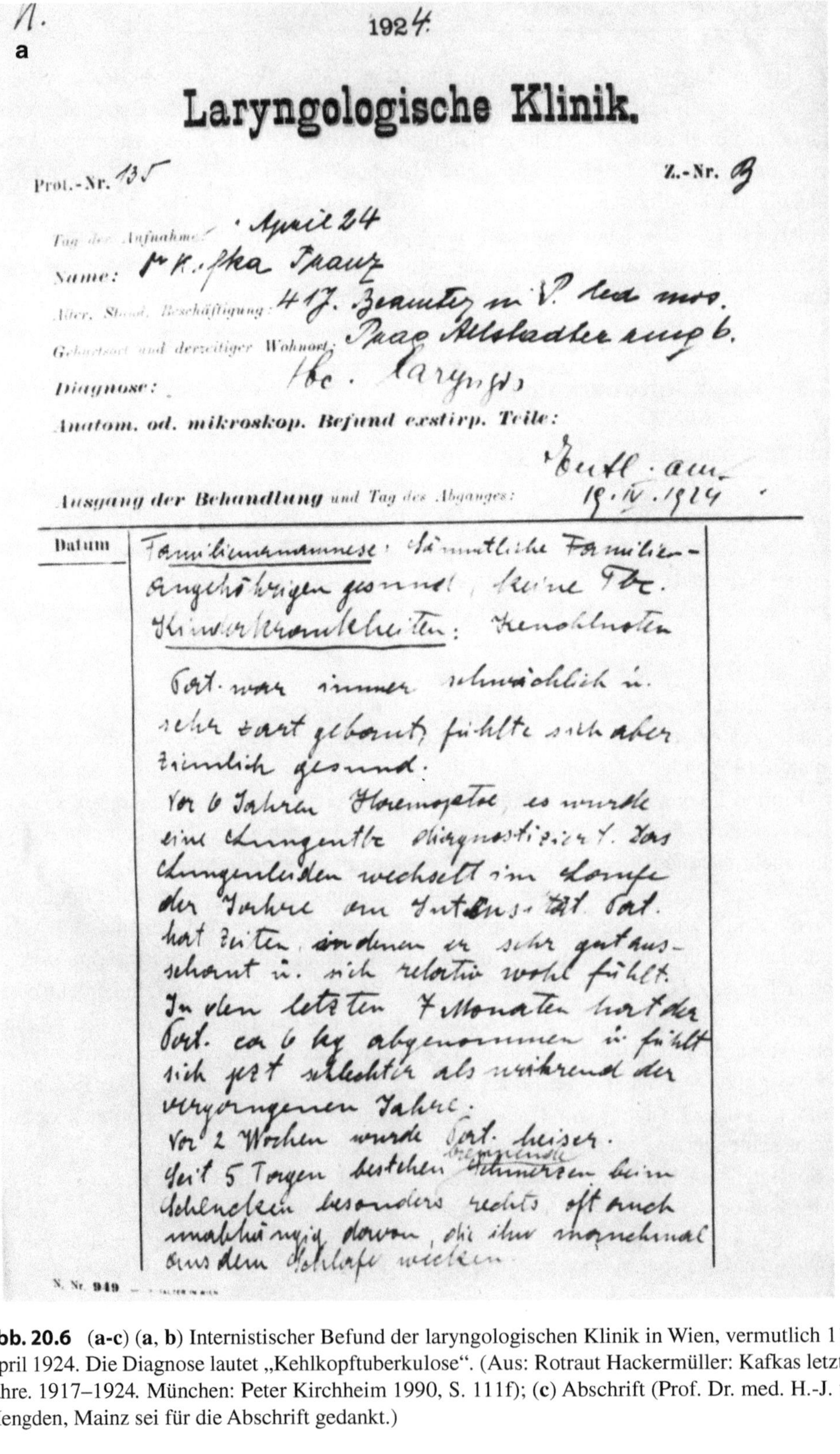

1924

a

Laryngologische Klinik.

Prot.-Nr. 135 Z.-Nr. 3

Tag der Aufnahme: April 24

Name: Dr Kafka Franz

Alter, Stand, Beschäftigung: 41 J. Beamter in P. led. mos.

Geburtsort und derzeitiger Wohnort: Prag Altstädter Ring 6.

Diagnose: Tbc. laryngis

Anatom. od. mikroskop. Befund exstirp. Teile:

Ausgang der Behandlung und Tag des Abganges: Entl. am 19. IV. 1924

Datum	
	Familienanamnese: Sämtliche Familienangehörigen gesund, keine Tbc. Kinderkrankheiten: Keuchhusten Pat. war immer schwächlich u. sehr zart gebaut, fühlte sich aber ziemlich gesund. Vor 6 Jahren Haemoptoe, es wurde eine Lungentbc diagnostiziert. Das Lungenleiden wechselt im Laufe der Jahre an Intensität. Pat. hat Zeiten, in denen er sehr gut aussieht u. sich relativ wohl fühlt. In den letzten 7 Monaten hat der Pat. ca 6 kg abgenommen u. fühlt sich jetzt schlechter als während der vergangenen Jahre. Vor 2 Wochen wurde Pat. heiser. Seit 5 Tagen bestehen brennende Schmerzen beim Schlucken besonders rechts, oft auch unabhängig davon, die ihn manchmal aus dem Schlafe wecken.

N. Nr. 949

Abb. 20.6 (**a-c**) (**a**, **b**) Internistischer Befund der laryngologischen Klinik in Wien, vermutlich 11. April 1924. Die Diagnose lautet „Kehlkopftuberkulose". (Aus: Rotraut Hackermüller: Kafkas letzte Jahre. 1917–1924. München: Peter Kirchheim 1990, S. 111f); (**c**) Abschrift (Prof. Dr. med. H.-J. v. Mengden, Mainz sei für die Abschrift gedankt.)

b

Datum	
	Pat. ist völlig appetitlos u. fühlt sich sehr schwach.
	Stuhl: öfter Verstopfung.
	Nikotin, Alkohol, Vener. Affekt. ∅.
	Status praesens: Temp. 37·0.
	Mittelgroßer stark abgemagerter Pat.
	Haut blass, an den Wangen leichte Röte.
	Schleimhäute blass.
	Hirnnerven frei.
	Pupillen normal, reagieren prompt.
	Pat. ist leicht heiser.
	Hals o.B.
	Nase bds. sehr weit. Krusten am Septum, rechts auch an der mittl. Muschel u. über der unteren. Nach Entfernung der sehr locker haftenden Krusten ist nichts Patholog. zu sehen. Im Nasenrachenraum Schleim.
	Rh. post. ohne Kokain nicht durchführbar.
	Mund: Weicher Gaumen sehr blass.
	Rachen. o.B.
	Larynx: Beide Aryknorpel ödematös. Hinterwand leicht infiltriert. Taschenbänder gerötet. Stimmbänder o.B. bewegen sich sehr gut. Glottis weit.
12.IV.	Th. 20% Mentholöl in den Larynx.
14.IV.	Pat. schluckt leichter
15.IV.	St. id.
19.IV.	In häusliche Pflege entlassen.

Abb. 20.6 (Fortsetzung)

c

1924
Laryngologische Klinik

Prot.- Nr 135 Z.-Nr. B
Tag der Aufnahme […] April 24
Name: Dr. Kafka Franz
Alter, Stand, Beschäftigung: 41J. Beamter in P. led […]
Geburtsort und derzeitiger Wohnort: Prag Altstadterring 6.
Diagnose: Tbc. Laryngis
Anatom. od. mikroskop. Befund exstirp. Teile:

Ausgang der Behandlung und Tag des Abgangs: Entl. Am 19.IV.1924.

Familienanamnese: sämtliche Familien –
angehörigen gesund, keine Tbc.
Kinderkrankheiten: Keuchhusten.
Patient war immer schwächlich u.
sehr zart gebaut, fühlte sich aber
ziemlich gesund.
Vor 6 Jahren Haemoptoe, es wurde
eine Lungen Tbc diagnostiziert. Das
Lungenleiden wechselt im Laufe
der Jahre an Intensität. Pat.
hat Zeiten, in denen er sehr gut aus –
schaut u. sich relativ wohl fühlt.
In den letzten 7 Monaten hat der
Pat. ca 6 kg abgenommen u. fühlt
sich jetzt schlechter als während der
vergangenen Jahre.
Vor 2 Wochen wurde Pat. heiser.
Seit 5 Tagen bestehen brennende Schmerzen
beim Schlucken besonders rechts, oft auch
unabhängig davon, die ihn manchmal
aus dem Schlafe wecken.

2. Seite
Pat. ist völlig appetitlos u. fühlt sich
sehr schwach.
Stuhl: öfter Verstopfung.
Nikotin, Alkohol, Vener. Affekt 0 [keiner]

Status praesens: Temp. 37,6.
Mittelgroßer, stark abgemagerter Pat.
Haut blass, an den Wangen leichte Röte.
Schleimhäute blass.
Hirnnerven frei.
Pupillen normal. reagieren prompt.
Pat. ist leicht heiser.
Hals o.B.
Nase bds. sehr weit. Krusten am Septum,

1

Abb. 20.6 (Fortsetzung)

denn Heilung in einer psychisch so belastenden Umgebung undenkbar blieb. Er wusste, dass dies nun keine bloß ideologische Auseinandersetzung mehr war, sondern dass es um eine Entscheidung auf Leben und Tod ging. Dennoch hielt er an seinem psychosomatischen Modell der Krankheit fest – und sei es auch nur, um einem letzten Ausgeliefertsein zu entgehen und die Selbstachtung zu wahren.

20.6 Die letzten Wochen

Die letzten sechs Wochen seines Lebens verbrachte Kafka in einem kleinen, bescheiden ausgestatteten Sanatorium in Kierling bei Wien, einer Pension mit Pflegeleistungen und Krankenkost (Abb. 20.7). Betreut wurde er hier von dem Medizinstudenten Robert Klopstock (1899–1972), mit dem er sich in Matliary angefreundet hatte, der Kafka auch als Schriftsteller verehrte und der sich ebenfalls ein Zimmer in Kierling genommen hatte. Vor allem aber Dora Diamant suchte Kafkas Leid zu lindern, wo immer sie konnte; sie beschaffte ihm seine Lieblingsspeisen, korrespondierte mit seinen Angehörigen, hielt den Kontakt zu Wiener Ärzten aufrecht, brachte Blumen in sein Zimmer und sprach mit ihm über eine gemeinsame Zukunft. „Wie viel Jahre wirst Du es aushalten?“, fragte er sie. „Wie lange werde ich es aushalten, dass Du es aushältst?“ (undatierter Zettel aus Kafkas letzten Tagen; zitiert nach [11]).

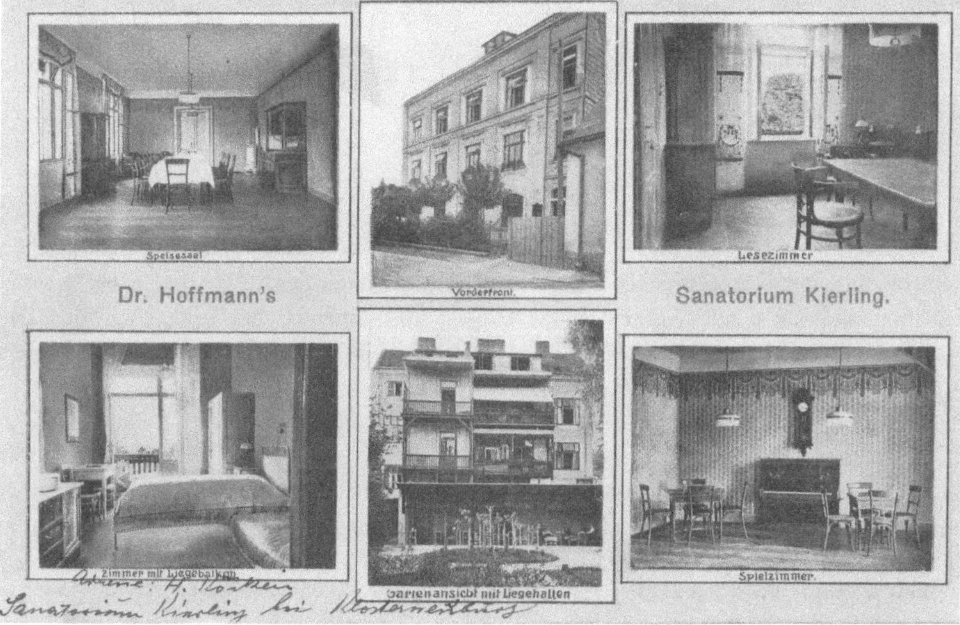

Abb. 20.7 Ansichten aus dem Sanatorium Dr. Hoffmann in Kierling bei Klosterneuburg, in dem sich Kafka vom 19. April bis zu seinem Tod am 3. Juni 1924 aufhielt. Heute befindet sich in diesem Gebäude der „Franz Kafka-Gedenkraum“ mit einer kleinen Ausstellung. (Stadtgemeinde Klosterneuburg)

Kafkas letzte Wochen waren von Schmerzen beherrscht, der entzündete Kehlkopf machte Essen und Trinken nahezu unmöglich, sodass er unterstützende Alkoholinjektionen benötigte (in den *Nervus laryngeus superior*). Er flüsterte nur noch, verständigte sich mithilfe von Zetteln, von denen viele erhalten sind. Sie belegen, dass er leben wollte, dass er den Wiener Ärzten dankbar war, die ihn aufsuchten, ohne Honorar zu verlangen, dass er jeden optimistischen Hinweis von ihnen mit größter Freude aufnahm und sogar noch Tage vor seinem Tod an eine lebensrettende Operation dachte. Doch dafür war es zu spät, wie die Ärzte den Angehörigen und auch Dora versicherten, denn der überaus schlechte Allgemeinzustand des 40-jährigen Patienten – der inzwischen weniger als 45 Kilo wog – ließ chirurgische Interventionen nicht mehr zu.

Morphium und das übliche Brom als Schlafmittel lehnte Kafka, so lange es irgend ging, auch weiterhin als naturwidrige Eingriffe ab, erst recht eine Ernährung über Infusionen oder Magensonden. Es erbitterte ihn und bereitete ihm Scham, dass er selbst fundamentale Körperfunktionen nicht mehr ohne Unterstützung von außen aufrechterhalten konnte.

Am Ende aber riss der Faden; Schwäche und Schmerz waren nicht länger zu ertragen. Beinahe herrisch verlangte der sonst so friedfertige Kafka nach Sterbehilfe durch ein Opiat, und er hat die erlösende Dosis von dem lange zögernden Robert Klopstock am 3. Juni 1924 nach aller Wahrscheinlichkeit auch erhalten. Kafka starb im Beisein Dora Diamants. Noch Stunden zuvor hatte er in einem letzten, langen Brief den Eltern versichert: „Alles ist in den besten Anfängen" (2. Juni 2024, [12]). Da Kafka gegen Ende des Briefs die Kräfte verließen, stammen die letzten Zeilen von der Hand Dora Diamants.

20.7 Kommentar

Theodor Junginger

Der technische Fortschritt im 19. Jahrhundert hat zu gravierenden sozialen und kulturellen Umwälzungen und zu Gegenbewegungen geführt, die unter dem Begriff „Lebensreform" zusammengefasst werden. Ziel war das Streben nach einem Leben nach der Natur. Die richtige, ganzheitliche Lebensweise und die damit verbundene Gesundung des Körpers sollte auch eine Gesundung des Geistes zur Folge haben. Die Reformbewegungen beinhalteten insbesondere Vegetarismus, Nudismus und Naturheilkunde. Letztere will in ihrer strengen Form durch Diät, physikalische Mittel wie Licht, Luft, Wasser und Bewegung die Selbstheilungskräfte aktivieren, unter Verzicht auf technische Hilfs- und Arzneimittel, auch Impfungen. Kafka hat, wie dargestellt, zahlreiche Elemente dieser Reformbewegung übernommen.

Die Naturheilkunde kommt an ihre Grenzen, wenn eine gravierende Erkrankung wie eine Tuberkulose auftritt. Robert Koch (1843–1910) hatte zwar 1882 mit dem Nachweis des Bakteriums die Ursache der Erkrankung gefunden, ein wirksames Medikament stand jedoch noch nicht zur Verfügung. Koch selbst hatte 1890 mit der Entwicklung des von

Kafka erwähnten Tuberkulins, einem Extrakt aus Tuberkelbakterien, die Hoffnung auf eine wirksame Impfung oder ein wirksames Medikament geweckt, diese erfüllte sich jedoch nicht. Diäten und Liegekuren an der frischen Luft, wie in vielen Sanatorien angewendet, sollten helfen.

Mit dem Blutsturz nahm die Lungentuberkulose bei Kafka 1917 ihren Anfang, besserte sich zeitweilig und verschlechterte sich nach der 1918 erlittenen Spanischen Grippe. Die 1923 aufgetretene Kehlkopftuberkulose ist Folge einer offenen Lungentuberkulose, bei der die Tuberkelbakterien mit der Atemluft ausgehustet werden und den Kehlkopf infizieren. Vor Einführung der Tuberkulostatika war die Kehlkopftuberkulose die häufigste und qualvollste Komplikation der Lungentuberkulose [13] und galt bis zum Ende des 19. Jahrhunderts als unheilbar. Die fortschreitende Entzündung führt zum Stimmverlust, zu extremen Schmerzen bei jedem Schluckakt, ausstrahlend bis in die Ohren, zu Atemnot und schließlich zum Ersticken.

Mit einer Vielzahl von Methoden wurde versucht, die Erkrankung zu beeinflussen und die Symptome zu lindern. Neben allgemeinen Maßnahmen wie „Schweigekur" und Diäten wurden lokale Methoden angewendet wie Verätzungen der Kehlkopfgeschwüre durch Milchsäure, aber auch Röntgenstrahlen kamen zum Einsatz. Zur Schmerzbekämpfung dienten lokale Applikationen von Anästhetika enthaltenden Pharmaka, die Ausschaltung des oberen sensiblen Stimmbandnervs durch Alkoholinjektion und insbesondere bei fortgeschrittener Erkrankung Morphium. Zu den operativen Möglichkeiten gehörten die Abtragung nekrotischen Materials und der Luftröhrenschnitt, um das Organ ruhigzustellen und einem Ersticken vorzubeugen [14].

Die grundlegende Wende brachte der Nachweis, dass ein spezieller Stamm des Bodenpilzes Streptomyces Tuberkelbakterien abtöten kann (Albert Schatz und Abraham Waksman, USA 1943), es war die Grundlage für die Entwicklung des ersten Tuberkulostatikums Streptomycin. Nachteilig war die rasche Resistenzentwicklung. Weitere Antibiotika folgten, wie Isoniazid 1952, Rifampicin, Pyrazinamid und Ethambutanol. Als Viererkombination angewendet [15], kann die Tuberkulose damit heute wirksam behandelt werden, sodass eine Kehlkopftuberkulose in vielen Ländern nur noch selten beobachtet wird.

20.8 Überblick Leben und Werk

Franz Kafka*

1883	*3. Juli* geboren in Prag; Vater: Hermann Kafka, Grossist (1852–1931); Mutter: Julie, geborene Löwy (1856–1934), fünf Geschwister
1889	Deutsche Knabenschule in Prag
1893–1901	Besuch des Altstädter Deutschen Gymnasiums in Prag. Matura
1901	Beginn des Jurastudiums an der Deutschen Universität Prag; außerdem Vorlesungen in Germanistik und Kunstgeschichte

1902	Erste Begegnung mit Max Brod, Beginn der lebenslangen Freundschaft
1906	*Juni* Promotion · *Oktober* Praktikum am Landes- und Strafgericht Prag
1907	*Oktober* Anstellung bei der „Assicurazioni Generali“
1908	*30. Juli* Beamter bei der „Arbeiter-Unfall-Versicherungs-Anstalt für das Königreich Böhmen in Prag“ (bis 1922)
1911	*August/September* Reise in die Schweiz, nach Norditalien und Paris, zusammen mit Max Brod · Kafka wird Teilhaber der „Ersten Prager Asbest-Fabrik“
1912	Bekanntschaft mit Felice Bauer (1887–1960) · „Betrachtung“ (Kurzprosa)
1913	*September/Oktober* Reise nach Wien, Venedig, Gardasee · „Der Heizer“ (1. Kapitel von „Der Verschollene“, 1927) · „Das Urteil“
1914	*1. Juni* Verlobung mit Felice Bauer ·*12. Juli* Entlobung · Beginn der Arbeit an „Der Process“ (Veröffentlichung 1925) · „In der Strafkolonie“ (Veröffentlichung 1919) und „Der Dorfschullehrer“ entstehen
1915	*Januar* Wiederbegegnung mit Felice Bauer · *Juni* Musterung; trotz Tauglichkeit wird er auf Antrag der Versicherungsanstalt vom Militärdienst freigestellt · „Die Verwandlung“
1916	*Juli* Urlaub mit Felice Bauer in Marienbad, erneute Verlobung · *Winter* Es entstehen kürzere Erzählungen, u. a. „Ein Landarzt“, „Beim Bau der chinesischen Mauer“ und „Auf der Galerie“
1917	*April* „Ein Bericht für eine Akademie“ entsteht · *August* Blutsturz, Lungentuberkulose · *September bis April 1918* Übersiedlung zur Schwester Ottla nach Zürau · *Dezember* Endgültige Trennung von Felice Bauer
1918	*Oktober* Spanische Grippe · *November bis März 1919* Liegekur in Schelesen bei Prag · „Aphorismen“ (Veröffentlichung 1931)
1919	*Ende Januar* Begegnung mit Julie Wohryzek, Verlobung im Sommer. *Im Herbst* Absage der Hochzeit · „In der Strafkolonie“ · Entstehung „Brief an den Vater“
1920	*April bis Juli* Aufenthalt in Meran. Beginn des Briefwechsels mit Milena Jensenská · *Juli* Begegnung mit Milena Jesenská in Wien · Auflösung der Verlobung mit Julie Wohryzek · *Dezember bis August 1921* Sanatorium Tatranské Matliare
1921	Freundschaft mit dem Medizinstudenten Robert Klopstock
1922	*Januar* Aufenthalt in Spindelmühle (Riesengebirge), Beginn am Roman „Das Schloss“ (1926) · *Frühjahr* „Ein Hungerkünstler“ entsteht · *Juni* „Forschungen eines Hundes“ (1931) · *Juni bis September* Planá nad Luznici (Südböhmen) · *1. Juli* „vorübergehende“ Pensionierung
1923	*Juli* Vierwöchiger Aufenthalt in Müritz an der Ostsee, Bekanntschaft mit Dora Diamant (1898–1952) · *August* Vier Wochen in Schelesen · *September* Umzug nach Berlin. Wechselnde gemeinsame Wohnungen mit Dora Diamant · „Der Bau“ (1928)

1924	*März* Abreise nach Prag, Symptome einer Kehlkopferkrankung · *April* zunächst Sanatorium „Wienerwald“ Ortmann, Niederösterreich · *10. April* Untersuchung in Laryngologischer Klinik Wien, Diagnose der Kehlkopftuberkulose · *19. April bis 3. Juni* Sanatorium in Kierling bei Klosterneuburg; „Zerfallender tuberkulöser Prozess“ [am Kehlkopf] · *3. Juni* Tod vermutlich durch Überdosis von Morphium · „Ein Hungerkünstler. Erzählungen“
Die Grabstätte befindet sich auf dem Neuen Jüdischen Friedhof in Prag-Zizkov.	

*Die Jahreszahlen in Klammern geben das Erscheinungsjahr an, fehlt eine Jahreszahl, erfolgte die Veröffentlichung im Jahr der Entstehung (erste Spalte); siehe auch Tab. 20.1.

Literatur

1. Franz Kafka: Briefe 1900–1912. Hrsg. von Hans-Gerd Koch, S. Fischer, Frankfurt am Main 1999, S 217)
2. Jørgen Peter Müller: Mein System, 15 Minuten täglicher Arbeit für die Gesundheit. Leipzig/Kopenhagen: K.F. Koehler und Tillges Buchhandlung 1904.
3. Max Brod: Über Franz Kafka. S. Fischer, Frankfurt a. M., 1974, S 97f
4. Reisetagebücher. Hrsg von Hans-Gerd Koch. S. Fischer, Frankfurt am Main, 2008, S 52
5. Briefe 1914–1917. Hrsg. von Hans-Gerd Koch. S. Fischer, Frankfurt am Main, 2005, S 308f
6. Briefe 1914–1917. Hrsg. von Hans-Gerd Koch. S. Fischer, Frankfurt am Main, 2005, S 319f
7. Briefe 1914–1917. Hrsg. von Hans-Gerd Koch. S. Fischer, Frankfurt am Main, 2005, S 334
8. Max Brod/Franz Kafka. Eine Freundschaft. Briefwechsel. Hrsg. von Malcolm Pasley. S. Fischer, Frankfurt am Main, 1989, S 361
9. Briefe an Ottla und die Familie. Hrsg. von Hartmut Binder und Klaus Wagenbach. S. Fischer, Frankfurt am Main, 1974, S 149. – Obwohl Kafka die tschechische Sprache gut beherrschte, verfasste er den Brief auf Deutsch und legte ihn zunächst einem Brief an Ottla bei, mit der Bitte, ihr tschechischer Ehemann Josef David möge ihn ins Tschechische übersetzen. Da Kafkas Pensionierung nur eine „vorläufige“ war und er somit nach einer eventuellen Genesung den Dienst in der Arbeiter-Unfall-Versicherung erneut hätte antreten müssen, benötigte er für den dauerhaften Aufenthalt im Ausland die Genehmigung des Direktors. Das erklärt sein Bestreben, jedes sprachliche Missverständnis zu vermeiden
10. Max Brod: Über Franz Kafka. S. Fischer, Frankfurt a. M., 1974, S. 179
11. Franz Kafka: Briefe 1902–1924. S. Fischer, Frankfurt am Main, 1958, S 487
12. Franz Kafka: Briefe an die Eltern aus den Jahren 1922–1924. Hrsg. von Josef Čermák und Martin Svatoš. S. Fischer, Frankfurt am Main, 1990
13. Kretschmar J-M (2001) Die Pathologie und Therapie der Kehlkopftuberkulose im 19. und 20. Jahrhundert. Dissertation. http://www.ub.uni-heidelberg.de/archiv/2915
14. Luckhaupt H (2021) Zur Geschichte der Kehlkopftuberkulose. Laryngo-Rhino-Otol 100(9):726–730
15. AWMF (2023) Leitlinie Tuberkulose im Erwachsenenalter

Teil XI
Thomas Mann

Thomas Mann (1875–1955)

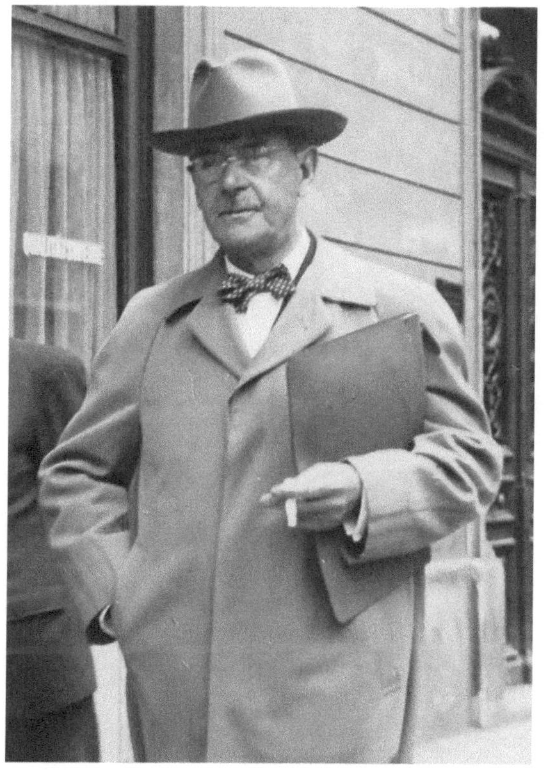

Thomas Mann ca. 1949 (ETH Bibliothek, Thomas Mann Archiv) (TMA_5224)

Thomas Mann – Leben und Werk

21

Katrin Max

Wenn es um Thomas Mann und die Bestimmung seiner Bedeutung für die Literatur- und Geistesgeschichte geht, wird zumeist nicht an Worten der anerkennenden Wertschätzung gespart. Oftmals werden dabei sogar Superlative bemüht. So gilt er als der berühmteste deutsche Schriftsteller des 20. Jahrhunderts, als Nationalschriftsteller und der „repräsentativste deutsche Schriftsteller seiner Zeit" [1]. Zwar hat es im Laufe der Jahrzehnte nie an kritischen Stimmen gefehlt – man denke an Alfred Döblins (1878–1957) abschätzige Bemerkungen über Thomas Manns Texte als „langweilige … Spießerei" und „Bügelfaltenprosa" [2] oder an Martin Walsers (1927–2023) 1974 geäußerte Ansicht, Manns allgegenwärtige Ironie sei im Wesentlichen und vor allem Anderen Ausdruck seiner Arroganz als privilegierter Bildungsbürger –, diese Kritik trug aber eher noch zu Thomas Manns (Nach-)Ruhm bei, da sie seine Größe als Autor viel eher zu bestätigen schien, als dass sie diese in Abrede stellte.

Wie kaum ein anderer Schriftsteller wurde und wird Thomas Mann in enger Verzahnung von Leben und Werk erschlossen. In seinem Œuvre findet sich eine Vielzahl autobiografischer Bezüge, freilich ohne dass die Texte dadurch als Schlüsselromane zu lesen wären. Dagegen hat er sich selbst stets verwahrt und schon früh erklärt, dass ihm nicht an den Ereignissen und Personen selbst gelegen sei, sondern dass die „Beseelung" des Stoffes den wahren Dichter ausmache ([3], Bd. 14.1, S. 100). Sein Credo lautete demgemäß Finden statt Erfinden. Gleichwohl ist nicht zu leugnen, dass das, was wir heute mit Thomas Mann verbinden, zu einem Gutteil auch auf einer Art „Erfindung" beruht. Eine fortwährende Deutung der Erlebnisse – laut Selbstaussage Grundlage seiner schriftstellerischen Tätigkeit ([4], Bd. XIII, S. 55) – ist ebenfalls für sein eigenes Dasein als historische Person zu konstatieren. Entsprechend wurde fortlaufend eine „Erfindung des

K. Max (✉)
Institut für Germanistik, Universität Leipzig, Leipzig, Deutschland
E-Mail: katrin.max@uni-leipzig.de

T. Junginger et al. (Hrsg.), *Schriftsteller und ihre Erkrankungen*,
https://doi.org/10.1007/978-3-662-71465-2_21

Schriftstellers Thomas Mann“ vorgenommen [1], indem sein Leben und das seiner Familie im Kontext der historisch-kulturellen Entwicklungen gedeutet und bewertet wurde. Beredtes Zeugnis für dieses Vorgehen ist die Verfilmung des Lebens der Familie durch Heinrich Breloer (geb. 1942), die den bezeichnenden Titel *Die Manns – ein Jahrhundertroman* (2001) trägt. Das Ausloten der Grenzen von Fakt und Fiktion ist bei Thomas Mann selbst wie bei seinen Biografen offenbar ein großes Thema. Die Vita der historischen Familie weist romanhafte Züge auf, und die literarischen Texte wiederum greifen auf faktuale Elemente zurück.

Darüber hinaus ist nicht zu vernachlässigen, dass Thomas Mann ein Autor ist, der neben seinem literarischen Werk ein umfangreiches essayistisches Œuvre hinterließ, in dem er sich wiederholt zum Zeitgeschehen äußerte. Die von ihm geschriebenen Texte wiederum erfuhren durch ihn selbst weiterführende Erläuterungen und Interpretationen, die einer „Erfindung des Schriftstellers Thomas Mann“ dienten, weisen sie doch auf dessen stark ausgeprägtes Bewusstsein seiner Autorschaft von Anbeginn hin. Seine fortwährende Selbstinszenierung und -stilisierung sind somit des Weiteren von Belang, wenn Überlegungen dazu angestellt werden, wodurch Thomas Mann in seinem Leben und Werk zu erfassen ist.

21.1 Biografisches – Daten und deren Deutung

Über Thomas Mann sind zahlreiche Biografien geschrieben worden. Die chronologischen Fakten seiner Vita dienten dabei als Grundlage einer Deutung seines Lebens, das nicht nur bezogen auf die historisch-kulturellen Ereignisse verschiedensten Interpretationen unterlag, sondern das auch im Sinne des Bildes von Mann als jenem Jahrhundertschriftsteller gelesen wurde, der das Deutsche repräsentiere.

21.1.1 Herkunft und frühe Jahre

Thomas Mann wurde am 6. Juni 1875 als zweiter Sohn des Großkaufmanns Thomas Johann Heinrich Mann (1840–1891) und seiner Ehefrau Julia, geborene da Silva-Bruhns (1851–1923), in Lübeck geboren und am 11. Juni in der dortigen Marienkirche auf den Namen Paul Thomas evangelisch getauft. Als Niederländischer Konsul und späterer Senator zählte sein Vater zum Patriziat der Freien und Hansestadt Lübeck. Seine Mutter war die Tochter eines nach Brasilien ausgewanderten Lübecker Kaufmanns und einer Brasilianerin mit portugiesischen Wurzeln, die die ersten Jahre ihrer Kindheit in Brasilien verbrachte. Darauf, dass die Mutter „halb kreolischer Abstammung“ war [3, Bd. 4.1, S. 375], hat Thomas Mann selbst des Öfteren verwiesen. Beispielsweise im *Tonio Kröger* (1903) verarbeitete er diesen Gedanken der Zerrissenheit aufgrund der elterlichen Herkunft literarisch. Die Gegensätze von Nord und Süd (sowie Ost und West) und die Option einer Synthese sind prägend für einen großen Teil seiner literarischen wie essayistischpolitischen Texte. Während dieser Umstand seiner mütterlichen Herkunft Eingang in mögliche Deutungsschemata fand, tat es ein anderer nicht: Thomas Mann gilt ungeachtet dessen, dass seine katholisch sozialisierte Mutter Aspekte ihrer frühen religiösen Prägung auch ihren Kindern vermittelt haben dürfte, nach wie vor als exemplarischer Vertreter des protestantischen Leistungsethikers. Schon dieser Punkt der Herkunft zeigt, dass eine jegliche biografische Darstellung über die Nennung der bloßen Daten hinausgeht und entsprechende Interpretationen vornimmt.

Thomas Mann hatte vier Geschwister: neben dem älteren Bruder Heinrich (1871–1950) die beiden Schwestern Julia (1877–1927) und Carla (1881–1910) sowie Viktor (1890–1949). Die Geschwisterkonstellation bedingte zum einen die enge Brüderbeziehung zwischen Heinrich und Thomas. Zwar ist beider Verhältnis im Verlauf ihres späteren Lebens als Schriftsteller sehr wohl durch Konflikte und Zerwürfnisse charakterisiert. Das war aber immer auch Ausdruck der grundlegend engen Verbindungen zwischen beiden. Zum anderen ist das Verhältnis zu den Schwestern erwähnenswert: Während Heinrich in der Schwester Carla die enge Vertraute sah, ist es Julia bei Thomas. Viktor als jüngstes Kind wurde von den Älteren als Nachzügler betrachtet und findet in diesem Bezugsystem keine Erwähnung. Anknüpfungspunkte für weitergehende Deutungen gibt es bereits hier: so etwa durch bestimmte Analogien wie jene, dass die beiden Brüder Thomas und Heinrich Schriftsteller wurden oder dass die Schwestern durch Suizid ihrem Leben ein vorzeitiges Ende setzten.

Der Tod ist als Thema im Leben Thomas Manns von Anbeginn präsent. Gravierende Änderungen bringt das Jahr 1891 mit sich: Der Vater stirbt infolge einer Blasenkrebserkrankung. Da er seine beiden älteren Söhne als ungeeignet für die Firmennachfolge ansieht, erfolgt die testamentarisch verfügte Liquidation der Mannschen Getreidegroßhandlung, und die Mutter zieht mit den drei jüngsten Kindern nach München. Thomas Mann bleibt bis zur Beendigung seiner Schulzeit in Lübeck. Nachdem er sein Einjährigenexamen absolviert hat, folgt er der Familie 1894 nach München. Vom Militärdienst, den er im Jahr 1900 zu absolvieren hat, wird er nach nur wenigen Monaten freigestellt. Ob hier die guten Beziehungen der Mutter zum ausmusternden Arzt Hugo von Ziemssen (1829–1902) eine Rolle spielten oder Thomas Manns schwache Konstitution tatsächlich keinen Dienst erlaubte, ist historisch nicht sicher zu rekonstruieren. Manns eigene nachfolgend vorgenommene literarische Deutung lässt beide Schlüsse zu. So durchläuft der Hochstapler Felix Krull im gleichnamigen Roman eine Musterungsszene, bei der er seine Dienstuntauglichkeit primär vorspielt. Andererseits lieferte der Arzt Ziemssen die Namensvorlage für Joachim Ziemßen im *Zauberberg* und damit für jene Figur, die sich durch ein Höchstmaß an Pflichtbewusstsein und Gewissenhaftigkeit auszeichnet.

21.1.2 Heirat und erste literarische Tätigkeit

In die 1890er-Jahre fallen Manns erste literarische Versuche. 1894 erscheint die Novelle *Gefallen*; es folgen *Der kleine Herr Friedemann* (1898) und *Tristan* (1903), zwei Bände mit Erzählungen, durch die Mann erste Achtungserfolge erzielt. Er unternimmt verschiedene längere Reisen, u. a. gemeinsam mit Heinrich nach Italien, während derer er seine Schreibtätigkeit fortführt. 1901 erscheint sein erster Roman *Buddenbrooks. Verfall einer Familie*. Die Anklänge an die Geschichte seiner eigenen Familie sind überaus deutlich. Das Buch erzielt Aufmerksamkeit und öffnet ihm entsprechende Türen in der Münchener Gesellschaft. Er lernt die aus wohlhabenden Verhältnissen stammende Professorentochter Katia Pringsheim (1883–1980) kennen. Beide heiraten 1905.

Die Ehe wird bis zum Tod Thomas Manns im Jahre 1955 halten. Über die Rolle Katias ist viel geschrieben und gemutmaßt worden, boten die Umstände doch reichlich Anlass für Spekulationen. So scheint es befremdlich, dass Katia als Enkelin Hedwig Dohms (1831–1919), einer der ersten Frauenrechtlerinnen in Deutschland, ihr Leben dem Ehemann und der Familie widmete und so als „Frau Thomas Mann" in das kulturelle Gedächtnis einging [5]. Die homosexuelle Veranlagung ihres Mannes war ihr offensichtlich bekannt. Dennoch wurden zumindest öffentlich nie Zweifel an ihrer ehelichen Verbindung wie an ihrer grundständigen gegenseitigen Zuneigung laut. Die jüdische Herkunft der Familie Katias bot ebenfalls Anlass für Spekulationen, wurde Thomas Mann doch des Öfteren eines latenten Antisemitismus bezichtigt, gegen den er sich wiederum mit dem Verweis auf seine Frau verwahrte.

21.1.3 Die Kinder der Manns, familiäre Ordnungsmuster

Aus der Ehe gingen sechs Kinder hervor: Erika (1905–1969) und Klaus (1906–1949), Golo (1909–1994) und Monika (1910–1992), Elisabeth (1918–2002) und Michael (1919–1977). Thomas Mann hat nie einen Hehl daraus gemacht, die Zuneigung gegenüber seinen Kindern nicht gleichmäßig verteilt zu haben. So wurde ihm die älteste Tochter – zärtlich als „Erikind" betitelt – bis ins hohe Alter hinein zur engen Vertrauten und Bezugsperson. Das Verhältnis zu Klaus ist hingegen nicht anders denn als schwierig zu bezeichnen. In der Auseinandersetzung mit ihm spiegeln sich die für den Autor Thomas Mann bedeutsamen Themen (u. a. Homosexualität, politisch eindeutiger Standpunkt). Diese sind auch bezogen auf Erika vorhanden, wurden von ihm aber bei ihr als Tochter offensichtlich nicht im Zusammenhang mit dem eigenen Selbst gesehen. Das lebenslang problematische Verhältnis zu Klaus endet mit dessen Suizid 1949. Seinem vollzogenen Freitod gingen mehrere Versuche voraus, die vom Vater teils abfällig kommentiert wurden. Das sollte jedoch nicht über die Betroffenheit angesichts des tragischen Endes seines ältesten Sohnes hinwegtäuschen. Die für Thomas Mann von früh an substanzielle Konfrontation mit Todessehnsucht und Tod erfährt dadurch eine weitere Akzeleration.

Während die jüngste Tochter Elisabeth „Medi" sich als vom Vater besonders geliebt empfand und der mittlere Sohn Golo als jenes Kind betrachtet wird, das das „gesündeste" Verhältnis zum Vater hat, gelten die mittlere Tochter Monika und der jüngste Sohn Michael als die am wenigsten geliebten. Für Michael wird gar vermutet, dass sein im Jahr 1977 erfolgter Suizid vor dem Hintergrund seines Verhältnisses zum Vater zu verstehen ist, da er als Literaturwissenschaftler und Familienmitglied an der Erschließung der Tagebücher Thomas Manns beteiligt war und aus diesen erfahren musste, kein Wunschkind gewesen zu sein. Hier eröffnet sich erneut ein Raum für Deutungen und Interpretationen der an Vorkommnissen reichen Mannschen Familiengeschichte.

Was sich mit den *Buddenbrooks* und in den frühen Erzählungen bereits abzeichnete, setzte sich nach Gründung der eigenen Familie fort: Seine Kinder und Katia (nebst ihrer Herkunftsfamilie) dienten Thomas Mann wie einst die eigenen Geschwister und Vorfahren als Vorlage für sein literarisches Schaffen, und zwar bis ins hohe Alter hinein. Exemplarisch genannt seien *Wälsungenblut* (1906) für die Familie Pringsheim, *Unordnung und frühes Leid* (1925) für die eigene Familie, *Gesang vom Kindchen* (1919) für die jüngste Tochter Medi sowie *Doktor Faustus* (1947) mit der Echoepisode für seinen Enkel Frido (geb. 1940), einen Sohn Michaels. Die einzelnen Familienmitglieder wurden nicht nur durch Thomas Mann literarisch verewigt, sie waren auch selbst schriftstellerisch aktiv. Alle Kinder schrieben: wenn nicht belletristische Texte, so Fachbücher, wie z. B. Golo als Historiker. Katia Mann war es, die sich bis zuletzt weigerte, ebenfalls etwas zu publizieren. Schließlich erschienen 1974 dennoch ihre *Ungeschriebenen Memoiren*, in denen sie die Schreibtätigkeit ihrer Familie durchaus ironisch kommentiert – und dabei gleichzeitig in der Retrospektive einiges an Hintergrundinformationen liefert [6].

21.1.4 Leben und Werk im frühen 20. Jahrhundert

Zurück zum Beginn des 20. Jahrhunderts: Die Heirat mit der gut situierten Katia Pringsheim sowie die eigenen schriftstellerischen Erfolge sichern ein einträgliches Leben in München. Die Familie baut ein Landhaus in Bad Tölz. 1914 bezieht sie eine Villa in der Münchener Poschingerstraße, in der sie bis zur Emigration im Jahre 1933 wohnen wird. Eine Venedigreise im Jahr 1911 sowie der Besuch seiner lungenkranken Frau Katia im Davoser Waldsanatorium im Jahr 1912 sind ihm Anlass für zwei seiner bedeutendsten Texte: *Der Tod in Venedig* (1912) und *Der Zauberberg* (1924), die zunächst von ihm als aufeinander bezogen gedacht werden. Der Erste Weltkrieg bedeutet auch für Thomas Mann eine Zäsur. Er erkennt darin das Ende einer Epoche, zeigt sich zunächst euphorisch-begeistert und spricht von „Reinigung" und „Befreiung" ([3], Bd. 15.1, S. 32). Mit dem Schlusskapitel des *Zauberbergs* setzt er den „Donnerschlag des Kriegsausbruches" ([4], Bd. XI, S. 657) literarisch um. Das zeugt von einer in den zehn Jahren seit 1914 (bis zur Veröffentlichung des Romans 1924) stattgehabten Entwicklung: Der Krieg beschließt die Romanhandlung und ist zwar eine „Befreiung" aus dem Sanatoriumsalltag der Kranken, indes keine zum Leben, sondern eine aus romantischer Rückneigung erwachsende Todessehnsucht.

Während das Ende des *Zauberbergs* formal unvollendet-fragmentarisch bleibt (u. a. fehlt der Schlusssatz), schreiten die historischen Ereignisse voran. Seine Kriegsbegeisterung muss Thomas Mann wirtschaftlich mit dem Verlust des Tölzer Hauses bezahlen (auf das er Kriegsanleihen nahm). Privat bündeln seine Ansichten über den Krieg die

Unterschiede zum Bruder Heinrich. Es kommt ab 1914 zum großen Zerwürfnis. Die Auseinandersetzung mit den Weltereignissen bedingt die Unterbrechung der Arbeit am *Zauberberg*. Thomas Mann schreibt über Jahre einen viele hundert Seiten langen „Essay“, *Die Betrachtungen eines Unpolitischen*, der 1918 schließlich, um ein relativierendes Vorwort ergänzt, erscheint. Bis heute dauern die Diskussionen im Ringen um die Einordnung dieses Textes an. Sind die *Betrachtungen* ein Dokument, das für die konservative Revolution Partei nimmt und den Deutschen Sonderweg untermauert? Oder demonstriert Thomas Mann darin ein zutiefst demokratisches und der Moderne verpflichtetes Verfahren, zu einem eigenen Standpunkt zu gelangen, ohne diesen als absolut zu setzen? Diese und ähnliche Fragen stellen sich vor allem im Hinblick auf die Einordnung Thomas Manns im politischen Spektrum.

Als klar werden die Begebenheiten des Jahres 1922 gewertet: Thomas Mann versöhnt sich mit Heinrich, und in seiner Rede „Von deutscher Republik“ bekennt er sich überdies zur Demokratie und bezieht damit Stellung gegen reaktionäre Tendenzen. Zwar wurde angemerkt, er sei vermutlich lediglich zum „Vernunftrepublikaner“ gereift und tatsächlich „Herzensmonarchist“ geblieben [7]. Dass Spekulationen über seine Motive weniger relevant sind als seine konkreten Äußerungen und Handlungen, zeigt jedoch sein weiteres Leben.

21.1.5 Vom *Zauberberg*-Erfolg zum Exil während der NS-Zeit

Der Zauberberg (1924) besiegelt seinen Ruf als bedeutender Schriftsteller mit entsprechendem Wirkungskreis. Die darin enthaltenen Darstellungen des Alltags im Schweizer Lungensanatorium evozieren eine Debatte unter der damaligen Ärzteschaft, an der sich zum Teil prominente Mediziner wie Karl Turban (1856–1935) beteiligen. Thomas Manns zeitnahe Erwiderung „Vom Geist der Medizin“ in der *Deutschen Medizinischen Wochenschrift* (1925; 3, Bd. 15.1, S. 996–1002) erläutert einmal mehr seinen Anspruch, realhistorische Vorlagen einer literarischen Deutung zu unterziehen. Zugleich wird sein Bestreben deutlich, sich selbst als Autor von Rang und Größe zu inszenieren. Die wechselseitige Entsprechung von essayistischem und literarischem Werk ist für sein Schaffen charakteristisch und tritt insbesondere ab den 1920er-Jahren hervor. Thomas Mann äußert sich nun verstärkt nicht nur zu eigenen wie zu fremden Werken und anderen Autoren, sondern auch zum Zeitgeschehen. Der Erfolg des *Zauberbergs* führt nicht zuletzt dazu, dass er für den Nobelpreis vorgeschlagen wird. Er erhält ihn im Jahre 1929 – aber nicht für diesen Roman, sondern für *Buddenbrooks* (1901) (Abb. 21.1).

Vorträge zählen ebenso zum Repertoire jener Jahre. Neben der erwähnten Republikrede mit dem Bekenntnis zur Demokratie (1922) zeugt sein erster großer Vortrag „Goethe und Tolstoi“ (1921) vor allem von seinem Bewusstsein als Autor. Er hält ihn in seiner Heimatstadt Lübeck und stilisiert sich dabei zum Nachfolger jener von ihm im Titel benannten Größen. Der Goethe-Bezug wird im Laufe dieser Jahre zu einer Konstante: So spricht er im Goethe-Jubiläumsjahr 1932 in Weimar und Berlin bei den Gedenkfeiern.

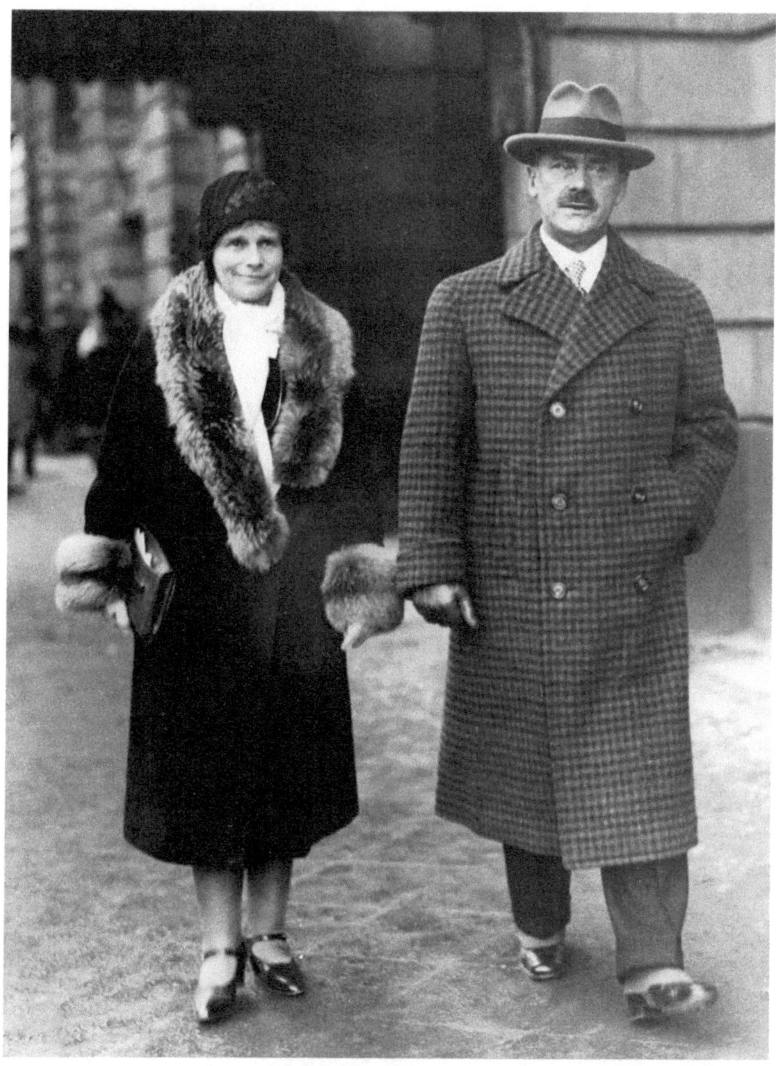

Abb. 21.1 Katia und Thomas Mann am 7. Dezember 1929 in Berlin. (Süddeutsche Zeitung Foto)

Nach dem Zweiten Weltkrieg wird er dies im geteilten Deutschland 1949 wieder tun und in Ost und West geladener Festredner sein. Sein 1939 erschienener Roman *Lotte in Weimar* ist ebenfalls im Zusammenhang zu seiner Auseinandersetzung mit Goethe zu sehen.

Im Gegensatz dazu sind für Thomas Manns Frühwerk von ihm wie von der Forschung andere Bezüge genannt worden. Arthur Schopenhauer (1788–1860), Friedrich Nietzsche (1844–1900) und Richard Wagner (1813–1883) hat er selbst als „Dreigestirn ewig verbundener Geister" beschrieben und als bedeutsamste Einflussfaktoren benannt [3, Bd. 13.1, S. 79]. Insbesondere in der Auseinandersetzung mit Wagner lassen sich Aspekte seiner Vita erfassen. Beginnend mit dem Besuch von Opernaufführungen in Lübeck als junger Mann, die sowohl seinen Bezug zum 19. Jahrhundert als auch ein modernes Kunstverständnis markieren, und hinführend über verschiedene Texte, die die Inhalte der Wagnerschen Opern aufgreifen, ist in den späten 1920er- und frühen 1930er-Jahren seine zunehmende Beschäftigung mit dem Mythos charakteristisch, nicht zuletzt mit Blick auf den heraufkommenden Nationalsozialismus.

Wagner ist es letztlich, der die unüberwindbare Kluft zwischen ihm und der nationalsozialistischen Ideologie aufzeigt: Sein 1933 gehaltener Vortrag „Leiden und Größe Richard Wagners" zieht den „Protest der Richard-Wagner-Stadt München" (so der Titel des offenen Briefes in den *Münchener Neuesten Nachrichten*) nach sich. Thomas Mann erfährt davon in der Schweiz. Er kehrt nicht wieder nach Deutschland zurück. Es folgen Jahre des Exils, die ihn letztlich an die Westküste der USA führen, wo er 1941 in Pacific Palisades, Los Angeles, ein Haus bezieht (Abb. 21.2).

Essays wie *Bruder Hitler* (1938) zeugen von seiner aktiven Auseinandersetzung mit nationalsozialistischer Ideologie, die er gerade angesichts gemeinsamer Bezugspunkte (wie dem Mythos) als falsch brandmarkt und aufs Schärfste verurteilt. War Thomas Manns eigenes Mythosinteresse im Frühwerk vor allem auf Wagner, Nietzsche, Schopenhauer und später Sigmund Freud (1856–1939) fokussiert, zeigt sich bereits in den 1920er-Jahren ein weiterer Bezugspunkt. Ihn interessieren die Geschichten des Alten Testaments, namentlich jene von Joseph. Seine 1930 realisierte Ägyptenreise ist Bestandteil jener

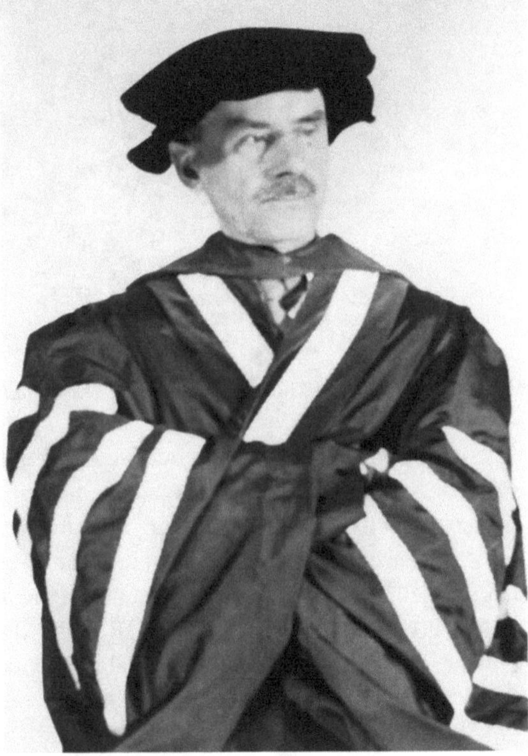

Abb. 21.2 Thomas Mann als Ehrenrektor der Universität Dubuque 1940. Diese Auszeichnung wurde ihm anlässlich eines Vortrags dort verliehen. (ETH Bibliothek, Thomas Mann Archiv, TMA_0555)

Arbeiten an einem neuen Projekt, das er im Exil fortführt. Vier Bände umfasst schließlich die Romanfolge, die im Zeitraum 1933–43 erscheint und die sich mit *Joseph und seine[n] Brüder[n]* beschäftigen wird.

Der literarische Sprung in die Zeit des Alten Testaments und der Frühgeschichte bedeutet jedoch keine Wegwendung von den Ereignissen seiner Gegenwart, im Gegenteil. Die *Joseph*-Romane sind im Kontext von NS-Zeit und Exilerfahrung zu lesen. Sein Roman *Doktor Faustus* (1947), an dem er in den 1940er-Jahren arbeitet, greift durch den Erzähler Serenus Zeitblom aktuelle Ereignisse auf, die mit dem Faust-Stoff verknüpft werden (als weiterer Beleg des Goethe-Bezugs). Parallel zur genuin literarischen Arbeit intensiviert Thomas Mann in jenen Jahren seine Tätigkeit als Vortragsredner und Essayschreiber. Er reist – meist mit dem Zug und so gut wie nie ohne seine Frau – quer durch die Vereinigten Staaten und hält Vorträge, Reden und Lesungen. Hinzu kommen seine Reden im Radio, die sich vorrangig an seine Landsleute richten und dezidiert politisch sind: 55-mal heißt es „Deutsche Hörer!", wenn er das Wort ergreift (Abb. 21.3).

Es ist oft geschrieben worden, dass Thomas Mann unter den deutschen Schriftstellern zu jenen ganz wenigen zählt, die ihre Tätigkeit im Exil fast nahtlos fortsetzen konnten.

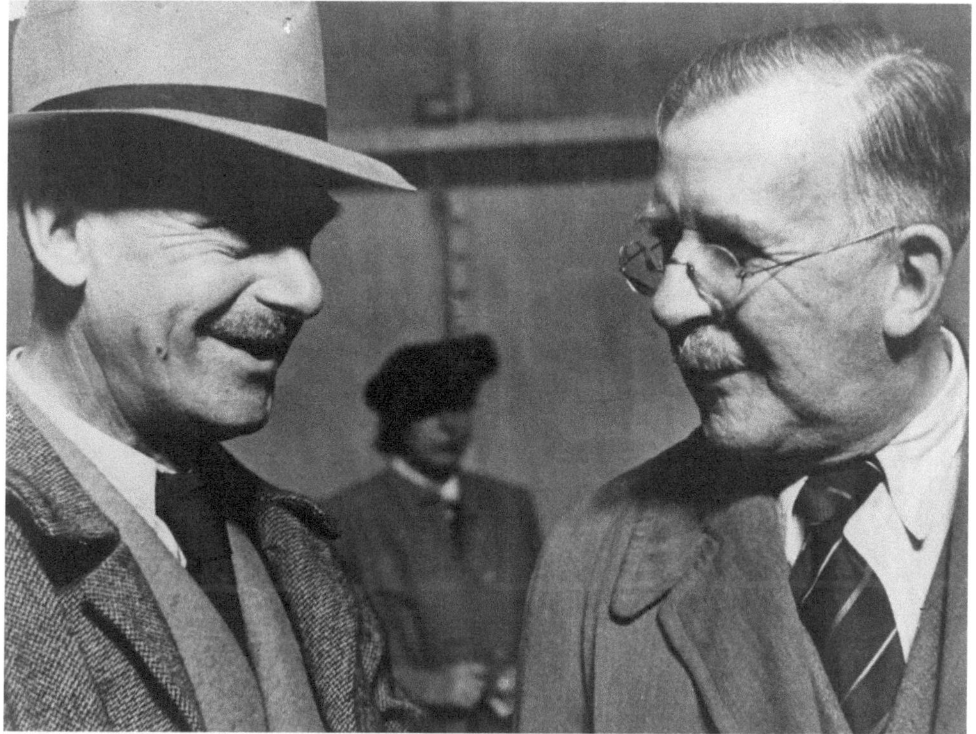

Abb. 21.3 Thomas Mann (mit Hut) begrüßt 1940 seinen Bruder Heinrich, der aus dem besetzten Frankreich gemeinsam mit Golo Mann, Franz Werfel, Alfred Döblin u. a. im Hafen von New York eingetroffen ist. (ETH Bibliothek, Thomas Mann Archiv, TMA_0558)

Während andere mit existenziellen Problemen zu kämpfen hatten – hinsichtlich ihres Lebensunterhaltes ebenso wie bezogen auf ihr Selbstverständnis als Autoren und ihre fehlenden Möglichkeiten, im Ausland als deutschsprachige Schriftsteller weiterhin produktiv sein zu können –, ist von Thomas Mann nichts in dieser Richtung überliefert. Sein Ausspruch „Where I am, there is Germany. I carry my German culture in me" (Interview in der *New York Times* vom 22.2.1938) zeugt vielmehr von einem hohen Maß an Selbstbewusstsein. Er artikuliert so die Gewissheit, der rechtmäßige Repräsentant des Deutschen zu sein und auch in der Fremde weiterhin tätig sein zu können.

21.1.6 Nach dem Zweiten Weltkrieg

Nach dem Krieg bleibt Thomas Mann zunächst in den USA. Eine Rückverlegung seines Wohnsitzes nach Deutschland kommt für ihn nicht in Frage – zu sehr wirkt die Erfahrung des Nationalsozialismus nach. Einen Besuch stattet er hingegen beiden Teilen Deutschlands während seiner zweiten Europareise 1949 ab (Abb. 21.4). Er hält Goethe-Festreden in Weimar und Frankfurt/Main (Abb. 21.5). Der Inhalt wird später Anlass zu Spekulationen über eine mögliche DDR-Affinität Manns geben. Indes gibt der Wortlaut tatsächlich

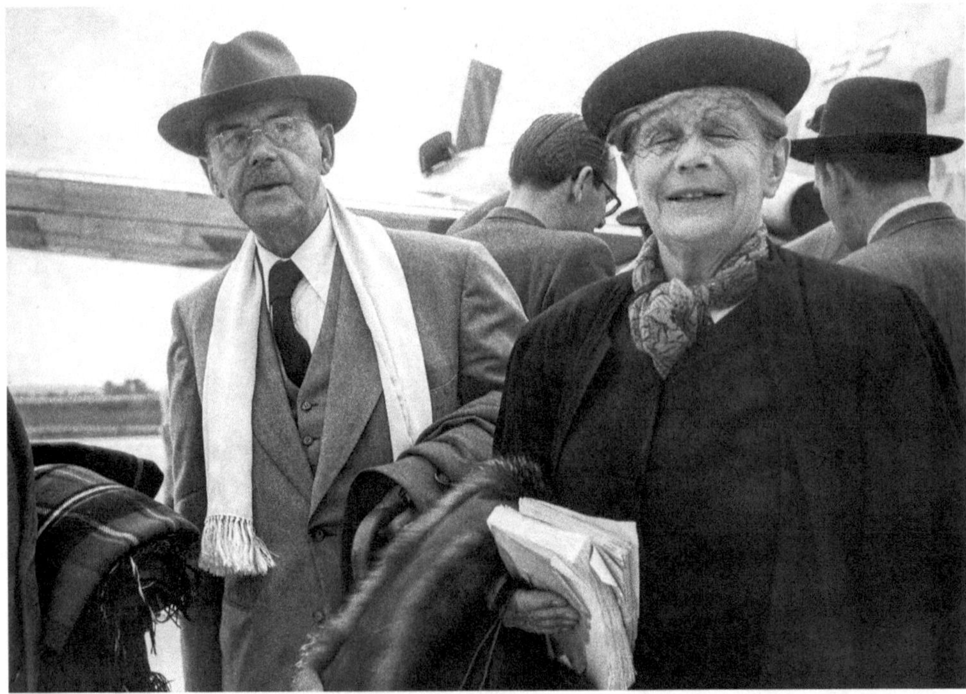

Abb. 21.4 Ankunft von Thomas und Katia Mann auf dem Flughafen Kloten bei Zürich am 1. Juni 1949, Beginn der zweiten Europareise. (KEYSTONE/PHOTOPRESS-ARCHIV/STR)

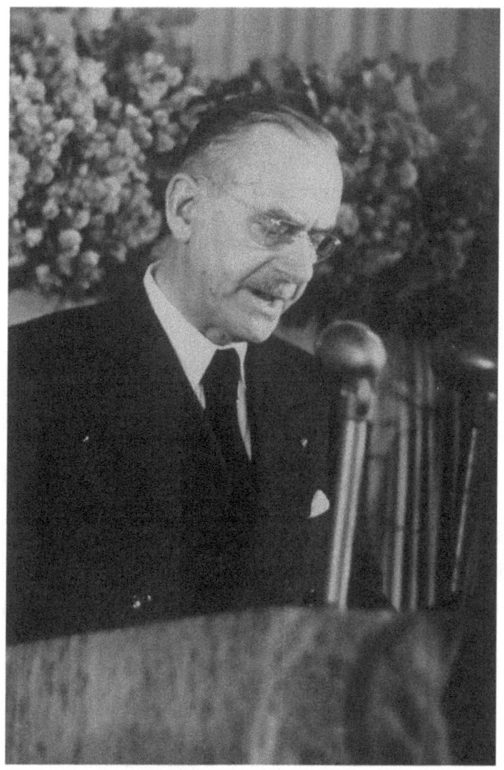

Abb. 21.5 Thomas Mann bei seiner Rede in der Paulskirche Frankfurt zum Goethejahr 1949. (ETH Bibliothek, Thomas Mann Archiv, TMA _331)

nichts dergleichen her. Seine Ausführungen weisen vielmehr eine ironische Färbung hinsichtlich der neuen, nun sozialistischen Ideologie auf. Im Jahr 1955 wird er zu Ehren Schillers nochmals zwei Reden in beiden Teilen Deutschlands halten. Hier ist ebenfalls eine distanzierte Gleichbehandlung festzustellen.

Die politisch geänderten Verhältnisse der McCarthy-Ära in den USA sowie eine sich verstärkende Sehnsucht nach Europa veranlassen ihn und Katia im Jahr 1952 schließlich, nach Europa zurückzukehren. Sie ziehen in die Schweiz. Es entstehen weitere literarische wie essayistische Texte, die sein Spätwerk markieren. Das Jahr 1955 ist von Jubiläen geprägt (80. Geburtstag, Goldene Hochzeit). Es soll zugleich sein letztes sein. Am 12. August verstirbt Thomas Mann im Zürcher Kantonsspital.

21.2 Werk – Texte und mögliche Ordnungsmuster

Thomas Mann hinterließ ein umfangreiches Œuvre. Zeit seines Erwachsenenlebens arbeitete er an literarischen Texten. Er publizierte acht Romane (darunter die *Josephs*-Tetralogie), über dreißig Erzählungen, ein Drama (*Fiorenza*, 1905) sowie verschiedene lyrisch geprägte Texte (u. a. *Gesang vom Kindchen*, 1919). Daneben gibt es eine Vielzahl von essayistischen Texten. Nahezu täglich geschriebene Briefe sind ebenso Bestandteil seines Werkes. Die aus dem überlieferten „Schriftgut" errechneten drei Seiten, die er täglich geschrieben haben muss, trugen zu seinem Nimbus als bedeutsamer Schriftsteller bei. Die Qualität korreliert in seinem Fall offensichtlich mit der Quantität. Mehr noch: Das Geschriebene ließ den Schluss auf Aspekte seiner Persönlichkeit zu. Sein streng geregelter Tagesablauf, bei dem der Vormittag ungeachtet persönlicher Befindlichkeiten oder sonstiger Vorkommnisse für das Schreiben reserviert war, zeugt von einer bemerkenswerten Disziplin.

21.2.1 Wille zur Form und das Motiv der Heimsuchung

Dieser Wille, sich eine Form zu geben, zieht sich als Muster durch sein Leben. In den Tagebüchern ist nachzulesen, welche Anstrengungen ihn das zum Teil kostete. Die Gefahr, dass die unterdrückten Triebe sich trotz aller Selbstzucht dennoch Bahn brechen, ist ihm allgegenwärtig. Was er im eigenen Leben bezwang, ließ er jedoch in seinen Texten häufig geschehen. Dieser Gedanke soll als Ausgangspunkt für jene verschiedenen Aspekte dienen, die im Folgenden angeführt werden, um die Besonderheiten seines literarischen Schaffens herauszustreichen und hierbei bestimmte Kontinuitäten nachzuzeichnen.

Insbesondere das Frühwerk ist durch jenen bereits erwähnten Gedanken gekennzeichnet, dass es den jeweiligen Protagonisten notwendig erscheint, sich – bewusst oder unbewusst – eine Form zu geben, die die eigene Existenz überhaupt erst ermöglicht. Das trifft auf so unterschiedliche Figuren zu wie den kleinen Herrn Friedemann aus der gleichnamigen Novelle, auf Thomas Buddenbrook aus *Buddenbrooks*, Gustav von Aschenbach aus dem *Tod in Venedig*, oder – aus unterschiedlichen Perspektiven im selben Text – auf Detlev Spinell und Gabriele Klöterjahn aus *Tristan*. Die Figuren werden im Verlauf der literarischen Handlung indes auf die Fragilität ihrer Existenz zurückgeworfen. Das geschieht zumeist, indem sie durch ihre unterdrückten Triebe eine Art Heimsuchung erfahren, da diese schließlich doch dominieren und das eigene Dasein grundlegend infrage stellen. Die Musik – namentlich die Musik Wagners – dient hierbei als Katalysator. Das Schema lässt sich mit Blick auf das von Thomas Mann selbst benannte Dreigestirn Schopenhauer, Nietzsche und Wagner übertragen. So entspricht die Formgebung jenem bei Nietzsche beschriebenen Prinzip des Apollinischen, das dem Dionysischen entgegengesetzt ist. Ähnlich ist das Modell der sich Bahn brechenden Triebwelt (des Dionysischen) bei Thomas Mann im Kontext von Schopenhauers „Welt als Wille und Vorstellung" zu verstehen, indem die geordnete Lebenswelt der Protagonisten nichts als Form und Vorstellung ist, die durch den Durchbruch des Eigentlichen (des Willens, der Triebe) gestört wird. Später wird Mann hier Freuds Instanzenmodell integrieren und seine Texte um die Analogie des Bewussten (als apollinische Form) gegenüber dem Unbewussten (dionysisch, Triebwelt) erweitern.

Dieses namentlich im Frühwerk anzutreffende Muster lässt Rückschlüsse auf bestimmte Gedankenfiguren zu, durch die Thomas Manns Werk erschlossen werden kann.

Es weist erstens auf die Bezüge von historisch-realer Vorlage und deren literarischer Deutung hin. Zweitens sind damit Aspekte der literarhistorischen Einordnung Thomas Manns angesprochen. Drittens stellt sich die Frage nach Modus, Form und Struktur seiner Texte, indem sich diese im Spannungsfeld von Realismus und Symbolik erschließen. Viertens schließlich geht es darum, inwieweit seine Texte überhaupt klar Stellung beziehen, oder ob in diesen nicht doch eher eine Vagheit dominierend ist, die auf Thomas Manns grundlegend distanzierte Haltung und Weltsicht zurückverweist.

21.2.2 „Finden" statt „Erfinden": historische Vorlagen und deren literarische Deutung

Zum ersten Punkt: Wie im vorigen Abschnitt gezeigt, hat Thomas Mann für die Gestaltung seiner Texte kontinuierlich auf biografische Aspekte zurückgegriffen. Dies führte zum Teil so weit, dass die Grenze zwischen Fakt und Fiktion nicht immer eindeutig bestimmbar war. So äußerten etwa seine Kinder, dass ihnen die Geschichten von Tony und Christian Buddenbrook näherstanden und eher als Saga der eigenen Familie aufgefasst wurden als die Lebensläufe der eigentlichen Verwandten, Elisabeth und Friedrich Mann. Durch die Übernahme historisch-biografischer Elemente in literarisch-künstlerische Texte erfahren diese zugleich erweiterte Deutungen. Auffallend ist dies vor allem dann, wenn Abweichungen von der historischen Vorlage erfolgen. Dies wird u. a. im hier benannten Beispiel *Buddenbrooks* deutlich. Als Ausgangsbasis diente Thomas Mann die Genealogie seiner eigenen Familie. Der im Roman erzählte Verfall der Buddenbrooks lässt sich als ein durch moralisch-religiös bedingte Abweichungen ausgelöstes Degenerationsgeschehen im Sinne zeitgenössischer medizinisch-biologischer Theorien lesen. Um dies zu plausibilisieren und die Ursachen eines solchen Prozesses herauszuarbeiten, wurden für den Roman aber zwei Generationen der historischen Familie Mann vertauscht. Das heißt, an den Anfang der Generationenfolge, mit der der Verfall einsetzt, wird in *Buddenbrooks* jene Generation gesetzt, die innerhalb der Familie Mann erst die nächstspätere ist. Den in dieser Generation erfolgten Ereignissen – dass noch eine zweite Ehe eingegangen wird, der rechtmäßige Erstgeborene verstoßen wird usw. – wird folglich die Bedeutung zugeschrieben, einen Verfallsprozess für die nachfolgenden Generationen in Gang gesetzt zu haben.

Ein weiteres Beispiel für solche Sinnzuschreibungen ist eine Figur aus dem *Zauberberg*: Karoline Stöhr. Ihr historisches Vorbild ist eine Mitpatientin Katia Manns in Davos mit Namen Emma Plühr. Katia Mann selbst hat in ihren Memoiren geschrieben, dass sie – ähnlich wie Hans Castorp – überrascht gewesen sei, dass man so krank und dumm wie Emma Plühr sein könne, da diese Mitpatientin durch ihre große Unbildung auffiel. Im *Zauberberg* verhält es sich ähnlich. Allerdings sind die Bildungsschnitzer hier durchaus bedeutungstragend. Die literarische Figur Karoline Stöhr sagt Sachen wie „Tempus hat er, der Herr Besuch" ([3], Bd. 5.1, S. 263), wenn sie erklärt, dass er Temperatur hat. Bei Ziemßens Tod äußert sie, „man müsste die Erotika von Beethoven spielen", und meint die

„Eroica" ([3], Bd. 5.1, S. 813). Diese von mangelnder Bildung zeugenden Äußerungen können – wie Martin Walser [8] es einst anprangerte – als zur Erheiterung des gebildeten *Zauberberg*-Lesers dienend angesehen werden. Sie sind es auch möglicherweise – aber eben nicht ausschließlich. Tatsächlich greift eine jede Äußerung der Frau Stöhr für die Romankomposition relevante Themen und Fragestellungen auf. Es ist daher nur vordergründig „dumm", Heldentum mit Erotik oder Zeit mit Krankheit in Zusammenhang zu bringen. Somit erfolgt bei Thomas Mann sehr häufig mit dem Finden bestimmter Vorlagen und deren literarischer Verarbeitung eine Deutung und Sinnzuschreibung, die wiederum Rückwirkungen auf die lebensweltliche Realität haben kann.

21.2.3 Thomas Mann als Autor der Moderne

Zum zweiten Punkt, zur literarhistorischen Einordnung: Darf, kann und soll Thomas Manns Werk zur literarischen Moderne gezählt werden oder nicht? Diese Frage wurde im Laufe der Jahre immer wieder aufgegriffen und neu diskutiert. Es findet sich hierbei eine Parallele von literarischem und essayistischem Werk, da beides von einem Teil der Rezipienten als zu einer wie auch immer gearteten konservativen Revolution zugehörig gelesen und damit als Rückneigung des Autors Thomas Mann gedeutet wurde. Gerade seine literarischen Texte beinhalten irritierende Details. Obwohl Thomas Mann literarisch erstmals in den 1890er-Jahren in Erscheinung tritt, stehen seine Texte äußerlich nicht den Avantgarden jener Zeit nahe. Sein erster Roman *Buddenbrooks* (1901) hat über 1000 Seiten und bedient damit nicht die an die Literatur der Moderne gestellten Erwartungen, wie Thomas Mann selbst einräumt. Darüber hinaus beschreibt er sich fortlaufend und wiederholt als Sohn des 19. Jahrhunderts und nimmt damit eine Stilisierung seiner Selbst als Unzeitgemäßer vor. Dem entspricht, dass er sich nicht zurückgehalten hat, wertende Einschätzungen der Avantgardeliteratur vorzunehmen. Gerade im Frühwerk setzt er sich mit der literarischen Moderne und ihrem Willen zu einer neuen Literatur auseinander. Er hinterfragt deren Ansprüche, indem er sie parodiert und so der Ironie aussetzt. Bestes Beispiel hierfür ist Detlev Spinell aus *Tristan* (1903), eine literarische Schriftstellerfigur, die nicht in der Lage ist, ihre ästhetischen Ideale in die Tat umzusetzen, sondern es lediglich schafft, eine Mitpatientin aufgrund eines irregeleiteten Schönheitsideals in den Tod zu treiben.

Das heißt jedoch nicht, dass seine Literatur rückwärtsgewandt ist. Nimmt man eine genaue Lektüre der Texte vor, erweist sich Thomas Mann gerade als Autor der Moderne. In der äußeren Form erweckt er zwar den Anschein, in der literarischen Tradition des 19. Jahrhunderts zu stehen. Zugleich reflektiert er die Entwicklungen seiner Zeit; auf die literarische Avantgarde nimmt er ironisch-parodistisch Bezug. Damit sieht er sie als schon historisch an und stellt sich selbst als Autor dar, der bereits weiterentwickelt ist. Darüber hinaus stellt er fortwährend jene Frage, die als charakteristisch für die Moderne angesehen wird: die nach allgemeingültigen Werten und Normen. Seine Texte thematisieren, dass es keine verbindlichen Wahrheiten mehr gibt. Letztlich bedeutet dies, dass ein Autor der Moderne sehr wohl auf die Tradition zurückgreifen und in Form und Sprache konservativ erscheinen kann. Modernes Erzählen ist bei Thomas Mann so gestaltet, dass die Texte durch ihre Ironie, ihre Offenheit und ihre Konfrontation von vermeintlichen Antagonismen charakterisiert sind. Oft betrifft dies die Narration selbst – angefangen vom unzuverlässigen Erzähler bis dahin, dass der textontologische Status des Erzählten in Zweifel gezogen ist. Und wenn seine Texte im Ton eines allwissenden Erzählers gehalten sind, ergibt eine genaue Lektüre, dass es sich dabei immer um eine Parodie dieser aus früheren Epochen überlieferten Erzählvariante handelt. Auch die Instanz des Erzählers kann bei Thomas Mann nicht mehr die Kontrolle über den durch ihn vermittelten Text ausüben.

21.2.4 Realismus und Symbolik

Sei es die Art der narrativen Vermittlung, seien es die transportierten Inhalte – das, was bei ihm vordergründig eindeutig und simpel erscheint, erweist sich zumeist als tiefer gehend und kompliziert. Hiermit ist der dritte Punkt möglicher Ordnungsmuster angesprochen: das seinen Texten inhärente Verhältnis von Realismus und Symbolik. Als bedeutsamer Faktor seines Erfolges wird jener Aspekt angeführt, dass sich Thomas Manns Werk durch „innere Komplexität" bei „äußere[r] Anschlussfähigkeit" auszeichnet ([1], S. 10). Hierfür ist schon früh der Begriff „doppelte Optik" geprägt worden. Damit wird jenes Charakteristikum bezeichnet, dass man seine Texte lediglich vordergründig-realistisch lesen kann, während sie weiterführende Deutungsoptionen enthalten. Als Beispiel sei nochmals der in *Buddenbrooks* geschilderte Verfall einer Familie benannt, der sich vordergründig biologisch als Degenerationsgeschehen im Sinne der zeitgenössischen Medizin erweist. Zugleich aber ist dieser Niedergang von Anbeginn nicht medizinisch-naturalistisch isoliert zu betrachten. Es spielen u. a. philosophische und religiöse Aspekte eine Rolle. Im Verlauf der Handlung vollzieht sich zudem die Wendung hin zum Mythologischen. Dabei ist es möglich, den Text sowohl ausschließlich realistisch zu lesen als auch dessen erweiterte Interpretationsmöglichkeiten wahrzunehmen.

Genannt sei das Sterben Hanno Buddenbrooks, des letzten Vertreters der männlichen Linie in der vierten Generation. Sein Tod ist im Roman nicht allein die Folge einer realistischen Typhusinfektion. In der Tat spielt das medizinische Wissen der Zeit eine Rolle: Zeitgenössisch galt Typhus ebenso als Infektionskrankheit wie als „Nervenfieber" (mit dem „Nervenfieber" ist die Progression des Degenerationsprozesses der Familie Buddenbrook markiert). Unter anderem mithilfe geografischer Zuschreibungen ist darüber hinaus zu entschlüsseln, dass Hannos Mutter Gerda für die Typhusinfektion verantwortlich zu machen ist. Die Zusammenhänge sind dabei so hergestellt, dass die im Roman als Melusine bezeichnete Gerda das Unglück der Familie besiegelt, indem sie nicht nur die Infizierung ihres Kindes mit der todbringenden Musik Wagners bewirkt, sondern von den sumpfigen Gewässern ihrer Heimatstadt Amsterdam den Typhuserreger mitbringt. Der Degenerationsprozess wird derart konsequent geschildert, dass der biologische Niedergang einen Niedergang des Biologischen bedeutet. Während das Typhuskapitel selbst nüchternsachlich von der Krankheit berichtet und Thomas Mann hier aus *Meyers Konversationslexikon* „abgeschrieben" hat, werden die Ursachen und Bedingungen, also die Voraussetzungen des Typhus, in den Romankapiteln davor und dabei vor allem im Zusammenhang mit der Mutter erläutert. Hierdurch erschließt sich das Verfallsgeschehen zunehmend in mythologischen Kontexten ([9], S. 10).

21.2.5 Ironie als Grundhaltung

Der vierte hier zu nennende Punkt bündelt das Vorgenannte und stellt jene Besonderheit des Thomas Mannschen Œuvres heraus, die zu einem sehr großen Teil zu dessen Bedeutsamkeit beigetragen haben dürfte. Es geht um seine Ironie im Sinne einer allgegenwärtigen Dopplung von Vagheit und Entschiedenheit. Für das literarische wie für das essayistische Werk ist anzumerken, dass darin zwar wiederholt klare Stellungnahmen bezüglich bestimmter Fragestellungen formuliert sind, sich diese jedoch im Textzusammenhang oftmals in fragende Unbestimmtheit und Ungewissheit auflösen. Dies geschieht auf verschiedene Weise und umfasst beispielsweise weltanschaulich-religiöse, moralische oder politische Fragestellungen. Charakteristisch ist die Ambivalenz, etwas zwar deutlich zu artikulieren, in Summe aber und im Kontext dessen Gültigkeit wieder zu relativieren. Genannt seien für die Essays die *Betrachtungen eines Unpolitischen* (1918) und *Von deutscher Republik* (1922). Beide Texte scheinen eindeutig hinsichtlich ihrer jeweiligen politisch-weltanschaulichen Stoßrichtung, sodass sie als Beleg für eine stattgehabte Entwicklung bei Thomas Mann angesehen werden; sie formulieren dennoch eine Reihe von Bedenken, Infragestellungen und Relativierungen ihres eigenen Gegenstandes, sodass die Diskussionen hierüber bis heute anhalten.

Ähnliches lässt sich für Manns literarische Texte sagen. Hierbei sind verschiedene Autorstrategien erkennbar, zwar Eindeutigkeit zu suggerieren, dabei gleichwohl Ergebnisoffenheit zu signalisieren. Um ein bekanntes Beispiel anzuführen, bereitet es Schwierigkeiten, dem *Zauberberg* eine eindeutige Aussage zuzuweisen. Geht es im Roman um Rückneigung im Sinne einer romantischen Sehnsucht, auch einer Todessehnsucht, da Hans Castorp auf den Schlachtfeldern des Ersten Weltkriegs sterben wird? Ist es also moralischer, sich zu verlieren, als sich zu bewahren, wie Madame Chauchat sagt ([3], Bd. 5.1, S. 515)? Oder steht der *Zauberberg* ganz im Zeichen einer neuen Humanität, da Castorp in einem zentralen Abschnitt erklärt, er wolle dem Tod um der Güte und Liebe Willen keine Herrschaft einräumen über seine Gedanken ([3], Bd. 5.1, S. 748)? *Der Zauberberg* zeigt, was für Thomas Manns Werk typisch ist: ganz unterschiedliche Aussagen gemeinsam zu artikulieren [10].

Eine Möglichkeit, das zu realisieren, ist die Anzweiflung des Gesagten gerade durch Überbetonung und Vereindeutigung. So ist das Frühwerk durch die erwähnte Heimsuchung aufgrund biologischer Determination geprägt. Thomas Mann greift dabei auf den naturwissenschaftlichen Kenntnisstand seiner Zeit zurück und beschreibt Krankheitsdurchbruch und unausweichliche Degeneration im Zusammenhang mit jenem Schicksal, dem die Figuren nicht entrinnen können. Im Kontext von Wagner, Nietzsche und Schopenhauer erhält das Geschilderte seine geistesgeschichtliche Dimension. Durch Vereindeutigungen und Wiederholungen wird die Schwere des Geschehens noch extra betont. Das hat ironische Effekte zur Folge. Gerade durch die Eindeutigkeit, mit der die Ursachen und Abläufe in ihrer ganzen Massivität so geschildert werden, als seien sie nicht anzuzweifeln, werden sie eben doch infrage gestellt (ohne sie ganz aufzugeben), und das bewirkt Unentschiedenheit.

Ironie ist für Thomas Manns Texte konstitutiv. Sie dient ihm weniger als rhetorisches Stilmittel denn als eine Form der Haltung und des Weltzugangs. Schon früh wurde diese Haltung als „Standpunkt der Standpunktlosigkeit" umschrieben ([11], S. 846). Dabei geht es um die moderne Einsicht der Pluralität jeglicher repräsentierter Wahrheiten und um die Erkenntnis der Unhintergehbarkeit einer Moderne als einer Kultur ohne verbindliches Zentrum. So werden Aussagen getroffen und zugleich angezweifelt, Antagonismen gegeneinandergestellt und deren Synthese erprobt, ohne eine tatsächliche Lösung vorführen zu können. Thomas Manns Texte zeichnen sich dadurch aus, dass es dem Leser überlassen ist, diese tiefere Dimension wahrzunehmen – oder doch nur an der Oberfläche zu bleiben und sein Werk als angenehm-eingängige Lektüre für ein bildungsbürgerlich sozialisiertes Publikum aufzufassen (Abb. 21.6).

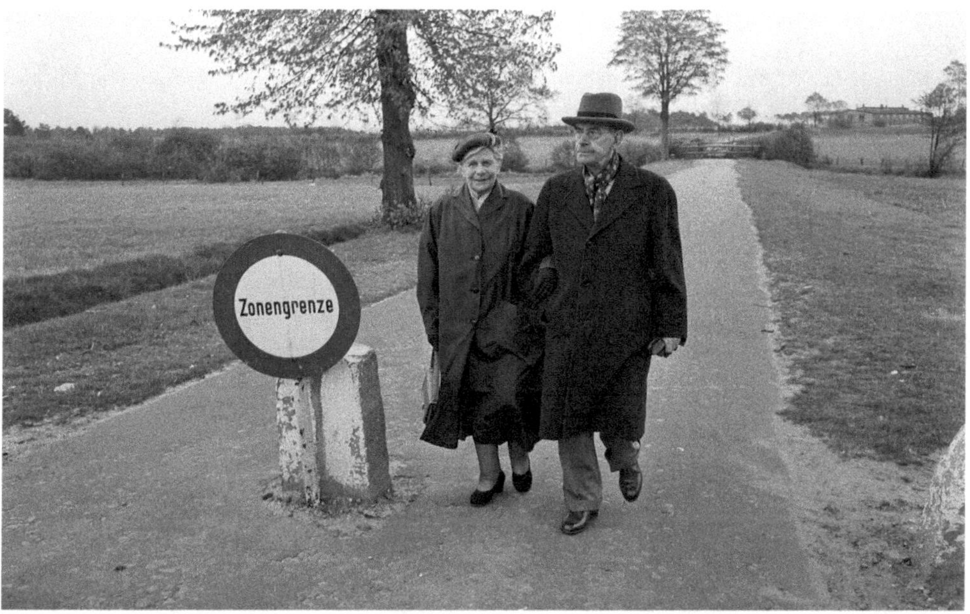

Abb. 21.6 Katia und Thomas Mann am 23. Mai 1955 am ehemaligen Grenzübergang Lübeck-Eichholz. (Foto: Hans Kripgans (Vintage Germany / Lübecker Nachrichten))

Bei Thomas Mann wie bei kaum einem anderen können Leben und Werk in enger Verzahnung gesehen werden. Für sein Schaffen hat er auf historische Vorlagen zurückgegriffen, diese literarisch umgesetzt und so einer tiefer gehenden Deutung unterzogen. Seine Texte spiegeln dabei die Komplexität der Welt der Moderne, indem sie keine eindeutigen Aussagen zu treffen gewillt sind, sondern stattdessen eine ironisch distanzierte Weltsicht präsentieren, die die jeweils möglichen Standpunkte berücksichtigt und gegeneinander abwägt. Dieses Verfahren ist letztlich als zutiefst demokratisches Vorgehen aufzufassen. Thomas Mann entzieht sich – auch aktuell – jeglicher ideologischer Vereinnahmung.

Literatur

1. Die Erfindung des Schriftstellers Thomas Mann. Hrsg. von Michael Ansel, Hans-Edwin Friedrich und Gerhard Lauer. de Gruyter, Berlin/New York, 2009
2. Döblin A (1980) Zum Verschwinden von Thomas Mann [1955]. In: Pässler E (Hrsg) Ders.: Autobiographische Schriften und letzte Aufzeichnungen. Walter, Olten, S 575–577
3. Mann T (2002ff.) Große kommentierte Frankfurter Ausgabe. Werke – Briefe – Tagebücher. Hrsg. von Heinrich Detering et al. S. Fischer, Frankfurt am Main (= GKFA)
4. Mann T (1974) Gesammelte Werke in dreizehn Bänden, 2. Aufl. S. Fischer, Frankfurt am Main. (= GW)
5. Jens I, Jens W (2003) Frau Thomas Mann. Das Leben der Katharina Pringsheim. Rowohlt, Reinbek b. Hamburg
6. Mann K (1974) Meine ungeschriebenen Memoiren. Hrsg. von Elisabeth Plessen und Michael Mann. S. Fischer, Frankfurt am Main
7. Kurzke H (1999) Thomas Mann. Das Leben als Kunstwerk. Beck, München
8. Walser M (1974) Ironie als höchstes Lebensmittel oder: Lebensmittel des Höchsten. In: Sauereßig H (Hrsg) Besichtigung des ‚Zauberbergs'. Wege u. Gestalten, Biberach/Riss, S 183–215
9. Max K (2008) Niedergangsdiagnostik. Zur Funktion von Krankheitsmotiven in „Buddenbrooks" (Thomas-Mann-Studien 40). Klostermann, Frankfurt am Main
10. Max K (2013) Liegekur und Bakterienrausch. Literarische Deutungen der Tuberkulose im „Zauberberg" und anderswo. Königshausen & Neumann, Würzburg
11. Koopmann H (2001) Thomas-Mann-Handbuch. Hrsg. von Helmut Koopmann. 3. Aufl., Kröner, Stuttgart

Ergänzende Literatur

Thomas Mann Handbuch 2025 Leben – Werk – Wirkung. 2. Aufl. Hrsg. von Andreas Blödorn und Friedhelm Marx. Metzler, Stuttgart

Thomas Mann – Erkrankungen 22

Karin Kolbe

22.1 Bronchialkarzinom und Gefäßerkrankung

Thomas Mann hat den Ablauf seiner Lungenerkrankung in dem Essay *Die Entstehung des Doktor Faustus* [1] sowie in seinen Tagebüchern [2] vor und nach der Operation beschrieben, zusätzlich liegt der histologische Befund des Operationspräparats vor [3]. Die Angaben zur Gefäßerkrankung beziehen sich auf seine Tagebucheintragungen [4] und das Sektionsprotokoll [5].

Thomas Mann (Abb. 22.1) war sein Leben lang Raucher, und es ist davon auszugehen, dass der Nikotinkonsum, insbesondere der von Zigaretten, zur Entstehung der beiden gravierendsten Erkrankungen wesentlich beigetragen hat: dem Bronchialkarzinom, das 1946 diagnostiziert wurde, und der ausgeprägten Arteriosklerose, an deren Komplikationen er 1955 verstarb.

22.2 Bronchialkarzinom

Er sei magerer geworden, sagte man ihm im Mai 1945, und die Konsultation bei seinem Arzt bestätigte wiederum eine leichte Gewichtsabnahme. Blut, Blutdruck und Herz waren in Ordnung, eine nervöse Ermüdung wurde angenommen ([2], S. 206 f., 209). Eine Kontrolle im November 1945 ergab eine Gewichtsabnahme seit März um zwei Pfund und eine leichte Verschleimung der Bronchien, sichtbar bei Durchleuchtung ([2], S. 279). Ende November/Anfang Dezember 1945 traten Schnupfen, Husten und Bronchialkatarrh auf, mit deutlicher Beeinträchtigung des Allgemeinbefindens ([2], S. 280, 283). Nach

K. Kolbe (✉)
ehem. III. Medizinische Klinik, Universitätsmedizin Mainz, Mainz, Deutschland

T. Junginger et al. (Hrsg.), *Schriftsteller und ihre Erkrankungen*,
https://doi.org/10.1007/978-3-662-71465-2_22

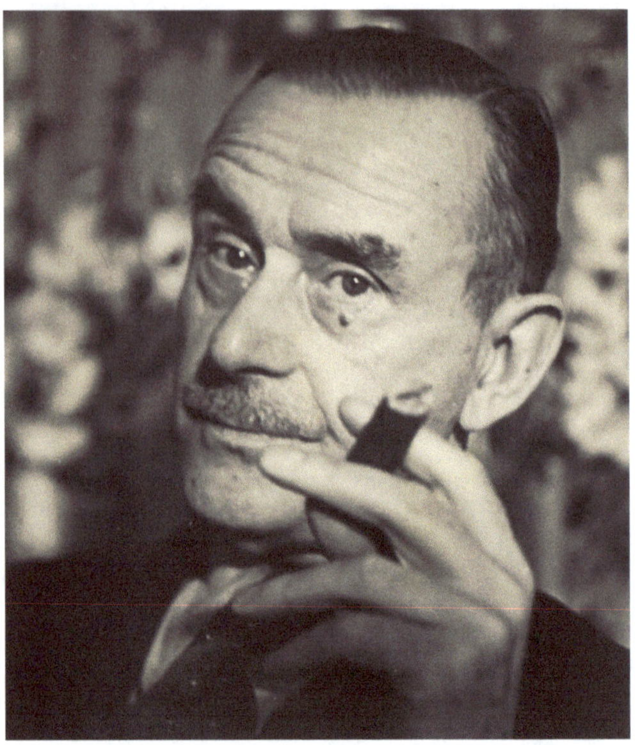

Abb. 22.1 Thomas Mann, 1940. (ETH Bibliothek, Thomas Mann Archiv, TMA_0531)

vorübergehender Besserung ([2], S. 283) kam es Ende Dezember wieder zu einer Verschlechterung: „keine Bronchitis, nur Luftröhrenkatarrh" ([2], S. 290). Eine Nebenhöhleninfektion wurde vermutet ([2], S. 295, 300), eine im Februar 1946 erfolgte mehrmalige „angreifende Behandlung von Nase und Rachen" ([2], S. 304) blieb jedoch ohne wesentlichen Erfolg ([2], S. 306).

Eine Röntgenaufnahme der Lunge am 18. Januar 1946 ergab „eine aus jüngster Zeit stammende „Stelle", die weiter zu beobachten sei" ([2], S. 301 f.). Bei der Kontrollaufnahme Ende Februar war der Lungenschatten noch da, aber schwächer; es fand sich keine Ab-, sondern eher eine Zunahme des Gewichts, Appetitpillen wurden verschrieben ([2], S. 310).

Anfang März kam es zu einer Grippeerkrankung mit Fieber bis 102 Fahrenheit (38,9 Grad Celsius) und Bettlägerigkeit. Eine Tag und Nacht alle drei Stunden durchgeführte orale Penicillinkur schlug nicht an, besser half eine Empirin-[Aspirin-]Codein-Mischung ([1], S. 782). Anschließend war der Gesundheitszustand labil, immer wieder traten Temperaturen auf ([2], S. 312). Am 21. März 1946 wurde eine weitere Röntgenaufnahme durchgeführt ([2], S. 313).

Zu diesem Zeitpunkt wurde Dr. Frederick Rosenthal (1902–1982), ein aus Berlin stammender emigrierter Internist und Hausarzt von Heinrich Mann (1871–1950) in Kalifornien, hinzugezogen. Er behandelte mit zwei Eigenblutinjektionen unter Anwendung von Novokokain. Dennoch kam es wieder zu Fieber, sodass nun eine Empirin-Bellergal-Kur vierstündlich zur Temperatursenkung erfolgte, später wurde erneut Penicillin alle drei Stunden injiziert, was das Fieber dann beseitigte ([1], S. 784).

Dr. Rosenthal ließ sich die Röntgenbilder kommen und fand das „klare Bild einer Infiltration im rechten Unterlappen" der Lunge. Eine Bronchoskopie zur weiteren Abklärung wurde als notwendig angesehen ([1], S. 783). Offensichtlich sprach der Röntgenbefund für einen bösartigen Tumor. Dies wurde Katia, nicht aber Thomas Mann mitgeteilt, der lebenslang von einem Abszess in der Lunge ausging ([6], S. 152; [3]).

Katia Mann setzte sich mit ihrer Tochter Elisabeth Mann Borgese (1918–2002), die in Chicago lebte, in Verbindung. Diese kannte Prof. Dr. Robert G. Bloch (1894–1975), einen aus Fürth bei Nürnberg stammenden und emigrierten Pulmologen an der Universität in Chicago, der die Aufnahme in der dortigen Universitätsklinik, dem Billings Hospital, Mitte April 1946 veranlasste [3], wo einer der bekanntesten Thoraxchirurgen Amerikas, Dr. William E. Adams (1902–1973), tätig war. Die präoperativen Untersuchungen umfassten u. a. eine Bronchoskopie, die Anlage eines Pneumothorax (Einlassen von Stickstoff in die Brusthöhle) zur Stilllegung des erkrankten Lungenflügels und die Gabe einer Bluttransfusion ([1], S. 787 f.).

Am 24. April 1946 wurde Thomas Mann operiert. Die Narkose lag in den Händen der Leiterin der Anästhesie und Ehefrau des Operateurs, Dr. Huberta Livingstone. Nach Prämedikation mit Morphium, Gabe von Pentathol [vermutlich Pentothal, Barbiturat] und nach Aufsetzen einer mit „edlen Stoffen getränkten Maske" und „öfterem Geträufel während der nächsten anderthalb oder zwei Stunden" ([1], S. 788, 790) – in der Fachsprache in Inhalationsnarkose – entfernte Dr. Adams einen Teil der 7. Rippe ([1], S. 793), um den Zugang zur Brusthöhle zu ermöglichen, resezierte dann Mittel- und Unterlappen der rechten Lunge und exstirpierte 5 peribronchiale Lymphknoten und 4 Hiluslymphknoten [3].

Intraoperativ wurde eine weitere Blutkonserve transfundiert und in Anbetracht des glatten Verlaufs war unter Chirurgen von einer „most elegant operation" die Rede ([1], S. 790). Im Anschluss betreuten drei Privatpflegerinnen rund um die Uhr den Patienten. Sie verabreichten postoperativ alle drei Stunden Penicillin und sorgten für die regelmäßige Umlagerung des Patienten und seine Frühmobilisation. Der Verlauf war ohne Komplikationen, sodass Thomas Mann vier Wochen nach der Operation zunächst ein paar Tage in einem benachbarten Hotel verbrachte, ehe er die Rückreise nach Kalifornien antrat und am 28. Mai 1946 wieder zu Hause eintraf ([2], S. 797).

Erst Ende der 1990er-Jahre fand man nach intensiven Recherchen den histopathologischen Befund des Operationspräparates im Institut für Pathologie der Universität von Chicago. Dieser zeigt ein Plattenepithelkarzinom mit einem Durchmesser von 10 × 15 mm Durchmesser. Mit 1–2 cm langen Ausläufern infiltrierte es bereits das umgebende Lungengewebe, wuchs in den Unterlappenstammbronchus ein und obstruierte diesen. Die peribronchialen Lymphknoten waren befallen, die Hiluslymphknoten frei [3].

Thomas Mann erholte sich langsam, nahm an Gewicht wieder zu ([1], S. 807), nahm auch das Rauchen wieder auf und begann Anfang Juni mit der Weiterarbeit an *Doktor*

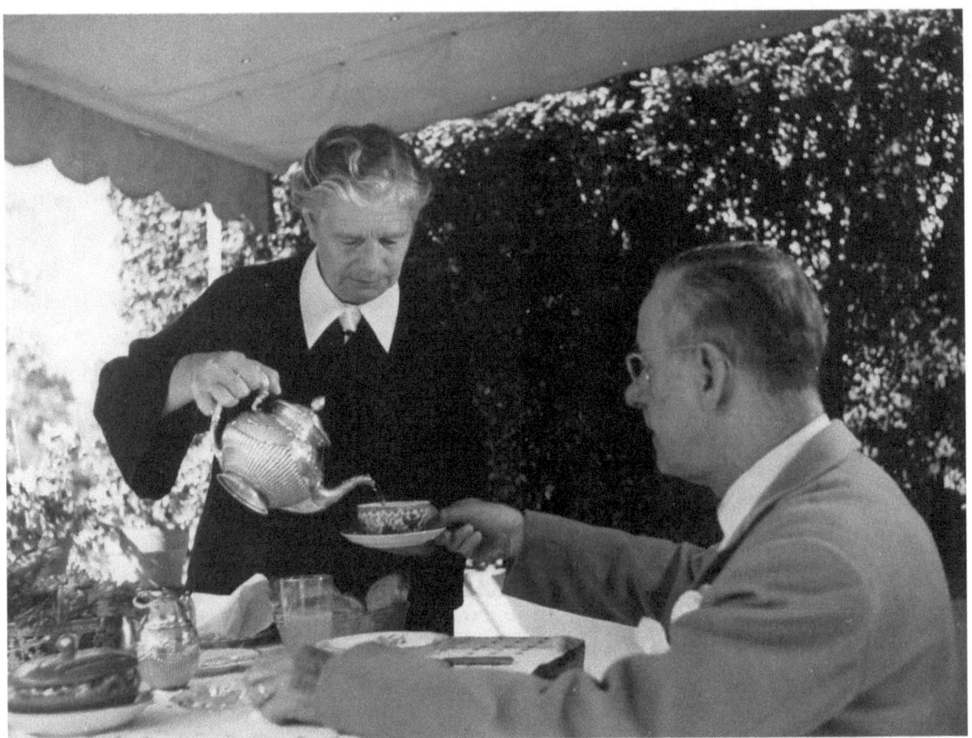

Abb. 22.2 Katia und Thomas Mann auf der Terrasse in Pacific Palisades, 1948. (ETH Bibliothek, Thomas Mann Archiv, TMA_AL29_6125)

Faustus ([1], S. 799], den er im Februar 1947 fertigstellte ([1], S. 828). Das Tumorleiden trat bis zum Lebensende 1955 nicht wieder auf (Abb. 22.2).

Katia Mann beschreibt in *Meine ungeschriebenen Memoiren* kurz und sehr sachlich, wie die Entscheidung zur Operation im Wesentlichen ihr überlassen blieb [6]. Zudem war sie es, die dafür sorgte, dass ihr Mann die Diagnose „Krebs" nie erfuhr – in der Klinik, der Familie und den Medien wurde immer nur von einem Abszess gesprochen. Katia Mann erinnerte sich wohl an eine Äußerung ihres Mannes, in der er seine Befürchtungen in Kenntnis einer solchen Diagnose formulierte: „ Oft psychischer Collaps vor der Zeit" ([2], S. 34). Das wollte sie ihrem Mann ersparen.

22.3 Gefäßerkrankung

Nach den Feierlichkeiten zu seinem 80. Geburtstag im Juni 1955 (Abb. 22.3) diente der anschließende Urlaub in Noordwijk auch der Erholung. Bei einem Strandspaziergang verspürte Thomas Mann am 19. Juli 1955 erstmals einen ziehenden Schmerz im linken Bein

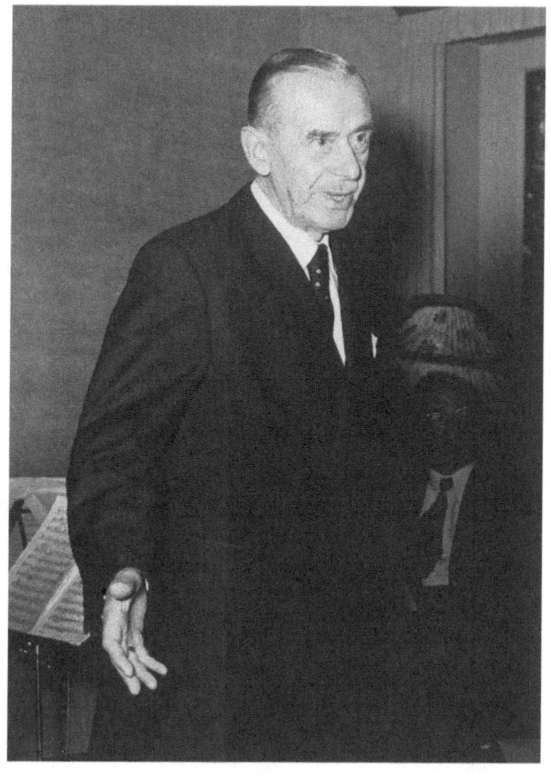

Abb. 22.3 Thomas Mann an seinem 80. Geburtstag 1955. (ETH Bibliothek, Thomas Mann Archiv, TMA _3864)

und vermutete Rheuma. Bei der Untersuchung durch einen Rheumatologen stellte sich jedoch „eine ziemlich schwere Zirkulationsstörung durch Venenentzündungen in der Leistengegend" heraus, wie der Internist in Leiden, Professor Mulder bestätigte, mit der Folge „Absolutes Stillliegen, keinen Schritt gehen, 12 Medizintabletten in 24 h" ([4], S. 359). Es wurde der Transport nach Zürich zu Prof. Dr. Wilhelm Löffler (1887–1972) im dortigen Kantonsspital organisiert. Die Therapie der linksseitigen Beckenvenenthrombose bestand in Umschlägen mit essigsaurer Tonerde, Penicillin und Heparin ([4], S. 359 ff.). Hierunter kam es zu einer raschen klinischen Besserung, die eine langsame Mobilisierung erlaubte. Die Entlassung nach Hause war schon ins Auge gefasst, als es am 11. August zu einem kurzzeitigen Schwächeanfall kam, gefolgt von einem Kreislaufkollaps am Folgetag. Trotz intensiver Therapie mit Arterenol, Cortison, Strophosid, Bluttransfusionen, gefolgt von Sauerstoff und Morphium verstarb Thomas Mann innerhalb weniger Stunden am 12. August 1955 ([7], S. 252).

Vor einem Rätsel stehend, strebten die behandelnden Ärzte eine Obduktion an. Die von der Familie erlaubte Teilsektion wurde von Dr. Christoph Ernst Hedinger (1917–1999) durchgeführt, dem späteren Professor für Pathologie an der Universität Zürich.

Dr. Hedinger fasst in seinem Sektionsbericht zusammen:

> „Allgemeine Arteriosklerose. Ulceröse Sklerose der Bauchaorta und der Arteria iliaca communis bds. Ruptur der Aorta an der Abgangsstelle der li. Iliakalarterie. Massive Blutung im retroperitonealen Gewebe der Bauchhöhle, und des kleinen Beckens sowie im Mesenterium. Thrombose der linken Vena iliaca communis.“ ([5] S. 260)

Ein Herzinfarkt sowie eine Thromboembolie konnten ausgeschlossen werden. Für ein Rezidiv des bekannten Bronchialkarzinoms gab es keinen Anhalt. Ein Aortenaneurysma wurde nicht beschrieben, sondern ein Riß:

> „1 cm nach der Aufteilung in beide Iliakalarterien, an der Medialseite der li. Arteria iliaca ([heute A. iliaca communis[1]), im Bereiche der stark veränderten Wand, ein 3 mm weitklaffender 5 mm langer Riss mit blauroten Rändern. Eine in diese Öffnung eingeführte Sonde lässt sich in den Außenschichten der li. Arteria iliaca ([heute A. iliaca communis] und Arteria hypogastrica ([heute A. iliaca interna] vorschieben und in die angrenzenden Weichteile einführen. Die Vena iliaca communis ist an dieser Stelle fast daumendick und durch konzentrisch geschichtete, braungraue Thromben verschlossen. Keine direkte Verbindung zwischen Arterie und Vene sondierbar.“ ([5] S. 264)

Todesursache war ein Kreislaufschock infolge einer ausgedehnten retroperitonealen Blutung.

[1]Univ.-Prof. Dr. E. Schulte, Emeritus für Anatomie der Universität Mainz, sei für die Klarstellung der Nomenklatur gedankt.

22.4 Kommentar

Das Bronchialkarzinom war um 1900 ein sehr selten diagnostizierter Tumor. Isaak Adler (1849–1918) lenkte 1912 zum ersten Mal das Augenmerk der Mediziner auf diese spezielle Erkrankung, welche aufgrund fehlender klinischer Kenntnisse und unzureichender diagnostischer Möglichkeiten allzu häufig dem Erscheinungsbild der Tuberkulose zugeordnet wurde [8]. Waren es 1912 nur 374 von Adler recherchierte publizierte Fälle, so stieg die Inzidenz in den folgenden Jahrzehnten stetig. 1954 gab das „American Cancer Society's Board of Directors“ bekannt, dass aufgrund der erhobenen Daten eine eindeutige Assoziation zwischen Rauchen, vor allem dem Konsum von Zigaretten, und der Entwicklung von Lungenkrebs bestehe. Im gleichen Jahr forderte die „Public Health Cancer Association“ dazu auf, als präventive Maßnahme den Konsum von Nikotin einzustellen [9].

Die erste erfolgreiche einzeitige Pneumonektomie bei einem Patienten mit Bronchialkarzinom wurde 1933 durchgeführt von Evarts Ambrose Graham (1883–1957), Professor für Chirurgie an der Washington University und Direktor der Chirurgie am Barnes Hospital in St. Louis [10]. Der Patient, Dr. Gilmore, ein 48 Jahre alter Arzt aus Pittsburgh, überlebte den Eingriff und sogar seinen Operateur, der 1957 an einem metastasierten kleinzelligen Bronchialkarzinom verstarb. Als Assistent war Dr. Adams dabei, der ein gutes Jahrzehnt später Thomas Mann operierte und als Mitbegründer der modernen Thoraxchirurgie, insbesondere der Ösophaguschirurgie gilt. Es war eine schicksalhaft günstige Konstellation, dass das Karzinom von Thomas Mann in einem relativ frühen Stadium (pT1bN1) entdeckt wurde, er sich zu diesem Zeitpunkt in den USA befand und dort von einem Experten der Thoraxchirurgie operiert wurde, der organerhaltend zwei Lungenlappen und nicht die ganze rechte Lunge entfernt hat, in einer Klinik, in der wesentliche anästhesiologische und perioperative Maßnahmen (Antibiotikaprophylaxe, Umlagerung, Frühmobilisierung) bereits Standard waren. Nichtoperative Behandlungsmöglichkeiten zur Therapie des nichtkleinzelligen Bronchialkarzinoms, die heute als Ergänzung zur Operation selbstverständlich sind, standen in den 1940er-Jahren nicht zur Verfügung. Cobalt-60/Cäsium-137 wurden ab 1960, Linearbeschleuniger ab 1970 in das Behandlungskonzept aufgenommen. Der Einsatz von Chemotherapeutica wie Carbo-/Cisplatin ist ab den 1980er-Jahren zu verzeichnen. Inhibitoren von molekularen Zielstrukturen im Tumor stehen seit 2000 als individualisierte, spezifische Behandlungsverfahren zur Verfügung.

Die Todesursache von Thomas Mann stand nicht mit dem Tumorleiden in Zusammenhang. Vielmehr kam es zu einer Dissektion (Einriss der Innenwand) der arteriosklerotisch veränderten linken Beckenarterie. Durch diesen Einriss wühlte sich das Blut in der Wand der Arterie immer weiter vor, führte zu einer Verdickung der Wand, die wiederum zu einer Kompression der benachbarten linken Beckenvene führte, mit der Folge einer Thrombose dieser Vene. Die Dissektion könnte den als „Rheuma" bezeichneten Schmerz im linken Bein verursacht haben, die sekundäre Beckenvenenthrombose führte zu einer Schwellung der linken Leiste und des Beins. Diese ging im Verlauf der nächsten Tage zurück. Die „Wühlblutung" in der Arterienwand ging jedoch weiter und durchbrach schließlich die Gefäßwand. Dadurch kam es zu einer diffusen Blutung in den retroperitonealen Raum (Raum hinter dem Bauchfell, in dem u. a. die Beckengefäße verlaufen) und der Patienten verstarb an einer inneren Blutung (Abb. 22.4 a-c).

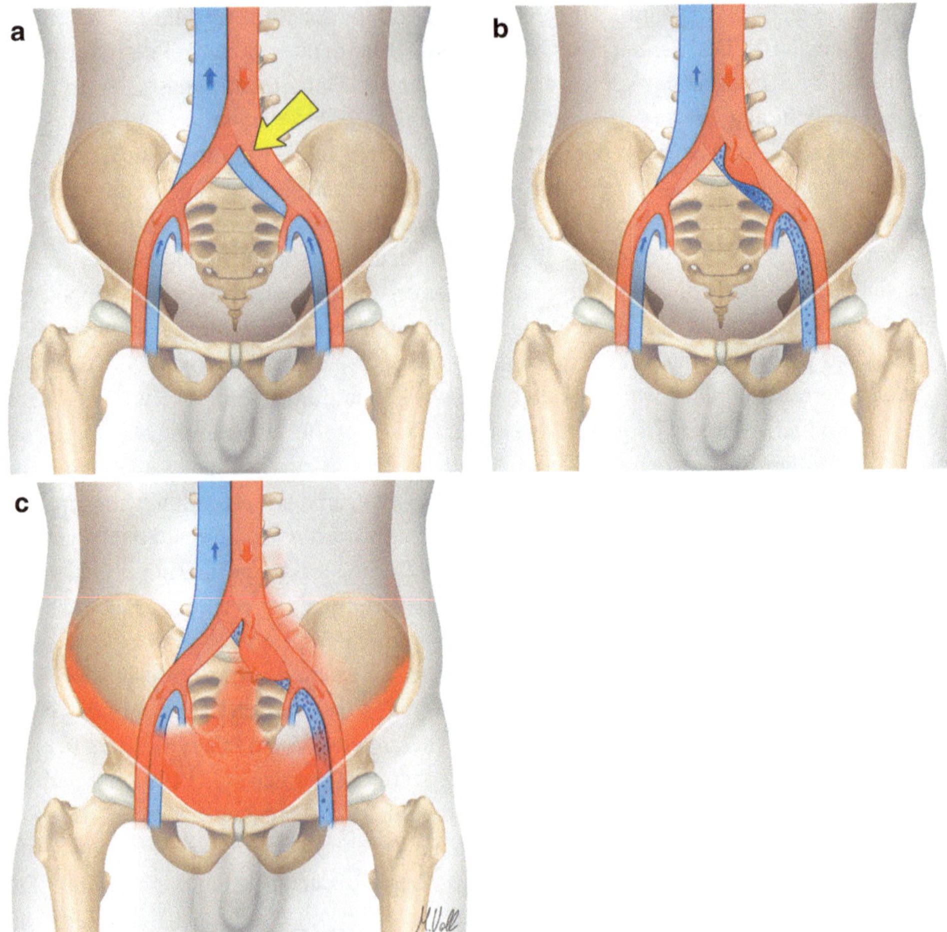

Abb. 22.4 (**a-c**) (**a**) Dissektionsstelle (Pfeil) der linken Beckenarterie (A. iliaca communis, *rot*). Die *blauen* Gefäße sind die Beckenvenen und die untere Hohlvene (V. cava), (**b**) Der sich in der linken Beckenarterie vorwühlende Blutstrom führt zu einer Erweiterung der Arterie, die die danebenliegende Beckenvene komprimiert und dort zu einer Thrombose (Verschluss) führt, (**c**) Ruptur der linken Beckenarterie und Austritt des Bluts in die Umgebung. (Prof. Dr. Erik Schulte, Mainz, sei für das Konzept und die Hilfe bei der Realisierung gedankt)

Zum damaligen Zeitpunkt standen weder diagnostische noch therapeutische Maßnahmen zur Verfügung, um diese komplexe Situation zu beherrschen. Ob letztlich Thomas Mann davon profitierte hätte, ist mit Blick auf die ausgeprägten pathologischen Befunde im Obduktionsbericht zu bezweifeln. Erika Mann bringt diesen Aspekt in ihrem Buch *Das letzte Jahr – Bericht über meinen Vater* zum Ausdruck:

> „Lieber, geliebter Zauberer, Du warst gnädig geführt bis zum Ende". [11]

22.5 Überblick Leben und Werk

Thomas Mann*

1875	*6. Juni* Geboren in Lübeck; Vater Thomas Johann Heinrich Kaufmann (1840–1891): Mutter Julia, geborene da Silva-Bruhns (1851–1923); vier Geschwister: Heinrich (1871), Julia (1877), Carla (1881), Viktor (1890)
1889–1894	Realgymnasium Lübeck · Auflösung der familieneigenen Firma
1894	Abschluss der Schule, Umzug nach München · Volontär bei Feuerversicherung (bis Herbst) · Gasthörer an der TH München
1895	Erste Italienreise mit Bruder Heinrich
1896	Italienaufenthalt bis April 1898
1898	*April* Rückkehr nach München · *November* Lektor beim „Simplicissimus" (bis Januar 1939)
1899	Reise nach Dänemark
1900	*Oktober bis Dezember* Militärdienst, Entlassung wegen Dienstuntauglichkeit
1901	*Mai* Italienreise · „Buddenbrooks"
1903	Verlobung mit Katia Pringsheim · „Tonio Kröger. Novelle" · „Tristan. Sechs Novellen"
1905	*11. Mai* Hochzeit mit Katia Pringsheim · *9. November* Geburt von Tochter Erika Julia Hedwig
1906	*18. November* Geburt von Sohn Klaus Heinrich Thomas · „Wälsungenblut"
1907	*11. Mai* Uraufführung des Dramas „Fiorenza" im Schauspielhaus Frankfurt am Main
1908	Aufenthalt in Venedig
1909	*27. März* Geburt von Sohn Angelus Gottfried Thomas, genannt Golo · Aufenthalt in der Naturheilanstalt Dr. Bircher-Benner bei Zürich · „Königliche Hoheit"
1910	*7. Juni* Geburt von Tochter Monika · *30. Juli* Freitod der Schwester Carla
1911	Reise nach Venedig

1912	Aufenthalt in Davos (Kuraufenthalt von Katia Mann)
1913	*Sommer* „Tod in Venedig. Erzählung“
1914	*Januar* Bezug des Hauses Poschingerstraße 1, München (bis 1933) · Bruch mit Bruder Heinrich
1918	24. April Geburt von Tochter Elisabeth Veronika · „Betrachtungen eines Unpolitischen“
1919	*21. April* Geburt von Sohn Michael Thomas · Ehrendoktor der Universität Bonn · „Gesang vom Kindchen“
1922	Versöhnung mit Heinrich Mann
1923	*1. März* Tod der Mutter
1924	„Der Zauberberg. Roman“
1925	*6. Juni* 50. Geburtstag mit Feiern in München und Wien · „Unordnung und frühes Leid. Novelle“
1926	Reisen nach Frankreich, Lübeck, Italien
1927	*10. Mai* Freitod der Schwester Julia
1929	*10. Dezember* Verleihung des Nobelpreises für Literatur in Stockholm
1930	Reise nach Ägypten · Erwerb des Ferienhauses in Nidden (heute Nida) an der Ostsee
1932	Stellungnahme gegen Nationalsozialismus· „Was wir verlangen müssen“
1933	*10. Februar* Vortrag in München „Leiden und Größe Richard Wagners“ · *11. Februar* Beginn des Exils während einer Vortragsreise · Niederlassung in Küsnacht bei Zürich · *16. April* Protest der „Richard Wagner Stadt München“ · *24. August* Beschlagnahme des Hauses in München · Erster Band des Josephs-Romans „Die Geschichten Jaakobs“
1934	*Mai bis Juni* Erste USA-Reise · Zweiter Band des Josephs-Romans „Der junge Joseph“
1935	*Juni bis Juli* Zweite USA-Reise
1936	*9. Februar* Offener Brief an Eduard Korrodi in der „Neuen Züricher Zeitung“: „Bekenntnis zur Emigration“ · *19. November* Annahme der tschechischen Staatsbürgerschaft · *2. Dezember* Aberkennung der deutschen Staatsbürgerschaft · *19. Dezember* Entzug der Ehrendoktorwürde durch die Universität Bonn · Dritter Band des Josephs-Romans „Joseph in Ägypten“
1937	*April* Dritte Reise in die USA · „Offener Briefwechsel mit Bonn“ (Abgrenzung von Deutschland) · Herausgeber der Exilzeitschrift „Maß und Wert“
1938	*1. Juni* Ehrendoktor der Columbia Universität, New York · *24. September* Übersiedlung in die USA. Tätigkeit als „Lecturer in the Humanities“ an der Universität Princeton · „Bruder Hitler“ · Kritik an der Appeasement-Politik
1939	*18. Mai* Ehrendoktor der Universität Princeton · Europareise · „Lotte in Weimar“

1940	„Die vertauschten Köpfe. Eine indische Legende" · „Dieser Krieg! Aufsatz" · „War and Democracy" · Radiosendungen nach Deutschland („Deutsche Hörer!", bis 1945)
1941	*14. Januar* Empfang durch Präsident Franklin D. Roosevelt in Washington · *17. März* Umzug nach Los Angeles, Pacific Palisades, 740 Amalfi Drive
1942	*1. Januar* Amtsantritt als Consultant in Germanic Literature der Library of Congress in Washington · *Februar* Umzug ins eigene Haus in Pacific Palisades, 1550 San Remo Drive · Veröffentlichung der ersten 25 Radioansprachen „Deutsche Hörer!"
1943	Vierter Band des Joseph-Romans „Joseph der Ernährer"
1944	*23. Juni* Amerikanische Staatsbürgerschaft
1945	*8. Dezember* Ehrendoktor des Hebrew Union College Cincinatti, Ohio · Veröffentlichung von 55 Radioansprachen „Deutsche Hörer!"
1946	*April* Lungenkrebsoperation in Chicago
1947	*April bis September* Erste Europareise nach dem Krieg · „Doktor Faustus"
1949	*21. April* Tod des Bruders Viktor · *Mai bis August* Zweite Europareise, erster Besuch Deutschlands nach Kriegsende · *21. Mai* Freitod von Klaus Mann · *25. Juli* „Ansprache im Goethejahr 1949" und Verleihung des Goethepreises der Stadt Frankfurt in der Paulskirche · *1. August* Rede zum Goethejahr im Nationaltheater Weimar, Verleihung der Ehrenbürgerschaft der Stadt Weimar · „Die Entstehung des Doktor Faustus"
1950	*12. März* Tod von Heinrich Mann · *Mai bis August* Dritte Europareise
1951	*Juli bis Septembe*r Vierte Europareise · „Der Erwählte"
1952	*Juni* Rückkehr nach Europa · *Dezember* Übersiedlung in die Schweiz
1953	*29. April* Audienz bei Papst Pius XII · *4. Juni* Verleihung der Ehrendoktorwürde der Universität Cambridge · „Der Betrogene. Erzählung"
1954	*15. April* Umzug nach Kilchberg bei Zürich, Alte Landstraße 39 · „Bekenntnisse des Hochstaplers Felix Krull. Der Memoiren erster Teil"
1955	*11. Februar* Goldene Hochzeit · *Mai* Reden zum 150. Todestag von Friedrich Schiller in Stuttgart und Weimar · *15. Mai* Verleihung der Ehrendoktorwürde der Universität Jena · *20. Mai* Ehrenbürgerschaft der Stadt Lübeck · *6. Juni* 80. Geburtstag mit vielen Ehrungen · *5.–23. Juli* Seebad Noordwijk aan Zee · *19. Juli* Erste Zeichen der Gefäßerkrankung · *23. Juli bis 12. August* Kantonsspital Zürich · *12. August* Tod im Kantonspital Zürich · „Versuch über Schiller"
Die Grabstätte befindet sich auf dem Friedhof Kilchberg (Zürich).	

*Quellen: Hermann Kurzke: Thomas Mann. München: C.H. Beck, 3. Aufl. 1977, Thomas Mann Handbuch. Leben – Werk – Wirkung. Hrsg. von Andreas Blödorn und Friedhelm Marx. Heidelberg: Springer 2015

Literatur

1. Mann T (2007) Große kommentierte Frankfurter Ausgabe. Werke – Briefe – Tagebücher. Bd. 10.1: Doktor Faustus: [Text]. Hrsg. und textkrit. durchges. von Ruprecht Wimmer unter Mitarb. von Stephan Stachorski. S. Fischer, Frankfurt am Main
2. Mann T (2003) Tagebücher 1944–1946. Fischer Taschenbuch Verlag, Frankfurt am Main
3. Virchow C (2000) Thomas Mann und „the most elegant operation“. In: Sprecher T (Hrsg) Vom „Zauberberg“ zum „Doktor Faustus“. Die Davoser Literaturtage 1998, Thomas-Mann-Studien Band 23. Vittorio Klostermann, Frankfurt am Main, S 48
4. Mann T (2003) Tagebücher 1953–1955. S. Fischer, Frankfurt am Main
5. Thomas-Mann-Jahrbuch 1997. Band 10. Vittorio Klostermann, Frankfurt am Main, 1998
6. Mann K (2004) Meine ungeschriebenen Memoiren. S. Fischer, Frankfurt am Main
7. Thomas-Mann-Studien 1998. Band 23. Vittorio Klostermann Frankfurt, Frankfurt am Main, 2000
8. Adler I (1980) Primary malignant growths of the lung. Reprinted in: CA Cancer J Clin 30:295–301
9. Proctor R (2012) The history of the discovery of the cigarette-lung cancer link: evidentiary traditions, corporate denial, global toll. Tobacco Control 21:87–91
10. D'Amico TA (2011) Historical perspectives of The American Association for Thoracic Surgery: Evarts A. Graham (1883–1957). J Thorac Cardiovasc Surg 142:735–739
11. Mann E (2005) Das letzte Jahr – Bericht über meinen Vater. S. Fischer, Frankfurt am Main

Thomas Mann – Medizinische Splitter in den Tagebüchern von 1918–1955

23

Hans-Jürgen von Mengden

Sicher in seiner Lübecker Gymnasialzeit beginnend hat Thomas Mann (1875–1955) immer ein Tagebuch (TB) geschrieben. Die ersten verbrannte er bereits Anfang 1896 wieder, wie er seinem Schulfreund Otto Grautoff aus München schreibt, da es ihm „peinlich und unbequem wurde, eine solche Masse von geheimen – sehr geheimen Schriften liegen zu haben“ ([1], Vorbemerkungen des Herausgebers, S. VI). Allerdings hat er im gleichen Jahr unverzüglich die Aufzeichnungen weitergeführt, die Tagebücher bis 1918 und zwischen 1921 und 1933 begann er im Juni 1944 zu vernichten, endgültig verbrannt hat er sie 1945 in Pacific Palisades (P.P.) ([7], S. 68). Die restlichen zehn überlieferten Tagebücher von Thomas Mann (TM) sind in die nachfolgenden Betrachtungen einbezogen. Zitiert wird nach der Ausgabe in zehn Bänden herausgegeben von Peter de Mendelssohn und Inge Jens, Frankfurt am Main: S. Fischer 1977.

Die Tatsache, dass er Teile seiner Aufzeichnungen vernichtet und schließlich festgelegt hat, dass die verbliebenen erst 20 Jahre nach seinem Tode der Öffentlichkeit zugänglich gemacht werden dürfen, entspricht durchaus einer seiner besonderen Wesensarten. Interessant ist, dass er dieses mit seiner Tochter Erika besprochen hat bezüglich der „Notizbücher. Poesiealbum von 1888/89. Zahl der für 25 Jahre nach meinem Tode zu versiegelnden Tagebuch-Hefte. – Etwas im „Simplicius“ ([9], S. 334, 24.II.34). Am 18. Juni 1952 deponiert er diese schließlich in einer Bank.

H.-J. von Mengden (✉)
ehem. GPR Klinikum – Rüsselsheim, Rüsselsheim, Deutschland

T. Junginger et al. (Hrsg.), *Schriftsteller und ihre Erkrankungen*,
https://doi.org/10.1007/978-3-662-71465-2_23

Es ist Thomas Mann immer wichtig, die Wirkung auf sein Umfeld kontrolliert zu wissen. Beispielhaft hierfür ist die verhältnismäßig ausführliche Beschreibung von Absonderlichem. So notiert er vielfach akkurat, welche Kleidung er trägt, zum Teil einschließlich Hut und Schirm, bisweilen informiert er sogar über seine Unterwäsche. Auch beschreibt er einen für ihn etwas peinlichen Vorfall am 15. November 1937: „… einige Nervosität beim Sprechen mit der Prothese bei stärkerem Artikulieren". Ein Tag danach großer Auftritt – immer in Anwesenheit seiner Frau Katia (in den Aufzeichnungen K.) – in der Aula der Universität Zürich, in „Smoking-Toilette, nach einem Imbiss mit Kaviar und etwas Rotwein", ist zu lesen, „angenehmes Podium, gute Verfassung". Nachfolgend kann er nicht umhin festzuhalten „gegen das Ende, im Affekt, schlimmer Moment mit der Prothese, vorübergehend", welche er kaum im Mund halten konnte. Anschließend jedoch „zufriedene Stimmung, nicht übermäßig ermüdet. Zuhause erneuter Imbiss mit Kaviar und Thee" ([4], S. 130).

Am 17. schließlich kann er zufrieden feststellen, dass sein Zahnarzt – ebenfalls tags zuvor im Publikum – ihm bestätigt, dass „der Zwischenfall mit der Prothese kaum merklich gewesen sei, der Eindruck guter Form und Laune dagegen entschieden". Unter anderen bestätigen es ihm auch Lion Feuchtwanger und Franz Beidler (*Sohn der Wagner-Tochter Isolde, Schriftsteller in Zürich*) telefonisch. Dieses Ereignis ist letztlich Folge eines langwierigen Problems, über das mit Beginn der Aufzeichnungen in allen Jahren Notizen zu finden sind.

23.1 Das leidige Gebiss

Die Aufzeichnungen beginnen im September 1918: Nachdem die Familie von einem Urlaub am Tegernsee nach München zurückgekehrt ist, will Thomas Mann die Erzählung *Herr und Hund* fertigstellen, die das Treiben seines Lieblingshundes Bauschan zum Inhalt hat, ein Vorwort für die 100. Auflage der *Buddenbrooks* schreiben und sich schließlich mit dem *Zauberberg* befassen. Einige Tage später muss er bereits seinen Zahnarzt Dr. Gosch aufsuchen, da er – wie schon am Tegernsee – „die linke Vorder-Schneidezahn-Krone" ein weiteres Mal verloren hat ([1], S. 21, 1.X). „Das Ding" wird noch einmal befestigt, er weiß jedoch, dass Wurzeln gezogen werden müssen und ein Ersatzstück einzusetzen ist, „wozu ich mir dicke Nerven wünsche". Im Gefolge werden mehrfach Abdrücke gemacht, es wird gebohrt mit anschließenden Arseneinlagen, ein Nerv extrahiert, die Brücke angepasst und nachgeschliffen. Er benötigt mehrfach Aspirin und als letzte Notiz zu dieser Behandlungsabfolge notiert er „die Gaumenplatte wackelt".

Auch im Folgejahr ist es immer wieder die Brücke, die zu Beschwerden führt, es werden wiederholt Gipsabdrücke und provisorische Einbauten vorgenommen, mehrfache „Anproben" sind erforderlich. Alles beschrieben in den Monaten Februar bis Juni, wobei die Brücke teilweise nicht festsitzt und schließlich einzementiert werden kann. Darüber hinaus findet in diesen Wochen die sich mehrfach wiederholende Behandlung eines nicht näher benannten Eckzahns, die „goldene Kapsel" wird mühsam entfernt, wieder ist die

Extraktion des Nervs aus diesem Zahn notiert sowie eine begleitende schmerzhafte Zahnfleischentzündung, sodass schließlich die zahnärztliche Behandlung in diesen Monaten „als gelinde Folter, ich verliere beinahe die Nerven“ kommentiert wird.

Eine von Dr. Ermanno Ceconi *(1870–1927, Ehemann von Ricarda Huch)* neu gesetzte Goldkrone und gar eine goldene Brücke werden im Rahmen einer fortlaufenden zahnärztlichen Behandlung erwähnt. Die Gewichtung der Alltagsaktivitäten ist klar: Nach Bohrung eines Backenzahns und einer nachfolgenden Kampfereinlage geht Thomas Mann schließlich zum Konditor und bestellt eine Torte. Ähnliches findet sich im Juli 1934 ([2], S. 460, 6.VII.34), wo er nach der umfangreichen Zahnbehandlung normal frühstückt. Insgesamt bedurfte er in diesem Jahr zumindest 35 zahnärztlicher Behandlungen, die bemerkenswert häufig Knochenhautreizungen, eitrige Entzündungen der Schleimhaut und der Zähne betreffen und überwiegend mit Jodpinselungen, Antiphlogistika und Kamilleneinlagen behandelt werden, die Schmerztherapie besteht aus Luminaletten, Veramon oder Phanodorm (Luminaletten und Phanodorm sind Barbiturate, Veramon ist eine Kombination aus Aminophenzon und Barbiturat).

„Am unteren Eckzahn rechts hat sich eine Entzündung entwickelt, die mich arg inkommodiert“, schreibt er Anfang Dezember 1935 im Hotel Bellevue in Bern ([3], S. 220, 13.XII.35). Daraus entwickelt sich eine Geschwulst „der Drüsen und Schleimhäute“, die von Dr. Asper mit Sauerstoff und Kamillosan behandelt wird und nach etwa einer Woche abklingt. Ein schmerzhafter Backenzahn begleitet Thomas Mann über Monate, was ihn nicht daran hindert, nach einer Zahnbehandlung wieder zu notieren: „Bei Dr. Asper, danach im Café Odeon Wermut und Zeitungen“. Immer wieder leidet er unter Problemen mit der Prothese, die manchmal sogar herausfällt, ([2], S. 334, 24.II.34), sodass er sich Mitte 1938 eine leichtere anpassen lässt, die auch immer wieder korrigiert werden muss und erst nach Monaten der Justierung nicht mehr erwähnt wird. Unabhängig davon ist er „bei Dr. Klingenberg zur Behandlung des schlimmen Mundes (Winkel-Verletzung und Infektion), der in den letzten Tagen belästigte. Chromsäure-Pinselung“ ([4], S. 255).

Erst 1941 vermerkt er im Tagebuch wieder intensivere zahnärztliche Maßnahmen, insbesondere wegen Entzündungen der Mundschleimhaut, Schwellungen, einer Zahnextraktion und Säuberung von Zahnfleischtaschen bei Dr. Cooper. Im Rahmen einer Untersuchung bei Dr. Stout in Pacific Palisades wegen der rezidivierenden „Schleimhautbeschwerden an der inneren Backe“ wurde der Verdacht auf eine „Art von Pre-Cancer, mögliche Ansatzstelle für Krebs“ geäußert und ihm gleichsam als Vorschrift mitgegeben, „das Rauchen 2 Wochen zu unterlassen, um dieses als Ursache festzustellen“. Dazu notiert Thomas Mann: „wenig geneigt, dem nachzukommen, da die Störung von sehr langer Hand datiert und in Zürich als harmlos behandelt wurde“ ([5], S. 458, 4.VIII.42).

So leidet er immer wieder an Zahnschmerzen und Schleimhautentzündungen. 1944 wird wieder über eine neue Prothese beraten und Dr. Cooper gibt dem gesamten Zahnstatus nur noch ein Jahr Bestandsdauer. Thomas Mann beklagt das lose sitzende Gebiss, nimmt gegen die Schmerzen, die naturgemäß auch immer wieder den Schlaf stören, sehr regelmäßig die Medikamente Empirin (325 mg Aspirin) und seltener auch Optalidon (Paracetamol 400 mg/Coffein 50 mg). Er berichtet von einem

„schmerzensreichen Tag als Nachspiel der Grippeinfektion und die Erholung davon im hintanhaltend schwer erträgliche Gesichts- und Schein-Zahnschmerzen der Drillingsnerven. Empirin und Kodein. Heizkissen von Leinsamen im Mund, mit denen mich schließlich verbrannte. Gegessen nur flüssig und völlig weich, da das Tragen der Brücke unmöglich. Telefon mit Cooper, der die Extraktion verschiebt, da er mit Recht nicht an den Zahn als Ursache glaubt."

Irgendwie zeigt er bei all diesem Malträtieren auch ein gewisses Maß an Galgenhumor:

„… zu Cooper. Röntgenaufnahmen, dann Injektionen: Leitung rechts und lokal links. Extraktion rechts, ohne Schwierigkeit. Rechts der Zange unzugänglich, recht schmerzhaftes Ausheben erforderlich. Bestand alles mit einer gewissen Heiterkeit, das Grauen ertragend, wenn nicht überwindend. Sofortiges Einsetzen der Prothesen, die obere feiner und fester sitzend als die frühere, der Zusammenbiß gut. Sprechen ungestört. Heimfahrt – Spaziergang – Dubonnet-Wermouth." ([6], S. 124, 161)

In den folgenden fünf Jahren sind jeweils vergleichbare Beschwerden vermerkt, rezidivierende Geschwulste der Mundschleimhaut treten auf, weitere Veränderungen des Gebisses sind offenbar unvermeidlich.

Im Februar 1951 diagnostiziert Dr. Obermayer eine „Leukoplathia" *(offenbar ist Leukoplakie gemeint)* im Mund ([9], S. 25, 20.II.51). Ursächlich ist dabei zweifellos an einen Zusammenhang mit dem Nikotinabusus zu denken. Ausgehend von der linken Wange verschlimmert sich dieser Befund und wird durch „Ausbrennung mit der elektrischen Nadel unter Anästhesie behandelt". Er empfindet alles „bei ohnedies mangelhaften Nervenzustand sehr anstrengend". Wichtig erscheint ihm die Bemerkung, dass das Rauchen nicht verboten, aber auch subjektiv offenkundig nicht erfreulich ist.

Während einer „äußerst enervierenden Anpassungsarbeit" einer weiteren neuen Zahnprothese im März 1952 erleidet er eine Verletzung der Wangenschleimhaut ([9], S. 193, 24.III.52), im November schließlich beschreibt er eine „böse Geschwulst am oberen Kiefer". Die rezidivierenden Entzündungen der Mundschleimhaut sowie immerwährende Korrekturen der Zahnprothese beschweren Thomas Mann bis zum Ende seiner Tage und sind insbesondere in jüngeren Jahren häufig in Kombination mit Kopfschmerzen dokumentiert.

23.2 Haupt und Haut

In vermeintlich angespannten Situationen werden nicht selten Kopfschmerzen notiert, so selbst „durch Haareschneiden und Champooing" („2.VI."1919), mit einer „Magenverstimmung infolge Genusses von Butterfett heftige Kopfschmerzen und Übelkeit" („10. IX."1919), bei „Wetterumschlag, Weststurm und Nässe" („8.I."1920) sowie auch in einem Zustand „fiebrig, frostig, unwohl" („11.I."1920) ([1], S. 255, 300, 362, 363) oder bei Hitze am Strand. Bedenklich allerdings klingt es, wenn er schreibt: „Sorgen macht mir dauernd der Zustand meines Kopfes, der angegriffen und müde, zum Schwindel und zu dumpfer Benommenheit neigt" ([2], S. 376, 30.III.34). Mit „indefiniblen Schmerzen hinter dem rechten Ohr" entwickelt sich in den ersten Märztagen 1939 ein „Knoten rechts am Hinterkopf". Dabei spricht Thomas Mann von einem „Reißen im Ohr und Kopf, von Entzündlichkeit und Empfindlichkeit der Hautnerven". Er wird ärztlich betreut und bekommt schmerzstillende Kapseln, auch Vitamininjektionen. Weiter ist notiert: „... brennendes Jucken. Neigung des Ausschlags zur weiteren Ausbreitung vom Hals ins Haar hinauf". Auch noch nach einer Woche ist „der Hals und Hinterkopf sehr empfindlich, aber die Heilung scheint im Gange" ([4], S. 366–370). Diagnosen sind nicht formuliert, ein Herpes Zoster wäre denkbar.

Noch zehn Jahre später erkennt er „verstärkte Tendenz zu Ekzemen, nun auch auf der Brust" sich ausbreitend und in wechselnder Konstellation im Laufe der ersten Junihälfte 1948 „sehr störend". Schließlich „wegen des Ekzems zu Dr. Stout. Wesentlich nervös, Bestrahlung abgelehnt. Leichte Verordnungen" ([7], S. 267–269). Auch beschreibt er Ekzeme an Hals und Steißbein, konsultiert mehrere Ärzte, bekommt „neue Verordnungen, die mich langweilen und anwidern".

Thomas Mann entdeckt

> „einen sonderbaren Blut- und Lymphebeutel unter der linken Brust, juckend, schmerzhaft, wuchs zu einer beweglichen Zyste. Der Chirurg war befremdet, hatte so etwas noch nie gesehen. Unter der Obhut von 2 Schwestern auf dem Operationstisch Feststellung, dass in dem Blutbeutel ein zappelndes Insekt eingeschlossen war. Anästhesierung und Operation, Entfernung weiterer verhärteter Haut aus Besorgnis, dass Eier vorhanden sein könnten. Verpflasterung. Der Doktor fuhr uns nachhause. Abgespannt." ([8], S. 273)

Zu Präsident Franklin D. Roosevelt hatte die Familie Mann ein gutes Verhältnis, man war zum Dinner im Weißen Haus. Thomas Mann korrespondierte mit ihm und befürwortete intensiv, auch öffentlich, seine Wiederwahl. Bei dieser, zur vierten Amtszeit als amerikanischer Präsident, notiert er am 7. November 1944: „Stimmabgabe für Roosevelt. Aß *creamed Chikken* und Auflauf. Halsentzündung, Neue Plage. Stark geschwollen. Wiederholtes Gurgeln mit Natron. Rauchverbot oder Gebot der Einschränkung wegen schlechten Zustandes des Mundes. Verweigere vorläufig den Gehorsam." Dr. Schiff versucht das Problem radiologisch zu klären, TM notiert: „Nebenhöhlen etc., überflüssig" ([8], S. 120, 160, 300).

Wochenlang leidet er an einem teils nässenden Ekzem im linken Gehörgang, das ihn nicht zuletzt während einer Vortragsreise über Princeton, Delaware, Chicago, Dulles und weitere Städte begleitet. So spricht er beispielsweise in Minneapolis vor 3000 Personen: „... war anfangs nervös und völlig erschöpft, sprach eindringlich, großer Erfolg", trotz des schmerzhaften Ohres, „das Ohrekzem recht schlimm und geschwollen" ([5], S. 26, 14.II.1940).

Wenige Tage danach „schlechte Verfassung. Halbe Ermutigungs-Tablette, genannt *Heiterlein*, unbedingt notwendig, wenn der Abend bestanden werden sollte". So putscht er sich ein wenig, das *Heiterlein* ist sehr wahrscheinlich Benzidrin, eine Tablette, die 20 mg Amphetamin beinhaltet und an anderer Stelle explizit erwähnt ist. Immerhin hält er trotz des aktuellen Leidens in Smokinggarderobe einen Vortrag in der Music Hall in St. Antonio vor 2000 Zuhörern und stellt abschließend fest: „... sprach gut und hatte langen Beifall" ([5], S. 33). Zum Schlafen nimmt er Phanodorm und Evipan, beides Barbiturate.

In den Folgejahren lässt er sich routinemäßig die Ohren überprüfen. Erst im Frühsommer 1949 kommt es zu einem ausgeprägten Rezidiv, beide Ohren sind betroffen mit ekzematischen Veränderungen, Nässen und auch Anschwellungen. Thomas Mann spricht von Empfindlichkeit der Drüsen in diesem Bereich sowie von einer Pilzinfektion. Er bezeichnet dies als „arge Ohrenplage, Ohren-Irritation“ oder als „rebellische Ohren“. Spülungen und Salben werden eingesetzt, aber die Erkrankung zieht sich rezidivierend über Monate hin, verstärkt von März bis Juni und schließlich von August bis in den Dezember 1949 ([8], S. 42–46, 94, 109, 137–141). Auch im Januar und Februar sind beide Seiten alternierend befallen. Weiter schreibt er erneut von Nässen oder Wässern, „die linke Ohrmuschel ist wieder geschwollen und entzündlich“, kurz danach ist auch das rechte Ohr betroffen. Er bekommt Vitamininjektionen, macht Alkoholumschläge, auch wird eine Bestrahlung durchgeführt. Regelmäßig ist die Einnahme von Barbituraten in Form von Phanodorm und Seconal dokumentiert ([8], S. 154–174).

Mehrfach berichtet Thomas Mann über die Notwendigkeit einer gleichzeitigen Behandlung von Ohren und Augen bei Dr. Marx ([7], S. 319). Grund ist eine hartnäckige Bindehautentzündung, früher schon ist ein Furunkel am rechten Auge notiert. Im März 1949 hatte er unabhängig von einer Geschwulst im Mund eine Verschlimmerung seiner Augenentzündung. Es werden ursächlich Kokken nachgewiesen, eine Behandlung mit Sulpha (Sulfonamid) schließt sich in Form einer mehrtägigen Kur an ([8], S. 23–41). Ende 1953 schreibt er: „… seit gestern schlimmes rechtes Auge. Drüsengeschwulst und Entzündung“. Verordnet werden Kamillenauflagen und eine Penicillinsalbe. Zwei Tage später „drückte Dr. Bollag (*auch Pollak geschrieben*) Eiter aus dem Auge“, an Silvester erfolgten mehrfache Einschnitte und eine weitere Eiterentleerung, „doch bleibt noch ein Eiterbeutel zurück“ ([10], S. 162), sodass bei immer wieder auftretendem Eiter eine Weiterbehandlung während des gesamten Januars 1944 notwendig ist.

Als Besonderheit ist die Anschaffung einer sehr teuren goldenen Brille vermerkt und da sich auch naturgemäß das Sehvermögen von Thomas Mann mit zunehmendem Alter verändert, werden gelegentlich Korrekturen seiner Brillengläser erforderlich, dies insbesondere, da er ein unglaublich eifriger Leser ist.

Er liest zahllose Bücher parallel mit großer Variation der inhaltlichen Besonderheiten, so Gottfried Kellers *Der grüne Heinrich* neben Balzac oder Goethe, Heinrich Heine, die Briefe des Erasmus oder auch Erinnerungen an Napoleon, Cervantes *Don Quijote* und über das altgriechische Leben. Auch merkt er Texte von Zuckmayer teils ironisch-kritisch an und ebenso die Literatur Bertolt Brechts, dem er gelegentlich in Pacific Palisades begegnet, die für ihn „nicht ohne Anziehung, Sozialismus des munteren Mitleids, die Form (“episches Theater“) doch wohl theoretisierend überschätzt“ ([4], S. 242). Andererseits liest er Szenen aus Brechts *Furcht und Elend des III. Reiches* und findet diese Arbeit „gut“ ([7], S. 288). So lobt er auch den überaus erfolgreichen Autor Lion Feuchtwanger, mit dem er im USA-Exil familiär-nachbarschaftlich befreundet ist, und notiert „Brods Kafka-Biografie interessiert mich sehr“.

23.3 Das hintere Übel

Zweifellos genießt Thomas Mann feines Essen gerne auch und durchaus häufig in großer Gesellschaft zu Hause, bei Freunden oder im Restaurant, wenngleich dies bisweilen zu gastrointestinalen Beschwerlichkeiten führt. So notiert er sein Vergnügen „am üppigen Essen nebst vorzüglichem Rotwein, von dem ich reichlich trank und der mir über die Magenbeschwerden hinweg half". Andererseits laboriert er an zu viel gegessenen Pfannkuchen oder üppigem Genuss von Honig. Er korrigiert seine Nöte mit Einnahme von Adalin (Barbituratanalogon), Belladonna und mit Loebs Pillen, einer Kombination aus Strychnin und Belladonna, die er seit 1918 kennt. Magenbeschwerden werden notiert, als er „mittags und abends sehr salzigen, strammen und speckigen Schinken" gegessen hatte. Ein andermal gab es „einen Punsch aus Heidelbeerwein, von dem ich natürlich ein schmerzlich stockendes Eingeweide habe" oder es „kommt zu einer Erkältung ein verdorbener Magen, wahrscheinlich von übersalzenem Gulasch" hinzu ([1], S. 54, 226, 277, 467). Auch ein schweres Essen mit Wildente führt zur Magenverstimmung. Anfang 1933 notiert er „… gestern Abend nach dem Essen trank man Whisky-Grog. Das tat mir nicht gut … nahm ein Phanodorm" ([2], S. 17, 236).

Unabhängig davon erfährt man auch von Alltagsproblemen wie häufiger Fußpflege oder der intensiven Behandlung eines Panariziums an einem nicht näher bezeichneten Finger, er leidet allerdings nur kurz unter der ärztlichen Therapie, denn „nach Rückkehr der Besuch von Alma Mahler mit Champagner" ([7], S. 5) genießt er wieder den Alltag.

Am Samstag vor Pfingsten, dem 19. Mai 1934, beginnt in Boulogne-Marine die erste Reise des Ehepaares Mann nach Übersee in die USA auf dem Dampfer ‚Volendam', das Ziel wird am 28. Mai erreicht. Diese Tour beschert TM ein bisher in seinen Aufzeichnungen nicht erwähntes Problem: „Meine Constipation ist außerordentlich. 3 M.-P.-Tabletten ([?] am Abend reichen nicht aus." Wenige Tage danach notiert er: „Magen- und Nervenverstimmung, Verstockung des Unterleibs, Müdigkeit und Misslaune", und am gleichen Tage noch: „… nahm Phanodorm, ohne dass die Unterleibsbeschwerden sich schon gebessert hätten". Die Zeit verbrachte er jedenfalls „im Liegestuhl in der Sonne und zog mir eine entzündliche Hitzröte der Backenhaut dabei zu" ([2], S. 435).

Zu einem Mittagessen im Hotel Hirschen in Basel vermerkt er:

> „… einige Schlucke von neuem Süßen machten sofort meinem Magen übel, sodass ich an der Mahlzeit wenig Freude hatte. Danach zu Dr. Gigon, Verordnung von Valerian Tropfen und etwas Arsen. Der Blutdruck zu niedrig. Spaßhaft der Gedanke, dass, wenn bei meinen Geistesgaben der vitale Antrieb einige Grade stärker wäre, ich ein Groß-Genie wäre." ([3], S. 181)

So kann die Obstipation seinem Selbstbewusstsein offenkundig nichts anhaben.

Er fühlt sich unwohl, müde und erschöpft, „glaubte an Blinddarm", laut ärztlicher Meinung handelt es sich „außer der nervösen Überanstrengung nur um Gärungsgase. Kohle. Später Kamillenthee und Phanodorm". Im weiteren Verlauf nimmt er wiederholt Kohletabletten ein. Die Nachfeier seines Geburtstags am 6. Juni 1939 findet an Bord der ‚Île de

France‘ statt, zu Beginn einer Reise nach Europa. Mann genießt „Fest-Menu´s, ... Torte, Champagner Rosé. Zuviel. Angestrengt, übernommen, nervös, gequält“, um am nächsten Morgen einzuräumen „unwohl und psychisch tief widerwillig, verstockter Leib, leidend“ ([4], S. 18, 418). Ähnliches geschieht ihm im Oktober 1942 nach einer stark besuchten Cocktail- und Supper-Party zu Ehren seines amerikanischen Verlegers Alfred Knopf. Er leidet mit „schlechtem Darm“. Nicht selten nimmt er Kohle bei Magenbeschwerden, zur Alltagsroutine gehört auch ein Gläschen Wermut nach dem fast alltäglichen Morgenspaziergang und eine heiße Schokolade am Abend, wie auch „nach langer Heimfahrt Schokolade, die mir so gut schmeckt, wie sie meinem Darm schadet“ ([6], S. 305). Sicher ist bei Neigung zur Obstipation diese Dreierkombination nicht gerade sinnvoll.

Vor einem Vortrag in Austin, Texas, bekommt er eine Mahlzeit „mit untrinkbarem Thee und Eiern, Bier. Halbes Benzidrin ([Amphetamin] zum Vortrag. 5/4 h gut und unermüdet gesprochen u. Fragen beantwortet“. Anschließend Party, „Getränke, Buffet, Gerede, Eis, Kaffee. Reicher Ingenieur. Der französisch sprechende Romanist. Der betrunkene Direktor der dramat. Abteilung. Deutsch sprechende Professoren. Spät zu Bette“ ([5], S. 333).

„Dr. Wolff, der untersuchte und Medikamente, Atropin, Salzsäure gegen den Magen- und Darmkatarrh verordnete ... verätzte mir den Schlund mit zu wenig verdünnter Säure.“ Auch am nächsten Tag ist er leidend und empfindet nur eine leichte Besserung seines Zustandes „mit stärkerer Kost und 2 Cigarren“. Schließlich berichtet er von Diarrhö, Leibschmerzen und unerklärlichen Koliken, die einige Tage anhalten. Zudem stellt er ein „peinliches Vorkommen jenes schon seit längerem bekannten Vorquellens der Eingeweide, das auf Bruchneigung oder -leiden deutet“ fest. Dr. Wolff kann diesen Verdacht jedoch nicht bestätigen ([6], S. 25 f., 67, 109). Eine Röntgenuntersuchung betrifft offenbar den Magen: „... zahlreiche Durchleuchtungen und Aufnahmen nach Einverleibung von etwas Wismut-Getränk“. Keine Nahrung, Kontrolle am Nachmittag, „wieder im weißen Hemd mit Rückenverschluß. Umständlich. Nahrung freigegeben. Im Auto etwas Wermut und Cigarette. Zuhause Suppe, Kotelets und Kaffee“ ([6], S. 202). Er vermutet, sich den Magen durch einen Auflauf verdorben zu haben, ist deshalb unwirsch dem häuslichen Personal gegenüber und bereut seine Vorwürfe umgehend: „... beging den Fehler, den Chokolade-Auflauf anzuklagen. Gearbeitet, mit Cigaretten, was sehr schädlich.“ Nebenbei notiert er zu den offenbar drei Tage anhaltenden Beschwerden: „... rauchte eine kleine Kuba. Besseres Befinden“.

Anfang September 1946 findet man eine Notiz: „Verschlimmerung einer Fissur im After, quälendes Jucken. Thee, Kodein u. zusätzliches Evipan. Kamillen-Kompresse ... Empfing mittags Dr. Rosenthal zur (lästigen) Behandlung des Rektal-Leidens, die allein fortzusetzen (Suppositorien, Salbe)“ ([7], S. 36, 44, 292). Die Obstipation im Zusammenspiel mit Hämorrhoiden, von Thomas Mann als das „hintere Übel“ oder „Juckleiden“ freundlich umschrieben, belästigt ihn bis weit in den Oktober hinein ohne entscheidende Linderung trotz vielfältiger Behandlungsversuche bis hin zu einer Bestrahlung des Rektums. Er bekommt Kalziuminjektionen, verschiedene Salben und Pinselungen, nimmt Kodein, Bellergal und die *rote Kapsel* [Methamphetamin?].

Diese Symptomenkonstellation bleibt ihm sein Leben lang erhalten, häufig nimmt er für den Magen Kohle, um dann wieder kräftig abzuführen. So notiert er in Taormina 1954 „vegetabilisches hiesiges Laxativ genommen mit übertriebener Wirkung. Schwächend, müde" und schließlich im Jahr darauf „starke Wirkung des vegetarischen Abführmittels (englisch) gleich in der Frühe" und später „den ganzen Tag gelitten unter den heftigen Folgen der 2 englischen Abführtabletten" nach Essen von „Rebhuhn, abends Caviar, Schildkrötensuppe und etwas Muschel-Ragout" ([10], S. 183, 313).

23.4 Reizhusten und Bronchialkatarrh

Unter diesen Begriffen reiht Thomas Mann eine Vielzahl von Symptomen ein. Dabei beschreibt er eine „schwarze Zunge", ein Verschlucken von Speichel, das vielfach zu heftigen Hustenanfällen führen kann, teilweise sogar mit Würgen und Brechreiz. Eigentlich spricht er in allen Jahren immer wieder von quälendem Hustenreiz, Affektion der oberen Bronchien, Krampfhusten und Bronchialkatarrh. Bereits 1919 notiert er: „Krankheitsgefühl, Steigen der Temperatur, Einnahme von Natron, Brustpulver und Aspirin. Cigarette schmeckt schlecht" ([1], S. 186). Er merkt auch, dass ihm der Nikotingenuss nicht gut tut: „… der Zustand hat sich verschlechtert in letzter Zeit, versage mir öfters die kleine Cigarre zur Arbeit". Häufig fühlt er sich unwohl, ist bettlägerig und benötigt „Phanodorm, Thee, Zwieback, Suppe, Orangensaft und einige Cigaretten" und schreibt später: „… schadete mir mit einer größeren Cigarre, die ich morgens in Ermangelung einer kleinen rauchte". Schließlich folgt: „… ich sollte die kleine Cigarre, die ich zu Beginn der Arbeiten rauche, und die mich angreift, doch wieder weglassen" ([2], S. 234, 285, 294, 326). So veranlasst ihn das subjektive Gefühl, dass ihm Nikotingenuss nicht allzu gut bekommt, zum Kauf von „einige([n] nikotinfreien Cigarren (zur Probe), Chokolade, Blumen für K.", ohne jedoch später diesen Genuss weiter zu kommentieren ([2], S. 45).

„Luftröhren Katarrh. Das Einschlafen wieder sehr schwer und verzögerte sich lange auch infolge eines Krampfhustens", notiert er im Juni 1933 und wenige Tage später erneut: „… in der Nacht wiederholte Hustenanfälle", wie auch zwei Tage später: „Mücken und Krampfhusten quälte mich, nahm spät Phanodorm" ([2], S. 92, 99, 105, 108). Im Oktober 1937 belastet ihn ein lang anhaltender Infekt mit heftigem Schnupfen und Husten. Ähnliches schreibt er über die Jahre immer wieder auf, wie beispielsweise „stark erkältet, Schnupfen und Husten, sehr unwohl, kein Rauch-Geschmack, sondern nur Hustenreiz", schließlich im Juli 1940 „leidend in diesen Tagen, körperlich und seelisch. Zäher Schnupfen, ohne Geschmack, öfterer Krampfhusten, Bedrücktheit und Reduziertheit". Bisweilen wird das Krankheitsgefühl insgesamt betont, wenn er über sehr belastenden Rachen- und Luftröhrenkatarrh klagt und Linderung durch Heroin bekommt ([5], S. 119 f., 558).

Er spricht einige Worte am Mikrofon in einem Damenbuchclub, serviert wird eine „miserable Kost. Erstickendes Verschlucken, wie noch selten oder nie in meinem Leben". Die Behandlung einer späteren Grippe (Anfang 1946) mit hohem Fieber durch Dr. Wolff besteht aus Kohle, Atropin, Salzsäure, Empirin-Kodein. Thomas Mann sorgt sich um seinen

Gesamtzustand, „jeder sagt mir, dass ich magerer geworden. Könnte ich wieder zunehmen, würde ich mich weniger schwach auf den Füßen fühlen, ich fühle mich aber *abnehmen*". Bei Dr. Wolff sind Arsenikinjektionen vorgesehen, Blut und Blutdruck sowie das Herz sind in Ordnung, kein Eiweiß im Urin, es wird „eine nervöse Ermüdung" diagnostiziert. Auch eine halbe Tablette Benzidrin am Morgen „hatte keine Vorteile und nur Erregungsbeschwerden davon". Er unterbricht seine Arbeit am XXIV. Kapitel des *Dr. Faustus*, die Lunge wird bei Dr. Horwitz geröntgt. Befund: „... aus jüngster Zeit stammende *Stelle*, die weiter zu beobachten. Behandlung des Luftröhren- und Nasenkatarrhs empfohlen". Vom 3. bis 13. März 1946 kein Tagebucheintrag, dann am 14.03. rückblickend ab dem 3.: „Grippeerkrankung, bettlägerig bis gestern, nachmittags immer 102°F Fieber ([entspricht 39°C] ... Vergebliche Penicillinkur, dreistündig, auch über Nacht. Lediglich Empirin-Kodein hilft." Am 21. März erneute Röntgenuntersuchung der Lunge, während er in diesen Tagen intensiv weiterarbeitet an einem Nietzsche-Aufsatz und einer Entscheidung über eine Verfilmung des *Zauberbergs* und wie üblich viel zu diktieren hat. Weiterhin Fieber, Dr. Rosenthal: „... zwei Injektionen des eigenen Blutes unter Anwendung von Novokokain [*offenbar Novocain*]" ([6], S. 206, 263, 302).

Der 75. Geburtstag seines Bruders Heinrich wird im Hause gefeiert. „Zum Dinner Feuchtwangers und Eva Hermann ([die langjährige Freundin von Erika und Klaus M.] .... Champagner, ... Kaffee und Cigarre, sprach über Nietzsche". „Schlechter Geschmack der Cigarette beweist, dass die Infektion nicht überwunden." Am 1. April 1946 kommt Dr. Rosenthal mit Lungenaufnahmen, TM erlebt dies folgendermaßen:

> „Feststellung einer tuberkulösen? Infiltration am rechten Unterlappen. Zuziehung eines Spezialisten beschlossen. Vieles an meinem Befinden in den letzten Monaten erklärt durch die Entdeckung. Unter wie schlechten Bedingungen habe ich gearbeitet! Andererseits ist sicher der schreckliche Roman (Dr. Faustus) zusammen mit den deutschen Ärgernissen an der Erkrankung Schuld." ([6], S. 313–315]

Hier brechen die kontinuierlichen Einträge ab und werden erst am 28. Mai 1946 wieder aufgenommen. An diesem Tag schreibt er im Tagebuch von der „sich befestigenden Diagnose eines infektiösen Abszesses in der Lunge, Beschluss, zur Bronchoskopie und wahrscheinlichen Operation nach Chicago zu fahren" ([7], S. 3). Um jedoch gewissermaßen eine Kontinuität der Erkrankung darstellen zu können, wird auf eine andere Publikation von Thomas Mann zugegriffen, in der er rückblickend in erzählerischer Form darstellt, was in den Monaten April und Mai um ihn und mit ihm geschieht [11].

23.5 Die Operation

In der Erzählung *Die Entstehung des Dr. Faustus* beschreibt er geradezu liebevoll, wie sich insbesondere seine Frau, aber auch die ganze Familie in dieser Phase um ihn gekümmert hat. Während Dr. Rosenthal „zögerte und ich selbst es am bequemsten fand, über mich bestimmen zu lassen, hatte meine Frau ihre Entschlüsse gefasst". Gemeinsam mit ihrer Tochter Elisabeth Borgese wurde der Krankentransport per Bahn aus Pacific Palisades nach Chicago ins Billings Hospital (Universitätsklinik) unverzüglich durchgeführt. Erfreulich war für ihn, dort auf einen deutschsprachigen Arzt zu treffen, Prof. Robert G. Bloch, in Fürth/Bayern geboren, sowie den Operateur Dr. Willam G. Adams und den Lungenspezialisten Dr. Philipps.

Die kurze Narkose zur Bronchoskopie

> „bekam ich von einer weißbeschürzten Frauensperson energisch-tätigen Typs eine Injektion in die linke Armbeuge nebst dem Bedeuten, dass ich nun sehr bald schläfrig werden würde. Schläfrig? Ich hatte nach dem Empfang noch kaum zwei Worte gesprochen, als mein Bewusstsein so sanft wie restlos entschwand."

Vor der Operation ließ es sich seine Frau Katia „nicht nehmen, die Nacht in dem recht unbequemen Lehnstuhl neben meinem Bett zu verbringen, während ich den Schlaf vollkommener Gemütsruhe schlief". Die Anästhesistin – am nächsten Morgen – „setzte mir dann mit leichter Hand die mit edlen Stoffen getränkte Maske auf. Hinweg. Es war die friedlich-unbeängstigende und geschwindeste Narkose die sich denken lässt. Ich glaube, ein einziger Atemzug genügte, mich in die gründlichste Abwesenheit zu versetzen."

Die Operation des rechtsseitigen Bronchialkarzinoms – diese exakte Diagnose wurde TM vollkommen verheimlicht – verlief offenbar problemlos. Katia Mann, die Töchter Erika und Medi (Elisabeth) „verbrachten die Stunden in vertrauensvoller Spannung" in der Klinik.

> „Vorübergehend erwacht, noch stark benommen sprach ich gegen alle Gewohnheit englisch zu meiner Frau und sonderbar!
>
> Ich führte Klage. It was much worse than I thought – I suffered so much!
>
> Noch heute denke ich nach über den Sinn dieses Unsinns. Wovon redete ich? Ich hatte ja vor allem nichts gespürt. Gibt es irgendwelche Tiefen des Vitalen, in denen man, bei völlig ausgeschaltetem Sensorium, dennoch leidet?"

Dieses ganze Kapitel XIII ist eine literarische Kostbarkeit, die es sich allemal lohnt zu lesen, insbesondere für Ärzte [11].

Am 28. Mai1946 kehrt Thomas Mann wieder nach Hause zurück, fasst das Erlebte auf seine etwas selbstbezogene Art zusammen: „… die Gutwilligkeit und Geduldigkeit meiner Natur, ihr guter Hintergrund, ein vorzügliches Herz, Wohlkonserviertheit trotz allem, vereinigten sich mit fortgeschrittenstem ärztlichen Können zu einem fast sensationellen klinischen Erfolg. Eine späte Prüfung, cum laude bestanden."

Den Nikotinkonsum behält er bei, wieder zu Hause, beschreibt er mehrfach den „Genuss einer halben Cigarre", auch „ein Stückchen Cigarre" und schließlich „einige Züge Cigarre nach Tisch griffen mich wieder so an, dass ([ich] beschloss, vorläufig zu verzichten". Später jedoch sind es wieder „einige Cigaretten am Tag" und am 9. Juni „eine halbe Cigarre nach Tisch mit Genuss und ohne Schaden" und Ende Juni „tägliches Vergnügen an dem Kaffee mit Cigarette morgens um 8" ([7], S. 3, 4, 5 f., 9, 14, 18, 20, 164). Die Medikamentenliste weist weiterhin Phanodorm, Seconal, Empirin und Sulpha auf.

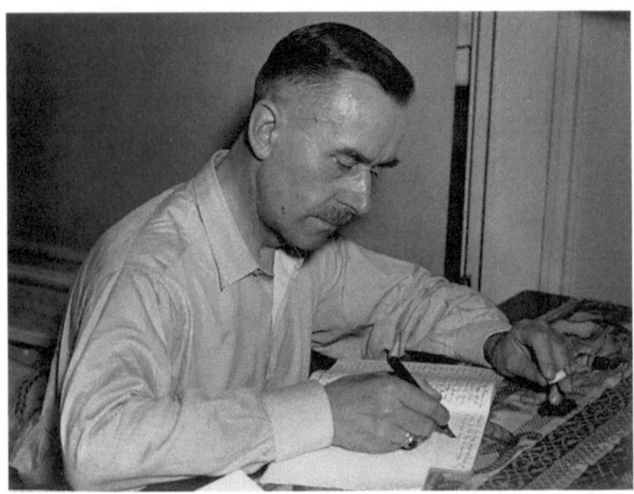

Abb. 23.1 Thomas Mann, 1920. (Library of Congress, Getty Images)

Euphemistisch formuliert könnte man es als unbeirrbare Neigung zum Tabakgenuss (und nicht als Sucht) bezeichnen, mit welcher Freude Thomas Mann immer wieder besondere Anmerkungen hierzu macht: „besorgte Ein-Franken-Cigarren, 100 Stück" oder „Cigarrenbestellung bei Reinhard, der direkt aus Kuba bezieht" und „Vergnügen an den guten Laurens-Cigaretten in der Blechschachtel", auch in den USA: „vermisse die Schweizer Cigaretten". Einige haben besondere Namen: „zur Arbeit eine *Personality* geraucht" oder „rauchte mit leidlichen Behagen eine Caruso". Andererseits sind die Zigarren schuld, wenn sie ihm nicht bekommen: „… schlechtes Vertragen der schlecht gewordenen Cigarren" ([7], S. 157).

„Es mag sein, dass mir unter den jetzigen Umständen die Cigarren nicht mehr bekommen", und wenige Tage später: „… plagte mich und verdarb mir den Vormittag und meine Nerven mit einer Cigarre, die ich, wie es scheint, am Morgen nun einmal nicht mehr vertrage".

So erkennt man auch auf Abb. 23.1 TM, den extrem kurzen filterlosen Reststummel - sicherlich tief getränkt von Teer und Nikotin - haltend, an dem er offenbar immer noch weiter zieht und Genuss empfindet.

Eine Nachuntersuchung durch Prof. Bloch, Chicago, erfolgte acht Wochen später zur allgemeinen Zufriedenheit. Etwa zu dieser Zeit stellt Thomas Mann fest:

> „Gewissensproblem des Rauchens jeden Tag. Die Cigarre angreifend für das Nervensystem. Cigaretten, mit denen ich auf 10 oder 12 komme, belegen die Luftröhre, reizen die Schleimhäute. Meine Gesundheit, sonst sich kräftigend, wird zweifellos ungünstig dadurch beeinflusst und der Gedanke eines Lungenrezidivs ist definitiv schauderhaft."

In den Folgejahren finden sich häufig Anmerkungen, auch selbstkritische, über „Reizungen der Schleimhäute von Nase und Luftröhre durch das Rauchen. Der Gedanke, dass die Lungenaffektion wiederkehren könnte, verfolgt mich immer, nebst dem, dass ich das Rauchen aufgeben sollte.“ Diese Einsicht ist vielfach dokumentiert, definitive Konsequenzen jedoch nicht, die psychische Last empfindet er wohl. „Möchte mich nicht aus Hypochondrie des Lebensreizes berauben“ ([7], S. 20).

Bemerkenswerterweise erwähnt er in seinen Aufzeichnungen präzise die Jahrestage seiner Abreise zur Operation und ihre Durchführung.

23.6 Die psychische Last

Als 33-jähriger findet sich Thomas Mann bereits „müde, niedergeschlagen, ja sterbenstraurig, in Todesgedanken, wie so oft“. 1921 schickte seine Mutter ihm einige Andenken an seine elf Jahre zuvor suizidal verstorbene Schwester Carla „und gedachte dabei meines Abschieds von der Toten, als ich sie, allein mit ihr im Zimmer, bevor der Sarg geschlossen wurde, auf die Stirn küsste“. Weiter schreibt er „immer noch in schlechter Gemütsverfassung“, die schließlich zu einem „außerordentlichen Zornanfall“ führt. Einige Wochen später erscheint ein schwedischer Besucher,

> „der mich als den nächsten Anwärter auf den Nobelpreis designiert haben soll. Ich wollte, diesen Preis gäbe es nicht, denn, wenn ich ihn erhalte, wird es heißen, dass er Heinrich zugekommen wäre, und wenn dieser ihn erhält, werde ich darunter leiden. Das Wohltuendste wäre, wenn man ihn zwischen uns teilte.“ ([1], S. 103, 505, 521)

Solche Gedanken belasten ihn, er berichtet von sehr bedenklichem Befinden bis zur Übelkeit, dass er die Unwägbarkeiten der Zeit kaum zu meistern wusste. „Die idiotische u. besessene Tücke u. Feindseligkeit gerade Münchens gegen meine Person“, schreibt er Ende Mai 1933. Die Familie wohnt in Bandol an der Côte d'Azur in Frankreich und er „wäre gern im Frieden von dem Lande ([Europa] geschieden, mir wäre wohler dabei“. (In München wäre er zu dieser Zeit in Schutzhaft genommen worden wegen judenfreundlicher und undeutscher Äußerungen, wenige Wochen später wurde ihm und seiner Frau die deutsche Staatsbürgerschaft entzogen.)

Mit diesen Gedanken führt er im Tagebuch fort: „… zum Thee abgeholt … nervös und verfroren. Ich hatte aus Vergesslichkeit meine Hausschuhe anbehalten, sodass wir … zurückgefahren werden mussten“. Zu Hause gegen Abend wieder gearbeitet, später musizierten die beiden jüngsten Kinder Elisabeth und Michael, sie spielten Beethoven und Händel. Dennoch glaubt er jedenfalls sich psychisch entlasten zu müssen: „Ich will die Lenzerheide „Kombination“ nehmen, Adalin und Phanodorm, es ist nötig“ ([2], S. 98).

Die Nähe eines Kellners in Sils Maria/Schweiz lässt ihn nicht zur Ruhe kommen und wühlt in ihm auch intensive Jugenderinnerungen auf. „Um 4:00 Uhr nachts große Unruhe und Herzeleid, K., die in mein Zimmer kam, sagte ich frei, dass ich „Zeitlang“ nach dem jungen Menschen habe.“ Er schreibt weiter, dass „alle Unter- und Hintergründe meines Lebens“ in seinen Arbeiten als Personen weiterleben, so im *Tonio Kröger*, im *Zauberberg*, im *Faustus* und im Amphitryon-Essay ([8], S. 220 f.). Bezüglich des letzten Hinweises bekennt er ganz deutlich bei einem Wiedersehen mit Familie Heuser: ([Werner Heuser war von 1926 bis 1937 Direktor der Düsseldorfer Kunstakademie. 1927 traf TM auf Sylt dessen damals 17-jährigen Sohn Klaus, zu dem er eine tiefe Zuneigung fasste]:

> „Klaus, der Geliebte von einst, ein Vierziger nun, kehrt nächstens nach 18-jährigem Aufenthalt aus China zurück und wird mich, mit seinem nicht recht angenehmen Vater besuchen. Ist unverheiratet geblieben. Erika: „da er den Z ([Erika nennt TM Z. den Zauberer] nicht haben konnte, hat er es lieber ganz gelassen" … Was von dieser Liebe unsterblich sind die Anfangssätze des Amphitryon-Aufsatzes." ([10], S. 268)
>
> „Die Neigung zu Erregungs- und Angstzuständen besteht immer fort und besonders nach irgendwelchen Exzessen wie der gestrigen Abendgesellschaft, es ist ein Erschütterungsgefühl des vegetativen Systems, das schwer definierbare Gefühle von Furcht und Unwohlsein in der Herzgrube, auch im Gehirn, oft sehr beunruhigend und steigert sich auf psychischem Wege selbst." ([2], S. 535, 556)

Auch fühlt er sich durch gesellschaftliche Zwänge genervt:

> „… zum Abendessen bei Nürnbergs mit ([dem gebürtigen Mainzer Autor und Schauspieler] Curt Goetz und Frau ([Valérie von Martens] teilweise amüsant, aber diese Immigranten-Inzucht, in einer abgelaufenen Epoche lebend und an Hand gehegter Dokumente zu Erinnerungen zwingend, über die man hinausgewachsen, ist keineswegs das Rechte und sehr unzuträglich." ([5], S. 153)

Der Journalist Rolf Nürnberg hatte 1938 für Thomas Mann die Manuskripte der *Buddenbrooks*, von *Königliche Hoheit* und dem *Zauberberg* aus München in die USA schaffen können.

Kaum angekommen in den USA und auf der Suche nach einem Haus schreibt er im März 1938: „Krieg ([in Europa] unwahrscheinlich. Ob Rückkehr in die Schweiz oder nicht bleibt abhängig von dem Gesicht der Dinge in einigen Wochen" ([4], S. 196). Allerdings beendet er diesen Besuch mit der Rückreise auf dem Dampfer Washington in Richtung Europa am 29.VI.38 ([4], S. 247). Eine gewisse Ängstlichkeit und Bedrückung ist verständlich, wenn man unter dem 14.IX.38 liest: „… letzter Tag in Küsnacht, letzte Eintragung. 8 Uhr das 5 Jahre benutzte Bett verlassen". Die Übersiedelung in die USA beginnt, die politische Lage spitzt sich für ihn zu: „… die europäische Krise, die in Deutschland als rein deutsch-tschechisch hingestellt wird. Zwischenfälle mit Toten, Revolten der Verhetzten, Militär, Schüsse, Überfälle, Sturm auf Gewerkschaftshäuser" ([4], S. 285).

Selbst Tragödien im entfernteren Bekanntenkreis deprimieren ihn. „Der Tod des Autors Joseph Roth, als Alkoholiker bekannt, soll unmittelbar unter dem Eindruck von Tollers ([der Schriftsteller Ernst Toller, mit Roth befreundet] Selbstmord erfolgt sein. Todestraurigkeit und Tränen, erst mit Phanodorm spät eingeschlafen" ([4], S. 255, 423). Er erfährt, dass der Schriftsteller Musil in Wien Mitte 1938 gefährdet ist und es Probleme gibt, ihm „ins Freie zu helfen. – Widerstand gegen die Belastung durch Korrespondenz, die mir die Zeit zur Freiheit, Lektüre, Erholung stiehlt". So ist er auch fassungslos, als er telegrafisch erfährt, „dass der reiche und erfolgreiche Schriftsteller Stefan Zweig sich in Petropolis, Brasilien zusammen mit seiner Frau das Leben genommen. Rätselhaftes Vorkommnis".

Nach einem Abendessen erhielt er die Nachricht, „dass Werfel gegen Abend gestorben ist ([26. August 1945], in seinem Arbeitszimmer am Boden tot liegend gefunden, etwas Blut im Mundwinkel. Hatte an seinen Gedichten gearbeitet, sein Roman ist fertig". Am anderen Morgen „zu Alma Werfel, schmerzlich und schwer". Zwei Tage später ist die Feier zu Werfels Beisetzung, „Blumenpracht, große Trauerversammlung. War nervös, erschüttert und weinte". In dieser Lebensphase bekennt er: „... war heute besonders schwermütig, müde und träge. Rauche türkische Cigaretten, die die empfindliche Luftröhre weniger reizen" ([6], S. 246 f., 300).

Wie schon im Jahr 1941 ([5], S. 290, 397) denkt Thomas Mann oft über sein Ende nach und sinniert darüber, dass er nicht in Pacific Palisades sterben möchte, sondern in Zürich. Kaum ein Jahr vor dem Tode liest man im Tagebuch von 1954 über seine Verzweiflung und Todeswünsche. In diesen Monaten erhebt sich für ihn auch die Frage: „... bin ich wirklich am Ende?" ([10], S. 240, 18.VI.54). In allen Jahren findet man Hinweise auf eine gewisse depressive Grundhaltung, ängstliche Selbstwahrnehmung, Hinterfragung seiner Lebenssituation mit Zweifeln an einer anhaltend stabilen Leistungsfähigkeit. So schreibt er bereits ganz zu Beginn der Aufzeichnungen am 1. Oktober 1918: „... falsch, mir zu verhehlen, dass ich dem Leben nur bei Ruhe und Zurückgezogenheit gewachsen bin". Auch sind es Versagensängste, die er bisweilen vor öffentlichen Auftritten formuliert, und dass er sich seinen Zuhörern gegenüber nicht so in Szene zu setzen vermag, wie er sich selbst – durchaus eitel – sieht.

Gewichtiger ist allerdings seine intensive gedankliche Arbeit zu den politischen Verhältnissen in Deutschland, besonders in der Zeit nach seinem Exil (1933 die Schweiz, 1938 die USA). Sein Engagement ist niedergelegt in über 50 Radioansprachen und Texten zu den deutschen Verhältnissen vor und während des Zweiten Weltkriegs. Er kommentiert mit Verve das Politikgeschehen aus aller Welt, Reden von Truman, Stalin oder Hitler und empfindet gerade in solchen Momenten eine hohe psychische Belastung, die er häufig auch als Ursache für seine Kopfschmerzen interpretiert. Tagelang beschäftigt ihn der Einsatz der Atombombe über Japan. Er ist erschüttert „trotz allem, von den Verfügungen über Deutschland. Die unsinnige Vergrößerung Polens bis zur Oder, die Massen-Dislozierung ins verengerte Land. Die Reduzierung auf einen Agrarstatus, die wahrscheinliche Reduzierung der Bevölkerung". TM bedrücken aktuelle Ereignisse, er macht sich Gedanken über das „Eindringen in Cherbourgh, in Italien die Einnahme von Perugia". Immer wieder liest man über besorgte Diskussionen wie „Mahlzeit mit Brecht, Feuchtwanger, Maxwell Anderson ([Dramatiker, 1888–1959). Viel über Deutschland, dessentwegen Brecht optimistisch. Gegenteilige Neigung meinerseits verstärkt durch die Äußerung des Erzbischofs von Münster".

Am 23. Juni 1944 auch Nervosität ganz anderer Ursache: „Eintritt in den vollbesetzten Saal, Anweisungen durch Beamte erteilt, Ansprache des Judge, Eidesleistung. Unterzeichnung der Einbürgerungspapiere. So denn also amerikanischer Bürger. Interview und fotografische Aufnahmen im Presseraum, der mit Bildern nackter Frauen ausgeziert. Heimfahrt, Portwein und Baumkuchen" ([6], S. 68 f., 185, 235 ff.).

Insgesamt zeigen die Aufzeichnungen in diesen Bänden, dass Thomas Mann ein fleißiger Autor ist. Er arbeitet nicht nur vormittags – wie vielfach kolportiert wird –, allerdings scheint sein Arbeitstag strukturiert. Nach dem Frühstück werden die Bücher bearbeitet, zunächst noch „der Josef". Ein Dissens mit seinem Verleger Gottfried Bermann-Fischer über den Verkauf der Filmrechte an den *Buddenbrooks* stört ihn – aus der DDR erhielt er ein Angebot von 150.000 Fr.; Bermann bedrängt ihn,

> „in Sachen des Buddenbrook-Films, den man der Zonen Firma durchaus nicht überlassen will. Angebot von 40.000 Dollars (wobei die Währung charakteristisch). Angewidert. Unmögliche Zumutung, die Defa im Stich zu lassen. Eine politische Angelegenheit. Mein Urteil: die Westleute zur Kooperation mit dem Osten zu zwingen oder das Ganze aufzugeben." ([10], S. 253)

Die Verfilmung des *Zauberberg* wird noch 1955 diskutiert, zunächst nicht realisiert. Im gleichen Jahr ist zu lesen: „…die Narretei mit dem Felix Krull-Film. Der Darsteller des Felix wäre erst zu entdecken. Auf der Straße, in einem Landeserziehungsheim zu suchen" ([10], S. 325).

Sein 1909 publizierter Roman *Königliche Hoheit* wird 1953 nach Vorarbeiten von Thomas Mann, unter Mitwirkung seiner Tochter Erika in der Produktion, verfilmt mit den Hauptdarstellern Ruth Leuwerik und Dieter Borsche. Premiere 1954 in der Schweiz:

> „Champagner-Imbiß mit dem Regisseur Dr. Braun, Einzug im Orient-Cinema unter Applaus. Ablauf des hübschen, oft etwas blöde-peinlichen Films vor einem sympathisierenden Publikum. Dieter Borsche sehr angenehm und entsprechend. Recht spät nachhause, wo wir noch etwas Kaviar und Bier genossen." ([10], S. 282)

> „Wunderlich, wie ich gestern im Theater und Hotel selbst ganz wie eine Königliche Hoheit behandelt wurde und so reagierte. Wunderlicher Lebenstraum, der bald ausgeträumt sein wird. Kurios, kurios. Das habe ich früher gesagt und werde es zuletzt sagen. Völlig unfähig zu arbeiten. Qualvolle Erregung statt Ruhe." ([10], S. 283)

Häufig findet man diesen Zusammenhang: Euphorie um ihn, die ihn beim Nachsinnen bedrückt. So auch beispielsweise im Spätsommer 1950, als er schreibt: „… man preist mein Aussehen, aber meine Müdigkeit ist groß, ich habe keine Lust zu lesen und fühle meine Arbeitskraft schwinden" ([8], S. 262).

Morgens also schreibt er an seinen Buchtexten, zumeist nach einem Nachmittagstee arbeitet er häufig Vorträge aus, führt die überaus umfangreiche Korrespondenz, schreibt Vorworte zu seinen und anderen Büchern. Abends, teils bis spät in die Nacht liest er, wie eingangs bereits beschrieben. Dabei sichtet er umfangreiches Material zum Beispiel für den *Josef*, das sich in mehreren Aktenordnern sammelt und zugleich die Grundlage für *Das Gesetz* ergibt. Für die Entwicklung des *Dr. Faustus* studiert er ausgiebig Goethe-Literatur, die ihn seit seinen jungen Jahren bereits interessiert, und analysiert durchaus Vergleiche zwischen dem großen Goethe und sich selbst, letztlich hat dies auch zu seinem Roman *Lotte in Weimar* geführt. Gleiches gilt für die frühe Literatur von Nietzsche, den er – ohne ihn namentlich zu benennen – intensiv im Faustus philosophisch präsentiert („Nietzsche-Lektüre zur stilistischen Vorbereitung zu einem Brief an den Verfasser" ([1],

S. 8), neben Adornos Philosophie der Musik. Mit Letzterem erörtert er die gesamte Musiktheorie des Buches (Zwölftonmusik) in Korrespondenz und persönlichen Gesprächen. „Schloss das 46. Kapitel ab, das jedoch mit Adorno durchzugehen", notiert er Anfang 1947 ([7], S. 83, 507). Überhaupt lebt die Familie mit Musik, allabendlich genießen sie die unterschiedlichsten Produktionen, er freut sich über das Geschenk eines neuen Plattenspielers, der unverzüglich erprobt wird. Man hört auch im Radio Konzerte, Opern und selbst in den USA Aufführungen aus Salzburg oder Bayreuth. TM spielt selbst Klavier, „auf dem Flügel etwas mitgespielt" ([6], S. 67), bei anderer Gelegenheit „dann Schumanns Lieder erinnert und gesungen" ([6], S. 443).

„Begann vormittags den Dr. Faust zu schreiben (Einleitung Zeitbloms)." Ideen dazu hatte Thomas Mann bereits Anfang der Zwanzigerjahre. „Danach Vorbereitungen zur deutschen Sendung ... Außerordentlich nervös, reizbar und leidend, depressiv. Von dummen und peinlichen Lebenserinnerungen gequält" ([5], S. 579, 580).

Mit dem XVI. Kapitel ist er beschäftigt und muss etwa im Mai 1944 feststellen:

> „... bin mir über die Art, wie der Roman weiter und später vorzutragen durchaus nicht klar und fürchte auch, zu müde zu sein, es zu erfinden. Fühle mich oft über Gebühr und unerlaubt schlecht, habe es fast aufgegeben mich zu beklagen."

Erste Fassungen des VIII. Kapitels gibt TM dem Rezitator Ludwig Hardt zu lesen, den er seit 1920 aus München kennt und der ihn auf Franz Kafka aufmerksam gemacht hat. Dieser reagiert mit einem Brief, der offenbar tief beeindruckt. So notiert Thomas Mann: „Brief mit Begeisterungstränen beantwortet mit diesem Notenbeispiel, dabei handelt es sich um das in Dr. Faustus beschriebene Arietta-Motiv aus Beethovens Klaviersonate Opus 111, c-moll" ([6], S. 53, 57, 91, 475).

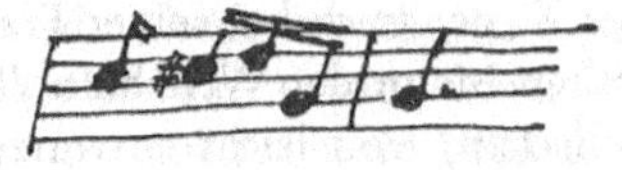

Über Musiktheorie spricht er gerne auch in großer Runde, so etwa am Neujahrstag 1947.

> „Wir verbrachten den Abend mit Chaplins, Dieterles ([Wilhelm/William, Filmregisseur, 1930 emigriert], Feuchtwangers, Hanns Eisler im Hause des Philosophen Dr. Weil ([Felix Weil, Begründer des Frankfurter Instituts für Sozialforschung, 1936 emigriert] und seiner amerikanischen Frau und wieder einmal hatte ich mit Eisler einen jener einmal aus Enthusiasmus und Bosheit gemischten Diskurse über Wagner, die mich so sehr amüsierten."

Thematisiert werden *Die Meistersinger*, der „billige Kontrapunkt", Schönberg und natürlich *Faustus.*

1949 wird Heinrich Mann zum ersten Präsidenten der neu zu gründenden Deutschen Akademie der Künste in Ostberlin/DDR gewählt, er verstirbt aber noch vor Rückkehr nach Ostberlin und der offiziellen Gründung (25.03.1950). TM besucht ihn kurz vorher: „Gestern Abend mit K. bei Heinrich. Sehr greisenhafter Eindruck körperlich". Einen Tag später, am Samstag, den 11. März 1950, notiert er weiter:

> „… nach der Arbeit Nachricht, dass Heinrich morgens bewusstlos, unerweckbar, im Koma aufgefunden. Gehirntot, bei noch schwach fort arbeitenden Herzen. K. dort. Natürliche Erschütterung ohne Widerstand gegen dies Geschehen, da es nicht zu früh kommt und die gnädigste Lösung ist. – Der Letztausharrende von Fünfen bin ich." ([5], S. 175)

Kurz vor Mitternacht stirbt Heinrich schließlich durch Herzstillstand

Die Eltern Thomas und Katia leiden natürlich auch mit den Kindern und deren Problemen. Von ihrer Tochter Erika erfahren sie am 24.IX.1940 telegrafisch, dass ihre Tochter Moni ([Monika, die von den sechs Kindern zu den weniger geschätzten einzuordnen ist] mit ihrem Ehemann, dem ungarischen Kunsthistoriker Jenö Lányi, auf einem englischen Kinderschiff in Richtung Kanada unterwegs war, als dieses von einem deutschen U-Boot torpediert und versenkt wurde. Ein Jahr zuvor hatten sie geheiratet. „Lányi ist tot und Moni befindet sich in einem Hospital in Schottland (in welchem Zustande?!), von wo Erika sie abholt. Sie scheint also transportfähig. Grauen und Abscheu. Erbarmen mit dem gebrechlichen Kind" ([5], S. 153, 776).

Der Sohn Klaus hatte im Juni 1948 „nachts einen Selbstmordversuch in seiner Wohnung mit Gas unternommen, war anschließend im Hospital". Während einer Vortragsreise erfährt TM am 22. Mai 1949 in Stockholm, dass „Klaus in der Klinik von Cannes in verzweifeltem Zustand liege", wo ein Entzug von der Morphiumabhängigkeit nach seinem „verhängnisvollen Aufenthalt in Paris" geplant war. „Bald darauf Telefonat von seiner und Erikas Freundin dort: Mitteilung seines Todes". In suizidaler Absicht nahm Klaus Schlaftabletten.

> „Langes Beisammensein in bitterem Leid. Mein Mitleid innerlich mit dem Mutterherzen und mit Erika. Er hätte es ihnen nicht antun dürfen. Die Handlung offenbar von ihm selbst unerwartet geschehen, mit Schlafkapseln, die er aus einer New Yorker Drogerie bezog. Viel über ihn und den von langer Hand unwiderstehlich wirkenden Todeswahn. Das kränkelnde, unschöne, grausame, Rücksichts- und Verantwortungslose." ([8], S. 57)

Der Abbruch der Vortragsreise wird diskutiert, schließlich jedoch verworfen. Lediglich gesellschaftliche Verpflichtungen werden nicht wahrgenommen. TM kauft sich in Stockholm einen dunklen Anzug und eine schwarze Krawatte. „Schwierigkeiten der traurigen Lage, Erörterungen und Beratungen."

Der Schwiegersohn Guiseppe Antonio Borgese bittet um Vermittlung in der Auseinandersetzung mit seiner Frau Elisabeth, der jüngsten Tochter, der Grund ist, „*she has a lover and told him so*". Die Scheidung wird diskutiert. „Man muss Katastrophen zu vermeiden suchen" ([8], S. 291). Ebenso belastend für die Eltern „diskret-indiskrete Erkundigung nach Erika und ob sie etwas gern „spritze". – Anschließend ein Gespräch mit ihr über ihren mäßig-gelegentlichen Genuss von Morphium-Derivaten … Dr. Mann, in Santa Monica konziliant: "Erika you need it"" ([8], S. 207). Später wird eine intensive Entziehungskur erforderlich, die Eltern befürchten sogar einen Selbsttod Erikas, wie bei ihrem Sohn Klaus. 1954 wird erneut notiert:

„… schmerzlich die Reizbarkeit Erikas, ihre Eifersucht auf Medi, und dass K. oft unter ihrer leidenschaftlichen Schwierigkeit, Übertreibung, Hypochondrie zu seufzen hat. Sie sollte Stütze sein, ist es auch oft, aber für K.´s Gemüt ebenso oft eine Belastung. Suche auszugleichen, zu beruhigen. K. Ist gequält von Erikas Zuständen und ihrer leidenschaftlichen Negativität. Unheimliche Vorkommnisse mit Erika vermöge ihrer Schlafmittel vorm Essen.“ ([10], S. 192)

In Paris, Mai 1950, fühlte TM sich übermüdet, berichtet über Schlaflosigkeit und Nervenkrise nach einem „Vortrag in der Aula der Universität vor Provinz-Publikum, etwas stumpf“, sagte Journalisten und einen Empfang bei der *Société des gens de lettres* ab. Er „contradizierte in Interviews, ersuchte aber Flinker ([mit dem Pariser Buchhändler Martin Flinker hatte Thomas Mann auch 1949 bereits Kontakt], die Verleihung des Légion d` honneurs, Offiziersklasse, zu betreiben. Wäre nützlich in Amerika. Schäme mich etwas dieser Eitelkeit, die wohl nicht einmal befriedigt werden wird. Und doch würde es mich freuen“ ([8], S. 190 f.). Beschreibung von fast identischen, divergierenden Gefühlen wie bei der Information über den Nobelpreis.

Ein Ereignis ganz anderer Belastung: In Rom wurde Thomas Mann am 1. Mai 1953 „in einen Trubel von Veranstaltungen, Empfängen etc. gerissen, bei dem ein paarmal meine Nerven versagten. Cocktailpartys, PEN-Dinner, der turbulente Empfang in der Akademie mit Television-Ansprache. Französisches Radiointerview“. 3 Tage zuvor „*Spezial-Audienz bei Pius XII*, rührendstes und stärkstes Erlebnis, das seltsam tief in mir fortwirkt“ ([10], S. 53 f.). Es folgt eine ausführliche und lesenswerte Beschreibung des Gesprächs der beiden, insbesondere auch der positiven politischen Sichtweise des Papstes beispielsweise zur deutschen Wiedervereinigung.

Unsicherheit und Selbstzweifel nicht zuletzt im Hinblick auf sein Leistungsvermögen sind ausführlich dargelegt:

„Der „Erwählte“ ist endgültig fertig. Der Augenblick wäre wieder gekommen, wo ich, wie schon Mai 43, die Felix Krull-Papiere wieder hervorzog, nur um mich, nach flüchtiger Berührung damit dann doch dem Faustus zuzuwenden … Ich habe sonst nichts; keine Novellen-Ideen, keinen Romangegenstand. Etwas wie der geplante „Friedrich“ ist undenkbar; alte Pläne mit „Maja“ oder „Die Geliebten“ sind aufgegangen und zernutzt, der Geschwister-Roman weitgehend im „Faustus“ inkorporiert. Am möglichsten wäre die „Luther-Erasmus-Novelle“; aber davon ist mir von anderen viel weggenommen worden … Doch zögere ich, das alte Material ([Felix Krull] wieder vorzunehmen, aus Besorgnis, es möchte mir nach all dem inzwischen Getanen nichts oder nicht genug mehr sagen.“

Bereits 1910 hatte TM mit der Arbeit am *Felix Krull* begonnen, ein erstes Buch wurde 1911 veröffentlicht. Es folgte 1919 ein zweites und schließlich 1922 eine überarbeitete Ausgabe. Im November 1950 ist notiert: „Schrieb merkwürdigerweise zum ersten Mal wieder nach 40 Jahren am Hochstapler weiter“ ([8], S. 294 f., 312). Aber ganz überzeugt von dieser Arbeit ist er nicht: „nagender Zweifel, ob es Sinn hat, den Krull-Roman fortzusetzen. Zweifel ob ich den Fleiß, die Energie dazu noch aufbringe“, und ein halbes Jahr später: „schloss die Kapitel 3 und 4 umfassende Partie des III. Buches ziemlich mürrisch ab. War unwohl, appetitlos und zornig den ganzen Tag“. Ende 1951 schließlich hat er ein weiteres Kapitel des *Felix Krull* abgeschlossen, notiert aber erneut:

„Zweifel, ob ([ich] die Laune finden werde, die Arbeit durchzuführen. Was soll ich tun, wenn ich an den unwürdigen und undurchführbaren Krull-Scherzen verzweifelte? Alles in Allem: Belastung, Furcht und Müdigkeit der Seele. Der Körper hält sich bei schwindenden Geisteskräften jung für 76 Jahre. Und doch meine ich nach der Schweiz zu gehen, nicht um dort zu leben, sondern um dort zu sterben." ([9], S. 78, 129, 147)

Andererseits fühlt er in Erlenbach/Schweiz wiederholt „dauerndes Heimweh nach dem Hause drüben" in Pacific Palisades, auch wegen des besseren Klimas und der „hier nicht endenden Erkältung" ([10], S. 29, 78, 80).

Dem stetigen Zweifel an dem *Krull*-Text folgt zur freudigen Überraschung bereits eine Zahlung von 1400 Franken für eine erste Teilpublikation. „Der Krull-Band, dem fast peinliche Erfolgsprophezeiungen vorangehen, wird heute ausgeliefert. Die ersten 10.000 Exemplare des Buches sind sofort komplett durch Vorbestellungen vergriffen" ([10], S. 278), sodass in kurzen Abständen zwei weitere Auflagen folgen können.

Im Verlaufe der frühen Fünfzigerjahre quält ihn immer wieder der Gedanke, die USA zu verlassen, deren Staatsbürger er mittlerweile ist, um den Lebensabend in der Schweiz zu verbringen. Gleichzeitig bleibt unentschieden, was mit dem Haus in Pacific Palisades geschieht: Soll es verkauft oder vermietet werden? Findet sich ein solventer Käufer? Alles bleibt ungeklärt. Bei einer ersten Reise nach Europa befürchtet die Familie, nicht mehr zurück in die USA einreisen zu können wegen vermeintlich prokommunistischer Äußerungen, wie es beispielsweise Charlie Chaplin und Bertolt Brecht erging. So musste TM vor dem Komitee für unamerikanische Umtriebe des Repräsentantenhauses (Senator McCarthy) der Vorhaltung entgegentreten, er sei „one of the world´s foremost apologists for Stalin and Company".

Am 6. Juni 1952:

„Mein 77. Geburtstag … Mit K. über die Zukunftsfragen, Erika, das Haus, die Schweiz und alles. Die Zweifel, das Abraten von Freunden, die Schwierigkeiten, K.´s Leiden unter E., die leicht ihrem Bruder folgen könnte. Mein irrationaler Wunsch nach der alten Erde. Möchte mich nicht mit dieser vermischen, sondern meinen Stein in der Schweiz haben." ([9], S. 224)

Der Beschluss über den Verkauf des Hauses wird mit einer gewissen Schlaffheit hinausgeschoben: „Absicht setzt sich durch, doch schon früher, Ende des Monats hier aufzubrechen, nach Zürich zu fliegen und zuerst in der Schweiz zu verweilen." Tags darauf:

„Die Lebensfragen lasten auf dem Gemüt. Unsere Abreise nach Europa ist auf den 23. Juni ([1952] festgesetzt. Trübe, ungewisse Zeit in jedem Betracht. Oft aufsteigende Angst, dass ich nicht mehr schreiben kann, während der Körper verhältnismäßig jugendlich aushält. Grässliche und zugleich komische Vorstellung. Das Leben auf Erden eine Episode, so vielleicht alles Sein ein Zwischenfall zwischen Nichts und Nichts." ([9], S. 152 f., 212, 218)

In diesen Tagen ist als Lesestoff notiert *Deutsche Prosa seit der Vorklassik*, *The Universe and Dr. Einstein* sowie die *Klassische Walpurgisnacht*.

In der Schweiz angekommen findet Thomas Mann zunächst keine Bleibe so recht angemessen und sehnt sich nach dem schönen Haus in Kalifornien, das zunächst nur vermietet ist. „Werde das Haus in P.P. nie verschmerzen und hasse dieses hier."

Wegen einer endgültigen Unterkunft sorgt er sich um die Finanzen, überlegt, wie viel Geld er durch die Verfilmung von *Königliche Hoheit* zuverdienen kann, notiert 10.000 Mark aus Ostberlin, „haben just 200.000 Franken zu wenig, ein Haus mittlerer Qualität für 170.000 Fr. mit Hypothek allenfalls zu machen". Weiter auf der Suche nach einem passenden Domizil in Vevey am Genfer See, absolviert er gemeinsam mit seiner Frau und Tochter Erika erfolglose Hausbesichtigungen.

> „Abends herzliche Begrüßung durch den mimisch überaus lebendigen Charlie Chaplin, seine rührende Frau mit den 5 Kindern in deren prachtvoller Besitzung mit Riesenpark. Lebhafte, vielfach politische Unterhaltung in Englisch wieder einmal … So angenehmer Abend, wie ich ihn seit langem nicht hatte. Freude am Luxus."

Tags darauf wurde er wieder von Charlie abgeholt, zu seinem fürstlichen Anwesen, dem geschmackvollen geräumigen Haus, wunderschön mit Blick auf den See. „Vorzügliche Küche. Freude am Reichtum wieder … Grundsätzliche Gewöhnung an den Gedanken in diesem Teil des Landes zu siedeln. Er bietet Okkasionen von Geräumigkeit, die bei Zürich unerreichbar" ([10], S. 80, 110 ff.).

Unentschlossenheit und Erschöpfung lassen sich in seinen letzten Jahren deutlich erkennen:

> „… ging nicht aus. Saß zeitweise in der Bibliothek und las Überflüssiges". Andererseits lässt er durchaus auch Zufriedenheit durchblicken, wenn er in Gedanken an Richard Wagner formuliert, „der „sieche" Gralshüter, der „Zerbrechende", der alte Sünder, war dabei einer der größten Vollbringer der Welt … und ach wie liebe und bewundere ich das Vollbringertum, das Werk – jetzt zumal im Alter, wo es damit für mich aus ist. Ich kann von Glück sagen, dass ich noch mit 25, mit 50, mit 60 und 70 Jahren, mit „Buddenbrooks", „Zauberberg", „Josef" und „Faustus" etwas wie einen kleinen Vollbringer abgeben konnte. Wahrhaftig, ich war nicht groß. Aber eine gewisse kindliche Intimität meines Verhaltens zur Größe brachte in mein Werk ein Lächeln oder eine Allusion auf dieses, das Wissende, Gütige, Amüsable heute und später erfreuen mag." ([10], S. 241 f.)

23.7 Die letzten Reisen

Im 79. Lebensjahr unternimmt Thomas Mann eine Bahnreise (7.2.54) nach Taormina/Sizilien: „Um Mitternacht Mailand in altem Schlafwagen, dessen Heizung nicht funktionierte. Grauenvolle Nacht in eisiger, von überall eindringender Kälte". In Rom Hotel Haßler über der Spanischen Treppe, mittags Restaurant Ranieri. Weiterreise in zwei Schlafwagenabteilen. „Das Licht, zum Teil auch die Landschaft an Californien erinnernd". In Taormina „Schlaf-Wohnraum mit Blick aufs ionische Meer".

„Eintrag im libro d'oro ([Gästebuch] mit Namenszügen der Eduards und Alfonsos! Himmler kernig vertreten. Papst Pius sehr krank, schwere Gastritis, Erschöpfung. Tagelang künstliche Ernährung. Ich schrieb einen Brief der Teilnahme, des Gedenkens. In dem Augenblick wurde ich selbst von Fieberfrost ergriffen, 39,3, Zittern und Zucken, Husten und Elend."

„Waren Sonntag acht Tage hier, eine weitere Woche wohl noch hinzubringen. Tendenz zu teils müder, teils souveräner Indulgenz. – Medi schickte Caviar, desto rührender da er nicht gut ist. Esse mühsam, trinke viel Wein, Orvieto und Muskat." Am 22. Ankunft in Rom, wieder Hotel Haßler. „Diese Winterreise ist ein Unsinn, auch K. erkältet. Schlechte Nachrichten über den Papst. Schrieb Glückwunsch-Brief für Einstein zum 75." Zum Abschied in Rom „Besuch der Barberini-Galerie, einige herrliche Bilder, die Fornarina Raphaels, vor allem der bezaubernde Narcisso von Caravaggio, rührend entzückendes Antlitz, dem sein Spiegelbild zum erstaunlichen Erlebnis wird."

„Im Rapido, sogen. Luxuszug mit Tischen" nach Florenz. Einladung in dem prachtvollen Wohnsitz der Mondadoris ([heute große italienische Verlagsgruppe], überall alte künstlerische Kostbarkeiten. Industrieller Geschäftsmann (Drogen). „Nach dem Thee las ich Medi auf Wunsch das Kapitel vor, wie Krull die Liebe verteidigt. Erika zählt es zum Besten, was ich geschrieben. Die Rede ist tatsächlich originell."

Vor der Weiterreise aus Florenz/Fiesole Hausmusik beim Komponisten Dallapiccola, der auf dem *Luigi Cherubini Konservatorium* in Florenz als Dozent für Klavier und Komposition wirkte. Vortrag einer Sarabande, atonal, vom Gastgeber komponiert „mit sehr zartem ersten Teil, dessen Wiederholung ich erbat. ([Ich] litt unter den Sprachverhältnissen, italienisch-französisch macht mich krank, englisch fiel weg und des Deutschen schämte ich mich. Lange Pausen im Gespräch, die ich mir zur Last legte".

Am 3. März mit dem Rapido nach Mailand, abends in der Scala, Verdis Othello. „Reich an musikalischer Fantasie und Erfindung, rein menschlich, ohne die mythische Weihe oder psychologische Tiefe. Stark gefühlvoll, stark dramatisch-theatralisch." Zwei Tage später: „Zürich kurz nach 7:00 Uhr. Diese eigentlich sinnlose, verfehlte Reise, bei der aber doch einige denkwürdige innere Eroberungen gemacht, lag denn also zurück, war durchgestanden. Golo am Bahnhof mit dem Fiat" ([10], S. 179–185, 187–191).

Es lässt sich unschwer analysieren, warum Thomas Mann rückblickend diese Reise so deutlich negativ sieht. Die erfreulichen Eindrücke durch Werke der bildenden Kunst oder der Musik benennt er durchaus. Aber beeindruckend ist doch, dass im Wesentlichen alle Gesundheitsprobleme, die bisher in den Tagebüchern beschrieben wurden, sich nach und nach in diesen zwei Wochen subsumiert haben. Er erkältet sich im ungeheizten Schlafwagen, bekommt Reizhusten und Schnupfen, Fieber über 39 °C, der Hotelarzt verordnet üppig Medikamente, Hautprobleme quälen ihn, er hat bei schlechtem, überwiegend regnerischem Wetter keine Möglichkeit, seine regelmäßigen Spaziergänge zu absolvieren. Das Essen macht Schwierigkeiten, nicht zuletzt da er mit den stumpfen Messern seine Fleischmahlzeiten nicht ordentlich zu zerkleinern vermag, sodass Medi ihm schließlich ein scharfes Messer zukommen lassen muss. Kurz nach Beginn der Reise leidet er wieder an Obstipation, das bereits beschriebene „vegetabilische, hiesige Laxativ" führt zu übertriebener

Wirkung mit Diarrhö. Seine Psyche wird zusätzlich durch die Vielsprachigkeit bei gesellschaftlichen Anlässen irritiert, sodass er auf Hilfe durch Barbiturate nicht verzichten will.

Zurück in Erlenbach, „im eigenen Bett wohlig geschlafen", dann drei Wochen später umgezogen in das Waldhaus Dolder, Zürich: „fuhren mit Erika ab vom Erlenbacher Haus, das ich ohne Wehmut hinter mir ließ". In der Folgezeit immer wieder zu lesen: Hustenanfälle, Obstipation, Augenbehandlung, schlechter Magen, schwarz belegte Zunge.

Psychisch entspannt Thomas Mann nach dem Umzug in die Alte Landstraße in Kilchberg.

> „Alle Bedingungen recht günstig, wie im Californien. Bewegend, vor und nach Tische wieder auf meinem Sofa aus P. P. zu sitzen. Gehobener Laune durch die bevorstehenden reichen Einkünfte, Frage des ostdeutschen Nationalpreises von 100.000 O.-Mark zum diesjährigen Geburtstag. Bin nicht gefragt worden und lasse es geschehen."

Die Annahme des Preises hat er allerdings später abgesagt, „um viel Lärm zu vermeiden", und so versinkt er wieder in ein tiefes depressives Loch:

> „... die Schicksale Luthers, des Erasmus, Münzers, Riemenschneiders schweben mir vor, ohne dass das Bild einer Composition und Gestaltung sich zeigen will. Zu- und Angriffigkeit scheint verloren gegangen. Meine Gedanken sind rückwärts gewandt und richten sich vorwärts auf makabre, zweifelhafte Feierlichkeiten. Freuen könnte ich mich nur auf neues und verheißungsvolles Werk-Unternehmen. Aber wo ist es? Ich leide sehr, weiß auch, dass ich falsch lebe: der Kaffee nach dem Aufstehen, das Rauchen. Möge noch einmal Mut und Hoffnung über mich kommen!" ([10], S. 199, 211, 225, 234, 253, 267 f.)

Die Familie reist weiter. Man quartiert sich im Suvretta-Haus in St. Moritz ein, „die Wohnung im 6. Stock wenig erfreulich". Erst der Umzug in das Waldhaus in Sils Maria Anfang August 1954 stellt Thomas Mann wieder zufrieden. Kaum zwei Wochen zu Hause in Kilchberg bricht die Familie auf per Bahn in Richtung Köln und Düsseldorf. „Abends Vorlesung in der Universität Köln, Großer Hörsaal, las gut, starker Beifall." Am nächsten Abend in Düsseldorf „Smoking-Toilette, überfüllter Schumannsaal. Lauter Empfang und festliche Stimmung. Las von Heiserkeit nur vorübergehend gestört. Großes Beifallsfest, immer wiederholte Rückkehr. Blumenüberreichung. Der Düsseldorfer Aufenthalt weit festlicher und reicher als der Kölner."

Mitte Januar 1955 ist notiert, dass die Manns gemeinsam mit Tochter Erika für 2–3 Wochen einen Aufenthalt in Arosa planen. Nach vier Tagen dort „einfallende Krankheit" vom 22. Januar bis zum 6. Februar, an dem er rückblickend den Krankheitsverlauf beschreibt:

> „Ernst sich anlassender Virus-Infekt, qualvolle Fiebergedanken, Zittern, Schüttelfrost, Temperatur über 39, Kollaps, Blutdruck unter 90, Penicillin Injektionen. Auf Betreiben Erikas Verbringung ins Kantonspital in Chur. Dort Blutproben, Röntgen von Lunge und Halswirbel, weil dauernde neuralgischen Schmerzen des Schädels links und am Hinterkopf mich molestieren. Seltsame Entnahme von Brustknochen-Mark, anästhesiert. Befund normal. Erhebliche Blutsenkung, wegen der die gewünschte Heimreise nicht zugelassen."

Eine Diagnose benennt er nicht. Rückkehr aus der Klinik nach Kilchberg am 6. Februar 1955.

Eine gewisse Unklarheit, Unsicherheit und Zweifel klingen an nach einer Pressemitteilung von der Lübecker Ehrenbürgerrechtsverleihung. „Was Bonn zu meinem 80. mit mir anzustellen habe. Großes Verdienstkreuz? Pour le mérite? Oder was? Der Artikel plädiert für eine T. M.-Stiftung und Benennung von Straßen westdeutscher Städte." Ein *Zauberberg*-Film wird erörtert. „Holland für Juli angenommen, Lübeck auch beschlossene Sache" ([10], S. 268 f., 312, 326).

Die Reisen zu den Schiller-Feierlichkeiten und nach Lübeck beschreibt er am 27. Mai 1955 rückblickend (*seit dem 03.05.55 kein Eintrag mehr*): Sie beginnen in Begleitung von K. und Tochter Erika im Staatstheater Stuttgart: feierlicher Vortrag über Schiller im Anschluss an die Rede von Bundespräsident Theodor Heuß, Radioübertragung in Deutschland, Österreich und der Schweiz. Empfang im Schiller-Nationalmuseum Marbach. Mit dem Auto bis Kissingen, dort einige Ruhetage. Weiter nach Eisenach, vom Kulturminister der DDR, Johannes R. Becher, empfangen, dann direkt nach Weimar: „... triumphal, der große Deutsche, in den Dörfern Transparente, Kinder mit ihren Lehrern, Bürgermeister, Blumen über Blumen. Die ganze Zeit viel Kaviar, der zu hartkörnig". Tags darauf Schiller-Rede wie in Stuttgart „im Nationaltheater, Einsetzung des wissenschaftlichen Komitees zur Pflege und Erforschung meines Werkes. Im Schloss Promotion zum Dr. phil. h. c. der Universität Jena. Laudatio, meine improvisierte Danksagung mit Glück" ([10], S. 757 ff.). Offizielle Eskorte bis zur Zonengrenze, dann nach Göttingen, Treffen mit der *Film-Aufbau*.

„Mit dem Zug nach Lübeck, empfangen vom Bürgermeister, der Senatorin Klinsmann u. a. Nach Travemünde ... Viel Ehre, Devotion und Freundlichkeit. Allezeit durchaus fürstliche Behandlung." Am 20. Mai im Lübecker Rathaus Verleihung der Ehrenbürgerwürde, „Rede des Bürgermeisters, Überreichung des schön ausgestatteten Dokuments, meine Rede, die wohlgefiel". Demgegenüber später: „... unvermeidlicher Dank von mir, der aus Müdigkeit misslang. Einziges Versagen. Sonst meinen Mann gestanden. Großer Erfolg der Vorlesung im Stadttheater, das Publikum erhob sich, Hervorrufe."

> „Aufenthalt ging zu Ende, zu meiner unendlichen Erleichterung war auch er schließlich durchgefochten. Hatte bei Tisch im Kurhof unter Schluckverschluss zu leiden, sodass ([ich] hinausgehen musste. Nervöse Anspannung permanent. Erlöst im Schlafwagen, Aufatmen, Fahrt direkt nach Zürich. Todmüde, Holland steht dagegen."
>
> „Mein Geburtstag, Schweizer Bürgerrecht? Was wird Bonn tun? Alles käme zu spät. Besonders das Verdienstkreuz. Auch der Pour le Mérite. Diese Zeichen, die Geringere längst tragen, widern mich. Ein holländischer Orden wäre mir lieb, die französische Huldigung würde mich freuen." ([10], S. 343 ff.)

Aufwallende Nervosität vor dem 80.: Allerlei Anmeldungen. Amerikanischer Interviewer. Glücklicher Fortgang der Einbürgerungsangelegenheit (*in die Schweiz*). Beratung in Sachen *Zauberberg*-Film. Riesenpost, die vormittags ungelesen bleibt. Unruhe vor dem Sturm bereits am 2. Juni:

> „Ankunft Moni´s, Ankunft Golos, der Trubel ist los. Kann die Briefe nicht lesen, ungefähre Komposition der zu improvisieren Reden, an mitschreiben [im TB] war nicht zu denken". Am 4. begannen die Feierlichkeiten, immer begleitet von Lawinen gar nicht zu öffnender, geschweige zu lesender Briefe. Telegramme. Zeitschriften, Zeitungsbeilagen aus aller Welt. Hommage de la France erstaunlich [Hommage de la France à Thomas Mann à l´ occasion de son quatre-vingtième anniversaire mit Beiträgen zahlreicher französischer Künstler, Wissenschaftler, Philosophen und Politiker ([10], S. 729)]. Staccato Feiern mit täglichen Essens-Einladungen, größeren und kleineren Konzerten, Reden, Dankesworten, fast ohne Ruhepausen. Ernennung zum Ehrendoktor der Naturwissenschaften der E.T.H. Zürich. Eintreffen zahlreicher alter Bekannter, selbst aus New York eingeflogen. Der Bürgermeister, der Schweizer Bundespräsident. Bruno Walter dirigierte Mozarts kleine Nachtmusik. „Am 6. Bescherung schöner Geschenke, darunter der prächtige Turmalin Ring, den ich trage. Frido so groß, mit wechselnder Stimme. Wie seltsam das alles! Bekam viel zu hören über das Wunder meines Lebens. Dabei durchzogen alles von Sorge. Überhaupt das Gefühl, dass ich nicht mehr zu arbeiten weiß, nicht dazu zurückfinde. Schlafe gut, mit Mitteln. Mein Kopf ist müde, ich kann wenig essen. Rauche zu viel. Nur noch 14 Tage bis zum Flug nach Holland." ([10], S. 347 ff., 349)

Die körperliche und seelische Überlastung und Bedrückung des Achtzigjährigen sind immer wieder deutlich zu erkennen. Aber auch Freude und Dankbarkeit klingen in diesen Tagebuchseiten an, die sich anschließende tiefe Erschöpfung des Laureaten ist offenkundig. Bis zu zwei Wochen danach ist er noch beschäftigt mit „Briefschreibe- und Danksagungsdasein bei unproduktiver Lektüre bei versorgtem Gewissen und, oft, gesundheitlicher Übelkeit und Müdigkeit".

Und selbst für ihn überraschend: „Krull geht ins 80. Tausend". Noch am 30. Juni schreibt er „alle Vormittage ausgefüllt mit dankgeschäftlicher und unproduktiver Arbeit im Gefolge des Geburtstages, von dem das Wort umgeht, dass selten oder nie ein Mensch so gefeiert worden sei. Kurios, kurios. Eine Merkwürdigkeit, dieses Leben." Am letzten Abend vor der Hollandreise spielte der Enkel Frido mit seinem Vater Michael den 1. Satz einer von Frido komponierten Sonate vor. „Nach der allgemeinen Verabschiedung erwartete mich Frido in der Diele, unter vier Augen küssten wir uns zu besonderem Abschied" ([10], S. 352).

Noch am Donnerstag den 30. Juni Abflug nach Holland, Amstel-Hotel, Amsterdam, Empfänge, Imbissgeselligkeit, Dinner in der deutschen Botschaft, „sehr schlecht im Magen und schwach auf den Beinen". In diesen Tagen folgt wieder ein Event auf das andere:

> „… abends abgeholt zur Universität. Dann mit dem Außenminister, seiner Frau und dem Professor in der vollbesetzten Aula. Schiller Vortrag. Zur Begrüßung Applaus. Intelligent reagierendes Publikum. Langer ovationsartiger Beifall am Schluss. Rede des Ministers. Überreichung des Kommandeur-Kreuzes des Ordens von Oranje-Nassau, schöner Halsorden, den der Minister mir umlegte. Im Anschluss zurück im Hotel Geselligkeit mit Professoren."

Am 3. Juli Dinner mit dem deutschen Gesandten, mit Schweizer und amerikanischen Geschäftsträgern und dem ganzen Stab. Anschließend Oper, „der wir eine gute Stunde mit Bewunderung und Heiterkeit beiwohnten".

Tags darauf zunächst große Verwirrung, da eine Einladung zum Tee bei der Königinmutter mit einer „höflichen Absage“ der Familie Mann beantwortet wurde.

> „Zum vierten und letzten Mal Schiller-Rede, eingeführt als Freund Hollands, ich war rüstig und las gut. Das Wetter furchtbar kalt, stürmisch, düster-regnerisch. Bedrücktes Befinden. Verfroren. Lunch mit jenem Film-Meyer, die holländische Premiere am Freitag des Films Königliche Hoheit im Filmtheater Tuschinski. Dort Rauchen erlaubt. Ovationen für mich und draußen von dem wartenden Publikum. Der Direktor sehr glücklich.“
>
> „Montag [11.07.1955], vormittags 11 Uhr bei der Königin. Mit ihr im Garten Kaffee. Ausbleiben ihres Zeichens zum Aufbruch, sodass wir plaudernd 5 Viertelstunden saßen. Ihr Benehmen schlicht und würdig. K. wurde der Knix verboten, ich sagte oft Sie. Anschließend Kaffeetafel bei Meyers. Ausflug nach Warmond. Verschiedentliche Besuche bei Manns. Allerlei Ansprachen dann und wann. Die Ordensverleihung in Deutschland publiziert, was mich freut. Der deutsche Botschaftsrat von Nostitz zum Dinner, Tanzabend im Casino.“

Sehr feucht und kalt am Vormittag des 19. Juli. „Verbrachte dennoch 1 h in der ([am Strand gemieteten] Hütte, floh dann vor Kälte und Sand. Es hat sich aber Rheuma im linken Bein, dann in beiden, hergestellt, der mich im Gehen behindert“ ([10], S. 355 ff., 359). Nachmittags Teegesellschaft, abends Dinner im Hotel. Am 22. schließlich notiert er „einfallende Krankheit“. Der sehr schmerzhafte Rheumatismus

> „stellte sich bei Untersuchung durch den lokalen Rheumatologen als … ziemlich schwere Zirkulationsstörung durch Venenentzündung in der Leistengegend heraus. Bestätigung durch den Leidener Internisten Prof. Mülder. Absolutes Stilliegen, keinen Schritt gehen. 12 Medizintabletten in 24 h. Beschluss des Ambulanz-Transportes nach Zürich in die Klinik, morgen Vormittag. Enttäuschung, Kummer um den Aufenthalt.“

Er benötigt Hilfe beim Waschen, Aufstehen, Umkleiden und Packen. Ärgerliche Probleme bei der Miktion in die Flasche. „Alles bis zu 80 nie erprobt. Schändlich, schädlich und so schade um den Aufenthalt hier. Leide keine Schmerzen, nur Unbehagen und gänzlichen Mangel an freier Bewegung und Selbstständigkeit.“

Stunden später liegt er im Kanton Spital Zürich.

> „Die Venenentzündung ist zweifellos als eine verspätete Reaktion auf die Anstrengungen und Aufregungen im Mai und Juni zu betrachten. Gute, ja erstaunliche Fortschritte in diesen 6 Tagen ([schreibt TM am 29. Juli 1955], obgleich mein Mund wund, der Hals geschwollen und entzündet, das Essen Qual und Mühsal, der Appetit gleich null. Der Ambulanztransport nach Amsterdam und per Flugzeug nach Zürich in dieses Bett erfolgte am Sonnabend den 23.. Nun konnte die regelrechte Behandlung des geschwollenen und fiebernden Beines und der Krankheit im Ganzen beginnen. Exakte Pflege. Alkohol- und essigsaure Tonerde-Wickel, dazu Penicillin- und blutlösende Injektionen. Abenteuer der Bettschüssel, nie erprobt. Oft große Niedergeschlagenheit. Rauche kaum, 3 Zigaretten. Las Shaws Heiraten zu Ende, lese Einsteins Mozart ([Alfred Einstein (1880–1952)). Musikforscher – Lasse mir´s im Unklaren, wie lange dies Dasein währen wird. Langsam wird es sich lichten. Verdauungssorgen und Plagen“ ([10], S. 359 ff.)

So der letzte Eintrag nach der letzten Reise eines großen Getriebenen. Die Schwellung des linken Oberschenkels breitete sich auch über den Unterschenkel aus. Die lokale Behandlung führte jedoch offenbar dazu, dass bis zum 11. August die Schwellungen sich zurückgebildet hatten. An diesem Tage erlitt Thomas Mann zunächst eine kurzfristige Ohnmacht, tags darauf stellte sich ein Kreislaufschock ein, der schließlich zum Tode führte. Dieses Geschehen ist so zu erklären, dass die Dissektion der ganz leistennahen Oberschenkelschlagader links (proximalen Arteria iliaca sinistra) zu einer Schwellung führte, welche die direkt benachbarte Vena iliaca komprimierte und so den venösen Abfluss behinderte und zur Thrombosierung führte. Die Perforation der Dissektion schließlich in die Weichteile brachte den akuten, massiven Blutverlust mit sich, der Kreislaufschock und Tod verursachte und keine therapeutische Hilfe mehr ermöglichte.

23.8 Finale Erkenntnisse

Einige medizinisch relevante Befunde begleiteten Thomas Mann sein ganzes Leben. Sicher zu erwähnen sind immer wiederkehrende ekzematischen Hautveränderungen sowie über Jahre sich hinschleppende Erkrankungen der Ohren und Zähne. Nicht zu leugnen ist sein pathologischer Nikotinkonsum, den er immer wieder zugibt, jedoch nie zu korrigieren bereit ist. Sein unruhiger und wechselvoller Alltag hat sicher dazu beigetragen, die Neigung zur Obstipation und Hämorrhoidenbildung zu aggravieren. Ähnlich verhält es sich mit seinem chronischen Barbituratkonsum und vereinzeltem Einsatz intensiverer Drogen.

Für die letztendlich aktuelle Todesursache gab es bis 24 h zuvor keinerlei sichere Anzeichen oder Vorboten, die ein solches Ereignis hätten erwarten lassen. Durch die Obduktion erkannte man, dass die Venenthrombose im linken Bein ein sekundärer Befund, Folge des zum Tode führenden Ereignisses war [12]. Letzteres ist zweifelsfrei eine Dissektion mit Ruptur und Einblutung in die Weichteile, die zu einem Verbluten des Patienten in kaum einer Stunde führte (s. 22.4).

Diagnostisch zu beschreiben ist – wie aus dem gesamten Text ersichtlich – eine gewisse, auf sich selbstbezogene Ängstlichkeit mit den Zeichen einer depressiven Grundhaltung. Demgegenüber ist in seinen Texten eine Freude an besonderen Wortfindungen und -kombinationen nicht zu übersehen sowie sein immer wieder aufblitzender Humor, durchaus gepaart mit geistreicher Ironie. Seine Freude notiert Thomas Mann zumeist bei Ereignissen im familiären Kreise, bei besonderer Musik oder Literatur und nicht zuletzt bei erfolgreichen Auftritten vor großem Publikum. Herzhaftes Lachen ist extrem selten dokumentiert, sicher zweimal nach individuellen Darbietungen von Chaplin in kleinen gesellschaftlichen Runden.

Das rasche Sterben ohne direkte Vorahnung ist sicher ein Tod ganz im Sinne von Thomas Mann gewesen.

Literatur

1. Tagebuch 1918–1921, Fischer Taschenbuch Verlag, Frankfurt/M., Hrsg. Peter de Mendelson, 2003
2. Tagebuch 1933–1934, Fischer Taschenbuch Verlag, Frankfurt/M., Hrsg. Peter de Mendelson, 2003
3. Tagebuch 1935–1936, Fischer Taschenbuch Verlag, Frankfurt/M., Hrsg. Peter de Mendelson, 2003
4. Tagebuch 1937–1939, Fischer Taschenbuch Verlag, Frankfurt/M., Hrsg. Peter de Mendelson, 2003
5. Tagebuch 1940–1943, Fischer Taschenbuch Verlag, Frankfurt/M., Hrsg. Peter de Mendelson, 2003
6. Tagebuch 1944–1946, Fischer Taschenbuch Verlag, Frankfurt/M., Hrsg. Inge Jens, 2003
7. Tagebuch 1946–1948, Fischer Taschenbuch Verlag, Frankfurt/M., Hrsg. Inge Jens, 2003
8. Tagebuch 1949–1950, Fischer Taschenbuch Verlag, Frankfurt/M., Hrsg. Inge Jens, 2003
9. Tagebuch 1951–1952, Fischer Taschenbuch Verlag, Frankfurt/M., Hrsg. Inge Jens, 2003
10. Tagebuch 1953–1955, Fischer Taschenbuch, Frankfurt/M., 2. Aufl., Hrsg. Inge Jens, 2018
11. Th. Mann (1949) Die Entstehung des Dr. Faustus. Roman eines Romans. Bermann-Fischer/Querido-Verlag, Amsterdam; insbesondere Kapitel XIII
12. Thomas Sprecher, Ernst O. Wiethoff (1997) Thomas Manns letzte Krankheit. In: Thomas Mann Jahrbuch, Bd. 10. Vittorio Klostermann, Frankfurt am Main, S. 249–276

Teil XII

Rainer Maria Rilke

Rainer Maria Rilke (1875-1926)

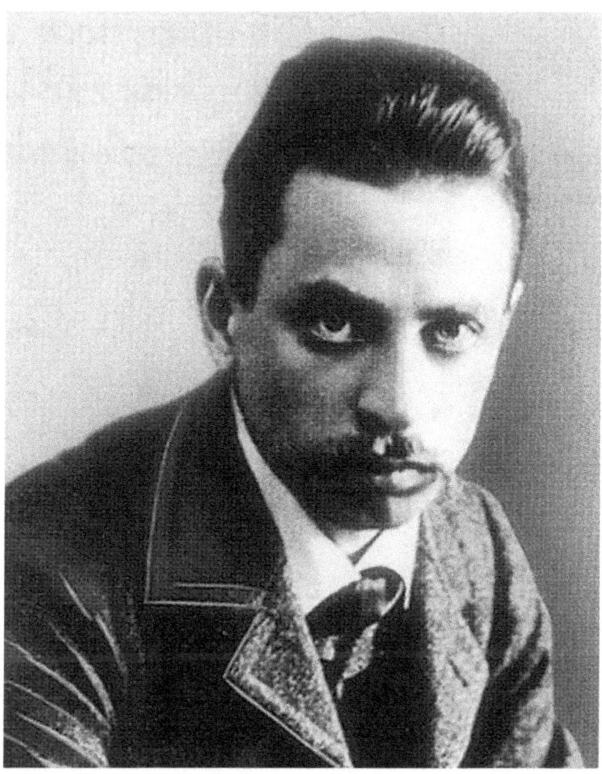

Rainer Maria Rilke undatiert (Süddeutsche Zeitung Photo)

Rainer Maria Rilke – Leben und Werk

24

Ulrich von Bülow

24.1 Prag – Wolfratshausen – Russland

Verse von Rainer Maria Rilke fehlen in keinem Deutschunterricht, und vermutlich gibt es keinen deutschsprachigen Autor des 20. Jahrhunderts, dessen Gedichte öfter auswendig gelernt wurden und werden. Doch seine Bedeutung verdankt sich nicht nur dem Wohlklang seiner Verse. Seine Werke sagen uns bis heute etwas, weil er das Lebensgefühl und die Lebensprobleme des Einzelnen in der entzauberten Moderne der westlichen Industriegesellschaften klarer als andere gesehen und eindrücklicher beschrieben hat.

Diese These bildet den Hintergrund des folgenden kurzen Gangs durch Rilkes Leben und Werk, in den an einigen Stellen Dokumente und Handschriften einbezogen werden, die aus der Rilke-Sammlung des Deutschen Literaturarchivs in Marbach stammen.[1]

René Maria Rilke wurde am 4. Dezember 1875 in Prag geboren, er gehörte wie Franz Kafka (1883–1924) oder Franz Werfel (1890–1945) zur privilegierten deutschsprachigen Minderheit in Böhmen, das damals noch Teil von Österreich-Ungarn war. Seine Eltern führten eine eher unglückliche Ehe. Der beruflich wenig erfolgreiche Vater Josef (1838–1906) überließ die Erziehung des einzigen Kindes der Mutter Sophie (1851–1931),

[1] Der im November 2019 gehaltene und nahezu unverändert abgedruckte Vortrag konnte den Gernsbacher Nachlass von Rilke noch nicht einbeziehen, der im Dezember 2022 vom Deutschen Literaturarchiv erworben wurde.

U. von Bülow (✉)
Leiter der Handschriften-Abteilung im Deutschen Literaturarchiv Marbach,
Marbach am Neckar, Deutschland
E-Mail: Ulrich.von.Buelow@dla-marbach.de

T. Junginger et al. (Hrsg.), *Schriftsteller und ihre Erkrankungen*,
https://doi.org/10.1007/978-3-662-71465-2_24

die aus einer Fabrikanten-Familie stammte und sich als Schriftstellerin versucht hatte. Sie kleidete ihren Sohn bis zum Vorschulalter wie ein Mädchen und legte besonderen Wert auf seinen katholischen Glauben.

Als Kind wurde Rilke auf Militärschulen geschickt, an die er sich später nur mit Schrecken erinnern konnte. Nachdem er eine Ausbildung in einer Handelsschule abgebrochen hatte, studierte er in Wien Jura, allerdings ohne große Energie, denn schon früh hatte er den Plan gefasst, Schriftsteller zu werden. Er hatte bereits erste Dichtungen veröffentlicht, als er für ein Semester nach München wechselte. Dort lernte er im Sommer 1897 Lou Andreas-Salomé (1861–1937) kennen (für diese und alle weiteren biografischen Daten vgl. [1] und [2]).

Lou Andreas-Salomé war mit 36 Jahren bereits eine berühmte Intellektuelle. Sie stammte aus Petersburg, war mit 16 Jahren aus der Kirche ausgetreten und hatte, als eine der ersten Frauen, in Zürich studiert. Einen Heiratsantrag von Friedrich Nietzsche (1844–1900) lehnte die unkonventionelle Frau ab, 1887 heiratete sie den Orientalisten Friedrich Carl Andreas (1856–1930), allerdings nur unter der Bedingung, dass er darauf verzichtete, die Ehe sexuell zu vollziehen, und ihr außereheliche Beziehungen erlaubte.

Die Begegnung mit der 14 Jahre älteren Frau veränderte Rilkes Leben gründlich (Abb. 24.1). Auf ihren Vorschlag nannte er sich fortan nicht mehr René, sondern Rainer. Er reformierte seine Handschrift, indem er ihre Schriftzüge nachahmte, und änderte nach ihrem Vorbild seine Lebensgewohnheiten [3]. Von nun an ernährte er sich vegetarisch, trug Reformkleidung, ging barfuß und bevorzugte das Landleben. All dies stand im Einklang mit den Bestrebungen einer umfassenden „Lebensreform", die um 1900 unter Künstlern und Intellektuellen als Reaktion auf die neuen Realitäten der Industrie- und Massengesellschaft verbreitet waren [4].

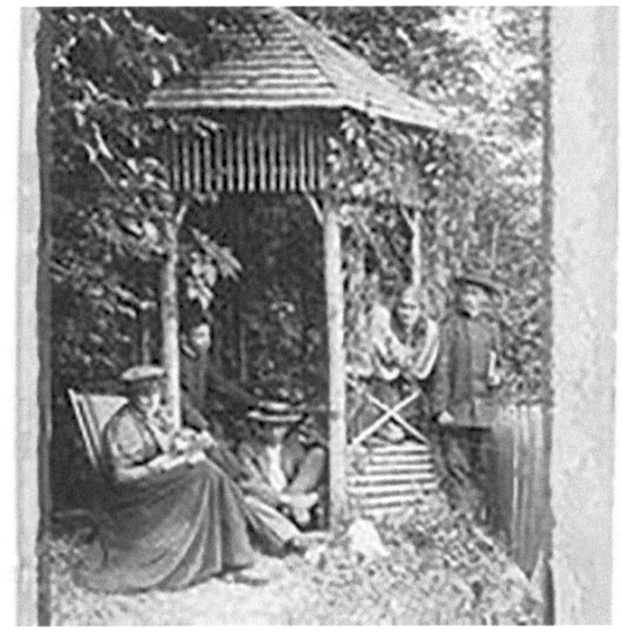

Abb. 24.1 Rainer Maria Rilke (2.v.l.) und Lou Andreas-Salomé (3.v.l.) in Wolfratshausen, Juni 1897. (DLA Marbach)

Einer der geistigen Väter der Lebensreformbewegung war Friedrich Nietzsche (1844–1900). Seine Ansichten, die Lou Andreas-Salomé ihm vermittelte, wurden für Rilke zu einer wichtigen gedanklichen Grundlage seiner Werke. Im Kern handelt es sich um eine Neubestimmung der geistigen und kulturellen Situation in der Moderne. Mit seiner Diagnose vom „Tod Gottes" zog Nietzsche die Konsequenz aus dem Bedeutungsverlust der christlichen Religion und der mit ihr verbundenen Ethik. Die von ihm geforderte Überwindung der christlichen Lebens- und Leibfeindschaft bedeutete einerseits eine Befreiung, die sich in einer neuen Feier des Irdischen und des menschlichen Leibs ausdrückte. Andererseits bewirkte die Glaubenskrise eine tiefgreifende Verunsicherung. Da die traditionellen, christlich geprägten Normen ihre Verbindlichkeit verloren hatten, sah sich der Einzelne, sofern er sich nicht den neu entstandenen Ideologien zuwandte, in Fragen der Lebensführung auf sich selbst zurückgeworfen. Vor allem die Kunst und die Literatur schienen berufen, Antworten auf die moderne Situation zu formulieren.

Für Rilke wurden auf der Suche nach alternativen Lebenskonzepten zwei Reisen nach Russland, die er zusammen mit Lou Andreas-Salomé 1899 und 1900 unternahm, zur Offenbarung. Ihn begeisterte nicht nur die Landschaft, sondern vor allem die vormoderne Lebensweise im Zarenreich, die Frömmigkeit des Volkes, die er seinen eigenen Vorstellungen entsprechend idealisierte (vgl. [5]). Ein wichtiges Ergebnis der Reisen war seine 1905 publizierte Gedichtsammlung *Das Stunden-Buch*. Darin entfernte sich Rilke, wie die folgenden Verse zeigen, weit von der tradierten christlichen Lehre.

Lösch mir die Augen aus: ich kann dich sehn,
wirf mir die Ohren zu: ich kann dich hören,
und ohne Füße kann ich zu dir gehn,
und ohne Mund noch kann ich dich beschwören.
Brich mir die Arme ab, ich fasse dich
mit meinem Herzen wie mit einer Hand,
halt mir das Herz zu, und mein Hirn wird schlagen,
und wirfst du in mein Hirn den Brand,
so werd ich dich auf meinem Blute tragen.

Ohne Rücksicht auf reale physiologische Zusammenhänge wird die überwältigende Begegnung mit einem nicht näher bestimmten Du beschrieben. Heute weiß man, dass Rilke diese Verse ursprünglich als ein Liebesgedicht an Lou Andreas-Salomé geschrieben hatte, und es ist ebenso überraschend wie bezeichnend, wie leicht sich das Gedicht als Gebet umfunktionieren ließ. Über das angesprochene Du erfährt man wenig, umso mehr von den wunderbaren Kräften des lyrischen Ich, die ihm aus der Kommunikation mit dem angebeteten Du erwachsen, von seiner Kreativität, die es ihm ermöglicht, auch unter widrigen Umständen mit der höheren Instanz in Kontakt zu bleiben. Gepriesen wird genau genommen weniger der angesprochene Gott (oder die Geliebte), sondern vor allem die eigene literarische Fantasie.

Wo überlieferte Glaubenssysteme nicht mehr gelten, wird nicht zuletzt der Tod zu einem Problem, zu einer Sinnfrage, die dringend nach einer Antwort verlangt. Der dritte Teil von Rilkes *Stunden-Buch* trägt den Titel *Das Buch von der Armut und vom Tode* und enthält das folgende kurze Gedicht, das 1903 entstand (Abb. 24.2):

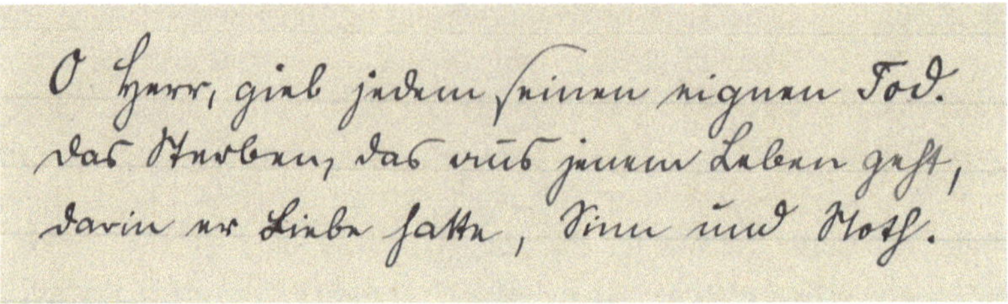

O Herr, gieb jedem seinen eignen Tod.
das Sterben, das aus jenem Leben geht,
darin er Liebe hatte, Sinn und Noth.

Abb. 24.2 „O Herr, gieb jedem seinen eignen Tod". Reinschrift von Rainer Maria Rilke. (DLA Marbach)

> O Herr, gieb jedem seinen eignen Tod
> Das Sterben, das aus jenem Leben geht,
> darin er Liebe hatte, Sinn und Noth.

Von der tröstenden Vorstellung eines ewigen Lebens ist nicht die Rede, das Sterben erscheint vielmehr als der abschließende Teil des irdischen Lebens. Zwar wird Gott in der Anrede genannt, aber das Gebet ist insofern paradox, als – wenigstens auf den ersten Blick – um etwas gebeten wird, was ohnehin unvermeidlich ist. Im Wunsch, der Tod möge der *eigene* sein, drückt sich das Bedürfnis aus, die eigene unverwechselbare Lebensgeschichte, zu der wesentlich auch das Sterben gehört, zu bejahen und – wie es die Existenzphilosophen später ausdrückten – zu „übernehmen". Die Anerkennung der eigenen Individualität soll sich im Dialog vollziehen. Als Adressat erscheint erneut jene unbestimmte höhere Instanz, aber zugleich wendet sich das lyrische Ich an sich selbst – und natürlich an das lesende Publikum. An Stelle der Religion wird die Kunst zum Medium, in dem Individualität des Menschen Ausdruck und Anerkennung sucht und findet.

Die Form eines unorthodoxen Gebets hat auch das 1902 entstandene berühmte Gedicht *Herbsttag* – „Herr: es ist Zeit. Der Sommer war sehr groß. | Leg deinen Schatten auf die Sonnenuhren, | und auf den Fluren laß die Winde los. …" Auch hier wird um etwas gebeten, was nach den Gesetzen der Natur ohnehin geschieht, und wieder geht es vor allem um den Ausdruck von Gefühlen und Stimmungen.

24.2 Worpswede – Paris – Duino – Muzot

Nach seiner zweiten Russlandreise lebte Rilke eine Zeit lang in der Künstlerkolonie Worpswede zusammen mit den Malern Heinrich Vogeler (1872–1942), Fritz Mackensen (1866–1953), Otto Modersohn (1865–1943), der Malerin Paula Modersohn-Becker (1876–1907) und der Bildhauerin Clara Westhoff (1878–1954), die 1901 Rilkes Frau wurde. 1902 übersiedelte Rilke nach Paris, um ein Buch über den Bildhauer Auguste Rodin (1840–1917) zu schreiben. Hier entstanden die Sammlungen *Neue Gedichte* (1907) und *Neue Gedichte Anderer Teil* (1908), denen eine veränderte poetische Sichtweise zugrunde liegt. Rilke nannte diese Gedichte „Dinggedichte", weil sein lyrisches Ich nun,

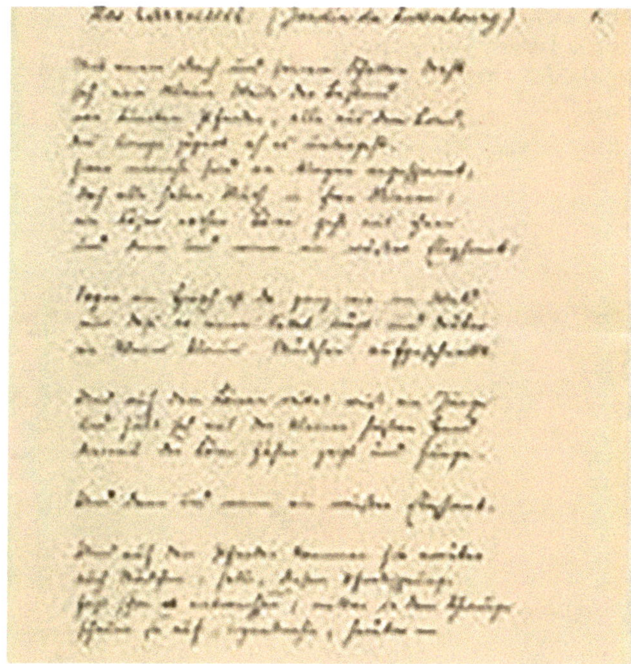

Abb. 24.3 Das Carrussel, Reinschrift von Rainer Maria Rilke. (DLA Marbach)

statt das eigene Innere auszudrücken, zurücktritt, um sich ganz auf das Objektive zu konzentrieren und sich bis zur Identifikation in die „Dinge" einzufühlen. Neben dem Gedicht *Der Panther* gehört *Das Carrussell* zu Rilkes bekanntesten „Dinggedichten" (Abb. 24.3). Die im Juni 1906 entstandene erste Strophe lautet:

Das Carrussel (Jardin du Luxembourg)
Mit einem Dach und seinem Schatten dreht
sich eine kleine Weile der Bestand
von bunten Pferden, alle aus dem Land,
das lange zögert eh es untergeht.
Zwar manche sind an Wagen angespannt,
doch alle haben Muth in ihren Mienen;
ein böser rother Löwe geht mit ihnen
und dann und wann ein weißer Elephant.

Das lyrische Ich geht selbstvergessen in der Beobachtung des Karussells auf. Es legt dessen Wesen frei, indem es die Perspektive der Kinder übernimmt. Die ständige Wiederholung der Zeile „und dann und wann ein weißer Elephant" in den weiteren Strophen drückt die rotierende Bewegung des Karussells aus und steht zugleich für die ziellos in sich kreisende Kindheit.

In Paris erlebte Rilke zum ersten Mal eine moderne Großstadt. Um sein Entsetzen zu verarbeiten, nahm er brieflich den Kontakt zu Lou Andreas-Salomé wieder auf und schilderte ihr am 18. Juli 1903 in einem langen Brief, was ihn verstörte (Abb. 24.4):

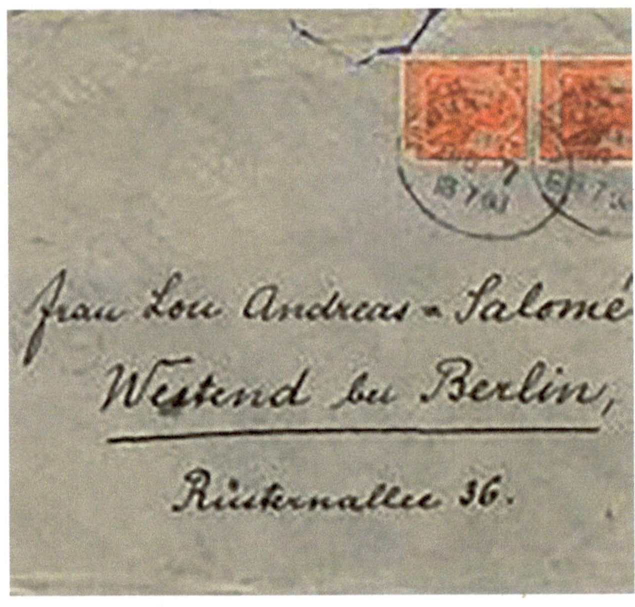

Abb. 24.4 Rainer Maria Rilke an Lou Andreas-Salomé, Brief vom18. Juli 1903. (DLA Marbach)

> „Im August vorigen Jahres traf ich dort [in Paris] ein. Es war die Zeit, da die Bäume in der Stadt welk sind ohne Herbst, da die glühenden Gassen, ausgedehnt von der Wärme, nicht enden wollen und man durch Gerüche geht wie durch viele traurige Zimmer. Da ging ich an den langen Hospitälern hin, deren Thore weit offen standen mit einer Gebärde ungeduldiger und gieriger Barmherzigkeit. Als ich zum ersten Mal am Hotel Dieu vorüberkam fuhr gerade eine offene Droschke ein, in der ein Mensch hing, schwankend bei jeder Bewegung, wie eine zerbrochene Marionette schief, und mit einem schweren Geschwür auf dem langen grauen, hängenden Halse. Und wasfür Menschen bin ich seither begegnet, fast an jedem Tage; Trümmern von Karyatiden, auf denen noch das ganze Leid, das ganze Gebäude eines Leides lag, unter dem sie langsam wie Schildkröten lebten."

Lou Andreas-Salomé zeigte sich in ihrem Antwortbrief beeindruckt nicht nur vom Beschriebenen, sondern vor allem vom neuen Stil der Darstellung. Sie rühmt eine „Klarheit der Einsicht", die Abwesenheit von „Selbsttäuschungen", und rät Rilke, diese Art der nüchternen Beschreibung des Schrecklichen zum literarischen Prinzip zu machen: „Nun ist Dir's gekommen: der Dichter in Dir dichtet aus des Menschen Ängsten" [6]. Rilke folgte ihrer Empfehlung und begann mit den ersten Entwürfen zu seinem Prosabuch *Die Aufzeichnungen des Malte Laurids Brigge*, in das er Passagen aus seinen Parisbriefen an Lou Andreas-Salomé einarbeitete.

Durch seine subjektive Authentizität, aber auch wegen seiner neuen Erzählweise wurde dieses Buch zum Meilenstein in der Entwicklung der deutschsprachigen Literatur. Rilke, der sein Werk bewusst nicht als Roman bezeichnete, kam hier ohne eine herkömmliche Handlung aus. In 71 Fragmenten, die wie undatierte Tagebuchaufzeichnungen wirken, beschreibt seine fiktive Erzählerfigur einzelne Szenen aus dem Leben in der Großstadt und nimmt sie zum Anlass, über sein Leben und seine Kindheit, über Tod und Liebe zu reflektieren.

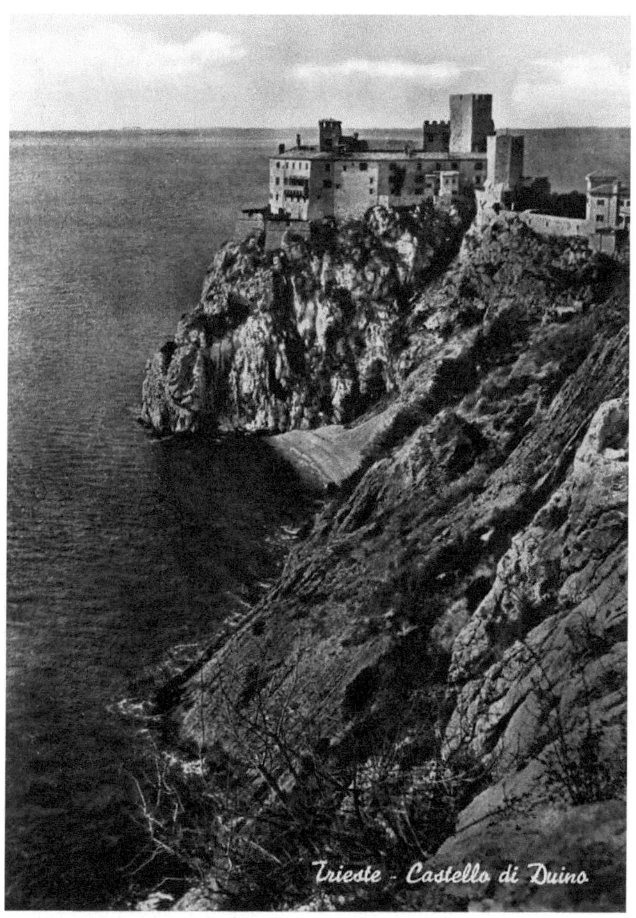

Abb. 24.5 Schloss Duino bei Triest. (DLA Marbach)

Nachdem die *Aufzeichnungen* 1910 erschienen waren, klagte der 35-jährige Rilke über ein Nachlassen seiner dichterischen Produktivität. Den Winter 1911/1912 verbrachte er in Duino bei Triest im verlassenen Schloss der befreundeten Fürstin Marie von Thurn und Taxis (1855–1934) (Abb. 24.5). Sie hat später berichtet, auf welche Weise der berühmte erste Vers der *Duineser Elegien* entstanden ist. Rilke habe „in der Frühe einen lästigen geschäftlichen Brief" erhalten, der ihn nötigte, „sich mit Ziffern und anderen trockenen Dingen" abzugeben. Dann sei er, während draußen eine „heftige Bora" blies, am Steilufer des Meeres „ganz in Gedanken versunken auf und ab" gegangen,

> „da die Antwort auf den Brief ihn sehr beschäftigte. Da, auf einmal, mitten in seinem Grübeln, blieb er stehen, plötzlich, denn es war ihm, als ob im Brausen des Sturmes eine Stimme ihm zugerufen hätte: „Wer, wenn ich schriee, hörte mich denn aus der Engel Ordnungen?"" [7]

Nachdem er den gehörten Vers notiert hatte, sei er wieder in sein Zimmer gegangen, um den Geschäftsbrief zu beantworten.

Welcher Geschäftsbrief mag Rilke an diesem Tag so sehr beschäftigt haben? Vermutlich handelte es sich um ein Schreiben, das seine Scheidung betraf. In einem Brief, der erst vor einigen Jahren auf einer Auktion auftauchte, erläuterte sein Anwalt Rilke in aller Ausführlichkeit die verfahrene Situation. Seine Ehe konnte nach österreichischem Recht nicht geschieden werden, weil es bei Rilkes Austritt aus der katholischen Kirche einen Formfehler gegeben hatte, außerdem stellte sich die Versorgung der gemeinsamen Tochter als problematisch heraus. Auch wenn das anwaltliche Schreiben die nachfolgende poetische Inspiration gewiss nicht erklären kann, beleuchtet es doch einige ihrer prosaischen Voraussetzungen (vgl. [8]). Erst zehn Jahre später konnte Rilke die Arbeit an den *Duineser Elegien* fortsetzen.

Den einsamen Winter auf dem Schloss nutzte er, um sich und Lou Andreas-Salomé Rechenschaft über seine psychischen Probleme zu geben. Mit seiner Briefpartnerin, die 1911 Sigmund Freud (1856–1939) kennen und schätzen gelernt hatte, diskutierte er die Frage, ob er sich einer Psychoanalyse unterziehen solle. Im Brief vom 20. Januar 1912 – an diesem Tag schrieb er vermutlich den erwähnten ersten Vers der „*Duineser Elegien*" – entschied er sich schließlich dagegen, weil er um seine Kreativität fürchtete:

> „Was mich nun betrifft, so schrieb ich Dir schon, daß ich gefühlsmäßig dieses Aufgeräumtwerden eher scheue und mir, bei meiner Natur, kaum etwas Gutes davon erwarten könnte. Etwas wie eine desinfizierte Seele kommt dabei heraus, ein Unding, ein Lebendiges, roth korrigiert, wie die Seiten in einem Schulheft." [9]

Im selben Brief charakterisiert er die Natur seiner Leiden genauer und gibt dabei zu erkennen, wie genau er seinen Körper beobachtet:

> „Die Überempfindlichkeit z. B. der Muskeln ist so groß, daß etwas Gymnastik oder eine irgendwie übertriebene Haltung (etwa beim Rasieren) gleich Schwellungen, Beschwerden usw. zur Folge hat, Erscheinungen, an die sich dann wieder, als ob sie nur gewartet hätten, Ängste, Auslegungen, Quälereien aller Art anschließen: ich schäme mich einzugestehn, wie sehr mich oft wochenlang dieser verhängnisvolle Cirkel umtanzt, in dem ein Elend dem anderen jeden Gefallen thut." [10]

Dem Ausbruch des Ersten Weltkriegs, der ihn zwang, seine Pariser Wohnung aufzugeben, konnte Rilke zunächst nichts Gutes abgewinnen. In einem Brief an seine Mutter erklärte er am 31. Juli 1914, einen Tag vor der deutschen Kriegserklärung an Russland: „Deutschland ist ein Barbarenland, die Rauflust kocht ihnen immer noch unter dem bisschen Anstrich, es ist traurig zu sehen. Welche Unvernunft in dem Ganzen!" [11]. Doch nur wenige Tage später verfasste er *Fünf Gesänge,* dessen Eingangsverse – „Zum ersten Mal seh ich dich aufstehn | hörengesagter fernster unglaublicher Kriegs-Gott" – zeigen, dass für kurze Zeit auch ihn der allgemeine Begeisterungstaumel ergriffen hatte, bevor ihm klar wurde, dass der Krieg das alte Europa unwiederbringlich zerstörte. Für einige Monate musste Rilke als Soldat im Kriegsarchiv in Wien dienen (Abb. 24.6), das Kriegsende und die Räterepublik erlebte er in München.

1919 übersiedelte Rilke in die Schweiz, wo er bei verschiedenen Bekannten wohnte, bevor er, ebenfalls dank eines Gönners, 1921 in einen alten Turm im Walliser Ort Muzot einziehen konnte. Hier entstanden im Februar 1922 innerhalb nur weniger Tage seine be-

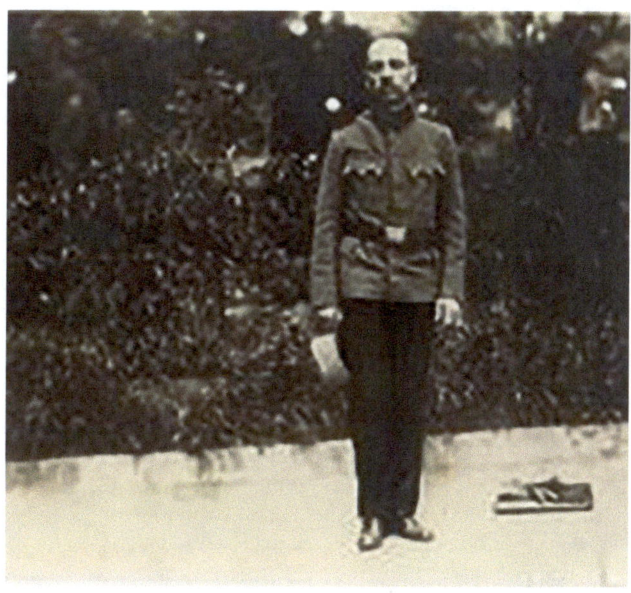

Abb. 24.6 Rainer Maria Rilke als Soldat,1916. (DLA Marbach)

kannten späten Werke, der größte Teil der *Duineser Elegien* und der Gedichtzyklus *Sonette an Orpheus*. Sein Brief an Lou Andreas-Salomé am 11. Februar zeigt ihn noch ganz unter dem Eindruck der unerwarteten Schaffensphase, die er als Wunder und Gnade einer höheren Macht deutet:

> „Lou, liebe Lou, also: in diesem Augenblick, diesem, Samstag, den elften Februar um 6, leg ich die Feder fort, hinter der letzten vollendeten Elegie, der zehnten. … Dank! Ich habe überstehen dürfen bis dazu hin. Durch alles. Wunder, Gnade. – Alles in ein paar Tagen. Es war ein Orkan, wie auf *Duino* damals: alles, was in mir Faser, Geweb war, Rahmenwerk, hat gekracht und sich gebogen. An Essen war nicht zu denken." [12]

Rilke gelang es in Muzot nach einer zehnjährigen Pause, den Zyklus der *Duineser Elegien* zu vollenden. Dabei nahm er die erste, 1912 entstandene Elegie als Muster:

> Wer, wenn ich schriee, hörte mich denn aus der Engel
> Ordnungen? und gesetzt selbst, es nähme
> einer mich plötzlich ans Herz: ich verginge von seinem
> stärkeren Dasein. Denn das Schöne ist nichts
> als des Schrecklichen Anfang, den wir noch grade ertragen,
> und wir bewundern es so, weil es gelassen verschmäht,
> uns zu zerstören. Ein jeder Engel ist schrecklich.

Der Engel, von dem hier die Rede ist, hat mit christlicher Dogmatik wenig zu tun. Rilke erklärte später, er habe sich vor allem von Gestalten des Islam inspirieren lassen. In jedem Fall erlaubt die übermenschliche Perspektive der Engel, das menschliche Leben von außen als ein Ganzes aufzufassen. Poetologisch betrachtet treten an die Stelle der subjektiven Schreibweisen des *Stunden-Buchs* und der objektiven Darstellungsformen der „Dinggedichte“ nun mythologische Ausdrucksformen, in denen die Pole der Subjektivität und der Objektivität aufgehoben sind.

Diese neue poetische Methode ermöglichte auch eine neue Sicht auf den Tod, wie eine weitere Passage aus der ersten Elegie zeigt:

> Freilich ist es seltsam, die Erde nicht mehr zu bewohnen,
> kaum erlernte Gebräuche nicht mehr zu üben,
> Rosen, und andern eigens versprechenden Dingen
> nicht die Bedeutung menschlicher Zukunft zu geben;
> das, was man war in unendlich ängstlichen Händen,
> nicht mehr zu sein, und selbst den eigenen Namen
> wegzulassen wie ein zerbrochenes Spielzeug.
> Seltsam, die Wünsche nicht weiter zu wünschen. Seltsam,
> alles, was sich bezog, so lose im Raume
> flattern zu sehen. Und das Totsein ist mühsam
> und voller Nachholn, daß man allmählich ein wenig
> Ewigkeit spürt. – Aber Lebendige machen
> alle den Fehler, daß sie zu stark unterscheiden.
> Engel (sagt man) wüßten oft nicht, ob sie unter
> Lebenden gehn oder Toten. Die ewige Strömung
> reißt durch beide Bereiche alle Alter
> immer mit sich und übertönt sie in beiden.

Die mythische Figur des Engels steht für ein körperloses, übergeschlechtliches und überirdisches Bewusstsein, das nicht an Raum und Zeit gebunden ist und daher keine Unterschiede kennt zwischen Leben und Tod, Sichtbarem und Unsichtbarem. Der Tod hat seinen Schrecken verloren – allerdings nur für Engel und für Menschen, denen es gelingt, wenigstens zeitweise die mythische Perspektive zu übernehmen.

Die *Duineser Elegien* verkünden ein poetisches Weltbild, das sich nicht auf eine eindeutige Botschaft und gar eine Ideologie reduzieren lässt. Rilke war sich der überragenden Bedeutung dieser Gedichte bewusst – und die Nachwelt hat ihm recht gegeben: Trotz ihrer teilweise komplexen Bildsprache und philosophischen Gedankengänge gehören die *Duineser Elegien* zu den bekanntesten Gedichten deutscher Sprache. Leserinnen und Leser bemühen sich seit Generationen um ihr Verständnis.

Neben den zehn *Duineser Elegien* vollendete Rilke 1922 innerhalb sehr kurzer Zeit nicht weniger als 55 *Sonette an Orpheus*. Auch hier ermöglicht die mythische Figur eine neue Sichtweise auf zeitgenössische Probleme. Vor allem geht es um die Frage, ob und wie die Literatur unter den Bedingungen der Moderne noch glaubwürdig Sinn stiften und menschliches Dasein bejahen kann. Eine Antwort entwickelt Rilke im Dialog mit dem mythischen Sänger Orpheus. Sein Programm des „Rühmens“ erweist sich bei genauerer Betrachtung als selbstbezüglich, denn besungen wird nicht zuletzt der Sänger, gerühmt das Rühmen.

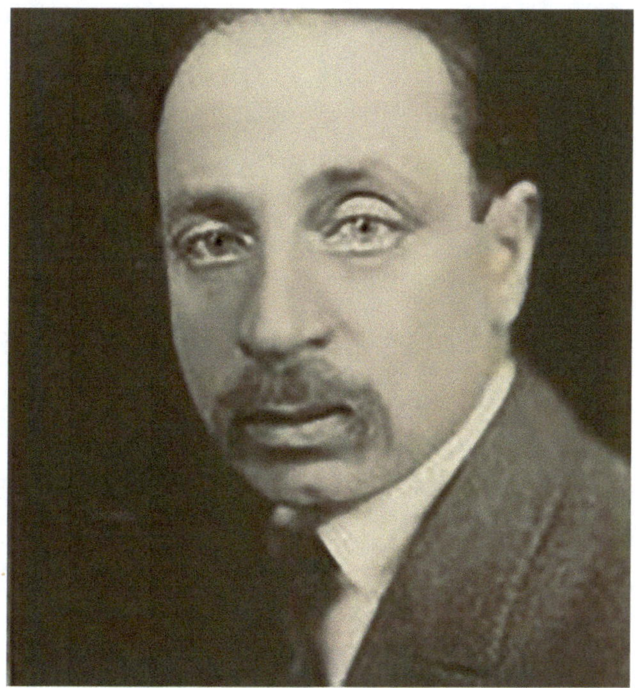

Abb. 24.7 Rainer Maria Rilke in der ersten Hälfte des Jahres 1925. (DLA Marbach)

Wo Religionen und Weltanschauungen ihre Autorität verloren haben, kann die Literatur es sich zur Aufgabe machen, Orientierungsmuster anzubieten. Doch das Ergebnis muss unter den Bedingungen der Moderne ambivalent bleiben. Denn selbst dann, wenn eine dichterische Vision ästhetisch überzeugt, kann sie darüber hinaus kaum noch unbedingte und allgemeine Geltung beanspruchen.

Nicht lange nach der Vollendung der *Sonette an Orpheus* traten bei Rilke erste Symptome der Leukämie auf, die zunächst noch nicht als solche erkannt wurden (Abb. 24.7). Rainer Maria Rilke erlag der Krankheit am 29. Dezember 1926. Für seinen Grabstein erfand er einen vieldeutigen Spruch, der angesichts des Todes noch einmal die Kraft der Poesie beschwor:

> Rose, oh reiner Widerspruch, Lust,
> Niemandes Schlaf zu sein unter soviel
> Lidern.

Literatur

1. Ingeborg Schnack, Renate Scharffenberg (2009): Rainer Maria Rilke. Chronik seines Lebens und seines Werkes. 1875–1926. Erweiterte Neuausgabe. Frankfurt am Main, Leipzig: Insel
2. Ralph Freedman (2001/2002): Rainer Maria Rilke. 2 Bände. Frankfurt am Main, Leipzig: Insel

3. Ulrich von Bülow (2013) „Lou, liebe Lou" Über die Brieffolge von Rainer Maria Rilke an Lou Andreas-Salomé. In: Arsprototo. Heft 1,S. 26–29
4. Kai Buchholz (Hg.) (2001): Die Lebensreform. Entwürfe zur Neugestaltung von Leben und Kunst um 1900. [Ausstellungs-Katalog] Darmstadt: Häusser
5. Thomas Schmidt (2017): Rilke und Russland. Marbach am Neckar: Deutsche Schillergesellschaft; Ulrich von Bülow (2018): Das Rätsel der Reise-Ikone. Rilke und Tolstoi. In: ders.: Papierarbeiter. Göttingen: Wallstein, S. 332–344
6. Rainer Maria Rilke, Lou Andreas-Salomé (1989): Briefwechsel. Hrsg. von Ernst Pfeiffer, Frankfurt am Main: Insel, S. 77
7. Marie von Thurn und Taxis-Hohenlohe (1932): Erinnerungen an Rilke. München u. a.: Oldenbourg, S. 41
8. Ulrich von Bülow (2018) Die Duineser Briefmappe von Rainer Maria Rilke. In: ders: Papierarbeiter. Göttingen: Wallstein, S. 229-254
9. Rainer Maria Rilke, Lou Andreas-Salomé (1989): Briefwechsel. Hrsg. von Ernst Pfeiffer. Frankfurt am Main: Insel, S. 250 f.
10. Ebd.
11. Rainer Maria Rilke (2009): Briefe an die Mutter. 1896 bis 1926. Hrsg. von Hella Sieber-Rilke. Frankfurt am Main, Leipzig: Insel, Band 2, S. 293
12. Rainer Maria Rilke, Lou Andreas-Salomé (1989): Briefwechsel. Hrsg. von Ernst Pfeiffer. Frankfurt am Main: Insel, S. 444 ff

Rainer Maria Rilke – Erkrankungen

25

Theodor Junginger und Karin Kolbe

Die folgende chronologische Darstellung der Erkrankungen Rilkes bezieht sich auf die *Chronik seines Lebens und Werkes* [1] wobei französische Zitate ins Deutsche übersetzt wurden, seinen Briefwechsel mit Lou Andreas-Salome [2] und das „Rilke Handbuch“ [3].

25.1 1884–1895

Von seinen Eltern für eine Offizierslaufbahn bestimmt, kam Rilke 1886 auf die Militär-Unterrealschule St Pölten. Das ärztliche Gutachten bescheinigte dem elfjährigen René eine kräftige allgemeine Beschaffenheit und eine dem Alter entsprechende Körperentwicklung ([1], S. 23). Nach vier Jahren bestand er im September 1890 die Prüfung für die Militär-Oberrealschule in Mährisch-Weißkirchen, rückte dort ein, wurde im Dezember 1890 krankheitshalber beurlaubt und am 5. Juni 1891 mit Genehmigung seines Vaters aus der Militärschule wegen dauernder Kränklichkeit entlassen ([1], S. 28). Rilke hasste die Militärerziehung und schrieb in einem Brief an seine Freundin Valery von David-Rhonfeld: „In dieser Zeit, die ich ja meistens im Krankenzimmer mehr geistig vergrämt als körperlich krank verbrachte, bildeten meine poetischen Versuche sich zu größerer Klarheit und Selbstständigkeit heraus …“ ([1], S. 59). Später, 1915, nahm er an, dass die Militärschulzeit Grundursache seiner Leiden sei ([1], S. 515).

T. Junginger (✉)
ehem. Klinik für Allgemein- und Abdominalchirurgie, Universitätsmedizin Mainz, Mainz, Deutschland
E-Mail: Junginger@uni-mainz.de

K. Kolbe
ehem. III Medizinische Klinik der Universitätsmedizin Mainz, Mainz, Deutschland

T. Junginger et al. (Hrsg.), *Schriftsteller und ihre Erkrankungen*,
https://doi.org/10.1007/978-3-662-71465-2_25

Rilke begann einen dreijährigen Kursus auf der Handelsakademie in Linz und floh, als ihm knapp ein Jahr später die künftige Tätigkeit als Büroangestellter bewusst wurde, mit seiner Freundin nach Wien, wurde dort aufgegriffen und nach Prag geschickt. Er verließ die Handelsakademie und begann einen Privatunterricht, „um endlich in Hast die 8 Gymnasialklassen in drei Jahren voll unbeschreiblicher Mühsal zu überwinden – mit Auszeichnung, freilich wenig Lohn für die zerrüttete Gesundheit“ (Brief an Franz Brümmer vom 29.Januar 1896; [1], S. 48). Diese suchte er – nach bestandenem Abitur – im August 1895 mit seinem Vater im Ostseebad Misdroy wieder herzustellen. Ende August ging es ein wenig besser, „aber noch lange nicht gut und die Reihe der ärztlich bestimmten 22–24 Bäder muss eingehalten werden“ (Brief an Valery von David-Rhonfeld vom 21. August 1895; [1], S. 43).

25.2 1895–1903

Nach zwei Semestern an der Deutschen Carl-Ferdinands-Universität in Prag ([1], S. 44), setzte Rilke das Studium im September 1896 in München fort ([1], S. 58). Dort kam es im Mai des folgenden Jahres zur ersten Begegnung mit Lou-Andreas Salomé (1861–1937). Rilke zog mit ihr für einige Wochen nach Wolfratshausen bei München. Während dieser Zeit (Juni 1897) änderte Rilke seinen Vornamen in Rainer, seine Handschrift und seine Lebensführung zugunsten einer bescheidenen Lebenshaltung im Sinne der Reformbewegung ([1], S. 69).

Das Wohnhaus von Lou Andreas-Salomé wurde „Loufried“ genannt und als Rilke nach langer Erkrankung ihr 1925 über Knoten in Mund, an Zunge und Schlund berichtete, fragte sie ihn:

> „… und woran mahnt Dich das wohl? Nicht vielleicht an jene Jahre, wo Du ebenfalls mit Knötchen zu tun hattest und mit Sensationen an einem *andere*n Schlund operiert worden warst und befürchtetest, es könnten böse Tumoren entstehen? So sprachst Du in Wolfratshausen Loufried; aber anstatt mit den Jahren gerade erst zu kommen, wie Hämorrhoiden pflegen, ließen die nach, waren vermutlich deshalb bereits neurotisch überbedingt, konnten auf der „Rutschbahn hinauf“ gelangen, von vornherein seelischen Verklemmungen gehorsam.“ (Brief vom 12. Dezember 1925; [2], S. 480)

Vermutlich handelte es sich um Hämorrhoiden, die auch später wieder auftraten. Jedenfalls brachte er die Ende 1926 vom Enddarm ausgehenden Beschwerden in Zusammenhang mit seiner Hämorrhoidalerkrankung, wie aus dem Brief Dr. Haemerli vom 18. Dezember 1926 an Anton Kippenberg, den Leiter des Inselverlags hervorgeht ([5], Abb. 25.3 a–e).

Am 1. Oktober 1898 reiste Rilke mit Lou Andreas-Salomé von München nach Berlin und bezog ein Zimmer in der Nähe des Ehepaars Andreas. Die in der gemeinsamen Zeit in Wolfratshausen eingeleitete Wandlung in der Lebensführung vollzog sich weiter. Rilke half bei täglichen Hausarbeiten, hackte Holz, machte barfuß weite Wald- und Wiesenspaziergänge, rauchte nicht, mied Alkohol und hatte eine Vorliebe für Tee, später auch für Kaffee. Unentbehrlich waren ihm Milch und Obst, seine Kost war überwiegend vegetarisch ([1], S. 82).

Nach den beiden Russlandreisen (1889 und 1900) heiratete Rilke am 29. April 1901 in Bremen die Bildhauerin Clara Westhoff (1878–1954). Kurz zuvor war er an Scharlachfieber erkrankt ([1], S. 130). Da dieses noch nicht überstanden war, wurde die kirchliche Trauung ins Haus der Schwiegereltern nach Bremen verlegt und – gewissermaßen als Hochzeitsreise – ein Aufenthalt im Sanatorium Weißer Hirsch bei Dresden bei Dr. Heinrich Lahmann (1860–1905) angeschlossen. Dr. Lahmann sei ein Hauptvertreter der Naturheilkunde, ihm längst dem Namen nach bekannt, „und ich wollte immer schon mit ihm Rücksprache nehmen. Es ist mir besonders jetzt angenehm noch einige Tage in der Nähe eines Arztes, dem ich vertraue, zu sein, um dann ganz gesund nach Prag und nach Hause zu kommen" ([1], S. 130). Da auch Clara „sehr erholungsbedürftig" war ([1], S. 131), unterzogen sich beide der Kurbehandlung, ehe sie ab Ende Mai 1901 ein Bauernhaus in Westerwede, dem Nachbarort von Worpswede, bezogen ([1], S. 132). Im Dezember 1901 wurde ihre Tochter Ruth geboren ([1], S. 140).

Die Finanzierung des Unterhalts für die Familie erwies sich als schwierig. Der Auftrag, eine Monografie über Auguste Rodin zu verfassen, gab Anlass, den Hausstand aufzulösen und am 27.August 1902 nach Paris überzusiedeln. Von dort schrieb er seiner Mutter: „Ich schränke mich aufs Äußerste ein und es ist gut, dass es mir nicht schwerfällt, tagelang von Cacao und Obst zu leben" (Brief vom 9. September 1902; [1], S. 159). Clara folgte und wurde Schülerin von Auguste Rodin ([1], S. 161).

Im folgenden Jahr erkrankte Rilke an Influenza, bereits 1899 lag er damit in Prag zu Bett ([1], S. 88).

> „Da hab ich ein Buch von Rodin geschrieben, das gut ist. Und dann habe ich still und streng versucht, immer in Arbeit zu sein … Die Stadt war wider mich, aufgelehnt gegen mein Leben und wie eine Prüfung, die ich nicht bestand … Und es kam [1903] Krankheit dazu; drei Influenza-Anfälle mit endlosen Fiebernächten und großer Bangigkeit; und meine Kraft und mein Muth war klein geworden, und ich fuhr mit dem letzten Rest fort, fuhr durch viele schwere Berge, fuhr ein Leben lang und kam eines Abends in Viareggio an." (Brief an Lou Andreas-Salomé vom 31. Juni 1903; [2], S. 57)

Rilke verweilte dort von Ende März bis Ende April 1903 ([2], S. 509); dem Verleger Axel Juncker berichtete er am 13. Juni 1903:

> „… aber ich war kaum zehn Tage in Paris, als mich aufs neue eine Art Influenza-Anfall (in heftigster Form und mit Fieber) überraschte; ich war ziemlich lange leidend. Mich strengt alles noch zu sehr an und eine Viertelstunde Lesens oder Schreibens verursacht mir Augenschmerzen und arges Unbehagen." ([1], S. 274)

Lou, der er auch von seinen Angstzuständen berichtete, antwortete am 5. Juli 1903: „… „Kein Grund zur Furcht. Bei diesen letzten Fällen kann ganz banal die wiederholte Influenza Schuld haben; nicht nur Erwachsene, sondern sogar Kinder erleiden bisweilen hinterdrein die stärksten Depressionen und seltsamsten Geisteszustände" ([2], S. 62).

Am 1. Juli 1903 reisten Rainer und Clara Rilke von Paris zunächst nach Worpswede, später nach Rom ([1], S. 175).

25.3 1904–1909

In Rom erhielt Rilke eine Einladung des Malers und Schriftstellers Ernst Norlind (1877–1952) nach Schweden, die er gerne annahm ([1], S. 195). Anfang Juni 1904 brach er dazu mit seiner Frau in Rom auf und fragte auf der Hinreise seinen Gastgeber: „Meine Natur braucht es, dass ich bei offenem Fenster schlafe, viel barfuß gehe, grösstentheils (nicht streng ausschließlich) vegetarisch (Eier, Gemüse, Milch, Obst etc.) esse und ohne Alkohol auskomme. Wird ein solcher Gast in Ihrem Hause keine Störung sein?“ ([1], S.194 f.)

In Schweden erkrankte Rilke ([2], S. 179) und schrieb am 9. September an Axel Juncker:

> „Meine Frau ist auch angegriffen und leidend und da auch ich immer noch nicht recht wohl bin, wollen wir in der nächsten Woche den Versuch machen, eine Naturheilanstalt in Skodsborg [nördlich Kopenhagen], die uns empfohlen worden ist, zu besuchen.“ ([1], S. 201).

Laut Untersuchungsbefund vom 15. September 1904 litt er „an Blutarmuth, Störung des Blutumlaufs, etwas verzögertem Stoffwechsel mit Überschuss von Urinsäure, Erschöpfung und leichter Schwäche der einen Herzklappe“. Zur Überwindung dieser Mängel wurden eine bestimmte, auch auf die Erzielung von „Kraft und Gewicht“ bedachte vegetarische Diät, Wasseranwendungen, Herzumschläge und gymnastische Übungen verordnet. Rilke notierte am Rand: „„… ich habe in Kopenhagen nach dieser Methode gegessen; es war nicht unsympathisch, aber pietistisch, ohne Freude, so recht vegetarisch besitzlos“ ([2], S. 532) und an Ellen Key, dass er nicht genug Geduld und Geld hatte, um in Skodsborg eine Kur zu machen (Brief vom 19. Oktober, [1], S. 203).

Seine Beschwerden schilderte er Lou Andreas-Salomé am 17. Oktober: „Vorläufig geht es mit der Gesundheit erträglich; nur heftige, von allen Zähnen ausgehende Gesichtsschmerzen sind, ohne sichtliche Ursache, dann und wann da und dauern stundenlang“ ([2], S. 184).

Am 9. Dezember reiste er von Kopenhagen nach Oberneuland zum Gut der Schwiegereltern, wo seine Tochter aufwuchs und Clara zeitweise ein eigenes Atelier hatte ([1], S. 208).

> „Ich bin gleich nach meiner Ankunft einer hässlichen Influenza und einem Zahnarzt in die Hände gefallen, die mich beide quälen … Trotzdem ist es schön bei Klara zu sein und den kleinen Menschen Ruth jeden Tag zu sehen …“ (Brief an Ellen Key, [1], S. 209)

Eine während des Aufenthalts in Schweden angedachte Kur ([2], S. 187) absolvierte Rilke mit seiner Frau vom 3. März bis 19. April 1905 wieder im Lahmannschen Sanatorium. „… „Die Kur ist teuer und ich fühle, wie ich sie brauche“ ([1], S. 212). Im Anschluss daran reiste Rilke nach Berlin, um zu studieren, war aber nach der „anstrengenden Kur-Arbeit“ der Stadt nicht gewachsen und fuhr zurück nach Worpswede ([1], S. 215). Lou Andreas-Salomé gegenüber sprach er am 19. Mai vom Ausbleiben des eigentlichen Erfolges der

Kur, mit dem er so sehr gerechnet hatte. „Ich könnte über vieles klagen und klage vor allem über diese unbegreifliche Müdigkeit; der Schlaf ist immer das nächste, und er nimmt mich, wie ein ihm Gehöriges, mitten am Tage" ([2], S. 202).

Vom 12. September 1905 bis 29. Juli 1906 war Rilke zum zweiten Mal in Paris, nun als Privatsekretär von Auguste Rodin ([1], S. 223 f.). Nachdem dieser ihn im Mai 1906 entlassen hatte, folgte eine intensive Arbeitsperiode. Zu seiner Lebensführung schrieb er seiner Frau am 29. Juni 1906:

> „Ich esse nun mittags (ganz vegetarisch alle die Wochen) bei Claire und trinke abends in einer Crèmerie zwei Tassen Milch -: das ist alles, mit Obst abends und morgens, und ist vorzüglich und nährt mich so leicht und selbstverständlich wie der Saft den Baum." ([1], S. 249)

Am 29. Juli 1906 brach Rilke nach Belgien auf und reiste mit Frau und Tochter weiter über verschiedene Städte Deutschlands nach Berlin. Die vorgesehene Abreise von dort nach Capri verzögerte sich durch eine sieben Wochen lange quälende zahnärztliche Behandlung, „die mich elend und krank (vielleicht infolge des Einflusses der bei einem komplizierten Geschwür angewendeten Antiseptica richtig: krank) gemacht hat" ([2], S. 220) – und erfolgte schließlich am 14. Dezember. Bis 20. Mai 1907 weilte Rilke auf Capri ([1], S. 267), seine Frau blieb in Berlin.

Der Rückkehr nach Paris schloss sich ab Oktober 1907 eine Vortragsreise an ([1], S. 285), den Jahreswechsel 1907/1908 verbrachte er in Oberneuland. Dort erkrankte er im Januar 1908 erneut an einer schleichenden Influenza ([1], S. 296) und musste am 13. Februar wegen großer Erschöpfung nach der Krankheit von einem Besuch in Leipzig absehen ([1], S. 297). Vom 26. Februar bis 18. April 1908 war Rilke zum zweiten Mal zu Gast auf Capri ([1], S. 298) und vom 1. Mai 1908 bis 8. Januar 1910 folgte er einer Einladung von Rodin nach Paris ([1], S. 301, 305, 339).

Nach dem sehr schöpferischen Jahr 1908 begann eine Phase mit Beeinträchtigungen seiner Gesundheit: „… lange sind meine Monate nicht so herabsetzend für mich gewesen wie diesmal …", schrieb er am 3. April 1909 an Anton Kippenberg ([1], S. 323 f.). Wegen anhaltender Erschöpfung ([1], S. 639) suchte er vom 1. bis 17. September 1909 das Kurhotel Sommerberg in Rippoldsau im Schwarzwald auf, wo er Fichtennadelluftbäder und eine gute Ernährung erhielt und vor allem die „einfache Fichtenluft selbst" als wohltuend empfand. Als nervenstärkendes Mittel wurde ihm Phytinum liquidum empfohlen, da ihn – wie er der Freundin am 23. Oktober berichtet –

> „seit Monaten eine Spannung quält, die bald da bald dort in den Muskeln auftritt, bei der geringsten Leseermüdung in der Stirn, in den Wangen, an der Zungenwurzel, im Halse, dort oft auch mechanisch hervorgerufen durch den geringsten Druck des Kragens … Das Gefühl im Rücken und in der Speiseröhre … war derselben Art. Es ist, als ob eine Alaunlösung in die Muskelbänder geraten wäre: Sie ziehen sich bis an den Beginn eines Schmerzes, gleichsam bitter, zusammen und ich könnte mir von dieser Missempfindung den Verlauf aller Muskeln diktieren lassen, …" ([2], S. 228)

Sie antwortete ihm am 28. Dezember: „Wenn Du arbeiten kannst, wird Dir gewiß auch gesund zu Muthe sein, schließlich ist die letzte Ursache von alledem eine deplacirte schöpferische Phantasie …" ([2], S. 233). Das Leiden scheint auch ein Jahr später noch nicht behoben: „Du lieber Kerl. Könntest Du nur das physische Unbehagen abschütteln; wie Du es beschreibst, ist es sicher und absolut zweifellos neurasthenisch" (Brief vom 6. November 1910; [2], S. 236).

In den letzten Monaten des Jahres 1909 nahm Rilke die Arbeit an den *Aufzeichnungen des Malte Laurids Brigge* wieder auf und schloss das Manuskript zum Jahresende ab.

25.4 1910–1913

Der Fertigstellung des Romans folgte eine Schaffenskrise mit Reisen nach Deutschland, Nordafrika, wo Rilke „fast drei Wochen in Cairo" erkrankt war ([1]), S. 363), Paris und Böhmen. Schließlich war er vom 22. Oktober 1911 bis 9. März 1912 Gast der Fürstin Thurn und Taxis auf Schloss Duino bei Triest. Dort fand er die ersehnte Ruhe, um über sich nachzusinnen und wieder schöpferisch tätig zu werden.

Seine Lebensführung versuchte er vor allem nach Abreise der Fürstin beizubehalten: „Die Köchin war den ersten Tag fassungslos meinen vegetarischen Prätentionen gegenüber, nun kamen wir uns ein wenig entgegen, sie erholt sich schon und kommt wieder zu Künsten" (15. Dezember 1911; [1], S. 385). Nachdenkend über seine Probleme – die Leere nach Fertigstellung des *Malte* und seine Sehnsucht, „mein Alleinsein bei einem Menschen unterzubringen, es in seinen Schutz zustellen" – steht er einer Psychoanalyse skeptisch gegenüber, sie „ist eine zu gründliche Hülfe für mich, sie hilft ein für alle Mal, sie räumt auf, und mich aufgeräumt zu finden eines Tages, wäre vielleicht noch aussichtsloser als diese Unordnung" (28. Dezember 1911; [2], S. 237).

Dennoch bleibt sie in den nächsten Briefen an Lou Andreas-Salomé ein Thema nicht zuletzt im Hinblick auf seine körperlichen Beschwerden, die an die 1909 geschilderten erinnern:

> „Bestehen bleibt, die Tatsache, dass ich mir rein körperlich recht unerträglich bin … Die Überempfindlichkeit z. B. der Muskeln ist so groß, dass etwas Gymnastik oder eine irgendwie übertriebene Haltung (etwa beim Rasieren) gleich Schwellungen, Beschwerden u.s.w. zur Folge hat, Erscheinungen, an die sich dann wieder, als ob sie nur gewartet hätten, Ängste, Auslegungen, Quälereien aller Art anschließen; ich schäme mich einzugestehen, wie sehr mich oft wochenlang dieser verhängnisvolle Cirkel umtanzt, in dem ein Elend dem anderen jeden Gefallen thut." (20. Januar 1912; [2], S. 249)

Letztlich nahm Rilke auch nach Abraten von Lou im Januar 1912 von einer Psychoanalyse Abstand ([1], S. 391). In der Stille des winterlichen Duino entstanden die ersten beiden, der Fürstin zugeeigneten Elegien ([1], S. 390 und 392).

Nach einem Sommer in Venedig, einer Spanienreise und längeren Reisen durch Deutschland ([3], S. 13) war Rilke von 6. Juni bis Anfang Juli 1913 zum zweiten Mal in

Bad Rippoldsau: „… ich habe von so vielem auszuruhen, meine ganze Natur nimmt die Ruhe mit einem Durst, mit einem Bedürfnis hin, das fast leidenschaftlich schiene“ (Brief an Anton Kippenberg vom 10. Juni 1913; [1], S. 429). Die Beschwerden scheinen ähnlich gewesen zu sein wie beim ersten Aufenthalt: „Das mindeste Schreiben oder Lesen verursacht mir Kongestionen und Muskelschmerzen“ (Brief an Sidonie Nádherný vom 13. Juni 1913; [1], S. 429).

Aus „heftigem Bedürfnis nach Seewind“ hielt sich Rilke vom 28. Juli bis 16. August 1913 in Heiligendamm an der Ostsee auf ([1], S. 432) und schrieb von dort an Lou Andreas-Salomé: „Aber im Ganzen bin ich nicht recht wohl, voll körperlicher Zwischenfälle und sehr schreckhaft und aus dem Gleichgewicht über einen jeden“ (Brief vom 15. August 1913; [2], S. 295).

Danach reiste er nach Berlin und musste sich erneut einer zahnärztlichen Behandlung unterziehen. Im September 1913 war Rilke in München, besuchte mit Lou den „IV. psychoanalytischen Congress“, traf dort Sigmund Freud, reiste anschließend nach Dresden und besuchte im Riesengebirge mit ihr ein Sanatorium für Naturheilkunde, ohne dort zu bleiben. „Während unserer Rückreise aus den Bergen machten wir eine Traumanalyse, während welcher unter anderem auch viele entlegene Kindheitserinnerungen in Rainer hochkamen“, notierte Lou Andreas-Salomé in ihr Tagebuch ([1], S. 435, 438 f.).

25.5 1914–1919

Im Juli 1914 berichtete Rilke der Vertrauten von den sich im ganzen Körper ausbreitenden schmerzhaften Spannungen:

> „Diesen Körper gefüllt mit Lästigkeiten wie er ist, ihn und mein falsches Verhalten zu ihm, einem Arzt zu bringen: das wird doch am Ende der einzige Ausweg sein. Nicht einem Psychoanalytiker, der von der Erbsünde ausgeht … – aber einem Arzt, der vom Körperlichen her weit ins Geistige zufolge vermöchte –, … Ich denke an Stauffenberg.“ (Brief vom 4. Juli 1914; [2], S. 344)

Rilke kannte Dr. med. Wilhelm Freiherr Schenk von Stauffenberg (1879-1918) aus Paris, er war Privatdozent für Innere Medizin in München und wollte sich im August 1914 Rilkes annehmen. „Alles [psychoanalytische] Jäten und Graben … blieb ausgeschlossen“, ein „veralteter Lungenschatten, unschädlich und unscheinbar in seiner Art!“ war Anlass für einen Kuraufenthalt in der Pension Landhaus Schönblick, Irschenhausen, vom 24. August bis Ende September 1914 ([2], S. 351), dem Anfang Februar 1915 ein zweiter Aufenthalt folgte ([1], S. 490). Inzwischen stand die Welt in Flammen.

Das Ergebnis einer Nachmusterung am 24. Januar 1915, das ihm Tauglichkeit „ zum Landsturmdienst mit der Waffe“ bestätigte, löste bei dem fast Vierzigjährigen Bestürzung aus. Er schrieb an den österreichischen Offizier Philipp Schey, dass sein eigener Arzt ihn für dienstunfähig halte: „Seine Untersuchung stellte die komplizierten Anfänge einer schweren Nervenerkrankung fest, zugleich einen alten, nie ganz ausgeglichenen

Lungenschaden, der das gesamte Befinden immer zu zehren beeinflusst" ([1], S. 515). Dank zahlreicher Fürsprachen wurde Rilke nach Antritt seines Dienstes am 4. Januar 1916 in einer Infanteriekaserne in Wien, schon am 27. Januar ins Kriegsarchiv abkommandiert, war damit nicht mehr kaserniert ([3], S. 16; [1], S. 522, 533) und wurde am 8. Juli 1916 aus dem Militärdienst entlassen ([1], S. 534).

Rilke reiste wieder nach München. Dort quälte ihn im August 1916 über drei Wochen eine Entzündung der rechten Hand, die das Briefeschreiben erschwerte ([1], S. 537), und im November 1916 eine sehr langwierige Zahnbehandlung ([1], S. 542). Am 11. Juni 1919 verließ er München und Deutschland für immer ([1], S. 631).

25.6 1920–1923

In der Absicht, „eine kleine Kur (auf Ernährung und Luftbädern beruhend) bei Dr. Bircher-Benner zu machen", fuhr Rilke nach Zürich. Dr. Maximilian Oskar Bircher-Benner (1867–1939) war Naturheilarzt und Ernährungswissenschaftler. „Nach fünf Jahren Eingeschlossenseins hätte die Bindung eines Sanatoriums etwas unnöthig Bedrückendes gehabt", sodass Rilke ins Engadin weiterreiste (Brief vom 20. Juli 1919; [2], S. 413). Von dort schrieb er an seine Mutter am 6. September 1919:

> „Ich bin noch weit davon, erholt zu sein. … diesmal ist es vor allem der Magen, der sich mir immerfort beschwerlich macht und dass ich ihn jeden Augenblick zu korrigieren habe, hält wiederum die tüchtige und kräftige Ernährung auf, die ich andererseits nöhtig hätte." ([1], S. 647)

1921 war die ersehnte Bleibe in der Abgeschiedenheit gefunden, Chateau de Muzot im Wallis. In seinem dritten Winter in der Schweiz vollendete er dort die in Duino begonnenen Elegien, im „Vorsturm" hatte er die „Sonette an Orpheus" verfasst (Brief an Lou Andreas-Salomé vom 11. Februar 1922; [2], S. 444). Ende Mai 1922 berichtete er der Fürstin Taxis von einer nun seit Monaten nicht zufriedenstellenden Gesundheit ([1], S. 784) und begann im Sommer 1922 eine erste Kur mit Milchsäurebakterien, Laktobazillen, zur Umstimmung der Darmflora ([9], S. 30).

25.7 1923–1927

Die Beschwerden verstärkten sich im Folgejahr. „Aber ich muss vorsichtig sein, jede Erregung oder zu heftige Anstrengung erzeugt bei mir jene fatalen Zustände, um Weihnachten herum lebte ich, mehr als 10 Tage nur von etwas Hafersuppe", so an Nanny Wunderly-Volkart, seine Vertraute in den Schweizer Jahren (Brief vom 9. Januar 1923; [1], S. 808). Auch bei der Fürstin und Lou Andreas-Salomé klagte er über Beschwerden des Sympathikus: „… immer mehr wirft sich mir jede Erregung, auch die der Arbeit, (die mich oft durch

Wochen nicht r u h i g hat essen lassen) auf jenes Centrum in der Magengrube, den *sympathikus*, das „Sonnengeflecht" …" ([1], S. 807; [2], S. 454) und einige Monate später:

> „… ich habe ziemlich viel (trotz brav eingenommenen Carbon-Fraudin [granulierte Pappelkohle]) zu leiden, der Zustand stabilisiert sich eher in chronischen oft sehr lästigen Schwellungen der Magen und Leibmuskeln und zahlreichen Malaisen aller Art, – so dass ich nicht ungern im Laufe des Sommers einen wahrhaft verständigen Arzt mich anvertraue …" ([1], S. 827)

Im August konnte er fast gar nichts essen, was seine Haushälterin kochte ([1], S. 836).

25.7.1 Sanatorium Schöneck

Da der Züricher Arzt einen Sanatoriumsaufenthalt für notwendig hielt, fügte er sich und war vom 22. August bis 22. September 1923 wegen „Magen- und Darmzuständen" im Sanatorium Schöneck bei Beckenried am Vierwaldstätter See ([1], S. 857). Er wog nur 49 kg. Die ersten Untersuchungen am 25. August ergaben „gewisse tastbare Befunde im Eingeweide …", die zwei Tage später bestätigt wurden: „wir wissen jetzt, dass diese Schwellungen von einer Kontraktion kommen, von einem Krampf an bestimmten Stellen der Eingeweide –, die Ursache für diesen kränklichen Zustand, der quasi konstant ist, muss noch gefunden werden (falls sie überhaupt auffindbar ist)" ([1], S. 838).

Die Behandlung bestand in Massagen, die „der alte Hofrat" selbst ausführte, so, „dass ein alter Herr jeden Morgen auf den Händen nachdenklich über meinen Leib spaziert. Eine Circus-Nummer", in Bädern und Elektrisieren ([1], S. 838 f.). Am 17 .September berichtete er der Fürstin Thurn und Taxis: „Hier in Schöneck schließt man leider diese Woche, gegen Ende, mangels Kurgästen. Ich könnte mindestens noch ebenso viele Wochen brauchen, wie ich gehabt habe, vier, – denn es geht noch nicht besser. Das Übel ist obstinat [hartnäckig] und weit verwurzelt" ([1], S. 842). Rilke verließ Schöneck am 22. September, begab sich für ein paar Tage nach Luzern und weitere Orte und traf am 27. Oktober 1923 wieder in Muzot ein ([1], S. 846).

25.7.2 Erster Aufenthalt in der Clinique Medicale Val-Mont

Vom 28. Dezember 1923 bis 20. Januar 1924 hielt er sich in Val-Mont auf ([1], S. 858):

> „… ich hatte so ungefähr seit dem 15. Dezember [1923] eine böse Zeit, und da sie böser und böser wurde und ich nicht mehr wusste, wie die Übelstände lindern und ertragen, begab ich mich am 28. hierher, als dem nächsten Sanatorium, das für Darmleiden in Betracht kommt und werde nun hier untersucht und beobachtet … denn die Wurzel des Übels will sich nicht finden lassen …" (an Anton Kippenberg, 1. Januar 1924; [1], S. 859)

Am 2. Januar 1924 meinte er, dass er zwar wie teures Porzellan behandelt werde, aber niemand kenne sich aus, genauso wie in Schöneck. „Meine Natur spielt ihnen ein kurioses Stückchen vor, nur, ich bin es leid, die Bühne solcher Mysterien zu sein" ([1], S. 859). Die Behandlung ist unklar, sie lag bis zu seinem Tod in Händen von Dr. Theodor Haemmerli (1883–1944), der Rilke zu einer Aufgabe seiner völligen Einsamkeit riet ([1], S. 86). Es kam zu einer „rapiden Entspannung der krankhaften Zustände" und einer Gewichtszunahme von einem Kilo. Eine Röntgenaufnahme, vermutlich der Lunge, war unauffällig ([1], S. 860). Wochen später, am 22. April, gab er Lou Andreas-Salomé ein Bulletin:

> „Körperlich ist der Querdarm die angegriffene Stelle geworden mehr und mehr … Leider … entdeckte der … Arzt, obendrein einen linksseitigen Kropf, … der mir aber dann doch … ins Bewusstsein wirkte, umso mehr als auch vom Querdarm aus durch Luftaufdrang Schluck- und Atembeschwerden ausgingen, …" ([2], S. 466)

Am 20. Januar 1924 kehrte Rilke nach Muzot zurück. Sein Zustand hatte sich verbessert, aber „Normalität" war nicht erreicht ([1], S. 965). „Der Querdarm ist jedenfalls immer noch am betontesten und fühlbarsten … Viel Luftaufstoßen … Appetit gut. Verdauung leicht und normal!" Neu aufgetreten sei eine Schwellung in der Mitte des Halses, die beim Schlucken gegen den Kragenknopf drücke und ihn irritiere und deprimiere. Daneben berichtete er von Afterjucken und einem Abszess am linken Oberschenkel (Brief an Dr. Haemmerli vom 1. Februar 1924; [6], S. 27). Rilke wünschte sich bei diesen Symptomen den Rat seines Arztes, dieser antwortete jedoch nicht ([7], S. 37). Den Schock und die tiefe Angst, die ihn im Bewusstsein seiner Krankheit befallen hat, beschrieb er am 21. Januar Nanny Wunderly: „Ich war wie auf eine andere Ebene des Lebens versetzt, vielleicht dort wo die Unheilbaren sind, diejenigen, die nicht mehr mitmachen" ([1], S. 861). Seine schöpferische Kraft hatte sich nicht verloren – u. a. entstanden französische und die späten Gedichte ([3]), S. 21) – Gäste wurden empfangen, Ausflüge unternommen, dennoch war die Erkrankung nicht verschwunden. Im Juni fasste er einen Besuch bei Dr. Haemmerli ins Auge, da seine Gesundheit viel zu wünschen übrig ließ ([4], S. 810) und er „Rath und Beistand, ärztlicherseits, nur zu nöthig habe" ([1], S. 819).

Vom 28. Juni bis 24 Juli 1924 war Rilke, zeitweise gemeinsam mit der Fürstin und dem Fürsten, in Bad Ragaz, das ihm sehr behagte und dessen Bäder er „ausgezeichnet wohltuend" empfand ([1], S. 895). Später meinte er allerdings „Wirklich geholfen hat mir auch Ragaz nicht …" ([1], S. 902) und der Fürstin erklärte er sein langes Schweigen damit, dass er seit Ragaz nicht fähig gewesen zu sei zu schreiben ([1], S. 922).

25.7.3 Zweiter Aufenthalt in der Clinique Medicale Val-Mont

Anfang November konsultierte Rilke Dr. Haemmerli ([1], S. 913) und war, nachdem vorher ein vereiterter Zahn entfernt worden war ([7], S. 41), vom 24. November 1924 bis 6. Januar 1925 zum zweiten Mal in Val-Mont ([1], S. 915). Eigentlich habe er vorgehabt, nach Paris zu gehen, schrieb er an die Malerin Baladine Klossowaka, aber das Schicksal habe ihn zurückgebracht. Es sei nicht ernst, aber schmerzhaft ([1], S. 915). Offensichtlich führten erneut (Bauch-)Schmerzen zur Aufnahme. Die Behandlung ist unklar. Liegen und Bäder gehörten wohl dazu ([1], S. 921). Da die vielen Wochen in Val-Mont so wenig an seinem Zustand änderten, entschloss er sich kurzfristig, nach Paris zu gehen ([4], S. 816), wohin er am 7. Januar direkt von Val-Mont aus aufbrach ([1], S. 920).

Der durch den Ortswechsel erhoffte Umschwung stellte sich jedoch nicht ein ([2]), S. 475), zudem ihn eine Grippe mit Fieber und lang anhaltenden Nachwirkungen erheblich belasteten ([1], S. 959). Am 18. August 1925 verließ er Paris und zog sich auf dem Weg nach Muzot am Lago Maggiore eine Fleischvergiftung zu ([1], S. 949). Vom 16. bis 30. September kurte er wieder in Bad Ragaz.

Ende September 1925 stellten sich „neue Erscheinungen“ ein: „Knötchen innen an der Lippe, die H[aemmerli] für Cysten hält …“([2]), S. 475). Aus Furcht, an Krebs erkrankt zu sein, konsultierte Rilke zwei Ärzte in Zürich, die seine Befürchtung jedoch für unbegründet hielten ([1], S. 954). Die Beschwerden nahmen im Verlauf der nächsten Wochen zu: „Alles noch so wie da ich schrieb, sogar die *Phobie*, nicht nur durch die kleinen Verhärtungen innen an der Lippe, sondern auch sonst durch allerhand Unbehagen im Munde, Schlund und Zunge unterhalten …“ ([2], S. 475).

Eine nochmalige Konsultation von Dr. Haemmerli kam wegen dessen Abwesenheit wohl zunächst nicht zustande. In einem Brief an ihn vom 10. Dezember 1925 schrieb Rilke:

> „… zwar habe ich mir vorgeworfen, angesichts Ihres Telegramms, nicht im November nach Valmont gefahren zu sein: ich war oft so nahe dran, aber es ist so schwer, von Muzot aus eine Reise zu machen, die Anziehungskraft der „Massen“ überwiegt in so einem festen Thurm – hätt ich Sie nur irgendwann eine Viertelstunde besuchen dürfen, wie würde mir das diese Tage, die wirklich recht bang sind, erleichtert haben! Wenn es nur irgendwie geht, die Mundverhältnisse nicht zu peinlich werden, möchte Sie doch abwarten …“

Die Behandlung durch einen anderen Arzt wollte Rilke vermeiden und lieber die Rückkehr von Dr. Haemmerli zwischen dem 18. und 20. Dezember 1925 abwarten ([6], S. 30).

25.7.4 Dritter Aufenthalt in der Clinique Medicale Val-Mont

Es wurde ein langer Aufenthalt, vom 20. Dezember 1925 bis 1. Juni 1926 (Abb. 25.1). Bei der Aufnahmeuntersuchung waren

> „Die Schwellungen im Munde, die so störend und quälend sind, noch ausgebreiteter als ich selber dachte … Ich bin jetzt am meisten von diesen Übelständen gestört und gehemmt und es ist schade, dass man wie es scheint so gar nichts tun kann die Beschwerlichkeiten … zu mildern.“

Das Aufnahmegewicht betrug 52 kg. An Untersuchungen werden Inspektionen des Mundes sowie eine Röntgenuntersuchung, vermutlich der Lunge, erwähnt, mit der Dr. Haem-

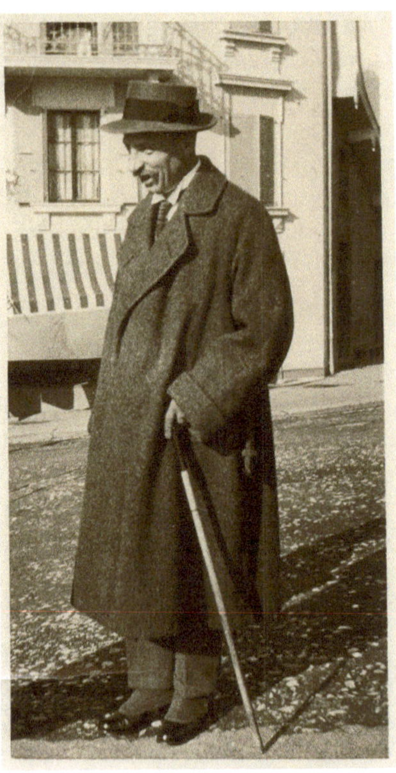

Abb. 25.1 Rainer Maria Rilke in Val-Mont, Februar 1926. (DLA Marbach)

merli zufrieden war. Zur Behandlung dienten Kleie-Lavendel-Bäder, Massagen und Recresal, ein phosphathaltiges Kräftigungsmittel. Im Verlauf trat eine Kehlkopfentzündung (Laryngitis) auf, das Gewicht nahm etwas zu ([1], S. 975–978). Insgesamt meinte Rilke jedoch am 5. April 1926:

> „... selbst während der gute Dr H[aemmerli] dasitzt, mir seine Trost-Argumente ... aufzählend, merke ich keine Besserung an den verschiedenen Bruchstellen meiner Schadhaftigkeit, ... Mund- Leib- und alles Übrige ... bereiten mir weiter die gleichen Beschwernisse und der Schrecken wohnt gleich um die Ecke." (Brief an Nanny Wunderly; [1], S. 992)

Gleichwohl scheint es zu einer Besserung gekommen zu sein.

Rilke verließ das Sanatorium am 1. Juni 1926 und war vom 20. Juli bis 30. August wieder in Bad Ragaz, teilweise zeitgleich mit der Fürstin Thurn und Taxis ([1], S. 1013).

Den Ragazer Wochen folgte ein Aufenthalt in Lausanne, wo er am 14.nSeptember 1926 „eine arge Nacht gehabt hatte mit fatalen Zuständen und den widerwärtigsten Krampf-Schmerzen im Leib ..." ([1], S. 1025). Von der „Heimsuchung" nach seiner Rückkehr berichtete er am 27. Oktober Kippenberg:

> „Die Verletzung durch einen tief eingedrungenen Rosendorn setzte meine linke Hand für Wochen außer Gebrauch, gleich darauf wurde auch die Anwendung der rechten, infolge einer

> schwierigen und schmerzhaften Nagelinfektion erschwert: beide Hände staken 10 Tage lang in teilweisen Verbänden; kaum dass diese Übelstände überstanden waren, holte ich mir … eine fiebrige Darmgrippe, mit der ich nun, seit nächstens 14 Tagen, sehr geschwächt zu Bette liege …"

und fügte hinzu, dass er trotz aller Hindernisse nicht hinter seinem Pensum zurückgeblieben sei ([1], S. 1030). Möglicherweise handelte es sich bei der fiebrigen Darmgrippe um eine um den 15. Oktober aufgetretene leukämiebedingte eitrige Entzündung des Enddarms (Rektitis, Proktitis), wie Dr. Haemmerli festhielt ([5], Abb. 25.3 a–e), die zu immer stärkeren Schmerzen führte.

Anfang November 1926 wurde Rilke bettlägerig. Fieber schwächte ihn, der Hals schnürte sich fürchterlich zusammen und Husten schüttelte ihn ([1], S. 1035). Ärztliche Hilfe, „ohne die er vorderhand nicht auskomme", sollte ein erneuter Aufenthalt in Val-Mont bringen ([1], S. 1033). In den letzten beiden Novemberwochen verschlimmerte sich die Erkrankung ([1], S. 1037). Wegen unerträglicher Schmerzen ließ Rilke am 27. November 1926 einen Arzt kommen und fuhr am 30. November wieder nach Val-Mont ([1], S. 1036).

25.7.5 Vierter Aufenthalt in der Clinique Medicale Val-Mont

Vom 30. November bis zu seinem Tod am 29. Dezember 1926 war Rilke zum vierten Mal in Val-Mont. Er war „schrecklich abgemagert", berichtete Rudolf Kassner am 5. Januar 1927 Marie von Thurn und Taxis ([4], S. 950). Am 5. Dezember wurde ein Abszess am linken Arm eröffnet ([7], S. 57). Bei der Blutuntersuchung am 8. Dezember fand sich eine hohe Zahl von weißen Blutkörperchen (30.000), von denen 82 % unreife Zellen (Blasten) waren (Abb. 25.2). Die weißen Blutkörperchen stiegen im Verlauf weiter an und lagen am 16. Dezember bei 65.000, die roten Blutkörperchen fielen weiter ab ([5], Abb. 25.3 a–d). Die Schmerzen, die zur Aufnahme führten, bestanden fort. Immer wieder beschrieb Rilke die höllischen, unmenschlichen Schmerzzustände Tag und Nacht ([1], S. 1037, 1038, 1040). An Lou Andreas-Salomé schrieb er am 13. Dezember:

> „… und ehe der jetzige grenzenlos schmerzhafte Zustand mit allen seinen Complicationen sich ausbildete war sie schon durch eine schleichende intestinal-Grippe mit mir gegangen. Und jetzt Lou, ich weiß nicht wie viel Höllen … Er [der Schmerz] deckt mich zu. Er löst mich ab. Tag und Nacht!"

Er vertraue dem Arzt. „Aber. Die Höllen" ([2], S. 482).

Wenige Tage nach der Aufnahme traten neben subkutanen Blutungen am ganzen Körper (Petechien) auch schwarze, teilweise ulzerierende Herpesgeschwüre (Pemphigus) auf ([5], Abb. 25.3 a–e).

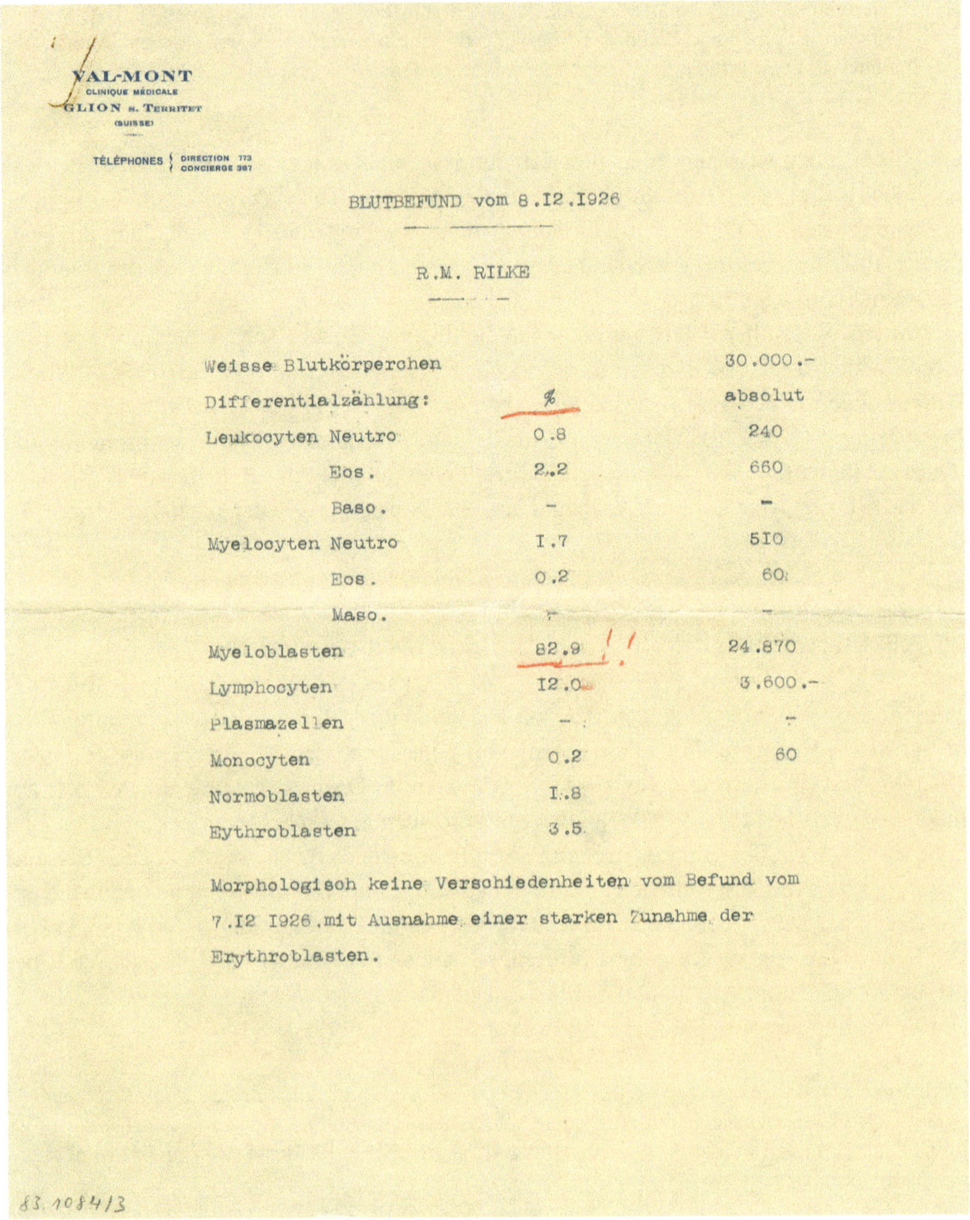

VAL-MONT
CLINIQUE MÉDICALE
GLION s. TERRITET
(SUISSE)

TÉLÉPHONES { DIRECTION 773
CONCIERGE 387

BLUTBEFUND vom 8.12.1926

R.M. RILKE

Weisse Blutkörperchen		30.000.-
Differentialzählung:	%	absolut
Leukocyten Neutro	0.8	240
Eos.	2.2	660
Baso.	-	-
Myelocyten Neutro	1.7	510
Eos.	0.2	60
Maso.	-	-
Myeloblasten	82.9 !!	24.870
Lymphocyten	12.0	3.600.-
Plasmazellen	-	-
Monocyten	0.2	60
Normoblasten	1.8	
Eythroblasten	3.5	

Morphologisch keine Verschiedenheiten vom Befund vom 7.12 1926, mit Ausnahme einer starken Zunahme der Erythroblasten.

Abb. 25.2 Blutbild von Rainer Maria Rilke vom 8. Dezember 1926 in Val-Mont. (DLA Marbach)

a

VAL-MONT
CLINIQUE MÉDICALE
GLION s. TERRITET
(SUISSE)

TÉLÉPHONES { DIRECTION 773
CONCIERGE 387

le. 18 décembre 1926

Herrn Prof. Dr KIPPENBERG
Insel-Verlag
Kurze Strasse,7
LEIPZIG

Cher Monsieur,

Veuillez,je vous prie,m'excuser si je vous écris en français,ma secrétaire ne sachant pas l'allemand.

Depuis ma dernière lettre,le Professeur NAEGELI de Zürich est venu en consultation et a malheureusement confirmé notre diagnostic de leucémie aiguë grave.

Le chirurgien,Privat -Docent Dr PERRET était simplement venu pour ouvrir à un bras des vésicules qui s'étaient formées sur la peau,comme conséquence des manifestations cutanées qui n'étaient elles-mêmes qu'un des symptômes de la leucémie.

L'espoir que vous exprimiez dans votre dernière lettre que peut-être un abcès pourrait se former et être vidé par le chirurgien ne se réalisera malheureusement pas.

Abb. 25.3 (**a–d**) Brief von Dr. Haemmerli an Prof. Dr. Kippenberg vom 18.Dezember 1926. (DLA Marbach), (**e**) Abschrift (Frau Edith Erkens, Mainz sei für die Übersetzung gedankt.)

b

VAL-MONT
CLINIQUE MÉDICALE
GLION s. TERRITET
(SUISSE)

TÉLÉPHONES { DIRECTION 773
CONCIERGE 387

Permettez-moi de vous expliquer en quelques lignes le développement de cette affection plutôt rare.
Il existait probablement déjà depuis plusieurs semaines à Sierre une leucémie cachée qui, comme toujours produit une diminution de résistance contre n'importe quelle infection banale. C'est ainsi que se sont formés, probablement, les deux panaris dont Mr R. a souffert jusqu'au début d'octobre.- Vers le I5 octobre une rectite s'est établie, redtite purulente qui présentait le cas rare d'une rectite leucémique purulente. Comme Mr R. avait souffert autrefois d'hémorroïdes inflammatoires, il a interprêté sa rectite cette fois encore comme simple rechute de son affection hémorroïdale.

Quelques jours après son entrée à Val Mont, le Ier décembre à part des hémorragies sous-cutanées sur tout le corps (Petechien) se sont déclarées des éruptions sous forme de vésicules herpétiques (Pemphigus) noires en partie ulcérantes, symptômes qui sont souvent caractéristiques d'une diminution rapide de résistance sanguine chez les leucémiques.

Comme vous aurez sans doute entendu très rarement parlé de cette maladie, j'ajoute à ma lettre comme exemple le résultat détaillé d'une analyse du sang le 8 décembre. A ce moment, l'hémoglobine était encore à 50 % et les globules rouges de 2.850.000.-
Depuis, les globules blancs, avant hier par exemple,

Abb. 25.3 (Fortsetzung)

C

VAL-MONT
CLINIQUE MÉDICALE
GLION s. TERRITET
(SUISSE)

TÉLÉPHONES { DIRECTION 773
CONCIERGE 387

3

montaient déjà à 65.000.– tandis que l'hémoglobine était descendue à 40 % avec 2.000.000 de globules rouges, ce qui malheureusement indique que la maladie suit son cours. Heureusement, la rectite, qui était extrêmement douloureuse est presque guérie et les Petechien disparaissent et le Pemphigus sèche bien sans autres ulcérations; d'où résulte pour le malade une amélioration subjective tandis qu'au point de vue médical il n'y a aucune amélioration. L'état reste certainement très grave.– Aujourd'hui le malade est très faible bien qu'il souffre peu. Comme je vous l'ai télégraphié nous avons encore consulté hier le Professeur DEMIEVILLE de l'Université de Lausanne. Il n'a rien ajouté à notre diagnostic, mais, par contre, nous donne de précieux conseils pour le traitement et est très sympathique à notre pauvre cher malade.

Je vous communique ces détails pour que vous puissiez vous faire une impression de la gravité de la maladie malgré l'amélioration subjective que je vous signale. Vous aurez peut-être un ami Dr spécialiste de maladies internes à qui vous pourrez vous adresser et montrer l'analyse ci-jointe. C'est

83.108413

Abb. 25.3 (Fortsetzung)

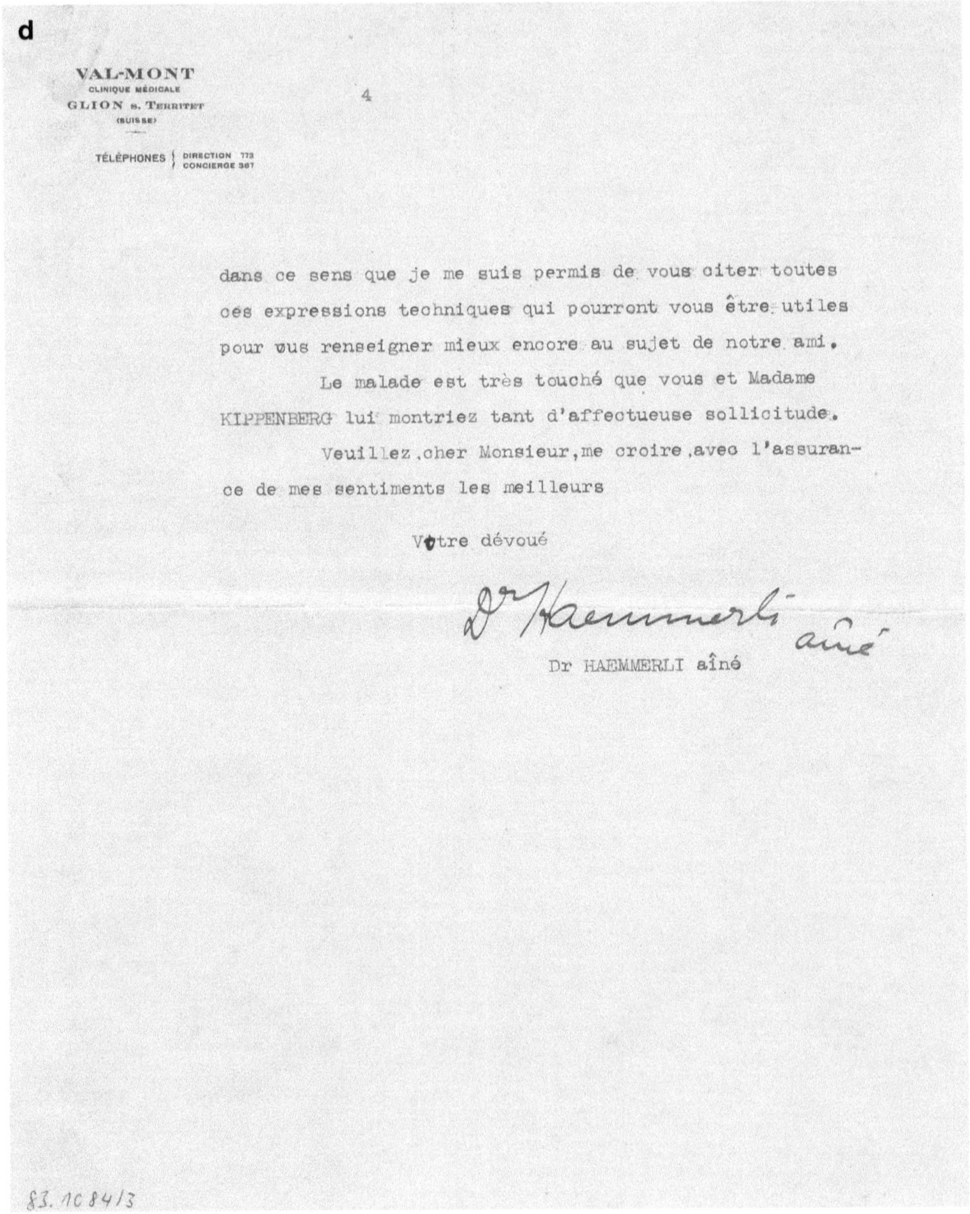

d

VAL-MONT
CLINIQUE MÉDICALE
GLION s. TERRITET
(SUISSE)

TÉLÉPHONES { DIRECTION 773
CONCIERGE 387

4

dans ce sens que je me suis permis de vous citer toutes ces expressions techniques qui pourront vous être utiles pour vous renseigner mieux encore au sujet de notre ami.

Le malade est très touché que vous et Madame KIPPENBERG lui montriez tant d'affectueuse sollicitude.

Veuillez, cher Monsieur, me croire, avec l'assurance de mes sentiments les meilleurs

Votre dévoué

Dr Haemmerli aîné

Dr HAEMMERLI aîné

Abb. 25.3 (Fortsetzung)

e

VAL-MONT 18. Dezember 1926

Clinique médicale

Herrn Prof. Dr. KIPPENBERG

Insel-Verlag

Kurze Strasse 7

LEIPZIG

Werter Herr,

Entschuldigen Sie bitte, dass ich Ihnen in Französisch schreibe, meine Sekretärin kann kein Deutsch.

Seit meinem letzten Brief kam Professor NAEGELI aus Zürich zur Konsultation und bestätigte leider unsere Diagnose einer schweren, akuten Leukämie.

Der Chirurg, Privatdozent Dr. PERRET, kam nur, um Bläschen zu öffnen, die sich am Arm gebildet hatten, dementsprechend – Anzeichen auf der Haut, die nur eines der Symptome der Leukämie waren.

Die Hoffnung, die Sie in Ihrem letzten Brief zum Ausdruck brachten, dass sich vielleicht ein Abzess bilden und vom Chirurgen geöffnet werden könnte, wird sich leider nicht erfüllen. Erlauben Sie mir, Ihnen in einigen Zeilen die Entwicklung dieser eher seltenen Erkrankung zu erläutern. Wahrscheinlich gab es schon seit einigen Wochen in Sierre eine versteckte Leukämie, die immer zu einer verminderten Widerstandskraft gegen irgendeine banale Infektion führt. Auf diese Weise haben sich die zwei Infektionen gebildet, an denen Mr R. bis Anfang Oktober litt. Um den 15. Oktober hat sich eine Proktitis entwickelt, eine eitrige Proktitis, die den seltenen Fall einer eitrigen, leukämischen Proktitis darstellte. Da Mr R. schon früher an entzündlichen Hämorrhoiden gelitten hatte, interpretierte er seine Proktitis auch dieses Mal als einfaches Wiederauftreten seiner Hämorrhoidenerkrankung .

Wenige Tage nach seiner Aufnahme ins Val-Mont am 1. Dezember traten neben subkutanen Blutungen am ganzen Körper (Petechien) auch Hautausschlag auf in Form von schwarzen, herpesartigen, zum Teil ulzerösen Bläschen (Pemphigus), Symptome, die für ein rasches Absinken der Widerstandskraft (des Blutes) typisch sind bei Leukämiepatienten.

Da Sie sicher von dieser Krankheit nur selten gehört haben, füge ich meinem Brief als Beispiel die detaillierten Ergebnisse einer Blutuntersuchung vom 8. Dezember bei. Damals war der Hämoglobinwert noch bei 50% und die roten Blutkörperchen bei 2.850.000. Seit dieser Zeit sind die weißen Blutkörperchen, gestern zum Beispiel, auf 65.000 gestiegen, während der Hämoglobinwert auf 40% mit 2.000.000 roten Blutkörperchen abgefallen ist, was leider darauf hindeutet, dass die Krankheit ihren Lauf nimmt. Glücklicherweise ist die

Abb. 25.3 (Fortsetzung)

Proktitis, die äußerst schmerzhaft war, fast geheilt, die Petechien verschwinden und der Pemphigus trocknet gut aus, ohne dass es zu weiteren Geschwüren kommt, was zu einer subjektiven Verbesserung für den Patienten führt, während aus medizinischer Sicht keine Verbesserung eintritt. Der Zustand bleibt sicher sehr ernst. Heute ist der Kranke sehr schwach, obwohl er wenig leidet. Wie ich Ihnen telegrafiert habe, haben wir gestern noch den Professor DEMIEVILLE von der Universität Lausanne konsultiert. Er hat unserer Diagnose nichts hinzugefügt, uns aber andererseits wertvolle Ratschläge für die Behandlung gegeben und ist sehr mitfühlend für unseren armen Patienten.

Ich teile Ihnen diese Details mit, damit Sie sich einen Eindruck von der Schwere der Erkrankung trotz der subjektiven Verbesserung machen können. Vielleicht haben Sie einen befreundeten Spezialisten für Innere Krankheiten, an den Sie sich mit der beigefügten Analyse wenden können. In diesem Sinne habe ich mir erlaubt, Ihnen all diese technischen Ausdrücke zu zitieren, die Ihnen nützlich sein könnten, um sich, was unseren Freund betrifft, noch besser zu informieren.

Der Kranke ist sehr berührt, dass Sie und Madame Kippenberg ihm so viel liebevolle Fürsorge erweisen.

Mit vorzüglicher Hochachtung

Ihr ergebener

Dr. HAEMMERLI aîné

Abb. 25.3 (Fortsetzung)

> „Ich bin sehr krank, … auf eine unendlich miserable und schmerzhafte Art; ein noch wenig bekannter Zellenvorgang im Blut, ruft an meinem Körper überall Blasen und die peinlichsten Wunden hervor, und attaquiert auf allen inneren Wegen mit Nase und Mund angefangen, die Schleimhäute …. Der behandelnde Arzt hat zwei Professoren, Fachmänner für Blutfragen zu rathe gezogen …“,

schrieb Rilke am 19. Dezember an Richard Weiniger ([1], S.1039). Die erwähnten Professoren waren Prof. Nägeli aus Zürich und Prof. Demievillus aus Lausanne ([5]); sie bestätigten die Diagnose von Dr. Haemmerli ([1], S. 1040).

Die Wunden wurden behandelt, die Schmerzen mit Beruhigungsmitteln gelindert, ohne dass Rilke das Bewusstsein verlor, und gegen die Atemnot halfen Sauerstoffinhalationen (Brief Dr. Haemmerli an Marie Taxis vom 15. Februar 1927; [4], S. 954–958). „Glücklicherweise ist die Proktitis, die äußerst schmerzhaft war, fast geheilt und die Petechien verschwunden und der Pemphigus trocknet gut aus, …, was zu einer subjektiven Verbesserung führt, …“, so Dr. Haemmerli am 18. Dezember 1925 [5]. „In den letzten 8 Tagen blieb er ruhig, mit halb geschlossenen Augen und bei klarem Verstand, trotz seines fast konstanten Fiebers von 40°“ ([4], S. 954–958). Am 28. Dezember berichtete Nanny Wunderly-Volkart

Regina Ullmann von der Schwere der Erkrankung: „… so krank, … dass er schon beinahe nicht mehr lebt, nur athmet – mit geschlossenen Augen – und nichts mehr hört – nur wartet bis die Stunde da ist, da er gerufen wird …" ([1], S. 1041). Rilke verstarb in der darauffolgenden Nacht um 3:30 Uhr, dem 29. Dezember 1926.

In einem Brief von Dr. Haemmerli vom 27. Februar 1927 an die Fürstin Thurn und Taxis heißt es zum letzten Aufenthalt:

> „Als wir hier ankamen [Dr. H. war bei der Aufnahme Rilkes verreist] sahen wir, dass es wenig Hoffnung gab und die Untersuchung des Blutes ergab schnell, dass es sich um eine tödliche Erkrankung der weißen Blutkörperchen im Blut namens Leukämie handelte und leider um die seltenste und akuteste Myeloblasten-Leukämie. Es handelte sich um eine äußerst seltene Erkrankung, die sich bei Rilke in besonders schmerzhafter Form im Darm lokalisierte und dann wie bei einer Septicämie schwarze Pusteln auf der Haut verursachte. Danach waren es die Schleimhäute, Mund und Nase, die von dem selben Ausschlag betroffen waren. Kurz gesagt, unser armer Freund hatte 3 Wochen lang die schmerzhaftesten Symptome." ([4], S. 954–958)

25.8 Kommentar

Rilke schloss sich mit 22 Jahren der Lebensreformbewegung (s. Kommentar zum Kapitel über Kafka, Abschn. 20.7) an und stellte seine Ernährung „nicht streng ausschließlich" auf vegetarische Kost um. Dieser blieb er treu. So verwies er 1925 auf die Gärten um Muzot als Lieferanten für eine „vegetarische feinere Küche" ([1], S. 952). Zum Konzept der Reformbewegung gehörten auch Luftbäder, die er – wie er am 9. September 1909 seiner Mutter schrieb – täglich nehme, sommers wie winters, und Kuren zur „großen Erneuerung durch Abänderung aller Bewegungs-, Ernährungs- und Umgebungs-Bedingungen" ([8], S. 642). Dort suchte Rilke immer wieder Erholung, ließ sich beraten oder untersuchen. Allerdings lehnte er es 1926, schon schwer erkrankt, strikt ab, einen Naturheilkundigen aufzusuchen ([1], S. 981).

In den ersten Jahrzehnten seines Lebens bekam Rilke häufig Influenzainfektionen („meine jährliche Influenza"), ohne dass die genaue Art dieser Erkrankungen bekannt ist, und musste sich immer wieder langwierigen Zahnbehandlungen unterziehen.

Seine Befindlichkeit änderte sich 1909. Rilke sprach von „heimgesuchter" und „entmutigten Verfassung". Später klagte er über Spannungen in verschiedenen Muskeln, die „bald hier bald da" auftraten, über Missempfindungen und Gezerrtheit der Muskulatur. Aufenthalte in Bädern, Luftkurorten oder am Lido von Venedig sollten helfen. Lou Andreas-Salomé, seine Wegbegleiterin und Mentorin, war überzeugt, dass sein „physisches Unbehagen" neurasthenisch bedingt sei, eine Diagnose, die um 1900 häufig gestellt wurde bei nervösen Erschöpfungszuständen mit funktionellen Störungen unterschiedlicher Organe. Heute würde man von einem Burn-out-Syndrom sprechen.

Eine Psychoanalyse wurde erwogen, aber von Rilke verworfen. „Diese komplizierte Wechselwirkung körperlicher und seelischer Depressionen aufzuheben, vermag nur ich selbst, der ich ihren Anlass und die Gesetzmäßigkeit ihrer Konfusion kenne" (Brief an Karl von der Heydt vom 5. August 1909; [1], S. 328). Auch später verweigerte er sich einer Psychoanalyse (Brief vom 9. September 1915 an Lou Andreas-Salomé; [2], S. 351).

1923 kam es zu Beschwerden, die Rilke als schleichende Intestinalgrippe bezeichnete und die mit der später diagnostizierten Leukämie in Zusammenhang zu sehen sind. Dr. Haemmerli nahm eine über mehrere Wochen versteckte akute Myelobastenleukämie an [4], der Krankheitsverlauf spricht eher für eine bereits seit 1923 bestehende chronische myeloische Leukämie mit finalem Blastenschub, der vom Blutbild her nicht von einer akuten myeloischen Leukämie zu unterscheiden ist.

Bei der chronischen myeloischen Leukämie handelt es sich um eine maligne Entartung der pluripotenten Blutstammzellen des Knochenmarks mit massiver Produktion von weißen Blutkörperchen (Granulozyten, Leukozyten). Da diese Zellen funktionsfähig sind, bestehen zu Beginn der Erkrankung keine typischen Symptome, die erst nach Monaten oder Jahren auftreten, wenn die Erkrankung unbehandelt in die Akzelerations- und Endphase übergeht, in der überwiegend unreife Blutzellen (Blasten) gebildet werden, die nicht in der Lage sind, die Abwehrfunktion der reifen Leukozyten zu übernehmen, was dann, wie auch bei Rilke, vermehrt zu Infektionen führt. Gleichzeitig wird die Produktion der übrigen Blutbestandeile verdrängt, sodass die roten Blutkörperchen und die Blutplättchen abnehmen.

Bei Rilke manifestierte sich die Erkrankung zunächst am Darm, wie sein behandelnder Arzt schrieb, bzw. am Querdarm, dem im Mittelbauch querlaufenden Dickdarm, wie es Rilke berichtete. Die anfangs aufgetretenen Beschwerden (Bauchkrämpfe, Inappetenz, Gewichtsabnahme, „Luftaufdrang mit Schluck- und Atembeschwerden") lassen an eine Passagestörung des Darms denken. Die Untersuchung im Sanatorium Schöneck ergab im Bauch palpable Befunde, bei denen es sich um einen Tumor im Darm gehandelt haben könnte oder um sich kontrahierende Darmschlingen als Folge einer Lumeneinengung durch einen Tumor, wie er in sehr seltenen Fällen bei myeloproliferativen Erkrankungen beobachtet wird. Dabei kommt es außerhalb des Knochenmarks zu einer tumorartigen Ansammlung von unreifen Granulozyten (extramedullärer myeloischer Tumor, ganulozytäres Sarkom, Chlorom) u. a. in der Haut, in Lymphknoten, im Weichgewebe oder auch im Darm [9, 10]. Ein solcher Tumor könnte bei Rilke vorgelegen haben, den man heutzutage operativ entfernen oder bestrahlen würde. Bei Rilke besserten sich die Beschwerden zunächst, ohne ganz zu verschwinden. Sie führten zu weiteren Klinikaufenthalten 1924 und Ende September 1926 erneut zu „widerwärtigsten Krampf-Schmerzen im Leib".

Die Endphase der Erkrankung begann im Oktober 1926 mit extremen Schmerzen ausgehend von einer eitrigen, leukämischen Proktitis (Entzündung des Enddarms) ([5], Abb. 25.3), wobei offen ist, ob es sich um eine Entzündung des Enddarms bei Leukämie oder um eine leukämische Infiltration des Enddarms, einer weiteren extramedullären Manifestation der Erkrankung gehandelt hat. Später, mit Nachweis des Blastenschubs, folgten Petechien, Einblutungen in die Haut als Hinweis auf eine Gerinnungsstörung und ulzerierende Geschwürbildungen an Haut und Schleimhäuten als Folge einer fehlenden Immunabwehr, die schließlich zu hohem Fieber führte, vermutlich bedingt durch eine Infektion, der Rilke dann erlag.

Zu Rilkes Zeit war eine chronische myeloische Leukämie unheilbar. Heute steht mit dem Philadelphia-Chromosom eine spezifische Diagnostik schon im Frühstadium zu Verfügung und eine Reihe hochwirksamer Medikamente wie die Tyrsoinkinaseinhibitoren oder auch die allogene Stammzelltransplantation führen zu einer hohen Lebenserwartung.

25.9 Überblick Leben und Werk

Rainer Maria Rilke

1875	*4. Dezember* Geboren in Prag; Vater: Joseph Rilke, Eisenbahnbeamter (1838–1906); Mutter: Sophie, geborene Entz (1851–1931); eine Schwester nach Geburt verstorben
1882	Deutsche Volksschule in Prag
1884	Trennung der Eltern
1886	Kadett der k.k. Militär-Unterrealschule in St. Pölten· Erste Gedichte
1890	Militär-Oberrealschule in Mährisch-Weißkirchen
1891	Beendigung der Militärschule, Eintritt in die Handelsakademie Linz
1892	Abbruch der Akademie, Rückkehr nach Prag; Dreijähriger Privatunterricht
1894	‚Leben und Lieder'
1895	Matura · Ostseebad Misdroy · Studium der Literatur, Kunstgeschichte und Philosophie an der Carl-Ferdinands-Universität, Prag
1896	Studium in München
1897	Beginn der lebenslangen Beziehung zur deutsch-russischen Schriftstellerin Lou Andreas-Salomé (1861–1937) · Anschluss an die Lebensreform-Bewegung · ‚Traumgekrönt. Neue Gedichte' ‚Weihnachtsgedicht'
1898	Umzug nach Berlin in die Nähe des Ehepaars Andreas · ‚Am Leben hin. Skizzen und Novellen' · ‚Zwei Prager Geschichten' · ‚Advent'
1899	*25. April–18. Juni* Erste Reise nach Russland mit Lou Andreas-Salomé und ihrem Ehemann. Treffen mit Lew Tolstoi (1821–1910) und anderen Künstlern · ‚Mir zur Feier'
1900	*7. Mai–24. August* Zweite Reise nach Russland mit Lou Andreas-Salomé · Besuch der Künstlerkolonie Worpswede
1901	*29. April* Heirat mit der Bildhauerin Clara Westhoff (1878–1954) · Kuraufenthalt in Dresden · Bezug eines Bauernhauses in Westerwede bei Worpswede · *12. Dezember* Geburt der Tochter Ruth (1901–1972)

1902	*22. August* Auflösung des gemeinsamen Haushalts, Übersiedlung nach Paris. Auftrag für eine Monographie über Auguste Rodin. Ehefrau folgt zur Ausbildung als Bildhauerin · ‚Das Buch der Bilder' · Zwischen 1902 und 1908 ‚Dinggedichte' (Blaue Hortensie, Der Panther, und Archaïscher Torso Apollos)
1903	*22. März-– 28. April* Erholungsaufenthalt in Viareggio nach einer Influenza · *10. September–Juni 1904* Aufenthalt mit Ehefrau in Rom · Monographie über Auguste Rodin
1904	*13. Juni–9. Dezember* Reise nach Schweden und Dänemark, Untersuchung in Skodsborg bei Kopenhagen
1905	*März* Kuraufenthalt in Dresden · *12. September–29. Juli 1906* Zweiter Pariser Aufenthalt; Privatsekretär von Auguste Rodin bis Mai 1906 · ‚Das Stundenbuch'
1906	*14. Dezember bis 20. Mai 1907* Erster Aufenthalt auf Capri
1907	*31. Mai–26. Oktober* Dritter Pariser Aufenthalt · anschließend Reisen u. a. nach Prag, Breslau, Wien, Venedig · *Dezember* Reise zur Familie nach Oberneuland bei Bremen · ‚Neue Gedichte' (u. a. Das Karussell)
1908	*26. Februar – 18. April* Zweiter Aufenthalt auf Capri · *1. Mai* Rückkehr nach Paris (bis Januar 1910) · ‚Der Neuen Gedichte Anderer Teil'
1909	*1.–17. September* Bad Rippoldsau · ‚Requiem'
1910	Reisen nach Leipzig, Jena, Weimar, Berlin, Duino, Lautschin, Janowitz · *19. November–29. März 1911* Reise nach Nordafrika · ‚Die Aufzeichnungen des Malte Laurids Brigge'
1911	*19. Juli–12. September* Reisen u. a. nach Böhmen und Berlin · *22. Oktober–9. März 1912* Gast auf Schloss Duino bei Triest
1912	Beginn der ‚Duineser Elegien' · *Sommer* Aufenthalt in Venedig · *1. November–24. Februar 1913* Reise nach Spanien · „Portugiesische Briefe" (Übertragung) · ‚Das Marien-Leben'
1913	*6. Juni–Anfang Juli* Bad Rippoldsau · *28. Juli–16. August* Heiligendamm · *September* München und Dresden
1914	*ab 19. Juli 1914* Reise nach Göttingen, Leipzig und München. Mobilmachung · *24. August - Ende September* Pension Schönblick in Irschenhausen
1915	*Februar* Irschenhausen
1916	*4. Januar* Beginn der Grundausbildung in Wien · *27. Januar* Dienst im Militärarchiv Wien · *8. Juli* Entlassung aus dem Militärdienst
1917	*Juli – Dezember* Letzte Deutschlandreise, Westfalen, Berlin, München
1918	München. Die Novemberrevolution erlebte er u. a. mit Oskar Maria Graf.
1919	*Mitte Juni – Ende September* Reise in die Schweiz: u. a. Bern, Genf, Zürich, Soglio · *Ende Oktober – Ende November* Vortragsreise in der Schweiz · *Anfang Dezember – Ende Februar 1920* Locarno
1920	Reisen nach Schönenberg bei Pratteln, Venedig, in die Schweiz, Paris · *12. November bis 10. Mai 1921* Schloss in Berg am Irchel
1921	*26. Juli* Bezug des Châteaus de Muzot im Wallis, sein Wohnsitz bis zum Tod · Vorwort zum Bilderbuch ‚Mitsou' des Malers Balthasar Klossowski, genannt Balthus (1908–2001)

1922	Aufenthalte in Sierre und Beatenberg am Thunersee · Vollendung der ‚Duineser Elegien' · ‚Sonette an Orpheus'
1923	*22. August – 22. September* Sanatorium Schöneck bei Beckenried · *28. Dezember–20. Januar 1924* Sanatorium Val -Mont nahe Montreux
1924	*28. Juni–24. Juli* Bad Ragaz · *24. November–6. Januar 1925* Sanatorium Val-Mont
1925	*7. Januar–18. August* Paris · *10.–30. September* Bad Ragaz · *20. Dezember–1. Juni 1926* Sanatorium Val Mont
1926	*20. Juli–30. August* Bad Ragaz · *30. November–29. Dezember* Sanatorium Val Mont, Diagnose Myeloische Leukämie · *29. Dezember* Tod Die Grabstätte befindet sich auf dem Bergfriedhof von Raron (Schweiz).

Literatur

1. Ingeborg Schnack: Rainer Maria Rilke (2009) Chronik seines Lebens und seines Werkes. 1875–1926. Erweiterte Neuausgabe hrsg. von Renate Scharffenberg. Insel Verlag, Frankfurt am Main
2. Rainer Maria Rilke – Lou Andreas-Salomé. Briefwechsel (1975) Hrsg. von Ernst Pfeiffer. Insel Verlag, Frankfurt am Main
3. Handbuch Rilke (2013) Leben – Werk – Wirkung. Sonderausgabe. Hrsg. von Manfred Engel unter Mitarbeit von Dorothea Lauterbach. J.B. Metzler, Stuttgart, Weimar
4. Briefwechsel Rainer Maria Rilke und Marie von Thurn und Taxis (1951) Besorgt durch Ernst Zinn; mit einem Geleitwort von Rudolf Kassner, Bd. 2. Niemans und Rokitansky, Zürich
5. Dr. Theodor Haemmerli an Anton Kippenberg (1926) Brief vom 18. Dezember. Deutsches Literaturarchiv Marbach
6. Fritz Meerwein (1989) Zwei unbekannte Briefe Rilkes an seinen Arzt Dr. Hämmerli. In: Narzissmus beim Einzelnen und in der Gruppe. Hrsg von Raymond Battegay. Hans Huber, Bern, Stuttgart, Toronto, S. 21–38
7. Michael und Renata Hertl: Rainer Maria Rilke. Hermann Hesse (2004) Nikos Kazantzakis. Lebens-Leidens-Jahre mit Leukämie. Königshausen & Neumann, Würzburg
8. Rainer Maria Rilke. Briefe an die Mutter 1896–1926 (2009) Hrsg. von Hella Sieber-Rilke, Bd. 1. Insel Verlag, Frankfurt a.M. und Leipzig
9. Yilmaz AP, Saydam G, Sahin F, Baram Y (2013) Granulocytic sarcoma: a systematic review. Am J Blood Res 3:265–270
10. Swink D, Albors LM, Lester D, Watson CD (2024) Unusual presentation of a granulocytic sarcoma. Cureus 16(2):e53980. https://doi.org/10.7759/cureus.5

Teil XIII

Jean-Paul Sartre

Jean-Paul Sartre (1905–1980)

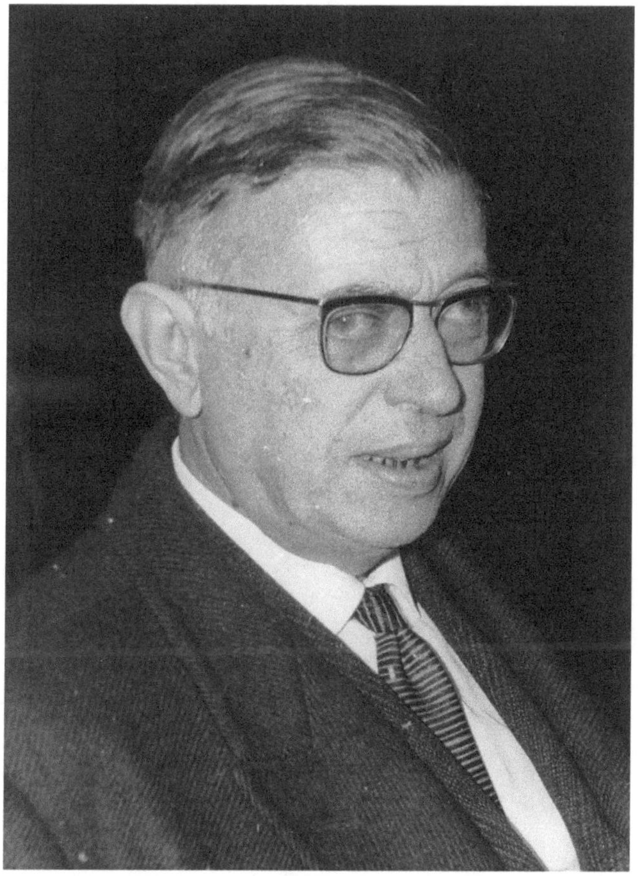

Jean Paul Sartre 01.01.1964. (Süddeutsche Zeitung Photo)

Jean-Paul Sartre – Leben und Werk 26

Ein selbstverantwortetes Leben

Vincent von Wroblewsky

Sartre ist einer der vielseitigsten und einflussreichsten Intellektuellen des zwanzigsten Jahrhunderts. Weltweit bleibt sein Denken ein unverzichtbarer Bezugspunkt in den Debatten der heutigen Zeit. Viele Intellektuelle, Philosophen, Gelehrte, Schriftsteller und Künstler ebenso wie „einfache" Menschen dachten, um mit Brecht zu sprechen, in seinem Kopf. Autoren unserer Tage setzen die Dialoge fort.

26.1 Kindheit, Jugend und Studium

Sartre erblickt am 21. Juni 1905 in Paris als Sohn des Marineoffiziers Jean-Baptiste Sartre (1874–1906) das Licht der Welt. Der Vater stirbt 15 Monate nach seiner Geburt an Gelbfieber. Das „wurde das große Ereignis meines Lebens: es legte meine Mutter von neuem in Ketten und gab mir die Freiheit", schreibt er in der 1963 zunächst in den *Temps Modernes*, dann 1964 in der als Buch veröffentlichten Beschreibung seiner ersten zehn Lebensjahre, *Die Wörter*. Er schildert den prägenden Einfluss seines Großvaters Charles Schweitzer (1844–1935), eines Onkels von Albert Schweitzer. Das Arbeitszimmer des Großvaters mit seinen vielen Büchern erscheint dem kleinen Sartre als heiliger Ort: „Ich hatte meine Religion gefunden; nichts erschien mir wichtiger als ein Buch; die Bibliothek sah ich als Tempel." Diese Religion beschreibt Sartre auch als Platonismus und als Neurose: Die Wörter, die Ideen haben Vorrang vor den Dingen, die Literatur tritt an die Stelle des wirklichen Lebens, sie ist die wirkliche Wirklichkeit. Sartre braucht lange, um sich von dieser Neurose zu befreien, das Schreiben der *Wörter* ist für ihn ein Teil dieses Befreiungsprozesses. 1964 wurde ihm anlässlich der *Wörter* der Nobelpreis für Literatur verliehen – den er ablehnte.

V. von Wroblewsky (✉)
Sartre Gesellschaft in Deutschland, Berlin, Deutschland

T. Junginger et al. (Hrsg.), *Schriftsteller und ihre Erkrankungen*,
https://doi.org/10.1007/978-3-662-71465-2_26

1917 heiratet seine Mutter erneut. Der zwölfjährige Sartre muss Paris und die Großeltern verlassen und nach La Rochelle ziehen. Erst 1920 kehrt er zurück. Sartre erlebt die Wiederverheiratung seiner Mutter als Drama, sie bedeutet das Ende der engen Beziehung zwischen Mutter und Sohn, die bei den Großeltern wie Geschwister zusammenlebten. Zu seinem Stiefvater, einem rigiden Wissenschaftler und Unternehmer, nimmt Sartre eine ablehnende Haltung ein. In der Schule ist er nicht mehr der glänzende Schüler, er wird von seinen Mitschülern als „der Pariser" ausgeschlossen, die Mädchen machen sich über seine Hässlichkeit lustig. Denn der hübsche Knabe hatte sich in ein hässliches Entlein verwandelt. Er ist nicht nur seiner lockigen Haarpracht beraubt worden. Durch eine Linsentrübung im rechten Auge, das nach und nach erblindet und nach außen wandert, schielt er mit der Zeit immer stärker. In La Rochelle macht Sartre neben der Erfahrung der Hässlichkeit auch die der Gewalt, sie bestimmt die Beziehungen zwischen den Menschen, verschärft durch die allgemeine Atmosphäre des Ersten Weltkrieges. Doch das bringt ihn nach bestandenem Abitur, 1922, nicht von seinem „Urentwurf" ab, ein berühmter Schriftsteller und Philosoph *in einem* zu werden (Spinoza und Stendal). Rückblickend konnte er sagen:

> „... alles, was ich geschrieben habe, ist gleichermaßen literarisch und philosophisch, in den Romanen wie in der Kritik. Ja, es gab zwei Werke mit reiner Philosophie: *Das Sein und das Nichts* und *Die Kritik der dialektischen Vernunft,* das ist aber ein bisschen außerhalb von dem, was ich gerne mache. *Jean Genet, Komödiant und Märtyrer* und *Der Idiot der Familie* scheinen mir das zu sein, wonach ich gesucht habe: es geht um das Ereignis, das literarisch beschrieben wird und das zur gleichen Zeit auch einen philosophischen Sinn gibt." [1]

Nach dem Abitur studiert er von 1924 bis 1928 an der Elitehochschule „École Normale Supérieure" (ENS) u. a. Psychologie, Philosophie und Soziologie. Bei den Vorbereitungen für die Eignungsprüfung als Gymnasiallehrer (Agrégation) lernt er Simone de Beauvoir (1908–1986) kennen. Beide bestehen 1929 die Prüfung und erhalten die Lehrerlaubnis. Mit Simone de Beauvoir verbindet ihn seit dieser Zeit eine besondere Beziehung, die bis an sein Lebensende dauert. Sie war seine „notwendige Liebe", seine Vertraute, Komplizin und gleichberechtigte geistige Partnerin, neben zahlreichen „kontingenten Lieben", die sein Leben begleiteten. In der „École Normale Supérieure" entwickelt sich eine enge Freundschaft mit Daniel Lagache (1903–1972), dem künftigen Psychiater, Psychoanalytiker, Psychologen und Hochschullehrer, der wie Sartre 1924 sein Studium dort aufnahm. Lagache studiert zunächst ebenfalls Philosophie, doch nach Abschluss seiner „Agrégation" wendet er sich bald, unter dem Einfluss von Edmund Husserl (1859–1938) und Karl Jaspers (1885–1969), der Psychiatrie zu. Die zwei Freunde besuchen später gemeinsam die berühmten Vorstellungen von Kranken im Pariser Krankenhaus Sainte-Anne, das einige Jahre später von Daniel Lagache geleitet wurde. 1935 lässt sich Sartre unter der medizinischen Betreuung von Lagache Meskalin spritzen, ein Alkaloid aus der Stoffgruppe der Phenethylamine mit psychedelischer Rauschwirkung (Trip), das zu einer Änderung des Bewusstseins und Halluzinationen führt, um zur Vorbereitung seiner Arbeit über die Phänomenologie des Bildes halluzinatorische Bilder zu studieren. 1936 erscheint Sartres *L'Imagination* in der gleichen Reihe, in der Lagache sein *Les Hallucinations verbales et la Parole* veröffentlicht.

26.2 Sartre vor dem Zweiten Weltkrieg – Lehrer, Philosoph und Schriftsteller

Bevor Sartre 1931 seine Tätigkeit als Philosophielehrer im „Lycée François I“ in Le Havre aufnimmt, muss er den Militärdienst absolvieren. Im Herbst 1933 unterbricht er seine Lehrertätigkeit, um auf Anregung von Raymond Aron (1905–1983), einem Schulkameraden in der ENS, ein Jahr in Berlin Gast des „Institut français“ zu sein. Hier liest er Husserl und Martin Heidegger (1889–1976), William Faulkner (1897–1962) und Franz Kafka (1883–1924) und beginnt einen Roman zu schreiben, den späteren *La Nausée* (*Der Ekel*), in den auch seine Erfahrungen in Le Havre von 1931 bis 1937 eingehen. Sartre nimmt in Berlin zwar die Machtübernahme durch die Nazis wahr, hält sie jedoch, wie viele andere Beobachter, für eine vorübergehende Entgleisung, die in einem zivilisierten Land wie Deutschland keine Zukunft haben kann.

Ab Herbst 1934 unterrichtet Sartre wieder in Le Havre, wo er sich einsam und fremd fühlt und schließlich depressiv wird. Seine Depression verstärkt sich durch Wahn- und Panikphasen, verursacht auch durch die Droge Meskalin. Der Spanische Bürgerkrieg 1936 veranlasst ihn, eine Erzählung zu schreiben, in der drei von den Franquisten gefangen genommene Republikaner auf ihre Erschießung am kommenden Morgen warten. Ein belgischer Arzt beobachtet die körperlichen Veränderungen, die durch die Todesangst verursacht werden. *Le Mur* (*Die Wand*, frühere Übersetzung *Die Mauer*) wurde zum Sammeltitel von vier weiteren Erzählungen, veröffentlicht im Jahr 1937. In der Erzählung *La Chambre* (*Das Zimmer*) gestaltet Sartre die Zwangsvorstellungen eines Mannes und die Reaktionen seiner mit ihm in einem Zimmer eingeschlossenen Frau. Auch hier finden seine halluzinatorischen Erfahrungen ihren Niederschlag. Ebenfalls 1937 wird sein Roman *La Nausée* (*Der Ekel*) angenommen. Sartre beginnt danach mit der Arbeit an einem größeren Romanprojekt (*Die Wege der Freiheit*, drei Bände und ein vierter, unvollendeter), dessen erster Band *L'Âge de raison* (*Die Zeit der Reife*) 1945 erschien. Doch die politischen Ereignisse greifen in dieses friedlich verlaufende, auf die Pariser Intellektuellen- und Künstlerszene beschränkte Intellektuellenleben ein.

26.3 Zweiter Weltkrieg und Gefangenschaft

Am 3. September 1939, zwei Tage nach dem Beginn des Zweiten Weltkrieges, wird Sartre als „Soldat zweiter Klasse“ eingezogen. Er verbringt im Elsass „la drôle de guerre“, den Krieg, der zunächst nicht stattfindet, schreibt weiter an seinem Roman, führt ein Tagebuch und verfasst täglich mehrere Briefe an Simone de Beauvoir und andere Frauen. Seine Tagebücher von 1939/1940 sind ein herausragendes Zeugnis für den Wandel, den Sartre in diesen Jahren vollzieht. Diese Entwicklung wird im Begriff des „Engagement“ ihren Ausdruck finden, ein Engagement, das sich auf allen Ebenen, der philosophischen, literarischen und nun auch politischen wiederfindet. Im Rückblick, anlässlich seines siebzigsten Geburtstages von Michel Contat interviewt, sagt er:

> „In meinem Leben gibt es einen deutlichen Einschnitt, der mein Leben in zwei völlig unterschiedliche Etappen teilt, sodass ich jetzt in der zweiten mich in der ersten nicht mehr so recht wiedererkenne – nämlich die Etappe vor dem Krieg und die nachher." [2]

Ende Juni 1940, kurz vor dem Waffenstillstand mit Frankreich in Compiègne, gerät Sartre in Gefangenschaft. Im Kriegsgefangenenlager Stalag XII D in der Nähe von Trier kann er seine intensive schriftstellerische und philosophische Tätigkeit fortsetzen. Mit dem Stück *Bariona oder der Sohn des Donners* verbindet sich seine erste prägende Theatererfahrung. In sechs Wochen schreibt er den Text, führt Regie, leitet die Proben und spielt die Rolle des heiligen Königs Balthazar. Am 24. Dezember 1940 wird *Bariona, ou le Fils du tonnerre* im Stalag XII uraufgeführt. Das Stück, äußerlich die christliche Weihnachtsgeschichte, nimmt den Widerstand der Juden gegen die römische Besatzung zur Zeit der Geburt Jesus' zum Vorwand, um gegen die Resignation seiner Mitgefangenen zu wirken und ihren Widerstandsgeist zu stärken. Sartre arbeitet dabei mit den katholischen Priestern zusammen, mit denen er in einer Art Seminar auch Heideggers *Sein und Zeit* im Original liest. Als er von der Bühne herab auf seine gebannt das Stück verfolgende Mitgefangenen blickt – im Lager waren 4500 Franzosen inhaftiert –, erkennt er in einer Art Erleuchtung die Möglichkeiten des Theaters, eine Verbindung zwischen Akteuren und Zuschauern zu schaffen. Später erinnert er sich:

> „Gläubige wie Atheisten nahmen schweigend am Schauspiel teil, in einer so großen spirituellen Kommunion, dass ich daraus schloss, ein gelungener Theaterabend ist wie eine religiöse Erfahrung, und in diesem Augenblick wusste ich, dass ich weiterhin Theaterstücke schreiben würde." [3]

(Tatsächlich schreibt Sartre in den ersten Nachkriegsjahren eine Reihe von Stücken, die auf französischen und internationalen Bühnen mit Erfolg aufgeführt und zur Verbreitung des sartreschen Existentialismus beitragen.) Schließlich wird er dank eines die Teilerblindung des rechten Auges bestätigenden Attestes im März 1941 aus der Kriegsgefangenschaft entlassen und im Oktober 1941 an das „Lycée Condorcet" versetzt, wo er der Nachfolger eines entlassenen jüdischen Lehrers wird. Das war Jahrzehnte später Anlass zu unhaltbaren Vorwürfen, er hätte die antisemitische Politik der Vichy-Regierung unterstützt.

26.4 Widerstand und Freiheit

1941 gründete Sartre, gemeinsam mit Simone de Beauvoir und anderen Intellektuellen, eine Widerstandsgruppe „Socialisme et liberté" (Sozialismus und Freiheit); die Versuche, Kontakte mit kommunistischen Widerstandskämpfern zu knüpfen, scheitern. Diese halten ihn für einen verdächtigen und ungeeigneten kleinbürgerlichen Intellektuellen. Sartre erkennt selbst, dass ihm die körperlichen Voraussetzungen für einen aktiven, bewaffneten Widerstand fehlen. 1943 wird sein erstes „richtiges" Theaterstück, *Die Fliegen*, in Paris aufgeführt. Die Helden beider Stücke, der Jude Bariona und der Grieche Orest, sind verwandte Seelen: Sie wollen lieber stehend sterben als auf Knien leben. 1943 erscheint Sartres erstes philosophisches Hauptwerk *L'Être et le néant* (*Das Sein und das Nichts*), der Versuch einer phänomenologischen Ontologie. Freiheit, Situation, Verantwortung und die *mauvaise foi*, die Unaufrichtigkeit, das Sich-selbst-Belügen, der Blick, der Andere, der Körper, die sadomasochistischen Beziehungen zwischen den Individuen werden aus den philosophischen Schlüsselbegriffen dieses umfangreichen Werkes entwickelt, das mit dem Versprechen endet, mit einer Ethik und einer existentiellen Psychoanalyse fortgeführt zu werden.

1943 wird in Paris auch *Huis clos* (*Hinter geschlossenen Türen*) aufgeführt. Ab 1942/43 findet Sartre eine ihm angemessenere Möglichkeit des Widerstandes im „Comité national des écrivains" (Nationalkomitee der Schriftsteller). Er schreibt regelmäßig Artikel für die illegal erscheinenden *Lettres françaises*. 1945 gründet Sartre gemeinsam mit Simone de Beauvoir, Raymond Aron (1905–1983) und Maurice Merleau-Ponty (1908–1961) die Zeitschrift *Les Temps Modernes*. Bis zu seinem Tod im Jahr 2018 ist Claude Lanzmann (1925–2018), seit Beginn der 1950er-Jahre Mitglied der Redaktion, ihr Herausgeber. Im Mai 2019 teilt der Verlag Gallimard mit, die Zeitschrift werde nicht mehr in der bisherigen Form erscheinen.

Wenige Wochen nach der Befreiung von Paris, im August 1944, schreibt Sartre im Oktober den ersten Teil seiner 1954 veröffentlichten *Überlegungen zur Judenfrage*, der als „Porträt des Antisemiten" im Dezemberheft 1945 der *Temps Modernes* erscheint. Dieses Porträt hat nicht an Aktualität verloren:

> „Der Jude ist hier nur ein Vorwand: woanders wird man sich des Negers oder des Gelben bedienen. Seine Existenz ermöglicht es einfach dem Antisemiten, seine Ängste im Keim zu ersticken, indem er sich einredet, sein Platz in der Welt wäre schon immer festgelegt gewesen, habe ihn erwartet und er habe aus Tradition das Recht, ihn einzunehmen. Mit einem Wort, der Antisemitismus ist die Furcht vor dem Menschsein. Der Antisemit ist der Mensch, der ein unbarmherziger Felsen, ein rasender Sturzbach, ein vernichtender Blitz sein will: alles, nur kein Mensch." [4]

26.5 Existentialismus und Humanismus

In den Nachkriegsjahren wird Sartre zum bekanntesten französischen Intellektuellen, sein Existentialismus avanciert zur Modephilosophie. Sein Vortrag „L'existentialisme est un humanisme" (Der Existentialismus ist ein Humanismus) von 1946 trägt zur Popularität seiner philosophischen Gedanken bei. Obwohl Sartre sich später von diesem Text distanziert, da er manches zu sehr vereinfache, bleibt er die zugänglichste Einführung in seine damalige Gedankenwelt. „Wir müssen, jenseits der Moral der Nazis, des Übermenschen, die Gesellschaft auf zwei grundlegenden Prinzipien gründen: die Moral des Sozialismus und die Moral der Demokratie."

Die im genannten Vortrag knapp und dem Zweck entsprechend popularisierte Darstellung einer möglichen existentialistischen Moral und eines existentialistischen Humanis-

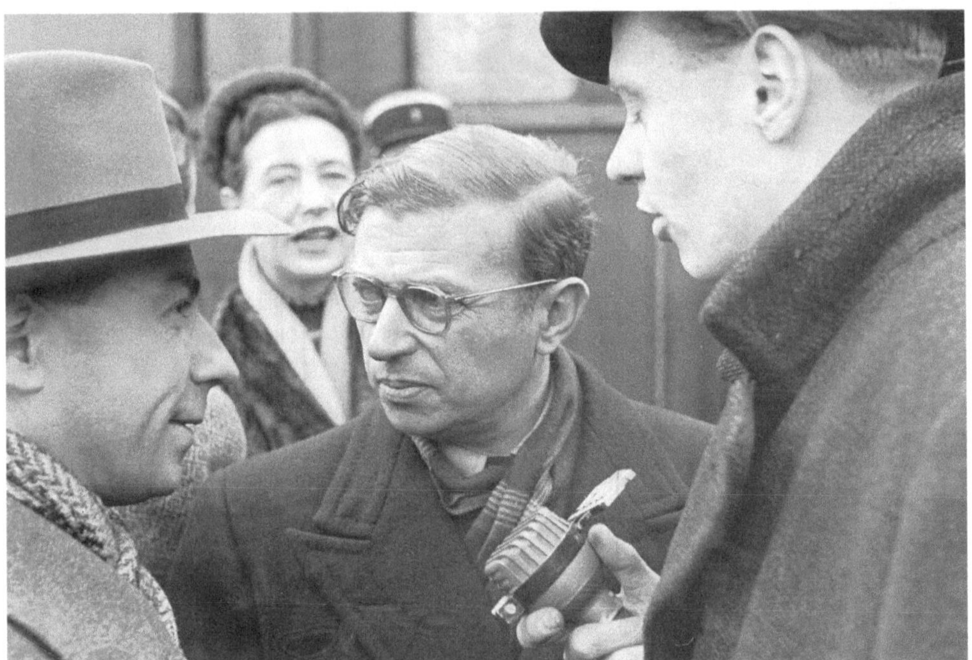

Abb. 26.1 Jean-Paul Sartre 1948 in Berlin. (Süddeutsche Zeitung Foto)

mus beschäftigt Sartre intensiv bis 1948 (Abb. 26.1). Dann verdrängt das politische Engagement vorerst das Projekt einer konkreten Moral, die am Ende von *Das Sein und das Nichts* in Aussicht gestellt worden war. Doch die Grundzüge des Bruchs mit dem bis zum *Ekel* verfolgbaren Antimoralismus, die Konversion zur Absicht, eine konkrete Moral zu entwickeln, sind bereits in den Tagebüchern von 1939/40 klar erkennbar.

26.6 Verantwortung, Freiheit und Krankheit

In einem erst posthum veröffentlichten Text, den Sartre 1948 schrieb – auch dieser blieb unvollendet –, kommt Sartre auf einen Kerngedanken seines Vortrages von 1945 zurück:

> „Was bedeutet: „Wir sind dazu verurteilt, frei zu sein." Man hat das nie richtig verstanden. Dabei ist es die Grundlage meiner Moral. Gehen wir von der Tatsache aus, dass der Mensch in-der-Welt-ist. Das heißt zugleich eine von der Welt umgebene Faktizität und ein sie überschreitender Entwurf. Als Entwurf nimmt er seine Situation auf sich, um sie zu überschreiten. Hier nähern wir uns Hegel und Marx: *aufheben*, das ist Bewahren im Überschreiten. Jedes Überschreiten, das nicht bewahrt, ist eine Flucht in das Abstrakte. Ich kann mich von meiner Situation eines Bürgers, eines Juden und so weiter nur befreien, indem ich sie auf mich nehme, *um sie zu ändern*. [.. Ich bewahre das, was ich bin, nur durch die Bewegung, in der ich das erfinde, was ich sein werde, ich überschreite das, was ich bin, nur indem ich es bewahre. Fortwährend muss ich *mir* das Gegebene *geben*, das heißt ihm gegenüber meine Verantwortung übernehmen." [5]

Sartre veranschaulicht diese Gedanken am Beispiel der Krankheit. Wenn ich erkranke, werden meine bisherigen Möglichkeiten – z. B. Sportler sein –

„nicht beseitigt, sondern ersetzt durch eine Auswahl möglicher Einstellungen gegenüber dem Verschwinden dieser Möglichkeiten" [6]. „... die Krankheit ist eine conditio, innerhalb deren der Mensch erneut frei und ohne Entschuldigung ist. Er muss die Verantwortung für seine Krankheit übernehmen. Seine Krankheit ist eine Entschuldigung dafür, seine Möglichkeiten eines Nicht-Kranken nicht zu verwirklichen, jedoch keine für seine Möglichkeiten als Kranker, die ebenso zahlreich sind. (Es gibt zum Beispiel ein Mitsein [dt. im Original] des Kranken mit seiner Umgebung, das ebenso viel Erfindungskraft, Großzügigkeit und Takt seitens des Kranken erfordert wie sein Leben als Gesunder.) Bleibt, dass er diese Krankheit nicht gewollt hat und sie nun wollen muss." [7]

„Meine Freiheit ist demnach Verurteilung, weil ich nicht frei bin, krank oder nicht krank zu sein, und weil die Krankheit von außen zu mir kommt: sie ist nicht von mir, sie betrifft mich nicht, sie ist nicht meine Schuld. Aber da ich frei bin, bin ich durch meine Freiheit gezwungen, sie zu meiner zu machen, zu *meinem* Horizont, zu *meiner* Perspektive, meiner Moralität usw. Ich bin ununterbrochen verurteilt, das zu wollen, was ich nicht gewollt habe, nicht mehr zu wollen, was ich gewollt habe, mich in der Einheit eines Lebens wieder herzustellen angesichts der Zerstörung, die mir das Äußere zufügt." [8]

26.7 Existentialismus und Marxismus

Ein Jahrzehnt später polemisiert Sartre gegen einen pseudomarxistischen Determinismus, der die Dialektik von Notwendigkeit und Freiheit zu erfassen unfähig ist. Das geschieht in einem Text, in dem Sartre das Verhältnis des von ihm vertretenen Existentialismus zum Marxismus bestimmt, in einer Weise, die nicht weniger überraschte und auch schockierte als seine frühere Erklärung, der Existentialismus ein Humanismus. Nun bestimmt er seinen Existentialismus als Ideologie innerhalb des Marxismus, den er als unüberschreitbaren Horizont seiner Epoche definiert – allerdings denkt Sartre dabei an einen anderen Marxismus als den dogmatisch erstarrten, der in den sozialistischen Ländern und kommunistischen Parteien zur herrschenden Ideologie geworden war. Dieser Text wurde ursprünglich in der polnischen Zeitschrift *Twórczosc* im April 1957 veröffentlicht – Sartre wollte die Möglichkeit nicht ausschlagen, in einem sozialistischen Land das Verhältnis des von ihm vertretenen Existentialismus zum Marxismus darzustellen.

1960 stellt er diesen Text seiner *Kritik der dialektischen Vernunft* voran. Darin charakterisiert er das Verhältnis einzelner Wissenschaften vom Menschen zum Marxismus (Abb. 26.2):

„Heute fällt die gesellschaftliche und historische Erfahrung aus dem Wissen heraus. Die bürgerlichen Begriffe erneuern sich kaum und verbrauchen sich schnell; jenen, die bleiben, fehlt die Grundlage: die wirklichen Errungenschaften der amerikanischen Soziologie können ihre theoretischen Unsicherheiten nicht verdecken; die Psychoanalyse, mit einem Paukenschlag gestartet, ist nun erstarrt. Die Detailkenntnisse sind zahlreich, die Grundlage aber fehlt. Der Marxismus besitzt theoretische Grundlagen, er umfaßt alle menschliche Aktivität, aber er ist kein *Wissen* mehr: seine Begriffe sind *Diktate*; sein Ziel ist nicht mehr, Erkenntnis

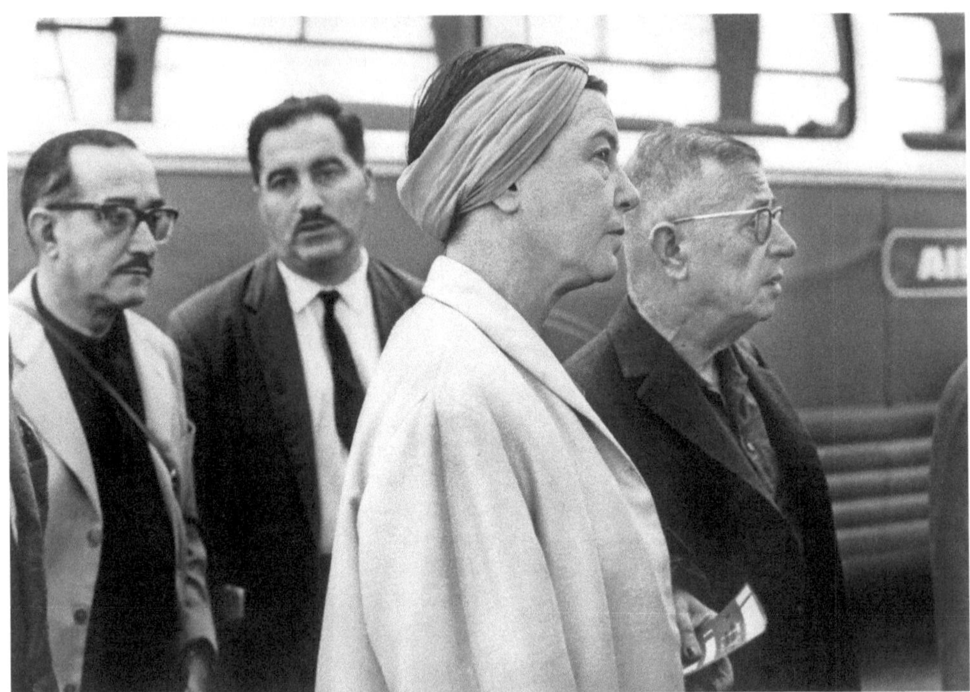

Abb. 26.2 Simone de Beauvoir und Jean-Paul Sartre vor dem Abflug nach Moskau, 1965. (Süddeutsche Zeitung Foto)

> zu erlangen, sondern sich *a priori* als absolutes Wissen zu konstituieren. Angesichts dieser doppelten Unwissenheit hat der Existentialismus wiedererstehen und sich behaupten können, weil er die Wirklichkeit des Menschen wieder zur Geltung brachte … Existentialismus und Marxismus (zielen) auf ein und dasselbe Objekt; der Marxismus jedoch hat den Menschen in der Idee aufgehen lassen, der Existentialismus hingegen sucht ihn überall, *wo er geht und steht*, bei seiner Arbeit, zu Hause und auf der Straße." [9]

Zur Perspektive von so verstandenem Marxismus und Existentialismus schreibt Sartre:

> „Sobald für alle ein Spielraum wirklicher Freiheit jenseits der Produktion des Lebens bestehen wird, wird der Marxismus sich überlebt haben; eine Philosophie der Freiheit wird dann seinen Platz einnehmen. Wir verfügen jedoch über keinerlei Mittel, keinerlei geistiges Werkzeug, keinerlei konkrete Erfahrung, die es ermöglichten, uns einen Begriff von dieser Freiheit oder von dieser Philosophie zu machen." [10]

26.8 Mensch, Medizin und Psychoanalyse

Bei seiner Polemik gegen ein dogmatisches, undialektisches Verständnis des Determinismus in *Fragen der Methode* kommt Sartre auch auf den Platz der Medizin in seiner Gegenwart zurück:

„Niemand bestreitet, dass in Frankreich die Ausübung der Medizin durch die kapitalistische Struktur unserer Gesellschaft und die historischen Umstände … bedingt ist; darüber hinaus ist es relativ offensichtlich, daß der relative Ärztemangel eine Auswirkung unseres Systems ist und seinerseits auf die Beziehung des Arztes zu seinen Patienten zurückwirkt; man wird auch zugestehen, daß der Kranke in den meisten Fällen ein *Kunde* ist und andererseits eine gewisse Konkurrenz unter den praktizierenden Ärzten herrscht … Was ergibt sich daraus? Diese Momente bedingen, entstellen und verändern in der Mehrzahl der Fälle die menschliche Beziehung, sie verhüllen sie, aber sie können ihr ihre Originalität nicht nehmen. Wir haben es dennoch im gerade beschriebenen Rahmen und unter dem Einfluß der erwähnten Faktoren weder mit einem Großhändler in seinen Beziehungen zu einem Einzelhändler noch mit einem einfachen Mitglied in seinen Beziehungen zu einem führenden Funktionär zu tun, sondern mit einem Menschen, der innerhalb unseres Systems durch das *materielle* Unternehmen des Heilens gekennzeichnet ist. Und dieses Unternehmen hat ein Doppelgesicht … Sie [die Gesellschaft – Anmerkung des Autors] bringt den Arzt, den sie hervorbringt, mit anderen Menschen, die sich selbst in einer genau definierten Situation befinden (sie leiden, sie sind in Gefahr, sie bedürfen der Hilfe), in eine spezifische und besonders tiefgehende Verbindung. Dieses soziale und materielle Verhältnis erweist sich in der Praxis als eine Verbindung noch intimerer Art als der Geschlechtsakt: Aber diese Intimität verwirklicht sich nur durch ganz bestimmte und ursprüngliche Tätigkeiten und Techniken, die Arzt und Patient betreffen. Daß sie von Fall zu Fall völlig verschieden ist … ändert nicht das geringste an der Tatsache, daß es sich … um eine reale menschliche Beziehung besonderer Art handelt und auch in den kapitalistischen Ländern – wenigsten in einer großen Anzahl von Fällen – um eine Beziehung von Person zu Person.“ [11]

In seiner monumentalen Flaubert-Biografie, *Der Idiot der Familie,* führt Sartre schließlich die verschiedenen Aspekte seiner Überlegungen über die Krankheit zusammen. Der Arztsohn Gustave Flaubert (1821–1880) entwickelt zahlreiche Strategien, um seine Krankheit zu „existieren“. Aus seiner „Nervenkrankheit“, deren Symptome Sartre in der „objektiven Neurose“ des Zweiten Kaiserreiches wiederfindet, schafft Flaubert, dem bestimmt war, die Nachfolge des Vaters anzutreten, die Grundlage für seine Freiheit als Schriftsteller. Er kämpft gegen seine Krankheit und benutzt sie zugleich als Zuflucht.

Sartres Auffassung von Freiheit und Verantwortung, vom Menschen als Entwurf prägte auch sein Verhältnis zur Psychoanalyse. Er war einer der ersten französischen Philosophen, die ihr einen Platz in ihrem Werk einräumten. 1958 übernahm er von John Huston (1906–1987) den Auftrag, ein Drehbuch über Sigmund Freuds (1856–1939) Entdeckung der Psychoanalyse zu schreiben. Es entstand ein Manuskript, das in seiner zweiten Version einen Film von acht Stunden ergeben hätte. 1962 wurde schließlich der Film *Freud. The Secret Passion* aufgeführt. Dennoch ist Sartre der Psychoanalyse gegenüber sehr kritisch. Er sieht in ihr eine „empirische Psychologie“, die auf einer mechanistischen Theorie vom Unbewussten gegründet ist. Für Sartre ist das menschliche Begehren, auch das sexuelle, kein psychisches Faktum, sondern ein Entwurf, in dem der Mensch seiner Beziehung zur Welt und zu sich selbst einen Sinn verleiht. Auch wenn das Subjekt sich von einer Zwangsvorstellung oder einem Trieb beherrscht fühlt, ist seine intentionale Aktivität daran beteiligt, es kann die Verdinglichung seines Verhaltens überwinden und einen Sinn wiederfinden. Wenn der Mensch sich wie ein Ding verhält, das von objektiven Kräften determiniert wird, hat er dieses Verhalten gewählt, als Antwort auf eine Situation. In *Das Sein und das Nichts* stellt Sartre die Gemeinsamkeiten und die Unterschiede zwischen Freud'scher und existentieller Psychoanalyse dar:

> „Beide sind der Ansicht, daß alle objektiv erkennbaren Manifestationen des „psychischen Lebens" Beziehungen zwischen Symbolisierung und Symbol mit grundlegenden globalen Strukturen unterhalten, die die *Person* tatsächlich konstituieren. Beide betrachten das menschliche Sein als eine fortwährende Vergeschichtlichung und versuchen nicht so sehr, statische und konstante Gegebenheiten zu entdecken als den Sinn, die Orientierung und die Metamorphosen dieser Geschichte aufzudecken. Daher betrachten beide den Menschen in der Welt und nehmen nicht an, daß man einen Menschen über das, was er ist, befragen kann, ohne vor allem seine *Situation* zu berücksichtigen." [2]

Nach diesen und anderen Gemeinsamkeiten kommt Sartre auf den für ihn wesentlichen Unterschied:

> „Die empirische Psychoanalyse geht ja von dem Postulat der Existenz eines unbewußten Psychismus aus, der sich der Intuition des Subjekts prinzipiell entzieht. Die existentielle Psychoanalyse verwirft das Postulat des Unbewußten: das psychische Faktum erstreckt sich für sie auch auf das Bewußtsein. Aber wenn der grundlegende Entwurf vom Subjekt vollständig gelebt wird und als solcher total bewußt ist, bedeutet das keineswegs, daß er von ihm zugleich erkannt werden muß, ganz im Gegenteil; unsere Leser erinnern sich vielleicht an der Sorgfalt, mit der wir in der Einleitung Bewußtsein und Erkenntnis unterschieden haben." ([2], S. 978)

Möglichkeit und Notwendigkeit der existentiellen Psychoanalyse sind also durch die Kluft zwischen Erleben und Erkennen bedingt, zwischen dem, was das Subjekt in seinem Verhältnis zur Welt über sein Verhalten spontan „versteht" und was es darüber wissen kann, um dessen letzten Sinn zu erkennen.

Sartre unterscheidet in *Das Sein und das Nichts* in drei ausführlichen Kapiteln drei große Weisen des In-der-Welt-Seins, die in den individuellen Entwürfen erkennbar sind: *avoir*, *faire* und *être*. *Haben*, das Begehren des Besitzens, drückt sich in der Aneignung der Dinge und Menschen aus – der Besitzer, der Eifersüchtige –, *Handeln*, das Begehren der Macht, das sich in der weltverändernden Tätigkeit, in der Schöpfung von Werken oder Gegenständen ausdrückt – der Mann der Tat –, und schließlich *Sein*, das Begehren einer Umwandlung des Ichs durch das Ich, um der zu werden, der man sein möchte – der Weise, der Schauspieler, der Mystiker. Doch alle diese Entwürfe sind im Lichte der jeweiligen Singularität der Personen zu verstehen.

Sein Verhältnis zur Psychoanalyse änderte sich mit deren struktureller Wende durch Jacques Lacan (1901–1981), der Betonung der Bedeutung des Sprachsystems für das Unbewusste und Michel Foucaults (1926–1984) Arbeiten zum Wahn. Dennoch lehnt er weiter den Gedanken eines unbewussten Subjekts ab, das Strukturen unterworfen wäre. Für Sartre wird der Mensch nicht von Strukturen „gesprochen", „gedacht" oder „gehandelt", er befindet sich in einer ständigen Dialektik von Detotalisation und Retotalisation, von Entfremdung und Befreiung, in der doppelten Dimension von Geschichte und sozialer Gruppe.

26.9 Politisches Engagement

Die Bekanntschaft mit dem Psychiater und Theoretiker Frantz Fanon (1925–1961), der in Algerien praktizierte, bevor er sich der algerischen Befreiungsbewegung FLN anschloss, übte auf ihn einen großen Einfluss aus. Sartre hat sich unmittelbar nach Ende des Zweiten Weltkrieges für die Unabhängigkeit der französischen Kolonien engagiert, jedoch mehr aus einem kulturellen und literarischen Blickwinkel. Die Begegnung mit Fanon führt zu einer Radikalisierung seines antikolonialen Engagements. Im September 1961, während seines Aufenthaltes in Kuba, verfasst Sartre das Vorwort zu Fanons *Les damnés de la terre – Die Verdammten dieser Erde*. Er greift Fanons These auf, wonach die koloniale Gewalt den Kolonisierten zum Mittel der Gegengewalt zwingt, um sein Menschsein zurückzugewinnen, ebenso wie den Gedanken der „dritten Welt" als künftiges Zentrum einer revolutionären Umwandlung, die auch die „Mutterländer" ergreifen wird. Sartre wendet sich zugleich gegen den alten Humanismus der westlichen Linken, der Gewaltlosigkeit predigt und an eine zivilisatorische Mission des Abendlandes glaubt. Das Vorwort gehört zu seinen gewaltigsten und gewalttätigsten Texten, politisch wie auch literarisch.

Sartres politisches Engagement äußert sich nach 1945 auch in seiner Beteiligung an der Friedensbewegung (Abb. 26.3). Er nimmt an der ersten offiziellen Begegnung von Intellektuellen und Künstlern aus Ost und West beim „Internationalen Kongress der Intellektuellen" für den Frieden 1948 in Wroclaw teil. Er gehört ferner zu den 600 Millionen, die im März den Appell von Stockholm zur Ächtung der Atombombe und zur Verurteilung des Ersteinsatzes von Atomwaffen unterzeichnen. 1952 spricht er in Wien auf dem „Kongress der Völker" für den Frieden und bemüht sich danach in zahlreichen Auftritten, Artikeln und Interviews, die Gedanken des Kongresses zu verbreiten. Mit Albert Camus (1913–1960) und anderen warnt er nach dem Abwurf der Atombomben auf Hiroshima und Nagasaki vor der Gefahr eines Atomkrieges. Die langjährige Freundschaft mit Camus zerbricht jedoch 1952 nach dessen Veröffentlichung von *Der Mensch in der Revolte* und ihren

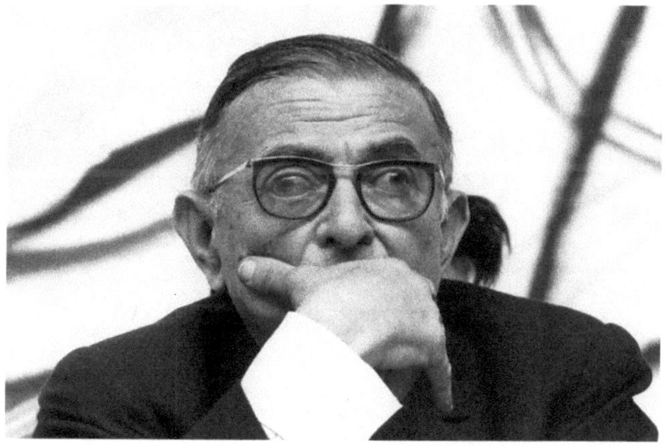

Abb. 26.3 Jean-Paul Sartre bei einer Demonstration gegen den Vietnamkrieg, 1968. (Süddeutsche Zeitung Foto)

auseinandergehenden Haltungen zur Sowjetunion und zu deren Straflagern. Ab 1952 nähert sich Sartre den französischen Kommunisten, doch diese Weggenossenschaft endet 1956 mit der Intervention sowjetischer Panzer in Budapest. Sartres sich wandelndes Verhältnis zu den Kommunisten schlägt sich in Aufsätzen wie „Die Kommunisten und der Frieden" und „Das Gespenst Stalins" nieder. Im Mai 1968 kritisiert er die Haltung der Kommunistischen Partei, sympathisiert mit den Protesten der Studenten, in denen er ein revolutionäres Potenzial sieht, unterstützt die Maoisten und ihre Zeitschrift *La Cause du peuple*, spielt als theoretischer Vordenker in Frankreich eine ähnliche Rolle wie Herbert Marcuse (1898–1979) in Deutschland. Im Dezember 1974 besucht er, in Begleitung von Daniel Cohn-Bendit, im Gefängnis von Stammheim Andreas Baader, mit Gudrun Ensslin und Ulrike Meinhof Gründer der „Rote Armee Fraktion" (Abb. 26.4). Er will damit gegen die Haftbedingungen protestieren, ohne jedoch die politische Strategie der RAF gutzuheißen. Große Teile der deutschen Presse stellen in hassvollen Artikeln Sartre als Apologeten des Terrorismus dar.

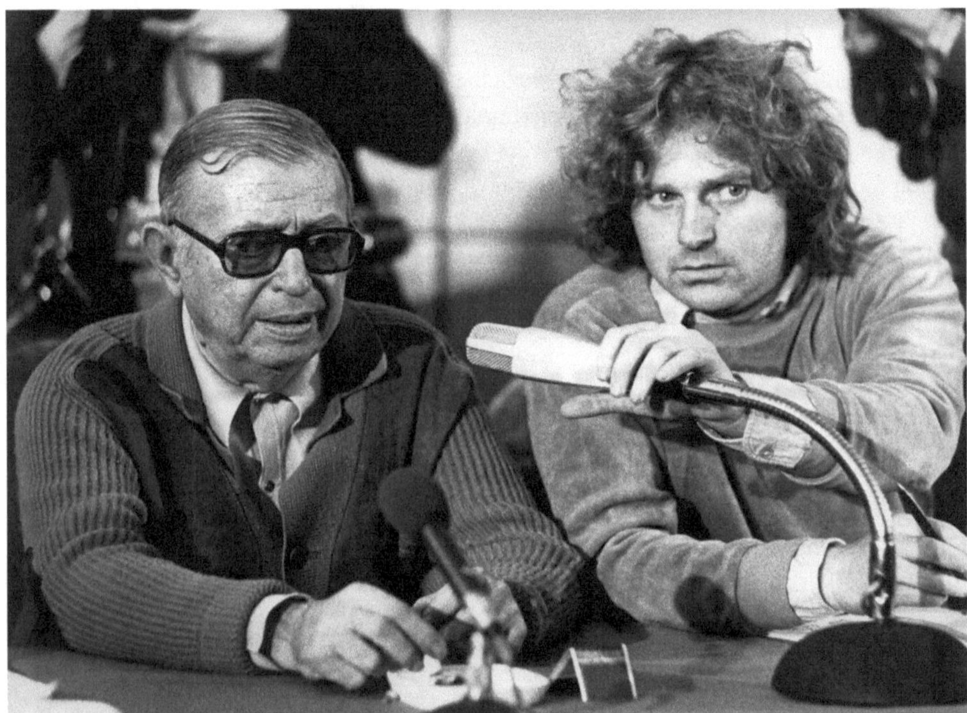

Abb. 26.4 Jean-Paul Sartre nach dem Besuch des inhaftierten Anarchisten Andreas Baader 1974 in Stuttgart. Der ehemalige Studentenführer Daniel Cohn-Bendit fungierte bei der Pressekonferenz als Dolmetscher. (Süddeutsche Zeitung Foto)

26.10 Hinwendung zum Judentum

Mit einer letzten, umstrittenen Wende, einer Konversion, überrascht Sartre erneut die Öffentlichkeit, als er, kurz vor seinem Tod, im Wochenmagazin *Le Nouvel Observateur* eine Reihe von Gesprächen mit Benny Lévy (1945–2003) veröffentlicht („L'espoir maintenant"). Benny Lévy gehört während der Maiproteste 1968 unter dem Pseudonym Pierre Victor zu den bekannten Studentensprechern und ist von September 1973 bis zu dessen Tod im April 1980 Privatsekretär von Sartre. Lévy, zu Beginn der 1970er-Jahre ein Wortführer der Gauche prolétarienne, vollzog, unter dem Einfluss der Philosophie Emmanuel Levinas' (1905–1995), einen Wandel vom Maoismus zum Judentum, „von Mao zu Moses". Die Veröffentlichung der Gespräche und die in ihnen erkennbare Annäherung Sartres an jüdische, messianische Gedanken wurden von Simone de Beauvoir und anderen Vertrauten kritisch aufgenommen, es war sogar von der Manipulation eines Greises die Rede. Sartre hat jedoch auf die Veröffentlichung dieser Gespräche bestanden, er sah in ihnen den Ansatz zu der Moral, die er in *Das Sein und das Nichts* angekündigt hatte und die ihn seitdem immer wieder beschäftigte (Abb. 26.5).

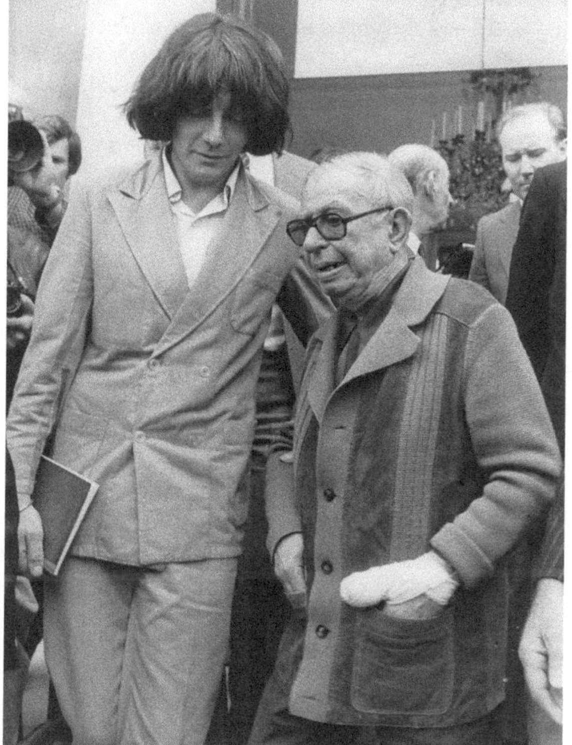

Abb. 26.5 Jean-Paul Sartre und der Philosoph André Glucksmann am 26. Juni 1979 nach einer Pressekonferenz für das Hilfskomitee „Ein Schiff für Vietnam" in Paris. (Süddeutsche Zeitung Foto)

Jean-Paul Sartre stirbt am 15. April 1980 in Paris an den Folgen eines Lungenödems. Ein drei Kilometer langer Zug von 50.000 Menschen begleitet schweigend seinen Sarg zum Friedhof Montparnasse. Seit der Beerdigung von Victor Hugo am 1. Juni 1885 hatte Paris keine vergleichbare Bekundung der Trauer um einen großen Intellektuellen erlebt. Sechs Jahre später kam der Name von Simone de Beauvoir auf seinem Grabstein hinzu.

Literatur

1. Jean-Paul Sartre: Tagebücher. Les Carnets de la drôle de guerre September 1939 März 1940. Neue, um ein bisher unveröffentlichtes Heft erweiterte Neuausgabe, aus dem Französischen von Eva Moldenhauer und Vincent von Wroblewsky. Gesammelte Werke in Einzelausgaben, Tagebücher. Rowohlt Taschenbuch, Reinbek bei Hamburg 1996
2. Jean-Paul Sartre (1991) Das Sein und das Nichts – Versuch einer phänomenologischen Ontologie. In neuer Übersetzung von Hans Schöneberg und Traugott König. Philosophische Schriften, Bd. 3. Rowohlt, Reinbek bei Hamburg, S. 977 f
3. Jean-Paul Sartre (1994) Der Existentialismus ist ein Humanismus. Neu übersetzt von Vincent von Wroblewsky. In: Jean-Paul Sartre: Gesammelte Werke, Philosophische Schriften I. Reinbek bei Hamburg: Rowohlt Taschenbuch, S. 140 f
4. Jean-Paul Sartre (1994) Überlegungen zur Judenfrage (frz. Réflexions sur la question juive, Paris 1947), neu übersetzt von Vincent von Wroblewsky. Reinbek bei Hamburg: Rowohlt
5. Jean-Paul Sartre (2005) Entwürfe für eine Moralphilosophie. Deutsche Erstausgabe, übersetzt von Hans Schöneberg und Vincent von Wroblewsky. Rowohlt, Reinbek bei Hamburg
6. Sartre über Sartre (1977) Interview mit Perry Anderson, Ronald Fraser und Quintin Hoare. In: Sartre über Sartre: Aufsätze und Interviews 1940–1976. Reinbek bei Hamburg: Rowohlt Taschenbuch
7. Nirgends schon immer. Selbstporträt mit siebzig Jahren. In: Sartre über Sartre: Aufsätze und Interviews 1940–1976. Reinbek bei Hamburg: Rowohlt Taschenbuch
8. Sartre J-P (1999) Fragen der Methode. In neuer Übersetzung von Vincent von Wroblewsky. Gesammelte Werke in Einzelausgaben. Philosophische Schriften, Bd 5. Rowohlt Taschenbuch, Reinbek bei Hamburg
9. Jean-Paul Sartre (1962) Les communistes et la paix. In: Les Temps Modernes, Nr. 81, Juli 1952; Nr. 85–85, Oktober-November 1952; Nr. 101, April 1954; wiederabgedruckt in: Situations VI. Paris 1964. Die Kommunisten und der Frieden. Dt. von Dietrich Hoß. In Jean-Paul Sartre: Krieg im Frieden 1 – Artikel Aufrufe Pamphlete 1948–1954. Gesammelte Werke in Einzelausgaben, Politische Schriften, Bd. 3,1. Rowohlt Taschenbuch, Reinbek bei Hamburg, S. 83–301
10. Jean-Paul Sartre (1962) Le fantôme de Staline. In: Les Temps Modernes, Nr. 129/130/131, November/Dezember 1956/Januar 1957, S. 577–697; wiederabgedruckt in: Situations VII. Paris 1965, S. 144–432; Das Gespenst Stalins. Dt. von Dietrich Hoß. In: Jean-Paul Sartre, Krieg im Frieden 2 – Reden Polemiken Stellungnahmen 1952–1956. Gesammelte Werke in Einzelausgaben, Politische Schriften, Bd. 3,2. Rowohlt Taschenbuch, Reinbek bei Hamburg, S. 215–333
11. L'espoir maintenant (1993) Les entretiens de 1980, présentés et suivis du Mot de la fin par Benny Lévy, Lagrasse verdier 1991. Dt.: Brüderlichkeit und Gewalt. Ein Gespräch mit Benny Lévy. Zusammen mit Jean-Paul Sartre, Nachwort von Lothar Baier. Berlin: Wagenbach
12. Jean-Paul Sartre, Die Wörter, Übersetzt und mit einer Nachbemerkung von Hans Mayer, in Gesammelte Werke, Autobiographische Schriften, Briefe, Tagebücher, Rowohlt Taschenbuch Verlag, Reinbek bei Hamburg, 1988, S.35

Weiterführende Literatur

13. Dictionnaire Sartre (2004) Sous la direction de François Noudelmann et Gilles Philippe. Honoré Champion, Paris
14. Cohen-Solal A (1988) Sartre 1905–1980. Rowohlt Verlag, Aus dem Französischen von Eva Groepler. Reinbek bei Hamburg
15. Bernard-Henri Levy: Sartre (2002) Der Philosoph des 20. Jahrhunderts. Aus dem Französischen von Petra Willim. München: Hanser
16. Vincent von Wroblewsky (2022) ad Sartre. Zur Freiheit verurteilt. Hamburg: Europäische Verlagsanstalt

27 Jean-Paul Sartre – Erkrankungen

Karin Kolbe

Die Darstellung der Krankengeschichte von Jean-Paul Sartre basiert vor allem auf Aufzeichnungen von Simone de Beauvoir zu den Jahren der Erkrankung [1]. Originale der Krankenunterlagen konnten nicht recherchiert werden.

27.1 Kindheit und Jugend: Erste Beeinträchtigung

Jean-Paul Sartre war kaum fünfzehn Monate alt, als sein Vater, Offizier der Marine, seinen schweren Infektionen – vermutlich Gelbfieber und Tuberkulose – erlag ([2], S. 13). Seine Mutter kehrte mit dem kleinen Jean-Paul in ihr Elternhaus in Paris zurück, wo er unter der Obhut seines Großvaters aufwuchs.

Eine schwere Infektion des rechten Auges im Alter von vier Jahren mit nachfolgender Linsentrübung und zunehmender Schielstellung hinderte ihn nicht daran, sich in der Welt der Bücher und Wörter zurechtzufinden.

27.2 Alkohol, Nikotin, Drogen, Medikamente, Depressionen

1929 begegnete er seiner künftigen Weggefährtin Simone de Beauvoir (1908–1986), die ihre Eindrücke bei einem ihrer ersten Arbeitstreffen festhielt „… etwas aufgeregt, als ich Sartres Zimmer betrat; ich fand außer einem riesigen Durcheinander von Büchern und Pa-

K. Kolbe (✉)
ehem. III. Medizinische Klinik, Universitätsmedizin Mainz, Mainz, Deutschland

T. Junginger et al. (Hrsg.), *Schriftsteller und ihre Erkrankungen*,
https://doi.org/10.1007/978-3-662-71465-2_27

pieren überall umherliegende Zigarettenstummel und dicken Rauch vor. Sartre empfing mich als Weltmann: er rauchte Pfeife“ ([3], S. 321). Ungefähr in diese Lebensphase dürfte der Beginn des jahrzehntelangen Alkohol- und Nikotinkonsums Sartres gefallen sein. Zwischenzeitlich machte er zudem Erfahrungen mit härteren Drogen ([2], S. 40; [3], S. 321; [1], S. 507). An seinem Buch *Das Imaginäre* arbeitend, ließ er sich 1935 zum Zwecke der Selbsterfahrung von dem befreundeten Psychiater Dr. Daniel Lagache (1903–1972) im Hospital Sainte-Anne in Paris die halluzinogene Droge Meskalin injizieren. Der Trip war furchterregend: „Er hatte Geier-Regenschirme gesehen, Skelett-Schuhe, gräuliche Fratzen und neben ihm und hinter ihm wimmelten Krabben, Polypen und Grimassen schneidende Wesen“ ([4], Position 3587).

Die Einnahme von Meskalin war nur von kurzer Dauer. Nicht so der Genuss von Aufputschmitteln, die Sartre nach eigenen Angaben über zwanzig Jahre einnahm, insbesondere in der Zeit, in der er an der *Kritik der dialektischen Vernunft* (1960) gearbeitet hat ([1], S. 507). Hierzu gehörte beispielsweise Corydran, ein Aufputschmittel aus Acetylsalicylsäure und Norphedrin, das in den 1950er-Jahren frei erhältlich war und erst Anfang 1970 vom Markt genommen wurde. Sartre benötigte zeitweise bis zu zehn Tabletten an einem Tag:

> „Ich dachte, dass ich im Kopf – allerdings nicht getrennt, nicht analysiert, in einer Form, die rational werden musste –, dass ich alle Ideen im Kopf hatte, die ich zu Papier brachte. Es ging nur darum, sie zu trennen und sie zu Papier zu bringen, insofern als sie eine Menge Schubladen hatten. Im Kopf dagegen bildeten sie ein Ganzes ohne Analyse. In der Philosophie bestand Schreiben im großen Ganzen darin, meine Ideen zu analysieren, und ein Röhrchen Corydran bedeutete: Diese oder jene Ideen werden in den zwei kommenden Tagen analysiert.“

So beschrieb er seine Art von Medikamentenabhängigkeit in einem Interview mit Simone de Beauvoir im Jahr 1974 ([1], S. 508).

27.3 Hoher Blutdruck

Nikotin, Alkohol, Aufputschmittel und lange Phasen exzessiver Arbeit hinterließen ihre Spuren – nicht sofort, aber immer sichtbarer in den 1970er-Jahren ([5], S. 202–205). Nach Simone de Beauvoir traten erste Alarmzeichen 1954 bei einer Reise in die UdSSR auf, als Sartre wegen eines krankhaft erhöhten Blutdrucks im Krankenhaus behandelt werden musste. 1958 sei Sartre nur knapp einem Anfall wegen zu enger Arterien entronnen und 1968 war es zu einem Schwindelanfall und Gleichgewichtsstörungen gekommen. ([1], S 21) Blutdruckkrisen und Gleichgewichtsstörungen wiederholten sich ([5], S 215).

Im Herbst 1970 unterzog sich Sartre speziellen Untersuchungen der Augen, Ohren und des Gehirns mit dem Ergebnis einer schweren Durchblutungsstörung der linken Gehirnhälfte und einer Verengung der Blutgefäße. Die behandelnden Ärzte empfahlen körperliche Ruhe und vor allem Reduktion des Tabakkonsums ([1], S. 22). Weder das eine noch das andere befolgte Sartre konsequent. Zudem setzte er wohl im März des folgenden Jahres seine blutdrucksenkenden Medikamente ab ([1], S. 36), mit der Folge einer kurzzeitigen Mangeldurchblutung des Gehirns (transitorische ischämische Attacke, TIA) zwei Monate später ([1], S. 35). Die Verzerrung des Mundes und eine auffällig verwaschene Sprache fielen Simone de Beauvoir besonders auf. Die Zigarette fiel ihm ständig aus dem Mund. Am Folgetag zeigte sich zudem eine Schwäche in der rechten Hand, sodass Sartre seine Zigarette nicht mehr halten konnte ([1], S. 35–37). Die zweite TIA ereignete sich im Juli 1971 mit erneuter passagerer Sprachstörung ([1], S. 40). Nach diesen bedrohlichen Ereignissen spürte Sartre eine allgemeine Erschöpfung: „Ich habe mein Gesundheitskapital verbraucht. Ich werde nicht älter als siebzig ... Sie (an Simone de Beauvoir gewandt) haben mir gesagt, dass man einen dritten Anfall nur schwer übersteht" ([1], S. 43).

Dieser dritte Anfall kam – im März 1973. Erneut war sein Gesicht verzerrt und sein rechter Arm gelähmt, wieder fiel ihm die Zigarette aus der Hand. ([1], S. 71). Sein Hausarzt injizierte ihm sofort Pervinkamin, ein Alkaloid der Vinca minor (kleines Immergrün), das zu der damaligen Zeit als Vasodilatator bei hypertensiven Krisen und zerebralen Durchblutungsstörungen zur Gefäßerweiterung eingesetzt wurde.

Sartre überlebte – allerdings bemerkte er einen deutlichen Sehverlust des bisher gesunden Auges. Ursache war eine „Thrombose einer Vene der Temporalseite und eine dreifache Blutung im Augenhintergrund" ([1], S. 87). Des Weiteren stellte der Augenarzt ein beginnendes Glaukom fest, welches er zur Senkung des Augeninnendruckes mit Pilocarpin-Tropfen und Diamox behandelte ([1], S. 92). Mit der Zeit bildeten sich die peripheren Blutungen im Bereich der Netzhaut zurück, es blieb jedoch ein Defekt im Zentrum der Netzhaut ([1], S. 107).

Sartre war intellektuell unbeeinträchtigt und weiterhin politisch tätig, die Einschränkung des Sehvermögens machte ihn jedoch zunehmend von anderen abhängig und unfähig, seiner schriftstellerischen Tätigkeit weiter nachzugehen. Sehr eindrücklich beschreibt er diese Situation 1975 in einem Interview mit Michel Contat, Journalist, Autor und enger Mitarbeiter von Jean-Paul Sartre:

> „Ich sehe zwar noch verschwommen die Formen, ich sehe die Lichter, die Farben, kann aber Gegenstände und Gesichter nicht mehr genau erkennen. Infolgedessen kann ich weder lesen noch schreiben. Genauer gesagt, ich kann schreiben, das heißt, mit der Hand Wörter formen, und das mache ich gegenwärtig in ganz annehmbarer Form, aber ich sehe nicht, was ich schreibe. Und das Lesen ist mir völlig unmöglich … mit meinem Beruf als Schriftsteller ist es vorbei."

Er fährt fort:

> „Das einzige Ziel meines Lebens war das Schreiben. Ich denke immer noch, aber da mir das Schreiben unmöglich geworden ist, ist die wirkliche Tätigkeit des Denkens in gewisser Weise aufgehoben … Mir ist von nun an verwehrt, die literarische Form, einen Gedanken oder eine

Wirklichkeit auszudrücken. Das erfordert notwendigerweise Korrekturen. Ich kann mich aber kein einziges Mal korrigieren, weil ich das, was ich geschrieben habe nicht mehr lesen kann. Daher bleibt alles, was ich schreibe oder sage, zwangsläufig in der ersten Fassung stehen." ([5], S. 204)

Gemessen an diesem Verlust sind die in den folgenden Jahren hinzukommenden körperlichen Gebrechen von fast untergeordneter Bedeutung. Der Altersdiabetes wurde vorwiegend medikamentös behandelt, da er die Behandlung mit Spritzen nicht gut vertrug. ([1], S. 103). Durchblutungsstörungen in den Beinen, die den Einsatz von Aspirin notwendig machten ([1], S. 169; [5], S. 202), hinderten ihn nicht daran, 1978 die Strapazen einer Fahrt nach Jerusalem auf sich zu nehmen. Fünf Tage lang sprach er mit Israelis und Palästinensern.

„Er liebte es, herumzufahren, sich zu informieren und, soweit es seine Augen erlaubten, etwas vom Land zu sehen. Wenn das Alter, wie manche sagen, der Verlust der Neugierde ist, dann war er überhaupt nicht alt." ([1], S. 179)

Vielleicht waren Neugierde und Interesse so ungebrochen, weil Sartre die Begrenztheit seines Lebens erkannte:

„Früher einmal habe ich mich sogar für unsterblich gehalten, bis dreißig etwa. Aber heute weiß ich, dass ich sehr sterblich bin, ohne dass ich dauernd an den Tod denke. Ich weiß ganz einfach, dass ich mich in meiner letzten Lebensphase befinde." ([5], S. 218)

In Bescheidenheit nahm er mittlerweile hin, was ihm gesundheitlich widerfuhr. Selbst als er im Jahr 1979 kaum mehr gehen konnte, klagte er nicht, unternahm kleinere Reisen, führte Gespräche und gab Interviews für Zeitungen, Rundfunk und Fernsehen aus aller Welt bis unmittelbar vor seinem Tod ([6], S. 95).

Am 20. März 1980 wurde Sartre auf die Intensivstation des Broussais-Krankenhauses in Paris aufgenommen. Er war delirant, kurzatmig und hatte Fieber – die Diagnose lautete Lungenödem mit sekundärer Pneumonie. Die medizinischen Maßnahmen führten dazu, dass das Fieber sank, die Atmung leichter wurde und sein Bewusstsein aufklarte, allerdings nur für kurze Zeit. Die Nierenfunktion verschlechterte sich rasch und die Ärzte machten Simone de Beauvoir klar, dass es für Sartre keine Hoffnung auf Überleben gab. Sie vermied, gegenüber Sartre, ihrem Weggefährten seit fünf Jahrzehnten, den Ernst der Situation anzusprechen. Seinerseits nahm er die verbleibenden kurzen Augenblicke wahr, um sich von ihr zu verabschieden ([1], S. 197–203).

Am 15. April 1980 verstarb Jean-Paul Sartre an den Folgen einer Urämie ([1], S. 200). Simone de Beauvoir schließt die „Zeremonie des Abschieds" mit den Worten:

„Sein Tod trennt uns. Mein Tod wird uns nicht wiedervereinen. So ist es nun einmal. Schön ist, dass unsere Leben so lange harmonisch vereint sein konnten" ([1], S. 207).

27.4 Kommentar

Die Grunderkrankung Jean-Paul Sartres war eine ausgedehnte Arteriosklerose mit den typischen klinischen Erscheinungsbildern der zerebralen Durchblutungsstörung mit transitorischen ischämischen Attacken, der peripheren arteriellen Verschlusskrankheit und der Niereninsuffizienz am Ende seines Lebens. Risikofaktoren waren der intensive Nikotinabusus, ein schlecht eingestellter Bluthochdruck und der später aufgetretene Diabetes mellitus. Vielleicht hätte er ein paar Jahre länger gelebt, wenn er das Rauchen aufgegeben und die damals schon verfügbaren Antihypertensiva wie Diuretika und Betablocker konsequent eingenommen hätte. Medizinische Kenntnisse und Therapiemöglichkeiten standen zu seiner Zeit zur Verfügung.

Heute stehen sowohl für die Hypertonie als auch die Gefäßerkrankungen noch viele andere Möglichkeiten der Erkennung, Vorbeugung und Behandlung zur Verfügung. Ob Sartre sich den Einschränkungen, den Untersuchungen und den Behandlungen unterworfen hätte, bleibt offen. Als genialer, visionärer, extrem fleißiger Schriftsteller und Philosoph achtete Sartre am allerwenigsten auf seine körperliche Gesundheit. In einem Interview vom Jahr 1975 antwortete er auf die Bemerkung von Michel Contat „Denn schließlich haben Sie bei der Arbeit an „Kritik der dialektischen Vernunft“ mit Ihrer Gesundheit Schindluder getrieben“ präzise und nahezu selbstverständlich: „Wozu ist Gesundheit gut? Es ist mehr wert, Kritik der dialektischen Vernunft zu schreiben – ich sage das ohne Stolz –, es ist mehr Wert, etwas Umfangreiches, Dichtes, Wichtiges zu schreiben, als gesund zu sein“ ([5], S. 218).

27.5 Überblick Leben und Werk

Jean-Paul Sartre

1905	*21. Juni* geboren in Paris; Vater Jean-Baptiste Sartre, Marineoffizier (1874-1904); Mutter Anne-Marie, geb. Schweitzer (1882-1969)
1906	*September* Tod des Vaters
1909	Infektion rechtes Auge, Linsentrübung
1915	Einschulung in das Lycée Henri IV, Paris
1917	Zweite Heirat der Mutter, Umzug nach La Rochelle
1920	Rückkehr nach Paris, Internatsschüler
1922	Abitur
1923	Vorbereitungsjahr auf die Ecole Normale Supérieure (ENS) · Erste Veröffentlichungen in der „Revue sans titre“

1924	Aufnahme des Studiums an der ENS, u. a. Psychologie, Philosophie und Soziologie
1928	Beendigung des Studiums
1929	Lehrerlaubnis für Philosophie · Beginn der Beziehung zu Simone de Beauvoir
1930	Militärdienst · Sartre beginnt mit dem Genuss von Alkohol, Drogen und Medikamenten · Beginn der Wirtschaftskrise in Frankreich
1931	Gymnasiallehrer für Philosophie, Le Havre
1933	*Herbst* Einjähriger Aufenthalt als Stipendiat des Institut Français in Berlin · Beginn des Romans „La Nausée" (Der Ekel)
1934	Gymnasiallehrer für Philosophie, Le Havre · Depressionen
1935	*14. Juli* Teilnahme an der antifaschistischen Großkundgebung in Paris, zusammen mit Simone de Beauvoir
1936	*Juli* Beginn des Spanische Bürgerkriegs (bis April 1939) · Erzählung „Le Mur" (Die Wand)
1937	Versetzung als Lehrer nach Neuilly bei Paris · Zusammenleben mit Simone de Beauvoir in einem Pariser Hotel · Erzählung „La Chambre" (Das Zimmer)
1938	Durchbruch als Schriftsteller mit der Veröffentlichung von „La Nausée" (Der Ekel)
1939	*3. September* Einberufung als Soldat zum Kriegsdienst · Beginn des Romans „Das Alter der Vernunft"
1940	*22. Juni* Waffenstillstand von Compiègne · *Ende Juni* Kriegsgefangenschaft nahe Trier · *24. Dezember* Uraufführung von „ Bariona, ou Le fils du tonnerre" (Bariona oder der Sohn des Donners) · Fertigstellung „ L"Âge de raison" (Das Alter der Vernunft)
1941	*März* Entlassung aus der Gefangenschaft · *Oktober* Versetzung an ein Pariser Lyzeum als Nachfolger eines jüdischen Lehrers
1943	Gründung der Widerstandsgruppe „Sozialismus und Freiheit", politisches Engagement im Nationalkomitee der Schriftsteller · „L'Être et le néant" (Das Sein und das Nichts)
1944	Nach der Befreiung von Paris und dem Abzug der deutschen Truppen am 26. August Rückkehr. Sartre und Simone de Beauvoir hatten die Stadt nach der Landung der Alliierten in der Normandie verlassen · Film-Drehbuch „Les jeux sont faits" (Das Spiel ist aus)
1945	Gründung der Zeitschrift „Les Temps Modernes" mit seinem Artikel „Das Ende des Krieges" · Beendigung des Schuldienstes, freier Schriftsteller · *ab 1945* politisches Engagement (Antikolonialismus, zunächst Hinwendung zum Kommunismus, Beteiligung an der Friedensbewegung, Verurteilung von Atomwaffen)
1948	Mitbegründer des „Comité français d'échanges avec l'Allemagne nouvelle" ·
1947	Essay „Baudelaire"
1951	„Le Diable et le bon dieu" (Der Teufel und der liebe Gott)
1952	Biografie Jean Genet: „Saint Genet, comédien et martyr" (Saint Genet, Komödiant und Märtyrer)

1954	Hoher Blutdruck, Schwindel und Gleichgewichtsstörungen
1956	Nach dem Einmarsch der Sowjetarmee in Ungarn Abwendung vom Kommunismus
1958	Drehbuch für den Film „Freud" (Veröffentlichung des Originals 1984, vier Jahre nach Sartres Tod)
1959	„Les séquestrés d'Altona" (Die Eingeschlossenen)
1960	„Critique de la raison dialectique" (Kritik der dialektischen Vernunft)
1963	„Les Mots" (Die Wörter; Autobiografie seiner Kindheit)
1964	*22. Oktober* Ablehnung des Nobelpreises für Literatur
1970	Durchblutungsstörungen des Gehirns
1972	„L'Idiot de la famille. La vie de Gustave Flaubert de 1821 à 1851" (Der Idiot der Familie. Gustave Flaubert 1821–1857)
1973	Sehverlust des linken Auges · Leitung der linken Tageszeitung „Libération"
1974	*Dezember* Besuch bei dem politischen Häftling und RAF-Mitglied Andreas Baader in der Justizvollzugsanstalt Stuttgart-Stammheim
1976	Ehrendoktorwürde der Universität Jerusalem
1977	Altersdiabetes, Durchblutungsstörungen der Beine
1980	20. *März* Aufnahme Intensivstation, Broussais Krankenhaus, Paris: Lungenödem, Lungenentzündung, später Nierenversagen · *15. April* Tod
Die Grabstätte findet sich auf dem Cemetiére du Montparnasse Paris.	

Literatur

1. de Beauvoir S (2020) Die Zeremonie des Abschieds und Gespräche mit Jean-Paul Sartre. Rowohlt Taschenbuch, Reinbek bei Hamburg
2. Cox G (2018) Jean-Paul Sartre: Existentialismus und Exzess. Theiss, Darmstadt
3. de Beauvoir S (1968) Memoiren einer Tochter aus gutem Hause. Rowohlt Taschenbuch, Reinbek bei Hamburg
4. de Beauvoir S (2015) In den besten Jahren. Rowohlt Verlag, Reinbek bei Hamburg (ebook)
5. Sartre J-P (1997) Sartre über Sartre – Aufsätze und Interviews 1940–1976. Rowohlt Taschenbuch, Reinbek bei Hamburg
6. von Wroblewsky V (2009) Lebendiger Sartre – 115 Begegnungen. BasisDruck, Berlin

Teil XIV
Oscar Wilde

Oscar Wilde (1854–1900)

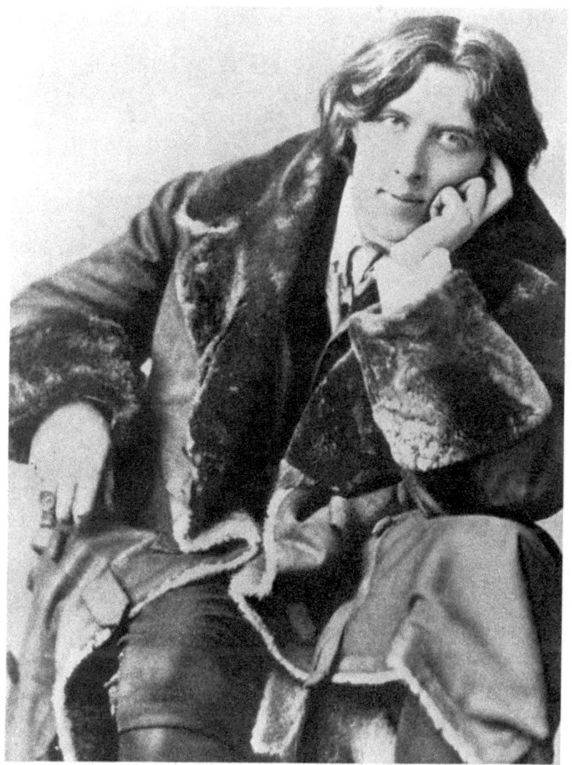

Oscar Wilde bei der Ankunft in New York 1881. (Süddeutsche Zeitung Photo)

Oscar Wilde – Leben und Werk

28

Rainer Emig

Oscar Wilde liebte Ironie. Die rhetorische Strategie der Distanzierung und des sich spöttisch vom Geäußerten Absetzens zeichnet seine berühmten Aphorismen, seine Erzähltexte und auch sein überaus erfolgreiches dramatisches Werk aus. In seinem Privatleben führte das Nichternstnehmen von Konventionen und Regeln bekannterweise zur Tragödie, als er 1895 zu einer Zuchthausstrafe mit harter Zwangsarbeit für die Dauer von zwei Jahren verurteilt wurde. Diese führte wenig überraschend zur Verschlechterung seines Gesundheitszustands, sodass er nach seiner Entlassung verarmt in Paris im Alter von nur 46 Jahren starb. Dieser frühe Tod stellt quasi eine letzte Ironie im Leben von Oscar Wilde dar, denn sie ist wohl einer nicht adäquat behandelten Mittelohrentzündung zu verdanken. Oscar Wilde wurde am 16. Oktober 1854 in Dublin geboren. Der Vater, William Wilde (1815–1876), war ein renommierter Ohren- und Augenarzt, der darüber hinaus auch Bücher über Archäologie, Volkskunde und den Satiriker Jonathan Swift (1667–1745) schrieb. Wildes Mutter Jane (1815–1876), die den Spitznamen „Speranza“ trug, war Übersetzerin, Dichterin und glühende irische Nationalistin. Wilde entsprang also einem privilegierten und inspirierenden Elternhaus, und seine Karriere, die ihn ganz standesgemäß in ein Klassikstudium erst an das „Trinity College“ Dublin und dann ab 1874 an das „Magdalen College“ in Oxford führte, zeigt ganz die konventionellen Etappen einer Oberklassenkarriere.

In Oxford entdeckte Wilde den Ästhetizismus und die Dekadenz, die in Großbritannien in den letzten zwei Jahrzehnten des 19. Jahrhunderts starken Zulauf fanden. Häufig als bloße Schwäche und moralische Verderbtheit betrachtet, zeigt sich in ihnen auch Kritik am naiven Fortschrittsglauben, am Materialismus der Zeit und an den Auswirkungen der

R. Emig (✉)
Johannes Gutenberg-Universität Mainz, Mainz, Deutschland
E-Mail: emigr@uni-mainz.de

T. Junginger et al. (Hrsg.), *Schriftsteller und ihre Erkrankungen*,
https://doi.org/10.1007/978-3-662-71465-2_28

Industrialisierung und des *Empire*, die aus Großbritannien eine der führenden Nationen der damaligen Welt machten, aber gleichzeitig die Rechte von Arbeitern und Armen, Frauen und kolonisierten Völkern verneinten oder gar mit Füßen traten. Wilde spielte in seinen Schriften mit diesen ernsten Aspekten der Dekadenz und des Ästhetizismus, indem er zum Beispiel als Nichtgläubiger und Nichtsozialist 1891 die Schrift *The Soul of Man under Socialism* verfasste, die sowohl Gläubige wie Sozialisten provozierte. Bereits 1878 hatte er noch als Student den renommierten Newdigate-Preis (benannt nach dem Politiker und Antikensammler Sir Roger Newdigate, 1719–1806) für das Gedicht „Ravenna" gewonnen, dessen Thema für einen Altphilologen sehr angemessen war, aber schon Wildes Tendenz zur Morbidität zeigte (Abb. 28.1).

Das britische Erziehungswesen der damaligen Zeit separierte die Geschlechter und förderte gleichzeitig enge, oft romantische Freundschaften zwischen Vertretern desselben Geschlechts. Dabei waren gleichgeschlechtliche Handlungen zumindest zwischen Männern nicht nur verpönt, sondern strafbar. Der „Offences Against The Person Act" von 1828 bestrafte Geschlechtsverkehr zwischen Männern (Frauen wurde keine Sexualität zugestanden) sogar mit der Todesstrafe. Obgleich dieser Paragraph fast nie angewandt wurde, weil in der Regel der Nachweis von vollzogenen Handlungen schwierig war, führte er doch zu einem Klima der Unsicherheit und Erpressbarkeit in einer Zeit, in der Doppelleben

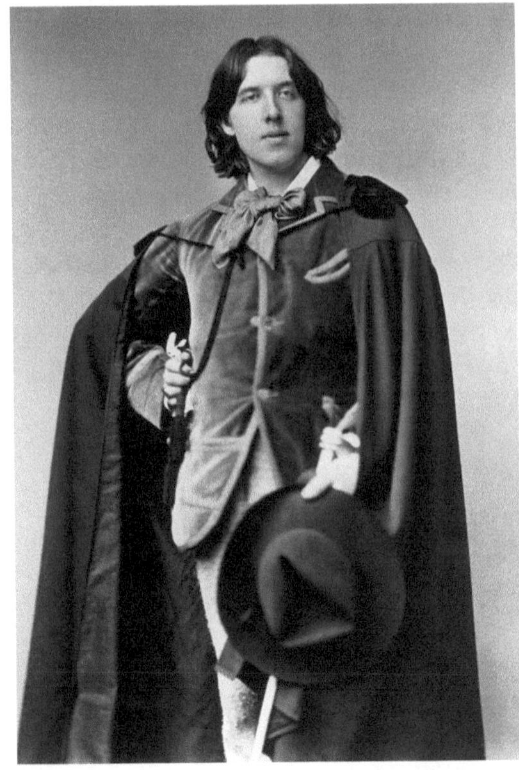

Abb. 28.1 Oscar Wilde, um 1882. (bpk/Napoleon Sarony)

und Heuchelei überaus verbreitet waren. 1861 wurde die Todesstrafe zwar durch Haft zwischen zehn Jahren und lebenslänglich ersetzt, dennoch verschärfte sich 1885 die Lage, weil alle Formen vermeintlich obszöner Handlungen zwischen Männern oder auch nur deren Anbahnung mit Haftstrafen bis zu zwei Jahren belegt wurden. Nun waren aber gerade die selbsterklärten „Dekadenten" nicht willens, irgendetwas im Verborgenen zu tun. Während Wilde für seinen extravaganten Kleidungsstil mit Samthosen und Seidenstrümpfen sehr wohl öffentlich verspottet wurde, waren seine seit der Collegezeit nachweisbaren homosexuellen Erfahrungen, über die Briefe von Wilde und anderen verfasst wurden, letztlich ein viel größeres Problem (siehe [6], [7]).

„Krankheit" war hier ein Begriff, der auch auf Dekadenz und Ästhetizismus angewendet wurde, zum Teil von dessen Vertretern selbst, die etwa Alkoholismus und Opiumsucht sowie Tuberkulose als durchaus preisenswerte Phänomene darstellten, die angeblich einen höheren und sensibleren Zugang zu Empfindungen verschafften. Die Gedichte von Ernest Dowson (1867–1900), der an Alkoholismus und Tuberkulose im Alter von nur 32 Jahren verstarb, sind hier typisch. Gleichzeitig wurde der Krankheitsbegriff aber nicht auf Homosexualität angewandt, die einzig als moralisches und rechtliches Vergehen und als Sünde gewertet wurde. Erst das Aufkommen der Psychoanalyse brachte am Ende des 19. Jahrhunderts eine Veränderung, die aus heutiger Sicht auch nicht unproblematisch erscheint.

In seinem Werk spielt Krankheit wieder nur ironisch eine Rolle, allerdings eine, die man als nahe an der Doppelmoral und Sexualitätsproblematik lesen kann. In seinem Erfolgsstück *The Importance of Being Earnest* (uraufgeführt 1895 in London), das im Jahr von Wildes Verurteilung der Favorit auf den Londoner Bühnen war, taucht ein fiktiver Invalide namens Bunbury auf. Die beiden jungen Männer und Hauptakteure des Stückes benutzen diesen Invaliden, um Ausflüge in die Stadt bzw. aufs Land zu rechtfertigen, wo sie ungesehen ihren Vergnügungen nachgehen können. „Natürlich" (und das heißt hier: für das damalige Bühnenpublikum selbstverständlich) sind Algernon und Jack „echte Männer" und damit heterosexuell. Ihr Problem ist nur, den jungen Damen, die sie verehren, ihr Doppelleben möglichst harmlos zu erklären. Und doch verbirgt sich im Namen Bunbury auch ein obszönes Wortspiel, das auf Homosexualität verweist: „bun" ist im Englischen ein Brötchen, aber auch ein umgangssprachlicher Begriff für das Hinterteil. Und „to bury" heißt vergraben. Man fragt sich, wie vielen Theaterbesuchern der Zeit es klar war, dass das, was die beiden Helden des Stücks selbst „bunburying" nennen, keineswegs nur eine harmlose Bedeutung hat. In der deutschen Übersetzung wurde „Bunbury" gar zum eigentlichen Titel der Komödie (*Bunbury oder Die Bedeutung, Ernst zu sein*).

Die Figur des Invaliden verschränkt hier die Motive von Dekadenz und Krankheit. Die britische Gesundheitsversorgung war vor Etablierung des „National Health Service" im Jahre 1948 eine Klassenmedizin. Dies bedeutete, dass sich die Arbeiter- und Unterschicht in der Regel weder Ärzte noch Krankenhausaufenthalte leisten konnte. In der Oberschicht hingegen war es möglich, ein Leben ohne Arbeit zu rechtfertigen, wenn man als Invalide galt. Ein Begriff, der ursprünglich durchaus negativ besetzt war, bedeutete er doch „unwert", wurde zum Statussymbol. Auch Frauen, die von ihren Eltern nicht ins Erwachsenenleben – und dies hieß meist in Ehe und Mutterschaft – entlassen, sondern zu Hause behalten wurden, wurde dieses Etikett gerne umgehängt, so etwa der Autorin Elizabeth Barrett Browning (1806–1861).

Wilde hätte sich selbst nicht als Invaliden betrachtet, zumindest nicht vor seinem Gefängnisaufenthalt. Was für seine Schicht allerdings überaus typisch erschien, war ihre Abscheu vor körperlichen Aktivitäten. Die „Ästhetizisten" standen hier erklärterweise auf der Gegenseite der „Hearties", die jagten, ruderten und Mannschaftssportarten betrieben. Gleichzeitig waren „Hearties" wie „Dekadente" gutem Essen und Alkohol sehr zugetan. Wilde, der über 1,90 m groß war, galt zeitlebens als ungelenk und wurde mit zunehmendem Alter immer korpulenter. Dies machte ihm nach seiner Verurteilung bei der angeordneten Zwangsarbeit zusätzlich Probleme. Wilde einfach als Homosexuellen zu bezeichnen, ist aus verschiedenen Perspektiven fragwürdig. Der Begriff war gerade erst erfunden worden und noch nicht im Umlauf. Er wurde zuerst 1869 vom Journalisten Karl Maria Kertbeny (1824–1884) gebraucht, der gegen die preußische Gesetzgebung, insbesondere das preußische Sodomiegesetz agitierte. Wilde hatte weibliche Beziehungen und heiratete schließlich Constance Lloyd (1858–1898), die Tochter eines prominenten Juristen, mit der er zwei Söhne hatte. Gleichzeitig führten Bekannte wie Robert Ross (1869–1918), mit dem Wilde schon in Oxford ein Verhältnis gehabt hatte, ihn in die sexuelle Subkultur Londons ein. Demnach könnte man von einer typischen viktorianischen Existenz in Doppelmoral sprechen. Dies änderte sich, als der Dichter Lyonel Johnson (1867–1902) ihm seinen Cousin Lord Alfred Douglas (1870–1945) vorstellte, dem er völlig verfiel. Alfred Douglas entsprach dem Schönheitsideal der „Dekadenten", blond und eher zart gebaut. Wie alle Ästhetizisten interessierte er sich für Kultur und das schöne Leben. Darüber hinaus war er aristokratischer Herkunft (Abb. 28.2).

Es war aber gerade die Herkunft von Wildes Geliebtem, die ihn letztlich zu Fall brachte. Der Vater von Lord Alfred Douglas, John Douglas (1844–1900), der 9. Marquess of Queensberry, war nicht nur ein begeisterter Sportler. Er war auch ein sehr schwieriger, für seine Zeit und soziale Klasse aber nicht untypischer Vater, dessen Versuche, seine Söhne zu kontrollieren, in Katastrophen endeten. Der älteste Bruder von Alfred Douglas, Francis, Viscount Drumlanrig, starb 1894 durch einen tödlichen Schuss, der zum Jagdunfall erklärt wurde. Selbsttötung kam aber ebenfalls als Todesursache infrage, und es wurde sogar gemunkelt, der Vater hätte den Sohn erschossen. Der Hintergrund für diese Spekulationen war das Gerücht, Drumlanrig hätte eine homosexuelle Affäre mit Archibald Primrose, 5. Earl of Rosebery (1847–1929), dem Premierminister gehabt. In jedem Fall hatte der Vater von Lord Alfred viele Gründe, gleichgeschlechtliche Beziehungen zu verabscheuen. Und als Wilde und Lord Alfred ihre in aller Öffentlichkeit mit gemeinsamen Abendessen in renommierten Etablissements und dem Aufsuchen von Hotelzimmern, in die manchmal noch junge Männer der Unterschicht eingeladen wurden, zelebrierten, schrieb John Douglas an Oscar Wilde eine kurze Notiz auf seiner Visitenkarte, die den Ball ins Rollen brachte. In nicht sehr treffsicherer Orthografie las sich diese: „For Oscar Wilde posing somdomite". „Sodomit" wäre eine gängige Bezeichnung für einen Mann gewesen, der mit anderen Männern Geschlechtsverkehr hat. „Somdomite" ist ein vielleicht freudscher Fehler (bevor der Begriff „Freudsche Versprecher" geprägt war), da er möglicherweise „son"

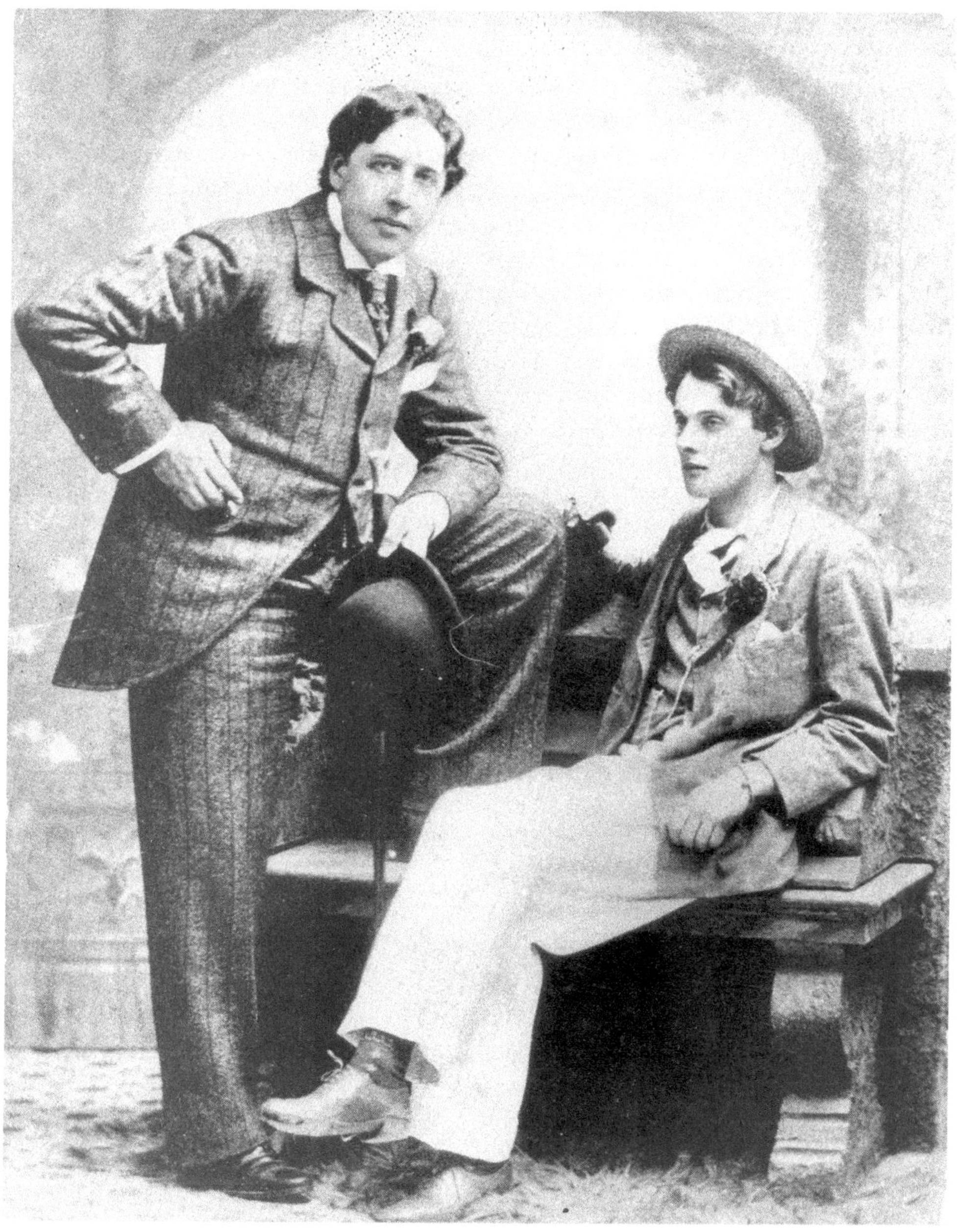

Abb. 28.2 Oscar Wilde und Alfred Douglas (rechts) 1894. (Süddeutsche Zeitung Foto)

(Sohn) damit meint oder auch nur Unsicherheit ausdrückt. Gleiches gilt für die merkwürdige Formulierung „posing", so tun als ob. Wenn Wilde nur so tun würde, warum dann die ganze Aufregung? Dass es um Moral und Doppelmoral ging, war aber nicht zu verkennen, schließlich war Premier Rosebery mit Hanna Rothschild, der Alleinerbin der Rothschilds und damit der reichsten Frau Großbritanniens verheiratet, mit der er auch vier Kinder hatte. Wilde fühlte sich dennoch von der merkwürdigen Botschaft, die ihm in aller Öffentlichkeit zugestellt wurde, so angegriffen, dass er eine Verleugnungsklage startete, die schließlich jedoch ihn ins Gefängnis brachte (Abb. 28.3).

Auch beim Gefängnisaufenthalt von Oscar Wilde zeigten sich seine Widersprüche. Den Rat von Freunden wie Robert Ross, rechtzeitig das Land zu verlassen und ins nahe Exil nach Frankreich zu gehen, lehnte er ab. Scheinbar gefiel ihm die Rolle des Märtyrers, denn die mit harter Zwangsarbeit verbundene Gefängnishaft zu jener Zeit war selbst für einen gesunden jungen Mann keine leichte Angelegenheit. Der ungesund lebende Wilde war von ihr völlig überfordert. Im Londoner Gefängnis Pentonville erwarteten ihn neben einer engen Einzelzelle mit wenig Licht und Luft anfangs auch Rede- und Schreibverbot. Für jemanden, dessen gesamte Existenz auf Kommunikation ausgelegt war, muss dies eine weitere Folter gewesen sein neben der Zwangsarbeit, die, auch das war typisch, aus völlig sinnfreien und dennoch sehr anstrengenden stundenlangen monotonen Bewegungen etwa

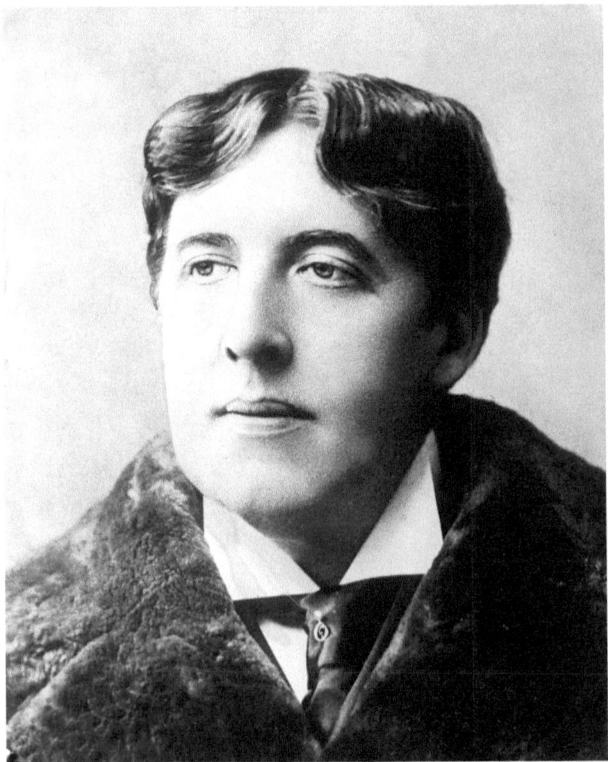

Abb. 28.3 Letztes Portrait von Oscar Wilde, vor 1895. (Süddeutsche Zeitung Foto)

in einem Laufrad oder an einer Kurbel bestand. Auch musste Wilde die im Zuchthaus damals noch durchgeführten Exekutionen mitverfolgen. Die Gefangenen wurden nach geringfügigen Vergehen in Dunkelhaft gesteckt und mussten in den wenigen Minuten von Gemeinschaftsleben Kapuzen tragen, die die Gesichter völlig verdeckten (Abb. 28.4). Allerdings war Wilde den bloßen körperlichen Torturen dieser Haft nicht sehr lange ausgesetzt. Im Zuchthaus Wandsworth (auch in London), seiner zweiten Station, verbrachte er mehrere Monate in der Krankenabteilung. Dort manifestierten sich bereits seine Ohrbeschwerden, die allerdings weder genau diagnostiziert noch behandelt wurden. Seine daran anschließende Überführung ins Zuchthaus Reading weit außerhalb von London war dagegen keine Erleichterung, sondern weitere Folter, wurde er doch in Handschellen und Häftlingskleidung auf dem Bahnsteig eine halbe Stunde lang den Augen einer neugierigen Öffentlichkeit ausgesetzt. Für jemanden, dessen Selbstbild geprägt war von dem Image, das er sich selbst in der Öffentlichkeit gab, war dies eine weitere Katastrophe. Seine Frau Constance, die ihn besuchte, um ihn vom Tod seiner Mutter zu unterrichten, beschrieb ihn bereits zu dieser Zeit Freunden gegenüber als Wrack.

Trotz alledem verdankt die Literatur Wildes Aufenthalten in Pentonville, Wandsworth und Reading (Berkshire) zwei wichtige Texte, die in interessantem Kontrast zu seinem restlichen Œuvre stehen. In Reading verfasste Wilde einen 50.000 Worte langen Brief an Alfred Douglas, der nie abgeschickt wurde und den Robert Ross nach dem Ende von

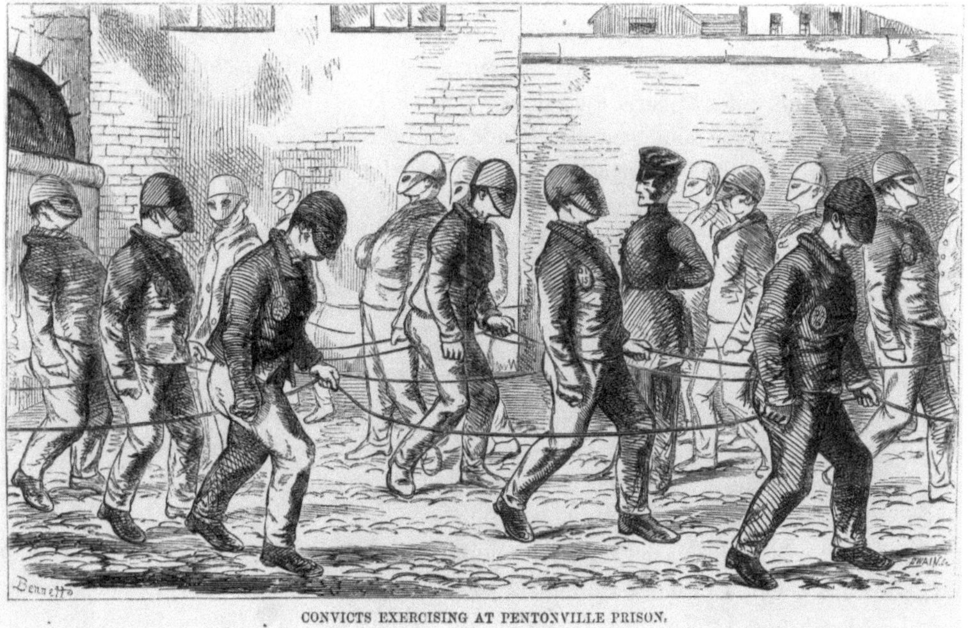

Abb. 28.4 Sträflinge im Pentonville-Gefängnis, aneinandergefesselt und mit „Maskenhüten" auf dem Gefängnishof, beim Turnen um 1870. Kupferstich von Swain nach einer Zeichnung von Bennett. (Hulton Archive/Getty Images)

Wildes Haftstrafe vor der Vernichtung bewahrte. Alfred Douglas hingegen besuchte Wilde nie im Gefängnis. Der Text wurde dann als *De Profundis* posthum 1905 veröffentlicht. Sein Titel leitet sich aus einem Gebet her, das „aus den Tiefen“ Gott anruft. Für einen dem Glauben gegenüber skeptisch-spöttischen Autor wie Wilde ist die Titelwahl (die allerdings nicht von ihm stammte) merkwürdig, zumal der Text nicht an Gott, sondern an Lord Alfred adressiert war. Der offene Brief ist aber weit mehr als nur das Lamentieren eines verlassenen Geliebten aus der Zelleneinsamkeit heraus. Für die heutige Literatur- und Kulturwissenschaft stellt er eine interessante Doppelperspektive bereit, zum einen auf die menschliche Psyche unter Extrembedingungen. Zum anderen klagt er unverhohlen die gesellschaftlichen Regeln des Strafvollzugs an. Man muss sich in diesem Kontext verdeutlichen, dass das, was uns heute als bloße Willkür und Folter erscheint, in der damaligen Zeit die vermeintlich fortschrittlichsten Haftbedingungen darstellten. Pentonville war eine Modellinstitution, die nach ihrer Erbauung 1842 zum Vorbild für alle Gefängnisse Großbritanniens wurde. Wilde schreibt in *De Profundis* zum ersten Mal in seiner schriftstellerischen Karriere einen Text, der sowohl persönlich wie auch gesellschaftspolitisch ernst gemeint ist. Was diesem völlig abgeht, sind die vertrauten Formen von Ironie und Spott. Auch die von Wilde früher exzessiv betriebene Produktion von Aperçus, von cleveren Statements, fehlt völlig.

Ein zweiter Text entstand in seiner Gefängniszeit, und wieder überrascht dieser in Form und Inhalt. *The Ballad of Reading Gaol* (*Die Ballade vom Zuchthaus zu Reading*), Wildes letztes zu Lebzeiten veröffentlichtes Werk, wählt eine populäre, eine einfache literarische Form, die der Formverliebtheit der „Ästhetizisten“ konträr entgegensteht. Auch ihr Inhalt, die Beschreibung des Gefängnislebens, kommt ohne jede dekadente Nuance aus. Auslöser ist die Hinrichtung eines Mitsträflings, dem Wilde das Gedicht auch widmete. Dieser hatte seine Ehefrau aus Eifersucht ermordet. Wilde war beeindruckt, wie klaglos dieser Mann nach einem erfolglosen Gnadengesuch sein Schicksal annahm. Der bekannteste Vers des langen Gedichts lautet „Yet each man kills the thing he loves“ und ist eine Variation eines Verses aus Akt 4, Szene 1 des Shakespeare-Dramas *The Merchant of Venice* (*Der Kaufmann von Venedig*). Auch in Shakespeares Stück dreht sich alles um betrogenes Vertrauen und die engen Beziehungen zwischen Männern. Und dennoch ist *The Ballad of Reading Gaol* kein persönlicher Text, der Wildes eigenes Schicksal ins Zentrum stellt. Die Ballade bemüht sich, die Psyche eines „einfachen“ Mannes zu verstehen, was bereits die Worte „each man“ in ihrer Allgemeinheit andeuten. Wieder verschränkt sich der Versuch eines Psychogramms, hier eines Täters, gar eines Mörders, mit einer kritischen Sichtung dessen, was die Gesellschaft vermeintlich in bester Absicht für diesen und sich selbst im Anschluss an die Tat unternimmt.

Nach der Entlassung aus der Haft verstummte Oscar Wilde. Er tat dann das, wozu ihm Freunde und Gönner bereits vor Haftantritt geraten hatten, und wählte sofort nach der Entlassung am 19. Mai 1897 das französische Exil. Frankreich war das traditionelle Refugium derer, die aus rechtlichen und auch gesellschaftlichen Gründen ihr Gesicht nicht mehr in England – und vor allem in dessen Hauptstadt London – zeigen konnten. Dennoch lag dieses Exil nicht allzu weit entfernt von England und seiner Hauptstadt, die Kommunikations- und Transportwege waren kurz. Briefe konnten schnell geschrieben und empfangen werden, und Besuche waren relativ leicht und kostengünstig möglich. Wilde war zu dieser Zeit fast mittellos, seine Bühnenstücke waren nach seiner Verurteilung schnell eingestellt worden und Neuauflagen seiner anderen Werke nicht opportun, aber in Paris konnte er billig und von neugierigen Blicken verschont leben.

Dass dieses Leben aber kein gutes und vor allem kein gesundes war, zeigte sich an seinen deutlich zunehmenden Beschwerden in den letzten Lebensjahren. Im Januar 1898 zog er von England nach Paris in eine Reihe billiger Hotels. Seine Hauptbeschäftigung stellte das Trinken in den Bars der Nachbarschaft dar. Im April desselben Jahres verstarb seine Ehefrau Constance. Dies nahm ihm mehr als nur eine der wenigen verbleibenden Stützen seines dramatischen Lebens, denn durch sie hatte er Kontakt zu seinen beiden Söhnen gehalten. Ihre Familie verhinderte diesen nun für den Rest seines Lebens, schon zuvor hatte sie dafür gesorgt, dass Constance und ihre Kinder ihren Namen von „Wilde“ zu „Holland“ änderten und nach dem Skandal der Verurteilung einige Zeit ins Exil nach Deutschland gingen. Die Scheidung reichte Constance nie ein, sodass ihr Tod für Wilde wie das Wegbrechen einer letzten Stütze und Verbindung zu seinem alten Leben zu sehen ist. Nur wenige Freunde blieben ihm, die alle mit dem Skandal assoziiert waren, zusammen mit seiner Armut und Einsamkeit keine guten Voraussetzungen für ein weiteres langes und glückliches Leben.

Das Hotel d' Alsace, in dem Wilde schließlich im November 1900 im Alter von nur 46 Jahren starb – in einem Alter, das der gewöhnliche viktorianische Brite als das beste eines Mannes bezeichnete –, wird als schäbig und schmutzig beschrieben. Man könnte es als Metapher verstehen, stellt doch das Elsass, nachdem es benannt ist, selbst eine Grenzregion dar – zwischen Deutschland und Frankreich, zwei Nationen und Kulturen, die sich regelmäßig feindlich gegenüberstanden. In einer Grenzregion bewegte sich auch Wilde, vom privilegierten Sohn reicher prominenter Eltern, aber aus einer strittigen Grenzregion des britischen *Empire*, über die konventionelle Universitätskarriere, die er mit Preisen krönte, während der er aber auch die Kontakte knüpfte und Erfahrungen machte, die ihn später zu Fall brachten. Auch als Autor balanciert er deutlich sichtbar im Grenzbereich des Erlaubten. So musste sein Drama *Salome* privat bzw. in Frankreich uraufgeführt werden, waren biblische Stoffe doch auf den britischen Bühnen verboten, von der dunklen und schließlich tödlichen Erotik des Stückes ganz zu schweigen. Seine Komödien wie *Lady Windermere's Fan* (1892), *An Ideal Husband* (1894) und vor allem *The Importance of Being Earnest* (1895) waren große Erfolge und brachten ihm zeitweise nicht nur Ruhm, sondern auch viel Geld ein. Und dennoch zeigen alle diese Dramen die Doppelmoral der Zeit: ob es um vermeintlichen Ehebruch geht, wie im ersten, um die Korruption eines Politikers im zweiten oder im letzten schließlich um wahre Identitäten und die Lügen, die diesen nicht einfach im Weg stehen, sondern sie paradoxerweise erst ermöglichen. Wildes einziger Roman *The Picture of Dorian Gray* war schon bei seiner Erstveröffentlichung 1890 im neuen und nicht sehr renommierten *Lippincott's Magazine* so umstritten, dass sich Wilde genötigt sah, der Buchausgabe 1891 ein verteidigendes Vorwort und das Publikum besänftigende Streichungen und Hinzufügungen zu verpassen. Die Geschichte eines faszinierenden jungen Mannes, der für Männer und Frauen eine Projektionsfläche darstellt und der ungenannte, aber sozial tödliche Sünden begeht, denen er zum Schluss selbst zum Opfer fällt, wirkte skandalisierend. Wilde selbst sagte über seinen Text prophetisch, dass die Welt denke, er sei der Dandy Lord Wotton, der Dorian mephistophelisch in Versuchung führt. Er selbst identifiziere sich aber mit dem unglücklichen Maler Basil Hallward, der das Portrait von Dorian erschafft und schließlich von ihm ermordet wird. Er wäre eigentlich gerne Dorian, allerdings zu anderen Zeiten.

Wildes „Krankheiten" können als Schwächen seiner Persönlichkeit interpretiert werden, aber auch seiner Zeit geschuldet sein, ihrer Klassennormen und -moden, sowie speziell der Gesellschaft, die er pflegte, in der ein Übermaß von Konsum, auch von Essen und Alkohol, gekoppelt mit einer Verachtung von gesunden oder gar sportlichen Betätigungen gängig war. Sie sind aber auch Ausdruck der politischen Haltungen gegenüber Institutionen wie Strafvollzug, und sie sind Manifestationen des beschränkten und vor allem von Einkommen und Status abhängigen Zugangs zu ärztlichen Untersuchungen und Behandlungen. Der Sohn eines bekannten Ohrenarztes stirbt an einer nicht adäquat behandelten Mittelohrentzündung. Eingangs wurde dies als ironisch interpretiert, vielleicht ist es aber auch symbolisch zu verstehen, weil Wilde es Zeit seines kurzen Lebens vorzog, nicht zu hören, nicht einmal auf den Rat seiner Freunde und Gönner, sich der bereits verkündeten Gefängnisstrafe durch Flucht zu entziehen. Dies wäre einfach möglich gewesen, legte die englische Justiz doch Verhaftungen so in die Abendstunden, dass das letzte Schiff von Dover nach Calais noch erreicht werden konnte. Aber wenn Wilde immer wieder nicht hören wollte – und deshalb heute auch von der LGBT+-(Lesbian, Gay, Bisexual and Transgender-)Bewegung zum Märtyrer gemacht wird, eine Rolle, die er vielleicht wirklich gerne gespielt hätte –, so wollte seine Welt, sein England und sein Irland, auch auf ihn nicht hören. Seine Texte wurden und werden geschätzt wegen ihres brillanten Stils und ihres Witzes, aber ihre ernsteren Botschaften werden weitgehend ausgeblendet. Als Wilde schließlich aus der Haft entlassen wurde, musste er sich keine Sorgen um neugierige Menschenansammlungen machen. Es stand niemand vor dem Gefängnis in Reading. Er war bereits nach zwei Jahren in Vergessenheit geraten und blieb dies auch bis zu seinem Tod. Dass wir heute wieder über ihn und seine Texte sprechen und ihn in so unterschiedlichen Kontexten wie dem von Literaturwissenschaft und Medizin diskutieren, zeigt, dass seine Widersprüche immer noch ungelöst sind.

Verwendete Literatur

1. Wilde O (2023) Aus der Tiefe: Gefängnisbriefe und Die Ballade vom Zuchthaus Reading. Hrsg. und übers. von Mirko Bonné. Hanser, München
2. Mendelssohn M (2018) Making Oscar Wilde. Oxford University Press, Oxford
3. Killeen J (Hrsg) (2011) Oscar Wilde. Irish Academic Press, Dublin u.a.
4. Holland M (2003) Oscar Wilde im Kreuzverhör: Die erste vollständige Niederschrift des Queensberry-Prozesses. Übers. von Henning Thies. Karl Blessing, München
5. Ellmann R (2000) Oscar Wilde. Übers. von Hans Wolf. Piper, München u.a.
6. Edmonds A (2011) „You will come, won't you?" – Bosie's Visits to Worthing in 1894. The Wildean 39(Juli):26–47
7. Hart-Davies R (1962) The Letters of Oscar Wilde. Harcourt, Brace & World, New York. Digitale Fassung: (https://archive.org/details/in.ernet.dli.2015.225943)

Oscar Wilde – Erkrankungen 29

Theodor Junginger

Die folgende Darstellung beruht auf einer Auswahl von Briefen von und über Oscar Wilde [1], der Biografie von Richard Ellmann [2] und Publikationen zu seiner Erkrankung [3, 4, 5, 6].

1897 blickte Oscar Wilde aus dem Gefängnis in Reading in dem berühmten Brief *De Profundis* an seinen Freund Lord Alfred Douglas (1870–1945) auf sein Leben zurück: „Früher lebte ich ausschließlich dem Vergnügen, Leid und Schmerzen jeglicher Art ging ich aus dem Weg. Beide hasste ich" ([1], S. 499). Die schönen Dinge faszinierten Wilde (vgl. Brief von Robert Ross an Adela Schuster; [1], S. 956), und zu ihnen gehörten auch gutes und reichliches Essen, Tabak und Alkohol, den er in großen Mengen unbeschadet vertrug ([1], S. 952), während er sportlichen Aktivitäten abgeneigt war [4].

29.1 1895–1897

Bis zu seiner Inhaftierung 1895 sind keine ernsten Erkrankungen bekannt, abgesehen von einer Influenza, die Wilde in dem o. g. Brief an Alfred Douglas erwähnt ([1], S. 455). Eine Schwerhörigkeit scheint bereits vor dem Gefängnisaufenthalt bestanden zu haben. Alfred Douglas fiel diese bei einem Besuch von Wilde im April 1885 im Untersuchungsgefängnis auf [4] und in seinem Gnadengesuch vom 2. Juli 1896 erwähnt Wilde, dass Sir William Dalby (1840–1918), „ein berühmter Ohrenspezialist" ihm versichert habe, bei entsprechender Behandlung könne der Verlust des Gehörs vermieden werden ([1], S. 420).

T. Junginger (✉)
ehem. Klinik für Allgemein- und Abdominalchirurgie, Universitätsmedizin Mainz, Mainz, Deutschland
E-Mail: Junginger@uni-mainz.de

T. Junginger et al. (Hrsg.), *Schriftsteller und ihre Erkrankungen*,
https://doi.org/10.1007/978-3-662-71465-2_29

Nach der Verurteilung zu zwei Jahren Freiheitsentzug und Zwangsarbeit am 25. Mai 1895 wurde Wilde zunächst in das Gefängnis Newgate und am 9. Juni 1895 ins Gefängnis Pentonville verlegt, wo extreme Haftbedingungen herrschten ([2], S. 651). Bei ungenügender und ungenießbarer Kost und Schwerstarbeit magerte Wilde von 190 Pfund auf 168 Pfund ab und bekam Durchfälle ([2], S. 652). Am 4. Juli 1895 erfolgte die Überführung ins Gefängnis nach Wandsworth, „wo er zwei Monate wegen völligen körperlichen und seelischen Zusammenbruchs als einer Folge von Hunger und Schlaflosigkeit im Krankenhaus lag" ([1], S. 420). Dort wurde er, obwohl krank, als Simulant verdächtigt, sollte den Gottesdienst in der Gefängniskapelle besuchen, wurde ohnmächtig und stürzte zu Boden. Auf der Krankenstation kam er wieder zu sich, vermutete, dass das Trommelfell verletzt oder zerrissen sei, und hatte über Monate Ohrenschmerzen. Gelegentlich trat Blut aus dem Ohr [4]. Im November scheint er sich soweit erholt zu haben, dass er an einem Termin vor dem Konkursgericht teilnehmen konnte, am 20. November wurde er in das Gefängnis nach Reading überstellt ([1], S. 28).

Die Verlegung beschrieb er Alfred Douglas 1897:

> „An diesem Tag musste ich von zwei Uhr bis halb drei Uhr auf dem mittleren Bahnsteig der Station Clapham Junction stehen, in Sträflingskleidung und mit Handschellen, als Schauspiel für die Umstehenden. Man hatte mich aus der Krankenabteilung geholt, ohne mir auch nur eine Minute vorher Bescheid zu sagen. Etwas Groteskeres als mich kann man sich nicht vorstellen. Die Leute lachten bei meinem Anblick. Mit jedem neuen Zug, der einlief, wurde die Zahl der Gaffer größer. Sie amüsierten sich maßlos. Da wussten Sie natürlich noch nicht, wer ich war. Als sie es erfahren hatten, lachten sie noch mehr. Eine halbe Stunde lang stand ich da im grauen Novemberregen, umringt von einem jubelnden Mob." ([1], S. 522)

Nach mehr als 13 Monaten Einzelhaft schildert Wilde in einem Gesuch auf Haftentlassung am 2. Juli 1896 seine Lage:

> „In diesem Schweigen, dieser Einsamkeit, diesem Abgeschnittensein von der Menschheit und Menschlichkeit, diesem Grab für Noch-Nicht-Tote muss den Gesuchsteller Tag und Nacht, in jeder wachen Stunde die Furcht vor dem absoluten und völligen Wahnsinn peinigen …" Er stellt fest, „daß er jedoch, seit er im Gefängnis ist, das Hörvermögen seines rechten Ohrs durch einen Abszess fast völlig eingebüßt hat, der das Trommelfell perforierte. Der Anstaltsarzt erklärte, dass er in diesem Fall keine Hilfe leisten könne und dass das Gehör völlig verloren gehen müsse."

> „Doch obwohl das Geschwür seit der Inhaftierung des Gesuchstellers ständig eitert und das Gehör von Woche zu Woche schwächer wird, ist nicht einmal der Versuch einer Behandlung unternommen worden. Das Ohr wurde bei den Untersuchungen lediglich dreimal mit reinem Wasser ausgespritzt, das ist alles. Der Gesuchsteller befürchtet natürlich, dass, wie es häufig vorkommt, auch das andere Ohr in ähnlicher Weise angegriffen werden und zu dem Elend eines zerrütteten und geschwächten Geistes auch noch das Grauen völliger Taubheit kommen könnte."

> „Sein Augenlicht, dem er wie die meisten Literaten stets besondere Schonung angedeihen lassen mußte, hat ebenfalls durch den Zwangsaufenthalt in einer weiß getünchten Zelle mit flackernden Gasbrenner gelitten: er spürt große Schwäche und Schmerzen in den Augennerven, selbst nah ans Auge geführte Gegenstände sieht der nur verschwommen. Das helle Tageslicht beim Spaziergang im Gefängnishof schmerzt und quält oft den Sehnerv, und während der letzten 4 Monate war für den Antragsteller das Bewusstsein, dass sein Augenlicht schwindet, eine Quelle schrecklicher Ängste; sollte seine Haft fortgesetzt werden, muss es sich darauf gefasst machen, dass zur Gewissheit des herannahenden Wahnsinns unter Zerrüttung des Geistes auch noch die Wahrscheinlichkeit der Erblindung und Ertaubung kommen wird." [1], S. 416 f.)

Der Gefängnisarzt Dr. Oliver Calley Maurice bestätigte in seiner Stellungnahme eine leichte Perforation des rechten Trommelfells, es gebe aber keine Hinweise für eine Erkrankung des linken Ohrs oder der Augen [5]. Ein vom Innenministerium eingesetztes Untersuchungskomitee empfahl, eine zweite ärztliche Meinung einzuholen. Am 2. August 1896 stellte Dr. J. A. Price vom örtlichen Krankenhaus Reading eine Perforation des linken [sic] Trommelfells „mit etwas fauliger Entleerung" fest und verordnete die Spülung des Ohrs mit verdünnter Carbollösung. Die Sehkraft war nicht eingeschränkt (Abb. 29.1a, b). Am 16. November 1896 konstatierte der Gefängnisarzt eine Besserung des Befunds am Ohr, das zu keiner Sorge mehr Anlass gäbe [5].

Das Gesuch auf Entlassung wurde abgelehnt. Allerdings gab es gewisse Hafterleichterungen, die Wilde im November Robert Ross schilderte:

> „Diese üble Gefängnisluft ist nun allerdings um einige freundlichere Elemente reicher als früher: Sympathien werden mir entgegengebracht, und ich fühle mich nicht mehr gänzlich von aller Menschlichkeit abgeschnitten, was bislang für mich eine Quelle des Schreckens und der Beunruhigung gewesen ist. Und ich lese Dante und mache Auszüge und Notizen, nur um des Vergnügens willen, mit Feder und Tinte hantieren zu können. Und es scheint, als erholte ich mich in mancher Hinsicht. Und ich werde das Studium der deutschen Sprache aufnehmen: hier scheint mir dafür der angemessene Ort zu sein." ([1], S. 427)

Dennoch litt Wilde weiter unter den Haftbedingungen. Am 12. Mai 1897 berichtete er William More Adey (1858–1942), „immer wieder von hysterischen Anfällen geschüttelt" zu werden ([1], S. 584), und am 17. Mai 1897 Reginald Turner (1869–1938): „Ich will Dir nicht alle meine Leiden schildern, lieber Reggie – das ewige Schweigen, den Hunger, die Schlaflosigkeit, die Grausamkeit, die harten und empörenden Strafen, die äußerste Verzweiflung, die unwürdige Kleidung und den ekelhaften Tageslauf" ([1], S. 600).

a

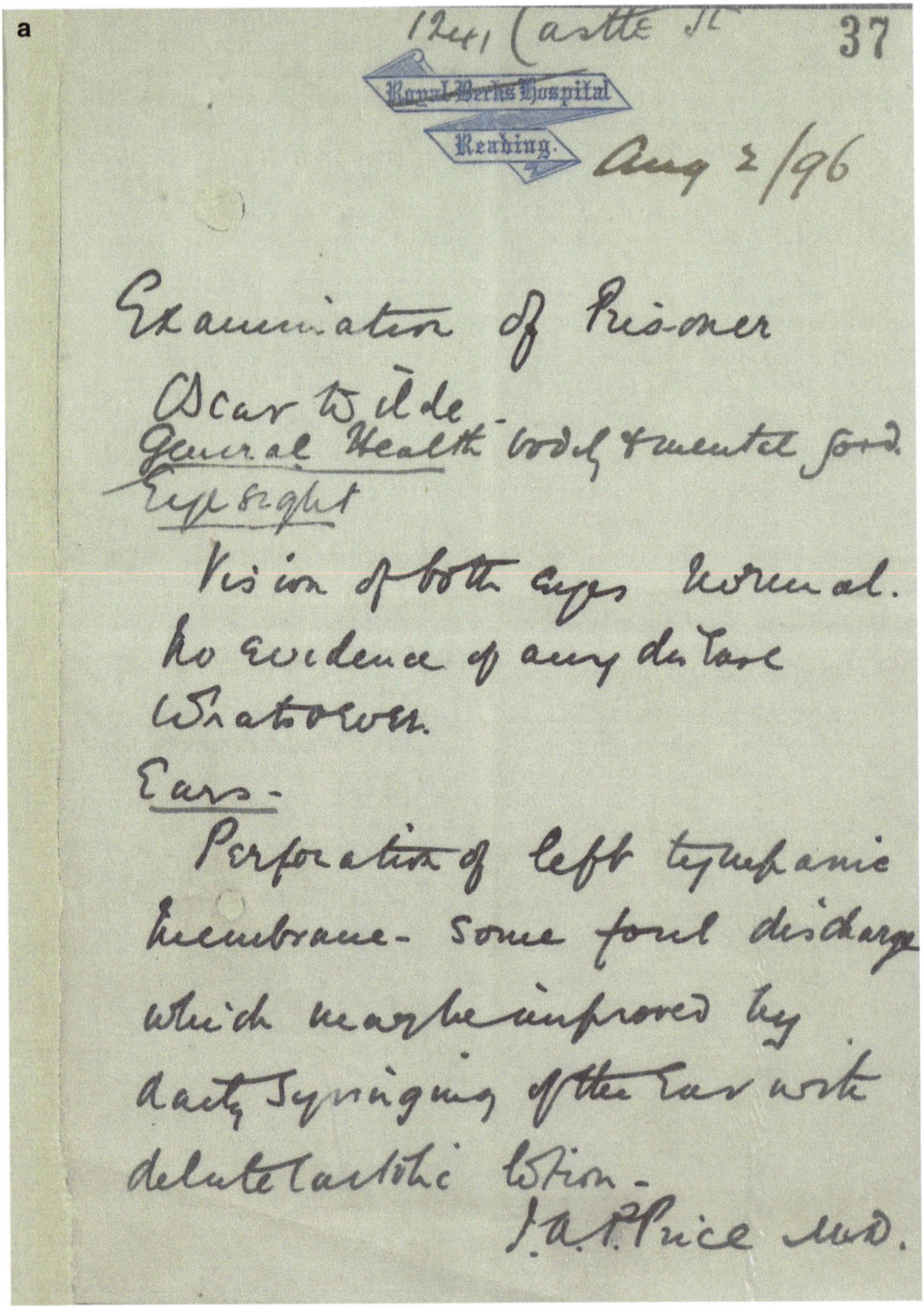

1241 Castle St 37

Royal Berks Hospital
Reading.

Aug 2/96

Examination of Prisoner
Oscar Wilde
General Health bodily & mental good.
Eye sight
Vision of both eyes normal.
No evidence of any disease
whatsoever.
Ears-
Perforation of left tympanic
membrane- Some foul discharge
which may be improved by
daily syringing of the ear with
dilute carbolic lotion-
J.A. Price MD.

Abb. 29.1 (**a**, **b**) Untersuchungsbefund von Oscar Wilde im Gefängnis Reading, 2. August 1896. (The National Archives Imaging Library)

b

Royal ... Hospital Reading Aug. 2/96
Examination of Prisoner
Oscar Wilde
General health bodily + mental good
Eyesight
Vision of both eyes normal. No evidence of any ...
Ears
Perforation of left tympanic membran - - some foul discharge
which may be improved by daily syringing of the ear
with dilute carbolic lotion P.Price M.D.

Untersuchung des Gefangenen
Oscar Wilde
Allgemeine Gesundheit körperlich + geistig gut
Sehvermögen
Visus beider Augen normal
kein Hinweis auf irgend [unleserlich]
Ohren.
Perforation des linken Trommelfells –
etwas übelriechendes Sekret, das
vermutlich durch tägliche Spülung des Ohres mit
verdünnter Carbolsäure-Lösung verbessert werden kann.
P. Price MD.

Abb. 29.1 (Fortsetzung)

29.2 1897–1899

Am 18. Mai 1897 wurde Wilde aus dem Gefängnis entlassen. Die befreundete Schriftstellerin Ada Leverson (1862–1933) schilderte ihre Eindrücke, als sie ihn am nächsten Tag traf:

> „Er kam herein mit der Würde eines Königs, der aus dem Exil heimgekehrt ist. Er kam herein, lachend, eine Zigarette in der Hand mit gewelltem Haar, eine Blume im Knopfloch und er sah entschieden besser, schlanker und jünger aus als vor zwei Jahren.“ ([1], S. 613)

Die ersten Jahre scheint es Wilde gesundheitlich gut gegangen zu sein. Am 3. Juni 1897 schrieb er an Selwyn Image (1849–1930):

> „Ich schäme mich wirklich nicht, dass ich im Gefängnis gewesen bin. Ich schäme mich zutiefst, dass ich ein Leben geführt habe, das eines Künstlers unwürdig war. … Wenn ich gesund bleibe und gute Freunde habe und den schöpferischen Instinkt in mir wieder erwecken kann, so kann ich noch immer Kunstwerke schaffen.“ ([1], S.650)

Und fast gleichzeitig an den Freund Robert Ross (1869–1918): „Gesundheitlich geht es mir wunderbar. Meine Tage sind zum großen Teil mit Briefschreiben ausgefüllt, aber es muss eben sein. Zwischendurch verschaffe ich mir Bewegung“ ([1], S. 657).

Anfang 1898 berichtete er seinem Verleger Leonard Smithers (1861–1907) aus Neapel von Influenza, gesundheitlichen Störungen, Einsamkeit und allgemeiner *ennui* (Lustlosigkeit) gegenüber dieser Tragikomödie von einem Leben ([1], S. 774), ähnlich deprimiert an den Publizisten Frank Harris (1856–1931) im Februar 1898:

> „… so habe ich die Triebfeder des Lebens eingebüßt *la joie de vivre;* es ist schrecklich. Ich kenne noch Freuden und Leidenschaften, doch die Lebensfreude ist dahin. Ich gehe unter: die Morgue greift schon nach mir. Ich gehe hin und schaue mir meine Zinkbahre dort an. Schließlich habe ich ein wundervolles Leben gelebt, aber nun ist es wohl vorbei. Doch zuerst muss ich noch mit Dir dinieren." ([1], S. 784)

Am 17. März 1898 klagte er gegenüber Leonard Smithers: „Meine Handschrift ist zerrüttet, weil ich nervös und unglücklich bin" ([1], S. 794) (Abb. 29.2).

1899 erwähnt er in einem Brief an Robert Ross eine Gicht, die ihn aber nicht daran hindere, in die Schweiz zu fahren, wo der Champagner bereits bestellt sei, obwohl der Arzt in Nizza ihn strengstens verboten habe ([1], S. 866). Frank Harris berichtet im gleichen Jahr über die fortschreitende Ohrenerkrankung, dass Wilde immer schwerhöriger würde und sie die Plätze tauschen müssten, um sich zu unterhalten [4].

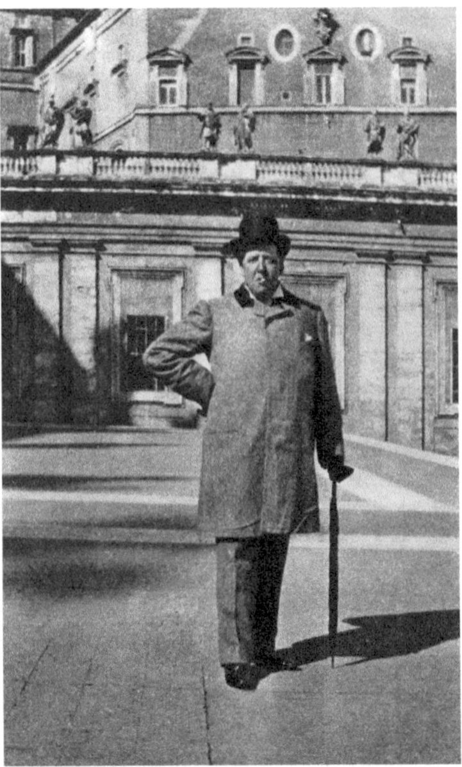

Abb. 29.2 Oscar Wilde in Rom, 1898. (Süddeutsche Zeitung Photo)

29.3 1900

In seinem letzten Lebensjahr war die Gesundheit von Oscar Wilde angegriffen, wie Robert Ross Attila Schuster berichtet ([1], S. 952). Leonard Smithers beschreibt Wilde am 24. Februar 1900 vermutlich die Symptome einer Kehlkopfentzündung (Laryngitis): „Ich bin sehr krank, seit Montag im Bett, ein Leiden mit einem halbgriechischen Namen: es fällt Kehle und Seele an" ([1], S. 903). Ähnlich äußerte er sich gegenüber Robert Ross am 28. Februar:

> „Mein lieber Robbie, wie hätte ich Dir während der letzten 3 Monate schreiben können, nachdem ich doch schon seit Montag bettlägerig bin? Ich bin sehr krank, und der Arzt macht alle möglichen Experimente. Meine Kehle ist ein Kalkbrenner, mein Gehirn ein Hochofen, und meine Nerven sind ein Bündel zorniger Nattern. … Ich sehe, dass Du, genau wie ich, *neurasthenisch* geworden bist. Ich bin es schon seit 4 Monaten, unfähig, vor nachmittags aus dem Bett aufzustehen, unfähig, Briefe zu schreiben. Mein Arzt hat es bereits mit Arsen und Strychnin versucht, jedoch ohne viel Erfolg, da ich mir eine Muschelvergiftung zuzog. Du siehst also, welch anspruchsvolles und tragisches Leben ich führe. Muschelvergiftung ist sehr schmerzhaft, und wenn man badet, sieht man aus wie ein Leopard. Bitte iß niemals Muscheln." ([1], S. 903)

Zur Neurasthenie (Nervosität, Erschöpfung, Burn-out) und der Muschelvergiftung (vermutlich aufgrund einer Nahrungsmittelallergie) kam noch eine Blutvergiftung. Am 7. März 1900 schrieb Wilde an den Schauspieler Charles Wyndham (1837–1919): „… es tut mir leid, dass ich Ihnen nicht schreiben konnte, aber ich habe eine Art Blutvergiftung erlitten, die ich vermutlich den unhygienischen Verhältnissen in meinem Hotel verdanke, und zehn Tage in einer Privatklinik verbringen müssen. Jetzt geht es mir wieder gut, …" ([1], S. 904).

Wilde fuhr im April 1900 nach Palermo und anschließend nach Rom. Vor seiner Abreise aus Paris musste er einen Spezialisten aufsuchen: „… ich war so krank: es sieht so aus, als wären nicht die „Muscheln", sondern Neurasthenie die Ursache meiner Krankheit, die mit erneuter Heftigkeit wiedergekehrt ist" ([1], S. 921). In Rom war Wilde beeindruckt von Papst Leo XIII (1810–1903): „Er war wundervoll, als er auf seinem Thron an mir vorbei getragen wurde, nicht aus Fleisch und Blut, sondern eine weiße Seele in Weiß gewandet. Künstler und Heiliger zugleich …" ([1], S. 906), und am 21. April 1900 schrieb er an Robert Ross:

> „Habe ich Dir übrigens erzählt, dass ich am Ostersonntag völlig von meiner Muschelvergiftung geheilt wurde? Es ist wahr, und ich wusste immer, dass es so kommen würde. Fünf Monate Behandlung durch einen jüdischen Arzt in Paris brachten mir nicht nur keine Heilung, sondern verschlimmerten meinen Zustand. Der Segen des Stellvertreters Christi machte mich gesund." ([1], S. 910)

Im Juni kehrte er nach Paris zurück, im Juli schickte er an Louis Wilkinson ein Telegramm: „Ich bin sehr krank …" ([1], S. 921).

29.4 Wiederauftreten des Ohrenleidens

Im Herbst 1900 scheinen sich Ohrenbeschwerden eingestellt zu haben. Dafür spricht, dass Dr. Maurice Tucker (1868–1940), ein Arzt der Britischen Botschaft in Paris mit HNO-ärztlicher Erfahrung [5] hinzugezogen wurde, der Wilde ab 27. September 1900 täglich bis zu seinem Tod im Hotel d"Alsace betreute [5]. Die Erkrankung verschlimmerte sich und ein Chirurg riet zur unverzüglichen Operation (Brief an Frank Harris vom 20. November 1900; [1], S. 932). Das Geld hierfür musste erst von Freunden beschafft werden, wobei es Wilde, der wieder in finanziellen Nöten war, gelang, die geforderte Summe von 1500 Francs auf 750 Francs herunterzuhandeln ([1], S. 926). Am 10. Oktober 1900 wurde dann im Hotelzimmer eine Operation am Ohr in Chloroformnarkose [5] von Mr. Hobean, einem bekannten Spezialisten, durchgeführt. Einzelheiten zur Operation sind nicht bekannt ([1], S. 954). Wilde hatte erhebliche Schmerzen, die Wunde blieb offen und musste täglich verbunden werden. Gegen Ende des Monats trat eine Besserung ein, am 29. Oktober stand Wilde zum ersten Mal auf und besuchte ein kleines Café, um einen Absinth zu trinken (Brief von Robert Ross an Adele Schuster vom 23. Dezember 1900; [1], S. 952). Anfang November kam es zu einem Rückfall: Aus „einem leichten Ohrenkatarrh" hatte sich ein Abszess entwickelt, „der ihm große Schmerzen verursachte" ([1], S. 932 und 937). Seine Lage beschrieb er Frank Harris am 12. November 1900, wonach er „die meiste Zeit heftige Schmerzen" litt:

> „Zweimal täglich kommt ein Chirurg und verbindet meine Wunden. Die noch immer nicht verheilt sind. Ich muss Tag und Nacht einen *garde-malade* bei mir haben. Der Arzt besucht mich jeden 2. Tag … Ich habe so viel Morphium bekommen, daß es auf mich keine stärkere Wirkung mehr ausübt als Wasser. Chloral und Opium sind die einzigen Mittel, die der Arzt mir verordnen kann, denn solange die Wunden nicht verheilt sind, erlaubt der Chirurg keine subkutanen Injektionen." ([1], S. 928)

Am 20. November 1900 klagte er, schon fast zehn Wochen im Bett zu liegen und noch immer schwer krank zu sein ([1], S. 932). Am 25. November „stand Mr Wilde nicht auf, er klagte über Schwindelgefühle und begann … zu fantasieren" ([1], S. 952), hohe Temperaturen stellten sich ein ([1], S. 944). Der Gehirnspezialist Dr. Cleiss wurde hinzugezogen ([1], S. 952) und in einem Konsil gemeinsam mit Dr. Tucker eine „Meningitis cerebralis" [Hirnhautentzündung] als Folge einer seit Jahren behandelten „Suppuration [Eiterung] des rechten Ohres" diagnostiziert, die sich bis zum 27. November verschlechtert hatte. Eine Operation kam nach Meinung der Ärzte nicht in Betracht (Abb. 29.3). Wilde

»Die unterzeichneten Ärzte stellten nach einer am Sonntag, den 25. November durchgeführten Untersuchung des M. Wilde, alias Melmott, eine schwerwiegende zerebrale Störung fest, die auf eine chronische, seit Jahren behandelte Suppuration [Eiterung] des rechten Ohres zurückzuführen ist.

Am 27. verschlimmerten sich die Symptome bedeutend. Die Diagnose muss eindeutig auf Meningitis cerebralis lauten. Da eine genaue Lokalisation nicht möglich ist, kommt eine Trepanation [Anbohrung des Schädels, um den Gehirndruck herabzusetzen] nicht in Betracht.

Indiziert ist eine rein medikamentöse Behandlung. Ein chirurgischer Eingriff erscheint ausgeschlossen.

Paris den 27. November 1900
Dr. Paul Cleiss A'Court Tucker M.D.

In Abwesenheit der Angehörigen, die auf unseren Wunsch hin zu benachrichtigen sind, wohnten die Herren Turner und Dupoirier der Untersuchung bei

Reginald Turner
J Dupoirier, Hotelier «

Abb. 29.3 Bericht der behandelnden Ärzte von Oscar Wilde vom 17. November 1900 ([2], S. 778 f.)

nahm keine Nahrung mehr zu sich und war nur zeitweise ansprechbar. Die Behandlung bestand im Auflegen von Eisbeuteln auf den Kopf ([1], S. 942), im Ansetzen von Blutegeln an beide Schläfen, „um den Druck aufs Gehirn zu lindern" ([1], S. 950), und der Auflage von Senfpflastern auf die Beine ([1], S. 942).

Am 29. November wurde Wilde „*in extremis* liegend" die Nottaufe und am 30. November die Letzte Ölung gespendet ([1], S. 951). Er war komatös.

> „Seine Augen reagierten nicht mehr auf die Lichtprobe. Schaum und Blut kamen aus seinem Mund … der Puls begann zu flattern. Er stieß einen tiefen Seufzer aus …, der Atem wurde schwächer; genau um 10 min vor zwei Uhr [am 30. November 1900] gab er seinen Geist auf." (Brief von Robert Ross an More Adey vom 14. Dezember 1900; [1], S. 945) Die Sterbeurkunde vom 1.Dezember 1900 zeigt Abb. 29.4a, b

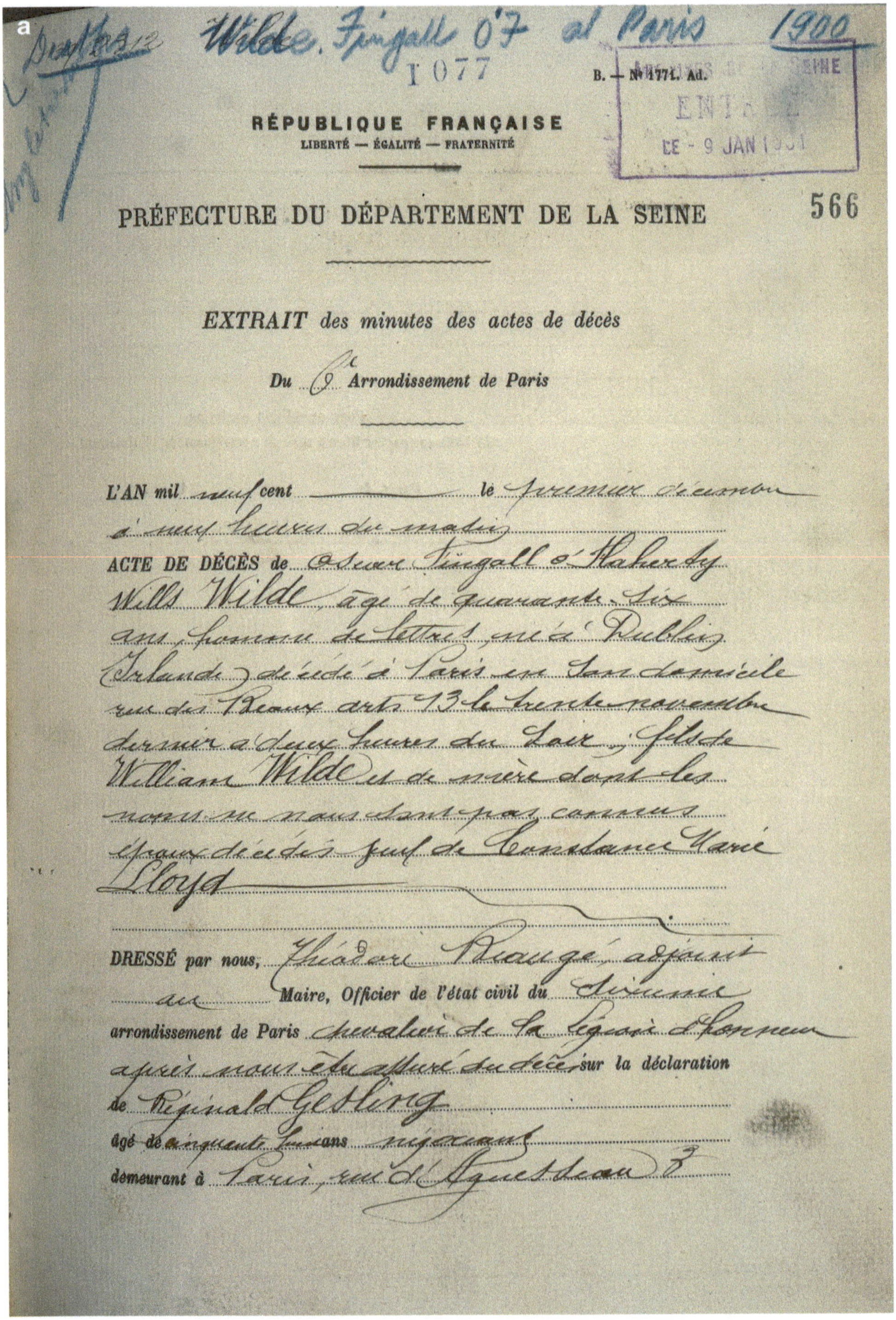

a

Deaths 3/2 Wilde. Fingall O'7 at Paris 1900

I 077

B. — N° 1771. Ad. ARCHIVES DE LA SEINE ENTRÉE LE - 9 JAN 1901

RÉPUBLIQUE FRANÇAISE
LIBERTÉ — ÉGALITÉ — FRATERNITÉ

PRÉFECTURE DU DÉPARTEMENT DE LA SEINE 566

EXTRAIT des minutes des actes de décès

Du 6e Arrondissement de Paris

L'AN mil neuf cent le premier décembre à neuf heures du matin

ACTE DE DÉCÈS de Oscar Fingall o'Flaherty Wills Wilde âgé de quarante-six ans, homme de lettres, né à Dublin (Irlande) décédé à Paris en son domicile rue des Beaux arts 13 le trente novembre dernier à deux heures du soir, fils de William Wilde et de mère dont les noms ne nous sont pas connus époux décédés, veuf de Constance Marie Lloyd

DRESSÉ par nous, Théodore Beaugé, adjoint au Maire, Officier de l'état civil du sixième arrondissement de Paris chevalier de la Légion d'honneur après nous être assuré du décès sur la déclaration de Réginald Gesling âgé de cinquante un ans négociant demeurant à Paris, rue d'Aguesseau 3

Abb. 29.4 (**a**, **b**) Sterbeurkunde von Oscar Wilde. (The National Archives Imaging Library) (Frau Edith Erkens, Mainz sei für die Übersetzung gedankt)

REPUBLIK FRANKREICH
Freiheit – Gleichheit- Brüderlichkeit
PRÄFEKTUR DES DÉPARTMENT DE LA SEINE 566

Auszug aus dem Original der Sterbeurkunden
des 6. Arrondissement von Paris

Im Jahr 1900 am ersten Dezember um neun Uhr morgens
Sterbeurkunde von Oscar Fingal O'Flahertie
Wills Wilde sechsundvierzig Jahre alt,
Schriftsteller, geboren in Dublin
(Irland) gestorben in Paris an seinem Wohnsitz,
rue des Beaux arts No.13 am dreißigsten November
um zwei Uhr in der Nacht Sohn des
William Wilde und der Mutter, deren Namen
uns nicht bekannt sind, die Eheleute sind verstorben
Witwer von Constance Marie Lloyd

AUSGESTELLT von uns, Théodore Beaugé, Stellvertreter
des Bürgermeisters, Standesbeamter des Sechsten
Arrondissement von Paris Chevalier de la Légion d'Honneur
nachdem wir uns des Ablebens versichert haben durch die Aussage
von Réginald Géoling,
58 Jahre alt, Händler
wohnhaft in Paris, rue d'Aguesseau No.3

Abb. 29.4 (Fortsetzung)

29.5 Kommentar

Offenbar blieb Wilde bis ins Erwachsenenalter von Krankheiten verschont. 1889 erwähnt er eine Gicht, eine Harnstoffwechselerkrankung, deren Risikofaktoren die Ernährung mit Fleisch, Fisch und Meeresfrüchten, Alkohol und Übergewicht zu Wildes Lebensstil passen.

Gravierend war die Ohrenerkrankung. Erster Hinweis ist eine Schwerhörigkeit 1895. Im gleichen Jahr bestanden nach einem Sturz auf das Ohr monatelang Ohrenschmerzen mit gelegentlichem Austritt von Blut und einige Zeit später beschrieb Wilde einen Abszess im rechten Ohr, der das Trommelfell perforiert habe. Bis Herbst 1900 finden sich in den Briefen keine Hinweise auf weiterbestehende Symptome, allerdings wird im Ärztekonsil kurz vor seinem Tod eine „chronische, seit Jahren behandelte Suppuration [Eiterung] des rechten Ohres“ beschrieben, die zu einer Gehirnhautentzündung (Meningitis) und schließlich zum Tod führte.

Das Mittelohr liegt mit dem äußeren Gehörgang, und dem Innenohr im Schläfenbein des Schädels und umfasst das Trommelfell, das die Grenze zum äußeren Ohr darstellt, die luftgefüllte Paukenhöhle mit den Gehörknöchelchen, die die durch Schall hervorgerufenen Schwingungen des Trommelfells an das Innenohr weiterleiten, und die Ohrtrompete (Tube, eustachische Röhre), die Verbindung der Paukenhöhle mit dem Rachenraum. Auch zum angrenzenden Warzenfortsatz des Schläfenbeins besteht eine Verbindung.

Entzündungen des Mittelohrs (Otitis media) betreffen die Schleimhaut der Paukenhöhle, sind am häufigsten bei Kindern und werden ausgelöst durch Viren oder Bakterien, die bei Erkältung oder Infekten vom Rachen in die Paukenhöhle eindringen. Die Entzündung kann akut sein und nach wenigen Tagen wieder abklingen, kann aber auch als chronische Entzündung über mehrere Wochen bestehen mit Ausfluss von Eiter aus dem Ohr infolge des Durchbruchs eines Abszesses durch das Trommelfell. Die Entzündung kann auf den Warzenfortsatz und auf das Gehirn (Meningitis, Gehirnabszess) übergreifen.

Es gibt verschiedene Deutungen des Verlaufs der Erkrankung von Oscar Wilde [4, 7]. Wahrscheinlich ist ein sog. Cholesteatom [5], bei dem bei einem Trommelfelldefekt infolge einer Mittelohrentzündung das verhornende Plattenepithel des äußeren Gehörgangs in die Paukenhöhle einwächst und sich dort wie eine Geschwulst ausbreitet. Die gleichzeitig eindringenden Bakterien führen zu einer chronischen, sich immer weiter ausbreitenden, destruierenden Entzündung und Eiterung („Knochenfraß“). Der Prozess verläuft schleichend, oft über lange Zeit ohne Beschwerden. Bei Wilde begann die Erkrankung möglicherweise bereits vor Inhaftierung, war akut während der Haft und führte nach mehreren Jahren im Herbst 1900 zu einem lebensbedrohlichen Krankheitsbild, dem Befall des Warzenfortsatzes mit Ausbreitung des Eiters unter die darüberliegende Haut. Zur Behandlung hatte der Vater von Oscar Wilde, Sir William Wilde (1815–1876), ein Pionier der HNO-Heilkunde, eine lange Inzision der Haut hinter dem Ohr bis auf den Knochen zur Entlastung des Eiters, den später nach ihm benannten „Wilde-Schnitt“, vorgeschlagen und vermutlich wurde diese Operation auch bei seinem Sohn vorgenommen. Auch die Entfernung des Warzenfortsatzes wird für möglich gehalten [5]. Die Operation konnte den fatalen Verlauf nicht verhindern. Erst mit der Entdeckung der Sulfonamide 1935 von Gerhard Domagk (1895–1964) und anderer Antibiotika, der mikroskopisch-chirurgischen Operationstechnik und neuer bildgebender Verfahren wurde es möglich, den Verlauf dieser Erkrankung günstig zu beeinflussen und insbesondere die Entstehung zu vermeiden.

Lange Zeit wurde die Meinung vertreten, dass es sich bei der zum Tode führenden Erkrankung um das Spätstadium einer Syphilis (tertiäre Syphilis mit Gumma im Ohr, S. Tab. 14.1) handelte, die sich Wilde als Student in Oxford zugezogen habe [2, 6]. Seine schwarzen und kariösen Zähne wurden als Folge einer Quecksilberbehandlung der Syphilis gedeutet. Allerdings gibt es keine Belege für eine Syphilis bei Oscar Wilde. Merlin Holland, Enkel von Oscar Wilde, kommt zum Schluss, dass es nie geklärt werden könne, ob er daran erkrankt sei oder nicht, eine Syphilis aber sicher nicht die Ursache für seinen Tod gewesen sei [8].

29.6 Überblick Leben und Werk

Oscar Wilde

1854	*16. Oktober* Geboren in Dublin. Vater William Wilde, HNO-Arzt (1815–1876); Mutter: Jane Agnes geborene Elgee (1821–1896)
1864–1871	Portora Royal School in Enniskillen (Nordirland)

(Fortsetzung)

1871–1874	Studium der Klassische Literatur am Trinity College Dublin
1874	Studium am Magdalen College Oxford (bis 1878)
1878	Bachelor of Arts · Auszeichnung mit dem Newgigate-Preis für das Gedicht „Ravenna“
1879	Umzug nach London (bis 1881)
1880	Bühnenstück „Vera; or the Nihilist“ (Vera oder die Nihilisten)
1881	Vortragsreise USA und Kanada (bis 1882) · „Poems“ (Gedichte)
1883	Aufenthalt in Paris · *Sommer* Zweite USA Reise, dort Uraufführung von „Vera“ · *September* Beginn einer Vortragsreise durch England
1884	29. *Mai* Heirat von Constance Lloyd (1858–1898) · *Oktober* Zweite Vortragsreise durch England, Schottland, Irland (bis März 1885)
1885	Geburt des Sohns Cyril (gestorben 1915)
1886	Geburt des Sohnes Vyvyan (gestorben 1967) · Bekanntschaft mit Robert Ross
1887	Arbeit für die „Pall Mall Gazette“ (Londoner Abendzeitung) (bis 1889) · „Lord Arthur Savile's Crime“ (Lord Arthur Saviles Verbrechen)
1888	„The Happy Prince and Other Tales“ (Der glückliche Prinz und andere Märchen)
1889	Herausgeber der Zeitschrift „Woman's World“
1890	„The Picture of Dorian Gray“ (Das Bildnis des Dorian Gray)
1891	„The soul of man under socialism“ (Die Seele des Menschen unter dem Sozialismus)
1892	„Lady Windermere's Fan“ (Lady Windermeres Fächer)
1893	„A Woman of No Importance“ (Eine Frau ohne Bedeutung)
1894	„Salomé“ · „An Ideal Husband“ (Ein idealer Gatte)
1895	*14. Februar* Uraufführung „The Importance of Beeing Earnest · *28. Februar* Verleumdung wegen Sodomie · *1. März* Strafanzeige wegen Verleumdung · *3. April* Verfahren wegen Unzucht und Sodomie · *6.–26. April* Untersuchungshaft · *April* Schwerhörigkeit · *25. Mai* Verurteilung zu 2 Jahren Gefängnis mir Zwangsarbeit · Gefängnis Newgate · 9. Juni Gefängnis Pentonville · *4. Juli* Gefängnis Wandworth, dort zwei Monate Krankenrevier; Sturz auf Ohr · *20. November* Gefängnis Reading
1896	*2. Juli* Abszess rechtes Ohr, Perforation Trommelfell, Schwerhörigkeit · Erstes Gnadengesuch · „De Profundis“ (Erstveröffentlichung 1905)
1897	*18. Mai* Entlassung aus dem Gefängnis; Flucht nach Frankreich · Reisen nach Neapel, Capri, Sizilien · „The Ballad of Reading Gaol“ (Die Ballade vom Zuchthaus in Reading)
1898	*Februar* Übersiedlung ins „Hotel d“Alsace“, Paris · *7. April* Tod der Ehefrau Constance in Genua
1899	Reisen in Frankreich und der Schweiz
1900	*April bis Juni* Reisen nach Palermo, Rom, Schweiz, Rückkehr nach Paris · *Herbst* Ohrenerkrankung · *10. Oktober* Operation am Ohr · *25. November* Chronische Eiterung rechtes Ohr, Gehirnhautentzündung · *30. November* Tod im „Hotel d“ Alscace“

Die Grabstätte befindet sich auf dem Friedhof Pére-Lachaise (Paris).

Literatur

1. Wilde O (1966) Briefe. Hrsg. von Rupert Hart-Davis. Deutsch von Hedda Söllner. Band 1: Briefe. Band 2: Anmerkungen. Rowohlt, Reinbek bei Hamburg
2. Ellmann R (1997) Oscar Wilde. Eine Biographie. Piper Taschenbuch, München/Zürich
3. Critchley MD (1957) Oscar Wilde – a medical appreciation. Med Hist 1:199–210
4. Cawthorne T (1958) The last illness of Oscar Wilde. Proc Roy Soc Med 52:123–127
5. Robins AH, Sellars SL (2000) Oscar Wilde's terminal illness: reappraisal after a century. Lancet 356:1841–1843
6. Gordon AG (2001) Diagnosis of Oscar Wilde. Lancet 357:1209
7. Helling K. Die Erkrankung von Oscar Wilde. Vortrag. Medizinische Gesellschaft Mainz e.V., 17. Mai 2023; aufgerufen über mgm.de am 18. August 2024
8. Holland M (1996) Comments on Susan Balee's Review of Oscar Wilde: a long and lovely suicide, by Melissa Knox. Victorian Studies 39:539–541

Teil XV

Carl Zuckmayer

Carl Zuckmayer (1896–1977)

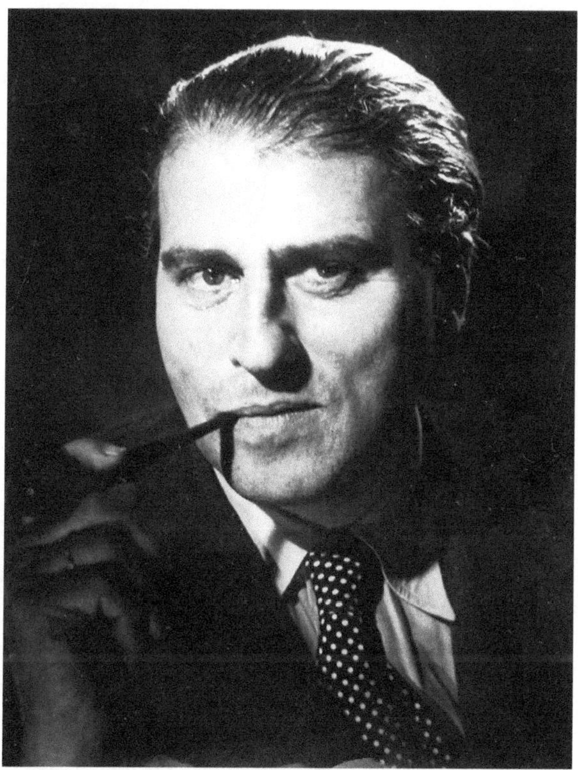

Carl Zuckmayer, undatiert (Foto: Ursula Rohnert, Süddeutsche Zeitung Photo)

30 Carl Zuckmayer – Leben und Werk

Peter Krawietz

30.1 Einführung

Dem urigen, lebens- und kriegserfahrenen, heimatverbundenen Rheinhessen Carl Zuckmayer mangelte es nicht an der Lust am Leben, am Lieben, an Wein und Weib und Gesang und an tiefem Verständnis für die Armen und Reichen, wie er auch zeitlebens die Sprache seiner rheinhessischen Heimat verstanden und gesprochen hat. Dieser Theatermacher kannte auch die Feinheiten des Berliner Idioms und hat im Laufe seines Lebens das Österreichische und das Amerikanische ebenso verinnerlicht wie das Deutsch der Schweizer. Ja, er konnte sogar die Tiere sprechen hören, wie er einmal gestand.

Die Ausstellung zu Zuckmayers 100. Geburtstags mit dem Titel „Ich wollte nur Theater machen" im Deutschen Literaturarchiv in Marbach und im Mainzer Rathaus im Dezember 1996 war konzipiert in der Erkenntnis, dass das Bild des Autors und Dramatikers Carl Zuckmayer im Laufe der Zeit verengt worden war auf den Wein trinkenden, etwas naiv-volkstümlichen Naturburschen, der ein so „oberflächliches Stück" wie den *Fröhlichen Weinberg* geschrieben hatte – weinselig, derb und heiter – und der auch ein paar Filmskripts verfasst hatte, wie etwa das zu *Der Blaue Engel* mit Marlene Dietrich. Man konnte und wollte auch als Mainzer nicht mehr hinnehmen, dass Carl Zuckmayer durch die Literaturwissenschaft auf das Niveau eines Heimatdichters und Schreibers von Volksstücken heruntergestuft würde, eines aus dem Fokus geratenen Schriftstellers, der ein bisschen in der Welt herumgekommen war, während das Ganze seines schriftstellerischen und dramaturgischen Schaffens mehr und mehr in Vergessenheit geriet.

Schmerzhaft waren viele der negativen Urteile über sein literarisches Schaffen aus der Welt der Kritiker und Literaturlexika, die beispielsweise die Oberflächlichkeit und

P. Krawietz (✉)
Kulturdezernent a.D. Stadt Mainz, Mainz, Deutschland

T. Junginger et al. (Hrsg.), *Schriftsteller und ihre Erkrankungen*,
https://doi.org/10.1007/978-3-662-71465-2_30

Banalität der Rührstücke aus der Heimat, seine auf Versöhnlichkeit gestimmte „Lebensgläubigkeit", seine kulturpessimistische Stimmung der Jugendbewegung, die Farblosigkeit seiner Helden, die gemütvollen Genrebilder, die disparaten Darstellungsebenen und andere Schwächen wie etwa die Nähe zum sogenannten Volkston beklagten.

Hans Wagener bringt es in seinem 1997 publizierten Aufsatz „Die Carl-Zuckmayer-Forschung: zwischen Vergessen und Volkstümelei" auf den Punkt:

> „Deutsche Germanisten standen seit eh und je populären Autoren sehr misstrauisch gegenüber, verdächtigten ihre Werke eines Mangels an philosophischer Tiefe und literarischer Qualität. Infolgedessen wurden Zuckmayers Werke oft leichtfertig der zwielichtigen Kategorie von Volksliteratur zugeschlagen. Hinzu kommt, dass sich die deutsche Germanistik nicht nur in den zwanziger, sondern auch in den vierziger und fünfziger Jahren kaum mit noch lebenden Autoren befasste." [1]

Ganz anders sei es in der amerikanischen Literaturkritik, wo die Zuckmayer-Forschung sich in einer ganzen Reihe von Dissertationen und Monografien darstelle. So ergibt sich ein Bild, das zu einem der bedeutendsten deutschen Dramatiker und Schriftsteller nicht passt. Doch spätestens seit jener o. g. Ausstellung ist man um ein gerechteres Urteil zu Zuckmayers literarischem Werk bemüht. Ihm die Attribute „oberflächlich", „derb" oder „unpolitisch" und „unakademisch" anzuheften, wird ihm nicht gerecht. Ulrich Ott stellte anlässlich Zuckmayers hundertstem Geburtstag 1996 fest, dass Zuckmayers Gesamtwerk in seiner Vielfalt und in seiner Ungebundenheit an Zeitstile einer engeren Einordnung widerstrebt. „Genau das mag zu den Gründen gehören, warum es fast von Anfang an beim Publikum erfolgreich war, von der professionellen Kritik aber immer wieder hart gebeutelt worden ist" ([2], S. 15).

30.2 Lebensweg

Carl Zuckmayer wurde am 27. Dezember 1896 in Nackenheim bei Mainz geboren. Seine Eltern waren Carl Zuckmayer, Inhaber einer Fabrik, die Kapseln für Weinflaschen herstellte, und Amalie Zuckmayer, geborene Goldschmidt, die aus einem jüdischen, den Musen und dem Theater zugewandten Verlegerhaus stammte. Im Jahre 1900 übersiedelte die Familie nach Mainz, wo Carl und sein sechs Jahre älterer Bruder Eduard eine glückliche Kindheit verbrachten. Carl besuchte das Humanistische Gymnasium, dem er weniger Begeisterung entgegenbrachte als den Abenteuern am Altrheinarm und im Gonsenheimer Wald ([3], S. 131 f.). Auch die expressionistischen literarischen Neuerscheinungen im elterlichen Bücherschrank weckten sein Interesse in der Art, dass er selbst erste eigene schriftstellerische Gehversuche unternahm. Nach dem Notabitur 1914 ließ er sich von der allgemeinen Kriegsbegeisterung einfangen und zog als Freiwilliger in den Krieg nach Frankreich, wo er mit mehreren Tapferkeitsmedaillen ausgezeichnet wurde ([3], S. 255). Trotz schwerer Verletzungen im Juli 1918 war er bis zum Kriegsende im November 1918 als Soldat (Leutnant) eingesetzt.

1918/1919 studierte er zunächst Jura in Frankfurt, wechselte aber bald nach Heidelberg, um Literatur- und Kunstgeschichte, Philosophie, Soziologie und Biologie zu studieren. Im Januar 1920 heiratete er die Mainzerin Anne Marie Ganz, von der er sich nach einem Jahr scheiden ließ. Im Herbst 1920 brach er sein Studium ab. 1921 war er kurze Zeit Dramaturg am Stadttheater Kiel und danach in München und Berlin. 1925 heiratete er die in Wien geborene Schauspielerin Alice von Herdan, mit der er bis zu seinem Lebensende zusammenlebte. 1926 wurde seine Tochter Maria Winnetou geboren und er kaufte ein Haus bei Salzburg, in dem die Familie bis 1938 lebte.

Mit der Komödie *Der fröhliche Weinberg* begann 1925 sein Erfolg als Schriftsteller, es folgten *Schinderhannes*, *Katharina Knie*, das Drehbuch *Der blaue Engel* und 1931 *Der Hauptmann von Köpenick* sowie bis 1938 zahlreiche Gedichte und Erzählungen. 1929 erhielt Zuckmayer den Georg-Büchner Preis (Abb. 30.1).

Ab 1925 wurde er als Halbjude und Antifaschist von den Nationalsozialisten diffamiert und schikaniert, seine Werke wurden verteufelt, durch den Schmutz gezogen und schließlich verboten.

Nach der Eingliederung Österreichs in das nationalsozialistische Deutsche Reich im März 1938 wurde sein Haus von der Gestapo beschlagnahmt und die Familie musste überstürzt fliehen, zunächst in die Schweiz und 1939 nach Amerika (US-Bundesstaat Vermont).

Abb. 30.1 Carl Zuckmayer, 1929. (Scherl/Süddeutsche Zeitung Foto)

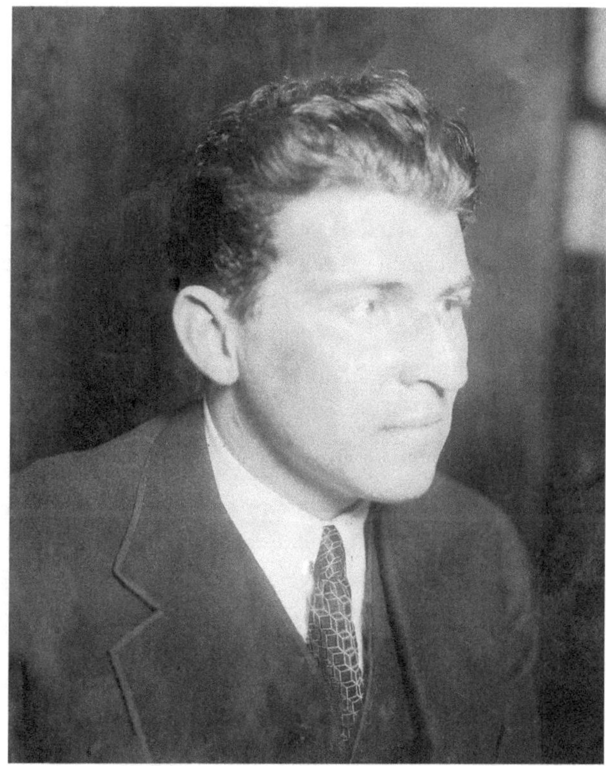

Kurze Zeit arbeitete er in Hollywood als Drehbuchautor und Dozent an einer Theaterschule in New York. Da er als Schriftsteller in den USA keine Anerkennung erfuhr, kaufte er eine Farm, um seine Familie zu ernähren. Sein erfolgreichstes Stück nach dem Krieg, *Des Teufels General*, schrieb er im Exil; es wurde 1946 in Zürich uraufgeführt.

1946 erhielt er die amerikanische Staatsbürgerschaft und kam als ziviler Kulturbeauftragter des US-Kriegsministeriums für einige Monate nach Deutschland.

1948 erlitt er seinen ersten Herzinfarkt.

Seinen Wohnsitz in Vermont behielt er bis 1957, lebte aber auch in der Schweiz, wo er 1957 ein Haus erworben hatte. Da die Ausbürgerung aus Deutschland nicht rückgängig gemacht wurde, sondern Zuckmayer die Wiedereinbürgerung hätte beantragen müssen, wurden er und seine Familie 1966 schweizerische Staatsbürger mit Wohnsitz in Saas-Fee.

Die Nachkriegszeit in der Schweiz war trotz zunehmenden gesundheitlichen Problemen, vor allem vonseiten des Herzens und der Lunge, gekennzeichnet von großer Schaffenskraft (Filme, Theaterstücke, Reden, umfangreiche Schriftwechsel und nicht zuletzt seine Autobiografie *Als wär's ein Stück von mir*) und gekrönt von Erfolgen. Er wurde als gefeierter Vertreter der deutschen Literatur gewürdigt und ausgezeichnet mit vielen Preisen und Ehrungen.

Am 18. Januar 1977 verstarb Zuckmayer in der Schweiz an den Folgen einer Lungenentzündung.

30.3 Weimarer Republik – Literarische Erfolge, politische Ansichten und die Folgen

Vom Pazifismus seiner Jugend kam er 1914 zum patriotischen Enthusiasmus des unerfahrenen jungen Helden, wurde aber durch die elementaren Kriegserlebnisse mit Elend und Tod später erneut zum überzeugten Pazifisten. Das äußerte sich in dem Gedichtzyklus *Passion*, der gegen Ostern 1916 an der Westfront entstand. Im Dezember 1917 veröffentlichte er für mehrere Zeitschriften wie zum Beispiel Franz Pfemferts *Aktion*, die das poetische Programm des Expressionismus mit einem radikalen Sozialismus und Pazifismus verband, zwei „Lieder zur Weihnachtszeit", denen 1918 und 1919 eine Reihe expressionistischer Arbeiten folgte. Damals schloss er sich dem Freundeskreis um Carlo Mierendorff an und versuchte sich an der Dramatisierung antiker Stoffe. Politisch ließ er die sozialistische Weltrevolution hochleben und schrieb in einem Aufruf der Antinationalen Sozialistischen Partei: „Hütet Euch vor dem Kompromiss! Lieber die Knute, als die wohlwollend bremsende Rechtlichkeit des Demokraten. Es gibt keinen Weg zu revolutionärer Verwirklichung als den der Diktatur" [4]. Später wurde seine politische Einstellung gemäßigter. Der Abbruch seines Studiums lag begründet in der Annahme seines Erstlingsdramas *Kreuzweg*, das am Staatlichen Schauspielhaus in Berlin uraufgeführt wurde. Dem Glück in der Liebe zur jungen Schauspielerin Annemarie Seidel, genannt „Mirl", standen der Misserfolg dieses Stückes und zwei Jahre in materieller Not gegenüber. Die Karriere als Dramaturg am Stadttheater Kiel endete mit einem Skandal, weil Zuckmayer in dem Stück *Der Eunuch* des römischen Dichters Terenz die Figur des Parmeno zu einer entsprechenden Textstelle mit einem Phallus hantieren ließ. Die Folgezeit wurde bestimmt von der dramaturgischen Zusammenarbeit mit Bertolt Brecht unter Max Reinhardt am Deutschen Theater in Berlin, 1924.

Am 22. Dezember 1925 endlich gelang ihm auch der literarische Durchbruch mit dem in der rheinhessischen Heimat heftig abgelehnten Lustspiel *Der fröhliche Weinberg*. Treffsicherheit in Milieu- und Figurenzeichnung und die bewusste Abwendung von abstrakten expressionistischen Stilmitteln sowie das Zusammenwirken von konventionellem Schwank mit Intrige und Liebesspiel, mit rheinhessischem Dialekt und aktueller Satire auf völkisches Pathos, besoffene Veteranen, jüdische Weinhändler, bestechliche Beamte und den stupiden Couleur-Studenten machten diese Komödie zum meistgespielten Theaterstück der 1920er-Jahre. In der Heimatregion dagegen betrachtete man Zuckmayer als „unmoralischen Nestbeschmutzer und Verunglimpfer" ([2], S. 98). Die Verstimmung wurde erst 1951 überwunden und die Versöhnung mit dem mittlerweile anerkannten Autor war auch aufgrund seines persönlichen, durch Vertreibung und Exil gezeichneten Schicksals möglich. Mit dem damaligen ersten Bühnenerfolg wurde Zuckmayer ein von den Massenmedien umworbener Autor, der das Medienterrain nutzte und für Rundfunk und Film ebenso wie für Zeitungen und Zeitschriften schrieb.

Schon 1925 deuteten mehrere nationalsozialistische Störaktionen gegen die parodistische Darstellung des Corpsstudenten Knuzius im *Fröhlichen Weinberg* an, dass Zuckmayer unter den Nationalsozialisten schwer zu leiden haben würde. Es begann mit der Hetze gegen Halbjuden: „Daher der Hang zum Schweinigeln! Rheinländer … seid ihr wirklich so besoffene Schweine, wie Euch der Halbjude Zuckmayer schildert?" ([2], S. 97). Als sich die Krise der Weimarer Republik 1932 zuspitzte, trat Zuckmayer immer wieder als Antifaschist hervor, der sich für den Erhalt der Republik stark machte. Als „jüdischer Asphaltliterat" ([2], S. 97) diffamiert, musste er nach der „Machtergreifung" 1933 erleben, wie seine Stücke mit Aufführungsverbot belegt wurden. Glücklicherweise hatte er sich von den *Weinberg*-Tantiemen in Henndorf bei Salzburg die „Wiesmühl" als seine neue Heimat einrichten können, wo in der ländlichen Idylle einige zeitnahe, neusachliche, freilich auch zunehmend sentimentale Volksstücke entstanden: *Schinderhannes* (1927), nach der Ballade vom „edlen" Räuber aus dem Hunsrück, der angeblich den Armen gab, was er den Reichen geraubt hatte, und der 1803 in Mainz mit seinen Kumpanen hingerichtet worden war; das Seiltänzerstück um *Katharina Knie* und ihre Zirkusfamilie, weil ihn die Welt von Zirkus, Karussell und Jahrmarkt, von Schiffschauklern, Gauklern und Vagabunden schon als Kind fasziniert hatte; und die heute noch berühmte zeitsatirische Komödie *Der Hauptmann von Köpenick* (1931), in der Zuckmayer den preußischen Kadavergehorsam, die Uniformbegeisterung Kaiser Wilhelms II. und die stupide Militärbürokratie kritisierte. Dieses Stück, sein größter Erfolg in der Weimarer Republik, wurde von den Nationalsozialisten als die „Rinnsteinliteratur eines Halbjuden" verleumdet, was allerdings die spätere Verfilmung der Stoffe nicht verhindern konnte ([2], S. 197).

Mittlerweile war Zuckmayer also zu einem der populärsten Schriftsteller der Weimarer Republik geworden, der neben erfolgreichen Dramen auch Gedichte und Prosa veröffentlichte. Die Lyriksammlung *Der Baum* (1926) ist geprägt von Romantik, Lebensphilosophie und einem vitalistischen Naturbild, später noch ergänzt durch das Thema „Heimat und Exil". Gleiches gilt für die Prosaveröffentlichungen in dem Erzählband *Ein Bauer aus dem Taunus und andere Geschichten* (1927), die teilweise Erfahrungen aus dem Ersten Weltkrieg verarbeiten. Alle Erzählungen in diesem Band zeigen naturverbundene Menschen, die aus Instinkt und nicht aus Vernunftgründen handeln. Gegen die zeitgenössische Tendenzdramatik schrieb er das Kindertheaterstück *Kakadu Kakada* (1929) und begründete dies in einer Zeitung so:

„Dass die Schlagworte vom „Zeitstück", von der „dramatischen Reportage" und vom „Gesinnungstheater" faule Ausreden für mangelnde Gestaltungskraft und innere Leere sind, beginnt man bereits beim „Erwachsenentheater" zu merken. … Beim Kindertheater wollen wir mit diesen Phrasen erst gar nicht anfangen." ([2], S. 165)

Allerdings blieb es bei diesem einen Stück. Sein bekanntestes Werk als Drehbuchautor war *Der blaue Engel* (1930), die Verfilmung des Heinrich-Mann-Romans *Professor Unrat* mit Marlene Dietrich und Emil Jannings. Diese Tätigkeit gehörte jedoch, wie Zuckmayer unter Schmerzen gestand, zu seinem Brotberuf.

Die 1930er-Jahre verbrachte Zuckmayer zunächst überwiegend in Henndorf, wo mehrere Prosastücke entstanden, wie etwa die *Weihnachtsgeschichte* (1931), in der er erzählt, wie eine Frau im Nebenzimmer einer Kneipe ein Kind zur Welt bringt, und *Die Affenhochzeit*, eine Erzählung mit der Moral, dass in der zivilisierten Welt der damaligen Berliner Schickeria kein Platz für die ungezähmte Natur in Gestalt eines Affen ist und dass die avantgardistische Alltags- und Industriekultur der Großstadt leibhaftige Natur ausgrenzt; dann die Erzählung *Eine Liebesgeschichte* (1934), welche eine verlogene Moral demaskiert, die zwar Bordellbesuche billigt, aber nicht die Heirat eines Rittmeisters mit einer ehemaligen Prostituierten. *Salwàre oder die Magdalena von Bozen* (1936) erzählt von einem Mann zwischen zwei Frauen. Auch dieser Roman lebt von seiner psychologischen Atmosphäre und den farbigen Landschaftsschilderungen.

30.4 Emigration – Leben und Arbeit im Exil

Unmittelbar nach dem „Anschluss" Österreichs im März 1938 wurde die Wiesmühl in Henndorf durch die Gestapo beschlagnahmt und Zuckmayer emigrierte mit Frau und zwei Töchtern in letzter Minute in die Schweiz und von dort über Kuba in die USA. Seine Werke, die schon seit 1936 als „im Deutschen Reich unerwünscht" galten, kamen auf die „Liste des schädlichen und unerwünschten Schrifttums", was ein Gesamtverbot bedeutete. Den Entzug der deutschen Staatsbürgerschaft für die ganze Familie und die Reise ins Exil

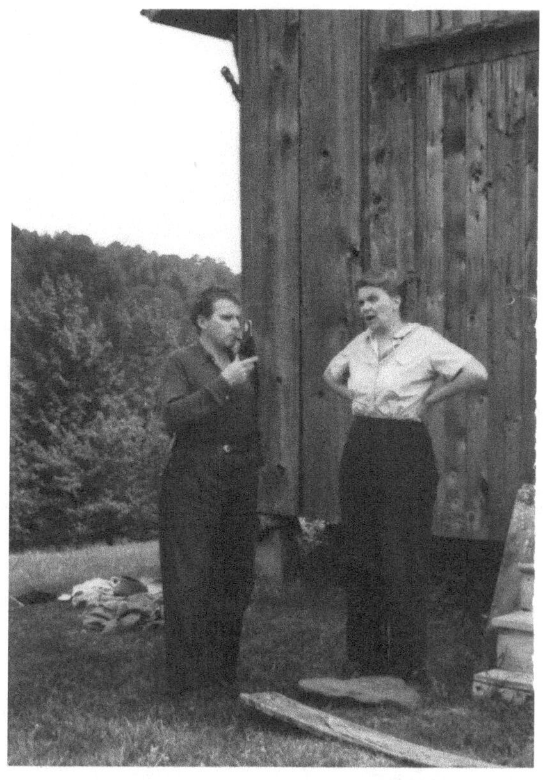

Abb. 30.2 Carl Zuckmayer und Alice Herdan-Zuckmayer. Vermont, um 1940. (DLA Marbach)

interpretierte Zuckmayer als „a journey of no return“ ([3], S. 461). In Amerika arbeitete er für kurze Zeit als Drehbuchautor in Hollywood und als Dozent bei Erwin Piscators „Dramatic Workshop“ in New York. Und weil ihm nicht gelang, in den USA als Schriftsteller anerkannt zu werden, kaufte er 1941 eine abgelegene Farm in Vermont, „als einzige Möglichkeit, unser Dasein durch freie, selbstgewählte Arbeit zu fristen“ ([3], S. 502; Abb. 30.2). Dort entstanden trotz harter körperlicher Arbeit die Fragmente *Vermonter Roman* und *Lenchen Demuth*, die Geschichte über Karl Marx' langjährige Haushälterin. Sein 1943/44 für den amerikanischen Geheimdienst gefertigtes Dossier mit Charakterstudien von über 150 Kulturschaffenden im „Dritten Reich“ mit dem Gedanken an spätere Wiederverwendung wurde 2002 unter dem Titel *Geheimreport* erstmals vollständig herausgebracht.

Eine kurze Zeitungsnotiz über den Freitod seines Berliner Freundes, des berühmten Fliegergenerals Ernst Udet (1896–1941), motivierte ihn zur ersten Niederschrift des mit spätexpressionistischen Stilelementen durchzogenen Problemstücks *Des Teufels General*, eine frühe Auseinandersetzung mit Nazideutschland und dem persönlichen Dilemma zwischen Treue zum Vaterland und der eigenen Gewissensmoral. Harras, die Hauptfigur, sagt über sich selbst:

„Ein Nazi bin ich nie gewesen. Immer nur ein Flieger. Und mein Geld hab ich mir selber verdient, hab oft genug den Kragen dafür riskiert. Ich hab auch nirgends eingeheiratet, nie aus der Parteikasse gelebt, keinen Juden bestohlen und mir kein Schloss in der Uckermark gebaut. … General oder Zirkusclown. Ich bin Flieger, sonst nix. Und wem' s nicht passt, der kann mich --." ([5]. S. 352)

Dieser Haudegen von herber Männlichkeit, trinkfest und von Frauen begehrt, um verächtlich-lockere Sprüche über den Führer nie verlegen, blieb aber doch immer Gegenstand ernsthafter Diskussionen auch unter der gerade aus dem Krieg heimgekehrten Studentenschaft, denen sich Zuckmayer nie verweigerte. Gerade von den Menschen in Rheinhessen wird aber die von Harras gegen die nationalsozialistischen „Rassengesetze" formulierte Lobrede auf diese Gegend am Mittelrhein besonders gern zitiert, nämlich die Rede von „der Völkermühle am Rhein", von der „Kelter Europas", „weil sich dort die Völker vermischt haben … wie die Wasser aus Quellen und Bächen und Flüssen, damit sie zu einem großen, lebendigen Strom zusammenrinnen. Vom Rhein – das heißt: vom Abendland. Das ist ein natürlicher Adel. Das ist Rasse." Mit diesem vielbeachteten Stück kehrte Zuckmayer auf den deutschen Buch- und Theatermarkt zurück ([5], S. 385).

Im November 1946 war er als ziviler Kulturbeauftragter des amerikanischen Kriegsministeriums zu einer Inspektionsreise nach Deutschland gekommen. Sein „Deutschlandbericht" enthielt Kritik, Stellungnahmen und Änderungsvorschläge zur Besatzungspolitik; er wurde 2004 von Gunther Nickel, Johanna Schrön und Hans Wagener in den *Zuckmayer-Schriften* herausgegeben.

Seinen Wohnsitz in Vermont behielt er bis 1957 (Abb. 30.3).

In seiner „Elegie von Abschied und Wiederkehr" hatte er im amerikanischen Exil schon 1939 vorausgesagt: „Ich weiß, ich werde alles wiedersehen / Und nichts mehr finden, was ich einst verlassen. / Ich werde alles wiedersehn, / Und es wird alles ganz verwandelt sein. / Ich werde durch erloschene Städte gehen, / Darin kein Stein mehr auf dem andern Stein." Tief erschüttert fand er seine damaligen Befürchtungen nun bestätigt angesichts der Trümmerlandschaften seiner zerstörten Heimat. Die literarischen Arbeiten, die in jener Zeit entstanden, wie die volkstümlich-humorvolle Idylle *Der Seelenbräu* (1945), beschwören die verlorene Heimat herauf. Jetzt wurde er – zumal nach dem Tod von Thomas Mann (1955) und Gottfried Benn (1956) – in der jungen Bundesrepublik, wie ehedem in der Weimarer Republik, zum gefeierten Repräsentanten der deutschen Literatur und zur anerkannten moralischen Autorität, Entsprechend wurde er geehrt: Als Korrespondierendes Mitglied der Akademie der Wissenschaften und der Literatur in Mainz (1949), mit dem Goethe-Preis der Stadt Frankfurt (1952), dem Großen Bundesverdienstkreuz (1955), als Ehrenbürger von Mainz (1962) und dem Heinrich-Heine-Preis der Stadt Düsseldorf (1972).

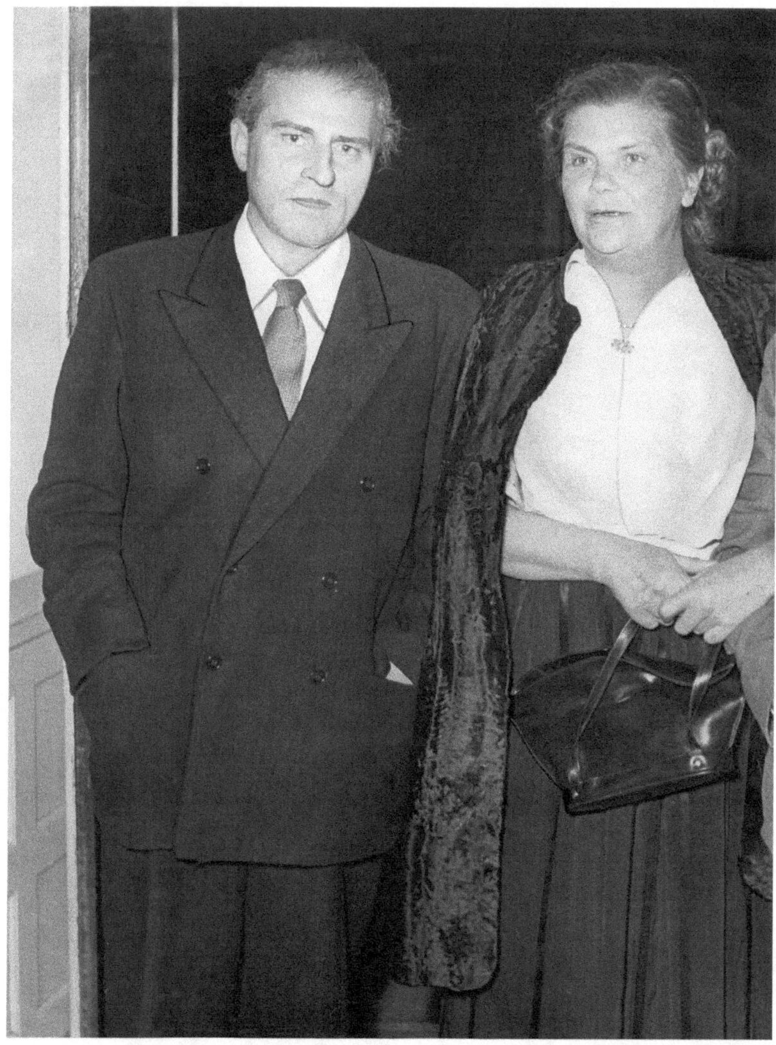

Abb. 30.3 Carl Zuckmayer und Alice Herdan-Zuckmayer bei der Premiere des Theaterstücks *Der Tod eines Handlungsreisenden* von Arthur Miller an den Münchner Kammerspielen,1950. (Fosch/Süddeutsche Zeitung Foto)

30.5 Die Arbeit in der Schweiz – Hohe Schaffenskraft, Anerkennung und Erfolg

Zuckmayer kränkte, dass die von Hitler veranlasste Ausbürgerung nicht automatisch rückgängig gemacht wurde, sondern die Wiedereinbürgerung in Deutschland von ihm selbst beantragt werden sollte, was er ablehnte. So nahm die Familie Zuckmayer schließlich 1967 die schweizerische Staatsbürgerschaft an, nachdem sie 1958 bereits das Haus „Vogelweid" in Saas-Fee zu ihrem permanenten Wohnsitz gemacht hatte (Abb. 30.4).

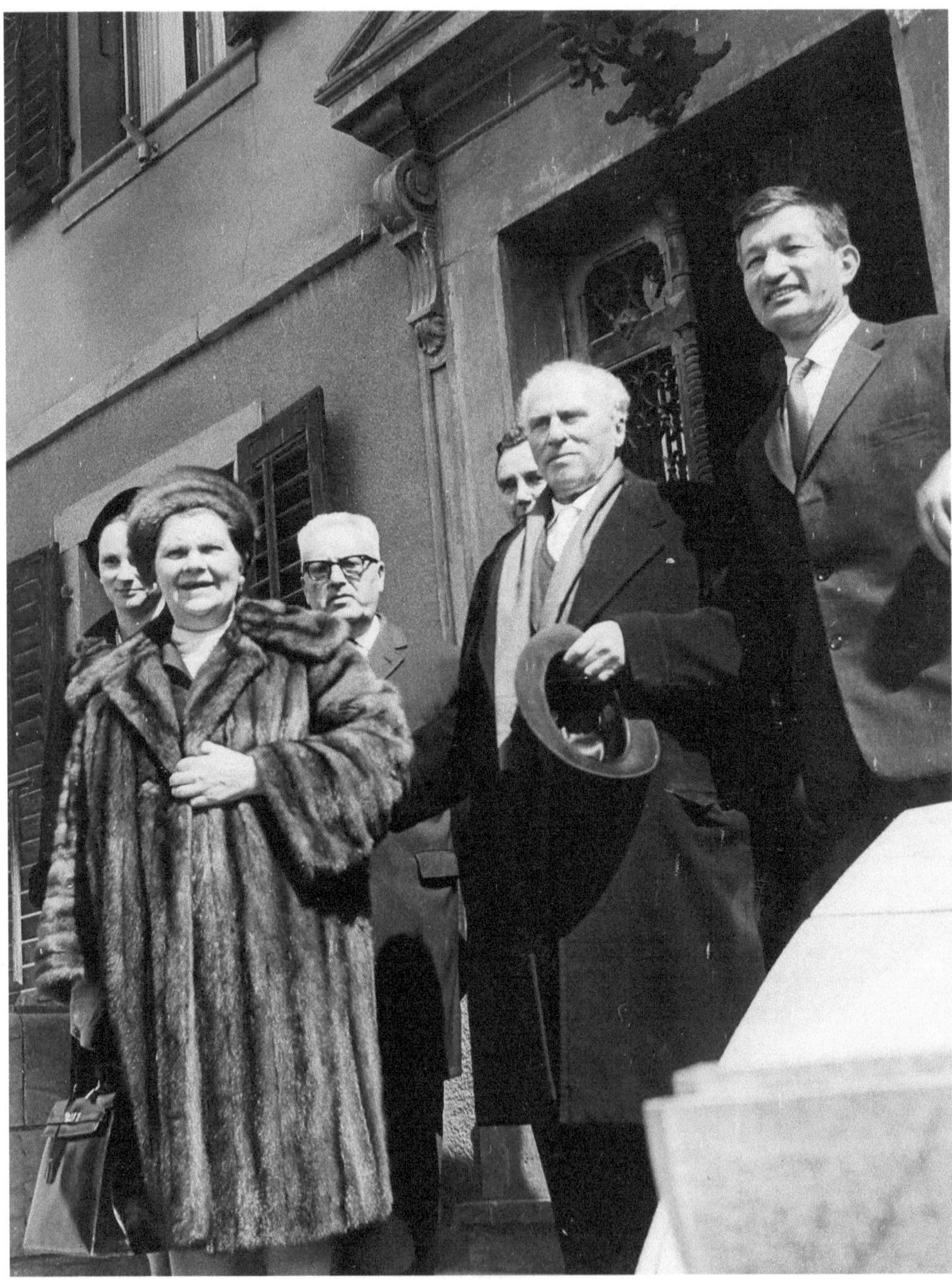

Abb. 30.4 Carl Zuckmayer und Alice Herdan-Zuckmayer vor dem Regierungsgebäude in Sitten (Wallis) nach dem Eid auf die neue Heimat Schweiz, 7. April 1967. (Süddeutsche Zeitung Foto)

In den Nachkriegswerken nimmt Zuckmayer wiederholt Bezug auf seine rheinhessische Heimat. *Die Fastnachtsbeichte*, 1959 erschienen und 1960 verfilmt, beschreibt das Mainzer Fastnachtstreiben des Jahres 1913. Diese Novelle ist gleichermaßen ein Intrigenlustspiel, eine psychologische Enthüllungsgeschichte, eine dämonische Kriminalkomödie und ein ins Unheimliche gesteigerter Liebesreigen. Die handelnden Personen verstricken sich immer dichter in Angst und Schuld, die schließlich in einem Beichtstuhl im Mainzer Dom eingestanden wird und zur Findung der eigenen Identität führt. 1962 war das Jahr, in dem die Stadt Mainz ihre 2000-jährige Existenz feierte. Die Stadt vergab aus diesem Anlass eine Auftragsarbeit an Zuckmayer und den mit ihm befreundeten Komponisten Paul Hindemith, die eine humorvolle Zusammenschau der wechselvollen Stadtgeschichte von den Römern bis zur Gegenwart kreieren sollten. So entstand der für Chor und Orchester konzipierte „Mainzer Umzug".

1966 publizierte Zuckmayer seinen größten Prosaerfolg, die Autobiografie *Als wär's ein Stück von mir. Horen der Freundschaft*. Sie basiert zum einen auf der essayistischen Lebensbilanz *Pro Domo* von 1938 mit dem Appell an den „Dichter von heute, [6], S. 47, Anwalt, Bewahrer und Verkünder der Menschenwürde zu sein. Wir wehren uns gegen den Untergang, wir kämpfen um unser Dasein, wir wollen leben: aber in einer freien und menschenwürdigen Welt." Die andere Grundlage ist der autobiografische Text *Second Wind* von 1940, in dem er dem Schicksal trotzt und schreibt: „Exile is no longer something which we should bemoan. We have to accept it and go through with it". Der Titel seines autobiografischen Opus Magnum ist eine Zeile aus dem Lied „Ich hatt einen Kameraden" von Ludwig Uhland (1809): „Eine Kugel kam geflogen. / Gilt sie mir oder gilt sie dir? / Ihn hat sie weggerissen. / Er liegt zu meinen Füßen, / Als wär's ein Stück von mir." Seine schriftstellerische Arbeit betreffend schrieb er: „Ich wollte nichts Programmatisches. … ich wollte an die Natur heran, ans Leben und an die Wahrheit, ohne mich von den Forderungen des Tages, vom brennenden Stoff meiner Zeit zu entfernen." Das war ihm schon mit den Stücken *Der Fröhliche Weinberg*, *Der Hauptmann von Köpenick* und *Des Teufels General* gelungen. Jetzt lagen die wirklich fesselnden Memoiren als Revue seiner literarischen Erfolge sowie Schilderung zahlreicher Freundschaften und Begegnungen mit Schriftstellern, Schauspielern, Verlegern und bedeutenden Persönlichkeiten des öffentlichen Lebens vor. Bis zu seinem 100. Geburtstag 1996 waren über eine Million Exemplare seiner Autobiografie verkauft worden.

Neben den existenzialistischen und „magisch-realistischen" Dramen der französischen und amerikanischen Autoren wie Jean Anouilh, Jean Giraudoux, Jean-Paul Sartre, Christopher Fry, Eugene O'Neill, Thornton Wilder und Tennessee Williams erschienen die Stücke von deutschsprachigen Dramatikern der 1950er-Jahre recht blass. Ausnahmen stellten Zuckmayers zu epischer Breite neigende Nachkriegsdramen dar. *Barbara Blomberg*, 1949 unter der Regie des berühmten Heinz Hilpert uraufgeführt, erzählt vom Schicksal dieser Regensburger Bürgerstochter, der Geliebten Karls V., der das Interesse an ihr verliert, obwohl sie ihm einen Sohn geboren hat. „Es geht um Macht in jeder Gestalt", schrieb Zuckmayer, „bis zum Triumpf der „echten" Macht, des Geistes und der Herzen" ([2], S. 374).

1950 folgte *Der Gesang im Feuerofen*, ein Stück über Widerstand und Kollaboration in Frankreich während des Zweiten Weltkrieges. Es entstand in einem Sanatorium, wo sich Zuckmayer von einem Herzinfarkt erholte. Er selbst erklärte dessen Kern mit der „tragischen Verkettung von Schuld und Unschuld, bewusster und unbewusster Verantwortlichkeit des Menschen an seinem Schicksal" ([2], S. 380).

Das kalte Licht, 1955 unter der Regie von Gustav Gründgens uraufgeführt, thematisierte die Rolle des Intellektuellen im Atomzeitalter. Zuckmayer griff dabei auf einen aktuellen Spionagefall zurück. Doch wollte er sein neues Drama nicht als politisches Zeitstück verstanden wissen, sondern als einen Hinweis auf die „Denk- und Glaubenskrise der Gegenwart". *Der Spiegel* würdigte Zuckmayers Arbeit am 7. September 1955 mit der Feststellung, dass die deutschen Bühnen sich auf dieses Atomdrama stürzten, „weil trotz aller wohl organisierten Talentsuche, trotz aller Förderungsunternehmungen, trotz der von vielen Bühnen eingerichteten Studioaufführungen und der zahlreichen Preisverleihungen dem deutschen Theater nicht ein einziges dramatisches Talent zugewachsen ist, das beim Publikum einen wirklich durchschlagenden Erfolg erzielen könnte" [7]. Das Theater der 1960er-Jahre war gekennzeichnet von dem meistgespielten Dramatiker Bert Brecht, aber auch von Max Frisch und seinem Schweizer Landsmann Friedrich Dürrenmatt sowie vom aufkommenden absurden Theater Ionescos, Becketts und Hildesheimers. Tankred Dorst (*Große Schmährede an der Stadtmauer*, 1961) und Peter Handke (*Publikumsbeschimpfung*, 1966) hatten ihre ersten Erfolge und die Dokumentarstücke von Rolf Hochhuth (*Der Stellvertreter*, 1963), Heinar Kipphardt (*In der Sache J. Robert Oppenheimer*, 1964) und Peter Weiss (*Die Ermittlung*, 1965) stießen auf großes Interesse.

Mit *Die Uhr schlägt eins*, einem historischen Drama aus der Gegenwart, beendete Zuckmayer 1961 eine sechsjährige Schaffenspause. Am 5. Juli schrieb er an den Regisseur und Freund Heinz Hilpert, wie er mit dem Stoff gekämpft habe: „Ich musste dieses Stück schreiben auf Gedeih und Verderb, – wohl wissend, an welcher gefährlichen Grenze es sich bewegt. Die tiefe Widersprüchlichkeit der menschlichen Natur, das Unbegreifliche ihrer schicksalhaften Verstrickung, dahinter dennoch eine Gottesmacht steht, ist Teil seines Themas" ([2], S. 429). Die Kritiker wie etwa Ludwig Bamberger stießen sich an der „thematischen Fülle" ([2], S. 432). Mit Beginn der 1980er-Jahre schwand ohnehin das Interesse an den Nachkriegsstücken, weil ihr formaler Traditionalismus dem Zeitgeschmack nicht mehr entsprach. In seiner Heimatregion freilich blieb Zuckmayer anerkannt und beliebt, nicht zuletzt wegen solcher Gedichte wie die der Dichterin Gertrud von le Fort gewidmete Hymne „Beim Anblick des Mainzer Doms". Wie Anna Seghers in ihrem Roman *Das siebte Kreuz* hat auch Zuckmayer in der *Fastnachtsbeichte* dem Mainzer Dom, seiner Meinung nach „dem Dom der Dome", ein literarisches Denkmal gesetzt (Abb. 30.5).

Zu Zuckmayers literarischem Schaffen gehören auch die vielen Reden aus verschiedensten Anlässen und die Laudationes zu Ehren vieler bedeutender Mitmenschen. Von hohem Interesse und sehr aussagekräftig sind auch die Briefwechsel mit den Großen seiner Zeit, darunter die amüsante, teilweise in jungenhafter Indianersprache gehaltene Korrespondenz mit dem 1895 in Darmstadt geborenen expressionistischen Schriftsteller und

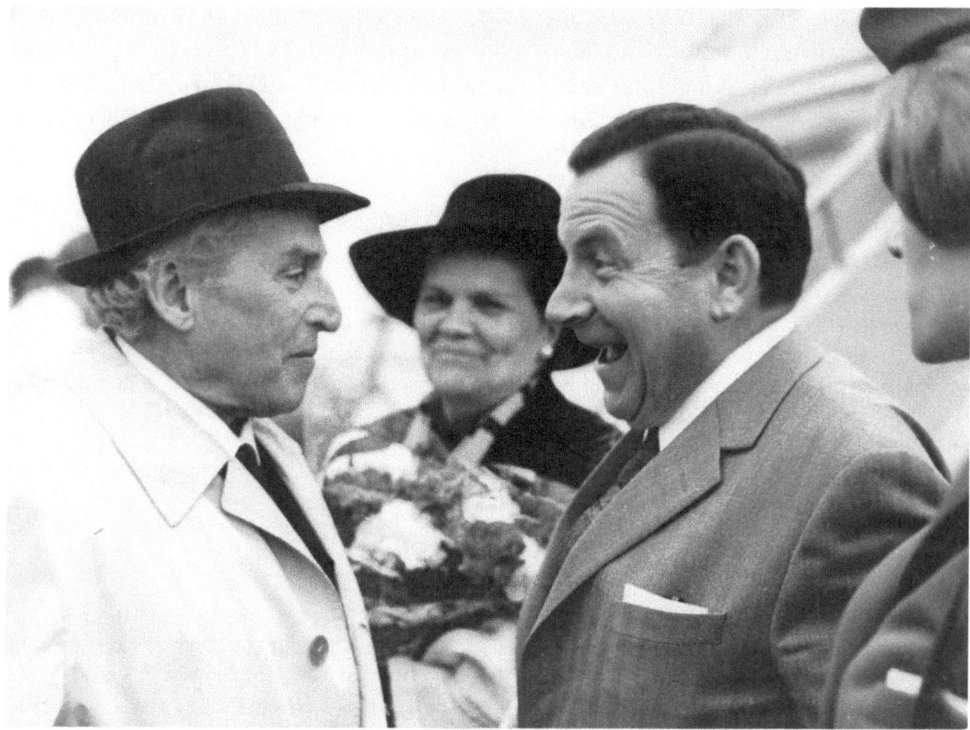

Abb. 30.5 Carl Zuckmayer, Alice Herdan-Zuckmayer und der Oberbürgermeister von Mainz, Jockel Fuchs, auf dem Flughafen Frankfurt/Main am 26. Mai 1970. (Foto: Klaus Benz) (Stadtarchiv Mainz, BPSF/23951)

Dichter und engen Freund Hans Schiebelhuth zwischen 1921 und 1936 [8], mit dem österreichischen Kleist-Preis-Träger (1926) Alexander Lernet-Holenia [9], mit dem ersten Präsidenten der Bundesrepublik Deutschland, Theodor Heuss, und – von ganz besonderer menschlicher Wärme – der schriftliche Gedankenaustausch mit dem zehn Jahre älteren evangelischen Theologen und Mitbegründer der „Bekennenden Kirche" Karl Barth. Dieser machte Zuckmayer in seinem Brief vom 15. August 1967 ein außergewöhnliches Kompliment: Was ihn, Barth, besonders bewegt habe und was Zuckmayers Erzählungen gegenüber anderen besonders auszeichne, liege

> „in der nirgends versagenden Barmherzigkeit, in der die menschliche Dunkelheit, die Verkehrtheit und Misere zu sehen, Ihnen auf der ganzen Linie gegeben ist. Mephistopheles ist abwesend. Die Alle und Alles unaufdringlich aber unübersehbar umgebende Güte Gottes regiert und charakterisiert bei Ihnen auch die trivialsten, bizarrsten, ja tollsten Szenen und Situationen. Und mit das Beste ist, dass Sie es offenbar kaum selbst bemerken, wie sehr Sie in Ihrer – wie man sagt – rein weltlichen Schriftstellerei faktisch ein priesterliches Amt ausgeübt haben und noch ausüben, in einem Ausmaß, wie das unter den berufsmäßigen Priestern, Theologen usw. katholischer und evangelischer Konfession wohl nur von wenigen gesagt werden kann."

Am 18. Januar 1977 starb Carl Zuckmayer in Visp (Wallis). Seinen 80. Geburtstag hat er nicht mehr öffentlich mitfeiern können. Auf seinem Grab in Saas Fee liegt ein roter Stein aus Nackenheim als Symbol des sich schließenden Lebenskreises eines Menschen, der von sich sagte, er habe mehrere Heimaten und: „Heimat ist nicht dort, wo man geboren ist, sondern wo man zu sterben wünscht" [6].

Literatur

1. Wagener H (1997) Die Carl-Zuckmayer-Forschung: zwischen Vergessen und Volkstümelei. Blätter der Carl-Zuckmayer-Gesellschaft, 18. Jg., 1997, S 33
2. Zuckmayer C 1896–1977. „Ich wollte nur Theater machen". Ausstellung und Katalog: Gunther Nickel und Ulrike Weiß. Marbach am Neckar: Deutsche Schillergesellschaft 1996 (Marbacher Katalog 49)
3. Zuckmayer C (1971) Als wär's ein Stück von mir. Erinnerungen. S. Fischer, Frankfurt am Main
4. Zuckmayer C (1918) Die Aktion 8 (1918), H. 45/46
5. Carl Zuckmayer, Meisterdramen, S. Fischer (Sonderausgabe) 1974
6. Becker J (1989) Carl Zuckmayer und seine Heimaten. Hermann Schmidt, Mainz, S 71
7. Der Spiegel. 9. Jg., Nr. 37, 7. September 1955
8. Zuckmayer C (2003) Briefe an Hans Schiebelhuth 1921–1936 und andere Beiträge zur Zuckmayer-Forschung. Hrsg. i. A. der Carl-Zuckmayer-Gesellschaft von Gunther Nickel, Erwin Rotermund und Hans Wagener. Wallstein, Göttingen (Zuckmayer Jahrbuch Bd 6, 2003)
9. Carl Zuckmayer – Alexander Lernet-Holenia. Briefwechsel und andere Beiträge zur Zuckmayer-Forschung. Wallstein, Göttingen, 2006 (Zuckmayer Jahrbuch Bd. 8, 2005/06)

Carl Zuckmayer – Erkrankungen 31

Theodor Junginger

Die fast grenzenlose Schaffenskraft von Carl Zuckmayer lässt nicht vermuten, dass er auch von Krankheiten betroffen war. Nach einer Kriegsverletzung im Ersten Weltkrieg traten nach dem Zweiten Weltkrieg verschiedene Erkrankungen auf, von denen eine Herzerkrankung ihn über Jahrzehnte begleitete und schließlich zu seinem Tod führte. Die folgenden Angaben zu seinen Erkrankungen beziehen sich vorwiegend auf Briefe von Carl Zuckmayer an Annemarie Seidel (1895–1959) [1], Carl J. Burkhardt (1891–1974, [2]), Gertrud Hindemith (1900–1967) und Paul Hindemith (1895–1963) [3], Fritz Usinger (1895–1982) [4] und Theodor Heuss (1894–1963, [5]). Sie erheben in Anbetracht des umfangreichen Schriftwechsels von Zuckmayer keinen Anspruch auf Vollständigkeit. Von den Krankenunterlagen war bis jetzt nur ein einziges ärztliches Attest auffindbar.

31.1 1914–1847 Verletzung im Ersten Weltkrieg

Zuckmayer hatte die Kriegsjahre unverletzt überstanden, bis Ende Juli 1918 ein Granatvolltreffer seinen Beobachtungsstand zerstörte und Zuckmayer in die Tiefe riss. Dort blieb er mit einem Granatsplitterriss über dem linken Auge und einer Gehirnerschütterung bewusstlos liegen. Man hielt ihn für tot. Er erlangte jedoch das Bewusstsein wieder und

T. Junginger (✉)
ehem. Klinik für Allgemein- und Abdominalchirurgie, Universitätsmedizin Mainz, Mainz, Deutschland
E-Mail: Junginger@uni-mainz.de

T. Junginger et al. (Hrsg.), *Schriftsteller und ihre Erkrankungen*,
https://doi.org/10.1007/978-3-662-71465-2_31

wurde nach acht Tagen von einem Stabsarzt an die Front zurückgeschickt. Dort erkannte man den Ernst seiner gesundheitlichen Verfassung und gewährte 14 Tage Heimaturlaub. In Mainz wurde er von den Nonnen des Sankt-Franziskus-Hospiz gesund gepflegt, ehe er Anfang November kurz vor Ende des Krieges wieder zu seiner Batterie in den Vogesen zurückkehrte ([6], S. 20; [7], S. 19; [8], S. 19).

Die Erlebnisse an der Front haben seine anfänglichen Illusionen zerstört:

> „… das ganze Kriegserlebnis, einschließlich der Tage von 1914, erschien mir wie ein dunkler verworrener Traum. Jetzt glaube ich durch alles hindurch zu sehen. Dieser Krieg war kein Schicksal aus den Wolken. Er war das Versagen einer Welt, unserer Welt, der „Nationenwelt" von 200 Jahren. Er war der Selbstmord einer Welt." [Zit. n. [9], S. 19]

Carl Jakob Burkhardt berichtete er von seinen Aufgaben als Führer des Telefonistentrupps im 1. Weltkrieg:

> „ » Rraus,- Leitung flicken«, wenn sich die anderen im Unterstand verkrochen und fast jedes Mal gab es einen Toten oder Schwerverletzten dabei. Vielleicht also ein »Trauma«. Ich fühle mich tatsächlich immer gehemmt an Telefonen ..." [9. Februar 1972; [2], Brief 85]

Die folgenden Jahre umfassen das Studium in Frankfurt am Main und Heidelberg, Tiefen und Höhen eines Schriftstellerlebens, die zweite Heirat mit Alice Herdan (1925), die Geburt der Tochter Winnetou (1926), die Übersiedlung nach Henndorf bei Salzburg (Österreich) (1926), die Flucht in die Schweiz (1938) und die Auswanderung nach Amerika (1939). Dort pachtete Zuckmayer die Backwoods Farm bei Barnard in Vermont, um sich und seine Familie zu ernähren. Die USA blieben der Wohnsitz bis 1956, bevor er ein Haus in Saas Fee (Schweiz) erwarb, seinem Wohnsitz bis zum Tod [6].

Die Bewirtschaftung der abgelegenen Farm unter extremen Wetterbedingungen mit Holzhacken und Viehzucht, dazu wenig Hilfspersonal, war nur mit stabiler Gesundheit zu bewältigen. Abgesehen von einer im Dezember 1943 erlittenen Lungenentzündung in New York ([3], Brief vom 23. Januar 1944) und einer Knieverletzung 1955 (s. 31.3) finden sich keine Hinweise auf ernste Erkrankungen als Farmer in Vermont.

1946 kam Carl Zuckmayer, nun amerikanischer Staatsbürger, als Zivilangestellter des amerikanischen Kriegsministeriums nach Deutschland, um Eindrücke von dem zerstörten Land für seine Auftraggeber zu sammeln. Nach seinem Ausscheiden aus dem Ministerium unternahm Zuckmayer Vortragsreisen vor allem in Deutschland und diskutierte über seine Dramen und das Dritte Reich, insbesondere mit der jungen Generation, aber auch mit ehemaligen Angehörigen der Waffen-SS im Lager Dachau [6].

31.2 1948–1954 Herzattacke

Ende 1948 erlitt Zuckmayer im Schwarzwald einen Herzanfall, als er sich dort nach einem längerfristigen Quartier am Großen Feldberg umschaute, von dem er Annemarie Seidel, seiner Freundin aus Berliner Tagen und Ehefrau von Peter Suhrkamp, am 8. Januar 1949 „vom Siechenbett“ aus berichtete:

> „...nach einigen langen Nächten noch dazu, Höhenunterschied 1250 m in anderthalb Stunden, dort ein paar doppelte Himbeergeister und ein paar Flaschen ganz schweren Wein, und dann stapfte ich noch lange im Schnee und sah mir das Häuschen und die Umgebung an, und dann kam es nun endlich, der lang fällige, der viel verkündete Kollaps. Nun muss ich hier eine in Konstanz grassierende ruhrartige Darminfektion aufgeschnappt haben. Damit fing es an, zusammen mit einer ganzen Nacht, 10 Stunden, Herzattacke. Zuerst hielt ich es für einen verdorbenen Magen, aber ich musste halt nach Konstanz zum Doktor, mittlerweile kam Fieber dazu und kurzum es hat mich erwischt. … Aber ich bin schwach wie ein Mückenfuss, und das Herz bleibt leise beklommen. … Doktor sagt, bei 2 bis 3 Monaten ganz strikter Behandlung durch Spezialisten und größter Ruhe kann die Sache wieder völlig in Ordnung kommen. Das muss nun sein.“

Er kündigte eine Reise in die Schweiz an, wo er sich sofort kurieren lassen werde ([1], Brief 58).

Von dort, aus Chardonne am Genfer See, schrieb er am 10. Februar 1949 am Annemarie Seidel, dass es ihm schon wirklich sehr viel besser gehe:

> „Zwar hält mich der Lausanner Professor, aus guter Absicht, in einem konstanten Verblödungszustand, in dem ich nur schlafen oder dösen möchte … Vielleicht ist diese Passivität aber auch die gesunde Reaktion auf eine Periode des Überdrucks. Jedenfalls tut sie gut … Der Doktor zweifelt nicht daran, dass die Sache restlos auszuheilen ist …“ ([1], Brief 59)

In einem ärztlichen Attest des Ambulatoriums des Sanatoriums Dr. Büdingen in Konstanz vom 19. April 1949 ist ein Ende 1948 erlittener Myokardinfarkt und die Notwendigkeit der stationären Behandlung im Sanatorium Stillachhaus bis voraussichtlich Ende 1949 festgehalten (Abb. 31.1).

Wenn auch weitere Behandlungsunterlagen fehlen, so ist doch von einem schweren kardialen Ereignis auszugehen. Die Behandlung erfolgte in Konstanz, in der Schweiz und über lange Zeit im Stillachhaus in Oberstdorf, wo Zuckmayer das Drama *Gesang im Feuerofen* fertigstellte. Zur Art der Behandlung liegen keine Unterlagen vor.

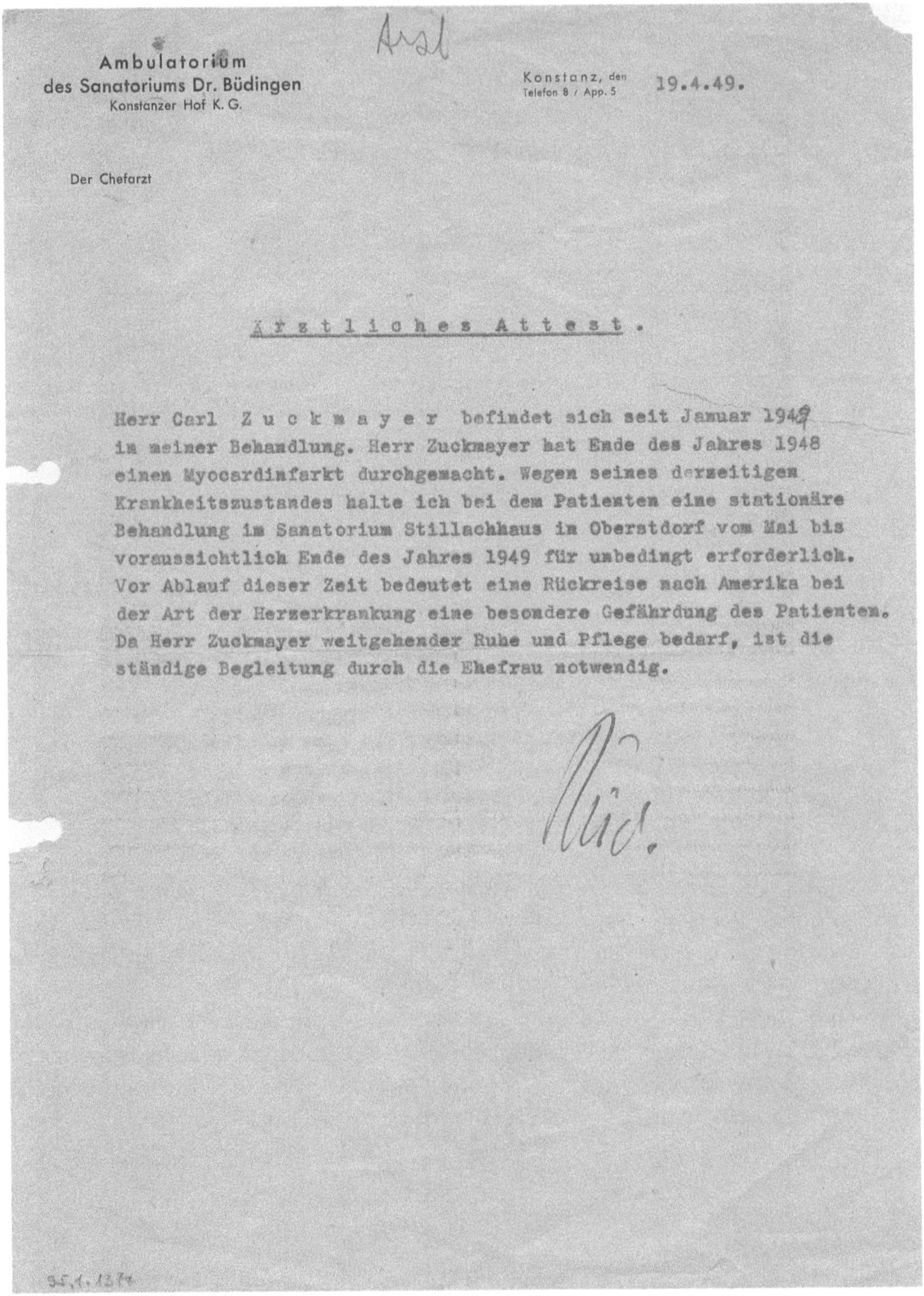

Arzt

Ambulatorium
des Sanatoriums Dr. Büdingen
Konstanzer Hof K. G.

Konstanz, den 19.4.49.
Telefon 8 / App. 5

Der Chefarzt

Ä r z t l i c h e s A t t e s t .

Herr Carl Z u c k m a y e r befindet sich seit Januar 1949 in meiner Behandlung. Herr Zuckmayer hat Ende des Jahres 1948 einen Myocardinfarkt durchgemacht. Wegen seines derzeitigen Krankheitszustandes halte ich bei dem Patienten eine stationäre Behandlung im Sanatorium Stillachhaus im Oberstdorf vom Mai bis voraussichtlich Ende des Jahres 1949 für unbedingt erforderlich. Vor Ablauf dieser Zeit bedeutet eine Rückreise nach Amerika bei der Art der Herzerkrankung eine besondere Gefährdung des Patienten. Da Herr Zuckmayer weitgehender Ruhe und Pflege bedarf, ist die ständige Begleitung durch die Ehefrau notwendig.

Büd.

Abb. 31.1 Ärztliches Attest für Carl Zuckmayer vom 19. April 1949. (DLA Marbach)

31.3 1955–1960 Knieverletzung

Am Pfingstsamstag, den 28. Mai 1955 zog sich Zuckmayer bei einem Spaziergang mit seinem Freund McDill in der Vermonter Wildnis bei einem Sprung von einem „kleinen Steinwall“ eine Ausrenkung (Luxation) des linken Kniegelenks ([10], Brief vom 31. Mai 1955 an Hanns Arens) mit doppelseitigem Bänderriss mit seitlichem Knochenbruch zu, musste ins Krankenhaus und erhielt für die nächsten Monate einen Gipsverband ([5], Brief 24 vom 16. September 1955). An seine langjährige Mitarbeiterin Hella Jacobowski schrieb er: „Mein Kniegelenk schnappte mit einem so lauten „click“ völlig heraus, dass mein Freund John es hörte wie einen Hammerschlag auf einen Stein …“. Das einzig Gute an dem Unfall sei, dass er zu Hause als Hilfe ausfalle und seine Frau nun merke, wie sehr er dort gebraucht werde: „Sonst wird stillschweigend hingenommen, dass ich einen unbezahlten Dienstboten und Buttler ersetze und werde überhaupt nicht bemerkt.“ Neben seinem Befinden schildert er auch die Behandlung in der Dartmouth Clinic:

> „Der Dr. tut seinen Job, sagte alles auf netteste Weise und dann ist der parti. Wohnt nicht mehr dem ersten Aufsteh- und Krückenversuch bei. Die nurse will take care of you. Aber die Nurses haben gerade Schichtwechsel, es kommt eine herein, die nicht zuständig ist usw … Du bist allein.“

Da er nicht mit Krücken in die Wanne kann, müsse er auf eine männliche Nurse warten, von denen es zu wenig gebe.

> „Erst jetzt empfinde ich das Deprimierende dieser Sache. Die Gefährdung der ganzen weiteren Existenz, falls es nicht gut würde … und irgendeinen Sinn muss diese gottverdammte Sauscheisse ja vielleicht doch haben. Ich fühle mich discouraged und deprimiert … alles eine säuische Strapaze.“ [11]

Ungeachtet gab er Anweisungen für die Schiffsreise nach Hamburg, wo am 3. September 1955 die Uraufführung seines Stückes *Das kalte Licht* unter der Regie von Gustaf Gründgens stattfand. Zuckmayer kam mit einem Gipsverband und zwei Krücken zu den Proben. Mit Gymnastik und Massagen gelang es, das vom Gipsverband befreite Bein bis zur Premiere wieder funktionsfähig zu machen [12], sodass er „ohne Stock etwas feierlich-steif auf die Bühne stelzen konnte“ ([5], Brief 24 vom 16. September 1955). Eine beginnende Lungeninfiltration führte ihn anschließend zum erneuten Aufenthalt in das Stillach Haus nach Oberstdorf ([5], Brief 24 vom 16. September 1955) (Abb. 31.2).

Eine Ausrenkung des Knies, eine Kniegelenksluxation, führt zur Verletzung von mindestens zwei der vier wichtigsten Bandstrukturen des Kniegelenks (mediales und laterales Kapselband, vorderes und hinteres Kreuzband) und damit zu einer Instabilität des Gelenks. Nicht selten kommt es zum Ausriss des Bandansatzes am Knochen. Welche Verletzung genau bei Zuckmayer vorlag, lässt sich ohne weitere Unterlagen nicht eindeutig klären. Die konservative Therapie mit Ruhigstellung des Gelenks im Gipsverband kommt mittlerweile nur noch bei geringer Instabilität des Kniegelenks zur Anwendung, bei aus-

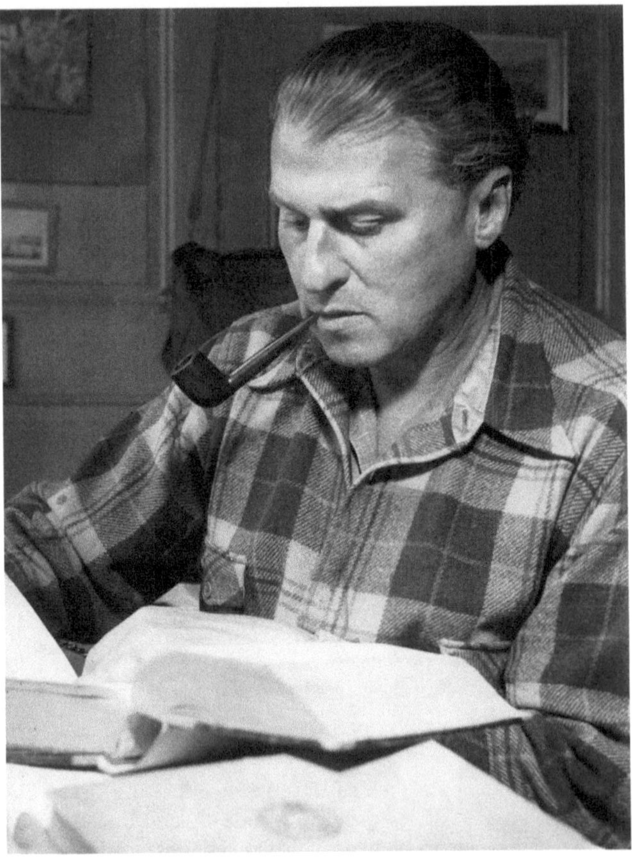

Abb. 31.2 Carl Zuckmayer, 1952. (Süddeutsche Zeitung Foto)

geprägter Instabilität bietet die operative Therapie mit Rekonstruktion der Bänder Vorteile [13]. Bei Zuckmayer scheint die Verletzung ausgeheilt zu sein, jedenfalls finden sich in seinen Briefen keine Hinweise auf spätere Kniegelenksbeschwerden.

Ende 1958 war Zuckmayer schwer erkrankt, als Folge einer vernachlässigten Infektion, die zu Nervenentzündung, schweren Kreislaufstörungen, beinahe einer Meningitis (Hirnhautentzündung) geführt hätten ([5], Brief 76 vom 28. Januar 1959). Möglicherweise handelte es sich um eine Entzündung im Mund-Kiefer- Bereich wie in späteren Jahren.

31.4 1951–1965

Ende 1961 hielt sich Carl Zuckmayer im Sanatorium Jägerwinkel in Bad Wiessee auf. Er berichtete von unangenehmen Darmstörungen, die ihn seit mehr als einem Jahr mit immer neuen Rückfällen plagen ([3], Brief 30 vom 20. November 1961). Gegenüber Paul Hindemith erwähnte er am 27. Oktober 1961 eine „Colitis (Dickdarm und Pankreasstörung)" [3] und schrieb im November:

„Und so musste ich mich jetzt 3 Wochen lang einer ganz strengen Kur unterziehen, – totale Diät, nur Baby food, sogar zeitweise kein Wein und andere Behandlung: der Erfolg ist wunderbar, meine Beschwerden sind vergangen, alle anderen Organe wurden … als völlig gesund festgestellt." ([3], Brief 30 vom 20. November 1961)

Ende 1962 kam es zu einer Grippe, Erschöpfung und Backenzahninfektion ([3], Brief 36 vom 22. Dezember 1962) und im Frühjahr 1963 war er erneut in Bad Wiessee ([3], Brief 37 vom 8. April 1963), „das ganze Jahr war gesundheitlich sehr labil" ([3], Brief 41 vom 20. Dezember 1963).

Im März 1965 wurde eine gutartige Nierenzyste nach einem Flankenschnitt am Bauch von der „intakten Niere abgeschält" ([4], Brief vom 9. November 1965; [17], Brief 64). Der Verdacht eines Karzinoms bestätigte sich nicht [14].

31.5 1966–1976 Herz- und Lungenbeschwerden

In den folgenden Jahren traten zunehmend Herz- und Lungenbeschwerden auf, so zum Jahresende 1965: „… das Herz hat auf die Anstrengung [der Festtage] unangenehm reagiert, sodass ich jetzt vorübergehend das Rauchen aufgeben musste" ([3], Brief 57 vom 31. Dezember 1965). 1967 erwähnte er in einem Brief an Ernst Jünger eine Emphysembronchitis ([15], Brief vom 14. November 1967) und 1968 konstatierte er:

„… das Herz ist an sich stark und organisch nicht erkrankt, aber durch andere akute Krankheit und Anstrengung vorübergehend labil. Ich habe seit Jahren mit Tachycardie, Extrasystolie, Blutdruck- und Kreislauferkrankungen zu tun … Ich habe … meine Pfeife geraucht, was meiner Erfahrung nach dem Herzen nicht schadet, auch Whisky nicht oder Bordeaux und wenn Ärzte sagen, man solle nie mehr eine Partagas [kubanische Zigarre] rauchen, so glaube man ihnen nicht." ([3], Brief 66 vom 5. März 1968)

1971 waren wegen einer beginnenden Pneumonie (Lungenentzündung) Bettruhe und Antibiotika erforderlich ([3], Brief 81 vom 1. März 1971). Anschließend erfolgte die erste Augenoperation wegen grauen Stars (Linsentrübung) in St. Gallen/Schweiz ([16], Brief vom 20. April 1971, S. 136). Anfang 1972 war wegen Bronchitis und Kieferhöhlenentzündung erneut Bettruhe notwendig, wozu Zuckmayer meinte, „Mit Alkohol und Tabak halte ich vieles aus" ([4], Brief vom 2. Februar 1972).

Mitte 1972 traten Schüttelfrost und Fieber als Folge einer Nierenbeckenentzündung auf ([3], Brief 88 vom 7. Juli 1972). Im Oktober des Jahres schloss sich ein stationärer Aufenthalt wegen erneutem Harnwegsinfekt an ([17], Brief 119 und 121). Dabei erfolgte auch eine Elektroschocktherapie. Eine Antibiotikatherapie führte zu einer „Medikamentenvergiftung", die sich erst zu Hause in Saas-Fee besserte: „… ich kann wieder ganz gut gehen, wenn auch nicht bergauf. Auch das Herz schlägt hier leichter und ruhiger und mag die Arrhythmie durch das mir gewohnte und gemäße Leben eher überwinden als durch gewaltsame Therapien" ([3], Brief 90 vom 27. Oktober 1972).

Wieder schilderte Zuckmayer seine Erlebnisse im Spital,

> „in dem ich in 30 Tagen 28 verschiedene Infirmieres [Krankenschwestern], alle gleich reizlos, in mein Zimmer herein- und wieder heraus gehen sah. (Immerhin empfand ich es als Symptom einer noch nicht totalen Vergreisung, dass ich mir eine einzige reizvolle gewünscht hätte.)" ([3], Brief 90 vom 27. Oktober 1972)

Die Arrhythmie bestand 1973 fort ([4], Brief vom 1. Januar 1973; [3], Brief 92 vom 9. Januar 1973). Erneut kam es zu einer Lungenentzündung ([3], Brief 93 vom 3. Juli 1973). Bei einem stationären Aufenthalt im Krankenhaus Sankt Maria in Visp (nahe Saas-Fee) Anfang 1974 wurde als „Ursache der Erkrankungen der Atmungsorgane (zwei Lungenentzündungen, Bronchitis, Laryngitis etc. innerhalb eines Jahres) eine leichte Lungenstauung durch die Herzarrhythmie festgestellt" ([3], Brief 96 vom 26. Februar 1974). Im November 1974 erfolgte eine Staroperation am anderen Auge und im März 1975 berichtete Zuckmayer von einer seit geraumer Zeit bestehenden, bis jetzt leichten Angina pectoris: „Die Atemnot beim Gehen werde von Tag zu Tag geringer" ([4], Brief vom 21. März 1975).

Anfang 1976 lag Zuckmayer wegen eines schweren Herzhinterwandinfarktes fünf Wochen im Hanusch-Krankenhaus in Wien, 2. Med. Abteilung (Unterlagen hierzu konnten nicht ermittelt werden), und wurde anschließend ambulant behandelt. Während der Rehabilitation in Bad Ragaz kam es zu einer vorübergehenden Verschlechterung durch „Herz- und Lungenstauung". Eine „langwierige Zahnbehandlung mit Eingriff in den Oberkiefer" in Zürich schloss sich an, wie er dem damaligen Oberbürgermeister der Stadt Mainz, Jockel Fuchs, am 8. August 1976 schrieb ([16] S. 148).

Ab 11. Dezember 1976 wurde Zuckmayer erneut im Krankenhaus Visp wegen einer Durchblutungsstörung der Hirngefäße (Gehirnembolie) mit Lähmung der rechten Hand behandelt. Am 31. Dezember 1976 kam es zu einem weiteren Schlaganfall mit Ausfall des Sprachzentrums. Carl Zuckmayer verstarb bei klarem Bewusstsein am 18. Januar 1977 an den Folgen einer Lungenentzündung [14].

31.6 Kommentar

Die Herzerkrankung von Carl Zuckmayer manifestierte sich erstmals 1948. Zuckmayer war zu diesem Zeitpunkt 50 Jahre alt. Ein Herzinfarkt ist attestiert, denkbar wäre auch eine Stresskardiomyopathie als Folge der enormen Belastungen, denen er sich in den ersten Nachkriegsjahren bei seinen Reisen unterzog. Diese ist im EKG nicht von einem Herzinfarkt zu unterscheiden, hierzu ist eine Herzkatheteruntersuchung erforderlich. Ob in den Jahren bis 1965 Herzbeschwerden bestanden, ist nicht bekannt. 1965 wird von einer unangenehmen Reaktion des Herzens berichtet, die zum vorübergehenden Nikotinverzicht führte. 1968 erwähnt Zuckmayer eine seit Jahren bestehende Tachykardie, Extrasystolie, Blutdruck- und Kreislauferkrankungen. Die Arrhythmie bestand fort, trotz einer Elektroschocktherapie 1972. Immer wieder auftretende Lungenentzündungen wurden mit einer „Herzstauung" in Zusammenhang gebracht. 1975 wird von einer leichten Angina pectoris berichtet, die auf eine Arteriosklerose der Herzkranzgefäße mit Minderdurchblutung der Herzmuskulatur hinweist, als deren Folge der dann 1976 aufgetretene (zweite) Herzinfarkt zu sehen ist. Als Risikofaktor kann der vorhandene Bluthochdruck [14] gelten. Nikotin scheidet als Risikofaktor weitgehend aus: Zuckmayer beschränkte sich aufs Pfeifenrauchen (Abb. 31.2) und rauchte nur gelegentlich eine Zigarre. Hirndurchblutungsstörungen sind Folge von Embolien von Vorhofthromben, die sich bei Vorhofflimmern und absoluter Arrhythmie bilden. Vermutlich war die über viele Jahre bestehende Arrhythmie Ursache der am Lebensende aufgetretenen Gehirnembolien.

Das Spektrum der kardiologischen Diagnostik und Therapie hat sich in den letzten 50 Jahren enorm erweitert. Herzkatheteruntersuchungen und bildgebende Verfahren sind flächendeckend verfügbar. Medikamente für eine optimale Blutdruckeinstellung, eine Verbesserung der Herzfunktion, zur Behandlung von Herzrhythmusstörungen und Möglichkeiten der Gerinnungshemmung sind hinzugekommen, interventionell sind die Implantation von Stents in die Koronargefäße und von Herzklappen und auch eine Rhythmisierung möglich. Diese Möglichkeiten standen für Zuckmayer nicht zur Verfügung. Dennoch hatte er ein langes und erfülltes Leben, in dem er mit seinen Werken Weltruhm und nicht zuletzt die Menschen erreichte.

Dank
Der Enkelin von Carl Zuckmayer, Frau Dr. Katharina Guttenbrunner, Wien, sei für die freundliche Unterstützung und viele wichtige Informationen herzlich gedankt.

31.7 Überblick Leben und Werk

Carl Zuckmayer

1896	*27. Dezember* Geboren in Nackenheim am Rhein; Vater: Carl Zuckmayer, Fabrikant (1864–1947); Mutter: Amalie, geborene Goldschmidt (1869–1954), ein Bruder: Eduard
1900	Umzug nach Mainz
1903	Besuch des humanistischen Gymnasiums in Mainz
1914	Notabitur · Meldung als Kriegsfreiwilliger zum Militärdienst · *11. August* Erste Veröffentlichung eines Gedichts („Das Große") im Mainzer „Neuesten Anzeiger"
1917	Leutnant der Reserve · Beginn der Mitarbeit bei der Zeitschrift „Die Aktion"
1918	*Juli* Kriegsverletzung · *Anfang November* Rückkehr an die Front · Mitglied des Arbeiter- und Soldatenrats Mainz · Beginn eines Jurastudiums in Frankfurt · „Prometheus. Dramatisches Gedicht in 3 Szenen" (Uraufführung 1984)
1919	Studium der Geisteswissenschaften und Biologie in Heidelberg · Beginn der Mitarbeit bei der Zeitschrift „Das Tribunal" · Beginn der Freundschaft u.a. mit Carlo Mierendorff und Theo Haubach

1920	Abbruch des Studiums · Heirat mit Anne Marie Ganz aus Mainz · Umzug nach Berlin · Uraufführung des Dramas „Kreuzweg", Staatliches Schauspielhaus Berlin · Freundschaft mit Annemarie Seidel
1921	Scheidung
1922	Anstellung als Dramaturg am Städtischen Theater Kiel
1923	Dramaturg am Münchner Schauspielhaus · Dramaturg am Deutschen Theater Berlin (bis 1924) · Zusammenarbeit mit Bertolt Brecht und Max Reinhardt
1925	Heirat mit der Wiener Schauspielerin Alice von Herdan (1901–1991) · „Der fröhliche Weinberg", nach der Uraufführung Diffamierung durch die Nationalsozialisten · Kleist-Preis
1926	*22. November* Geburt der Tochter Maria Winnetou · Kauf der „Wiesmühl" in Henndorf bei Salzburg · „Der Baum. Gedichte"
1927	Uraufführung von „Schinderhannes" · „Ein Bauer aus dem Taunus und andere Geschichten"
1928	Uraufführung von „Katharina Knie"
1929	Georg-Büchner Preis · „Kakadu Kakada. Ein Kinderstück" (Uraufführung 1930)
1930	Drehbuch „Der Blaue Engel"
1931	„Der Hauptmann von Köpenick" · „Weihnachtsgeschichte"
1933	Beginn des Exils in Österreich
1934	„Der Schelm von Bergen" · Wechsel vom Ullstein zum S. Fischer Verlag · „Eine Liebesgeschichte"
1936	„Salwàre oder die Magdalena von Bozen. Roman" · Drehbuch „Rembrandt"
1938	*15. März* Flucht in die Schweiz · „Herr über Leben und Tod" · Uraufführung „Bellmann" am Schauspielhaus Zürich · „Pro Domo"
1939	Beschlagnahmung der „Wiesmühl" durch die Gestapo, Aberkennung der deutschen Staatsbürgerschaft · Emigration in die USA, New York und Vermont · Vertrag als Filmautor bei Warner Brothers · „Elegie von Abschied und Wiederkehr"
1940	Lehrtätigkeit an Erwin Piscators „Dramatic Workshop" in New York
1941	Kauf der „Backwoods"-Farm in Vermont · „Das Feuer im Herd. Die Geschichte von Lenchen Demuth"
1942	„Vermonter Roman" (unvollendet) · Erste Niederschrift von „Des Teufels General"
1943	Lungenentzündung · Dossier über 150 Kulturschaffende im Dritten Reich für den amerikanischen Geheimdienst, 2002 unter dem Titel „Geheimreport" veröffentlicht
1945	„Der Seelenbräu. Erzählung"
1946	Amerikanische Staatsbürgerschaft · Reise nach Deutschland als Kulturbeauftragter des amerikanischen Kriegsministeriums: „Deutschlandbericht", veröffentlicht 2004 · *14. Dezember* Uraufführung „Des Teufels General"
1948	Myokardinfarkt mit stationärer Behandlung im Sanatorium Stillachhaus bei Oberstdorf
1949	*30. April* Uraufführung „Barbara Blomberg"
1950	*3. November* Uraufführung des Nachkriegsdramas „Der Gesang im Feuerofen" am Deutschen Theater Göttingen
1952	Goethepreis der Stadt Frankfurt

1953	*17. Oktober* Uraufführung „Ulla Winblad oder Musik und Leben des Carl Michael Bellmann“
1955	Knieverletzung · Großes Bundesverdienstkreuz mit Stern · *3. September* Uraufführung „Das kalte Licht“
1956	Verleihung der Ehrendoktorwürde des Dartmouth College Hanover N.H., USA
1957	Verleihung der Ehrendoktorwürde der Universität Bonn · Kauf des Hauses „Vogelweid“ in Saas Fee/Wallis
1958	Übersiedlung in die Schweiz · Österreichische Staatsbürgerschaft
1959	„Die Fastnachtsbeichte“
1961	Sanatorium „Jägerwinkel“, Bad Wiessee · *14. Oktober* Uraufführung des Dramas „Die Uhr schlägt eins“
1962	Ehrenbürger der Stadt Mainz · *23. Juni* Uraufführung des „Mainzer Umzugs“ im Stadttheater Mainz (Text: Zuckmayer, Musik: Paul Hindemith)
1963	Sanatorium Bad Wiessee
1966	Verleihung der Schweizer Staatsbürgerschaft · „Als wär“s ein Stück von mir. Horen der Freundschaft. Erinnerungen“
1967	Orden „Pour le Mérite“
1971	Lungenentzündung · Augenoperation (grauer Star)
1972	Heinrich-Heine-Preis der Stadt Düsseldorf · Infektion; Herzrhythmusstörung (Krankenhaus Siders, Schweiz)
1974	Herzrhythmusstörung (Krankenhaus Visp, Schweiz) · zweite Augenoperation (grauer Star)
1976	*Jahresbeginn* Herzinfarkt (Hanusch-Krankenhaus, Wien) · Rehabilitation in Bad Ragaz · Langwierige Zahnbehandlung · *11. Dezember* Zerebrale Ischämie (Gehirnschlag) (Krankenhaus Visp), *31. Dezember* Erneuter Gehirnschlag
1977	*18. Januar* Tod im Krankenhaus Visp infolge einer Lungenentzündung
Die Grabstätte befindet sich auf dem Friedhof in Saas-Fee (Schweiz).	

Literatur

1. „Persönlich – wär so unendlich viel zu sagen“. Der Briefwechsel zwischen Carl Zuckmayer und Annemarie Seidel. Ediert, eingeleitet und kommentiert von Gunther Nickel. In: Zuckmayer Jahrbuch. Bd 2, 1999. Röhrig Universitätsverlag, St. Ingbert, 1999, S 9–260
2. Carl Zuckmayer – Carl J. Burkhardt. Briefwechsel. Editiert und kommentiert von Claudia Mertz-Rychner und Gunther Nickel, mit einer Einleitung von Claudia Mertz-Rychner In: Zuckmayer-Jahrbuch. Band 3, 2000. Röhrig Universitätsverlag, St. Ingbert, 2000, S 11–243
3. Carl Zuckmayer – Gertrud und Paul Hindemith. Briefwechsel. Ediert, eingeleitet und kommentiert von Gunther Nickel und Giselher Schubert. In: Zuckmayer-Jahrbuch. Bd 1, 1998. Röhrig Universitätsverlag, St. Ingbert, 1998, S 9–118
4. Zwei Freunde: Carl Zuckmayer und Fritz Usinger. Ein Briefwechsel (1919 bis 1976). Blätter der Carl-Zuckmayer Gesellschaft. 10. Jg., 1984, Heft 1

5. Carl Zuckmayer – Theodor Heuss. Briefwechsel 1950–1963. Ediert, eingeleitet und kommentiert von Gunther Nickel. In: Zuckmayer-Jahrbuch. Bd. 11, 2011/12. Wallstein, Göttingen, 2012, S 9–182
6. Ludwig Emanuel Reindl (1962) Zuckmayer. Eine Bildbiografie. Kindler, München, S 19 ff
7. Fröschle U (1999) Die „Front der Unzerstörten" und der „Pazifismus". In: Zuckmayer-Jahrbuch. Band 2. Röhrig Universitätsverlag, St. Ingbert, S 320, 322–324
8. Wagener H (1983) Carl Zuckmayer. C. H. Beck, München, S 19
9. Lange R (1973) Carl Zuckmayer. Friedrich, Velber, S 19
10. Carl Zuckmayer an Hanns Arens. Brief vom 31. Mai 1955. Autograph Kotte, Katalognummer 20490
11. Carl Zuckmayer an Hella Jakobowski. Briefe vom 30. Mai, 16. und 17. Juli, sowie 25. Juli 1955. Autograph Kotte, Katalognummern 33731/BN 29232; 79132/BN 51065
12. Der fröhliche Wanderer. In: Der Spiegel. Nr. 37 (1955) vom 6. September 1955
13. Shafizadeh ST, Bouillon B, Nasendrup JH et al (2017) Behandlung der akuten Kniegelenksluxation. Trauma und Berufskrankheiten Suppl 3:S289–S296
14. Mündliche Mitteilung der Enkelin von Carl Zuckmayer, Frau Dr. Katharina Guttenbrunner, Wien
15. „Ihnen bisher nicht begegnet zu sein, empfinde ich als einen der größten Mängel in meinem Leben". Der Briefwechsel zwischen Carl Zuckmayer und Ernst Jünger. Hrsg. von Gunther Nickel. In: Zuckmayer-Jahrbuch. Bd 2, 1999. Röhrig Universitätsverlag, St. Ingbert, 1999, S 515–544, hier Brief vom 14. November 1967, S 542
16. Festschrift für Carl Zuckmayer zu seinem 80. Geburtstag am 27.12.1976. Hrsg. von der Landeshauptstadt Mainz und der Carl Zuckmayer Gesellschaft e. V. Krach, Mainz, 1976
17. Carl Zuckmayer – Alexander Lernet-Holenia. Briefwechsel. Ediert, eingeleitet und kommentiert von Gunther Nickel. In: Zuckmayer-Jahrbuch. Bd.8, 2005/2006. Wallstein, Göttingen, 2006, S 9–185

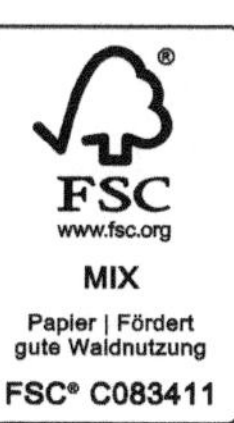

Zeitfracht Medien GmbH
Ferdinand-Jühlke-Straße 7
99095 Erfurt, Deutschland
produktsicherheit@kolibri360.de